godet

Willi Schaffner Barbara Häfelfinger Beat Ernst

Heilpflanzen Kompendium

Vorkommen, Merkmale, Inhaltsstoffe, Anwendung

THALACKER MEDIEN

Die Deutsche Bibliothek - CIP-Einheitsaufnahme

Schaffner, Willi:
Heilpflanzen-Kompendium : Vorkommen, Merkmale, Inhaltsstoffe, Anwendung / Willi Schaffner. Wiss. Mitarb.: Barbara Häfelfinger ; Beat Ernst. - 3. Aufl. - Braunschweig : Thalacker-Medien, 1999
(Godet-Pflanzenführer)
ISBN 3-87815-139-X

Drogenaufnahmen: Novartis Consumer Health Schweiz AG, Bern
Farbfotos: Beat Ernst, ausgenommen:
Amman, K. (Bern): 140-142, 144; Cabalion, P. (Strasbourg): 488, 489; Godet, J.-D. (Hinterkappelen): 78, 99, 269, 353, 354, 483, 534, 653; Lauber, K. (Bern): 5, 20, 36, 88, 117, 236, 238, 265, 366, 373, 396, 398, 416, 445, 478, 479, 617; Pharmazeutisches Institut (Basel): 423; Rieder, H.-B. (Basel): 47, 48; Schneider, H.-P. (Basel): 413; Teppner, H. (Graz): 450, 464; Conservatoire et Jardin botanique de la ville de Genève: Herbarbeleg auf Seite 164

Umschlaggestaltung: Hans-Georg Barkowsky, Braunschweig
Druck und Bindung: Brepols Fabrieken N.V., Turnhout

Printed in Belgium
Gedruckt auf chlorfrei gebleichtem Papier

3. Auflage 1999

ISBN 3-87815-139-X

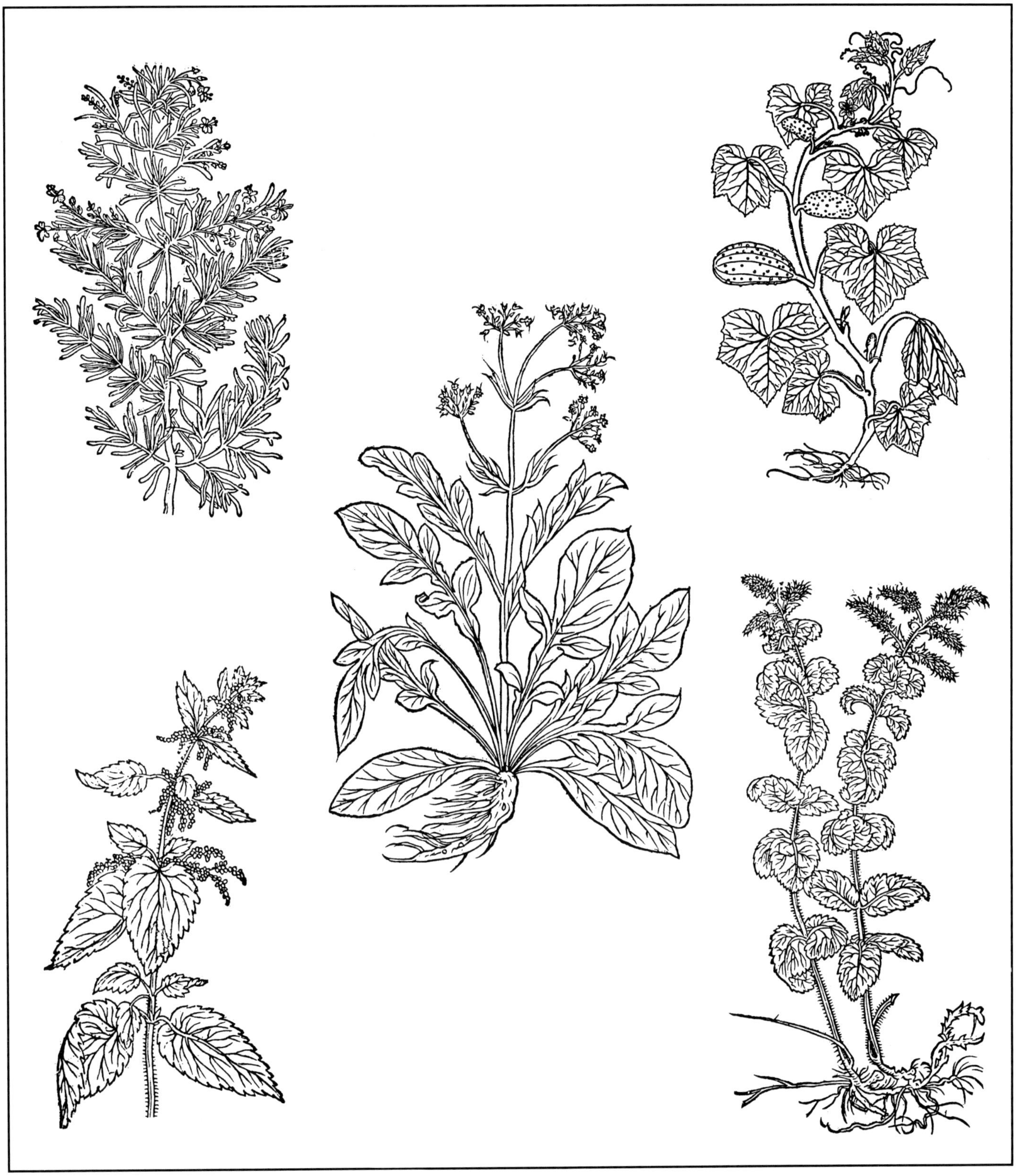

Das Autorenteam

Professor Dr. Willi Schaffner ist Leiter der Abteilung 'Pharmazeutische Biologie' an der Universität Basel und arbeitet eng mit den Forschungsabteilungen verschiedener namhafter Pharmaunternehmen zusammen.

Barbara Häflinger ist ausgebildete Pharmazeutin und ist als Produktmanagerin in einer Pharmafirma in Basel beschäftigt.

Beat Ernst hat die meisten Pflanzenaufnahmen für dieses Buch angefertigt und leitet als freischaffender Biologe ein Labor für wissenschaftliche Fotografie.

Inhaltsverzeichnis

Vorwort zur 3. Auflage

Zu allen Zeiten und in den verschiedensten Kulturkreisen wußten die Menschen, Pflanzen als Heilmittel zu nutzen. Auch heute sind pflanzliche Arzneidrogen in zweierlei Hinsicht von Bedeutung:

1. Die pharmazeutische Industrie verwendet Heilkräuter als Rohmaterial zur Isolierung reiner Naturstoffe. Diese stellen die Wirkstoffe pharmazeutischer Spezialitäten dar oder werden als Ausgangsstoffe für Partialsynthesen von Arzneistoffen gebraucht.

2. Pflanzliche Arzneidrogen werden als Phytopharmaka eingesetzt. Es handelt sich dabei um Stoffgemische, welche den Patienten in Form von Tees, Tinkturen, Extrakten und daraus hergestellten Fertigarzneimitteln (Dragées, Tropflösungen, Salben usw.) zur Verfügung stehen.
   Eine zukunftsweisende Definition der Phytopharmaka (Phytomedicines) findet sich im Positionspapier der ESCOP (European Scientific Cooperative of Phytohtherapy) vom September 1990: *"Phytomedicines are medicinal products containing as active ingredients only plants, part of plants or plant materials (juices, gums, fatty oil, essential oils and any other substance of this nature), or combinations thereof, whether in the crude or processed state."*

Das vorliegende Buch enthält Monographien beider Kategorien, das heißt, Aufnahme fanden Arzneipflanzen/Arzneidrogen, welche
- in der *Pharmakopoea helvetica VII* aufgeführt sind,
- häufig als Bestandteil von Medizinaltees und Fertigarzneimitteln vorkommen,
- zur Gewinnung von medizinisch genutzten Naturstoffen gebraucht werden.

Nicht berücksichtigt werden Drogen, die aus Sicht der naturwissenschaftlich orientierten Medizin als unbedeutend eingestuft werden müssen, weil nicht genügend Belege für die therapeutischen Effekte vorliegen, oder weil der Vergleich Nutzen/Risiko aus heutiger Sicht ungünstig ausfällt.

Die Darstellung von Heilpflanzen, welche wichtige Naturstoffe liefern (z.B. *Digitalis lanata* zur Gewinnung von Herzglykosiden) verfolgt hauptsächlich das Ziel, den Leserinnen und Lesern eine Vorstellung von den „Produzenten" zu vermitteln. Mit den Monographien der Phytopharmaka sollen zusätzlich Informationen angeboten werden, die u.a. als Basis für Beratungsgespräche in Apotheken und Arztpraxis dienen können. Dosierungsangaben werden, von wenigen Ausnahmen abgesehen, nur für Tees gemacht. Es muß aber darauf hingewiesen werden, daß Therapeuten ihre Dosierungsempfehlungen in eigener Verantwortung an ihre Patienten abgeben. Für andere Applikationsformen muß weiterführende Literatur zu Rate gezogen oder der Text der Beipackzettel von Fertigarzneimitteln beachtet werden.

Dieses Werk ist in erster Linie als didaktisches Hilfsmittel gedacht. Es soll Studierende der Pharmazie als Leitfaden auch über das Studium hinaus in jenen Bereichen begleiten, die mit pflanzlichen Arzneidrogen zu tun haben.

Jeder Dozent kennt das Problem: Die Ausbildung in dieser Sparte – von der botanischen Herkunft der Drogen bis zur therapeutischen Anwendung – erfolgt in verschiedenen Fächern und Semestern. Besonders für Studienanfänger ist es oft schwierig, die Lerninhalte verschiedener Disziplinen in ihrer Vernetzung im Stoffplan des gesamten Studiums zu sehen und ihre Bedeutung für die spätere Berufstätigkeit zu erkennen. Dieses Werk wird es den Studierenden künftig ermöglichen, sich bereits während der ersten Semester im Rahmen der allgemein gehaltenen Botanik-Lehrveranstaltungen spezifisch mit Heilpflanzen zu beschäftigen.

Die Fotografien und botanischen Texte sind so konzipiert, daß sie zu genauem Beobachten und Kennenlernen der Pflanzen anregen. Als ideale Lernorte, die es erlauben, Beziehungen zu den „Rohmaterialien" der Arzneimittel pflanzlicher Herkunft zu entwickeln, erweisen sich manche botanische Gärten.

Mit Hilfe des Buches wird es Studentinnen und Studenten schon am Anfang des Studiums leicht möglich sein, Informationen über Drogen, Inhaltsstoffe, Wirkungen, Indikationen usw. zu beschaffen und Verbindungen zu Fächern späterer Studienabschnitte (organische Chemie, Biochemie, pharmazeutische Stofflehre, Pharmakologie, Pharmakognosie und Phytochemie, Pharmazeutische Chemie, Galenik, Pharmakotherapie usw.) herzustellen. Umgekehrt werden Studierende höherer Semester durch die Beschäftigung mit den Lehrinhalten der erwähnten Fächer gelegentlich das Bedürfnis haben, sich botanische Aspekte von Arzneidrogen in Erinnerung zu rufen und können das vorliegende Werk hierzu nutzen. Da es Informationen in konzentrierter Form enthält, eignet es sich dafür, Übersicht zu gewinnen. Es wird deshalb vielleicht auch zur Vorbereitung von Prüfungen – z. B. für das Assistentenexamen – hilfreich sein. Auch kann es bei der Ausbildung von Pharma-Assistentinnen Anwendung finden. Apotheker und Apothekerinnen werden darin nach Angaben suchen, die ihnen bei Beratungsgesprächen dienlich sind.

Im Steigen begriffen ist die Zahl der Medizinstudent(inn)en, welche nach Abschluß des Fachs Botanik im 1. Studienjahr bedauern, daß dem Aspekt „Pflanzen als Heilmittel" so wenig Zeit gewidmet werden konnte. Ihnen soll das Buch die gewünschte Ergänzung bringen. Es ist zu hoffen, daß es bei den an Phytotherapie interessierten Ärzten aus den gleichen Gründen auf Interesse stößt. Schließlich wendet sich dieses Heilpflanzenbuch auch an die zahlreichen medizinisch interessierten Laien, welche sich auf der Basis wissenschaftlich fundierter Erkenntnisse über die Anwendung von Heilpflanzen informieren wollen.

Wie jede andere Pharmakotherapie, so setzt auch eine rational begründete Therapie mit Phytopharmaka eine wissenschaftliche Dokumentation voraus, aus welcher die Garantie der pharmazeutischen Qualität und der Beweis therapeutischer Wirksamkeit und Unbedenklichkeit hervorgehen. In dieser Hinsicht unterscheiden sich die Phytopharmaka von Spezialitäten, die reine Naturstoffe enthalten, oder von den Synthetika. Ihre therapeutische Anwendung beruht hauptsächlich auf Erfahrungswissen und nur in geringem Maße auf Kenntnissen, die mit den Methoden der klinischen Pharmakologie und pharmazeutischen Phytochemie gewonnen wurden. Die Phytopharmakaforschung wird deshalb im Laufe der nächsten Jahre und Jahrzehnte die traditionellen Aussagen der Phytotherapie zu überprüfen haben. Bis dies so weit ist, müssen die Therapeuten und ihre Ausbilder mit den heute verfügbaren Informationen leben. Für Arzneipflanzen, die in der *Pharmakopoea helvetica VII* vertreten sind, wurde meistens die dort abgedruckte Drogendefinition übernommen. Bei der Ausarbeitung der Monographien wurde den Publikationen des deutschen Bundesgesundheitsamtes (Kommission E), die in den letzten Jahren in unregelmäßigen Abständen im Bundesanzeiger erschienen sind, besonders große Bedeutung beigemessen.

Unser besonderer Dank gilt der Firma Ciba-Geigy, heute Novartis. Die Herausgabe der Originalausgabe und damit auch dieses Buches wäre ohne die finanzielle und organisatorische Unterstützung durch Ciba-Geigy Pharma Schweiz nicht möglich gewesen. Wichtige Vorarbeiten zur Originalfassung konnten nur dank einer Geldspende des Basler Apothekerverbandes anläßlich seines 125jährigen Bestehens, durch eine gemeinsame Anstrengung des Pharmazeutischen Instituts der Universität Basel und des Botanischen Gartens Brüglingen geleistet werden.
Die fotografischen Aufnahmen der Heilpflanzen entstanden zum größten Teil im historischen Kräutergarten von Brüglingen. Wir sind dem Gartenpersonal für die fachliche Beratung und tatkräftige Hilfe zu Dank verpflichtet. Danken möchten wir auch Herrn Prof. Dr. B. Meier für die kritische Durchsicht des Manuskripts, Herrn Dr. H. Schneider und Herrn Dr. Ch. Heitz für ihre wertvolle Mithilfe bei der Lösung botanischer Probleme sowie Frau Dr. U. Gauch für die Mitwirkung bei der Bearbeitung von Fragen bezüglich Drogen. Schließlich ist es uns ein Anliegen, unseren Dank Herrn Godet vom Arboris Verlag für die gute Zusammenarbeit auszusprechen.

Frühling 1999 Willi Schaffner

Achillea millefolium L.

Verbreitung

Europa, Nordasien und Nordamerika.

Merkmale

Bis zu 70 cm hohe Staude.

Blätter 2–3fach fiederschnittig mit mehr als 10 Hauptabschnitten.

Die zahlreichen Blütenköpfchen aus meist 5 gelblichweissen, weissen, rosa oder purpurnen Zungenblüten und einigen gelben Röhrenblüten.

A. millefolium ist eine Sammelart und kann in mehrere Kleinarten unterteilt werden.

Blütezeit: Juni bis September

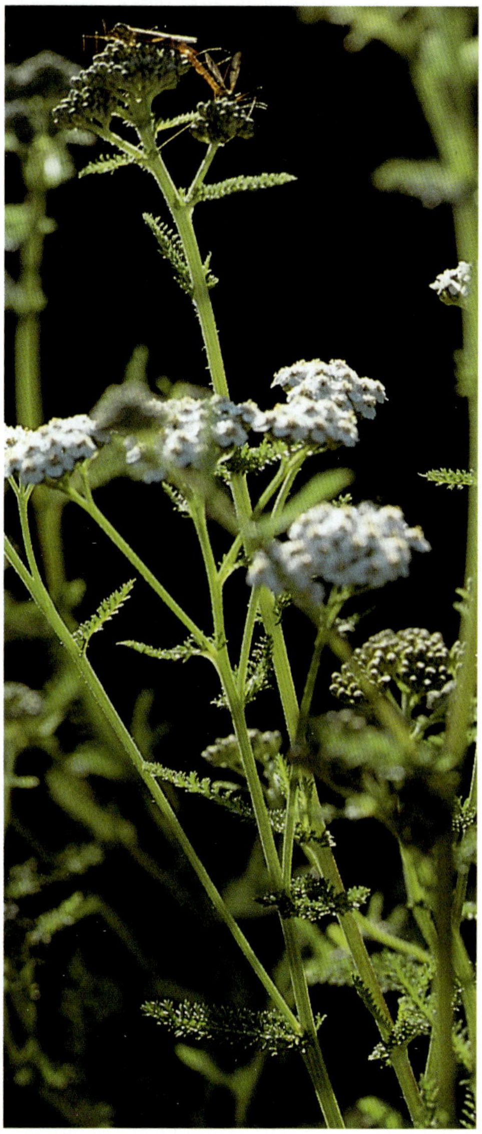

1 Pflanzen gegen das Ende zu verzweigt

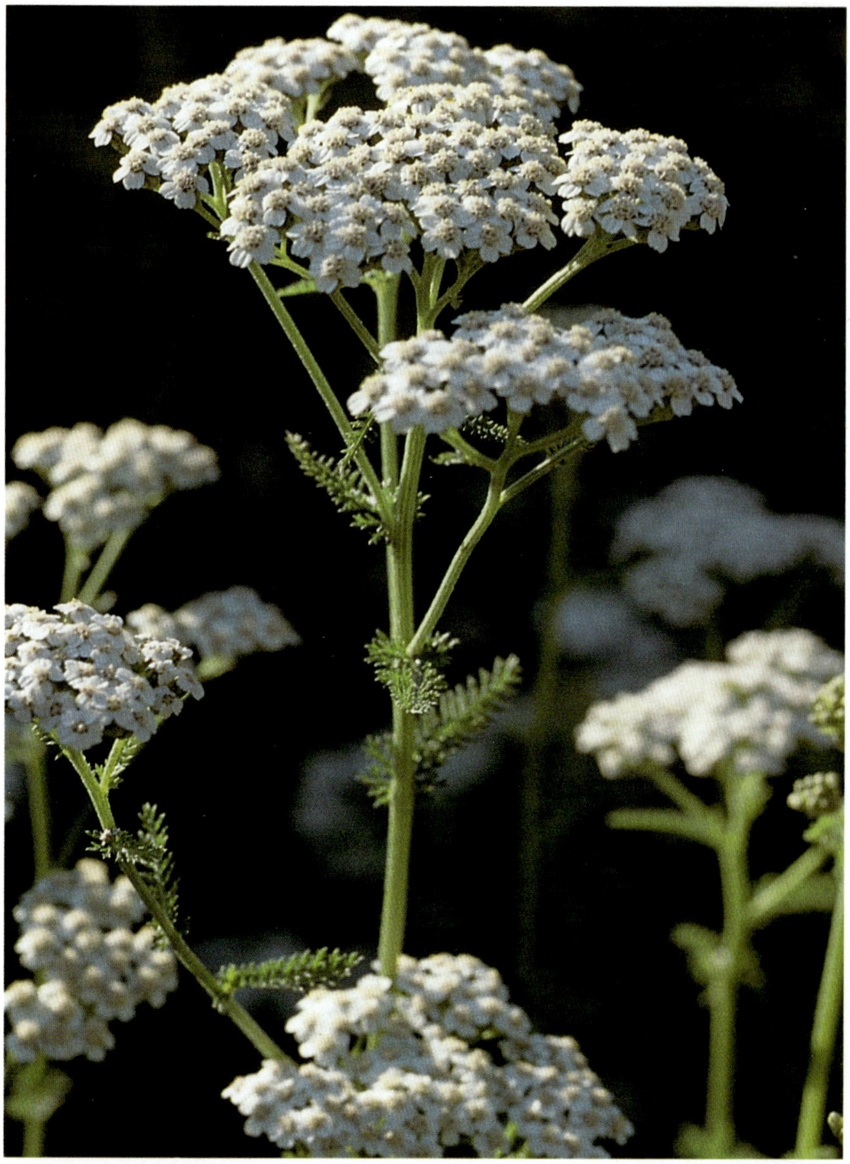

2 Blütenstand doldentraubig angeordnet

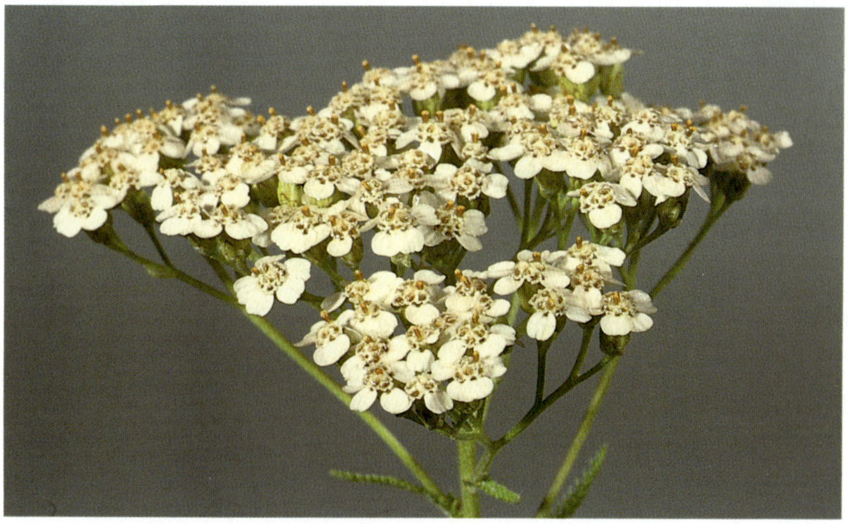

3 Weisse Zungen- und gelbliche Röhrenblüten

Droge

Millefolii flos = Schafgarbenblüten

Bestehend aus den getrockneten Blütenständen von Achillea millefolium L., mit einem Gehalt von mindesten 0,20% (m/m) ätherischem Öl.

Millefolii herba = Schafgarbenkraut

Bestehend aus den zur Blütezeit gesammelten, frischen oder getrockneten oberirdischen Teilen.

Hauptinhaltsstoffe

Ätherisches Öl (je nach Unterart azulenfrei oder Proazulene), Sesquiterpenlactone, Polyine, Flavonoide, Gerbstoffe.

Wirkungen und Indikationen

Spasmolytisch, antiphlogistisch, karminativ, choleretisch, antimikrobiell.

Innerlich:

Bei Appetitlosigkeit, dyspeptischen Beschwerden.

Äusserlich:

Bei entzündlichen Haut- und Schleimhauterkrankungen.

Als Wundheilmittel.

Dosierung / Teezubereitung

Blütendroge: 1 g (ca. 1 Teelöffel) auf eine Tasse mit kochendem Wasser übergiessen und ziehen lassen.

Krautdroge: 2 g (1–1 1/2 Teelöffel) auf eine Tasse mit kochendem Wasser übergiessen und ziehen lassen.

3mal täglich 1 Tasse zwischen den Mahlzeiten.

Auch in Fertigarzneimitteln enthalten.

Nebenwirkungen

Allergische Reaktionen (Schafgarbendermatitis).

Kontraindikationen

Allergie gegen Korbblütler.

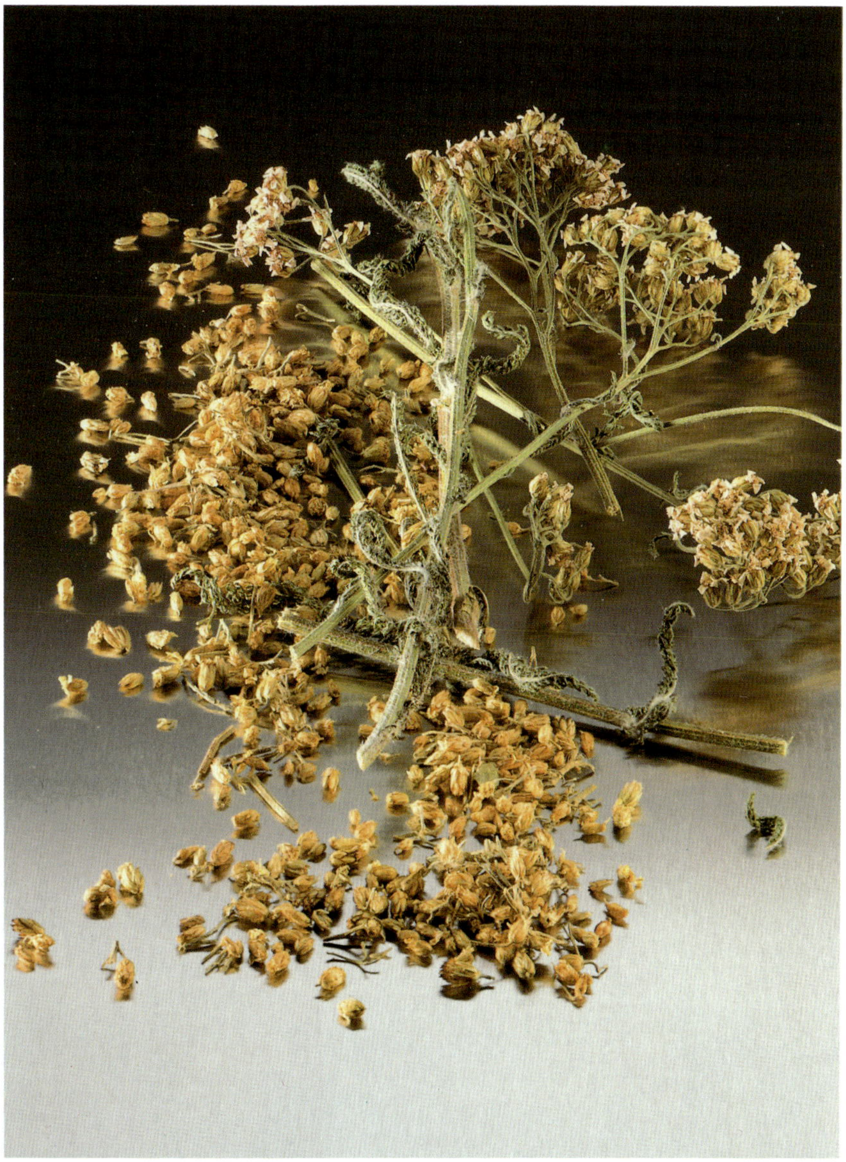

4 Millefolii flos und M. herba – Schafgarbenblüten- und Kraut

Interaktionen

Keine bekannt.

Historisches

Die Schafgarbe wurde ursprünglich innerlich bei Blutfluss, Wunden, Harnverhalten, Gonorrhöe, Hämorrhoiden und äusserlich bei Kopfschmerzen, Wunden, Zahnschmerzen u.a.m. als Heilmittel eingesetzt.

Volksmedizin: als blutstillendes Mittel (z.B. bei Hämorrhoidenblutungen) sowie bei Menstruationsbeschwerden und zur Beseitigung von Schweiss. Bei Venenentzündungen, Nierensteinen, Zahnschmerzen u.a.m.

Verbreitung

Europa, Asien, Nordamerika.

Merkmale

Pflanze 50–180 cm hoch, mit langem, bis 3 cm dickem Rhizom.

Blätter 0,5–2 cm breit, steif.

Kolben scheinbar seitlich abstehend, 4–10 cm lang.

In Europa ohne Früchte.

Blütezeit: Juni bis Juli

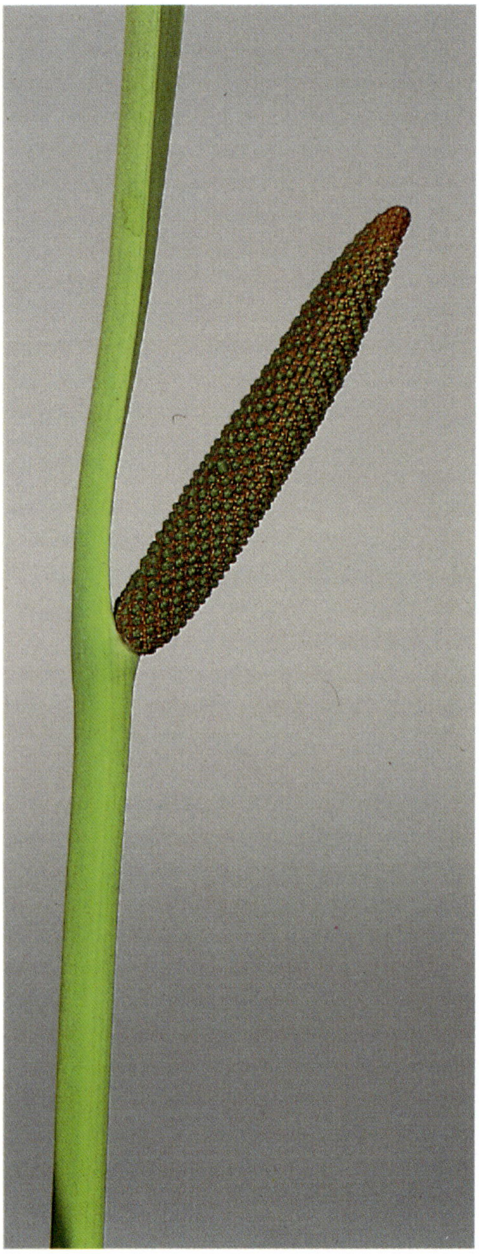

5 Scheinbar seitlicher Kolben

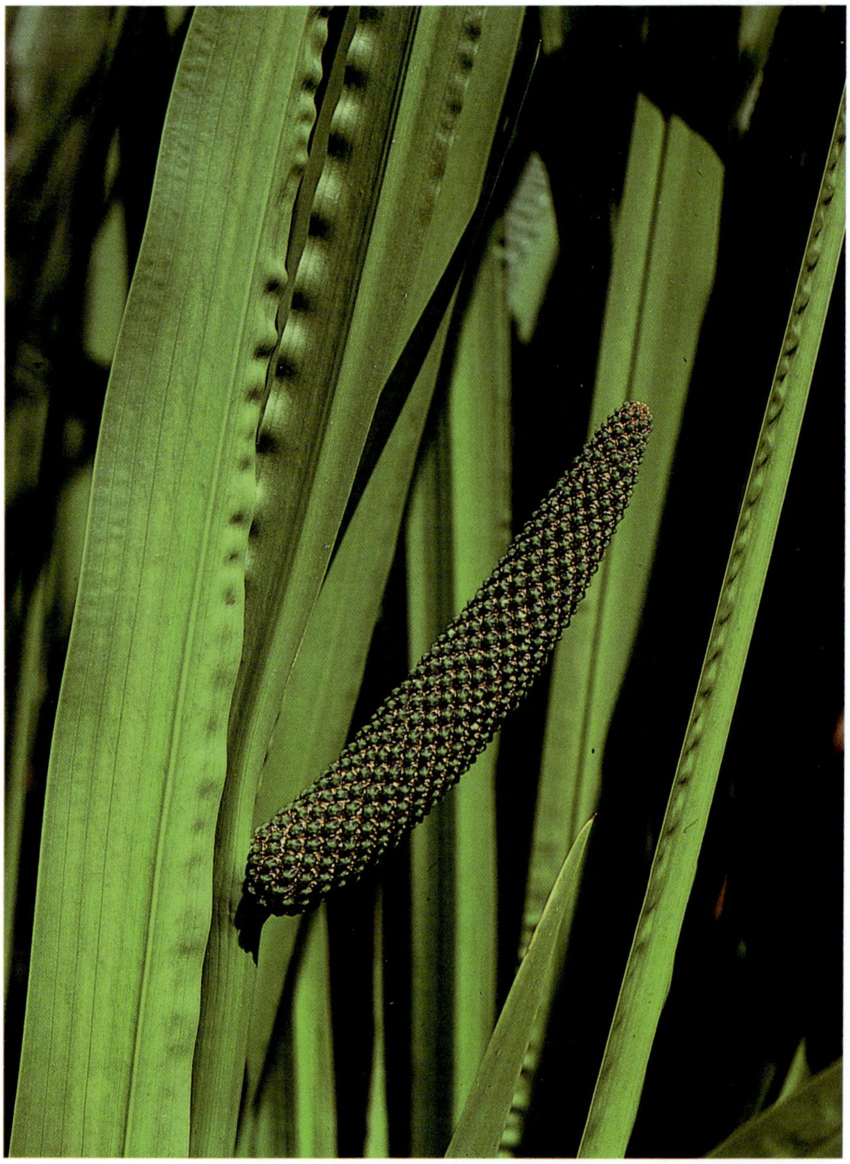

6 Laubblätter mit parallel verlaufenden Adern

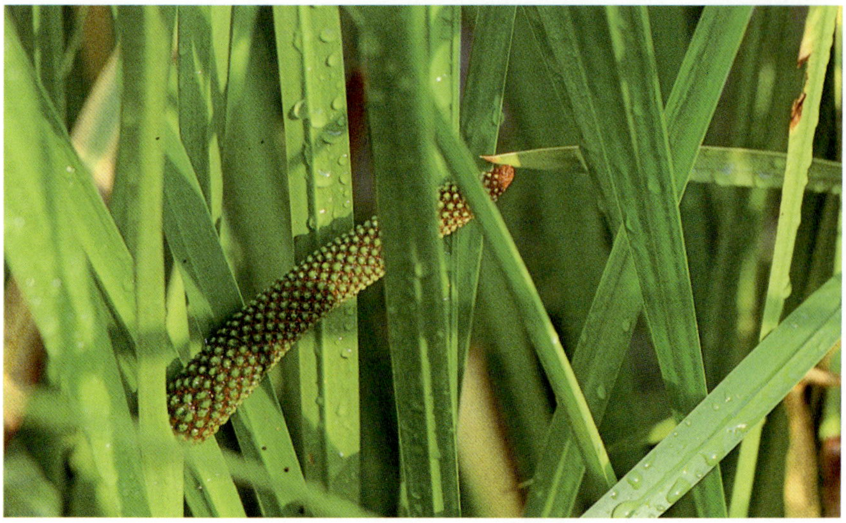

7 Kolben meist etwas gekrümmt; Laubblätter grasähnlich

Kalmus

Droge

Calami rhizoma = Kalmusrhizom
Bestehend aus dem von den Wurzeln und Blattresten befreiten, getrockneten Rhizom von Acorus calamus L., mit einem Gehalt von mindestens 2,0% (V/m) ätherischem Öl. Die Droge für tierarzneiliche Zwecke muss mindestens 1,5% (V/m) ätherisches Öl enthalten.

Hauptinhaltsstoffe

Ätherisches Öl

Bitterstoffe

Gerbstoffe

Wirkungen und Indikationen

Anregung der Speichel- und Magensaftsekretion. Äusserlich hyperämisierend.

Bei Appetitlosigkeit, dyspeptischen Beschwerden.

Dosierung / Teezubereitung

1–1,5 g (1/2 Teelöffel) auf eine Tasse mit kochendem Wasser übergiessen und ziehen lassen oder kalt ansetzen und kurz aufkochen lassen. Zu den Mahlzeiten 1 Tasse trinken. Auch in Fertigarzneimitteln enthalten.

Nebenwirkungen

Keine bekannt.

Für die Reinsubstanz cis-Isoasaron sind kanzerogene Wirkungen beschrieben worden. Kalmus-Varietäten mit cis-isoasaronfreiem ätherischem Öl sollten zur Gewinnung der Droge bevorzugt werden. Gehalt an Asaron max. 0,5%.

Kontraindikationen

Keine bekannt.

Interaktionen

Keine bekannt.

Historisches

Die Kalmuswurzel wird seit dem Altertum als Heilmittel eingesetzt. Die Indikationen waren Lungen-, Brust- und Leberleiden, Krämpfe, Frauenleiden und Magenbeschwerden.
Vielseitig verwendet wurde die Wurzel auch bei verschiedenen Indianerstämmen der neuen Welt. Um jung und gesund zu bleiben, kauten z.B. besonders die älteren Leute eines bestimmten Stammes täglich ein Wurzelstück in der Länge ihres Zeigfingers.
Volksmedizin: als magenwirksames Bittermittel. Bei übermässiger Schweissabsonderung, Nesselsucht, Schwindelgefühl u.a.m.

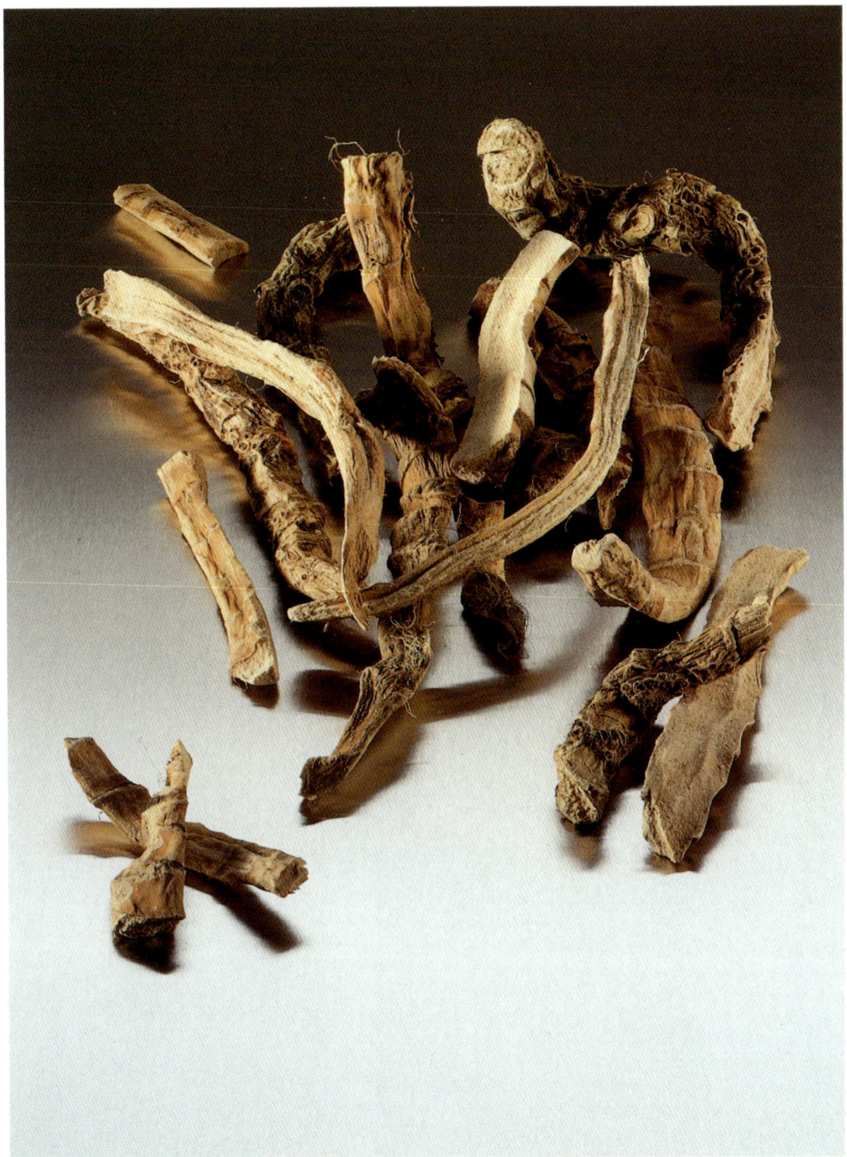

8 Calami rhizoma – Kalmusrhizom

Adonis vernalis L.

Verbreitung

Hauptverbreitungsgebiet Südosteuropa und Westasien, vereinzelt in Mitteleuropa.

Merkmale

10–40 cm hohes ausdauerndes Kraut.

Blätter 2–3fach gefiedert, mit schmallinealen Zipfeln.

Blüte 4–6 cm im Durchmesser, mit 10 bis 20 Kronblättern.

Blütezeit: April bis Mai

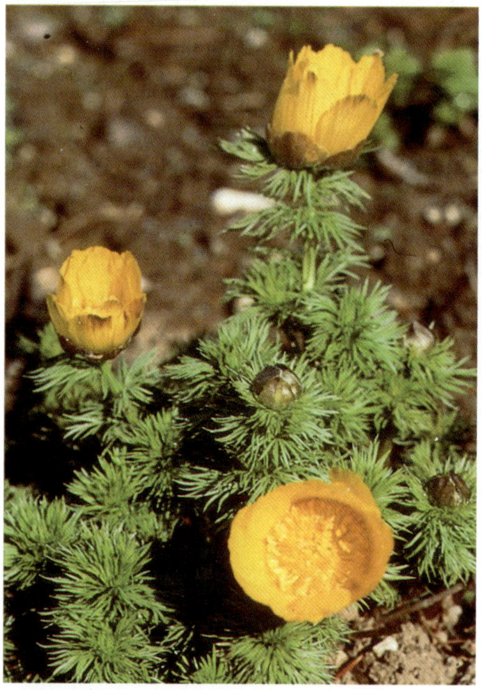

9 Pflanze mit endständigen Blüten

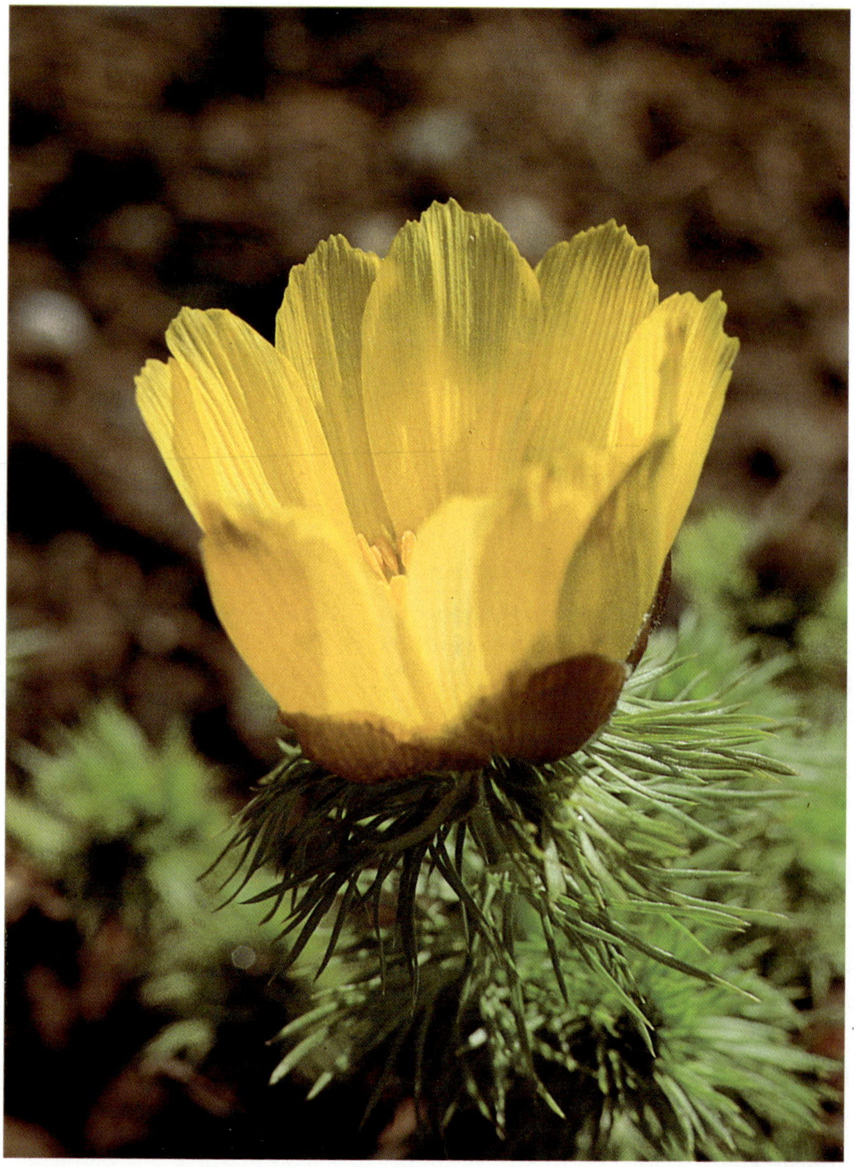

10 Einzelblüte mit bräunlichen Kelchblättern

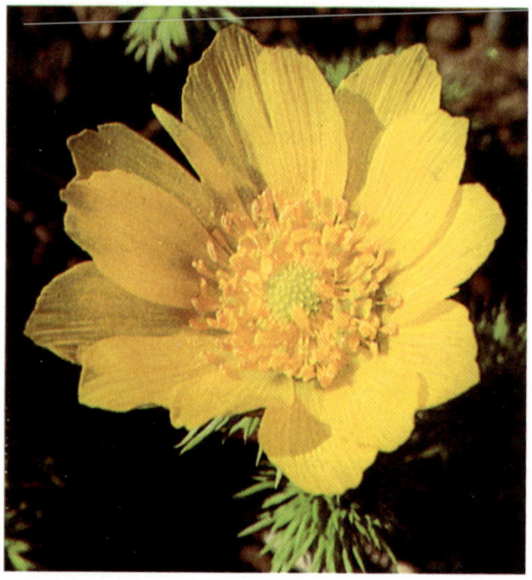

11 Geöffnete Einzelblüte

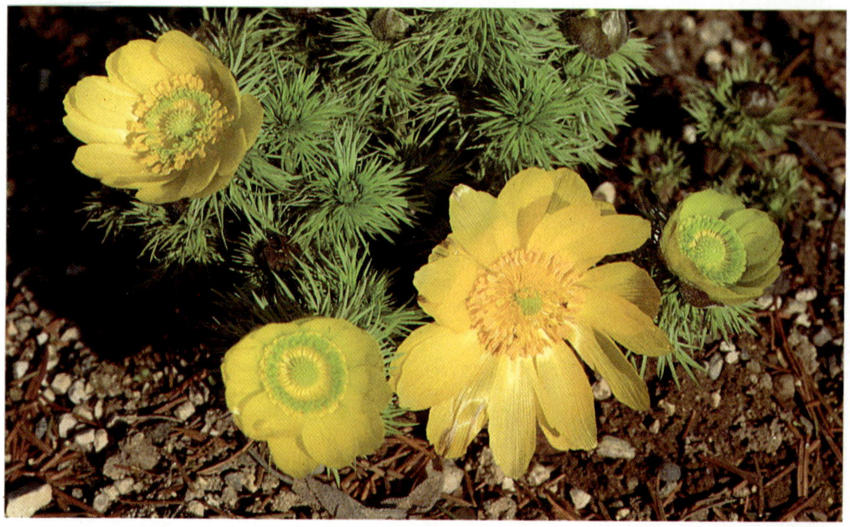

12 Blüten mit zahlreichen Staub- und Fruchtblättern

Adonis (Frühlings-Adonis)

Droge

Adonidis herba = Adoniskraut

Bestehend aus den während der Blütezeit gesammelten und getrockneten oberirdischen Teilen von Adonis vernalis L.

Hauptinhaltsstoffe

Herzglykoside (Cardenolide)

Flavonoide

Wirkungen und Indikationen

Positiv inotrop, venentonisierend.

Bei leicht eingeschränkter Herzleistung, besonders mit nervöser Begleitsymptomatik.

Dosierung

Sollte nur in Form von kontrollierten Fertigarzneimitteln verwendet werden. In der Rezeptur ist ein standardisierter Trockenextrakt einzusetzen.

Nebenwirkungen

In therapeutischen Dosen keine bekannt.

Bei Überdosierung Übelkeit, Erbrechen und Herzrhythmusstörungen.

Kontraindikationen

Gleichzeitige Digitalistherapie, Kalium-Mangelzustände.

Interaktionen

Chinidin, Kalzium, Saluretika, Laxantien.

Historisches

In früheren Zeiten wurde Adonis als Mittel gegen Wassersucht, bei Gicht und Nierensteinen, aber auch als Abortivum verwendet. Die Herzwirkung wurde erst gegen Ende des 19. Jahrhunderts entdeckt.

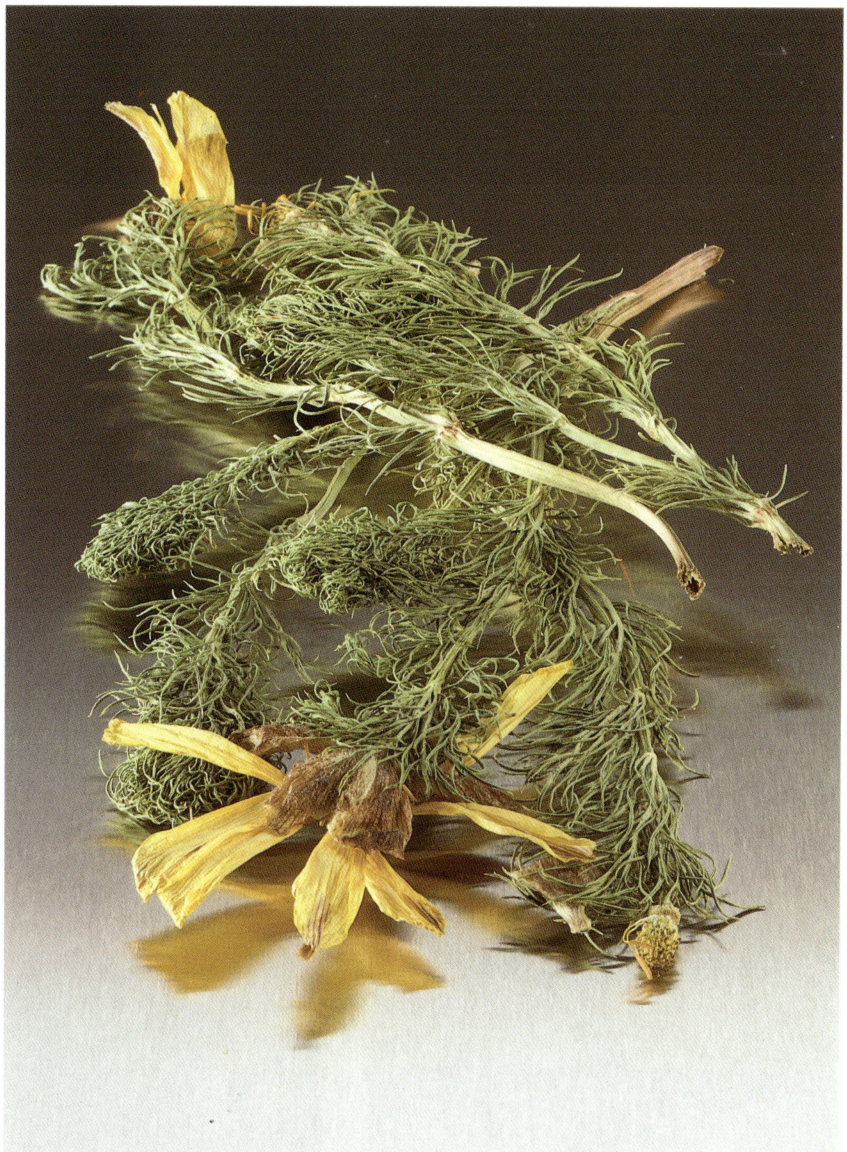

13 Adonidis herba – Adoniskraut

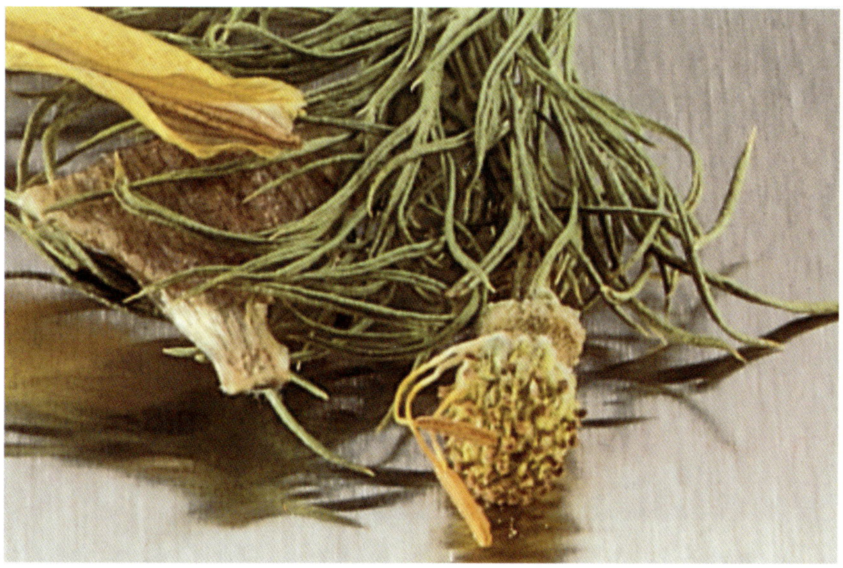

14 Kelchblätter weichhaarig ►

Aesculus hippocastanum L. — Hippocastanaceae

Verbreitung

Ursprüngliche Heimat in Südosteuropa und Westasien; heute als Zierbaum in weiten Teilen Europas und Nordamerikas gepflanzt.

Merkmale

Bis 30 m hoher Baum.

Blätter 5–7zählig gefingert. Teilblätter mit der grössten Breite über der Mitte.

Blüten weiss, mit gelbem oder rotem Fleck. Staubblätter meist 7, aufwärts gebogen und viel länger als die Kronblätter.

Blütezeit: April bis Mai

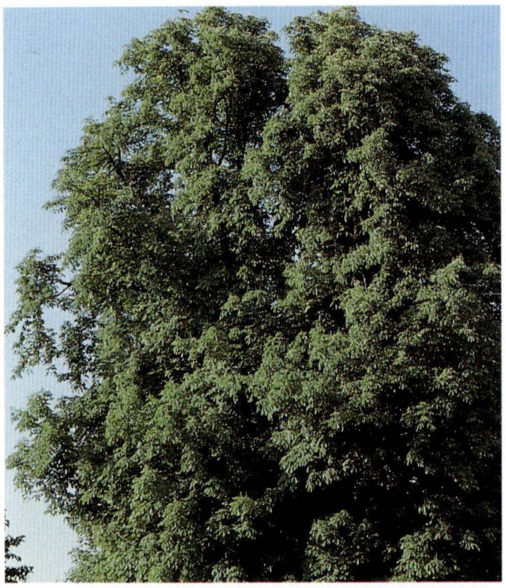

15 Oval geformter und stattlicher Baum

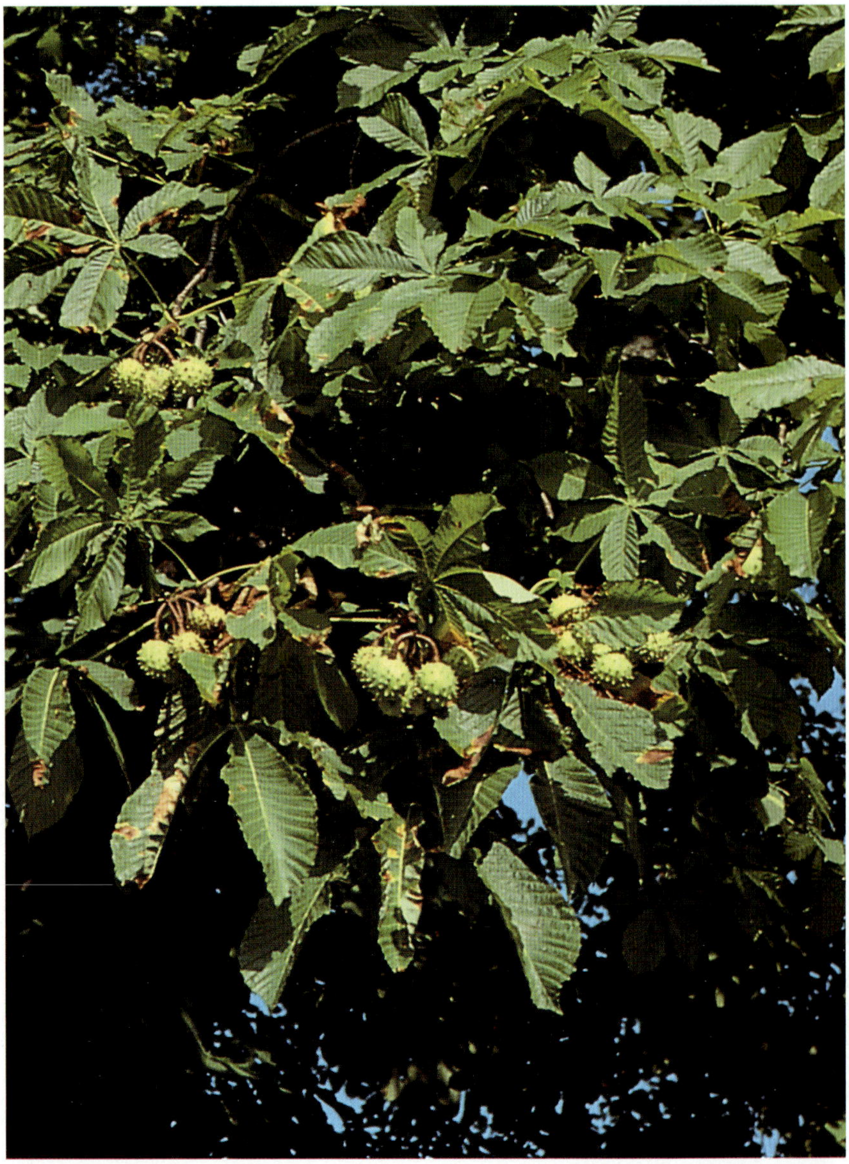

16 Stachelige Kapselfrüchte mit 1–3 rotbraunen Samen (Kastanien)

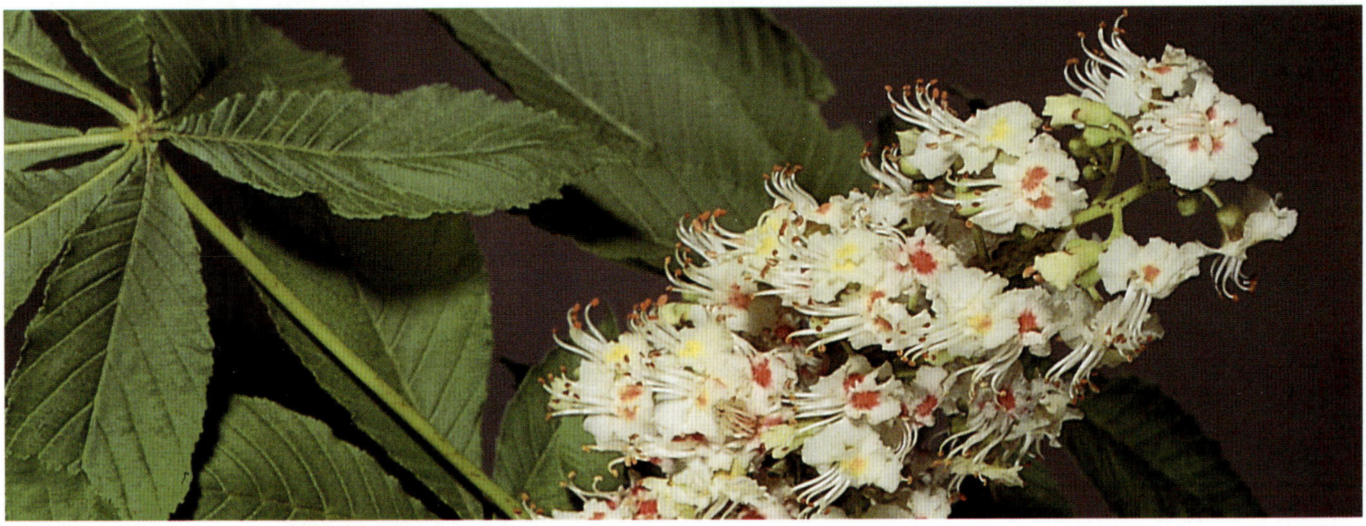

17 Zahlreiche Blüten in steif aufgerichteter und bis 30 cm langer Rispe vereinigt

Droge

Hippocastani semen = Rosskastaniensamen

Bestehend aus den getrockneten Samen von Aesculus hippocastanum L.

Hauptinhaltsstoffe

Triterpensaponine (z.B. Aescin)

Wirkungen und Indikationen

Antiexsudativ, venentonisierend.

Bei Symptomen der chronisch venösen Insuffizienz unterschiedlicher Herkunft, wie Ödeme, Wadenkrämpfe, Juckreiz sowie Schmerzen und Schweregefühl in den Beinen, Varikosis und postthrombotisches Syndrom.

Bei trophischen Veränderungen, wie z.B. Ulcus cruris.

Bei posttraumatischen und postoperativen Weichteilschwellungen.

Dosierung

Sollte in Form von kontrollierten Fertigarzneimitteln verwendet werden.

Nebenwirkungen

Bei innerlicher Anwendung in seltenen Fällen Schleimhautreizungen des Magen-Darm-Traktes.

Kontraindikationen

Keine bekannt.

Interaktionen

Keine bekannt.

Historisches

Die in Asien beheimatete Rosskastanie gelangte erst relativ spät in den Arzneimittelschatz der Europäer. Die Rinde galt als Fiebermittel. Ihre Wirkung wurde zum Teil derjenigen der Chinarinde gleichgestellt. Den mit Weinbrand aus den Blüten gewonnenen Auszug benutzte man als Einreibemittel für die Hoden, um die "Manneskraft zu heben".
Bis heute hat sich der Aberglaube gehalten, dass eine Rosskastanie in der Hosentasche Schutz gegen Kreuzschmerzen, Gicht und Rheuma bieten kann.
Volksmedizin: bei Venenerkrankungen, Krampfadern.

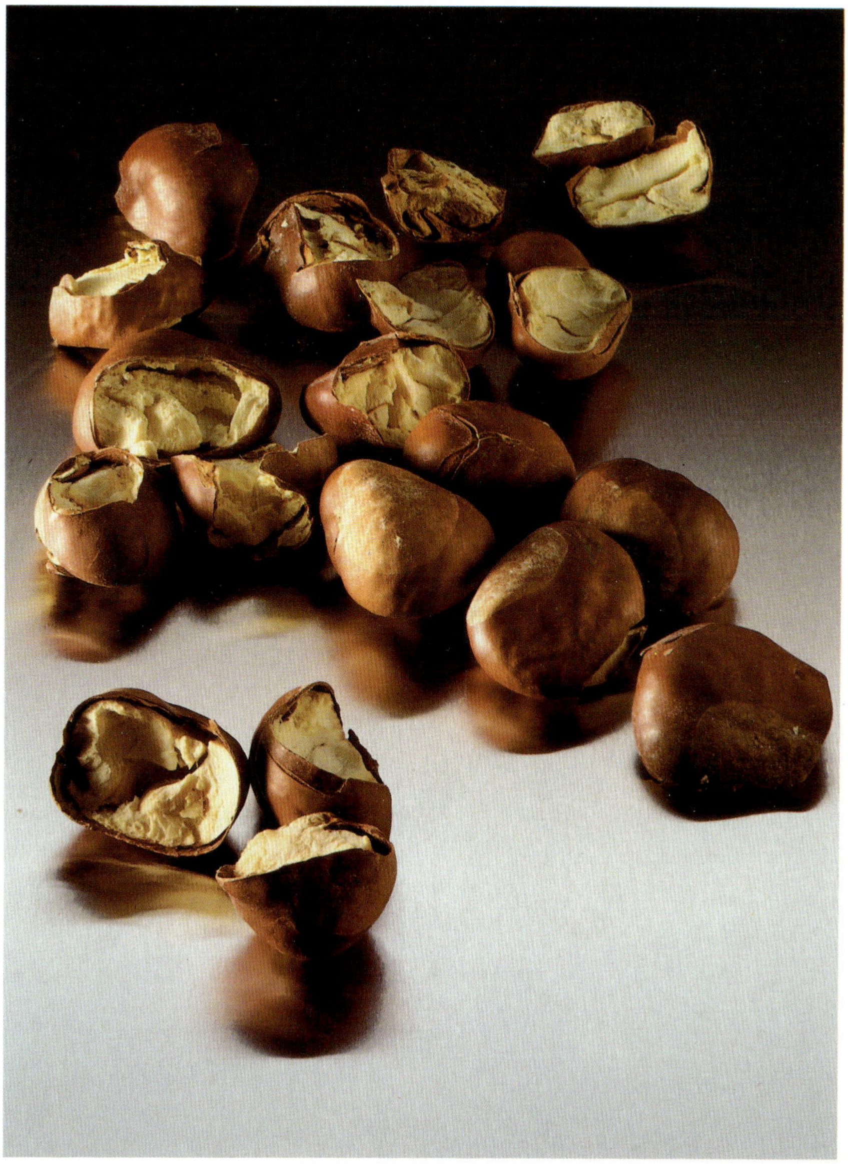

18 Hippocastani semen – Rosskastaniensamen

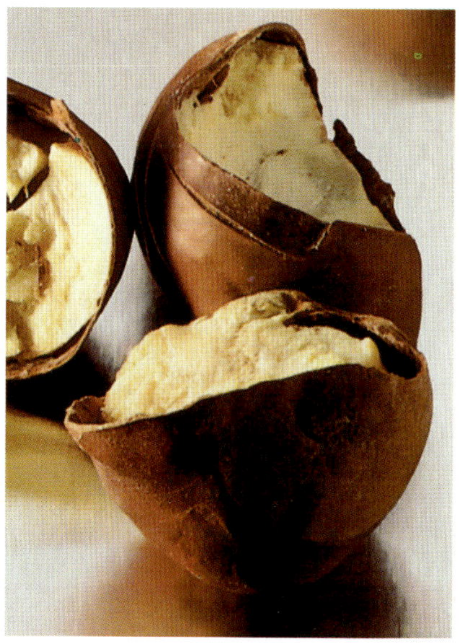

19 Frucht-Innenansicht ►

Agrimonia eupatoria L.

Rosaceae

Verbreitung

Europa, Südwestasien.

Merkmale

Pflanze bis 1 m hoch, oben verzweigt.

Teilblätter oberseits dunkelgrün, unterseits filzig behaart.

Blüten 5–8 mm im Durchmesser. Fruchtknoten mit kräftigem Borstenkranz, die äusseren Stacheln weit abstehend.

Blütezeit: Juni bis September

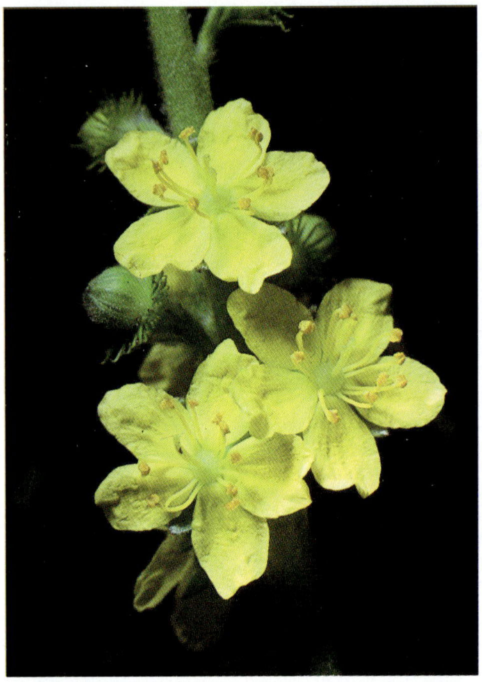

20 5teilige Blüten mit je 10 Staubblättern

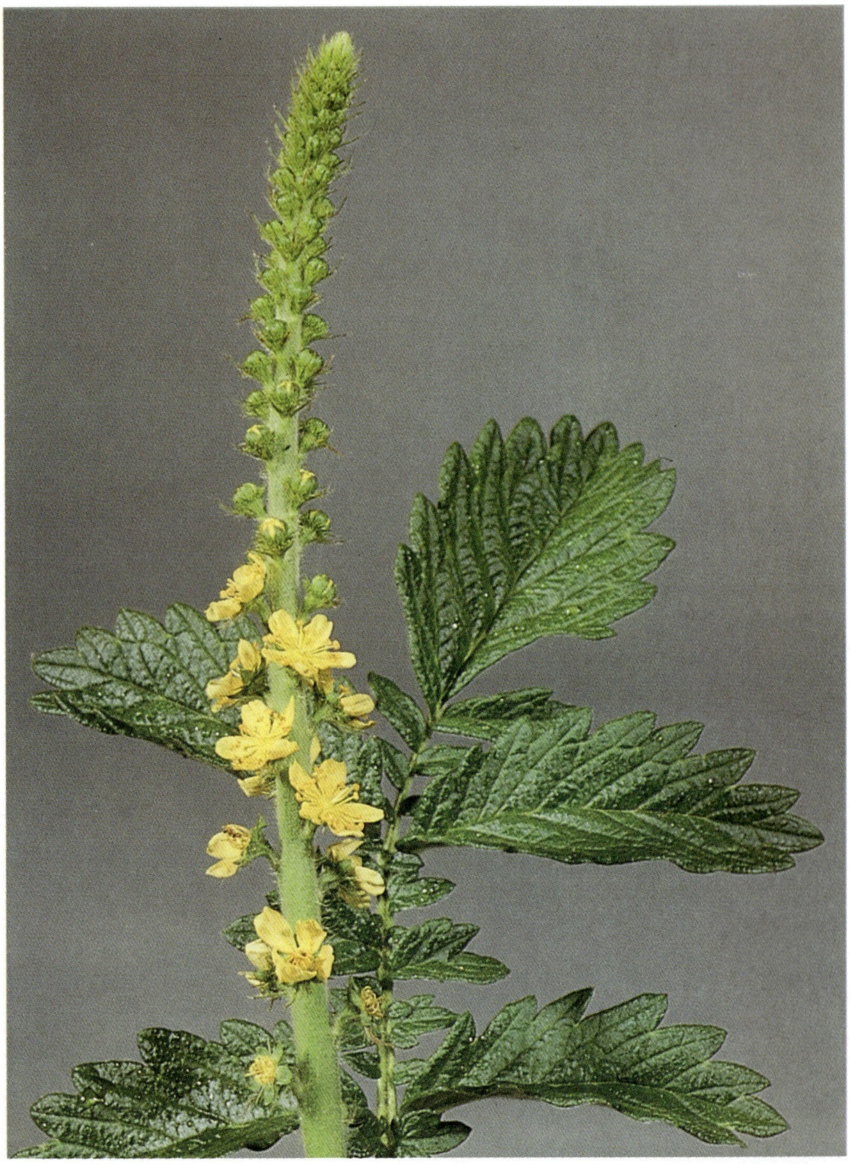

21 Von der Basis nach der Spitze zu aufblühender Blütenstand

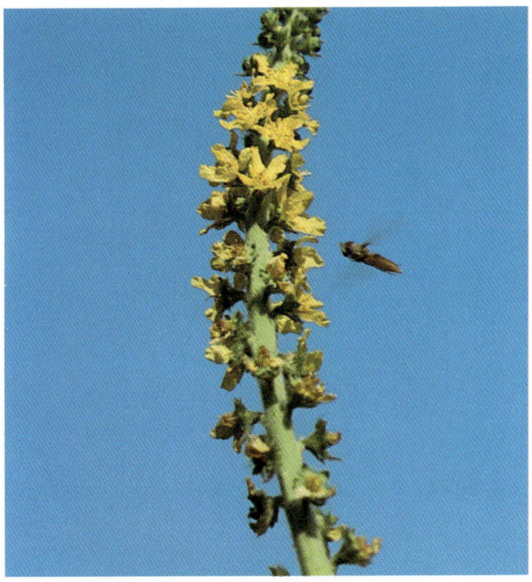

22 Blütenstand mit Schwebefliege

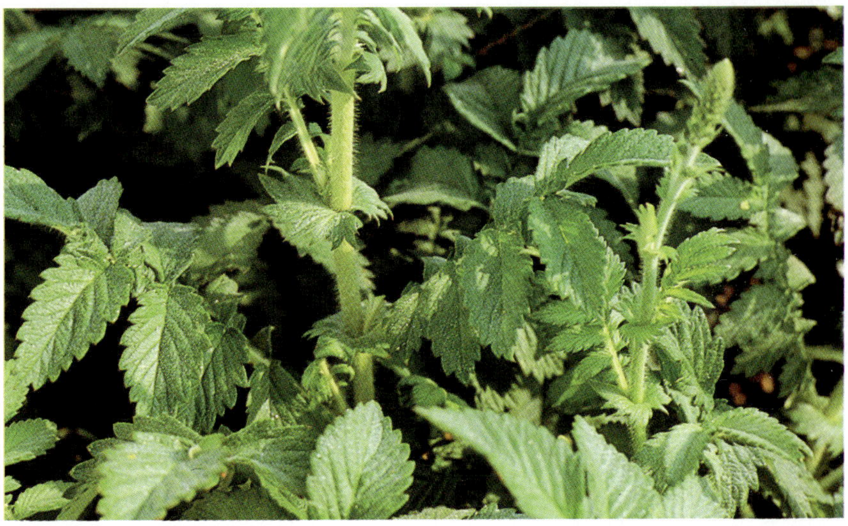

23 Unpaarig gefiederte Blätter

Gemeiner Odermennig

Droge

Agrimoniae herba = Odermennigkraut
Bestehend aus den getrockneten, kurz vor oder während der Blütezeit geernteten oberirdischen Teilen von Agrimonia eupatoria L. und/oder A. procera Wallr.

Hauptinhaltsstoffe

Gerbstoffe

Flavonoide

Wirkungen und Indikationen

Adstringierend.

Innerlich:
Bei leichten unspezifischen, akuten Durchfallerkrankungen. Bei Entzündungen der Mund- und Rachenschleimhaut.

Äusserlich:
Bei leichten oberflächlichen Entzündungen der Haut.

Dosierung / Teezubereitung

Innerlich:
1,5 g (1 1/2 Teelöffel) auf eine Tasse mit kochendem Wasser übergiessen und ziehen lassen. 2–3mal täglich 1 Tasse trinken.

Äusserlich:
10% Dekokt.

Auch in Fertigarzneimitteln enthalten.

Nebenwirkungen

Keine bekannt.

Kontraindikationen

Keine bekannt.

Interaktionen

Keine bekannt.

Historisches

Der Odermennig wurde gegen Leberleiden und Koliken eingesetzt. Die Blätter strich man mit Schmalz zusammen auf schlechtheilende Wunden und Narben. Das gebrannte Wasser galt als Arzneimittel bei Husten, Gelbsucht, Fieber, Schlangenbiss, später zusätzlich bei Bettnässen u.a.m.

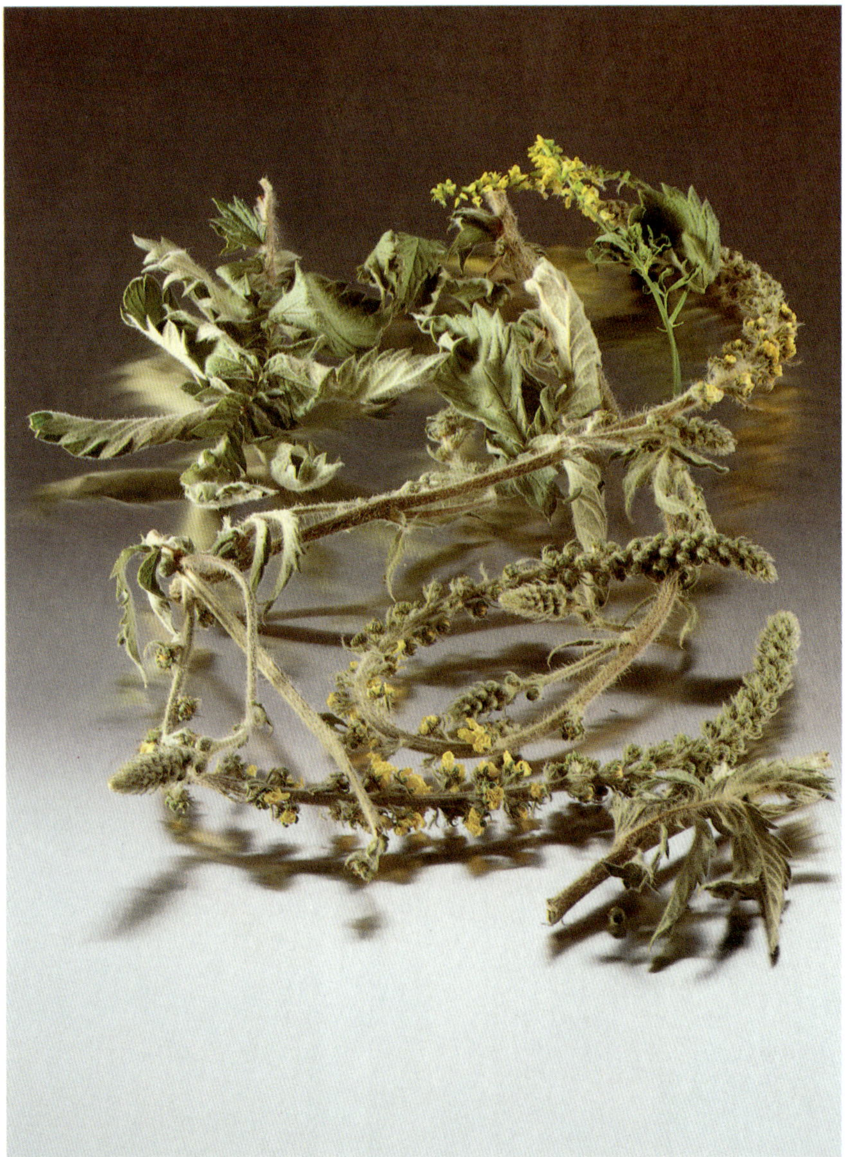

24 Agrimoniae herba – Odermennigkraut

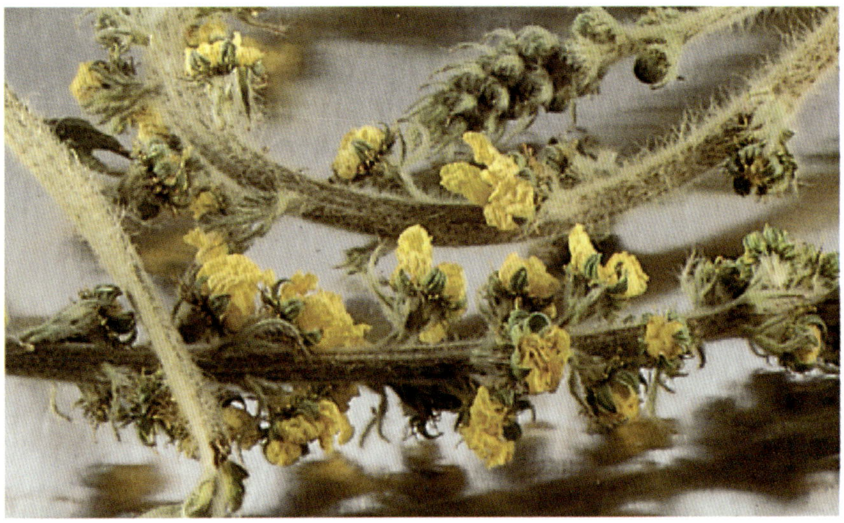

25 Stengelteile dicht borstig behaart

Agropyron repens (L.) P.B.

Verbreitung

Europa, Asien; zudem eingeschleppt in Südamerika, Australien und Neuseeland.

Merkmale

Halme 30–50 cm hoch.

Blätter grün oder blaugrün bereift, flach, mit weisslichen durchscheinenden Adern.

Ähre bis 15 cm lang; Ährchen dicht in 2 Zeilen sitzend, die breite Seite der Hauptachse zugewandt.

Blütezeit: Juni bis Juli

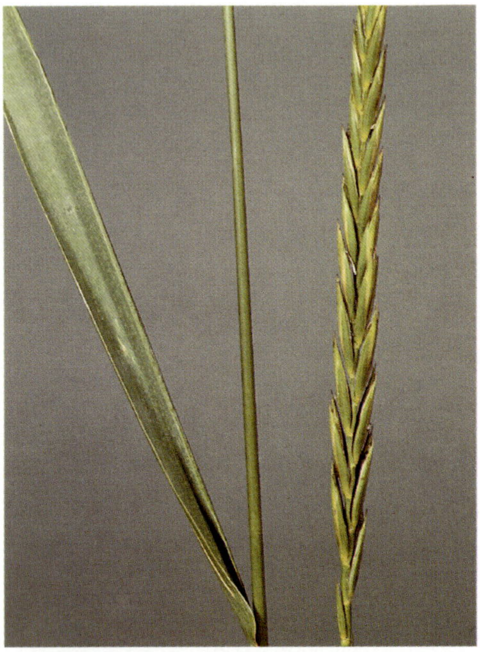

26 Ähre mit sitzenden Ährchen

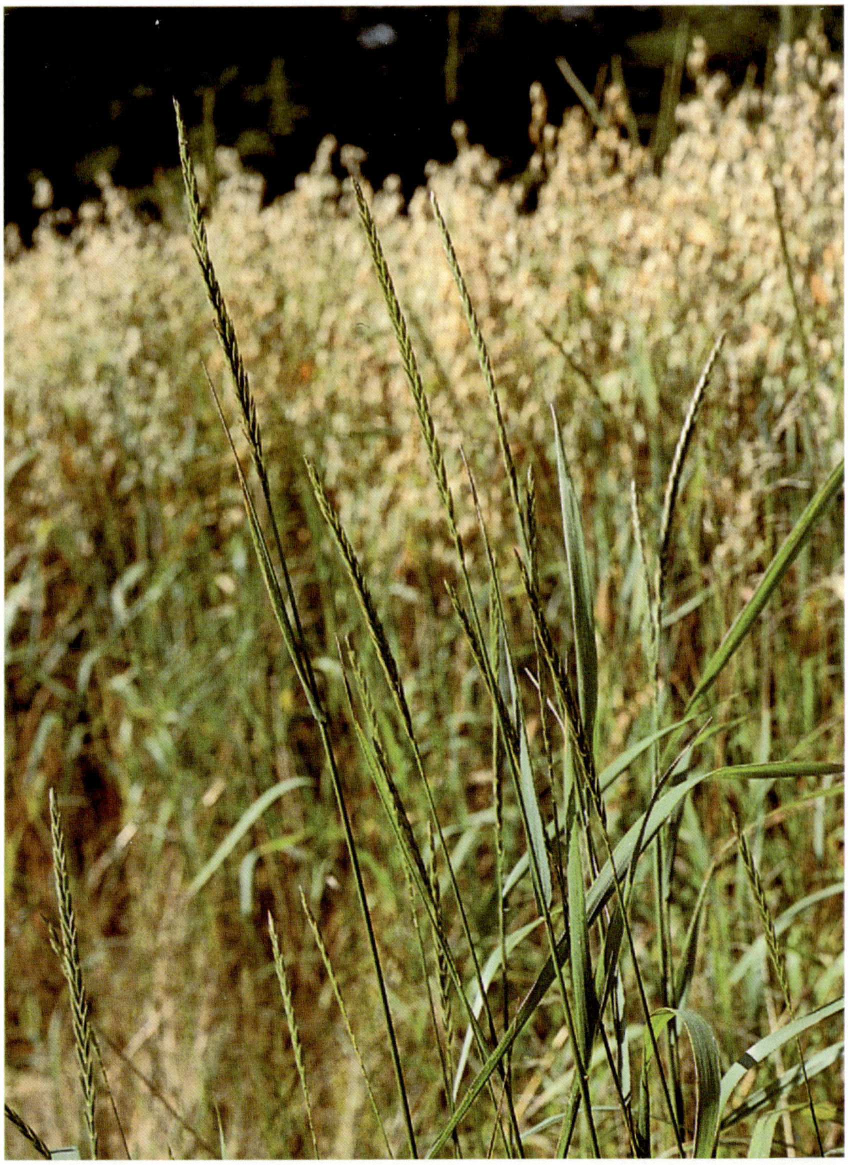

27 Quecken am Rand eines Haferfeldes

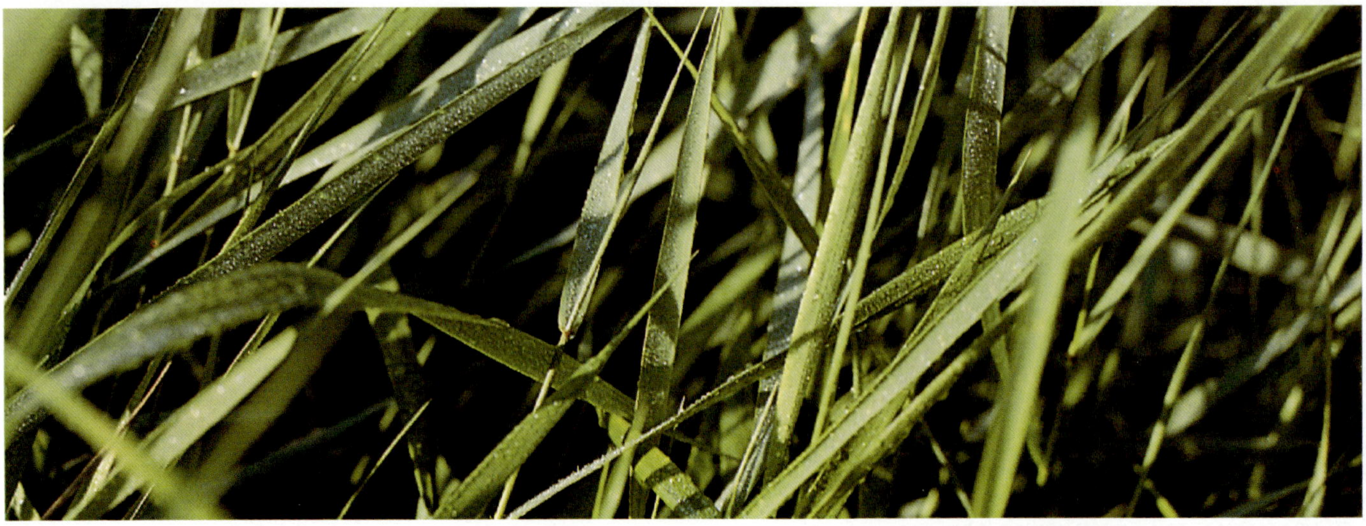

28 Bläulichgrün bereifte Blätter mit Morgentau

Droge

Graminis rhizoma = Queckenwurzelstock
Bestehend aus dem von den Wurzeln möglichst befreiten, getrockneten Rhizom von Agropyron repens (L.) P.B. (Syn. Elymus repens {L.} Gould).

Hauptinhaltsstoffe

Ätherisches Öl

Saponine

Schleimstoffe

Wirkungen und Indikationen

Diuretisch (aquaretisch).

Zur Durchspülung bei entzündlichen Erkrankungen der ableitenden Harnwege, als Vorbeugung bei Nierengriess.

Dosierung / Teezubereitung

6–9 g (3 Teelöffel bis 2 Esslöffel) pro Tag mit kochendem Wasser übergiessen und ziehen lassen oder kalt ansetzen und aufkochen lassen.

Auch in Fertigarzneimitteln enthalten.

Nebenwirkungen

Keine bekannt.

Kontraindikationen

Keine Durchspülungstherapie bei Ödemen infolge eingeschränkter Herz- oder Nierentätigkeit.

Interaktionen

Keine bekannt.

Historisches

Die Queckenwurzel, in Wein gesotten, galt als bewährte Kinderarznei bei Wurmbefall. Die Samen benutzte man äusserlich bei Hauterkrankungen, Geschwüren und Hüftschmerzen. Dazu kamen später die Anwendungen als wassertreibendes und blutreinigendes Mittel und als Antirheumatikum. **Volksmedizin:** gegen Blasen-, Harnleiter- und Prostataentzündungen, Steinleiden, Gicht, rheumatische Beschwerden, chronische Hautkrankheiten.

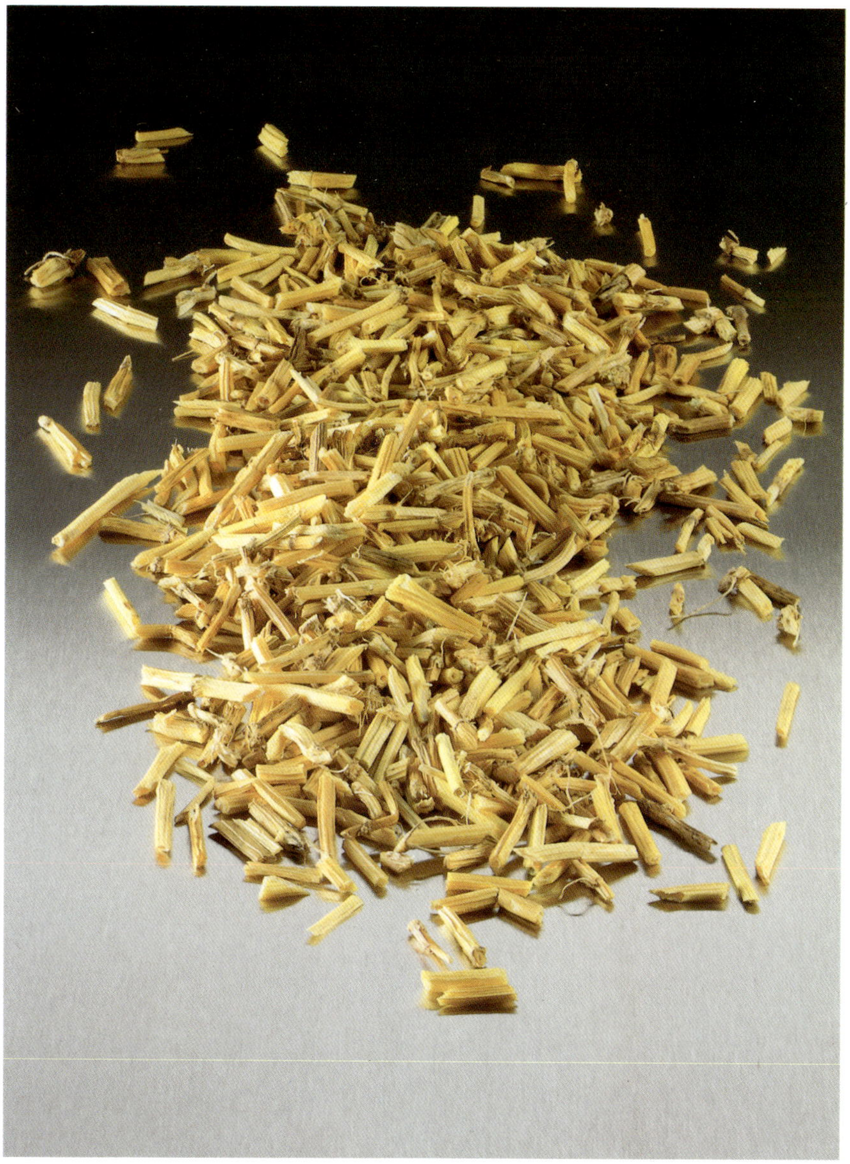

29 Graminis rhizoma – Queckenwurzelstock

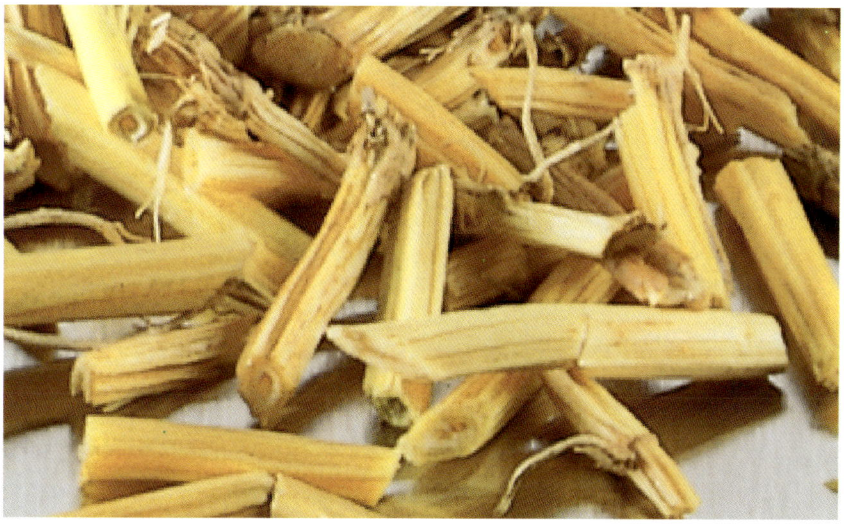

30 Längsgefurchte, hohle Rhizomteile

Alchemilla vulgaris agg. 　Rosaceae

Verbreitung

Fast ganz Europa, West- und Zentralsibirien; im nordöstlichen Nordamerika eingeschleppt.

Merkmale

Vielgestaltige Sammelart, 10–50 cm hoch.

Grundständige Blätter höchstens bis zur Mitte meist 7,9 oder 11lappig, mehr oder weniger behaart, selten kahl, jedoch nie seidig schimmernd.

Blüten in dichten bis lockeren Knäueln, Blütenstiele stets kahl.

Blütezeit: Mai bis Juli

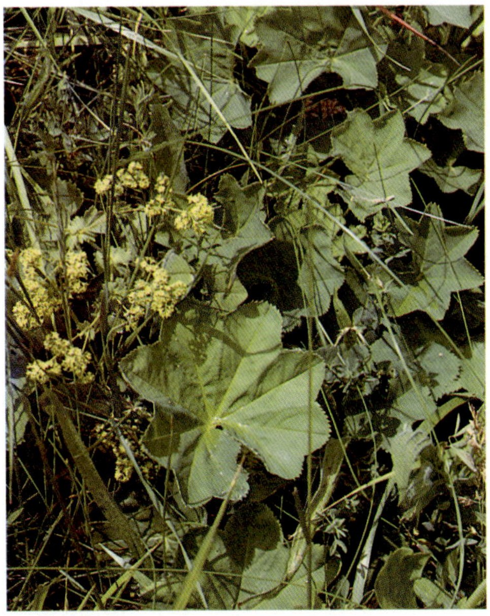

31 Grundständige Laubblätter

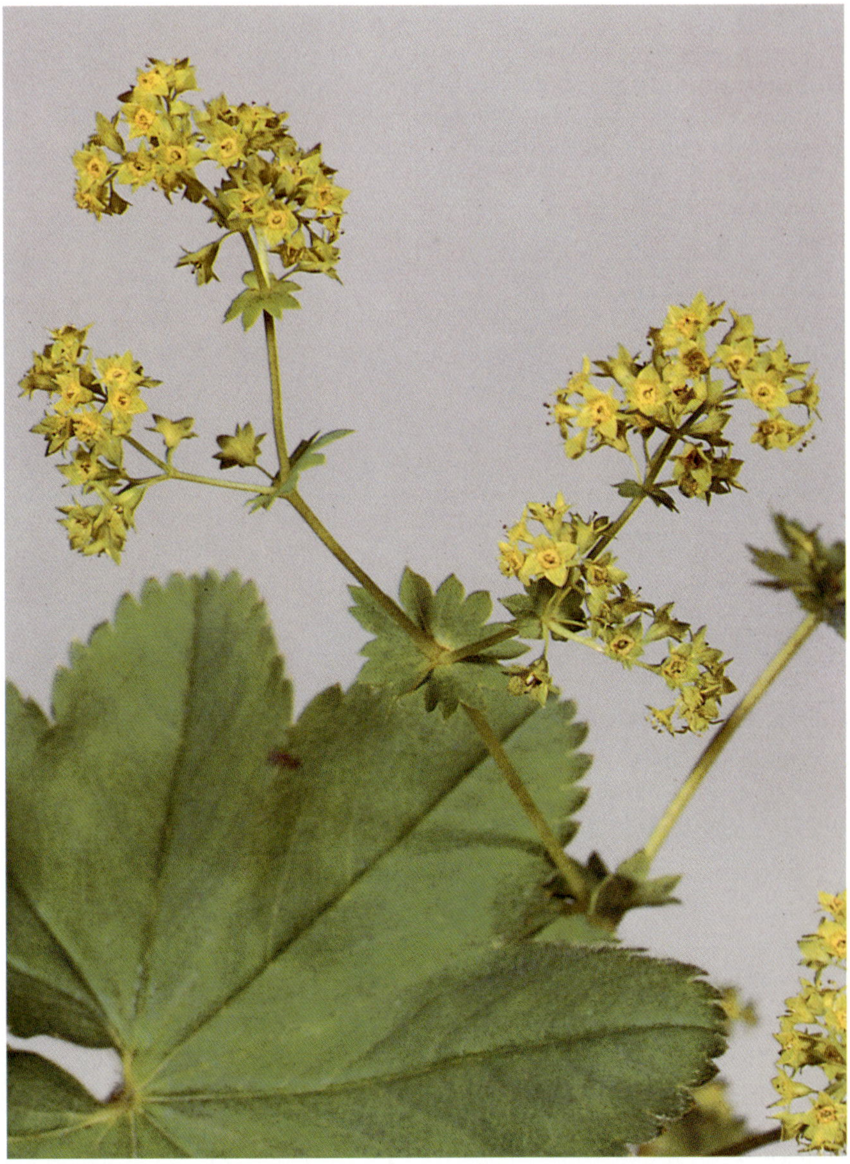

32 Knäuelige Blütenstände

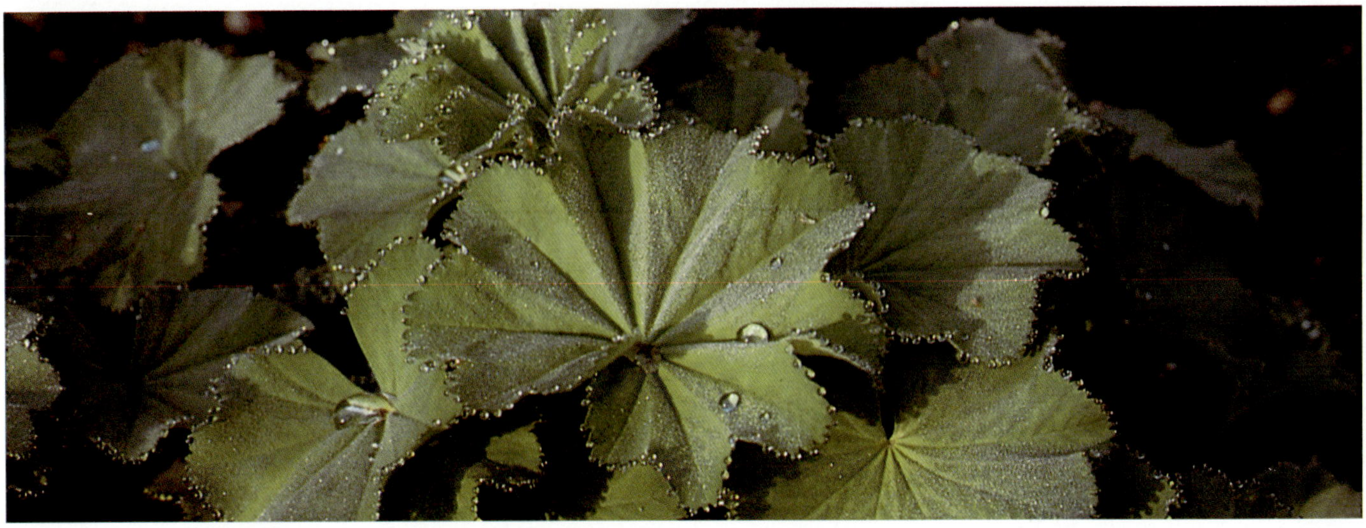

33 Blätter einer stärker behaarten Frauenmantel-Art, A. móllis (Buser) Rothm.

Droge

Alchemillae herba = Frauenmantelkraut

Bestehend aus den während der Blütezeit gesammelten, frischen oder getrockneten oberirdischen Teilen von Alchemilla vulgaris agg.

Hauptinhaltsstoffe

Gerbstoffe

Flavonoide

Wirkungen und Indikationen

Adstringierend.

Bei leichten unspezifischen Durchfallerkrankungen.

Dosierung / Teezubereitung

1–2 g (1–2 Teelöffel) auf eine Tasse mit kochendem Wasser übergiessen und ziehen lassen. 2–5mal täglich 1 Tasse trinken. Auch in Fertigarzneimitteln enthalten.

Nebenwirkungen

Keine bekannt.

Kontraindikationen

Keine bekannt.

Interaktionen

Keine bekannt.

Historisches

Der Frauenmantel wurde als Adstringens, Diureticum und Wundheilmittel eingesetzt. Im Verlaufe der Zeit folgten die Anwendungen bei Unterleibskrämpfen, zu Bädern und Umschlägen bei Entzündungen, Geschwülsten und Eiterungen sowie als Blutreinigungsmittel. Die Alchimisten sammelten die Tautropfen aus den Blättern, um damit den Stein der Weisen zu finden.
Volksmedizin: in "Frauentees" gegen Wechseljahrbeschwerden, schmerzhafte Regelblutung.

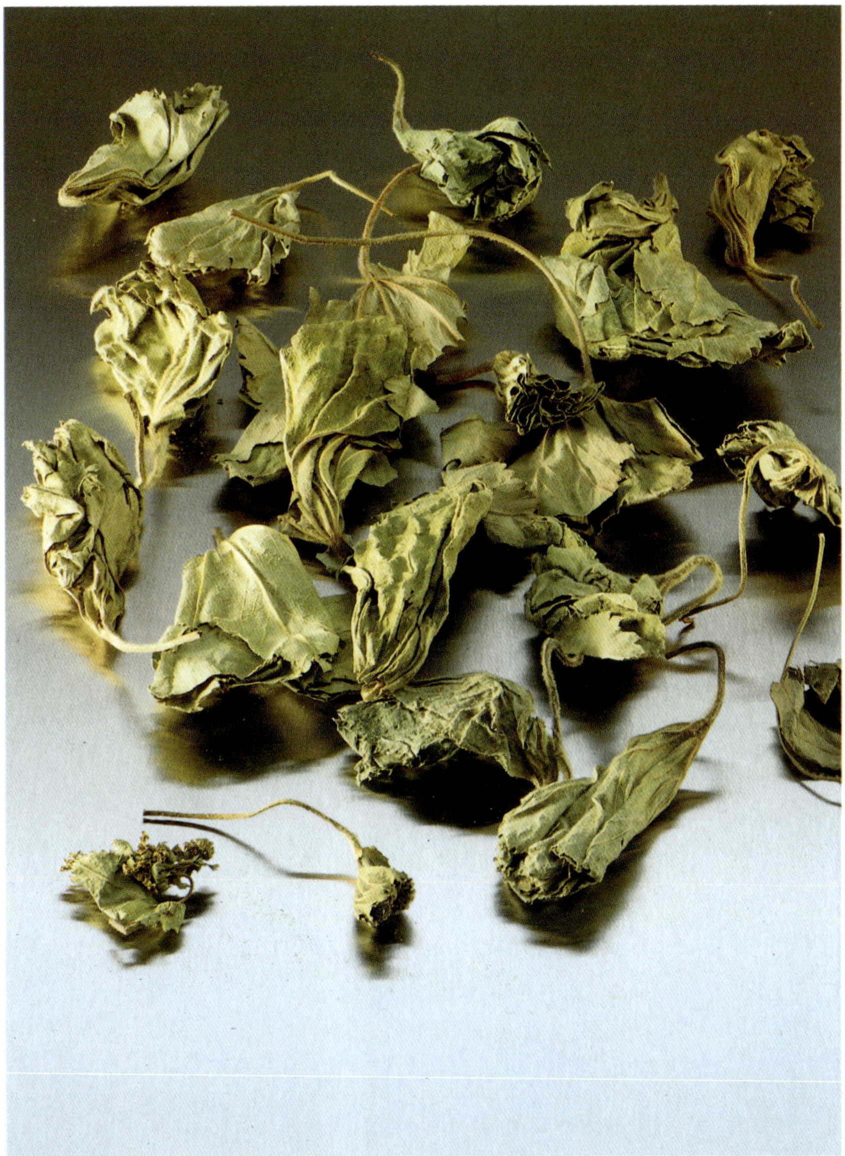

34 Alchemillae herba – Frauenmantelkraut

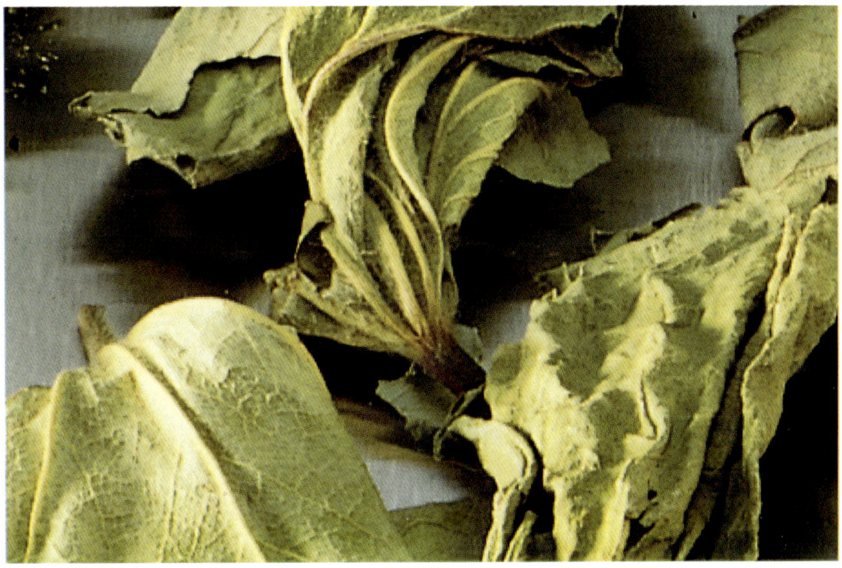

35 Hauptadern bei den Blattunterseiten stark hervortretend ►

Verbreitung

Herkunft vermutlich Zentralasien, heute weltweit kultiviert.

Merkmale

Blühtrieb 25–70 cm hoch, die untere Hälfte beblättert.

Blätter flach, deutlich gekielt.

Dolde von einem Hüllblatt umgeben, dieses in einen langen Schnabel auslaufend; Blütenstand stets mit Brutzwiebeln; Blüten rötlich bis weiss oder grünlich.

Blütezeit: Juni

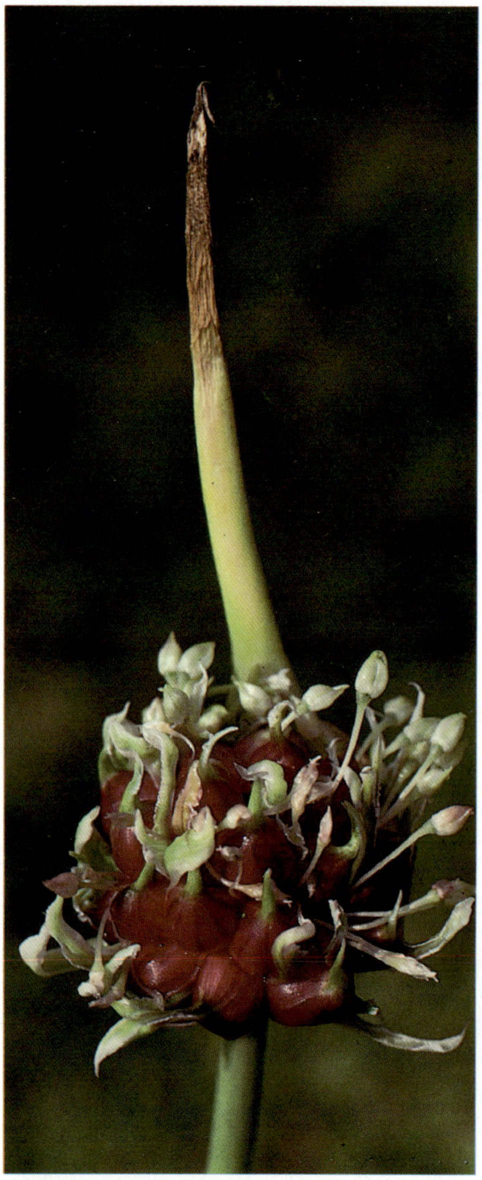

36 Offener Blütenstand

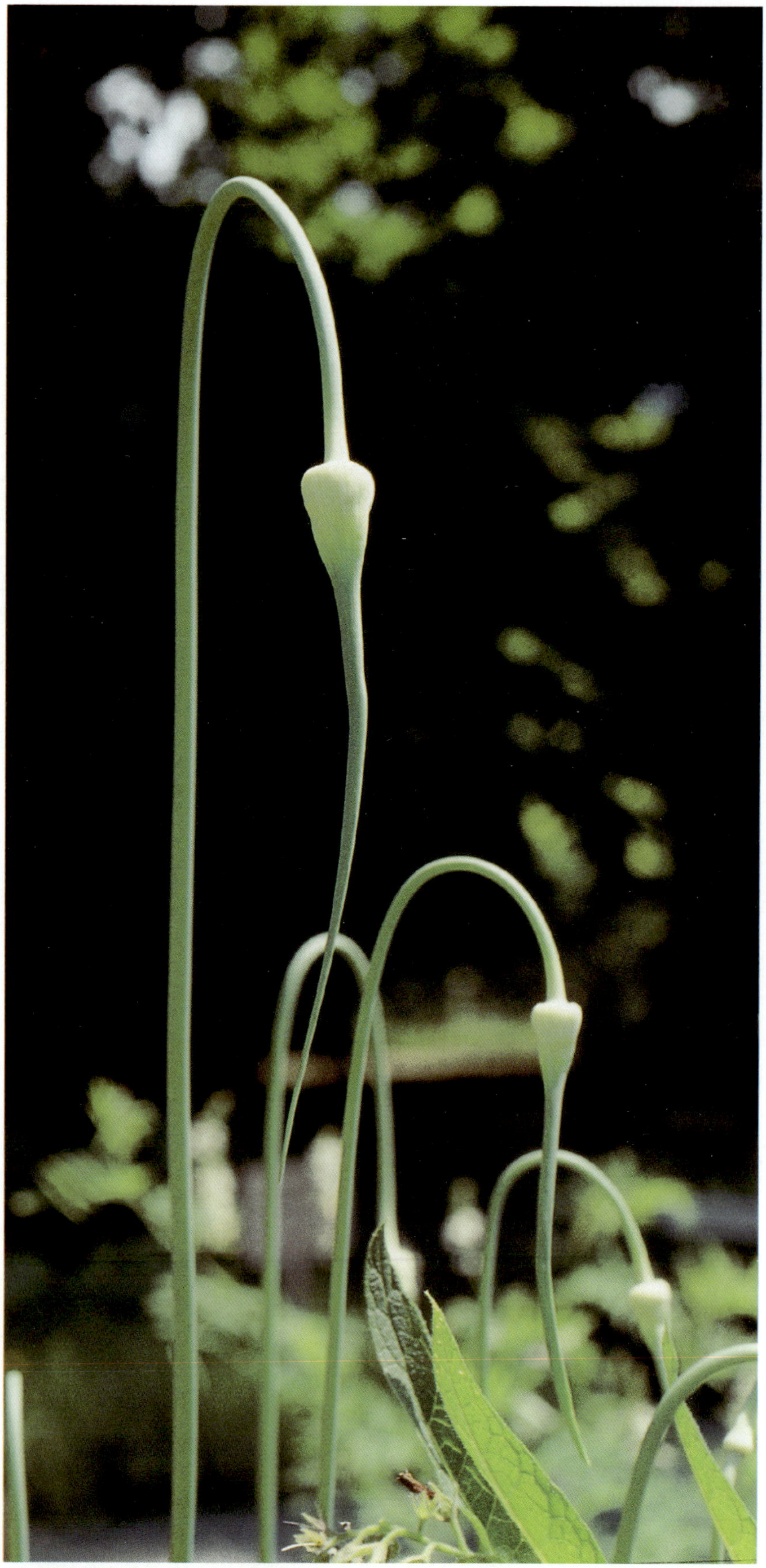

37 Blühtriebe: Blütenstände noch von Hochblatt umschlossen

Knoblauch

Droge

Allii sativi bulbus = Knoblauchzwiebel
Bestehend aus den frischen oder schonend getrockneten Zwiebeln von Allium sativum L.

Hauptinhaltsstoffe

Alliin und andere Aminosäuren

Flavonoide

Wirkungen und Indikationen

Antibakteriell, antimykotisch, lipidsenkend, throbozytenaggregationshemmend, Blutungs- und Gerinnungszeit verlängernd, fibrinolytische Aktivität steigernd.

Zur Unterstützung diätetischer Massnahmen bei Erhöhung der Blutfettwerte.

Zur Vorbeugung altersbedingter Gefässveränderungen.

Dosierung

4 g frische Knoblauchzwiebel täglich.

Kontrollierte und standardisierte Fertigarzneimittel sind für medizinische Zwecke der Zwiebel vorzuziehen.

Nebenwirkungen

Selten Magen-Darm-Beschwerden, allergische Reaktionen.

Ausdünstung über Haut und Atem möglich.

Kontraindikationen

Keine bekannt.

Interaktionen

Keine bekannt.

Historisches

Ursprünglich stammt der Knoblauch aus Sibirien, hat sich aber schon sehr früh durch die Kultivierung über ganz Asien bis zum vorderen Orient verbreitet. Der starke Geruch verhalf ihm zu seinem Ruf, Geister und Hexen abschrecken zu können. In manchen Gegenden Deutschlands musste der Bräutigam am Hochzeitstag Knoblauch bei sich tragen, um neidische Elfen am Nestelknüpfen (Impotentmachung) zu hindern. In der Antike verwendete man ihn sowohl als Gewürz und Gemüse, wie auch als Arzneimittel. Innerlich diente er unter anderem der Behandlung von Schlangenbissen und äusserlich von Augenleiden. Er wurde als Klistier gegen Wurmbefall eingesetzt; auch gegen Maden.

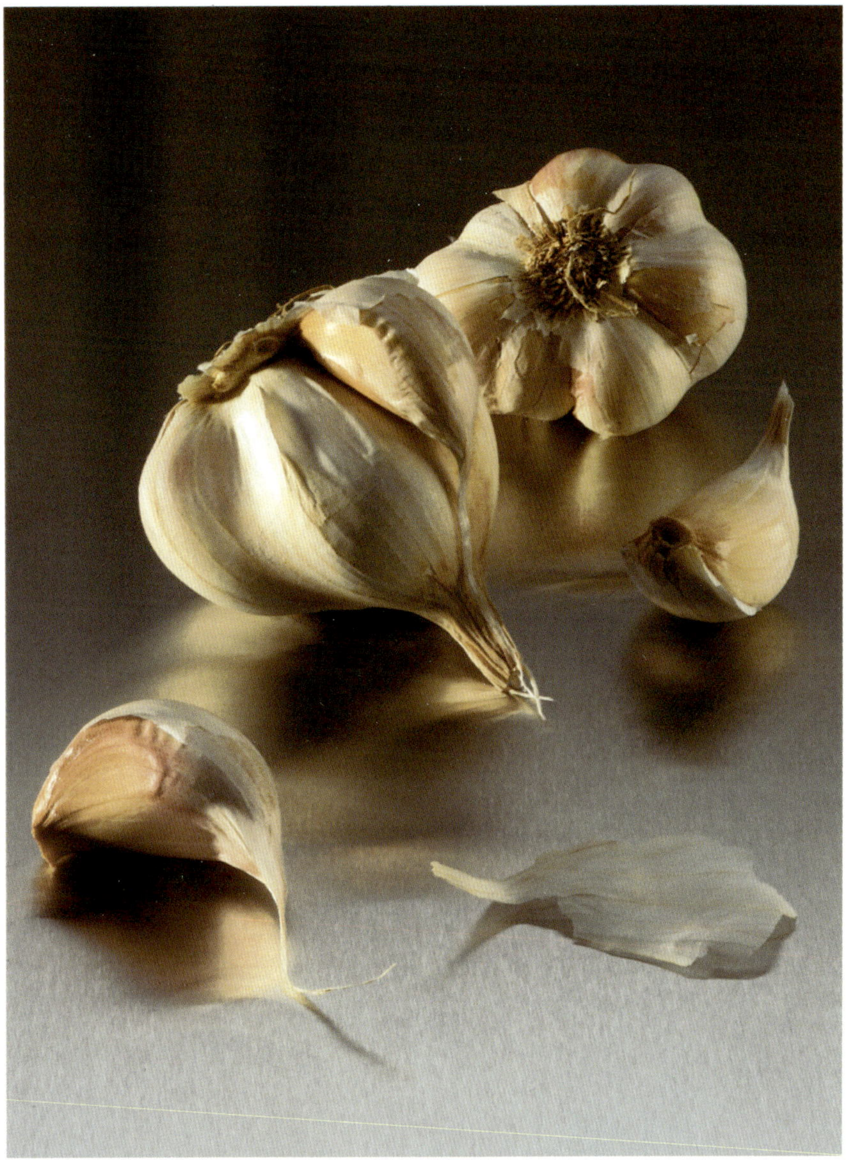

38 Allii sativi bulbus – Knoblauchzwiebel

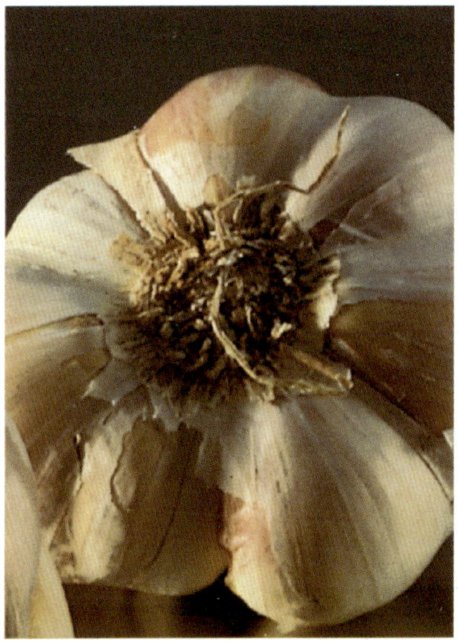

39 Weisse Hüllblätter umschliessen Einzelzwiebeln (= Knoblauchzehen) ►

Verbreitung

Heimisch in Südafrika und dort auch kultiviert.

Merkmale

Stengel 2–3 m hoch (bis 5 m möglich), von alten Trockenblättern bedeckt.

Blätter bis 1 m lang, am Grunde 15 cm breit; Oberfläche hohl, glatt oder unregelmässig stachelig. Blattrand buchtig gezähnt, Zähne braunrot, 6 mm lang und mit Zwischenräumen von 1–2 cm.

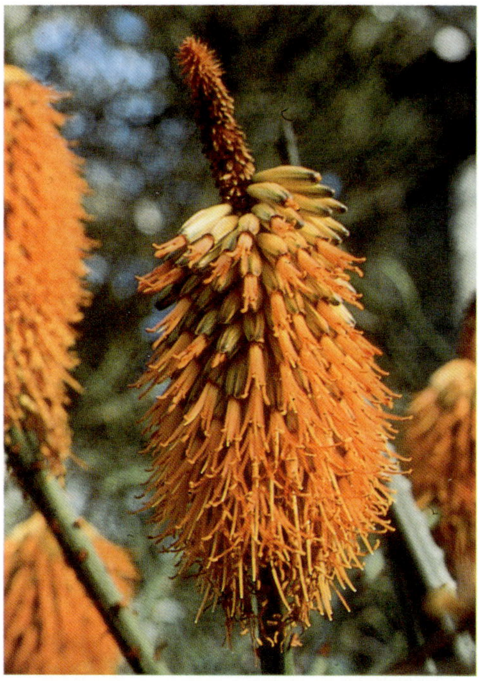

40 Blütenstand

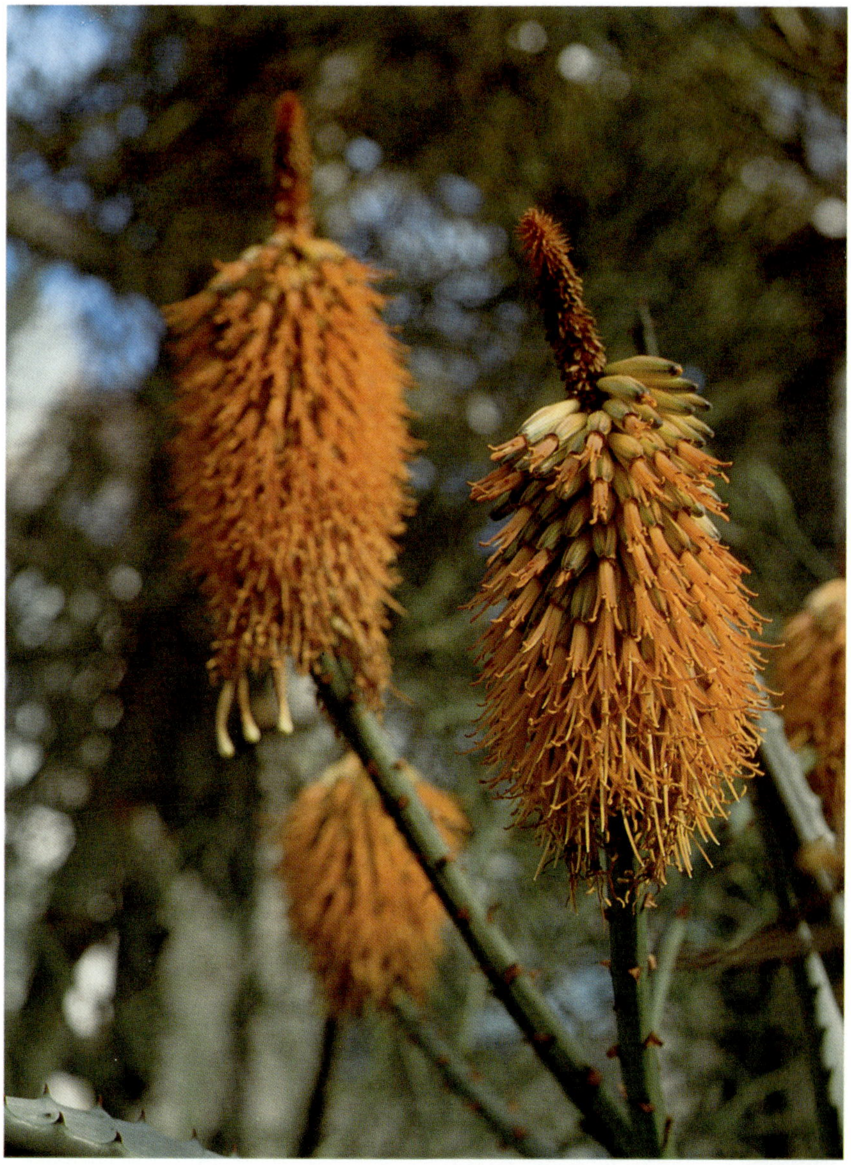

41 Blütenstände mit abgestorbenen Sprossspitzen

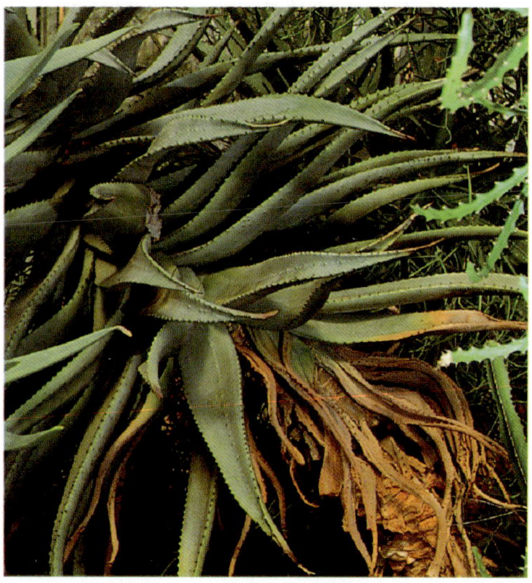

42 Pflanze mit Trockenblättern

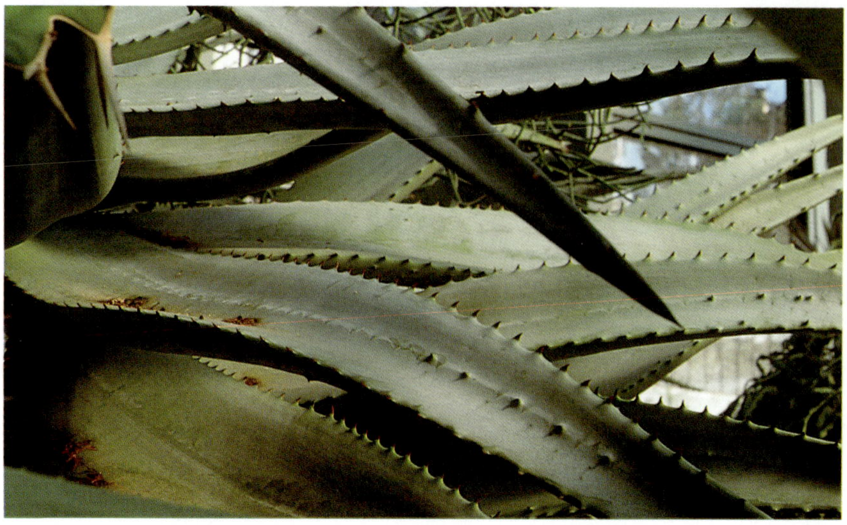

43 Bis 1 m lange Laubblätter

Droge

Aloe capensis = Kap Aloe

Bestehend aus dem zur Trockne eingedickten Saft der Blätter einiger Arten der Gattung Aloe, insbesondere der Aloe ferox Miller und ihrer Hybriden, mit einem Gehalt von mindestens 18,0% Hydroxyanthracen-Derivaten, berechnet als wasserfreies Aloin.

Aloe barbadensis = Curaçao-Aloe

Bestehend aus dem zur Trockne eingedickten Saft der Blätter von Aloe vera (L.)N.L.Burm. (Syn. A. barbadensis Miller), mit einem Gehalt von mindestens 28,0% Hydroxyanthracen-Derivaten, berechnet als wasserfreies Aloin (Barbaloin).

Hauptinhaltsstoffe

Anthrachinonderivate (z.B. Aloin, Aloinoside), Harze

Wirkungen und Indikationen

Stark laxierend.

Bei Erkrankungen, bei denen eine leichte Defäkation mit weichem Stuhl erwünscht ist, z.B. Analfissuren, Hämorrhoiden, nach rektal-analen operativen Eingriffen, Obstipation.
Wirkungseintritt: nach 8–12 Stunden.

Dosierung

Sollte in Form von kontrollierten Fertigarzneimitteln verwendet werden. Keine Langzeitanwendung.

Nebenwirkungen

Harmlose Rotfärbung des Harns ist möglich. Bei chronischem Gebrauch/Missbrauch Elektrolytverluste, vor allem Kalium.

Kontraindikationen

Ileus jeder Genese, Schwangerschaft, Stillzeit.

Interaktionen

Bei chronischem Gebrauch/Missbrauch Verstärkung der Herzglykosidwirkung möglich (Kaliummangel).

Historisches

Die Verwendung der Aloe als Arzneimittel lässt sich bis weit zurückverfolgen. Sie war schon früh in allen Pharmakopöen in verschiedenen Qualitäten vertreten. Man verwendete sie als Adstringens, Exsiccans, Purgans, Stomachikum, bei Augenleiden, mit Essig- und Rosensalbe auf Stirn und Schläfen gestrichen gegen Kopfschmerzen, gegen Haarausfall, Mundkrankheiten u.a.m. Im Altertum gehörte Aloe zu den drei heiligen Räucherstoffen und wurde bei allen religiösen und magischen Handlungen verbrannt.

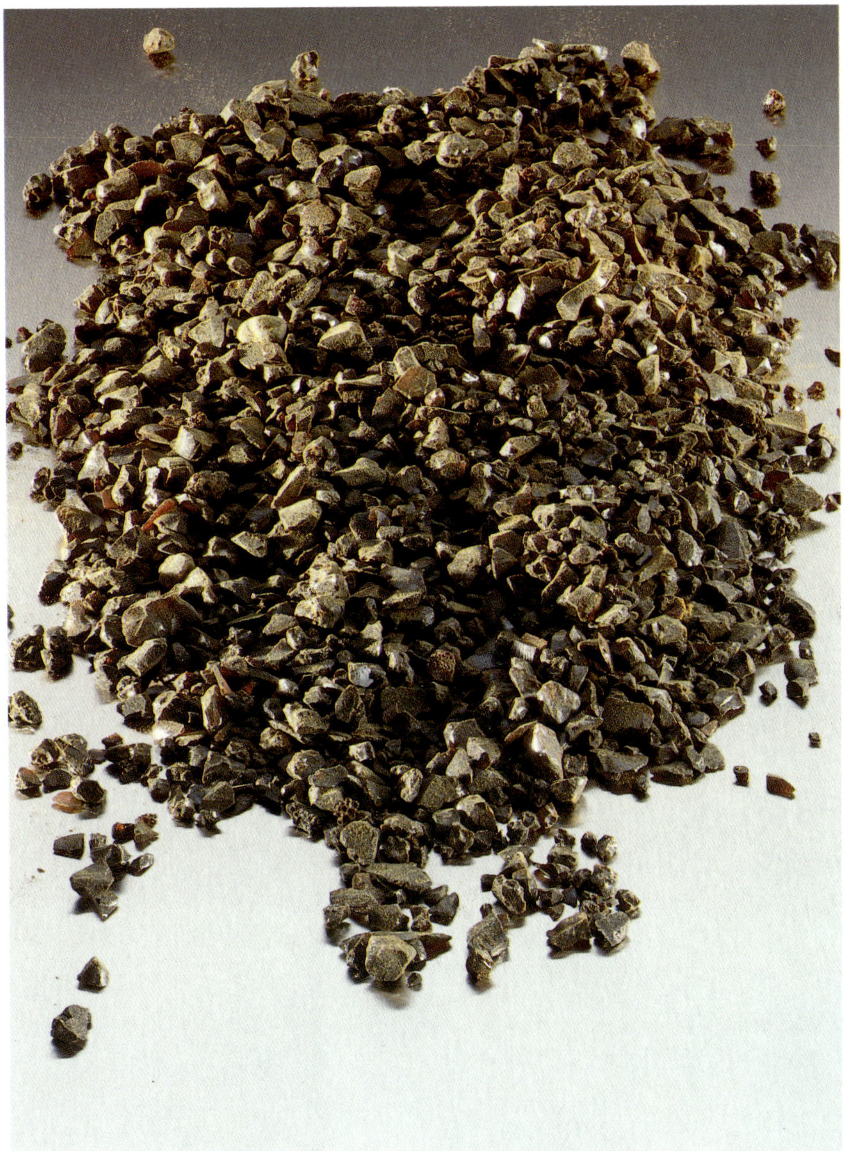

44 Aloe capensis – Kap Aloe

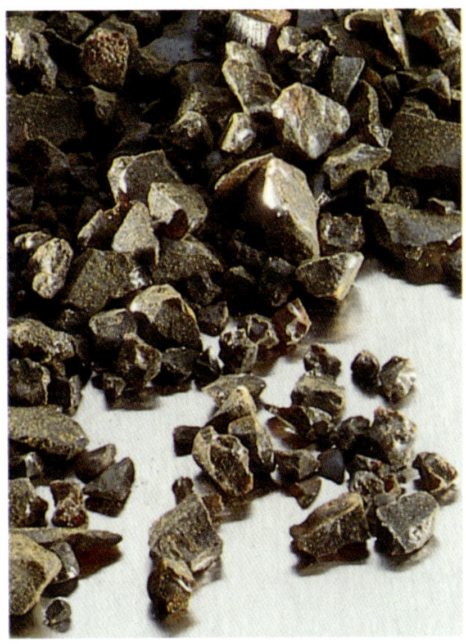

45 Muschelige Bruchflächen ►

Alpinia officinarum Hance

Zingiberaceae

Verbreitung

Südchina, Hainan; dort, sowie in Indien und Thailand, angebaut.

Merkmale

Bis 1,5 m hohe Krautpflanze; Rhizom mit hellbraunen Schuppen, die weissliche Narben hinterlassen.

Blätter sitzend oder fast sitzend, zugespitzt, bis 30 cm lang und etwa 2 cm breit.

Blütenstand aufrecht, bis 10 cm lang; Blüte kurz gestielt (1 mm); Krone weiss, Lippe 2,5 cm lang, weiss und rot geadert.

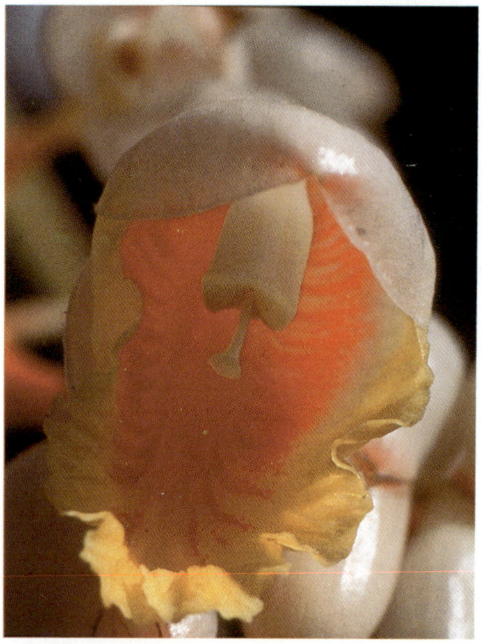

46 Einzelblüte

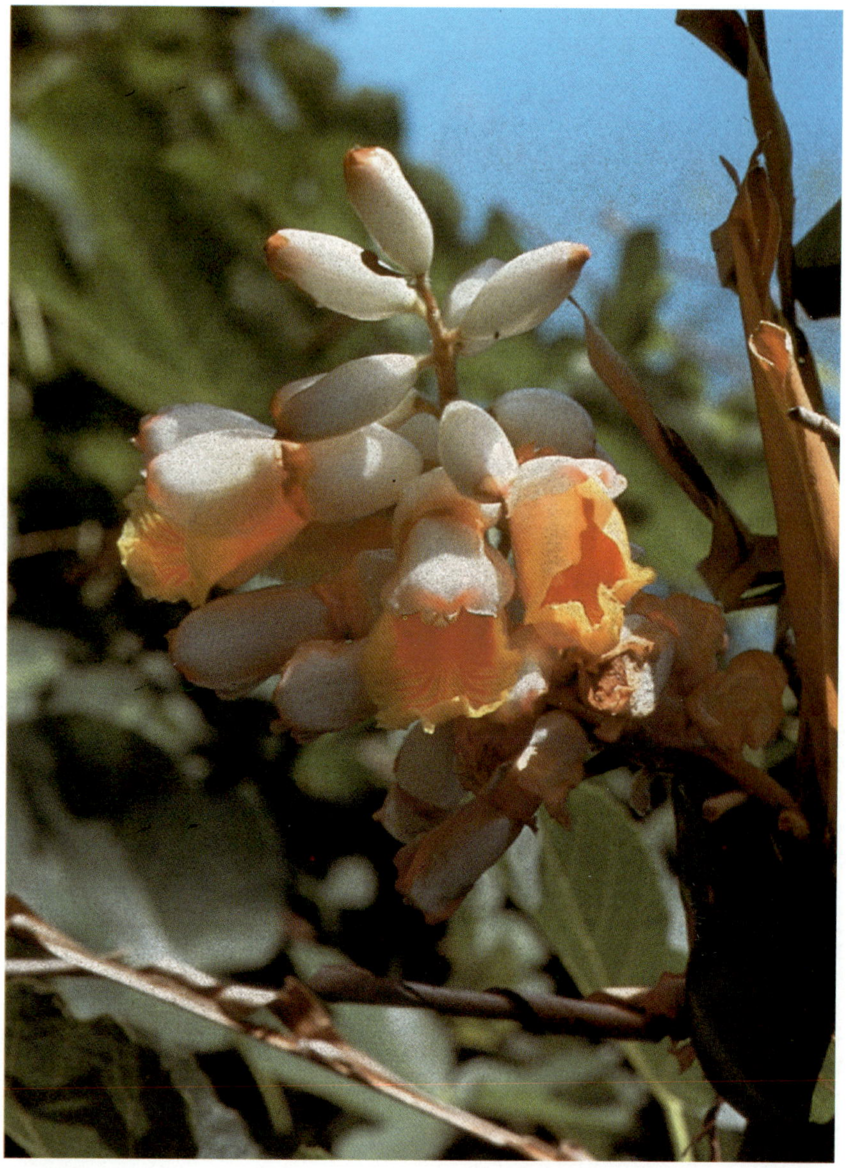

47 Blütenstand

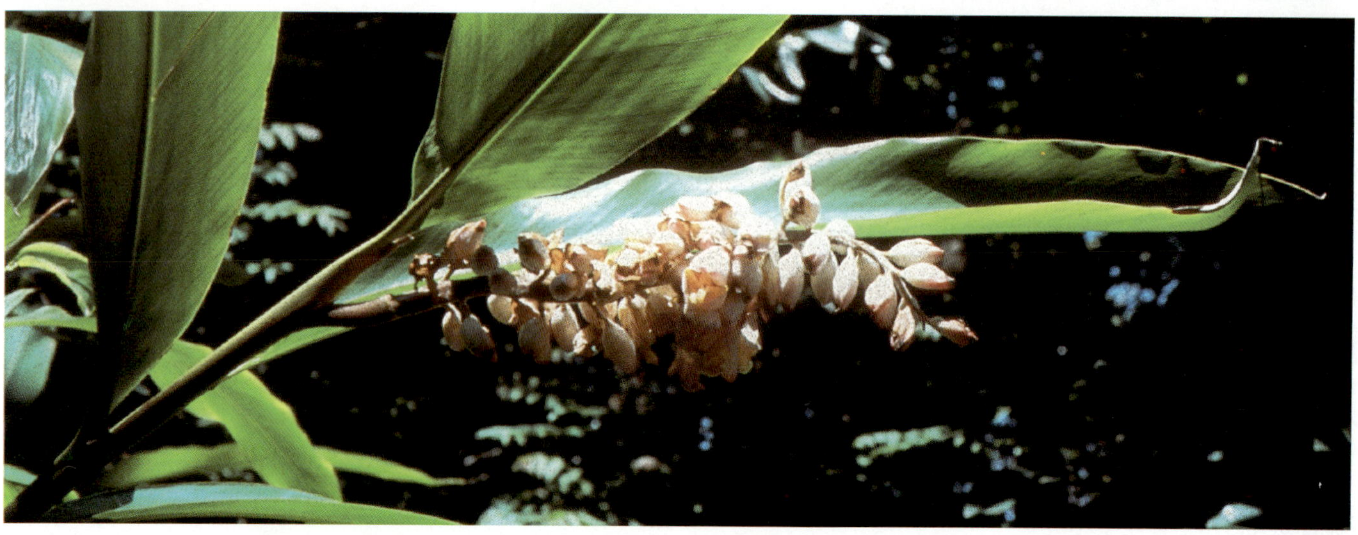

48 Blühender Spross (Alle Bilder von Alpinia speciosa (Wendl.) K. Schum.)

Droge

Galangae rhizoma = Galgantrhizom
Bestehend aus den getrockneten ganzen oder zerkleinerten Rhizomen von Alpinia officinarum Hance, mit einem Gehalt von mindestens 0,5% (V/m) ätherischem Öl.

Hauptinhaltsstoffe

Ätherisches Öl

Scharfstoffe

Flavonoide

Wirkungen und Indikationen

Spasmolytisch, antiphlogistisch, antibakteriell.

Bei dyspeptischen Beschwerden, Appetitlosigkeit.

Dosierung / Teezubereitung

0,5–1 g (ca. 1/2 Teelöffel) auf eine Tasse mit kochendem Wasser übergiessen und ziehen lassen. 1/2 Stunde vor den Mahlzeiten 1 Tasse trinken. Auch in Fertigarzneimitteln enthalten.

Nebenwirkungen

Keine bekannt.

Kontraindikationen

Keine bekannt.

Interaktionen

Keine bekannt.

Historisches

Der Galgant wurde wahrscheinlich durch die Araber in den Westen gebracht. Die Droge spielte in der arabischen Medizin wie zuvor auch in der chinesischen, indischen, persischen u.a. eine wichtige Rolle. In Europa war er ein hochgeschätztes Gewürz. Medizinisch verwendet wurde er als Stomachikum, Emmenagogum, Roborans sowie gegen Schwindel und gegen von Menstruationsstörungen verursachter Bleichsucht.

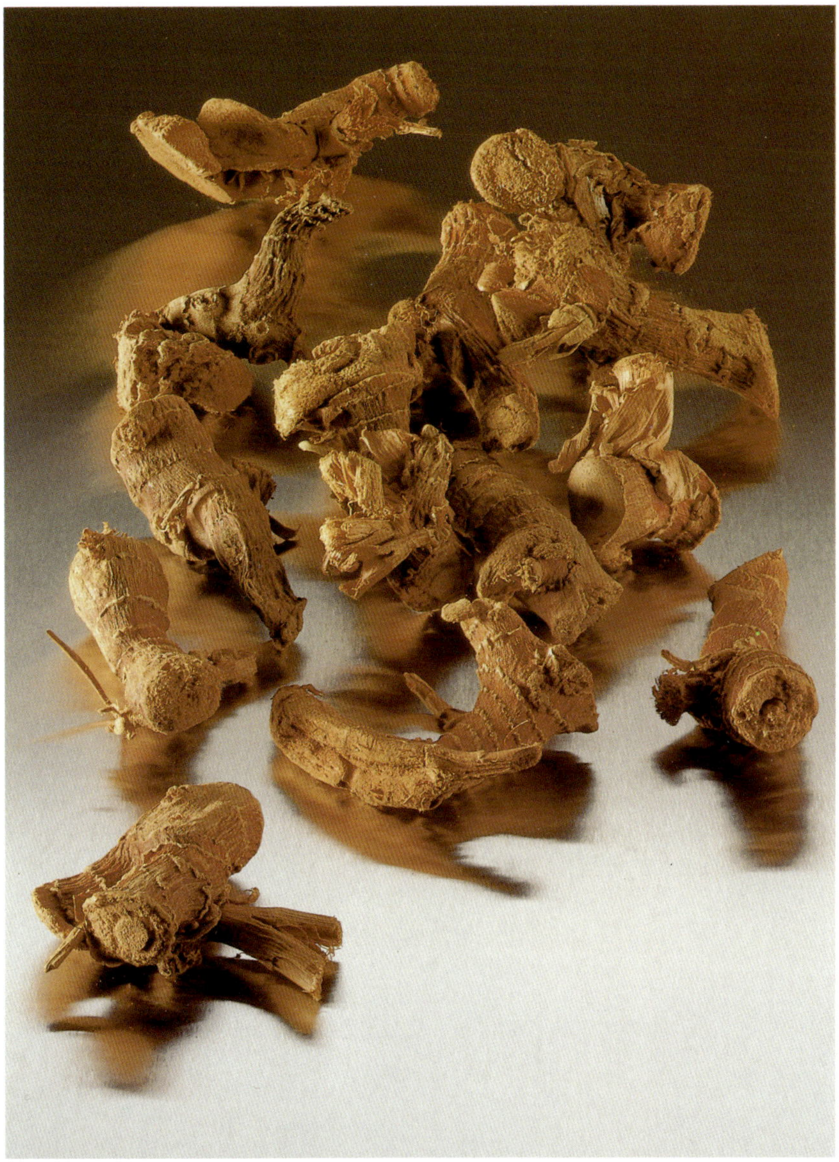

49 Galangae rhizoma – Galgantrhizom

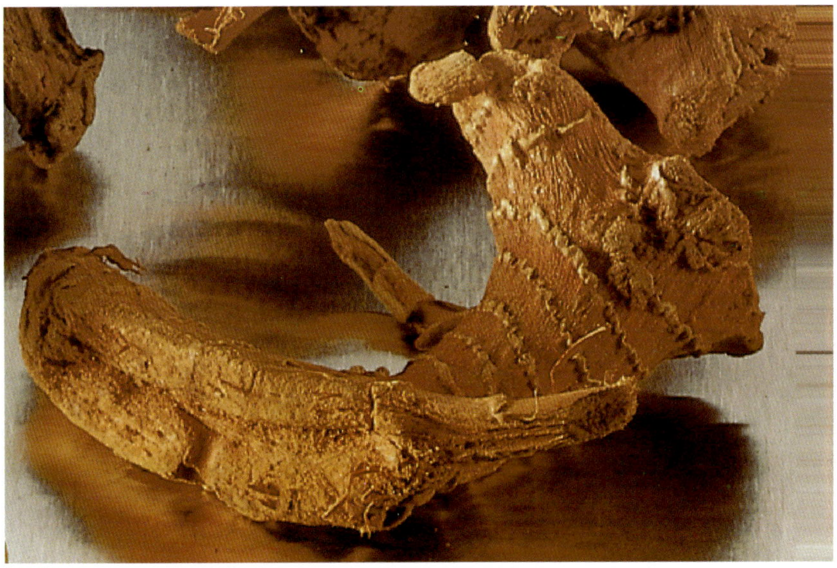

50 Rhizome mit weissen und gekräuselten Querringen ►

Verbreitung

Asien, Südosteuropa; als Garten- und Kulturpflanze in gemässigten Zonen beider Hemisphären gelegentlich verwildert.

Merkmale

Pflanze 50–150 cm hoch, sehr dicht und samtig behaart.

Blüten kurz gestielt, Kronblätter etwa 2mal so lang wie der Kelch, Aussenkelch 6–9teilig.

Blütezeit: Juli bis August

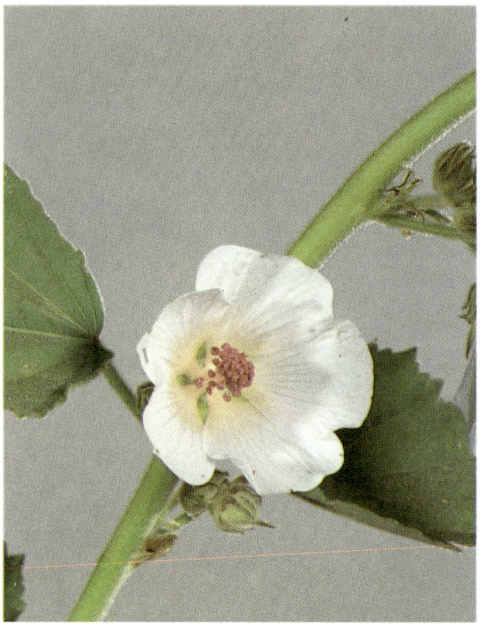

51 Seitenständige Einzelblüte

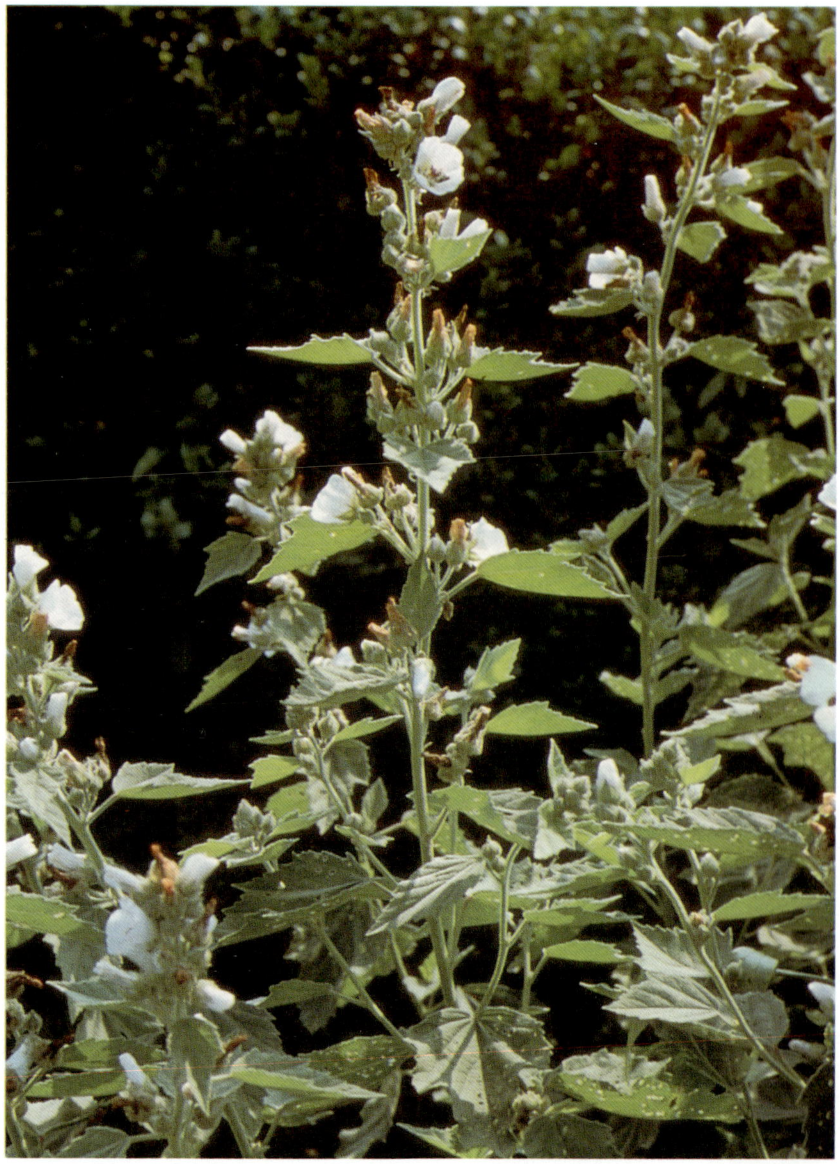

52 Bis 150 cm hohe Eibischpflanzen

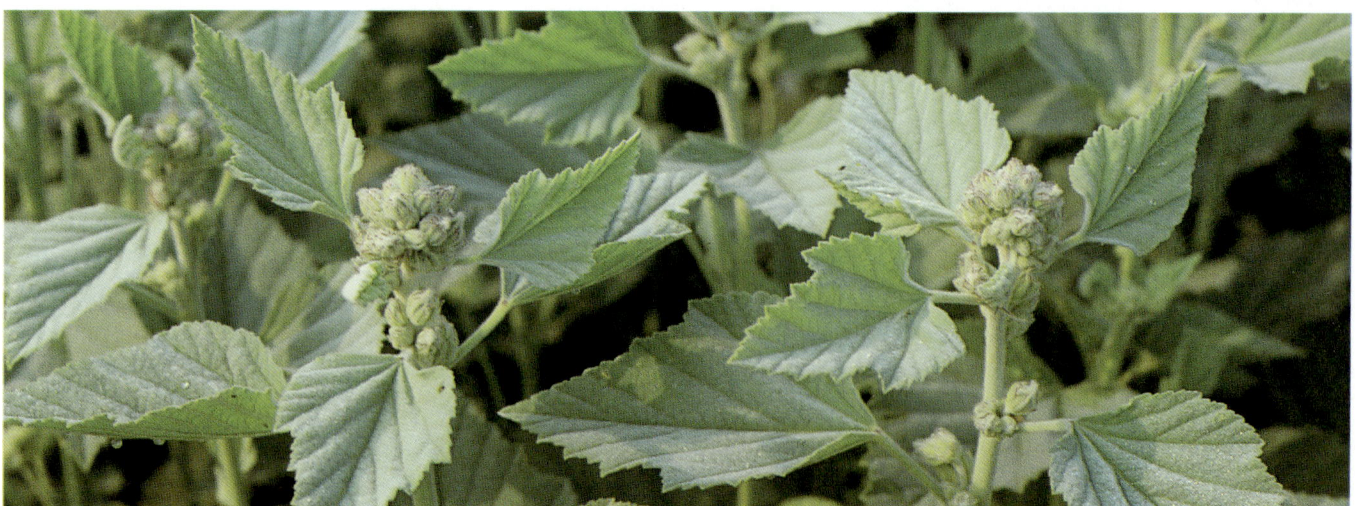

53 Samtig behaarte Pflanzen mit Blütenknospen

Gebräuchlicher Eibisch

Droge

Althaeae radix = Eibischwurzel

Bestehend aus den grösstenteils von der Aussenrinde befreiten, getrockneten Wurzeln von Althaea officinalis L.

Althaeae folium = Eibischblätter

Bestehend aus den getrockneten Laubblättern.

Hauptinhaltsstoffe

Schleimstoffe

Wirkungen und Indikationen

Wurzeldroge:
Reizlindernd, Hemmung der mukoziliaren Aktivität, Steigerung der Phagozytose. Bei Schleimhautreizungen im Mund- und Rachenraum und damit verbundenem trockenen Reizhusten, bei leichten Entzündungen der Magenschleimhaut.

Blätterdroge:
Reizlindernd

Bei Schleimhautreizungen im Mund- und Rachenraum und damit verbundenem trockenen Reizhusten.

Dosierung / Teezubereitung

Wurzeldroge:
3 g (1 Teelöffel) fein zerschnittene Droge auf eine Tasse mit kaltem Wasser ansetzen, 30 Minuten lang mazerieren und anschliessend abseihen.

Blätterdroge:
2 g (1 1/2 Teelöffel) auf eine Tasse mit kaltem Wasser ansetzen, 1–2 Stunden mazerieren und anschliessend abseihen; 2–3mal täglich 1 Tasse trinken.

Auch in Fertigarzneimitteln enthalten.

Nebenwirkungen

Keine bekannt.

Kontraindikationen

Keine bekannt.

Interaktionen

Bei gleichzeitig eingenommenen Medikamenten ist eine Verzögerung der Resorption möglich.

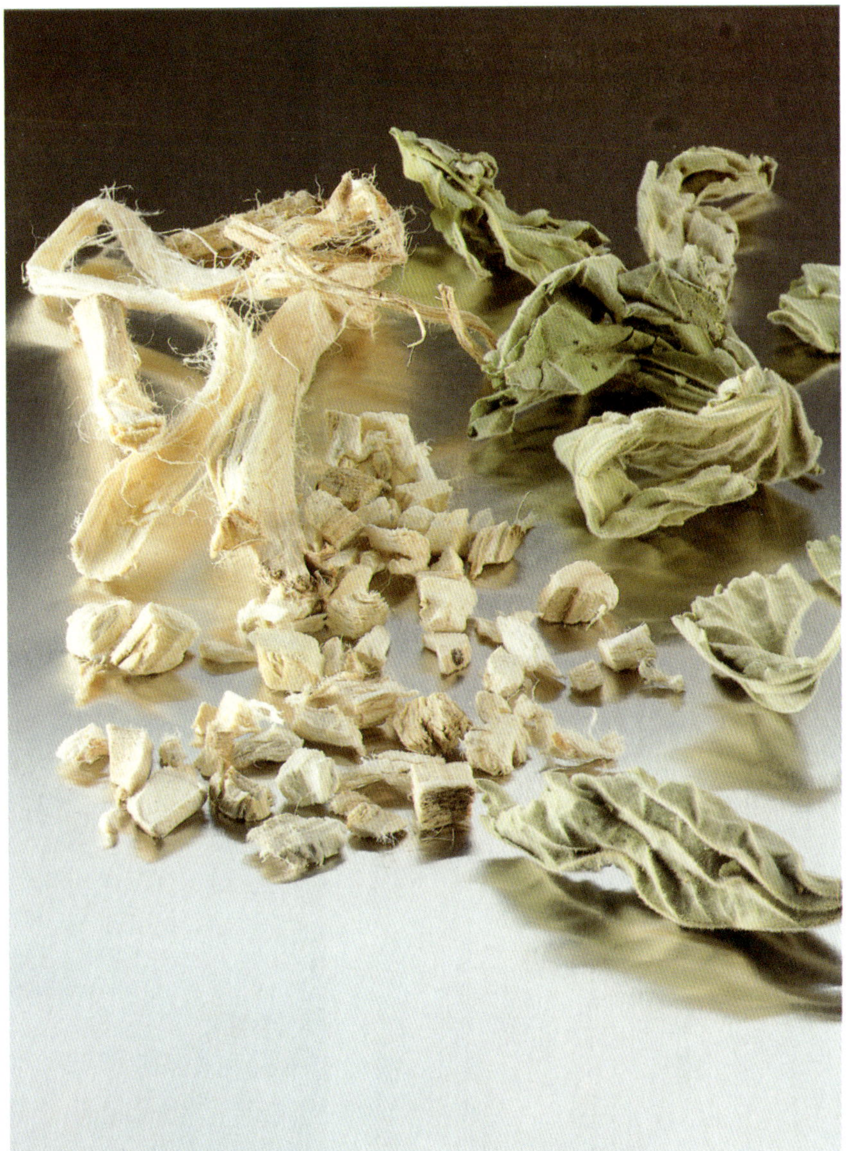

54 Althaeae radix, folium – Eibischwurzel, -blätter

Historisches

Die Wurzel des Eibischs empfahl man als gutes Wundmittel, gegen Abszesse und Entzündungen, auch der Gebärmutter. Eine Abkochung mit Wein getrunken, galt als wirksam bei Harnverhalten, Steinleiden, Dysenterie, Ischias und inneren Rupturen. Die Wurzel war Bestandteil von Mundspülwässern bei Zahnschmerzen. Äusserlich verwendete man den frischen Eibisch bei weissen Flecken nach Sonnenbrand, Bienenstichen, Biss giftiger Tiere u.a.m.
Volksmedizin: bei Durchfall, Blasenentzündung, weissem Fluss. Frische und angequetschte Blätter legte man bei Insektenstichen auf.

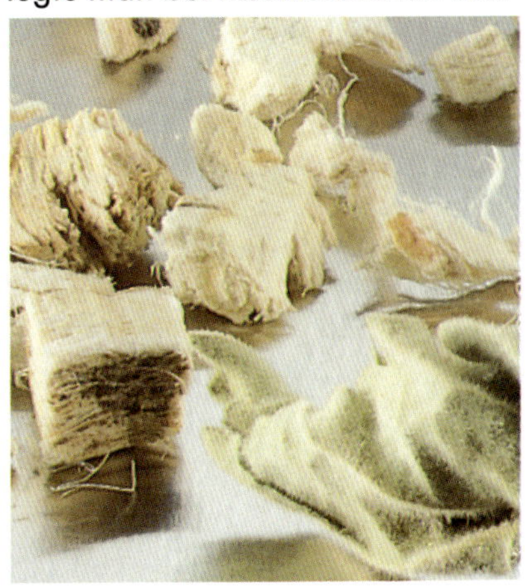

55 Wurzel mit faserigen Brüchen

Verbreitung

Südeuropa, Südwestasien, Nordafrika; sonst gelegentlich verschleppt.

Merkmale

1–2jährige Kräuter, Stengel kahl.

Blätter 3fach fiederschnittig mit linealen Zipfeln.

Viele Hüllblätter fein zerteilt mit sehr schmalen, langen Abschnitten; Doldenstrahlen zahlreich, zur Fruchtzeit verholzend.

Frucht 2–2,5 mm lang.

Blütezeit: August bis September

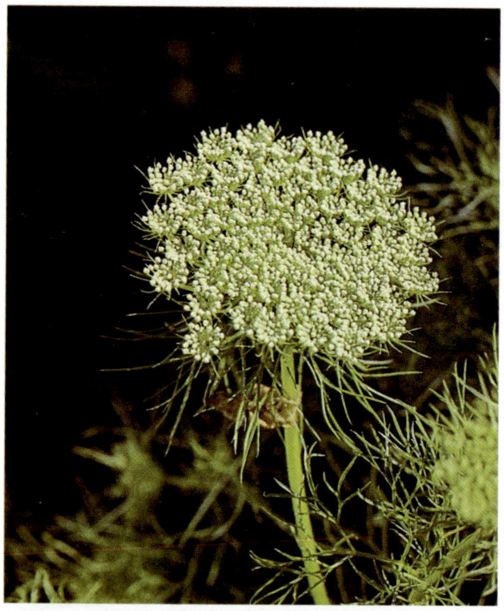

56 Zusammengesetzte Dolde

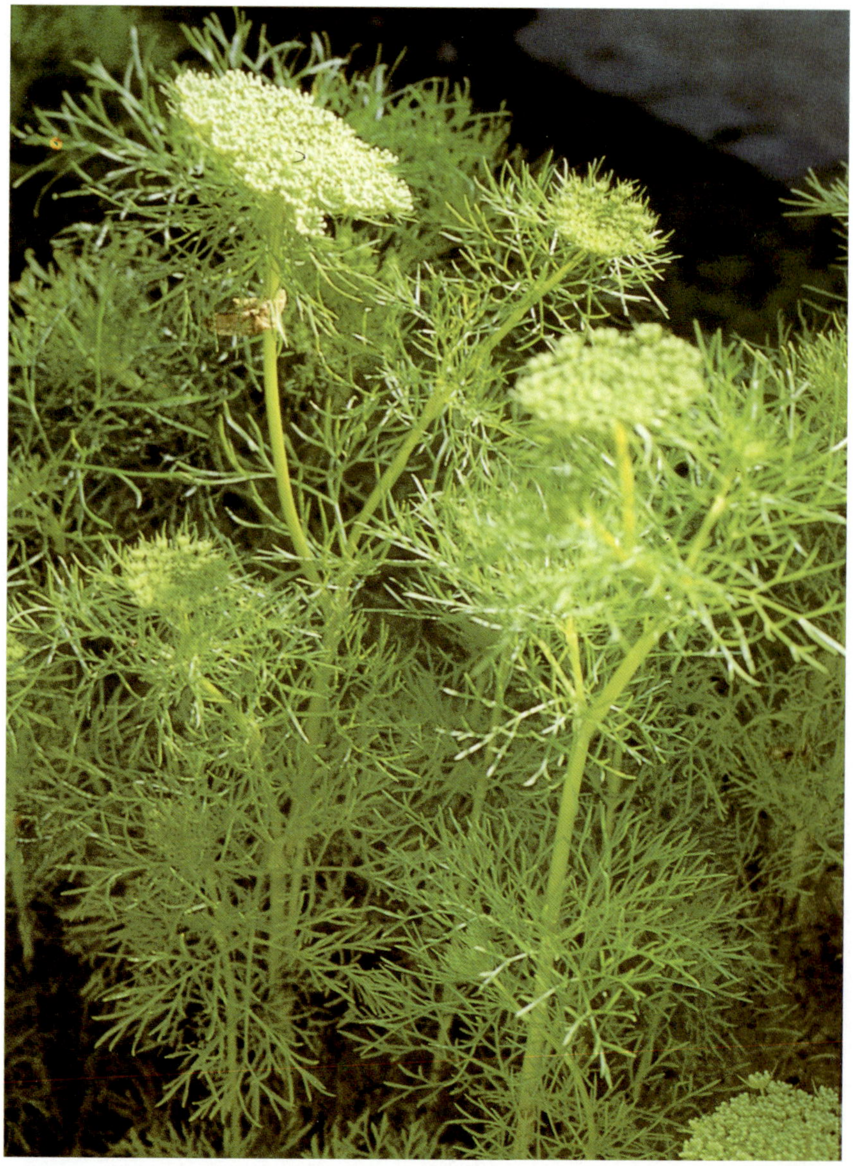

57 Pflanzengruppe mit fiederschnittigen Laubblättern

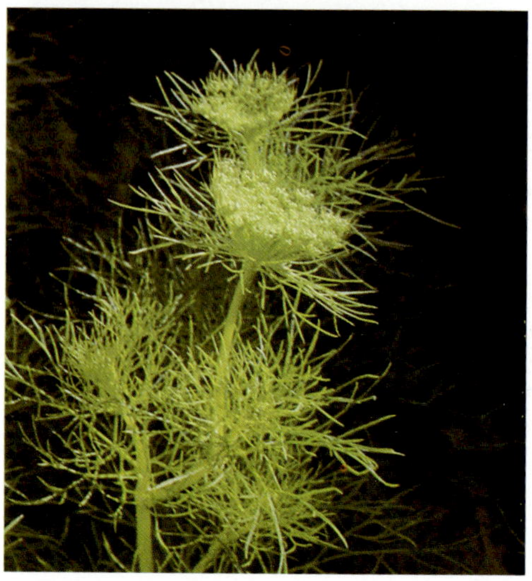

58 Junge Blütenstände

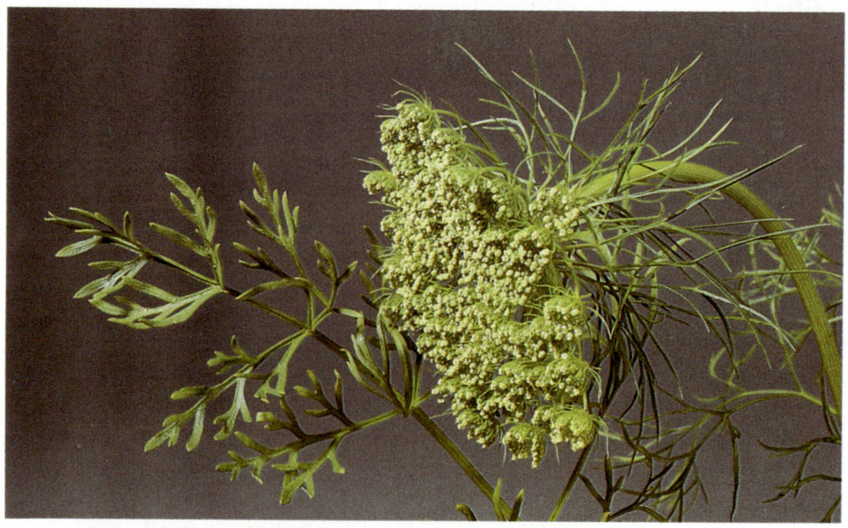

59 Laubblatt (links) und Blütenstand mit Hüllblättern

Droge

Ammeos visnagae fructus = Ammi-visnaga-Früchte

Bestehend aus den getrockneten, reifen Früchten von Ammi visnaga (L.) Lam.

Hauptinhaltsstoffe

Furanochromone (z.B. Khellin, Visnagin)

Cumarine (z.B. Visnadin, Samidin)

Wirkungen und Indikationen

Schwach positiv inotrop, Steigerung der Koronar- und Myokarddurchblutung, spasmolytisch.

Bei leichten stenokardischen Beschwerden. Zur unterstützenden Behandlung leichter obstruktiv bedingter Atemwegsbeschwerden. Als Unterstützung der postoperativen Behandlung von Harnsteinerkrankungen.

Dosierung / Teezubereitung

0,5 g zerstossene Früchte auf eine Tasse mit kochendem Wasser übergiessen und ziehen lassen; mehrmals täglich 1 Tasse trinken.

Eine Anwendung in Form von Fertigarzneimitteln ist der Teezubereitung vorzuziehen.

Nebenwirkungen

Khellin bewirkt in höherer Dosierung Übelkeit, Schwindel, allergische Reaktionen, Kollaps.

Kontraindikationen

Keine bekannt.

Interaktionen

Keine bekannt.

Historisches

Die Doldenstrahlen der Ammei gebrauchte man als Zahnstocher (Deutsche Bezeichnung der Pflanze: Zahnstocher-Ammei). Sie besitzen einen angenehmen Geschmack. Die Frucht und der Saft der Blätter wurden vor allem als Diuretikum, Emmenagogum sowie bei Rheuma und Harngriess eingesetzt.

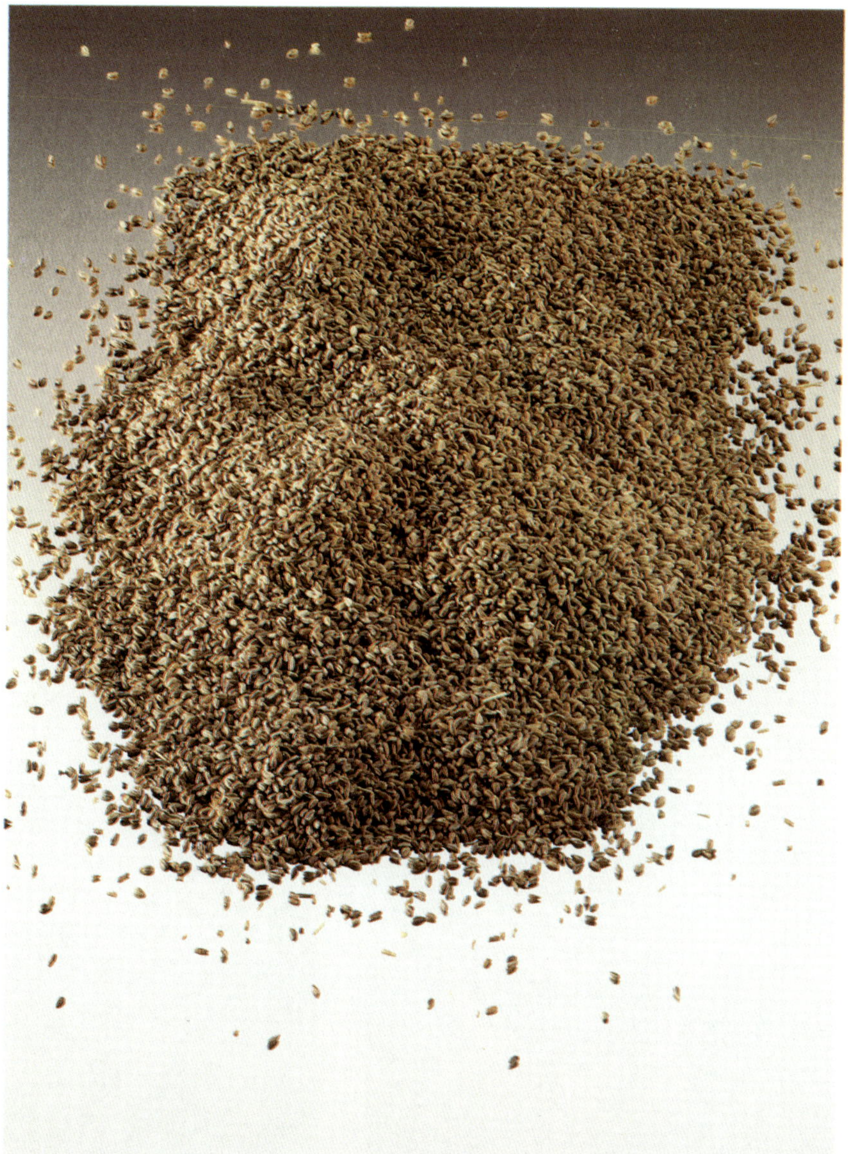

60 Ammeos visnagae fructus – Ammi-visnaga-Früchte

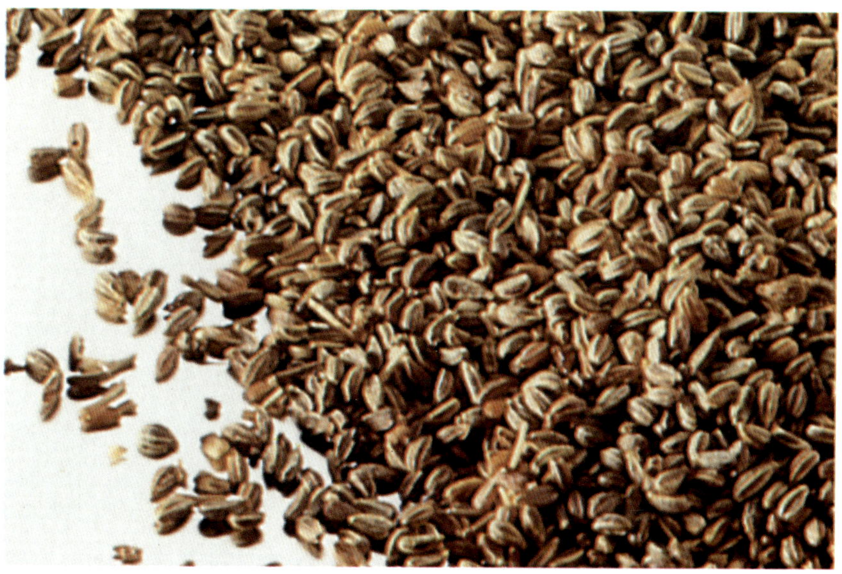

61 Teilfrüchte mit je 5 erhabenen Rippen ►

Ananas comosus (L.) Merr.

Bromeliaceae

Verbreitung

Ursprung der Domestikationsform A. comosus im tropischen Südamerika; heute überall in den Tropen kultiviert.

Merkmale

Ganzrosettenpflanze mit 60–100 cm langen, schmal-linealen Blättern. Diese meist mit stacheligen Zähnen, bei gewissen Kultursorten auch ganzrandig.

Infloreszenz an zentralem Spross, 100 bis 200 Blüten; Krone weiss bis purpur.

Der essbare Teil ist ein ganzer Fruchtstand mit fleischiger Achse, der auch ohne Befruchtung der Blüten, samenlos, gebildet wird.

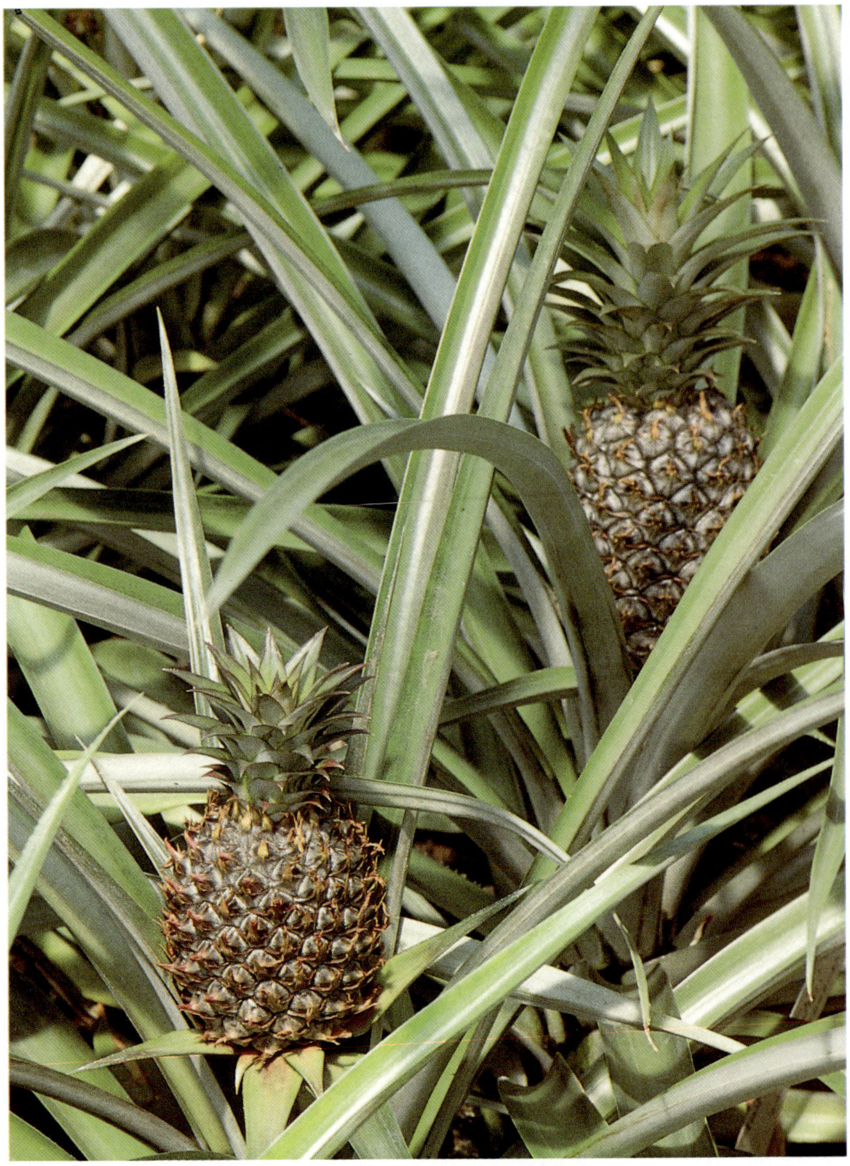

63 Kulturform mit Blättern ohne stachelige Zähne

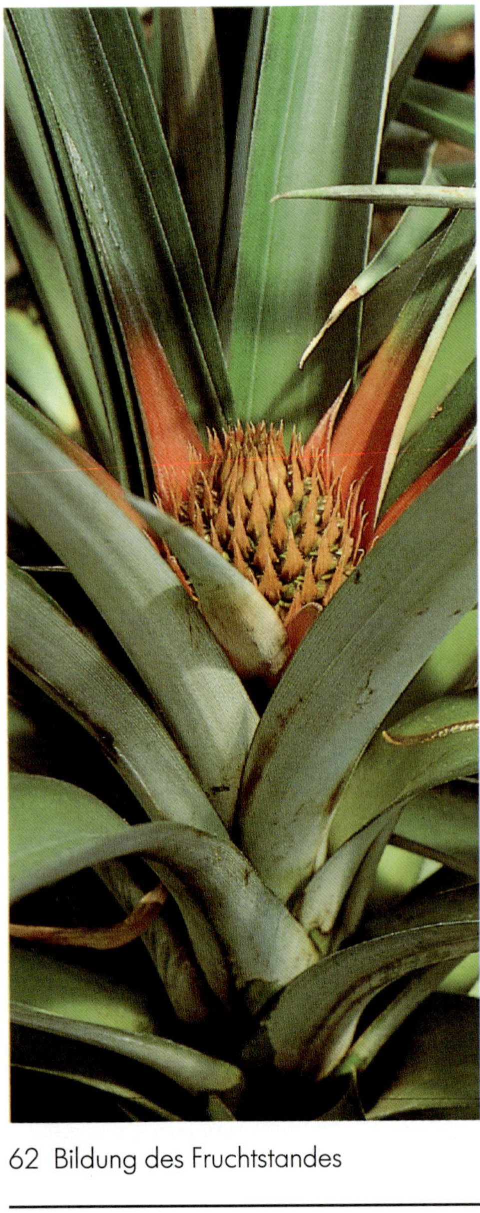

62 Bildung des Fruchtstandes

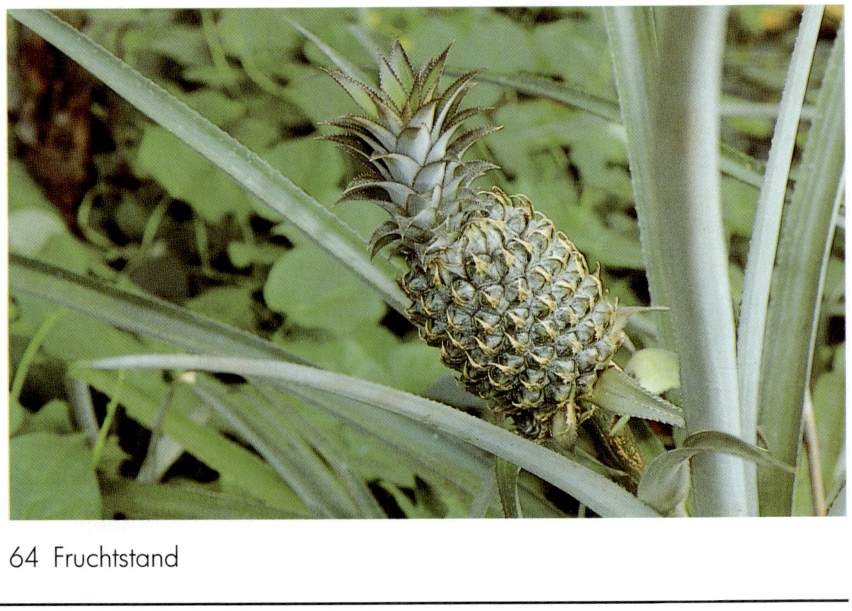

64 Fruchtstand

Droge

Sprossachsen von Ananas comosus (L.) Merr., nach dem Abschneiden der Früchte.

Hauptinhaltsstoffe

Bromelain (Gemisch proteolytisch wirksamer Enzyme).

Wirkungen und Indikationen

Antiphlogistisch, Hemmung der Thrombozytenaggregation, Verlängerung der Prothrombin- und Blutungszeit. Bei akuten posttraumatischen und postoperativen Schwellungen, entzündlichen Prozessen mit Ödem. Verdauungsbeschwerden.

Dosierung

Bromelain in Fertigarzneimitteln enthalten.

Nebenwirkungen

Selten Magenbeschwerden, Durchfall, allergische Reaktionen.

Kontraindikationen

Blutungsneigung, schwere Leber- und Nierenschäden, Schwangerschaft.

Interaktionen

Antikoagulantien.

Historisches

Die Frucht der wilden Ananas verwendete man bei "hitzigen Erkrankungen", als Diuretikum und Anthelmintikum. Bei Magenkatarrh und katarrhalischen Affektionen der Schleimhäute benutzte man den vergorenen Saft der Kulturformen. Bei Nasenkatarrh z.B. wurde der Saft mit Wasser vermischt und in Form eines Sprays angewandt.

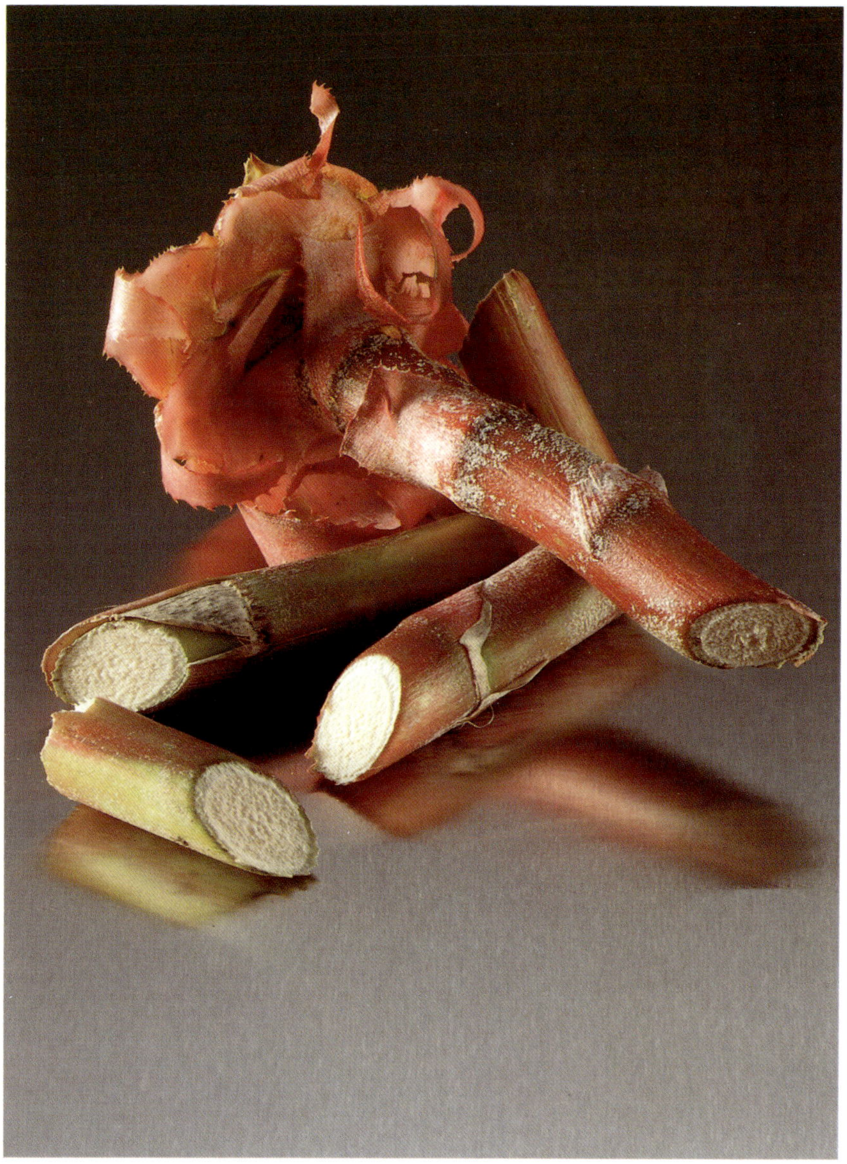

65 Ananas Sprossachsen

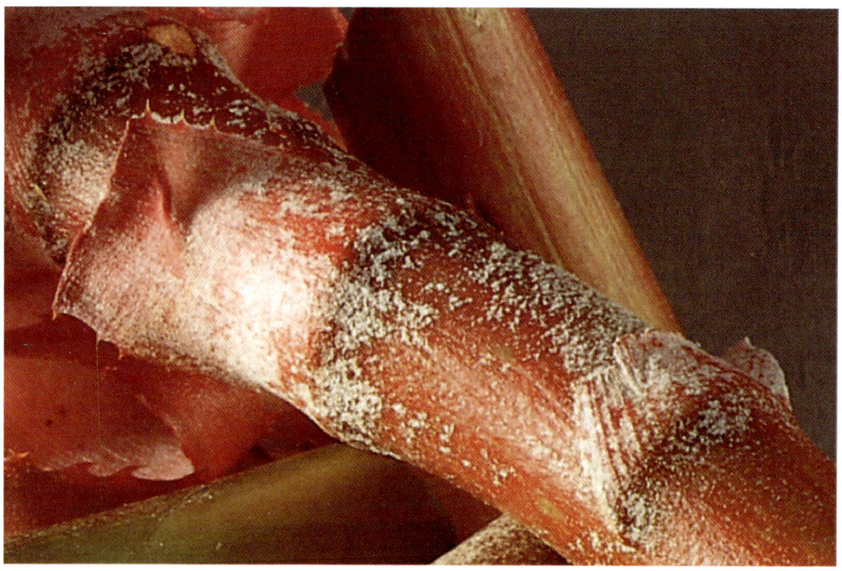

66 Teilansicht der Sprossachse ►

Angelica archangelica L.

Apiaceae (Umbelliferae)

Verbreitung

Nord- und Osteuropa bis Westasien, in Mitteleuropa zum Teil verwildert.

Merkmale

1–2,5 m hohe, kräftige Staude.

Blätter 2–3fach gefiedert mit oberseits runden Blattstielen und aufgeblasener Blattscheide.

Blüten in grossen, kugeligen Doppeldolden.

Frucht 5–6 mm lang mit kantigen Rückenrippen.

Blütezeit: Juli bis August

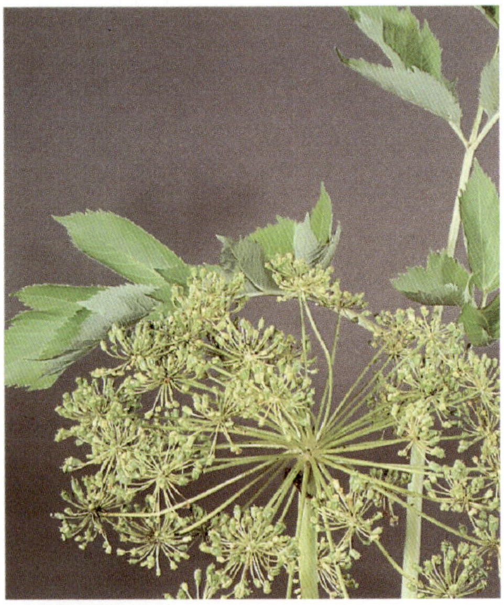

67 Kugelige Doppeldolde

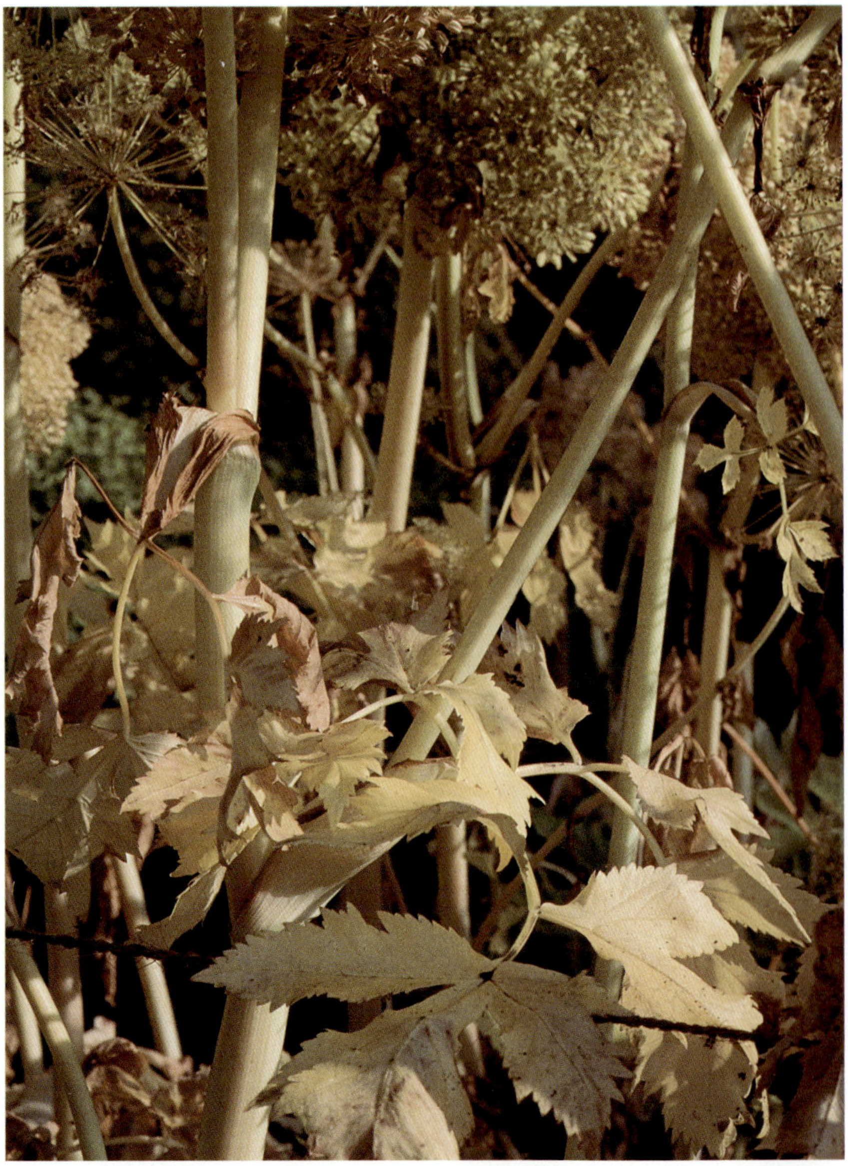

68 Laubblätter im Spätsommer

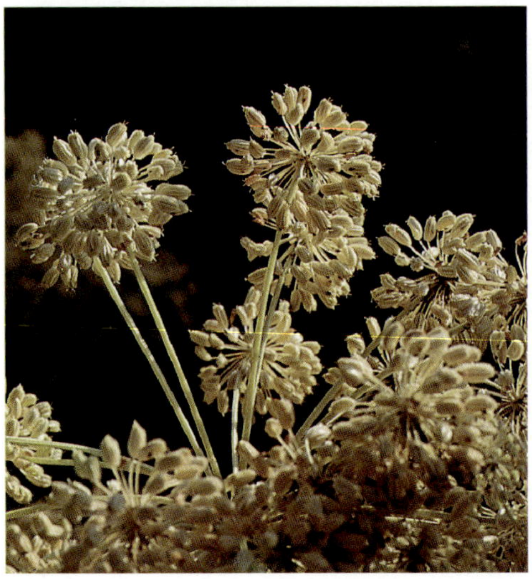

69 Einzelne Döldchen

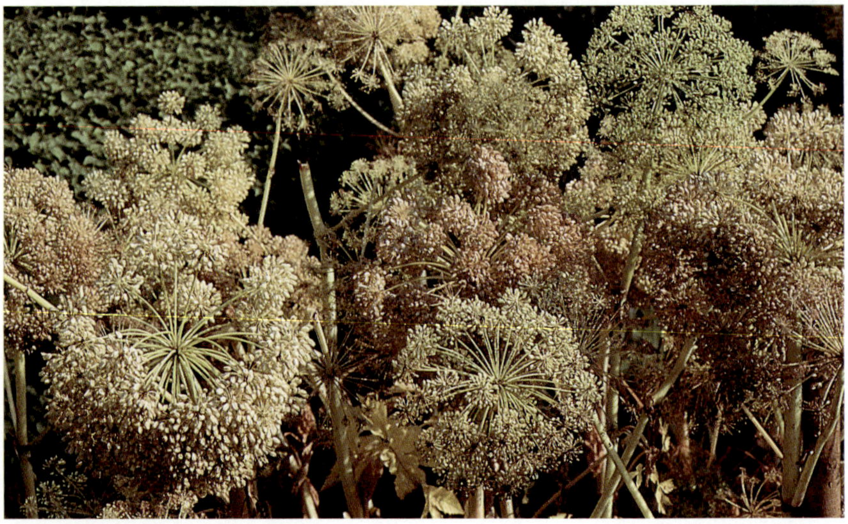

70 Fruchtstände

Droge

Angelicae radix = Angelikawurzel

Bestehend aus den getrockneten Wurzeln und Rhizomen von Angelica archangelica L.

Hauptinhaltsstoffe

Ätherisches Öl

Cumarine

Phenolcarbonsäuren

Wirkungen und Indikationen

Steigerung der Speichel- und Magensaftsekretion.

Bei Appetitlosigkeit, dyspeptischen Beschwerden.

Dosierung / Teezubereitung

1,5 g (1 Teelöffel) auf eine Tasse mit kochendem Wasser übergiessen und ziehen lassen oder kalt aufsetzen und aufkochen lassen.

Eine halbe Stunde vor den Mahlzeiten 1 Tasse trinken.

Auch in Fertigarzneimitteln enthalten.

Nebenwirkungen

Die Furanocumarine machen die Haut lichtempfindlicher und können im Zusammenhang mit UV-Bestrahlung zu Hautentzündungen führen. Sie kommen jedoch wegen der geringen Wasserlöslichkeit bei der Teezubereitung kaum vor. Es sollte trotzdem für die Dauer der Anwendung auf längere Sonnenbäder verzichtet werden.

Kontraindikationen

Magen- und Darmgeschwüre.

Interaktionen

Keine bekannt.

Historisches

Die Engelwurz ist wahrscheinlich ursprünglich eine nordische Arzneipflanze. Sie wurde in ziemlich grossem Umfang im 16. Jahrhundert angebaut und galt als Hauptmittel gegen die Pest. Davor soll sie bei Geschwüren, Lungenleiden, Ohren- und Augenleiden, in Form eines Pflasters gegen Hundebiss und vieles mehr angewandt worden sein.

Volksmedizin: als auswurfförderndes, wassertreibendes und menstruationsförderndes Mittel und bei nervöser Schlaflosigkeit.

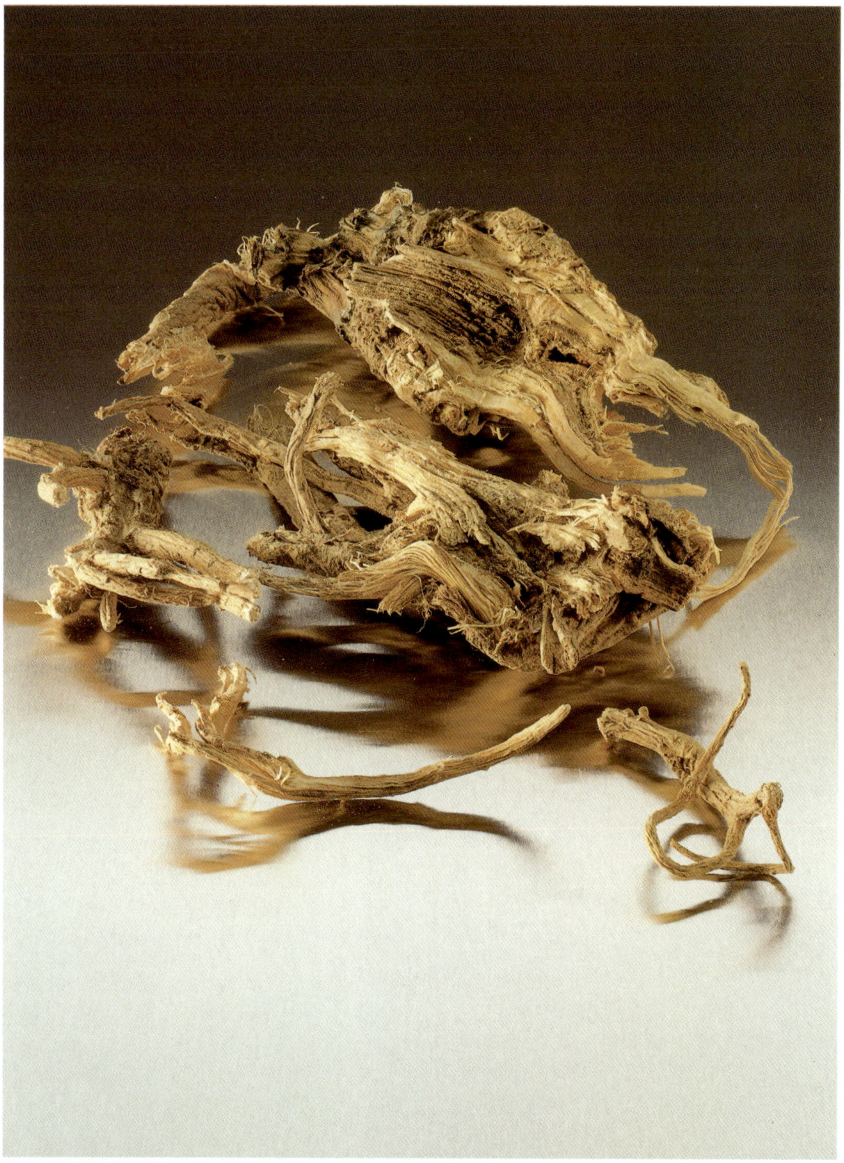

71 Angelicae radix – Angelikawurzel

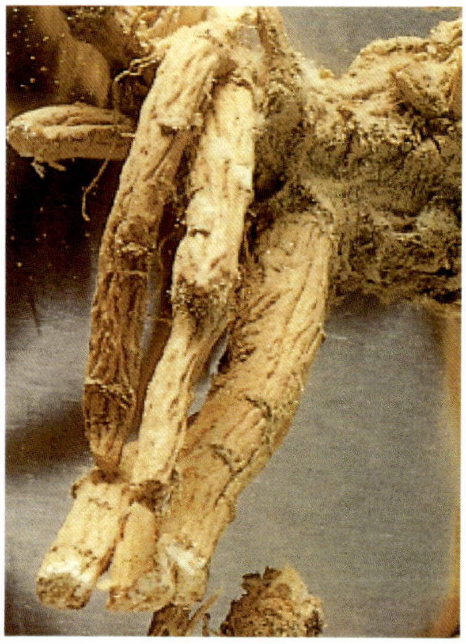

72 Längsgefurchte Wurzeln ►

Arctostaphylos uva-ursi (L.) Spreng.

Ericaceae

Verbreitung

Europa, Sibirien, Zentralasien, Nordamerika.

Merkmale

Sparrig, niederliegender Strauch, Äste 30–100 cm lang.

Blätter immergrün, derb, mit flachem Rand, oberseits glänzend, unterseits mattgrün und nicht punktiert.

Kelch 5teilig, Krone mit 5 kleinen Zähnchen, weiss bis blassrosa.

Frucht eine rote Steinfrucht.

Blütezeit: April bis Juli

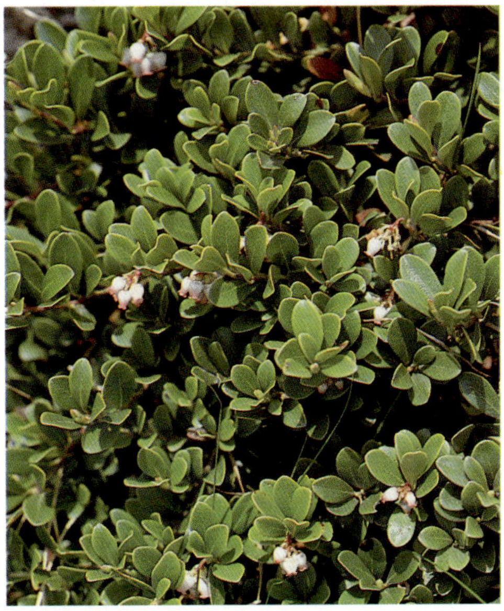

73 Wenigblütige Trauben

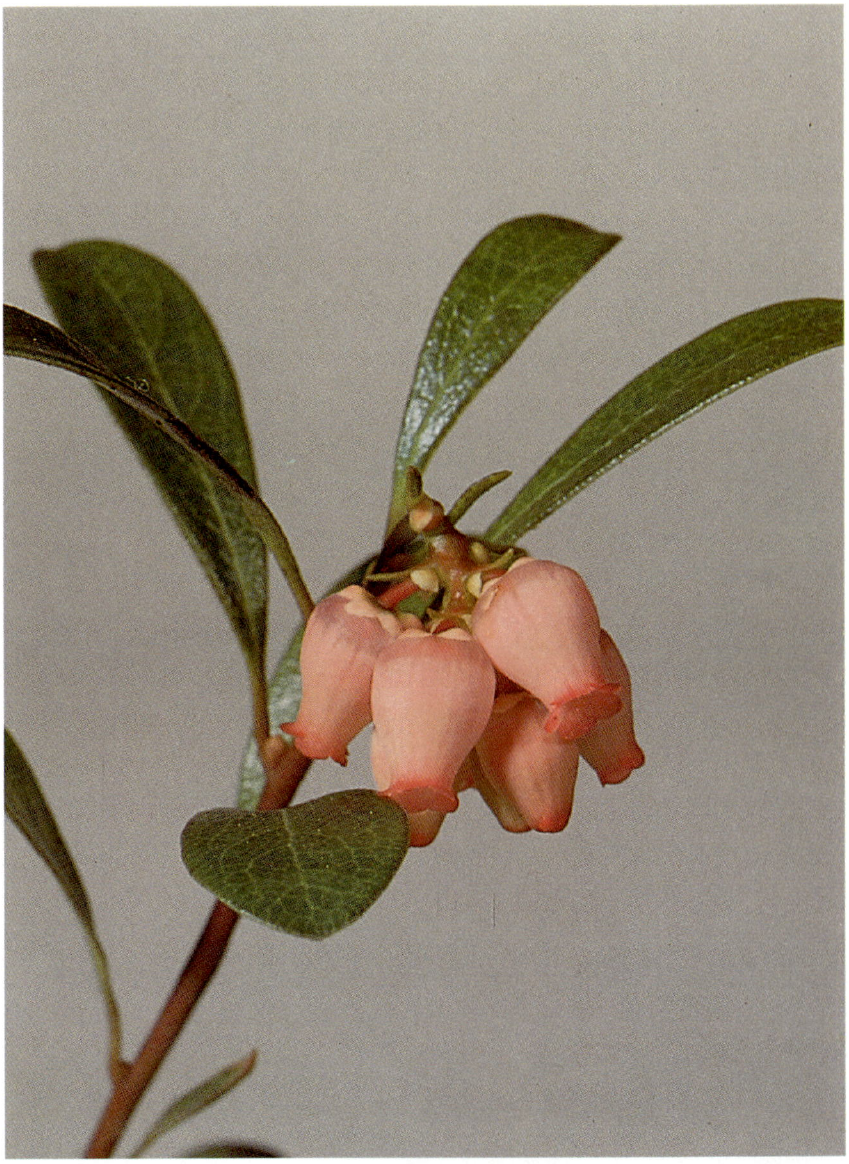

74 Blütenstand (Traube) mit rosa gefärbten Blüten

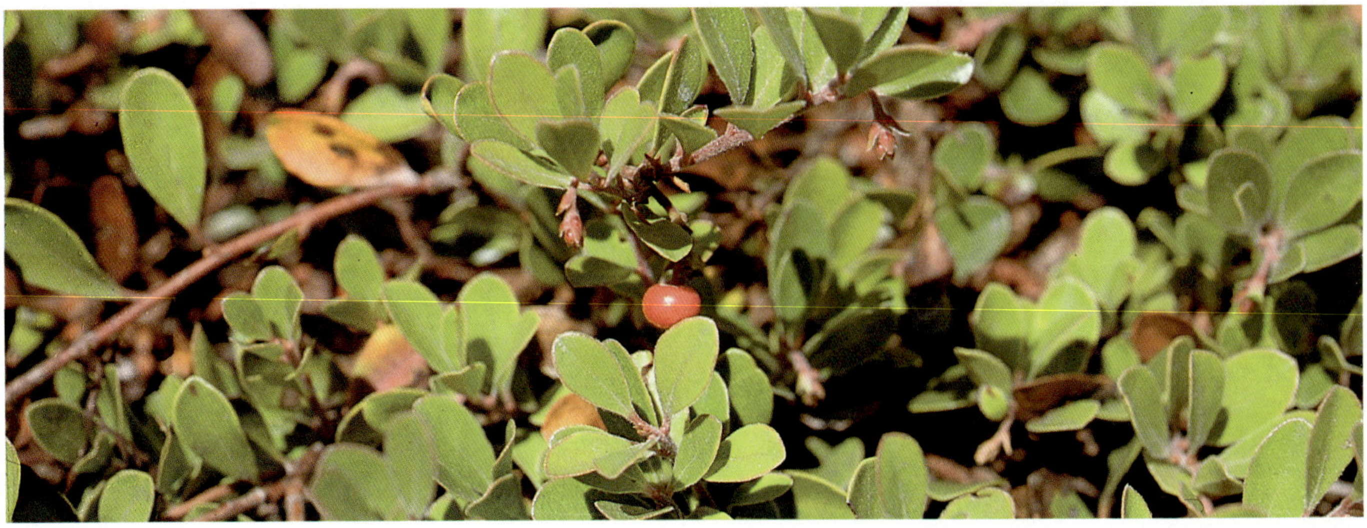

75 Rote Steinfrucht

Droge

Uvae ursi folium = Bärentraubenblätter

Bestehend aus den getrockneten Laubblättern von Arctostaphylos uva-ursi (L.) Spreng. Enthält mindestens 8,0% Arbutin.

Hauptinhaltsstoffe

Hydrochinonderivate (z.B. Arbutin)

Flavonoide

Gerbstoffe

Organische Säuren

Iridoidglykoside (Monotropein)

Wirkungen und Indikationen

Antibakteriell durch freigesetztes Hydrochinon im alkalischen Harn (pH = 8).

Bei entzündlichen Erkrankungen der ableitenden Harnwege.

Dosierung / Teezubereitung

10 g (ca. 4 Teelöffel) mit kaltem Wasser über Nacht ansetzen, anschliessend abseihen, kurz aufkochen lassen und in Thermosflasche abfüllen. Über den Tag verteilt trinken.

Auch in Fertigarzneimitteln enthalten.

Nebenwirkungen

Übelkeit und Erbrechen.

Kontraindikationen

Schwangerschaft.

Interaktionen

Nicht zusammen mit Mitteln mit harnansäuernden Eigenschaften einnehmen.

Historisches

Die Bärentraube, eine wahrscheinlich ursprünglich nordische Arzneipflanze, wurde erst spät in Mittel- und Südeuropa als Heilmittel bei Nierenentzündungen eingesetzt. Man benutzte das Dekokt zusätzlich bei Diabetes und Schwindsucht.
Volksmedizin: bei Harnleiden.

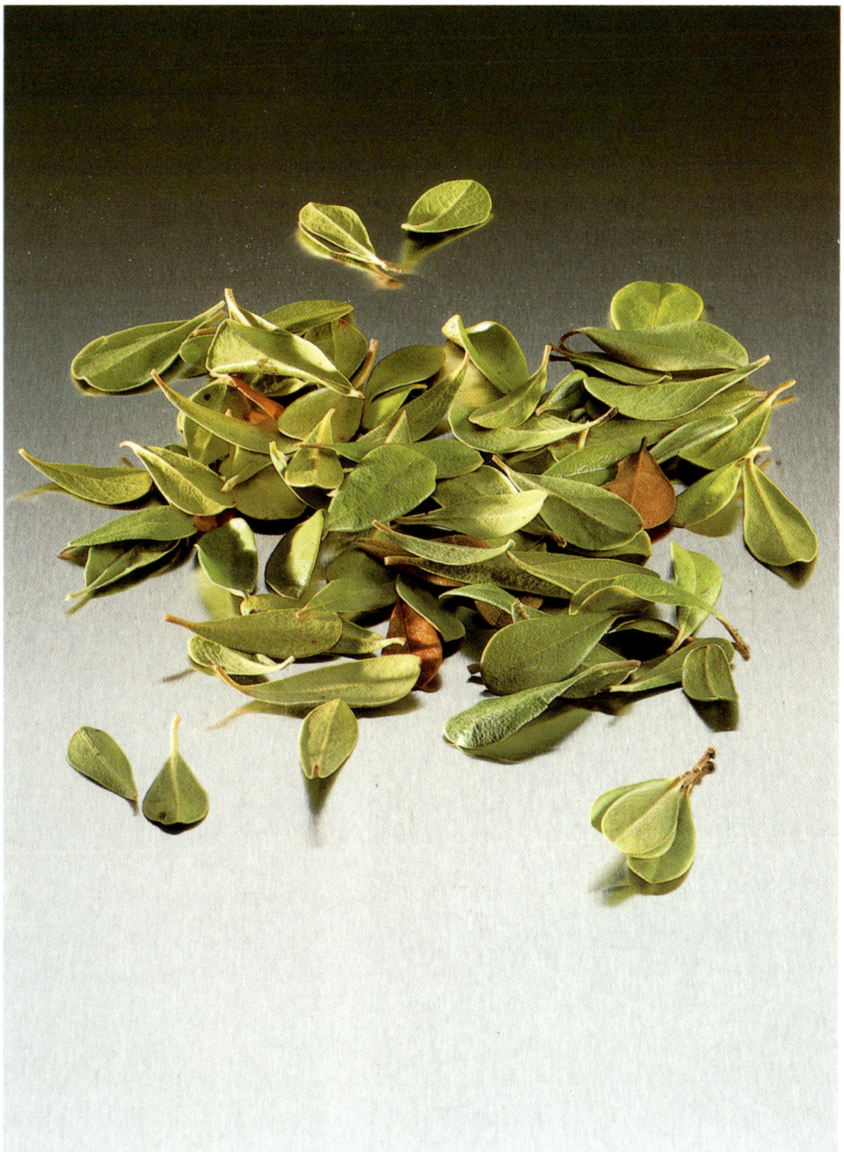

76 Uvae ursi folium – Bärentraubenblätter

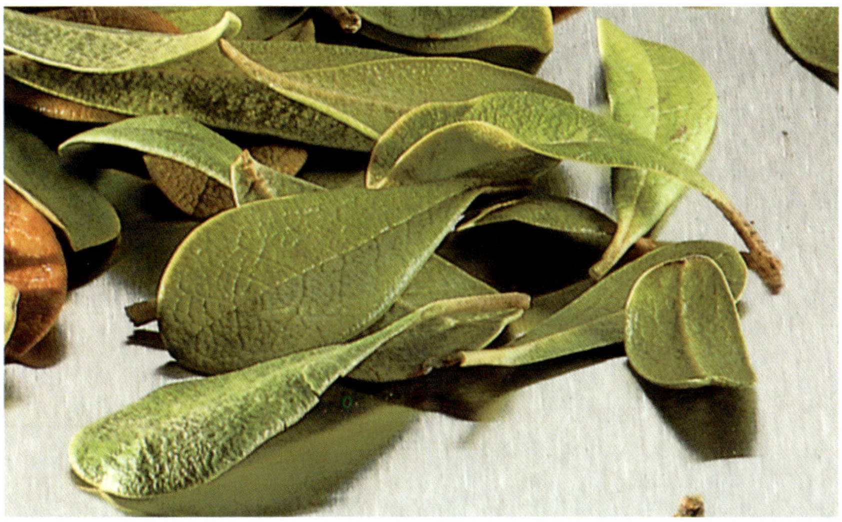

77 Laubblätter derb und lederartig

Verbreitung

Europa

Merkmale

Pflanze: 20–60 cm hoch.

Grundständige Blattrosette und 1–3 gegenständige Blattpaare.

Blüten in 1–3, selten bis 5 Blütenköpfchen mit 15–25 Zungenblüten und zahlreichen Röhrenblüten.

Blütezeit: Juni bis August

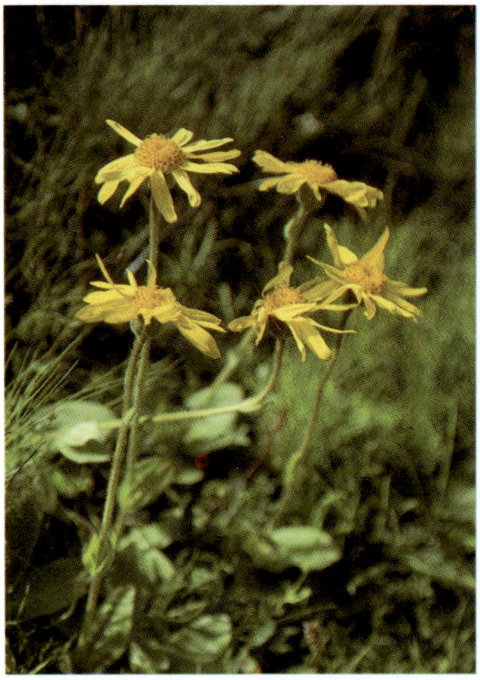

78 Einköpfige Arnikapflanzen

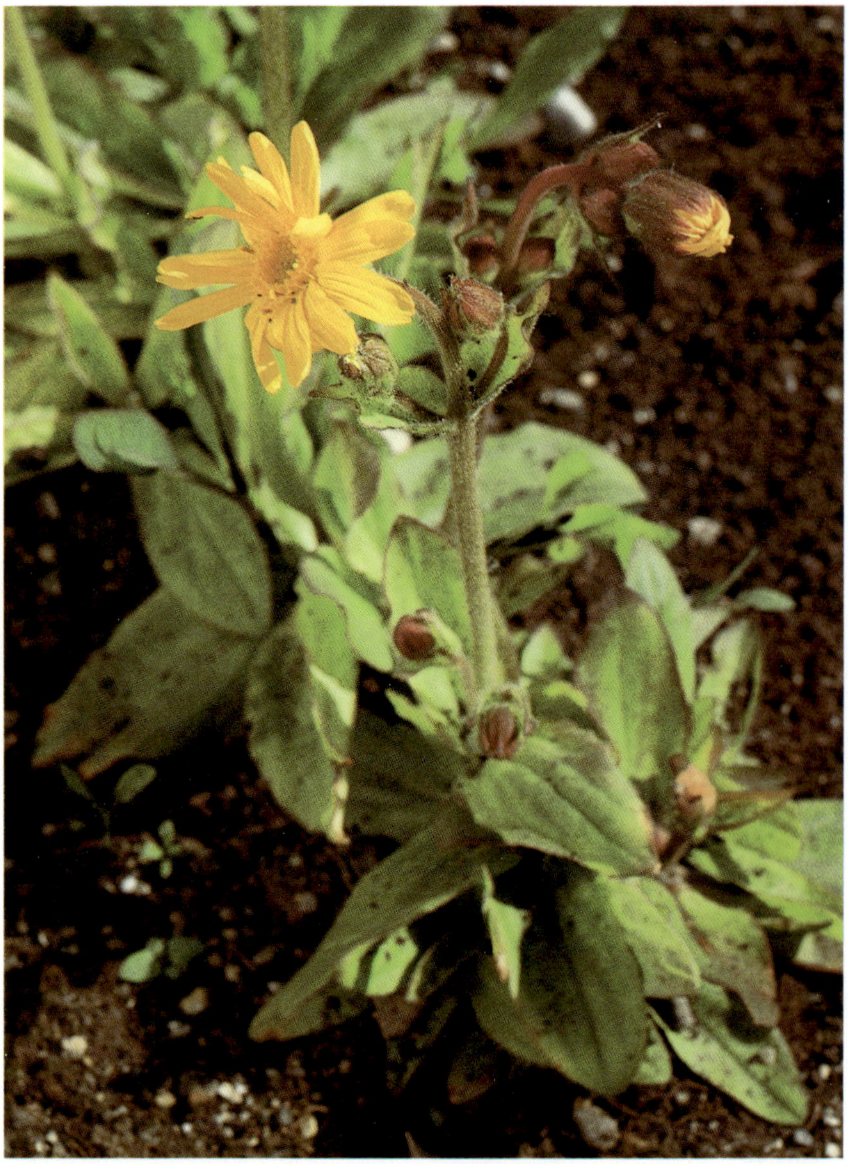

79 Blühende Pflanze mit Blattrosette und Stengelblätter

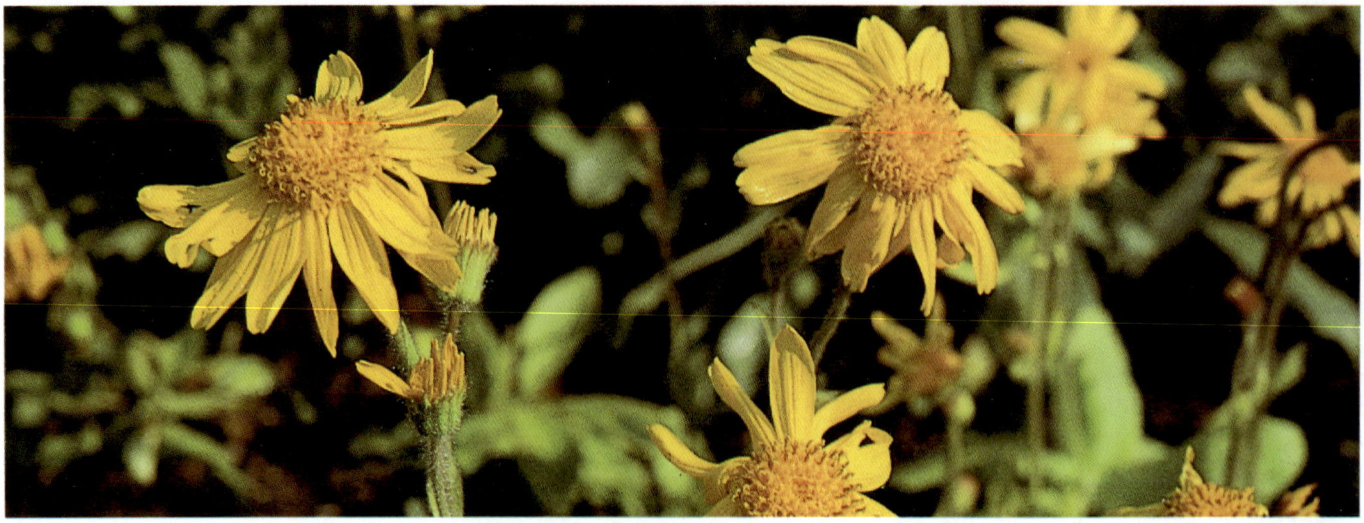

80 Blütenköpfe mit zahlreichen Zungen- und Röhrenblüten

Droge

Arnicae flos = Arnikablüten

Bestehend aus dem getrockneten Blütenstand von Arnica montana L.

Hauptinhaltsstoffe

Sesquiterpenlactone

Flavonoide

Ätherisches Öl

Phenolcarbonsäuren

Cumarine

Wirkungen und Indikationen

Antiphlogistisch, analgetisch, antiseptisch.

Zur äusserlichen Anwendung bei Verletzungs- und Unfallfolgen, zum Beispiel bei Hämatomen, Distorsionen, Prellungen, Quetschungen, Frakturödemen, bei rheumatischen Muskel- und Gelenkbeschwerden. Entzündungen der Schleimhäute von Mund- und Rachenraum, Furunkulose und Entzündungen, als Folge von Insektenstichen; Oberflächenphlebitis.

Dosierung

Äusserlich: 2 g (4 Teelöffel) mit 100 ml kochendem Wasser übergiessen und ziehen lassen. Nicht zum Dauergebrauch.

Auch in Fertigarzeimitteln enthalten.

Nebenwirkungen

Wegen der toxischen Wirkung der Sesquiterpenlactone sollte von einer innerlichen Anwendung abgesehen werden. Zu hohe Dosierung kann gastrointestinale Beschwerden auslösen, aber auch unter Dyspnoe zum Tod durch Herzstillstand führen.

Längere topische Anwendung an geschädigter Haut ruft relativ häufig ödematöse Dermatitis mit Bläschenbildung hervor. Ebenso können bei längerer Anwendung Ekzeme auftreten. Bei hoher Konzentration sind primär toxisch bedingte Hautreaktionen mit Bläschenbildung bis zur Nekrotisierung möglich.

Kontraindikationen

Arnika-Allergie.

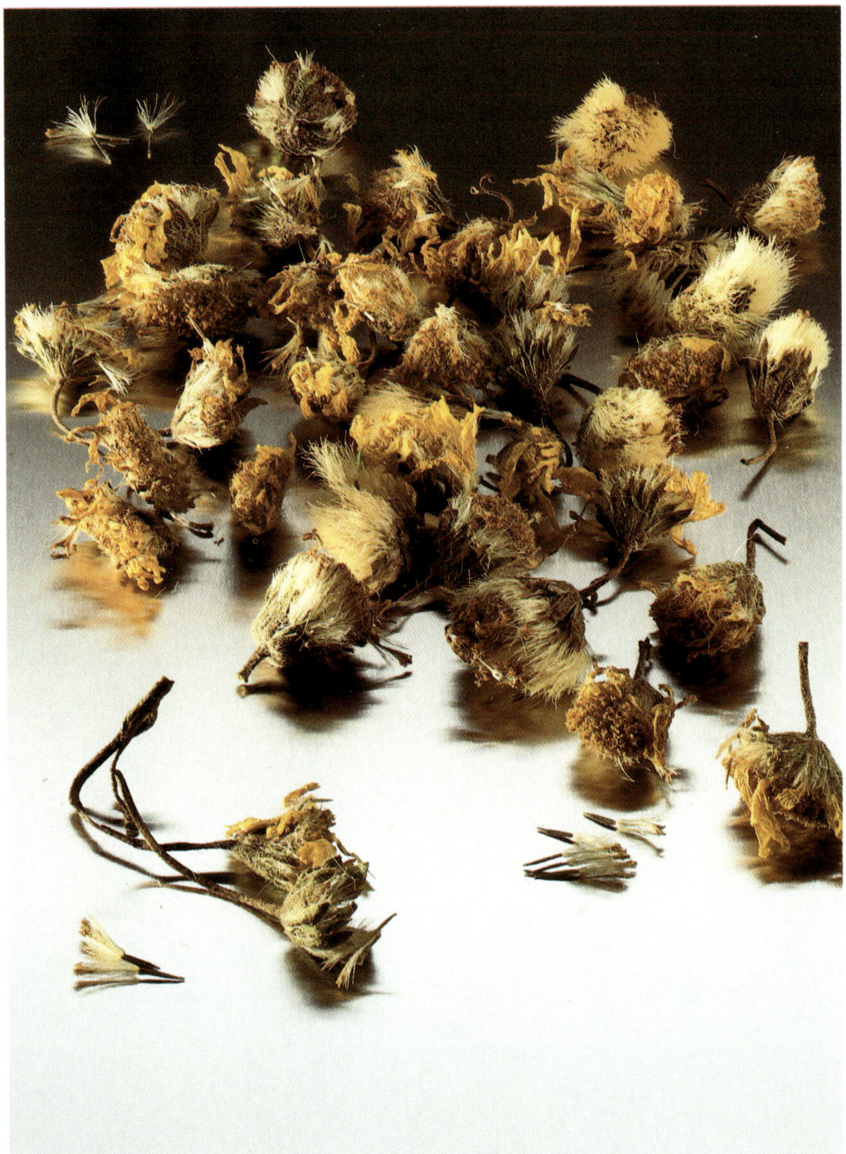

81 Arnicae flos – Arnikablüten

Interaktionen

Keine bekannt.

Historisches

Die Arnika wird erst seit dem 18. Jahrhundert als Arzneimittel häufiger benutzt. Sie wurde innerlich eingesetzt bei chronischem Rheumatismus, Lähmungen, Gehirnerschütterungen, Epilepsie, äusserlich bei blauen Flecken infolge Stoss oder Fall. Im nördlichen Europa fand sie Verwendung als Niespulver und Rauchtabak. Vielfach benutzt auch als Abortivum. Die Arnika galt als magisches Kraut und sollte vor Blitzschlag und bösem Treiben der Hexen schützen.

Volksmedizin: Innerlich bei Herzleiden, äusserlich bei Krampfaderleiden, schlecht heilenden Wunden, Zerrungen und Quetschungen.

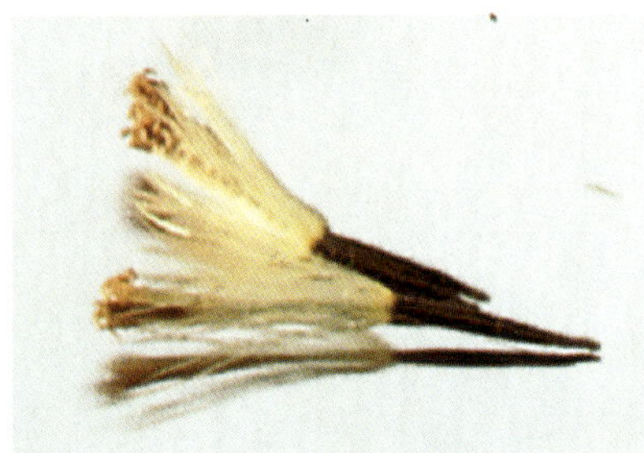

82 Röhrenblüten mit Pappushaaren

Verbreitung

Europa, Asien, Nordamerika; oft aus Kulturen verwildert.

Merkmale

Stengel graufilzig, verzweigt, am Grunde verholzt, 30–100 cm hoch, Pflanze stark aromatisch.

Blätter beiderseits angedrückt weiss-seidig behaart.

Blütenköpfchen ohne Zungenblüten, Köpfchenboden behaart.

Blütezeit: Juni bis August

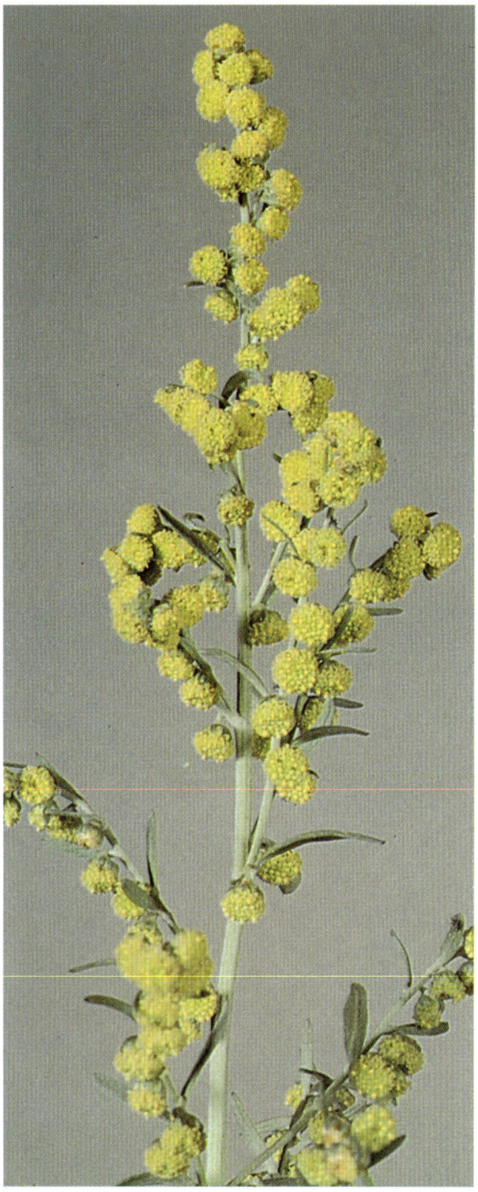

83 Blütenköpfchen rundlich und hellgelb

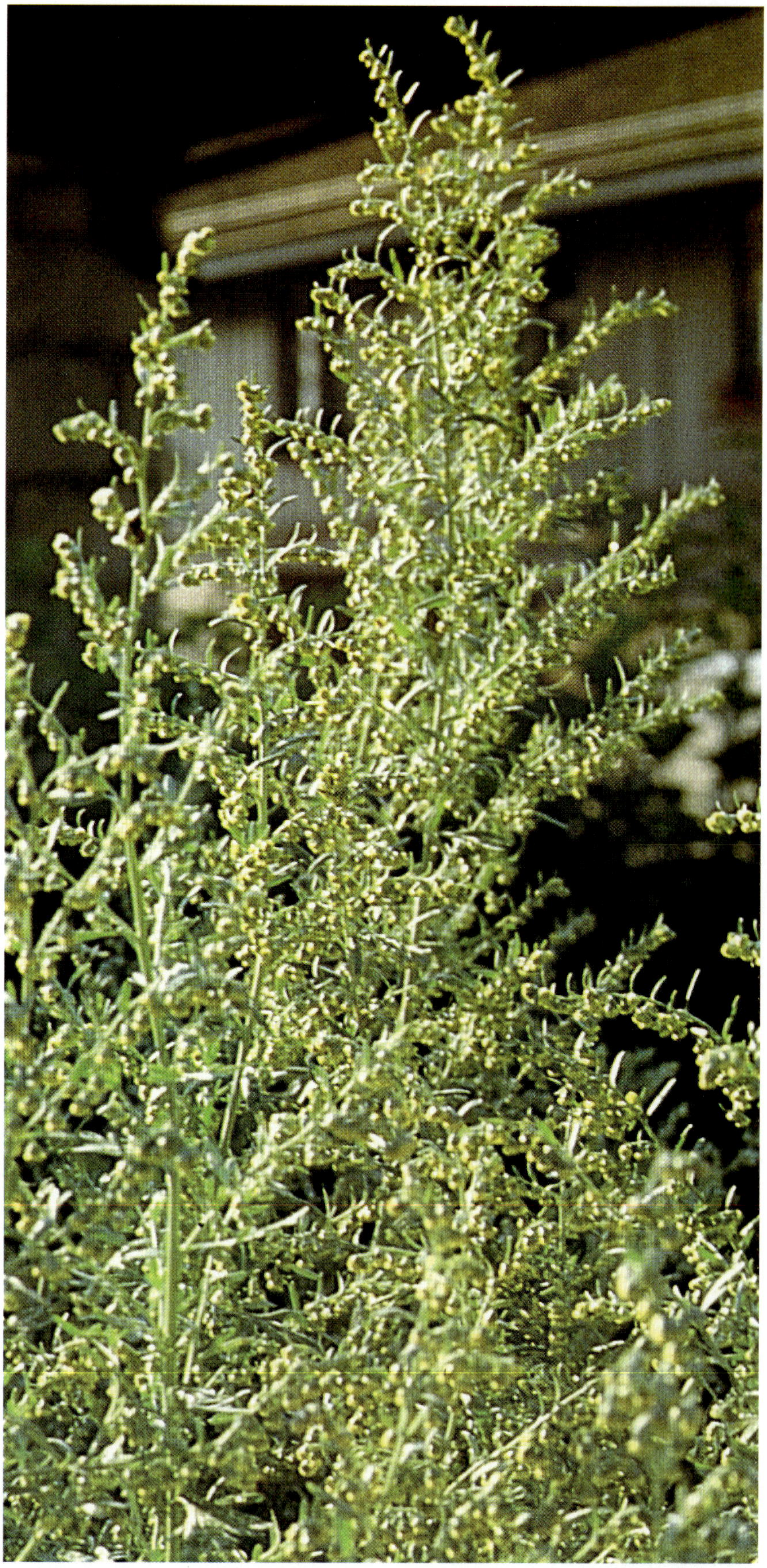

84 Pflanze bis 100 cm hoch und stark aromatisch

Wermut

Droge

Absinthii herba = Wermutkraut

Bestehend aus den getrockneten basalen Laubblättern oder den blühenden und schwach beblätterten Stengelspitzen oder einer Mischung der aufgeführten Organe von Artemisia absinthium L. Die Bitterwirkung beträgt mindestens 250 Ph.Helv.-Einheiten und der Gehalt an ätherischem Öl mindestens 0,2% (V/m). Für tierarzneiliche Zwecke muss die Bitterwirkung mindestens 250 Ph.Helv.-Einheiten und der Gehalt an ätherischem Öl mindestens 0,15% (V/m) betragen.

Hauptinhaltsstoffe

Ätherisches Öl (z.B. Thujon)

Bitterstoffe (z.B. Absinthin)

Flavonoide

Ascorbinsäure und Gerbstoffe

Wirkungen und Indikationen

Steigerung der Speichel- und Magensekretion.

Bei Appetitlosigkeit, dyspeptischen Beschwerden, Dyskinesien der Gallenwege.

Dosierung / Teezubereitung

Ca. 1 g (1/2 – 1 Teelöffel) auf eine Tasse mit kochendem Wasser übergiessen und ziehen lassen. Eine halbe Stunde vor den Mahlzeiten 1 Tasse trinken.

Auch in Fertigarzneimitteln enthalten.

Nebenwirkungen

Thujon wirkt in toxischer Dosierung als Krampfgift, deshalb sollte das reine ätherische Öl nicht verwendet werden. Aufgrund des Thujongehaltes sind alkoholische Wermutauszüge in vielen Ländern verboten, dagegen enthalten wässrige Drogenauszüge relativ wenig Thujon.

Kontraindikationen

Keine bekannt.

Interaktionen

Keine bekannt.

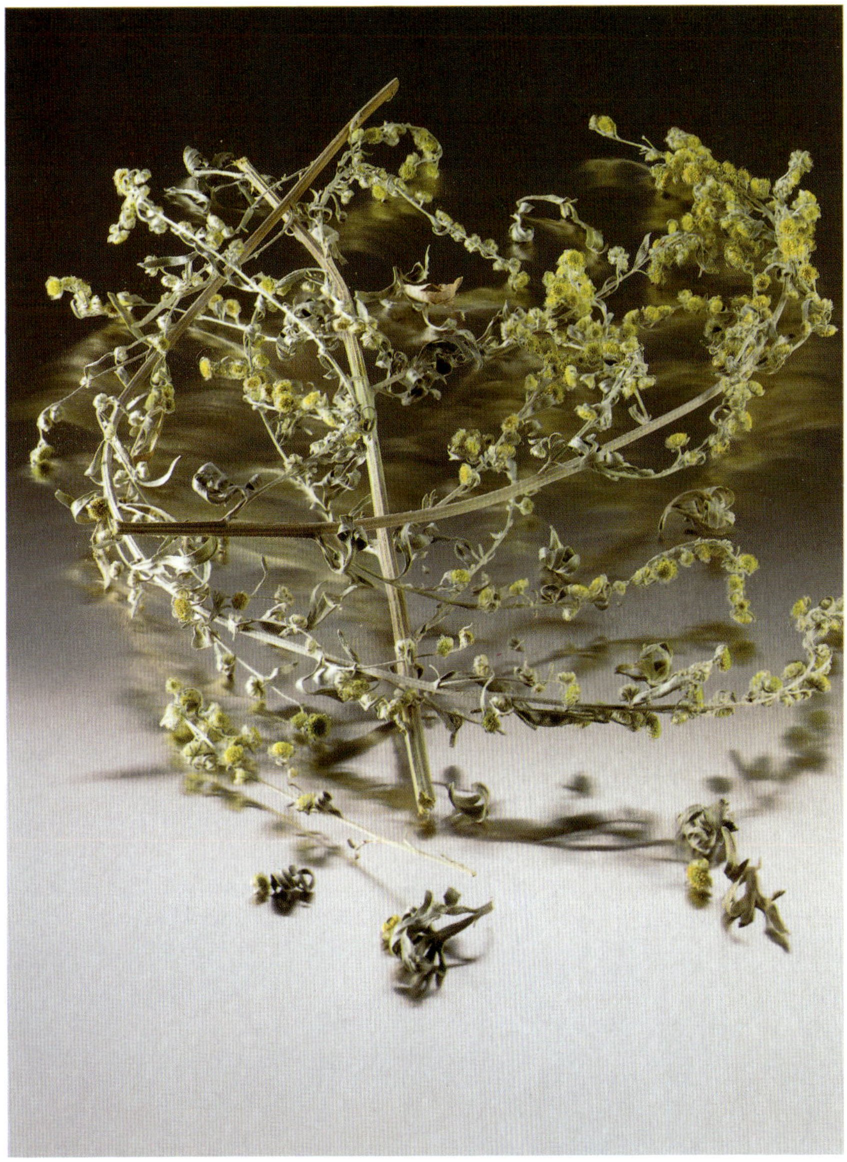

85 Absinthii herba – Wermutkraut

Historisches

Der Wermut wurde schon früh vielseitig als Arzneipflanze eingesetzt.
Eine Auswahl:
Zur Förderung der Verdauung, gegen Gelbsucht, giftige Pilze und Tiere. In Salben bei Schlundmuskelentzündungen, Stumpfsichtigkeit, eitrigen Ohren. Für Umschläge bei Unterleibsschmerzen. Mit Öl gegen Mückenstiche. Ferner wurde er als Abortivum und als Hexenvertreibungsmittel verwendet.
Volksmedizin: bei chronischen Magen- und Gallenleiden, Insektenstichen und sexueller Überreiztheit. Gegen Würmer und Vergiftungen durch Tollkirsche und Blei.

Verbreitung

Mittel- und Osteuropa, Westasien.

Merkmale

Staude niederliegend, kriechend.

Blätter langgestielt, wintergrün.

Endständige Blüte einzeln, aussen bräunlich, innen schwarzrot, 3zipflig.

Blütezeit: April bis Mai

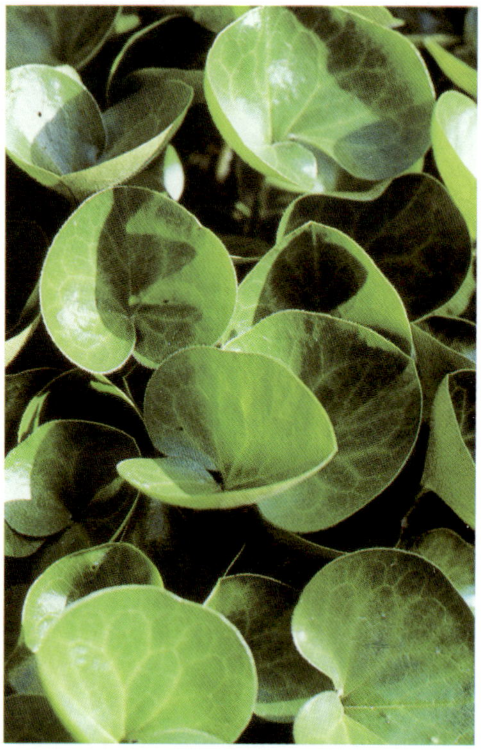

86 Nierenförmige, glänzende Blätter

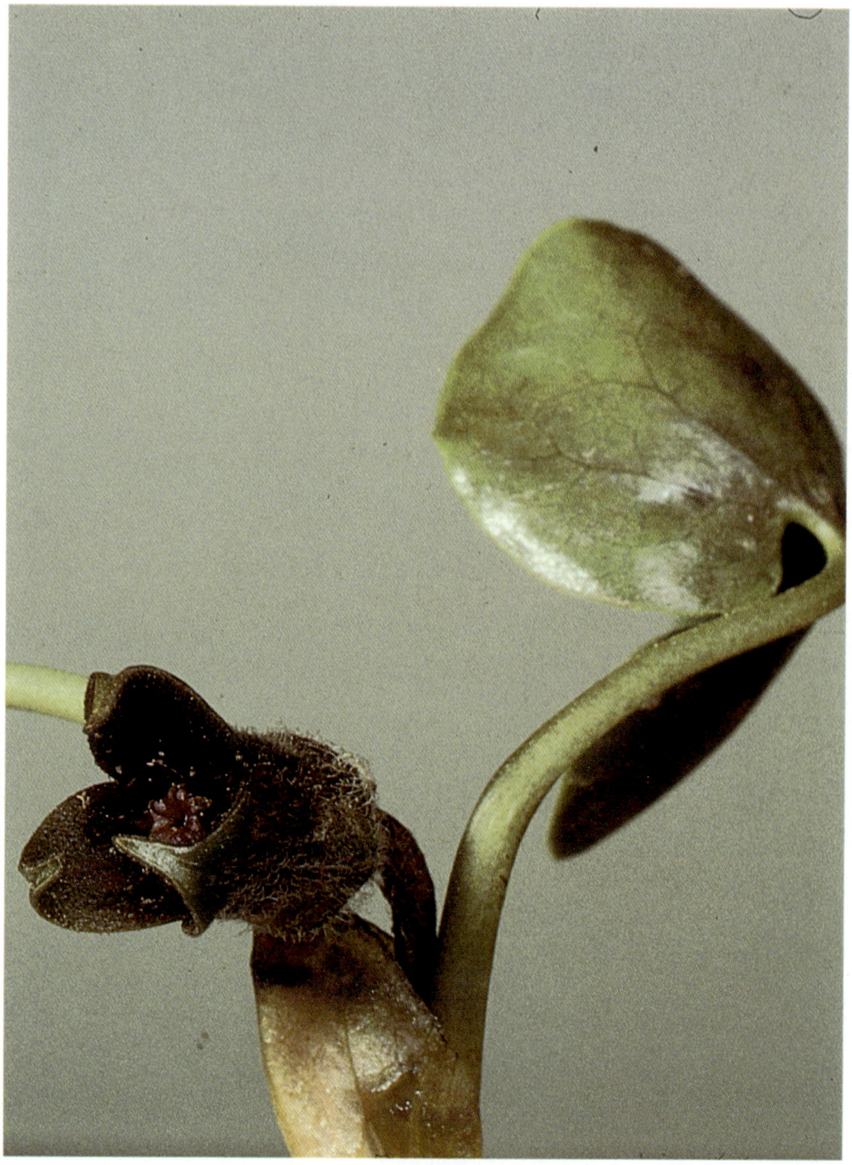

87 Dreizipflige Einzelblüte am Ende eines Sprosses

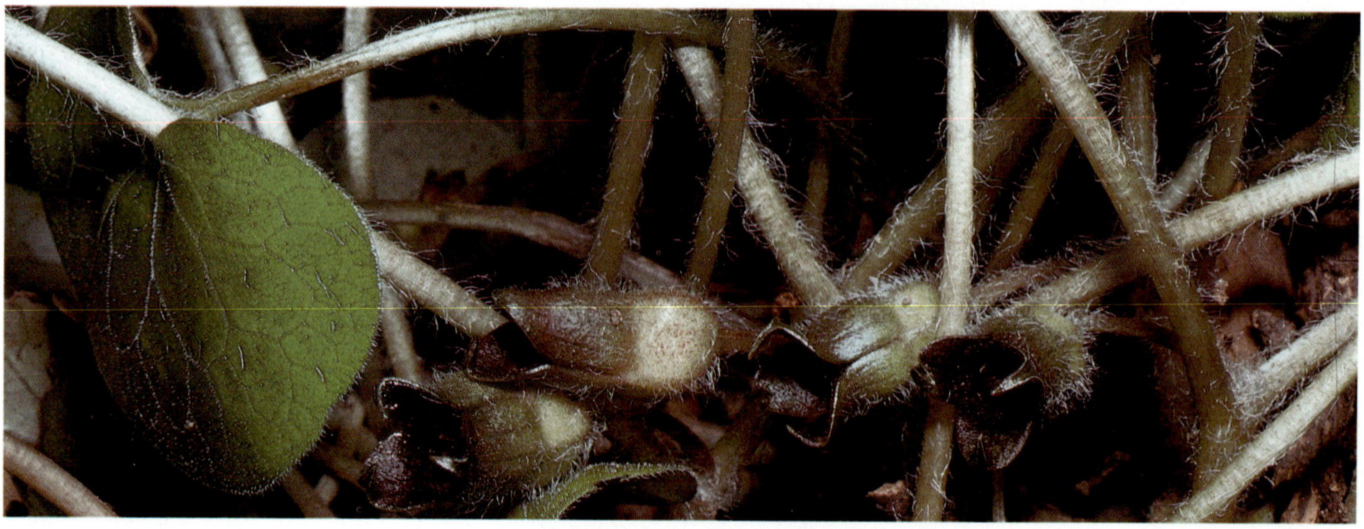

88 Kriechende Stengel; Blüten stark behaart und meist unter den Laubblättern versteckt

Droge

Asari rhizoma = Haselwurzrhizom

Bestehend aus dem getrockneten Rhizom mit oberirdischen Teilen von Asarum europaeum L.

Hauptinhaltsstoffe

Ätherisches Öl

Trans-iso-Asaron

Wirkungen und Indikationen

Expektorierend, bronchospasmolytisch, lokalanästhetisch, antibakteriell. Als Expektorans.

Bei Asthma bronchiale.

Dosierung

Sollte in Form von kontrollierten Fertigarzneimitteln verwendet werden.

Nebenwirkungen

Gelegentlich Müdigkeit, Übelkeit und vermehrtes Schwitzen.

Kontraindikationen

Keine bekannt.

Interaktionen

Keine bekannt.

Historisches

Die Haselwurz wurde gegen verschiedene Krankheiten eingesetzt. So unter anderem bei Wassersucht und Lungenleiden, als Zusatz zum Branntwein, um Alkoholikern das Trinken abzugewöhnen, gegen Melancholie, als Abortivum, Augenheilmittel und Stärkungsmittel für Gehirn und Gedächtnis.
Volksmedizin: als Brechmittel und Niespulver.

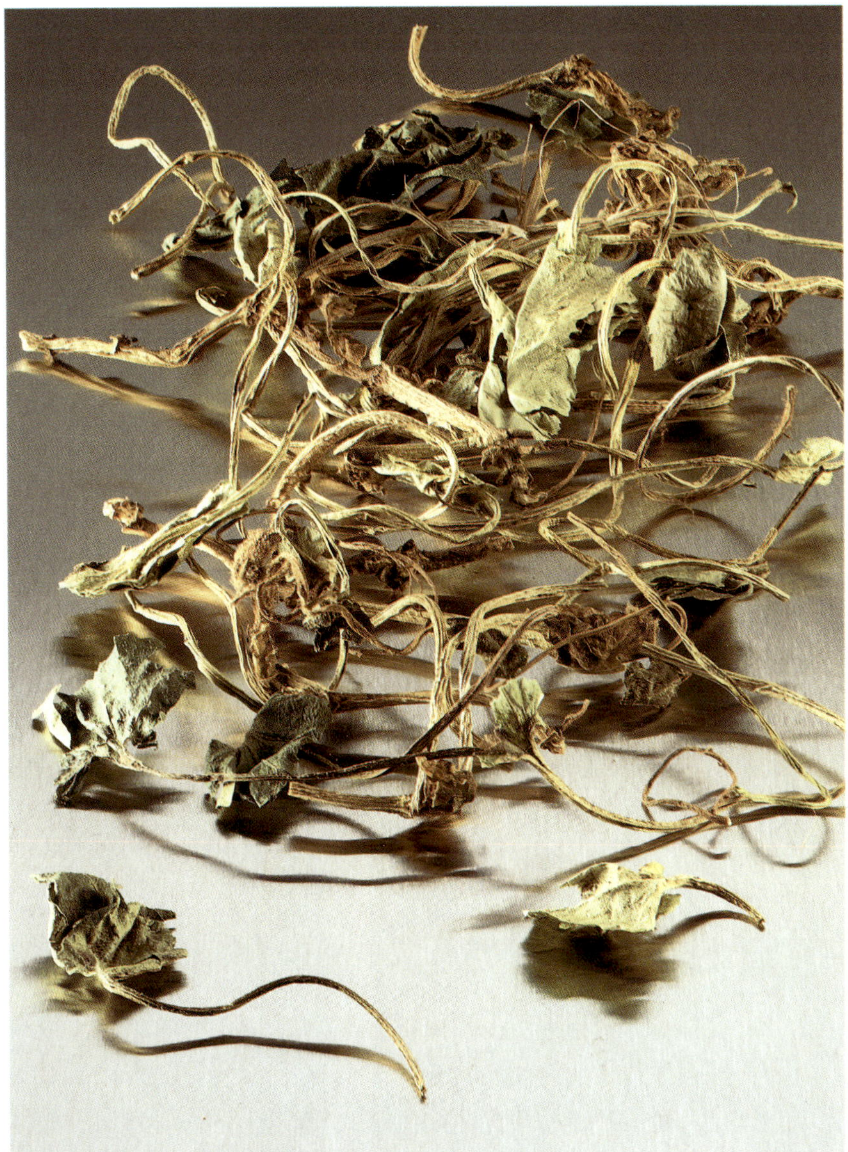

89 Asari rhizoma – Haselwurzrhizom

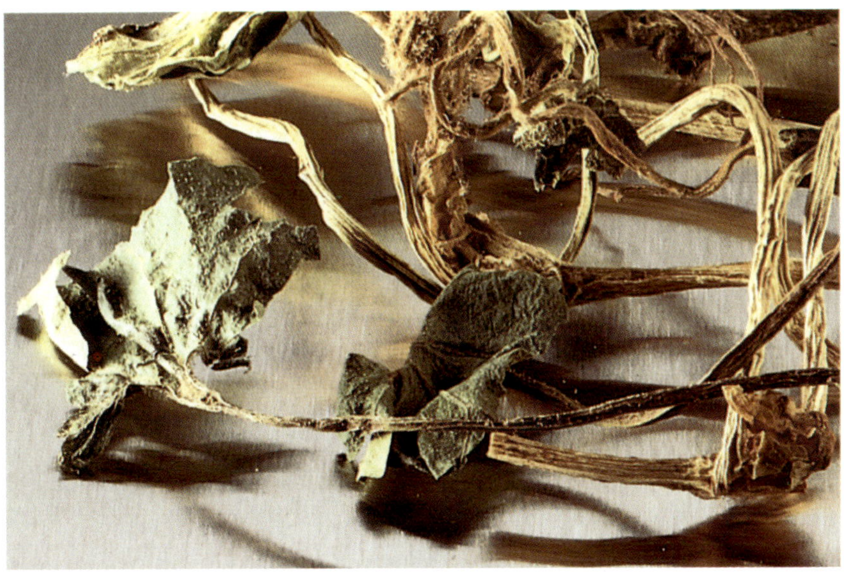

90 Laubblätter langgestielt, behaart und lederartig ►

Astragalus gummifer Labill.

Verbreitung

Östlicher Mittelmeerraum, Südwestasien.

Merkmale

Verzweigter Strauch, bis 1 m hoch, durch verholzte Blattspindeln dornig.

Blätter 4–7paarig gefiedert; Teilblätter 5–10 mm lang.

Blütenstände 8–20blütig; Kelch 5–7 mm lang, Kelchlappen fast bis zur Basis geteilt.

Blütezeit: April bis August

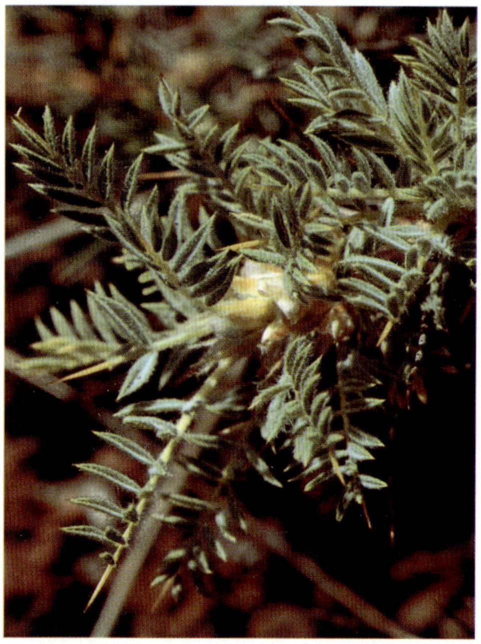

91 Junger Blütenstand von A. spp.

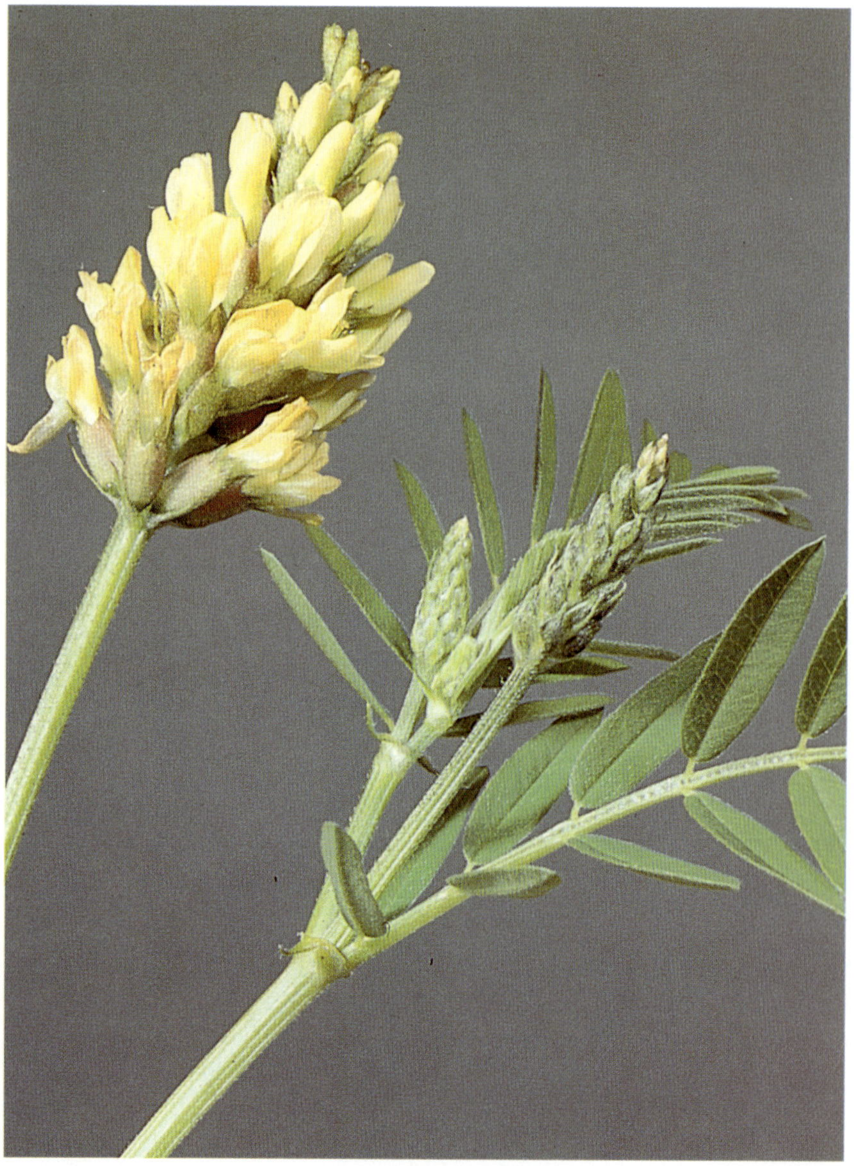

92 Gefiederte Blätter mit gestielten Blütenständen

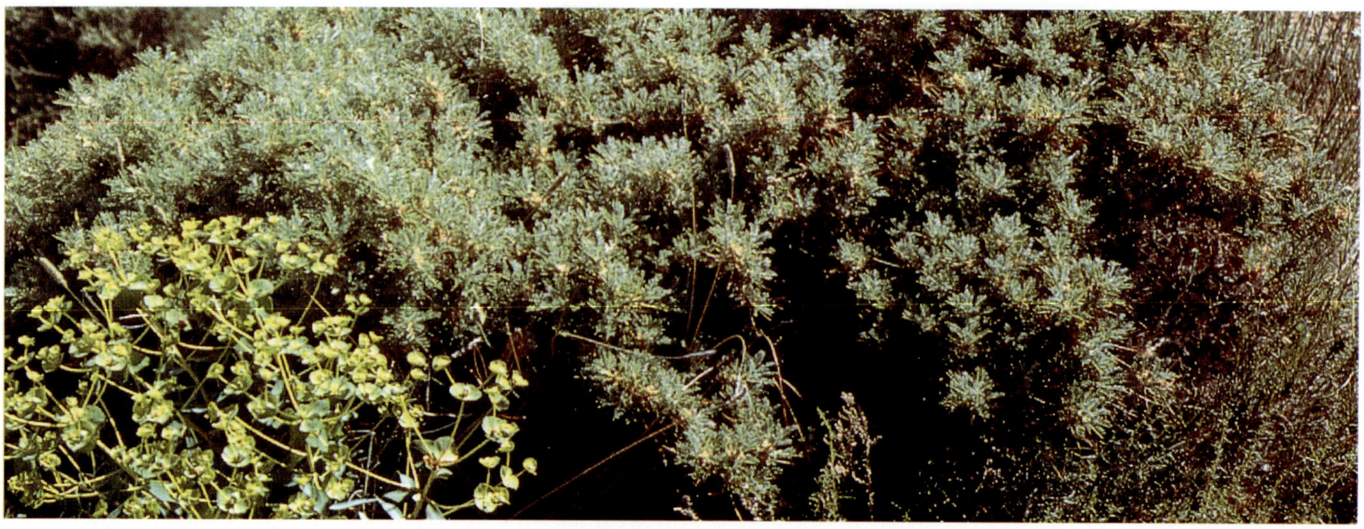

93 Astragalus spp.: 70 cm hoher Strauch; im Habitus sieht die Pflanze der Art A. gummifer Labill. ähnlich

Droge

Tragacantha = Tragant
Bestehend aus der an der Luft erhärteten gummiartigen Ausscheidung, die natürlich oder nach Einschneiden aus Stamm und Ästen von Astragalus gummifer Labill. und von bestimmten anderen westasiatischen Arten der Gattung Astragalus ausfliesst.

Hauptinhaltsstoffe

Polysaccharidgemisch (Tragacanthin, Bassorin)

Wirkungen und Indikationen

Nimmt im sauren Milieu das 13fache, im neutralen das 43fache und im alkalischen das 37fache seines Volumens an Wasser auf.

Quellmittel bei Obstipation. Wirkungseintritt nach 12–24 Stunden.

Dosierung / Teezubereitung

In Fertigarzneimitteln enthalten.

Nebenwirkungen

Selten allergische Reaktionen.

Kontraindikationen

Stenosen im Bereich des Magen-Darm-Kanals, Ileus.

Interaktionen

Keine bekannt.

Historisches

Der Tragant war in Augenheilmitteln enthalten, wurde mit Honig zusammen gegen Husten und Heiserkeit, in Wein mit anderen Zutaten gegen Nierenschmerz und bei Verletzungen der Blase verwendet. Später wurde er immer weniger als Arzneimittel, sondern als Grundlage und Bindemittel zur Herstellung diverser Arzneiformen eingesetzt (Pillen, Täfelchen, Räucherkerzen, Sirup u.a.m.).

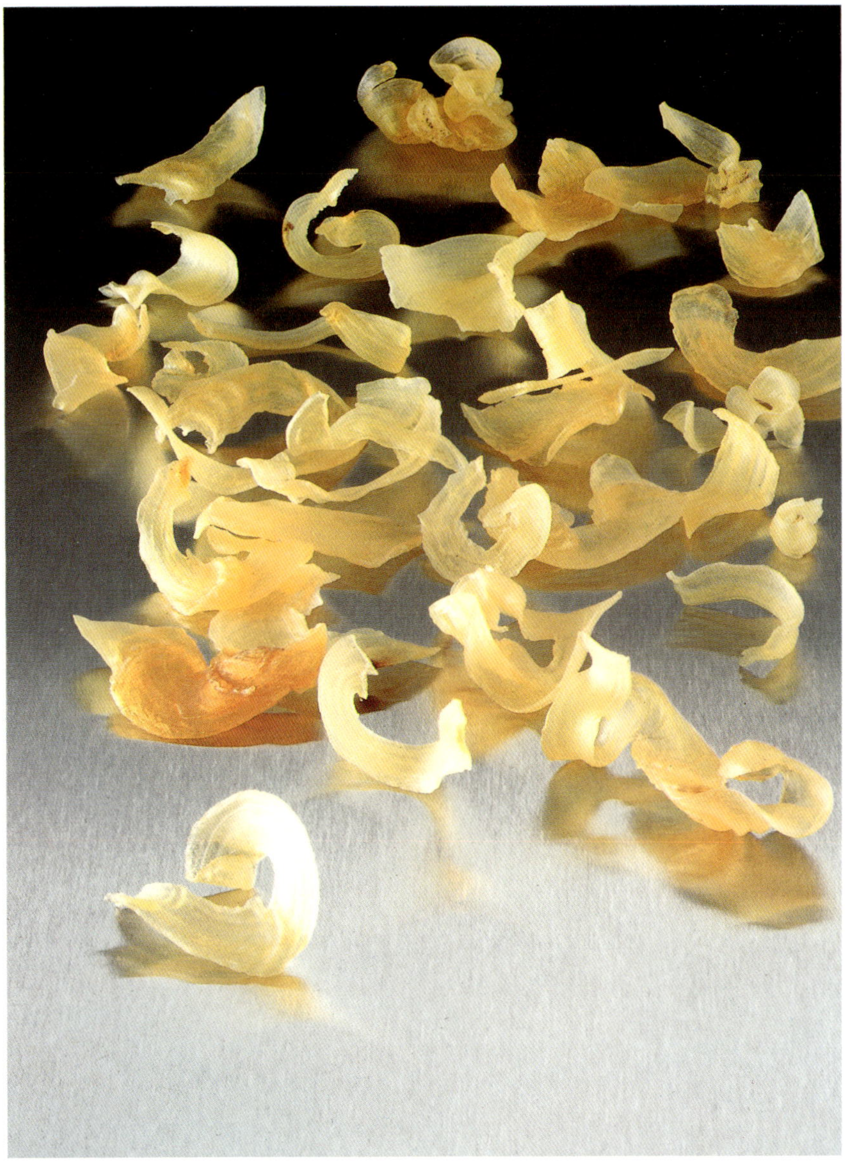

94 Tragacantha – Tragant

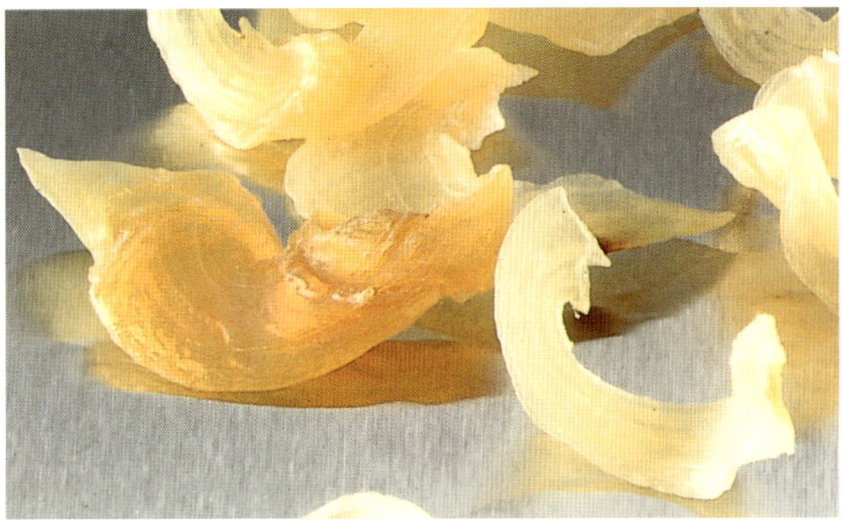

95 An der Luft erhärtete gummiartige Ausscheidung

Atropa bella-donna L.

Solanaceae

Verbreitung

Gemässigtes Europa, Westasien, Nordwestafrika.

Merkmale

Pflanze 50–100 cm hoch, ästig verzweigt, Stengel im oberen Teil drüsig behaart.

Blätter ebenfalls drüsig behaart, ganzrandig.

Blüten einzeln, Krone aussen braunviolett, innen schmutziggelb und purpurrot geadert.

Frucht eine schwarze Beere.

Blütezeit: April bis August

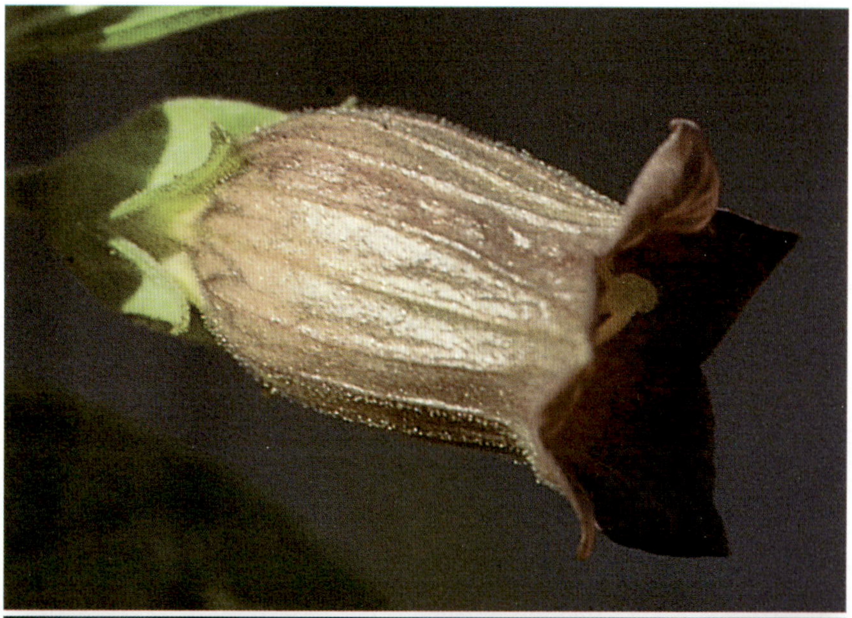

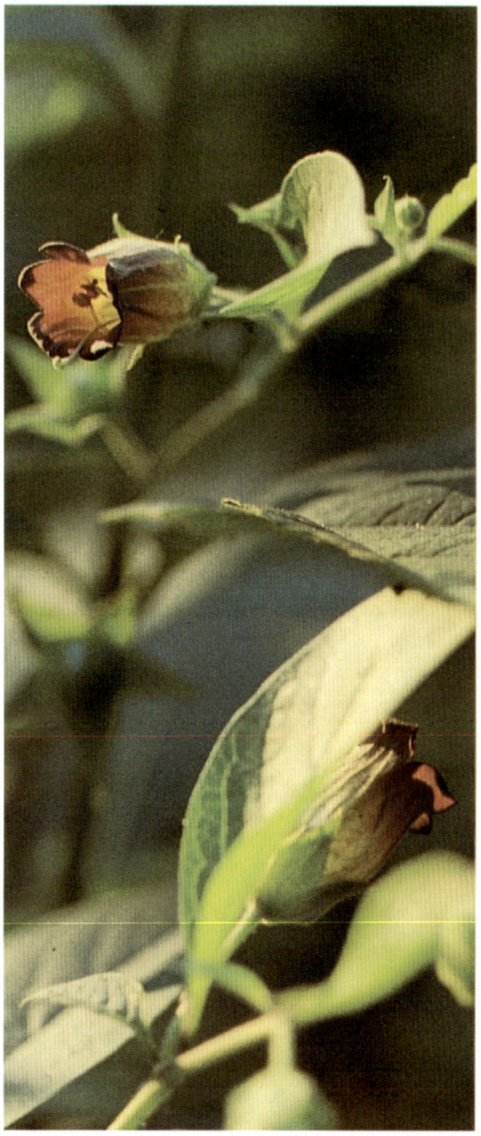

96 Blüten innen schmutziggelb/purpurn

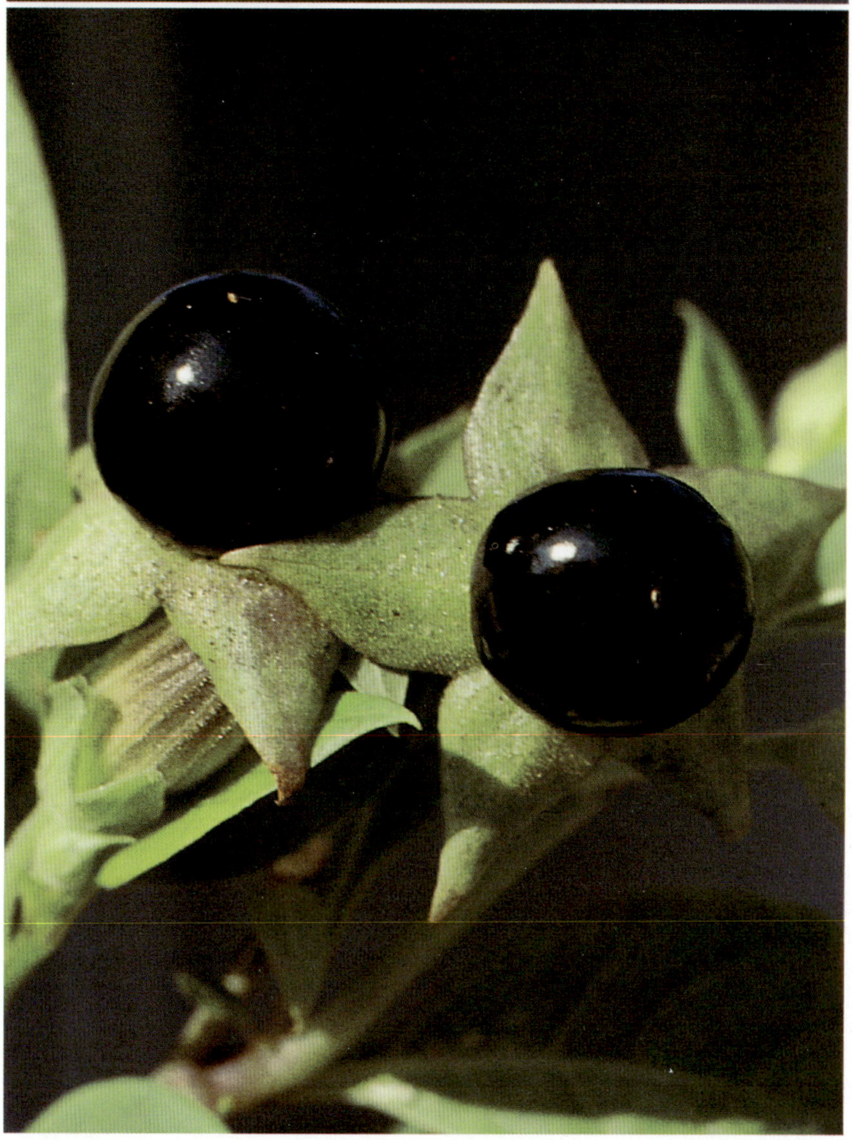

97 Blühende Tollkirsche mit gleichzeitig reifenden Beeren

Droge

Belladonnae folium = Belladonnablätter

Bestehend aus den getrockneten Blättern oder aus den getrockneten Blättern mit blühenden Zweigspitzen und gelegentlich Früchten von Atropa belladonna L. Die Droge enthält mindestens 0,3% Gesamtalkaloide, berechnet als Hyoscyamin und bezogen auf die bei 100 bis 105 Grad Celsius getrocknete Droge.

Belladonnae radix = Belladonnawurzel

Bestehend aus den getrockneten Wurzeln und Rhizomen.

Hauptinhaltsstoffe

Tropanalkaloide (z.B. Hyoscyamin, Atropin, Scopolamin)

Flavonoide

Cumarine

Wirkungen und Indikationen

Parasympatholytisch.

Bei Spasmen, kolikartigen Schmerzen im Bereich des Magen-Darm-Traktes und der Gallenwege.

Dosierung

Sollte nur in Form von kontrollierten Fertigarzneimitteln verwendet werden. In der Rezeptur ist ein standardisierter Trockenextrakt einzusetzen.

Nebenwirkungen

Mundtrockenheit, Abnahme der Schweissdrüsensekretion, Akkomodationsstörungen, Hautrötung und -trockenheit, Wärmestau, Tachykardie, Miktionsbeschwerden, Halluzinationen, Krampfzustände.

Kontraindikationen

Tachykarde Arrhythmien, Prostata-Adenom mit Restharnbildung, Engwinkelglaukom, akutes Lungenödem, mechanische Stenosen im Bereich des Magen-Darm-Traktes, Megacolon.

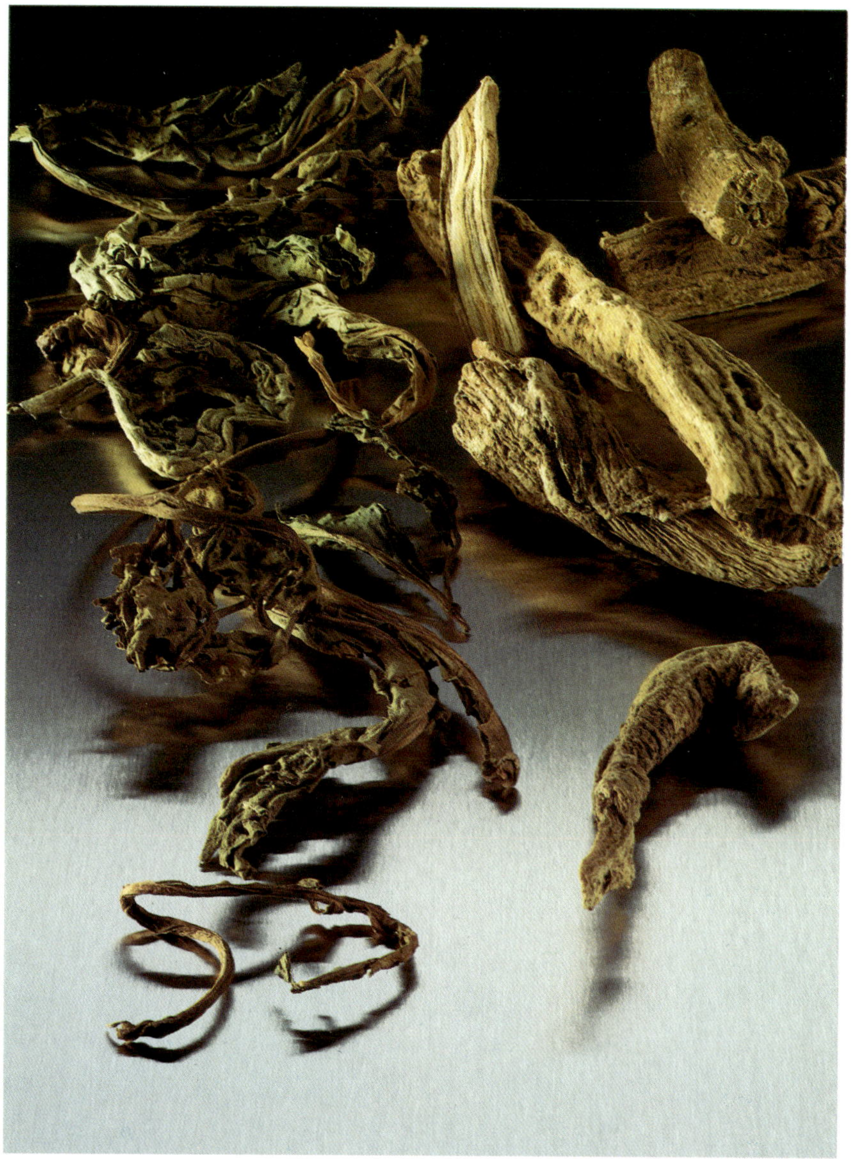

98 Belladonnae folium/radix – Tollkirschenblätter und -wurzeln

Interaktionen

Verstärkung der anticholinergen Wirkung durch trizyklische Antidepressiva, Amantadin, Chinidin.

Historisches

Die Tollkirsche war ein wichtiges Ingredienz vieler Liebestränke und Liebeszauber. Daneben verarbeitete man sie zusammen mit Auszügen aus anderen Nachtschattengewächsen zu sogenannten Hexensalben, die auf die Schleimhäute der Genitalgegend, auf die Stirn und unter die Achselhöhle gerieben wurden und Rauscherlebnisse hervorriefen. Allgemeinere medizinische Verwendung fand die Tollkirsche erst ab dem 18. Jahrhundert, wie z.B. bei "tollem Hundsbiss", Gelbsucht, Wassersucht, Keuchhusten, Nervenkrankheiten sowie in Form von Zigaretten bei Asthma.

Verbreitung

In fast ganz Europa und Westasien verbreitet; in Nordamerika angepflanzt.

Merkmale

Bis 25 m hoher Baum, Zweige überhängend.

Blätter meist rhombisch, lang zugespitzt, doppelt gezähnt, wenn ausgewachsen unterseits kahl.

Männliche Kätzchen hängend, weibliche Kätzchen zuerst aufrecht, dann hängend.

Flügel der Früchte 2–3mal so breit wie die Frucht selbst.

Blütezeit: April bis Mai

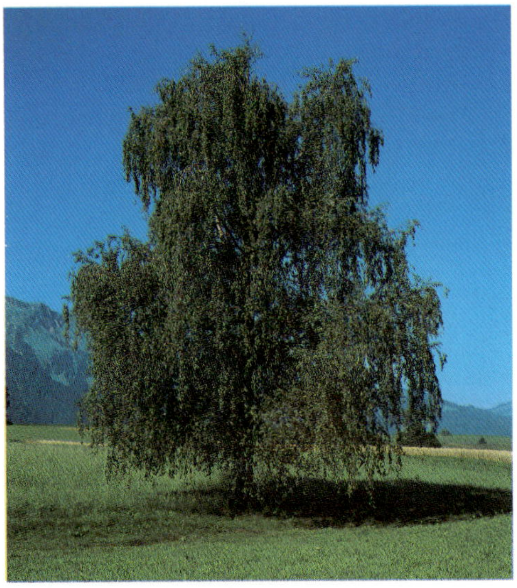

99 Ältere Birke mit hängenden Zweigen

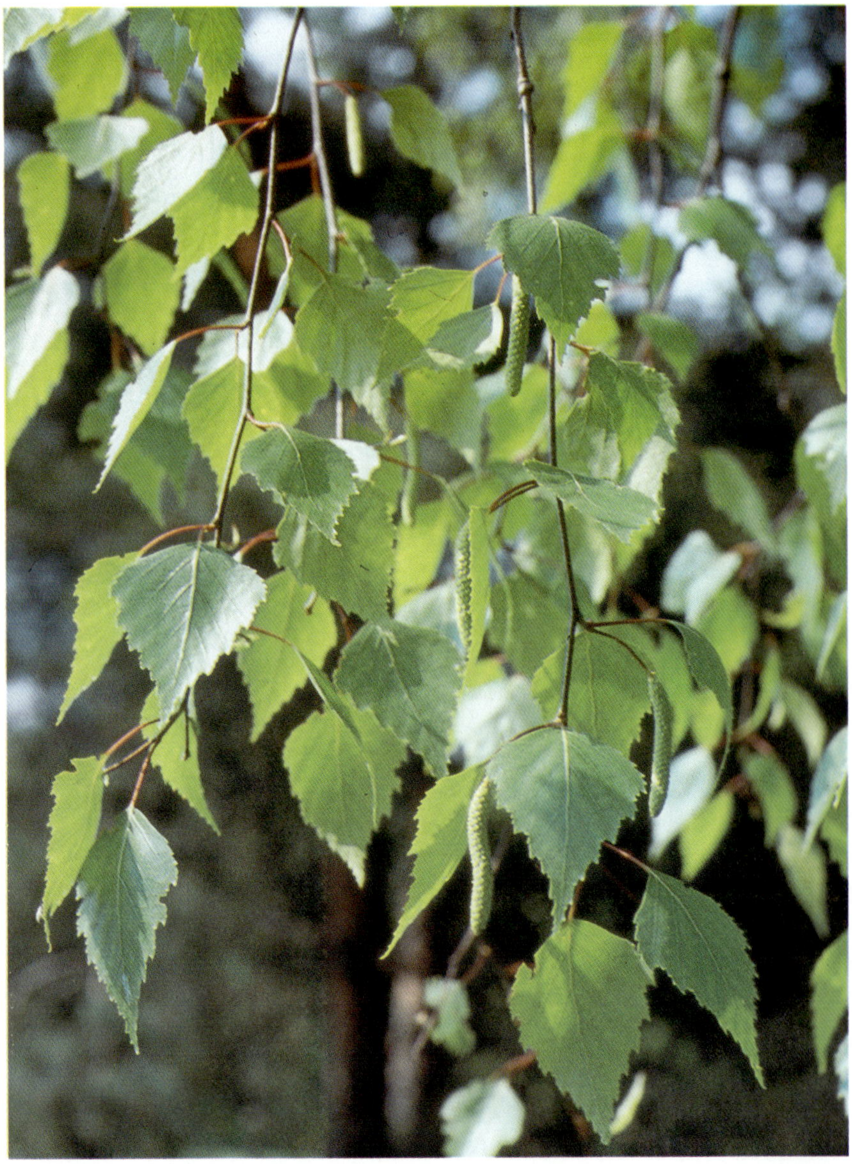

100 Zweige mit jungen Fruchtständen

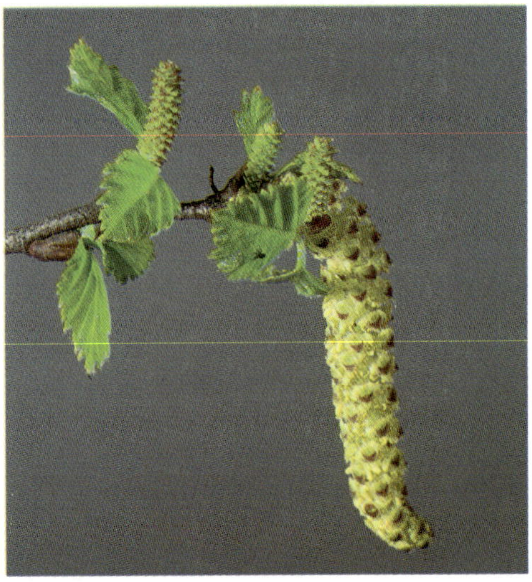

101 3 weibliche / 1 männliches Kätzchen

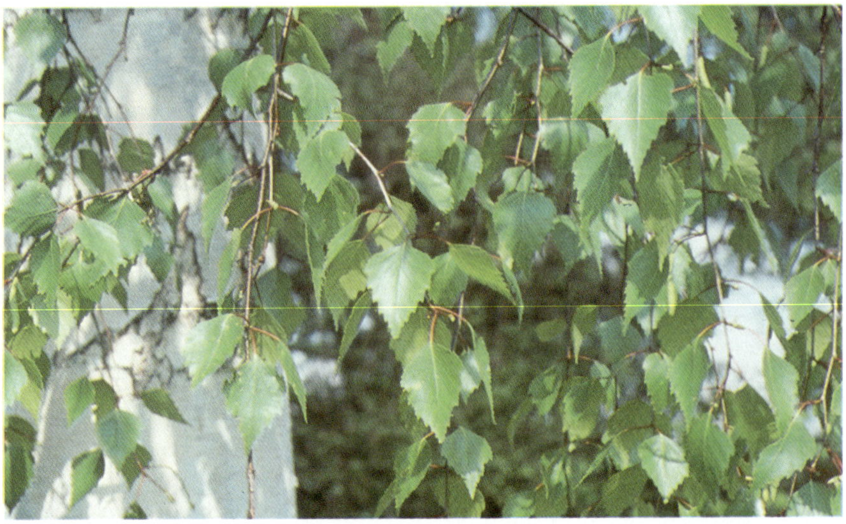

102 Hängende Zweige und im Hintergrund Stamm mit weisser Borke

Droge

Betulae folium = Birkenblätter

Bestehend aus den getrockneten Laubblättern von Betula pendula Roth und von Betula pubescens Ehrh. sowie Bastarden beider Arten. Die Droge enthält mindestens 1,5% Flavonoide, berechnet als Hyperosid.

Hauptinhaltsstoffe

Flavonoide (z.B. Quercetinderivate)

Gerbstoffe

Ätherisches Öl und Saponine

Wirkungen und Indikationen

Diuretisch (aquaretisch).

Zur Durchspülung bei bakteriellen und entzündlichen Erkrankungen der ableitenden Harnwege und bei Nierengriess. Zur unterstützenden Behandlung rheumatischer Beschwerden.

Dosierung / Teezubereitung

2–3 g (1–1 1/2 Esslöffel auf eine Tasse mit kochendem Wasser übergiessen und ziehen lassen; mehrmals täglich 1 Tasse trinken.

Auch in Fertigarzneimitteln enthalten.

Nebenwirkungen

Keine bekannt.

Kontraindikationen

Keine Durchspülungstherapie bei Ödemen infolge eingeschränkter Herz- oder Nierentätigkeit.

Interaktionen

Keine bekannt.

Historisches

Die Birke wurde als Baum des Lebens, der Fruchtbarkeit und der Weisheit verehrt. Sie diente nach altem Volksglauben der Herstellung von Hexenbesen, konnte aber auch als Liebeszauber eingesetzt werden. Medizinische Verwendung fand sie in Form von Birkensaft gegen Exantheme und Geschwüre, als Blutreinigungs- und Wurmmittel. Die Rinde mit der inneren Seite auf die Fusssohle gelegt, sollte Fussschweiss verhindern.

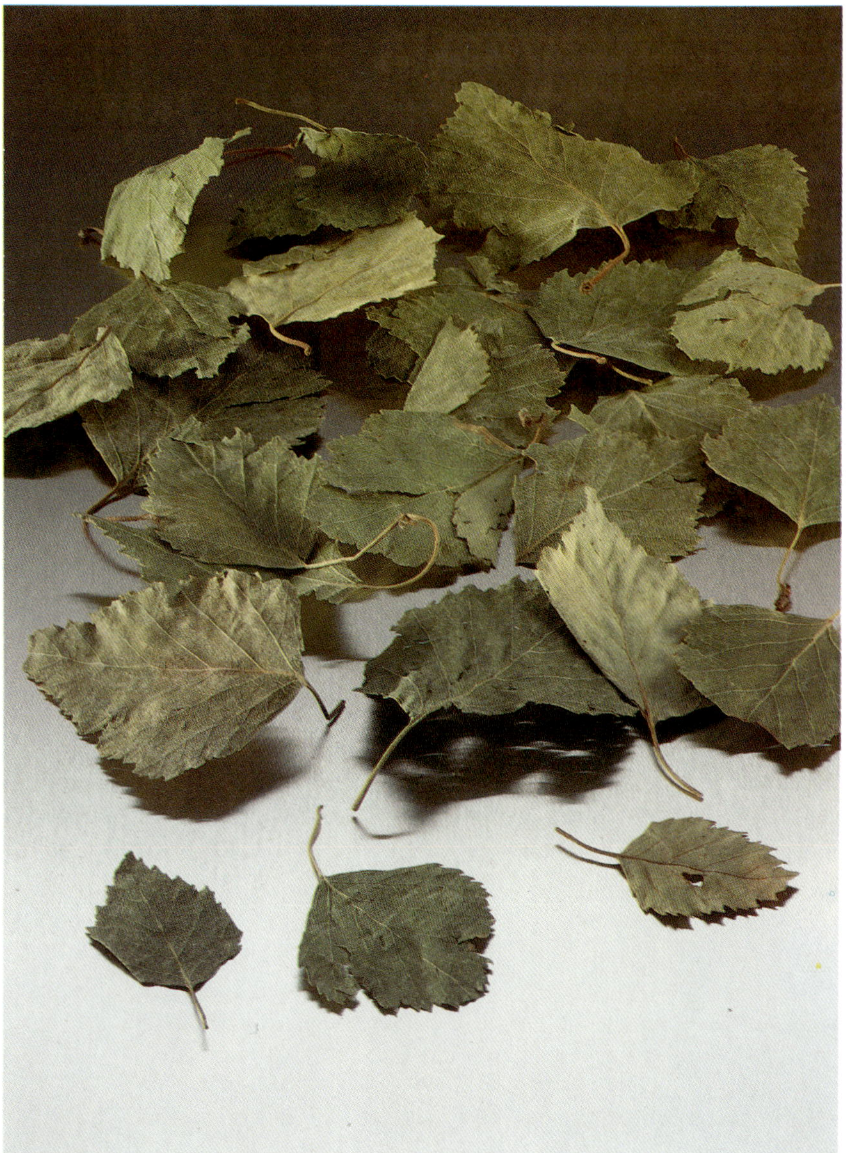

103 Betulae folium – Birkenblätter

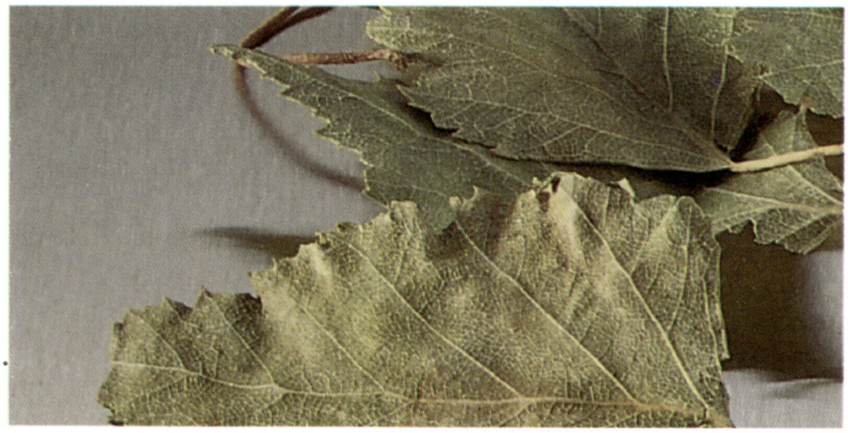

104 Unterseite eines Laubblattes mit hellen Blattadern

Volksmedizin: als "Blutreinigungsmittel" bei Rheuma und Gicht, als Wundheilmittel und anderes mehr.

Verbreitung

Heimat vermutlich Süd- und Westeuropa; heute fast weltweit kultiviert.

Merkmale

Aufrechte, 60–120 cm hohe und verzweigte Pflanze.

Alle Blätter gestielt; untere Blätter unregelmässig fiederteilig mit viel grösserem Endabschnitt; oberste Blätter länglich.

Früchte aufrecht, dem Stengel mehr oder weniger anliegend, 1–2 cm lang, mit dünnem, kurzem Schnabel.

Blütezeit: Juni bis September

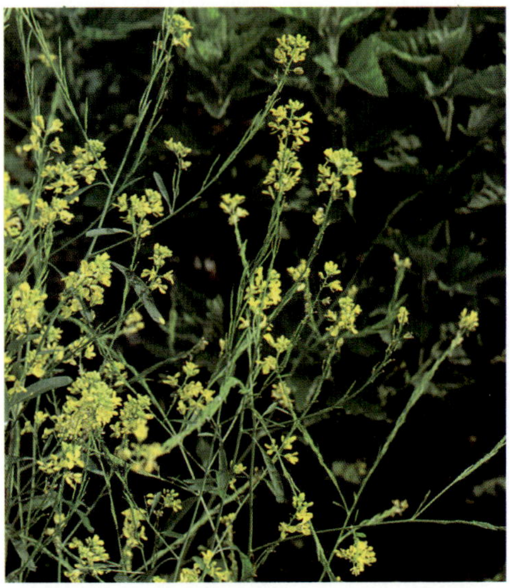

105 Vielblütige Senf-Pflanzen

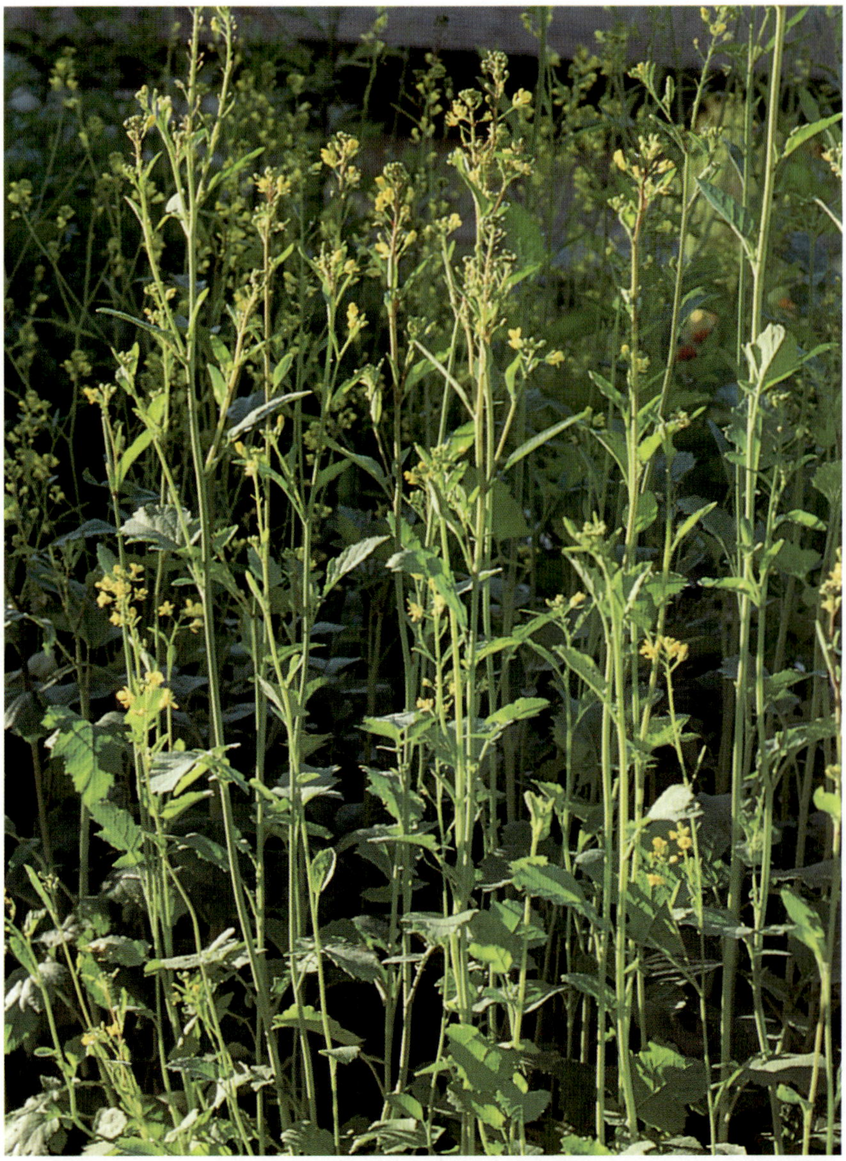

106 Wenigblütige Pflanzen mit deutlich sichtbaren Verzweigungen

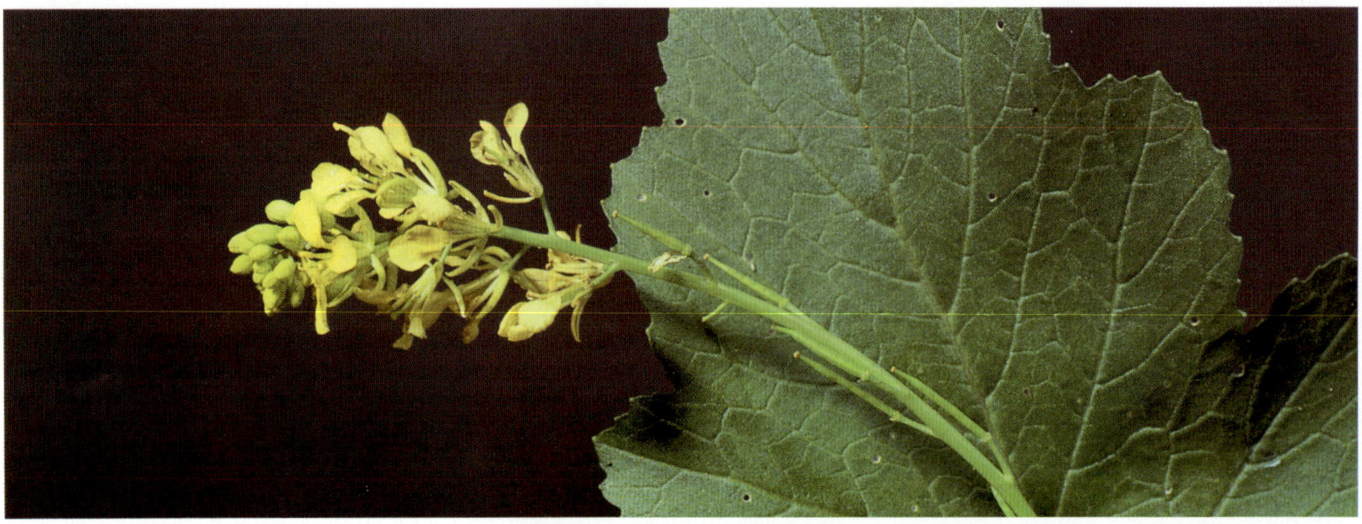

107 Traubenförmig angeordnete, lebhaft gelb gefärbte Blüten; Früchte deutlich dem Stengel anliegend

Droge

Sinapis nigrae semen = Schwarze Senfsamen

Bestehend aus den reifen, getrockneten Samen von Brassica nigra (L.) Koch, B. juncea (L.) Czern., B. integrifolia (West) O.E. Schulz und B. cernua (Thunb.) Forb. & Hemsl. Die Droge enthält mindestens 0,7% (m/m) glykosidisch gebundenes ätherisches Öl, berechnet als Allylisothiocyanat.

Hauptinhaltsstoffe

Senfölglucoside (z.B. Sinigrin)

Fettes Öl

Schleimstoffe

Wirkungen und Indikationen

Hyperämisierend

Dosierung / Teezubereitung

Hauptsächlich in Fertigarzneimitteln enthalten.

Nebenwirkungen

Senfpflaster oder Senfwickel können Blasenbildung und Nekrosen verursachen.

Kontraindikationen

Kreislaufbeschwerden, Venenleiden, entzündliche Hautkrankheiten.

Interaktionen

Ammoniakhaltige Präparate.

Historisches

Den Senf benutzte man früher bei Epilepsie, Mutterkrämpfen, als Umschlag gegen Schlafsucht, als Umschlag mit Feigen gemischt gegen Ischias- und Milzschmerzen, mit Essig zusammen gegen Aussatz und wilde Flechten und zur Reinigung des Gesichtes. Senfsaft verwendete man zum Gurgeln bei Angina und Rauheit der Luftröhre. Im Notfall wurde Senf als Brechmittel bei Vergiftungen verordnet. Die äussere Anwendung beschränkte sich später auf ein schnell wirkendes Hautreizmittel bei Ohnmachten, Erstickungsgefahr, Zahnweh und Rheuma.
Volksmedizin: bei rheumatischen Erkrankungen, Nervenentzündungen, Brustfellentzündungen, grippalen Infekten, Harnwegsinfektionen. Als appetit- und verdauungsförderndes Gewürz.

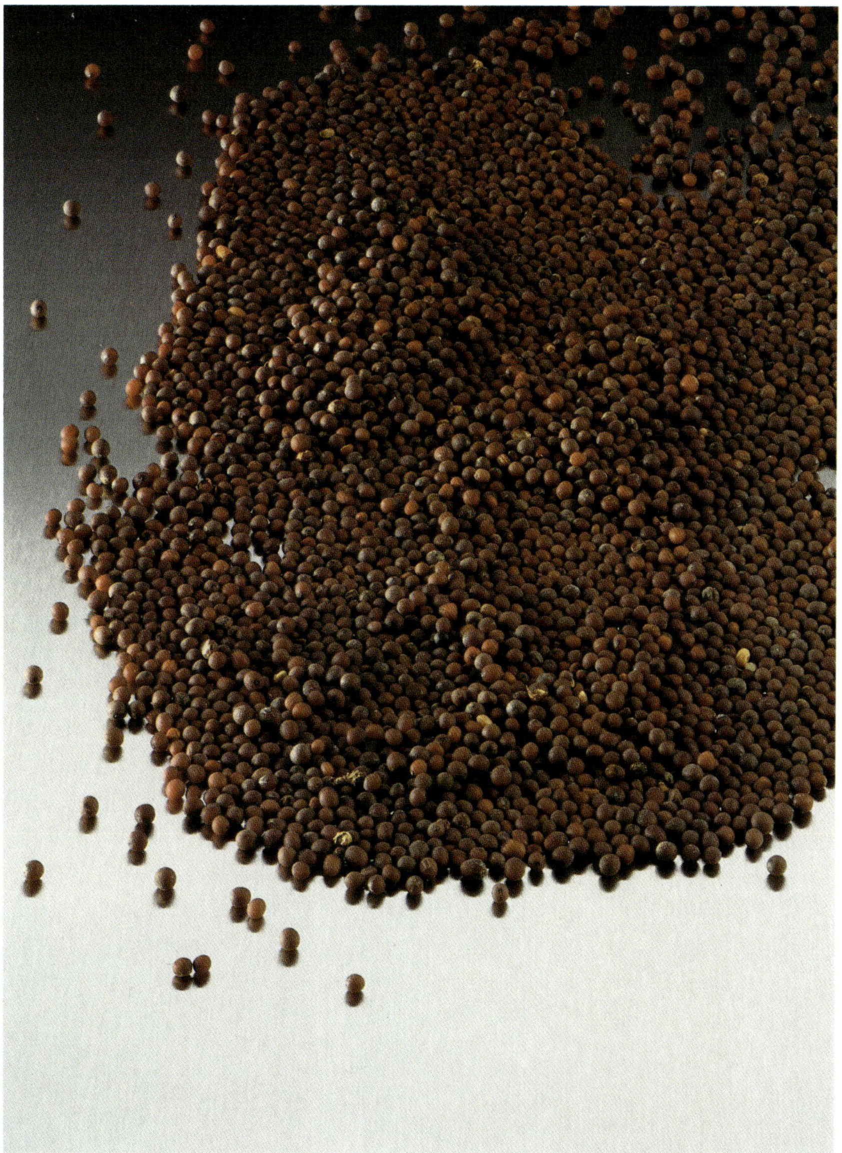

108 Sinapis nigrae semen – Senfsamen

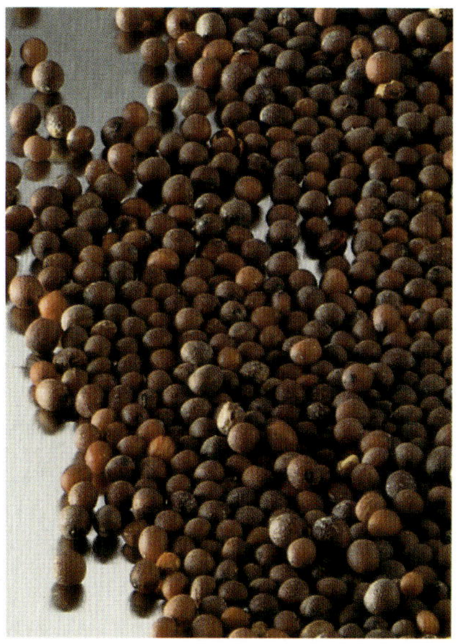

109 Braunrot bis dunkelbraun gefärbte Senfsamen ►

Calendula officinalis L.

Asteraceae (Compositae)

Verbreitung

Ursprüngliche Heimat vermutlich im Mittelmeergebiet; heute als Gartenpflanze weit verbreitet.

Merkmale

Pflanze 20–50 cm hoch, von der Mitte an verzweigt.

Untere Blätter spatelförmig, allmählich in den geflügelten Stiel verschmälert, obere Blätter lanzettlich.

Blütenköpfchen im Durchmesser 2–5 cm, orange bis dottergelb.

Früchte einwärts gekrümmt, verschieden gestaltet.

Blütezeit: Juni bis September

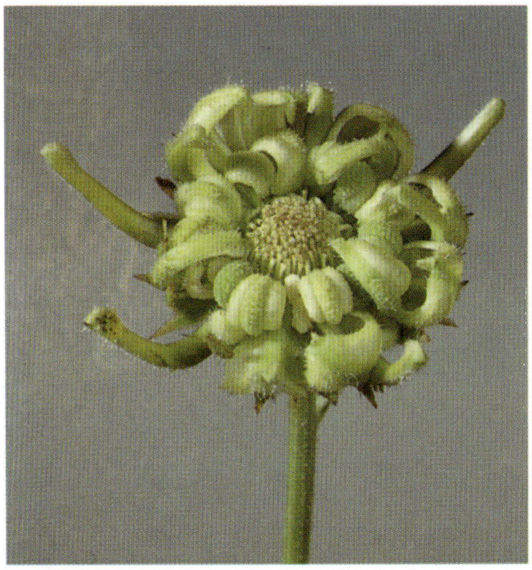

110 Fruchtstand mit jungen Früchten

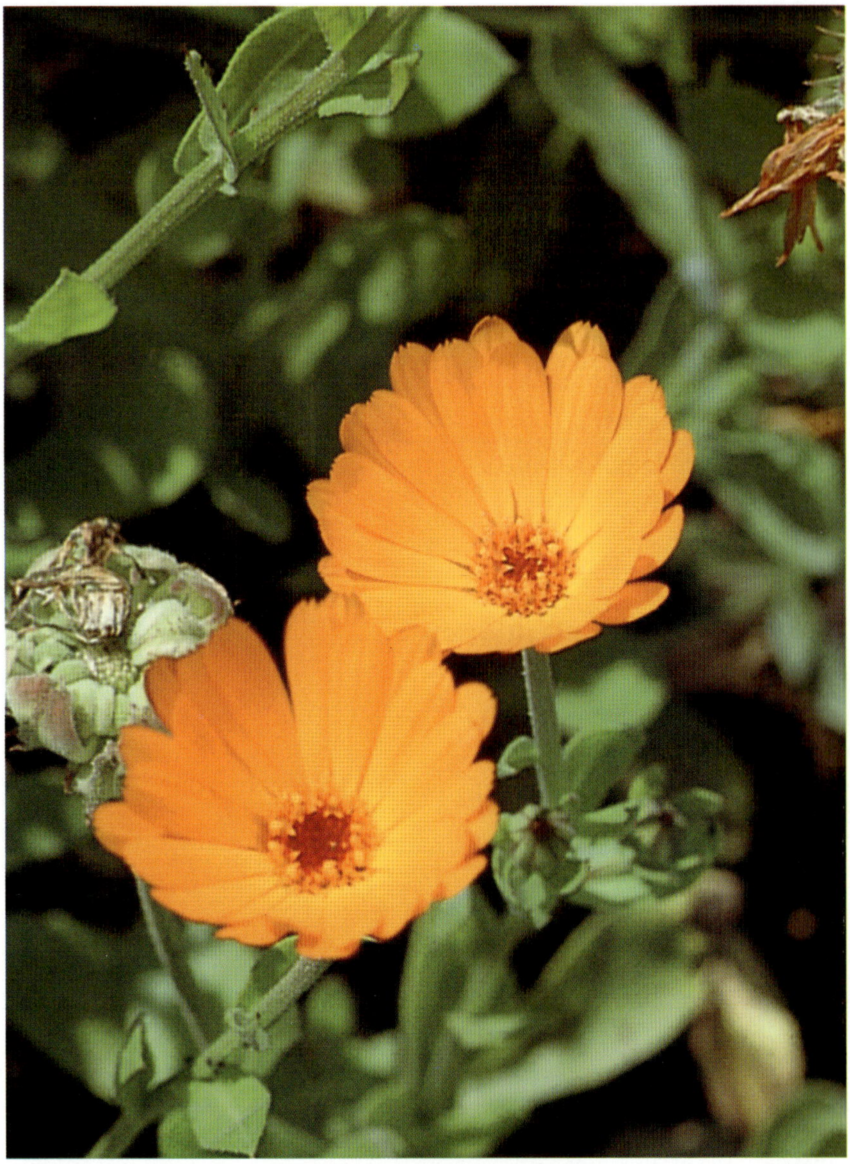

111 Zwei Blütenstände mit orangen Röhren- und Zungenblüten

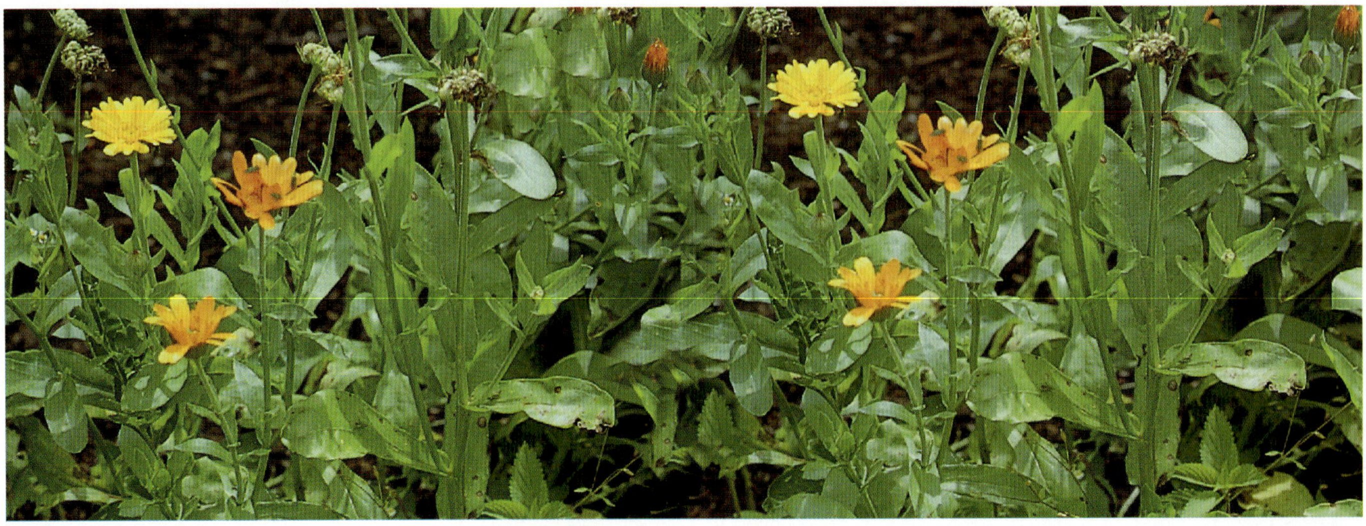

112 Dicht beblätterte und verschiedenfarbige Ringelblumen

Droge

Calendulae flos = Ringelblumenblüten

Bestehend aus den getrockneten Blütenköpfchen oder den getrockneten Zungenblüten von Calendula officinalis L.

Hauptinhaltsstoffe

Ätherisches Öl

Triterpenglykoside und -aglyka

Carotinoide

Flavonoide

Bitterstoffe

Wirkungen und Indikationen

Förderung der Wundheilung, entzündungshemmend, granulationsfördernd.

Lokale Anwendung bei entzündlichen Veränderungen der Mund- und Rachenschleimhaut, Wunden, Ulcus cruris.

Dosierung / Teezubereitung

Zur topischen Anwendung: 1–2 g auf eine Tasse mit kochendem Wasser übergiessen und ziehen lassen.

Auch in Fertigarzneimitteln enthalten.

Nebenwirkungen

Keine bekannt.

Kontraindikationen

Keine bekannt.

Interaktionen

Keine bekannt.

Historisches

Die Ringelblume gehört schon längere Zeit in den Arzneimittelschatz. Sie wurde als Aphrodisiakum verwendet, aber auch als Heilmittel gegen Gelbsucht, Pest und gegen viele andere kleinere Leiden wie z.B. Warzen. Die Warzen wurden mit den Blütenköpfchen gerieben bis sie nässten, danach mit Pferdehaaren abgewachsen und trocknen gelassen. Diese Prozedur wurde 3–4mal wiederholt.

Volksmedizin: als schweisstreibendes und wassertreibendes Mittel, gegen Krämpfe, Würmer, zur Förderung der Menstruation, bei Leberleiden, Wunden, Warzen und Hühneraugen.

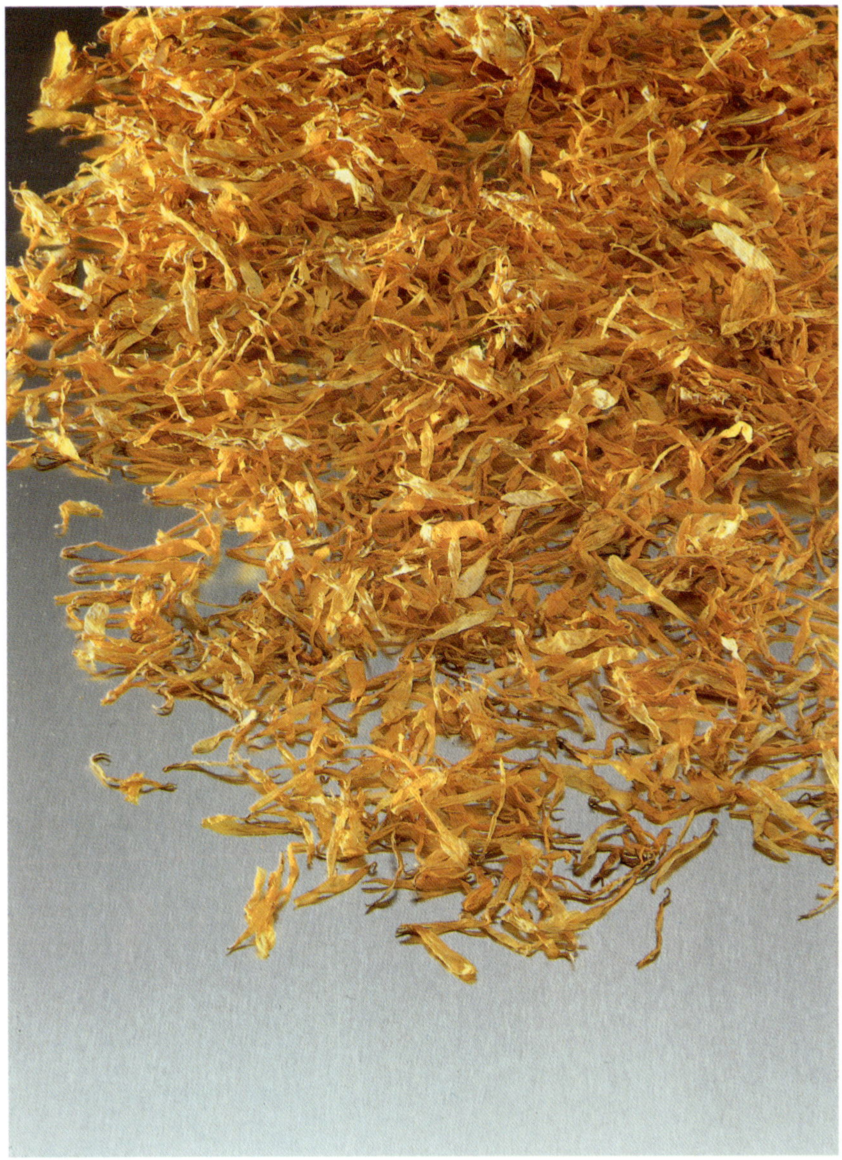

113 Calendulae flos – Ringelblumenblüten

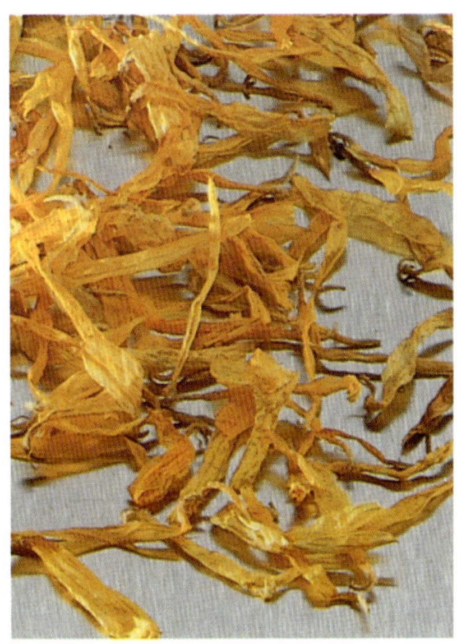

114 Getrocknete Zungen- und Röhrenblüten ►

Verbreitung

Ursprungsgebiet Mittelamerika, sowie vermutlich Kolumbien und Venezuela; heute weltweit kultiviert.

Merkmale

Einjähriger Busch, 50–150 cm hoch, verzweigt.

Blüten meist einzeln, Kelch glockenförmig mit 5 kurzen Zipfeln.

Früchte sehr variabel in Grösse, Form und Farbe.

Die Paprika existiert in vielen verschiedenen Varietäten.

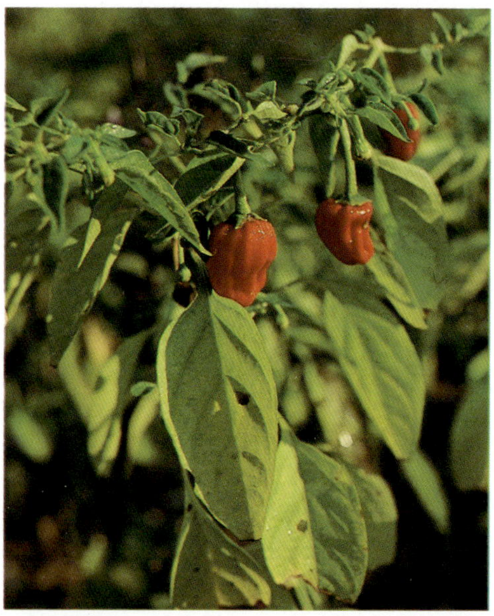

115 Oval geformte Früchte

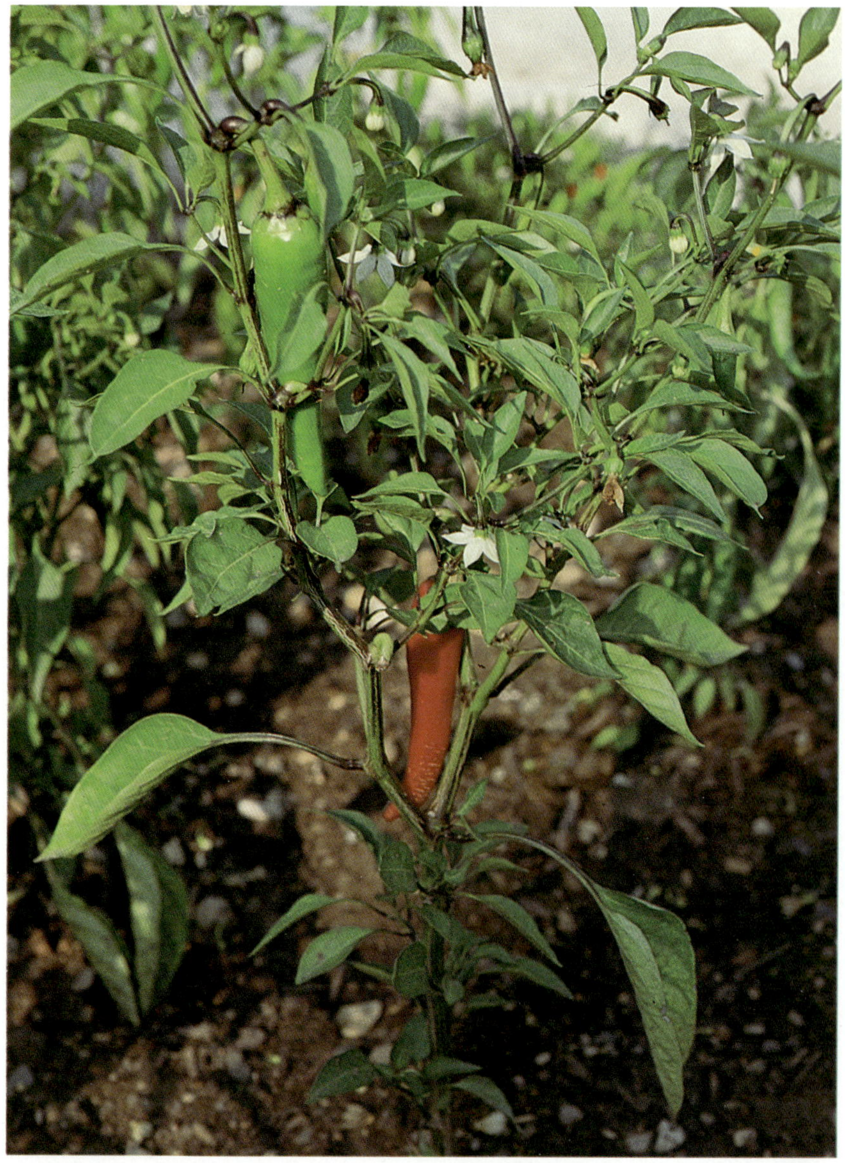

116 Paprika-Pflanze: Zweige zum grossen Teil grün gefärbt

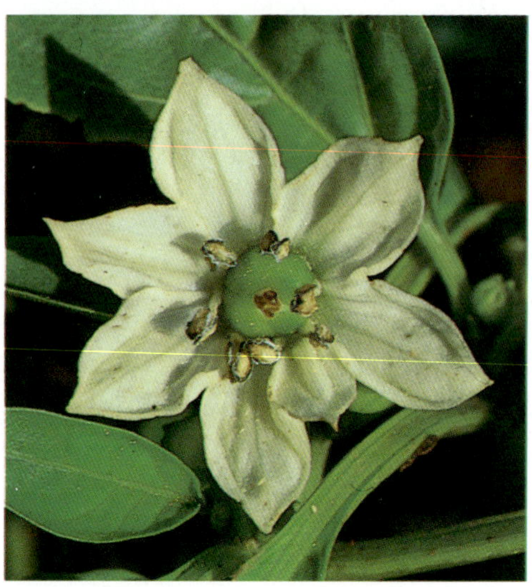

117 Einzelblüte

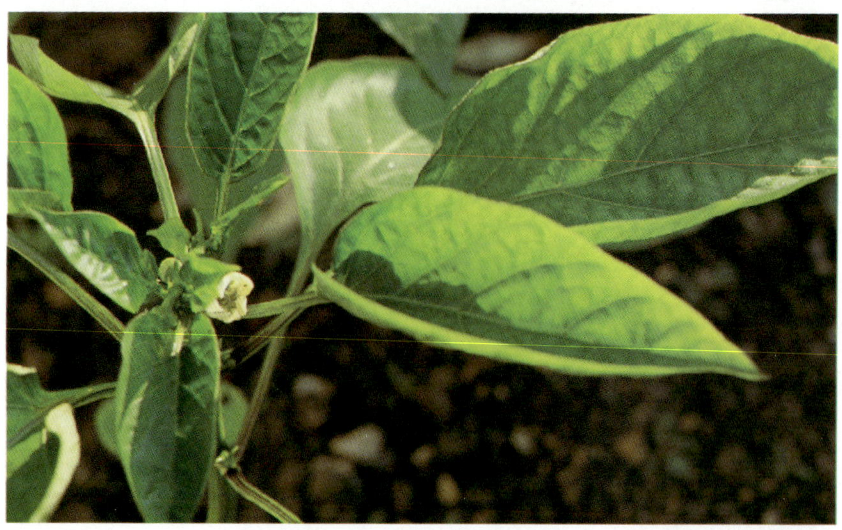

118 Lang gestielte Laubblätter ganzrandig

Droge

Capsici fructus = Paprikafrüchte, spanischer Pfeffer. Bestehend aus den getrockneten, reifen Früchten von Capsicum annuum L.

Capsici frutescentis fructus = Cayennepfeffer
Bestehend aus der reifen, getrockneten, meist vom Kelch befreiten Frucht von Capsicum frutescens L., mit einem Gehalt von mindestens 0,4% Capsaicinoiden, berechnet als Capsaicin.

Hauptinhaltsstoffe

Scharfstoffe (z.B. Capsaicin)

Carotinoide

Flavonoide

Ascorbinsäure

Wirkungen und Indikationen

Hyperämisierend. Anregung von Speichel- und Magensaftsekretion und der Darmperistaltik, lokal nervenschädigend. Äusserlich bei Erkrankungen des rheumatischen Formenkreises.

Innerlich bei Appetitmangel und Verdauungsbeschwerden.

Dosierung

Hauptsächlich in Fertigarzneimitteln enthalten. Äusserlich nicht länger als 2 Tage anwenden.

Nebenwirkungen

Gastrointestinale Beschwerden. Äusserlich: Überempfindlichkeitsreaktionen (urtikarielles Exanthem).

Kontraindikationen

Hauterkrankungen.

Überempfindlichkeit gegen Paprikazubereitungen.

Interaktionen

Keine zusätzliche Wärmeanwendung.

Historisches

Der Cayennepfeffer kam vom tropischen Amerika nach Europa und wurde sowohl als Gewürz als auch als Heilmittel verwendet. Man kandierte ihn mit Zucker oder Essig und Fenchel und gebrauchte ihn beim Braten anstelle einer Sauce. Er war ein missbräuchlich verwendeter, verschärfender Zusatz beim Herstellen von Essig und Branntwein. Medizinisch galt er innerlich als magenstärkendes Mittel und war äusserlich häufig Bestandteil hautreizender Präparate.
Volksmedizin: äusserlich als Liniment oder Pflaster bei rheumatischen Erkrankungen, Angina pectoris. Als Gurgelmittel bei Entzündungen im Mund- und Rachenraum. Selten innerlich bei Magen-Darm-Beschwerden, Kolikschmerzen, Hämorrhoiden.

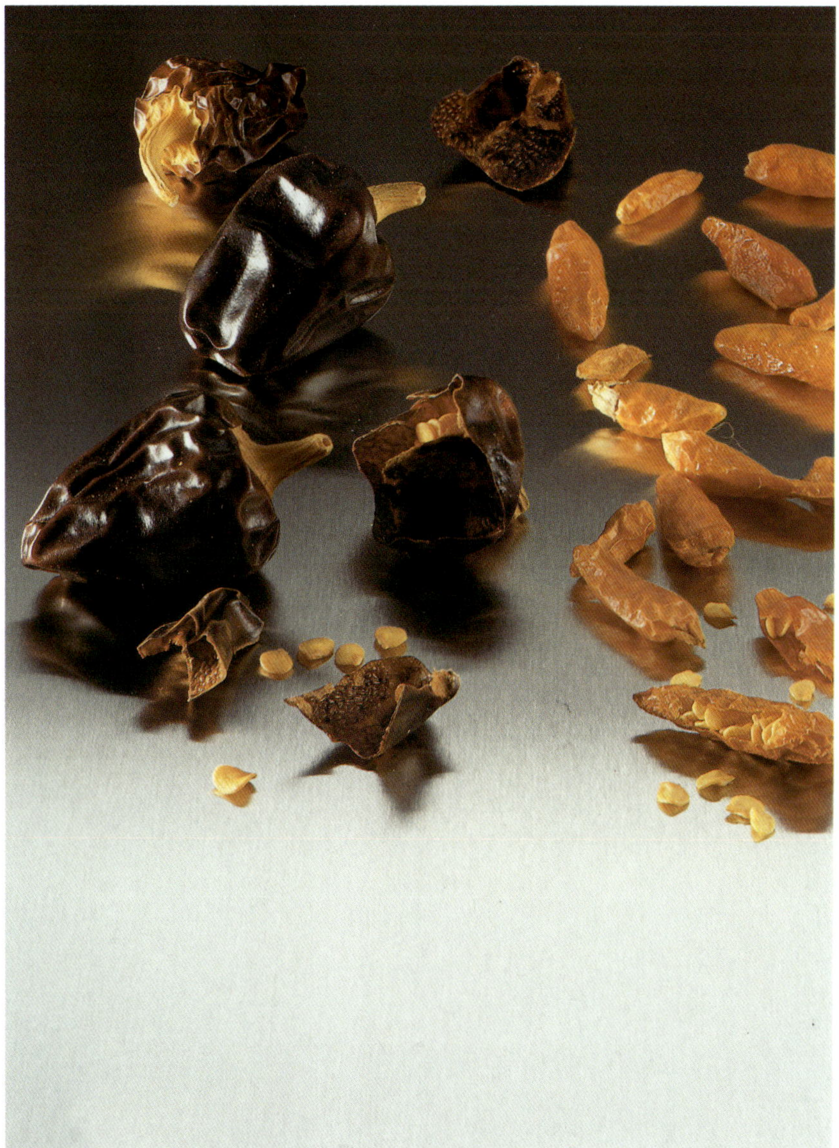

119 Capsici fructus und Capsici frutescentis fructus

Verbreitung

Eurasien

Merkmale

Pflanze 30–80 cm hoch, kahl.

Blattzipfel meist nicht über 1 mm breit, aber nicht fadenförmig.

Blüten weiss, seltener rötlich bis lebhaft rot.

Früchte fast 2mal so lang wie breit.

Blütezeit: Mai bis Juli, evtl. nochmals im Herbst.

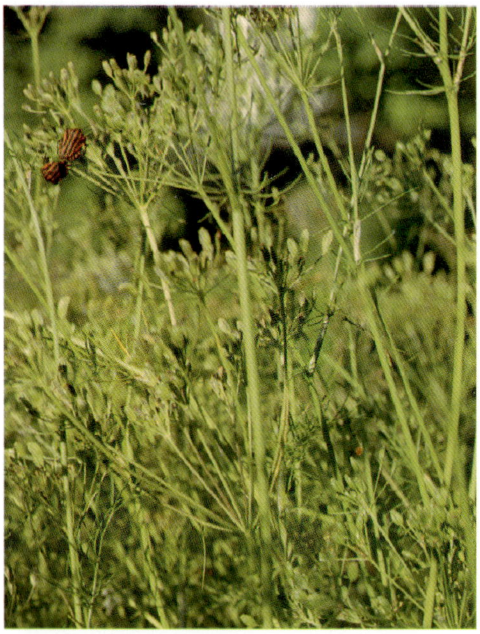

120 Junge Früchte

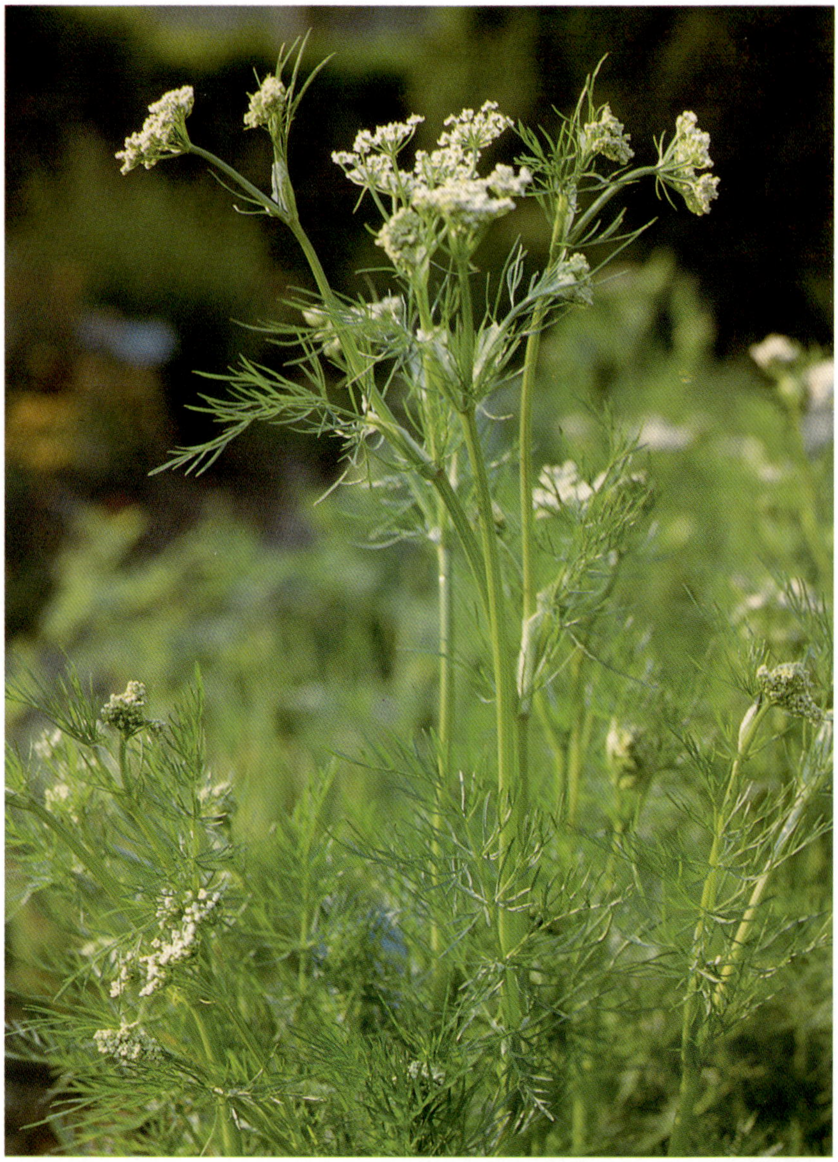

121 Sparrig verzweigter Kümmel mit 2–3fach gefiederten Laubblättern

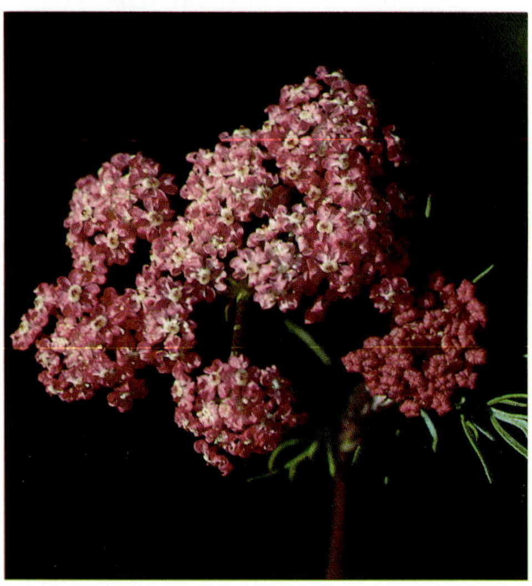

122 Blütenstand mit rötlichen Blüten

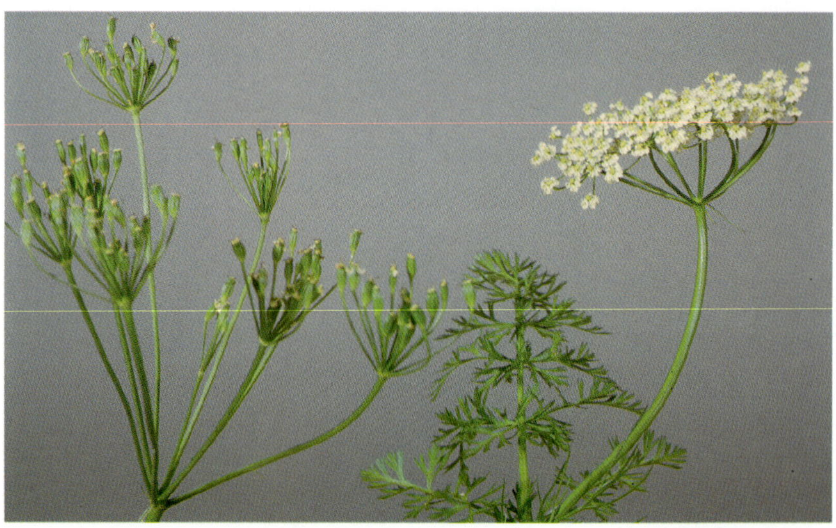

123 Junge Früchte (links) und zusammengesetzte Dolde (rechts)

Droge

Carvi fructus = Kümmelfrüchte
Bestehend aus den in die Teilfrüchte zerfallenden, trockenen Früchten von Carum carvi L., mit einem Gehalt von mindestens 3,5% (V/m) ätherischem Öl. Kümmel für tierarzneiliche Zwecke enthält mindestens 3,0% (V/m) ätherisches Öl.

Hauptinhaltsstoffe

Ätherisches Öl (z.B. Carvon)

Flavonoide

Cumarine

Wirkungen und Indikationen

Förderung der Speichel- und Magensaftsekretion, spasmolytisch, antimikrobiell.

Bei Völlegefühl, leichten krampfartigen Magen-Darm-Störungen, Meteorismus, Flatulenz.

Dosierung / Teezubereitung

1,5 g (1 Teelöffel) frisch zerquetschte Früchte auf eine Tasse mit kochendem Wasser übergiessen und ziehen lassen, 2–3mal täglich 1 Tasse trinken. Auch in Fertigarzneimitteln enthalten.

Nebenwirkungen

Keine bekannt.

Kontraindikationen

Keine bekannt.

Interaktionen

Keine bekannt.

Historisches

Der Kümmel wurde als Gewürz und Heilmittel verwendet. Man benutzte ihn gegen Blähungen, Biss giftiger Tiere, machte Umschläge bei Nasenbluten u.a.m. Mit Zucker und anderen Gewürzen wurde ein Kümmelbranntwein zubereitet.
Volksmedizin: zur Förderung der Magensäure und der Muttermilch. Bei Blähungen, Leibschmerzen, Husten.

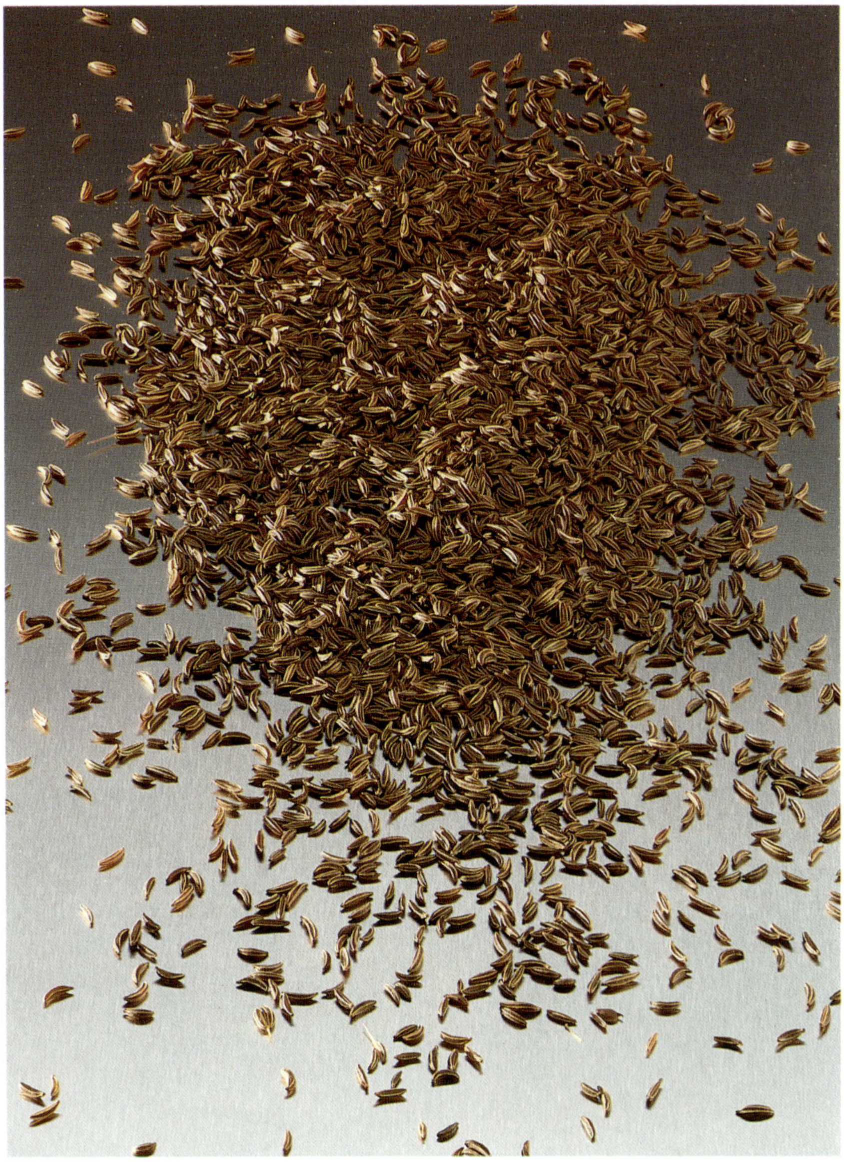

124 Carvi fructus – Kümmelfrüchte

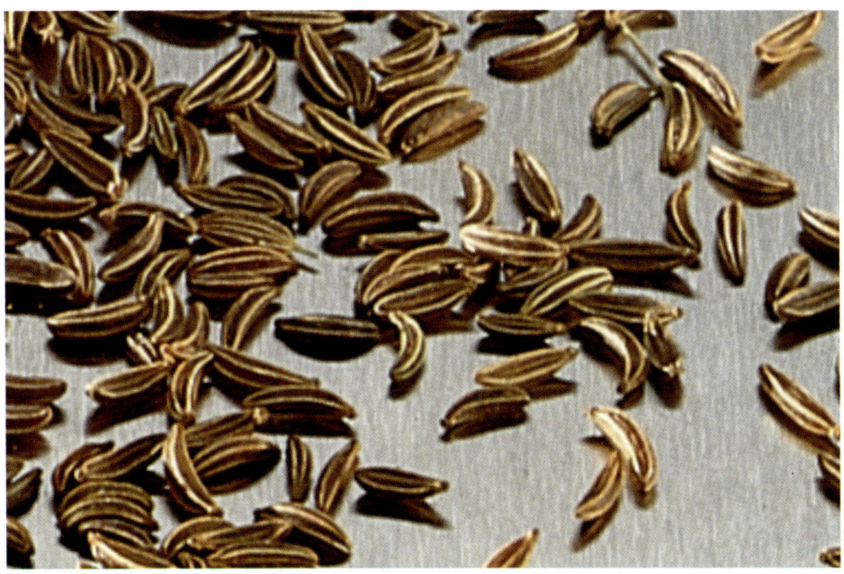

125 Früchte sichelförmig gekrümmt ►

Verbreitung

Tropisches Ostafrika; dort und auch in Indien kultiviert.

Merkmale

Strauch 30–300 cm hoch.

Blätter mit 4–8 Fiederblattpaaren; Blattstiel und Blattspindel drüsenlos.

Traubige Blütenstände 5–30 cm lang; Blütenknospen von häutigen Hochblättern eingehüllt; Staubblätter 10, davon sind 3 klein und unfruchtbar.

Hülsen papierartig, flach, 3–7 cm lang.

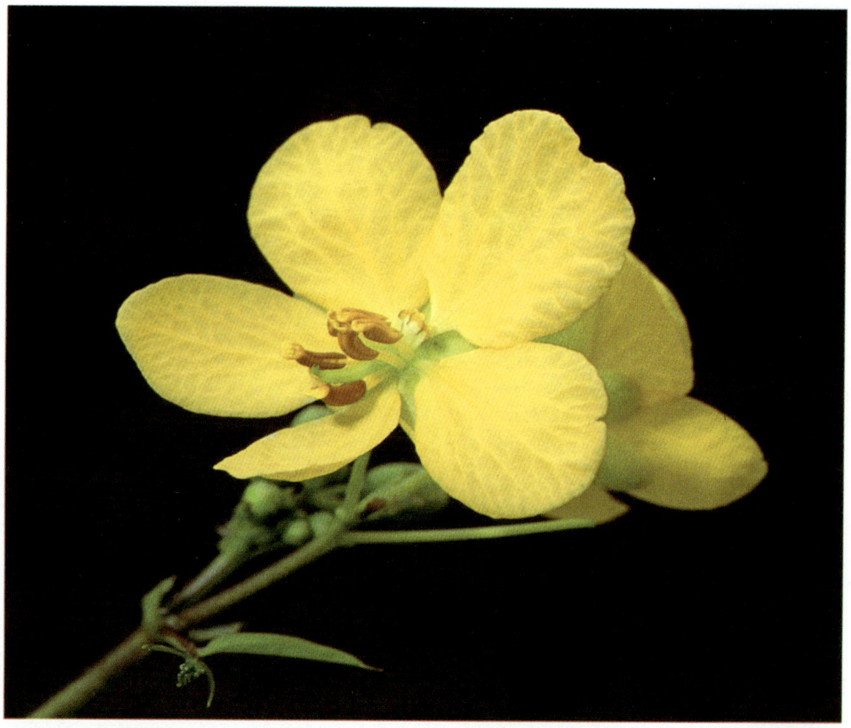

126 Cassia spp: Blüte mit ungleichen Staubblättern

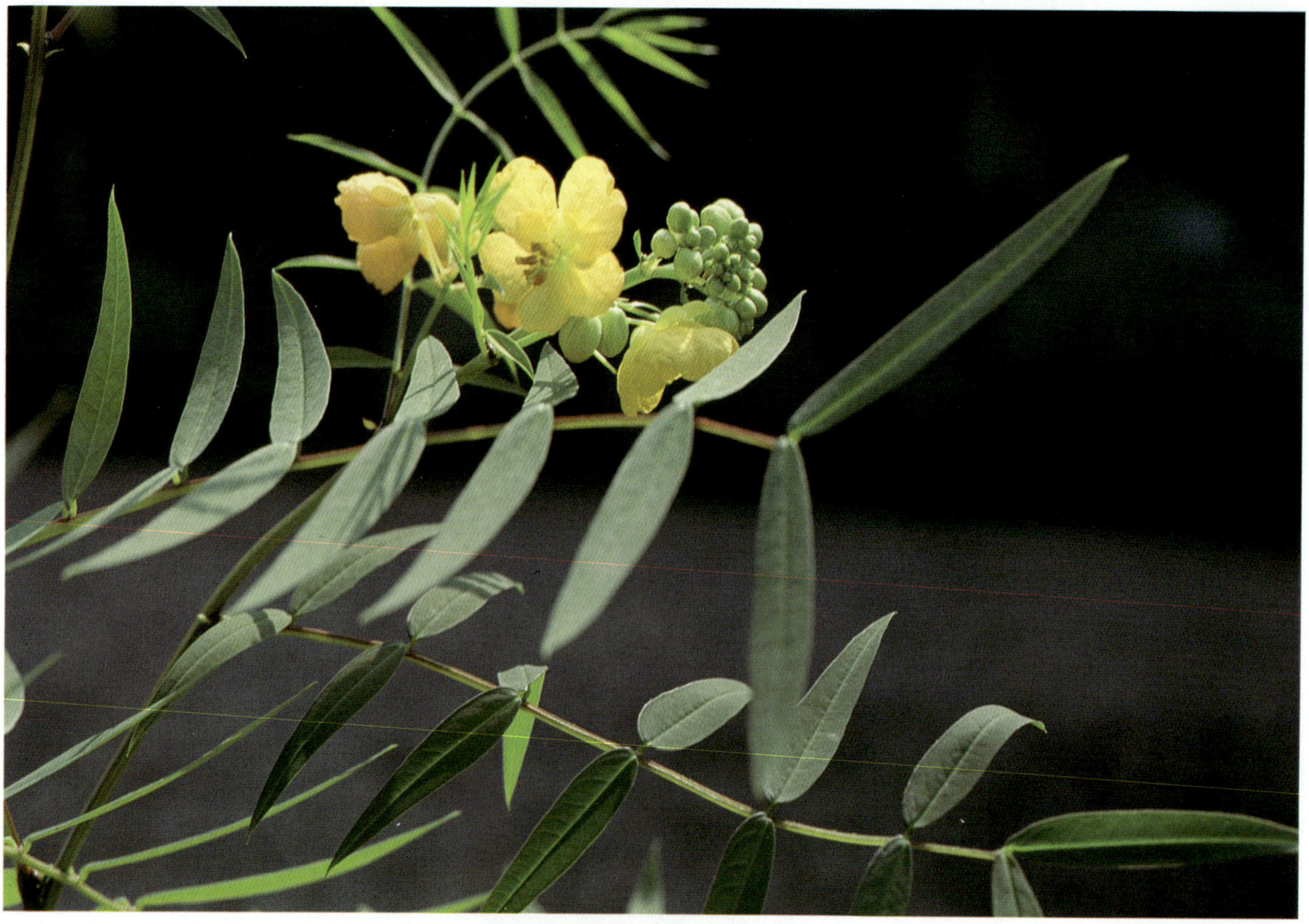

127 Cassia spp: Blätter der Gattung Cassia stets paarig gefiedert

Droge

Sennae folium = Sennesblätter

Bestehend aus den getrockneten Fiederblättchen von Cassia senna L. (Syn. C. acutifolia Del.) (Alexandriner- bzw. Khartum-Senna) und/oder C. angustifolia Vahl (Tinnevelly-Senna). Sie enthalten mindestens 2,5% Hydroxyanthracen-Glykoside, berechnet als Sennosid B.

Sennae fructus acutifoliae = Alexandriner Sennesfrüchte

Bestehend aus den getrockneten Früchten von Cassia senna L. Sie enthalten mindestens 3,4% Hydroxyanthracen-Glykoside, berechnet als Sennosid B.

Sennae fructus angustifoliae = Tinnevelly-Sennesfrüchte

Bestehend aus den getrockneten Früchten von Cassia angustifolia Vahl. Sie enthalten mindestens 2,2% Hydroxyanthracen-Glykoside, berechnet als Sennosid B.

Hauptinhaltsstoffe

Anthrachinonderivate (z.B. Sennoside)

Flavonoide

Schleimstoffe

Wirkungen und Indikationen

Laxierend.

Bei habitueller Obstipation. Bei Erkrankungen, bei denen eine leichte Defäkation mit weichem Stuhl erwünscht ist, z.B. Analfissuren, Hämorrhoiden, nach rektal-analen operativen Eingriffen.

Zur Reinigung des Darmes vor Röntgenuntersuchungen sowie vor und nach operativen Eingriffen im Bauchraum. Wirkungseintritt: Nach 8–12 Stunden.

Dosierung / Teezubereitung

0,5–2 g (1/3–1 Teelöffel) auf eine Tasse mit warmem (nicht kochendem Wasser) übergiessen und ziehen lassen.

Sollte vorzugsweise in Form von kontrollierten Fertigarzneimitteln verwendet werden.

Keine Langzeitanwendung.

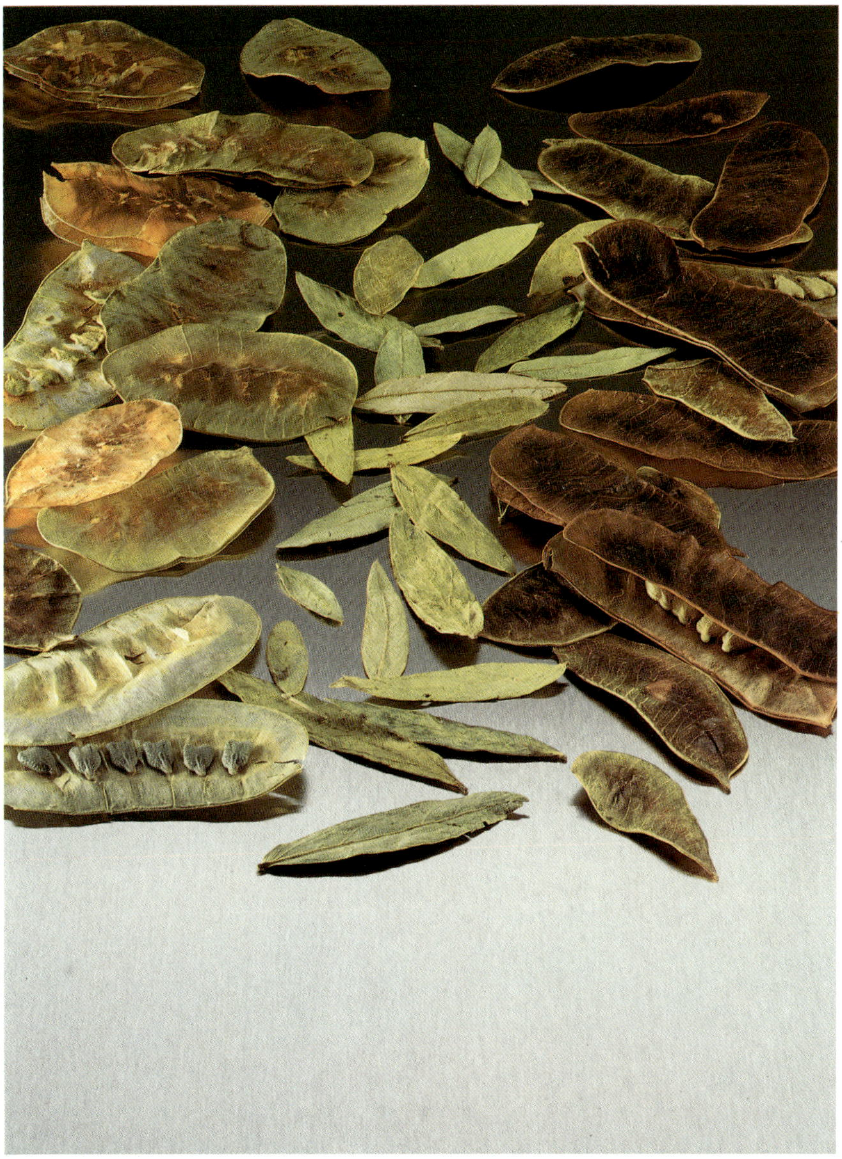

128 Sennae folium und S. fructus – Sennesblätter und Sennesfrüchte

Nebenwirkungen

Harmlose Rotfärbung des Urins ist möglich. Bei chronischem Gebrauch/Missbrauch Elektrolytverluste, vor allem Kalium, Albuminurie, Hämaturie, Pigmenteinlagerung in Darmmucosa (Melanosis coli), Schädigung des Plexus myentericus.

Kontraindikationen

Ileus jeder Genese, Schwangerschaft, Stillzeit.

Interaktionen

Bei chronischem Gebrauch/Missbrauch durch Kaliummangel Verstärkung der Herzglykosidwirkung möglich.

Centaurium erythraea Rafn.

Gentianaceae

Verbreitung

Europa, Asien, Nordafrika; in Nordamerika eingeschleppt.

Merkmale

Stengel nur im obersten Teil verzweigt, 4kantig, 10–40 cm hoch.

Rosettenblätter oval; gegenständige Stengelblätter lanzettlich.

Kronröhre beim Aufblühen doppelt so lang wie der Kelch, rosa, selten weiss.

Blütezeit: Juli bis September

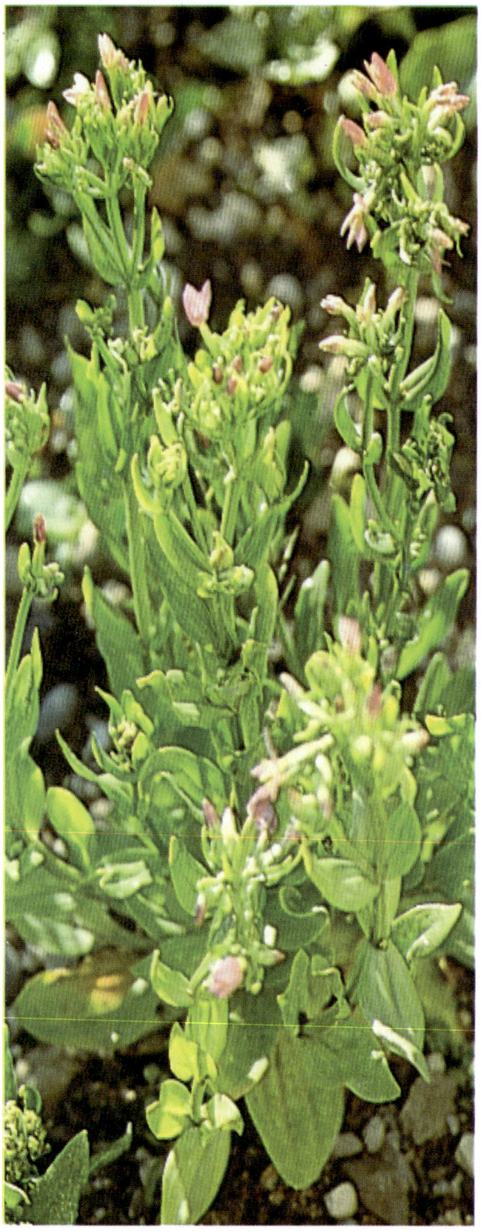

129 Dichtbeblätterte Einzelpflanze

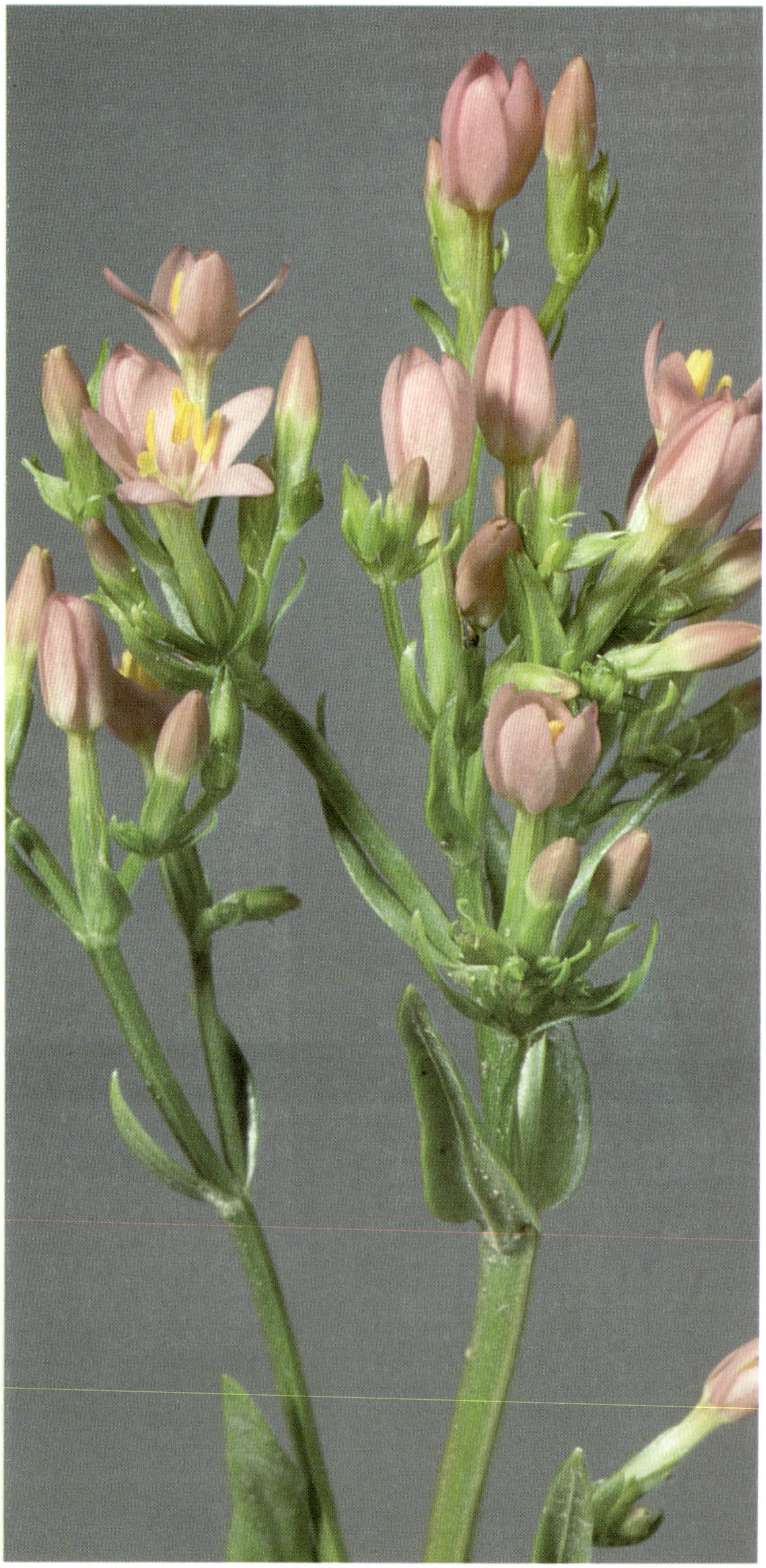

130 4kantige Stengel im obersten Abschnitt verzweigt

Droge

Centaurii herba = Tausendgüldenkraut

Bestehend aus den getrockneten, blütentragenden oberirdischen Teilen oder aus dem beblätterten, blütentragenden Stengel ohne die Grundblätter von Centaurium erythraea Rafn. Die Bitterwirkung beträgt mindestens 100 Ph.Helv.-Einheiten.

Hauptinhaltsstoffe

Flavonoide, Bitterstoffe (Secoiridoide)

Xanthonderivate

Wirkungen und Indikationen

Steigerung der Speichel- und Magensaftsekretion.

Bei Appetitlosigkeit, dyspeptischen Beschwerden.

Dosierung / Teezubereitung

2–3 g (1–2 Teelöffel) auf eine Tasse mit kochendem Wasser übergiessen und ziehen lassen. Eine halbe Stunde vor den Mahlzeiten 1 Tasse trinken.

Auch in Fertigarzneimitteln enthalten.

Nebenwirkungen

Keine bekannt.

Kontraindikationen

Keine bekannt.

Interaktionen

Keine bekannt.

Historisches

Das Tausendgüldenkraut wurde vielseitig eingesetzt. Innerlich als Purgans, Nervinum, Fiebermittel und magenstärkendes Mittel. Äusserlich als Klistier bei Ischias, als Saft in Augenmitteln und als Zäpfchen menstruationsfördernd, den Embryo austreibend. Nebenbei diente es auch zu allerlei Zauberei, z.B. gegen Erkrankungen, Vergiftungen, Verhexungen.
Volksmedizin: bei chronischen Magenleiden, Appetitlosigkeit. Als Roborans und Tonikum.

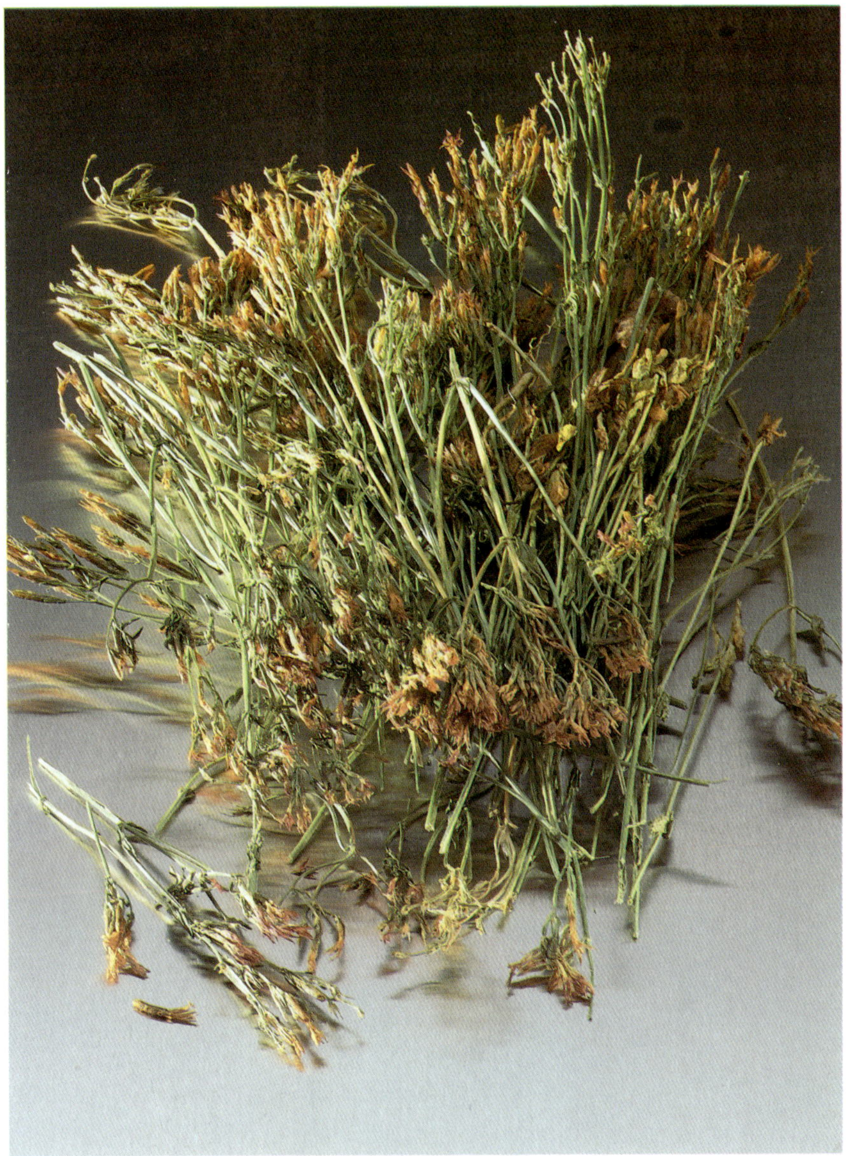

131 Centaurii herba – Tausendgüldenkraut

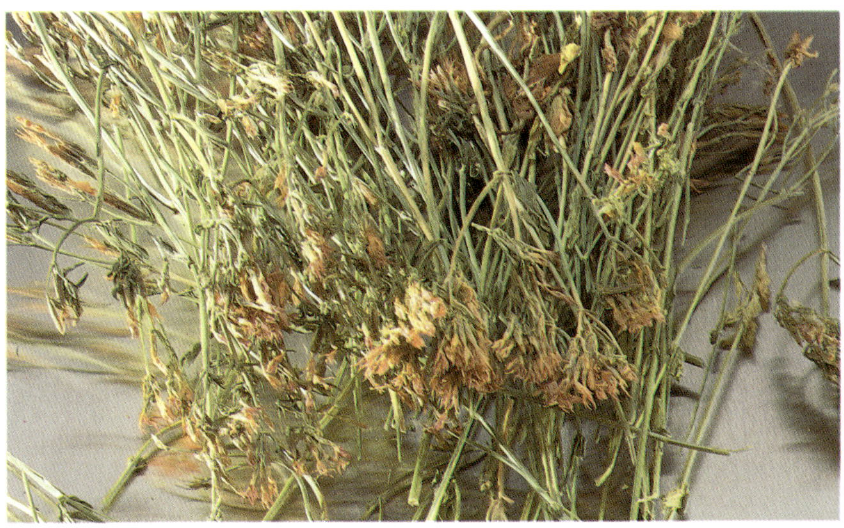

132 Blütentragende Teile

Cephaelis ipecacuanha (Brot.) Tussac

Rubiaceae

Verbreitung

Waldgebiete Brasiliens und Boliviens; dort und teilweise auch in Asien kultiviert.

Merkmale

Bis 40 cm hohe Pflanze; der untere Teil des Stengels verholzt; Wurzel knotig gegliedert.

Blätter unterseits hellgrün, Nebenblätter fächerförmig geschlitzt.

Blütenstand von 2 Paar kreuzweise gestellten Hüllblättern umgeben, Krone trichterförmig.

Frucht dunkelblau.

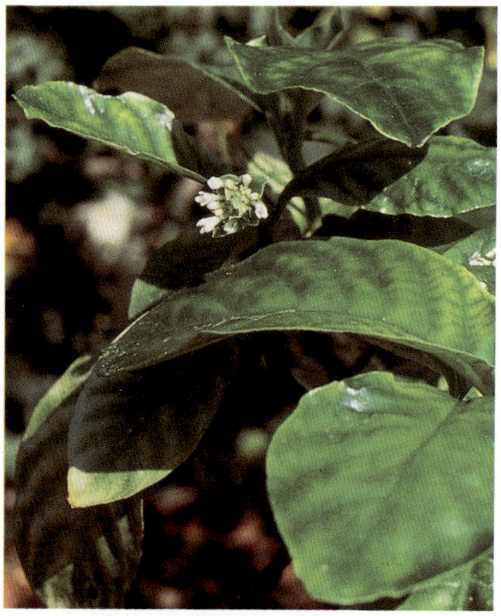

133 Blätter elliptisch, meist ganzrandig

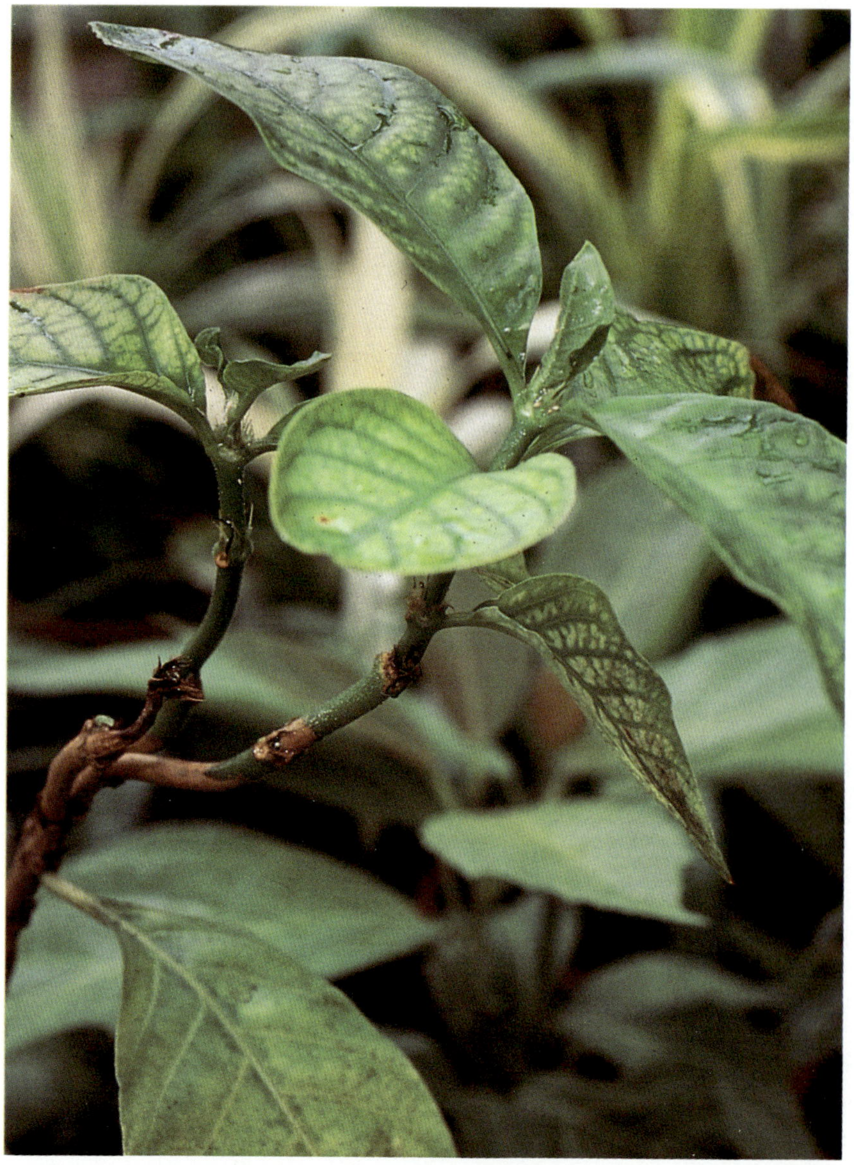

134 Junge Pflanze mit noch unverholzten Trieben

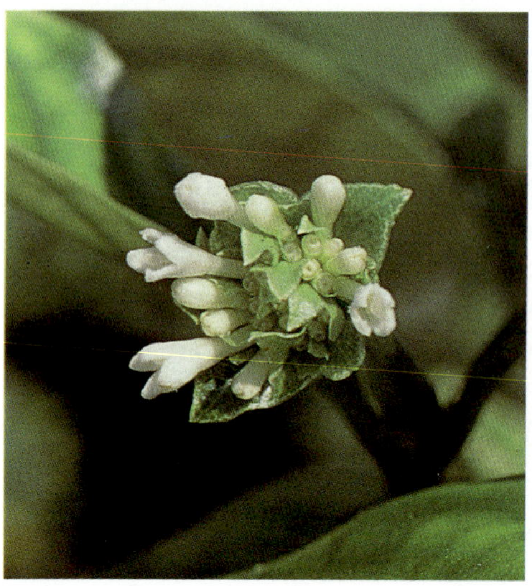

135 Trichterförmige Blüten

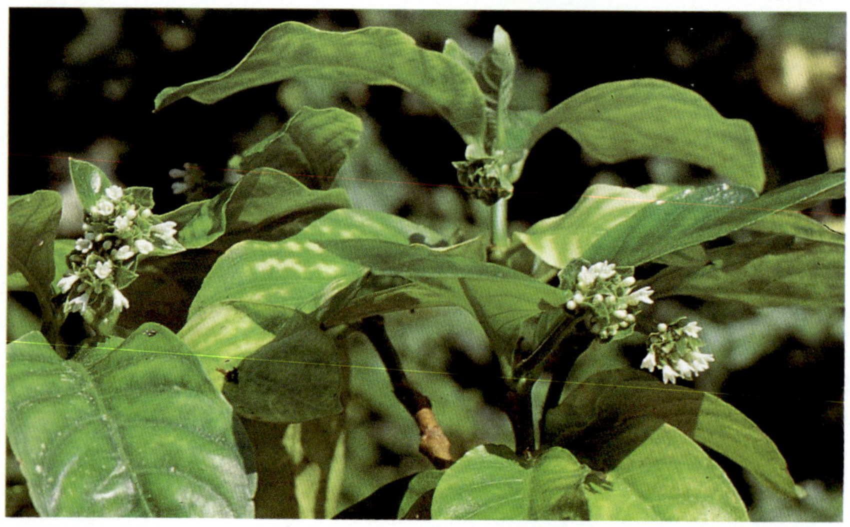

136 Blütenstände mit kreuzgegenständig angeordneten Hüllblättern

Droge

Ipecacuanhae radix = Brechwurzel, Ipecacuanhawurzel

Bestehend aus den unterirdischen Organen von Cephaelis ipecacuanha (Brot.) Tussac (Syn. C. ipecacuanha (Brot.) A. Rich.), bekannt als Matto-Grosso-Ipecacuanha und/oder von C. acuminata Karsten, bekannt als Cartagena-, Nicaragua- oder Panama-Ipecacuanha (Costa-Rica-Ipecacuanha). Sie enthalten mindestens 2,0% Gesamtalkaloide, berechnet als Emetin und bezogen auf die bei 100 bis 105°C getrocknete Droge.

Hauptinhaltsstoffe

Alkaloide (z.B. Emetin, Cephaelin).

Wirkungen und Indikationen

Expektorierend, emetisch. Bei Bronchitis mit zähflüssigem Schleim. In höherer Dosierung als Brechmittel.

Dosierung

Sollte nur in Form von kontrollierten Fertigarzneimitteln verwendet werden. In der Rezeptur ist ein standardisierter Trockenextrakt einzusetzen.

Nebenwirkungen

Bei Dosisüberschreitung Intoxikation (Schleimhautreizung im Magen-Darm-Bereich, blutige Durchfälle, Krämpfe, Herzschwäche, Atemnot).

Historisches

Die Brechwurzel wurde von Südamerika nach Europa importiert. Sie wurde in der 2. Hälfte des 17. Jahrhundert vom Pariser Arzt Helvetius als Geheimmittel gegen Dysenterie verwendet. Er erhielt für die Bekanntgabe des Rezeptes einen hohen Geldbetrag. Zusätzlich benutzte man die Wurzel als Brechmittel und in niedrigerer Dosierung als schweisstreibendes Mittel, Hustenmittel und als Mittel gegen Durchfall. Seltener wurde sie äusserlich in Salben zur Erzeugung von Pusteln oder Geschwüren eingesetzt.

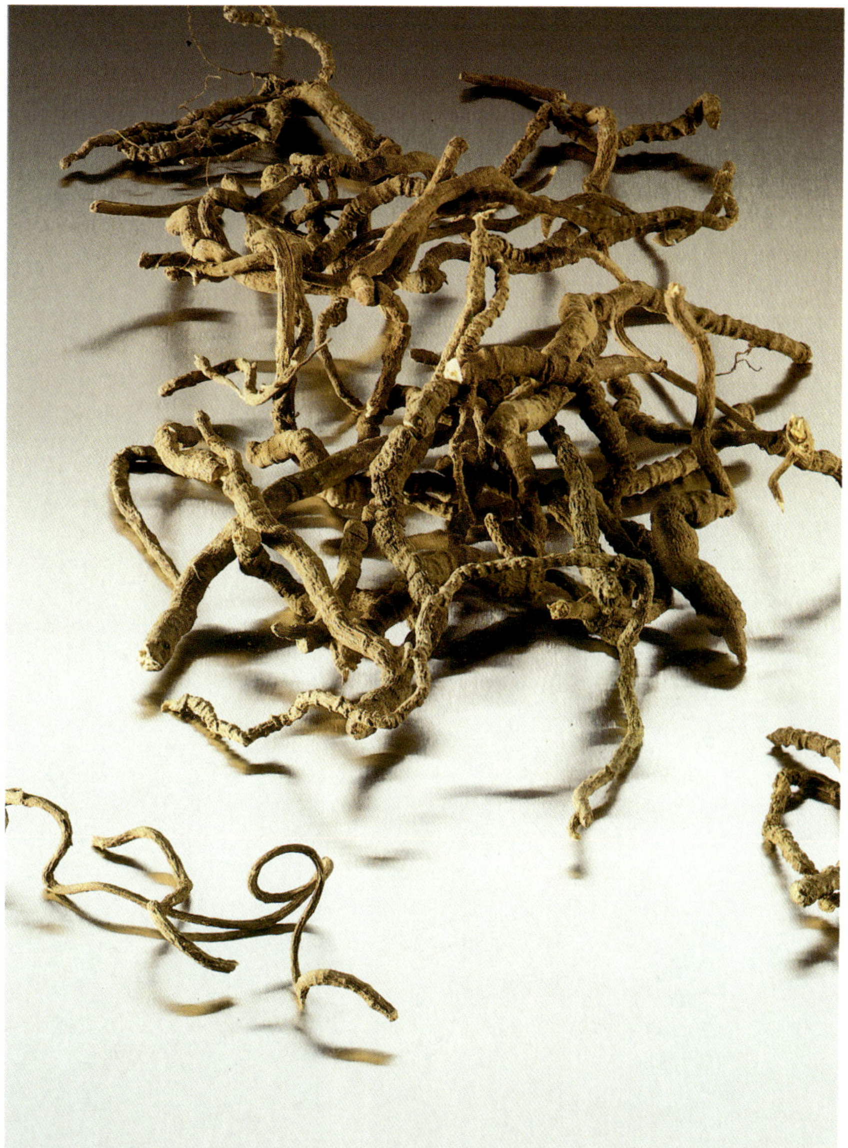

137 Ipecacuanhae radix – Brechwurzel

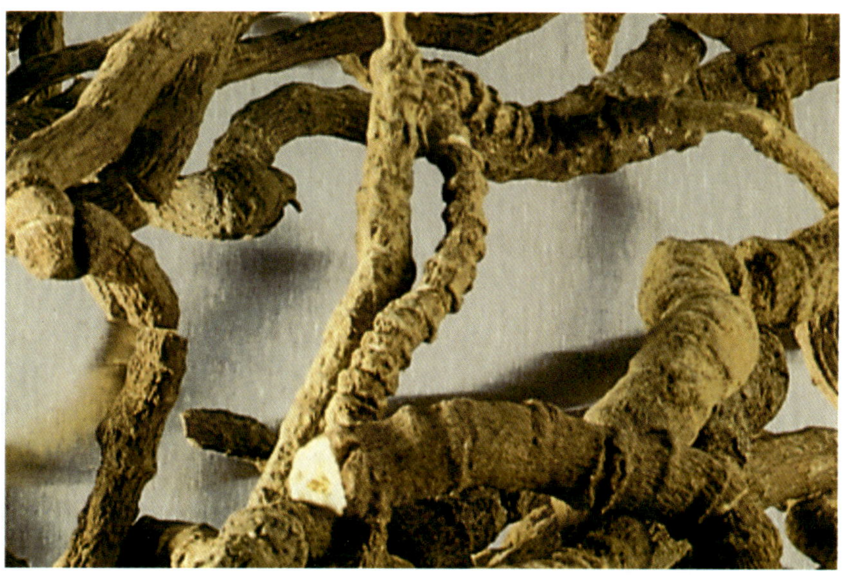

138 Wurzeln mit halbring- oder ringförmigen Wülsten ►

Verbreitung

Von der Arktis bis zu den Alpen und zum Kaukasus, dazu einige Ausläufer in Südeuropa.

Merkmale

Bodenbewohnende Flechte, strauchartig aufsteigend, bis 10 cm hoch, verzweigt.

Thallusabschnitte relativ breit, meist schwach eingerollt, oberseits braun bis braunoliv; Unterseite weisslich, mit kleinen Grübchen übersät, am Rande borstig gewimpert.

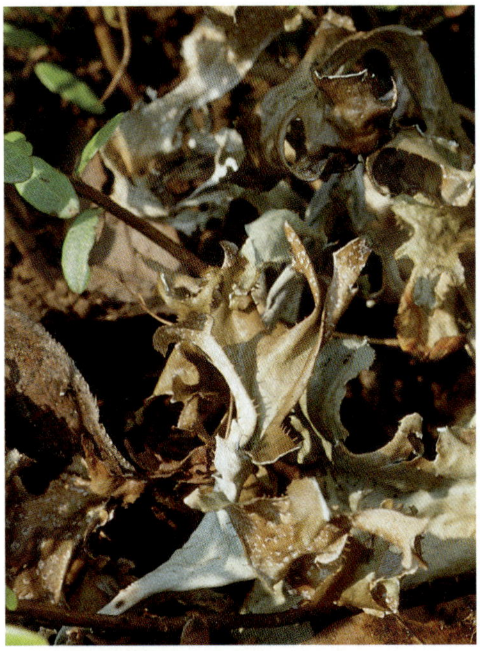

139 Breite Thallusabschnitte

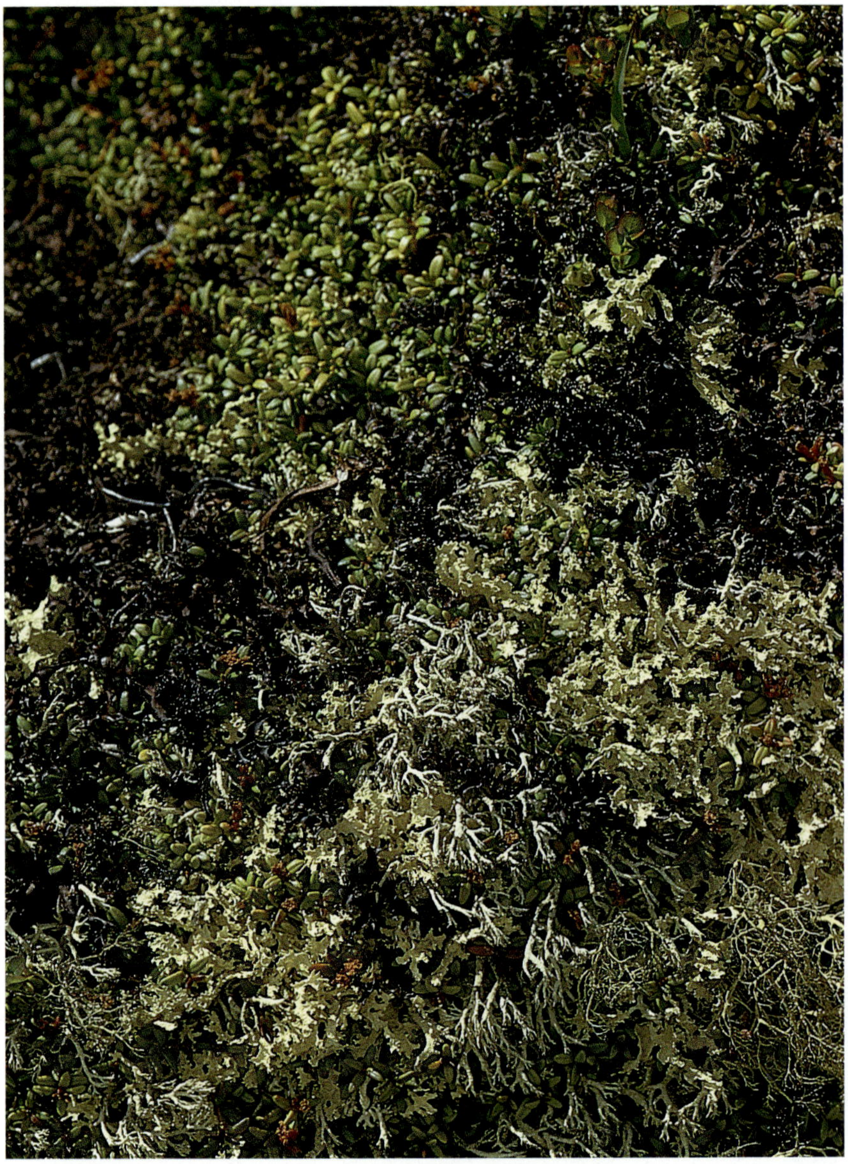

140 Typischer Flechtenstandort mit verschiedenen Flechtenarten

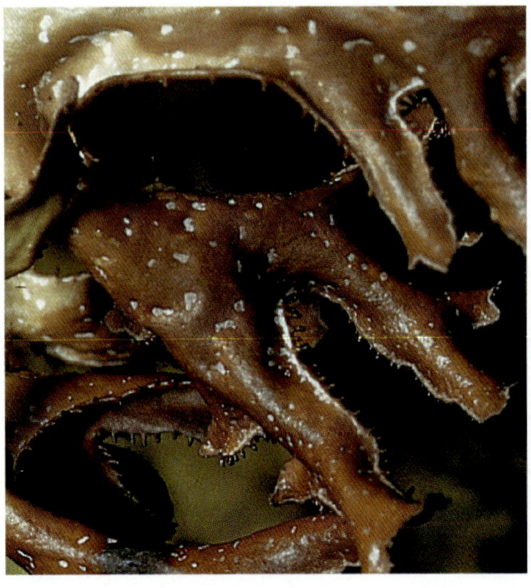

141 Gewimperte Ränder

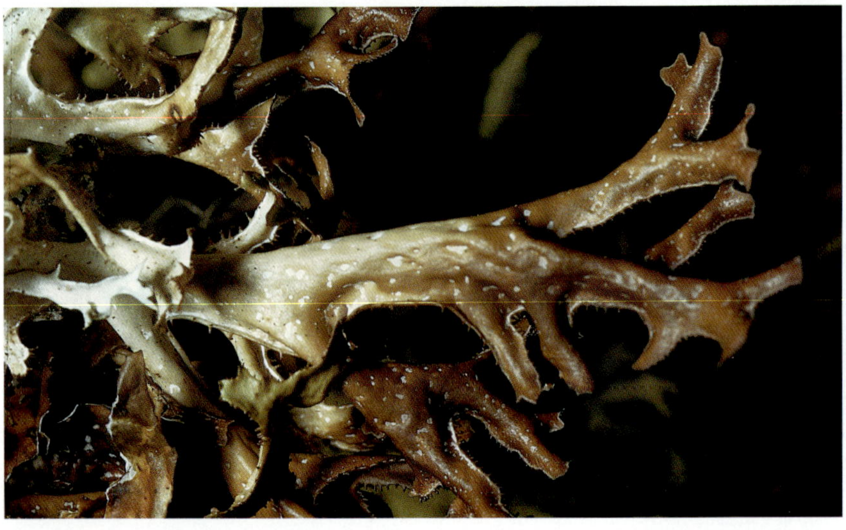

142 Bräunliche Oberseite mit Grübchen

Droge

Lichen islandicus = Isländisches Moos
Bestehend aus dem getrockneten Thallus von Cetraria islandica (L.) Ach.

Hauptinhaltsstoffe

Schleimstoffe

Bitterstoffe (z.B. Flechtensäuren)

Wirkungen und Indikationen

Reizlindernd, antimikrobiell, Anregung der Magensaftsekretion.

Bei Schleimhautreizungen im Mund- und Rachenraum und damit verbundenem trockenen Reizhusten.

Appetitlosigkeit.

Dosierung / Teezubereitung

1,5–2,5 g (1–2 Teelöffel) auf eine Tasse mit kochendem Wasser übergiessen und ziehen lassen oder Kaltmazerat; 3mal täglich 1 Tasse trinken. Auch in Fertigarzneimitteln enthalten.

Nebenwirkungen

Keine bekannt.

Kontraindikationen

Keine bekannt.

Interaktionen

Keine bekannt.

Historisches

In den nördlichen Ländern war das Isländische Moos ein wichtiges Nahrungsmittel für Mensch und Tier. Es wurde als Gemüse genossen, zu Mehl gemahlen und zu Brot verbacken. Medizinisch eingesetzt wurde es zuerst von den Isländern. Es wurde bei Lungenleiden, später allgemein als Tonikum für Schwindsüchtige und Schwächlinge und gegen Durchfall empfohlen. Äusserlich verwendete man es bei schlecht heilenden Wunden. Neben der Abkochung wurde auch Isländisch-Moos-Gelée oder -Paste, sowie Moos-Schokolade zubereitet.

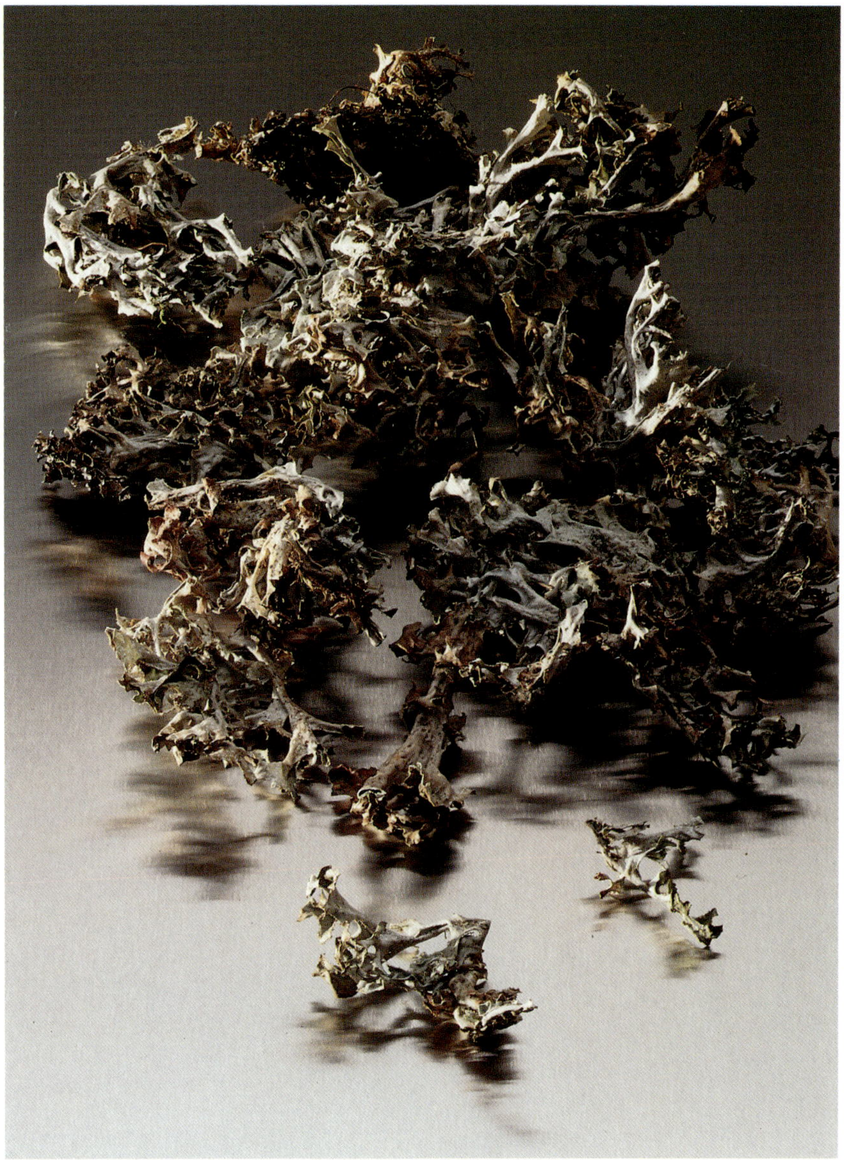

143 Lichen islandicus – Isländisches Moos

Volksmedizin: innerlich bei Lungenleiden, chronischen Magenerkrankungen, Nieren- und Blasenleiden. Als Hustenmittel, milchtreibendes und stärkendes Mittel. Äusserlich bei schlecht heilenden Wunden.

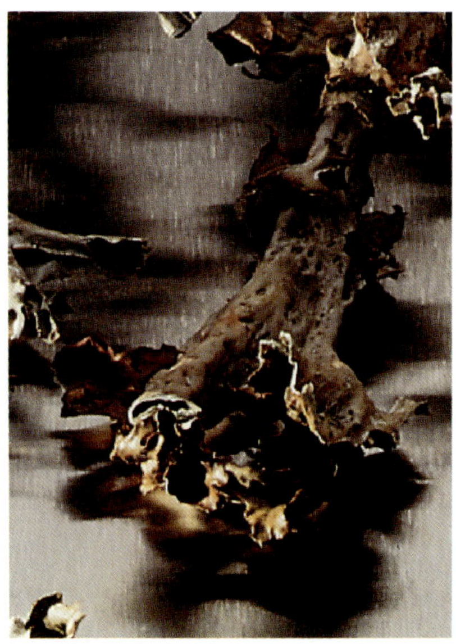

144 Lappen blattartig geformt ►

Verbreitung

Westeuropa, Nordwestafrika, Azoren; im übrigen Europa und in Nordamerika gepflanzt und zum Teil verwildert.

Merkmale

Pflanze 10–40 cm hoch, aromatisch.

Blätter 2–3fach fiederteilig mit schmalen, fadenförmigen Abschnitten.

Blütenköpfe 2–2,5 cm im Durchmesser, Blütenboden kegelförmig aufgewölbt, aber nicht hohl.

Gefüllte Kulturformen mit nur Zungenblüten.

Blütezeit: Juli bis September

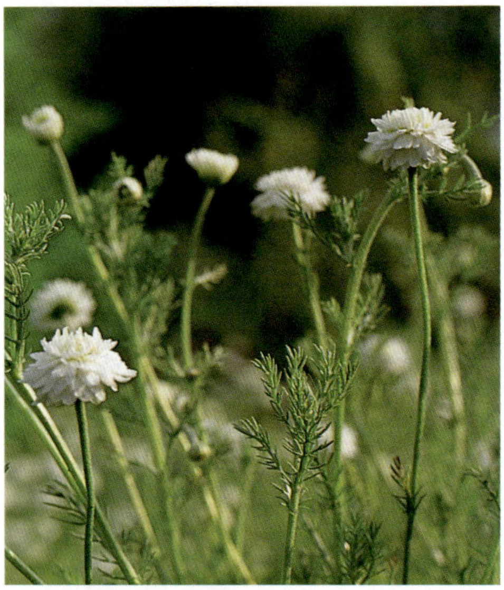

145 Gefüllte Kulturform

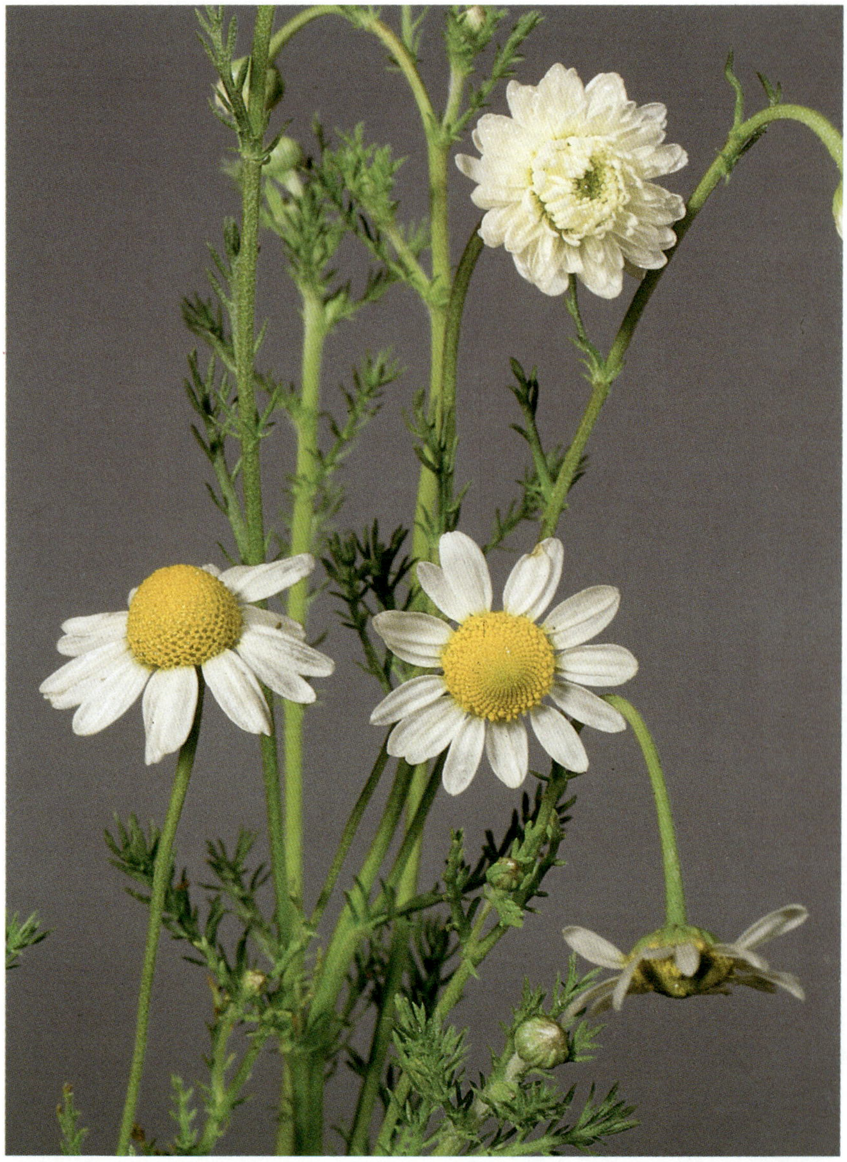

146 Wild- und Kulturform

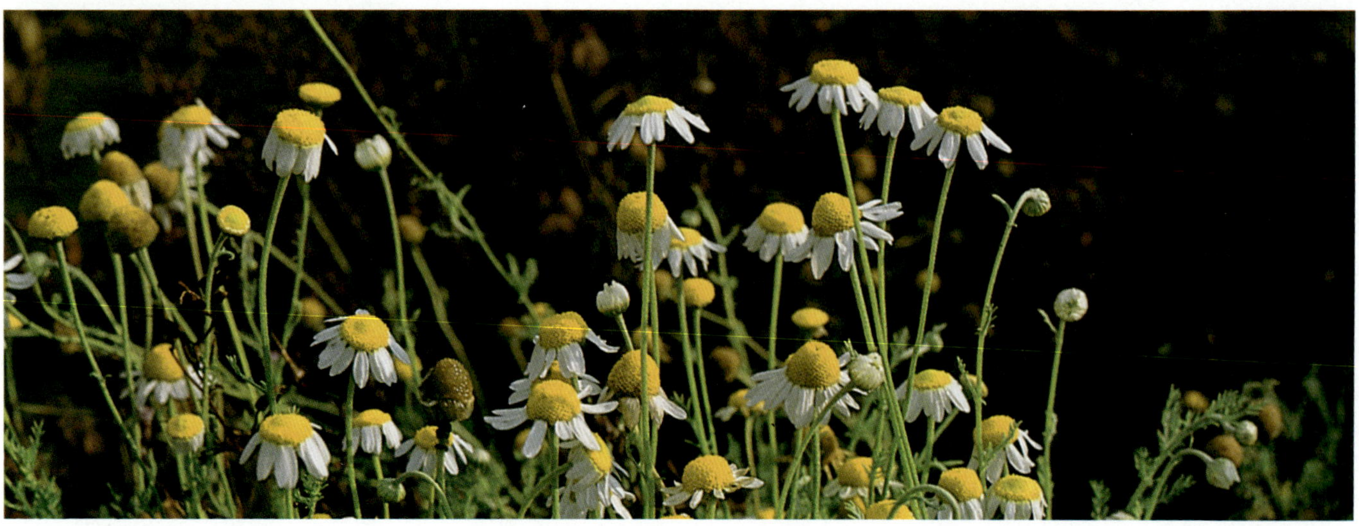

147 Wildform mit Zungen- (weiss) und Röhrenblüten (gelb)

Römische Kamille

Korbblütler

Droge

Chamomillae romanae flos = Römische Kamillenblüten
Bestehend aus den getrockneten Blütenköpfchen der kultivierten, gefülltblütigen Varietät von Chamaemelum nobile (L.) All. (Syn. Anthemis nobilis L.), mit einem Gehalt von mindestens 0,7% (V/m) ätherischem Öl.

Hauptinhaltsstoffe

Ätherisches Öl

Bitterstoffe

Flavonoide

Polyacetylene

Wirkungen und Indikationen

Kein wesentlicher pharmakologischer Unterschied gegenüber der echten Kamille (siehe Monographie Kamille, Matricaria recutita). Allerdings ist die römische Kamille weniger gut untersucht.

Dosierung / Teezubereitung

Innerlich:
1,5–2 g (2–3 Teelöffel) auf eine Tasse mit kochendem Wasser übergiessen und ziehen lassen; 3–4mal täglich 1 Tasse trinken.

Äusserlich: 3%iger Infus.

Auch in Fertigarzneimitteln enthalten.

Nebenwirkungen

Keine bekannt.

Kontraindikationen

Keine bekannt.

Interaktionen

Keine bekannt.

Historisches

Die Geschichte der römischen Kamille als Heilpflanze deckt sich mit derjenigen der echten Kamille.

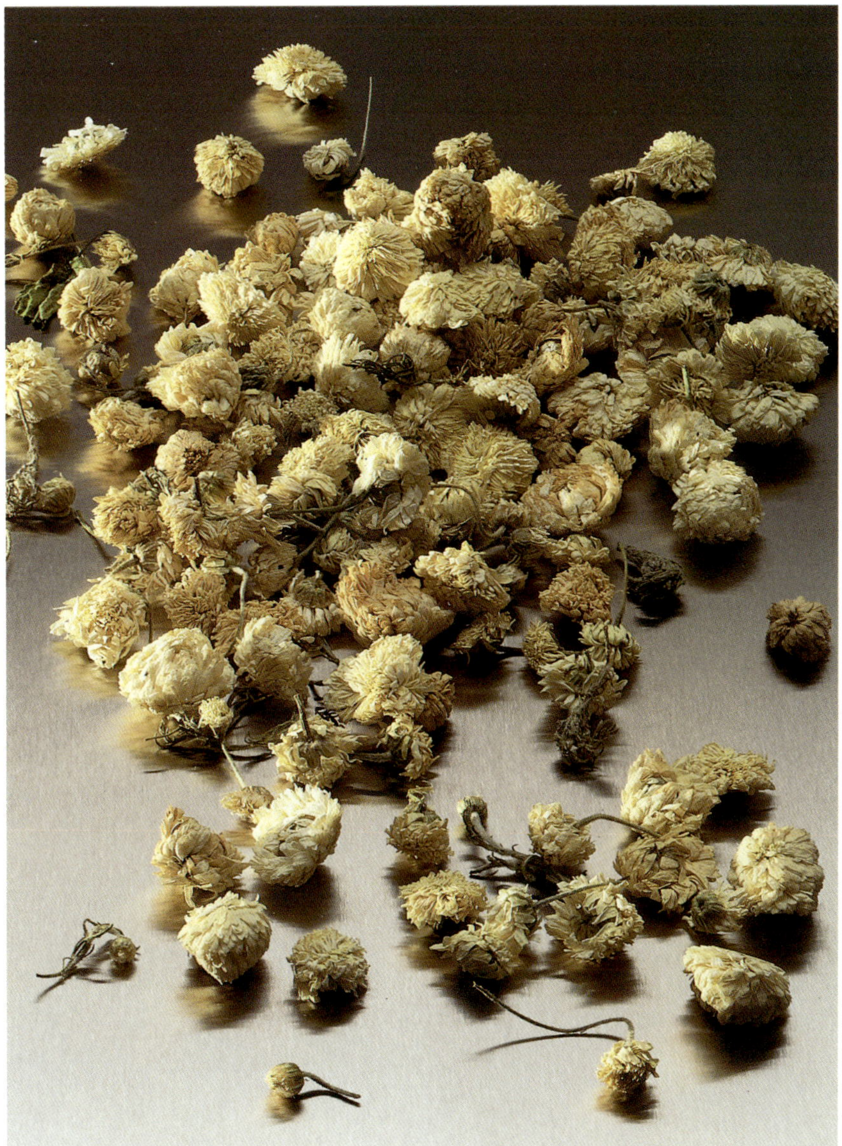

148 Chamomillae romanae flos – Römische Kamillenblüten

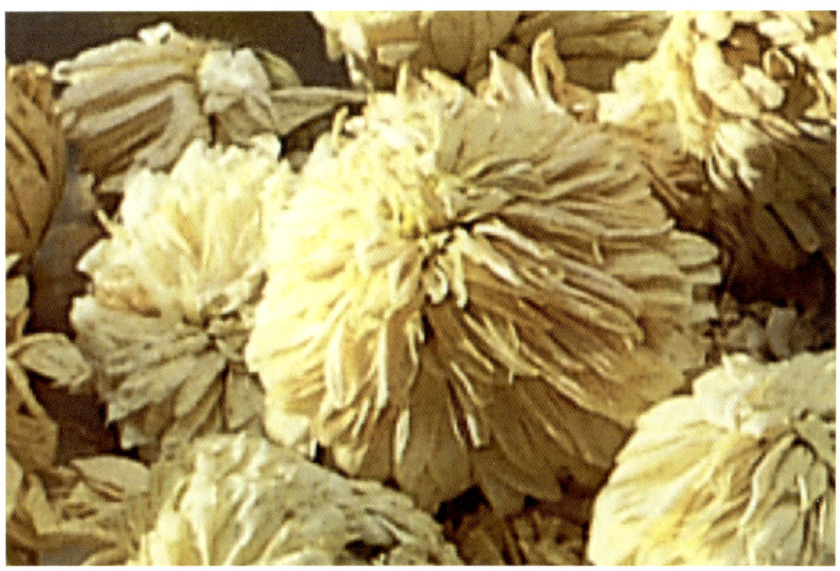

149 Gefülltblütige Varietät ►

Chelidonium majus L. Papaveraceae

Verbreitung

Ganz Europa, Mittel- und Nordasien, im Osten von Nordamerika eingeschleppt.

Merkmale

Verzweigte Pflanze mit orangegelbem Milchsaft, 30–80 cm hoch.

Blätter gefiedert, unterseits blaugrün.

Blüte 4zählig, in 2–8blütigen Dolden.

Frucht lineal und schotenförmig.

Blütezeit: April bis September

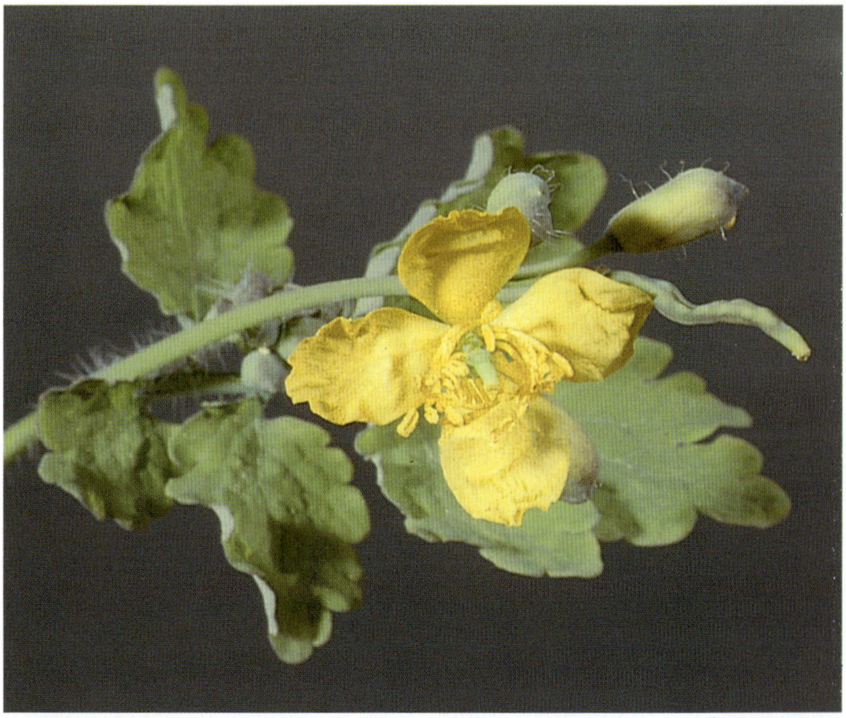

150 Blüte mit zahlreichen Staubblättern und oberständigem Fruchtknoten

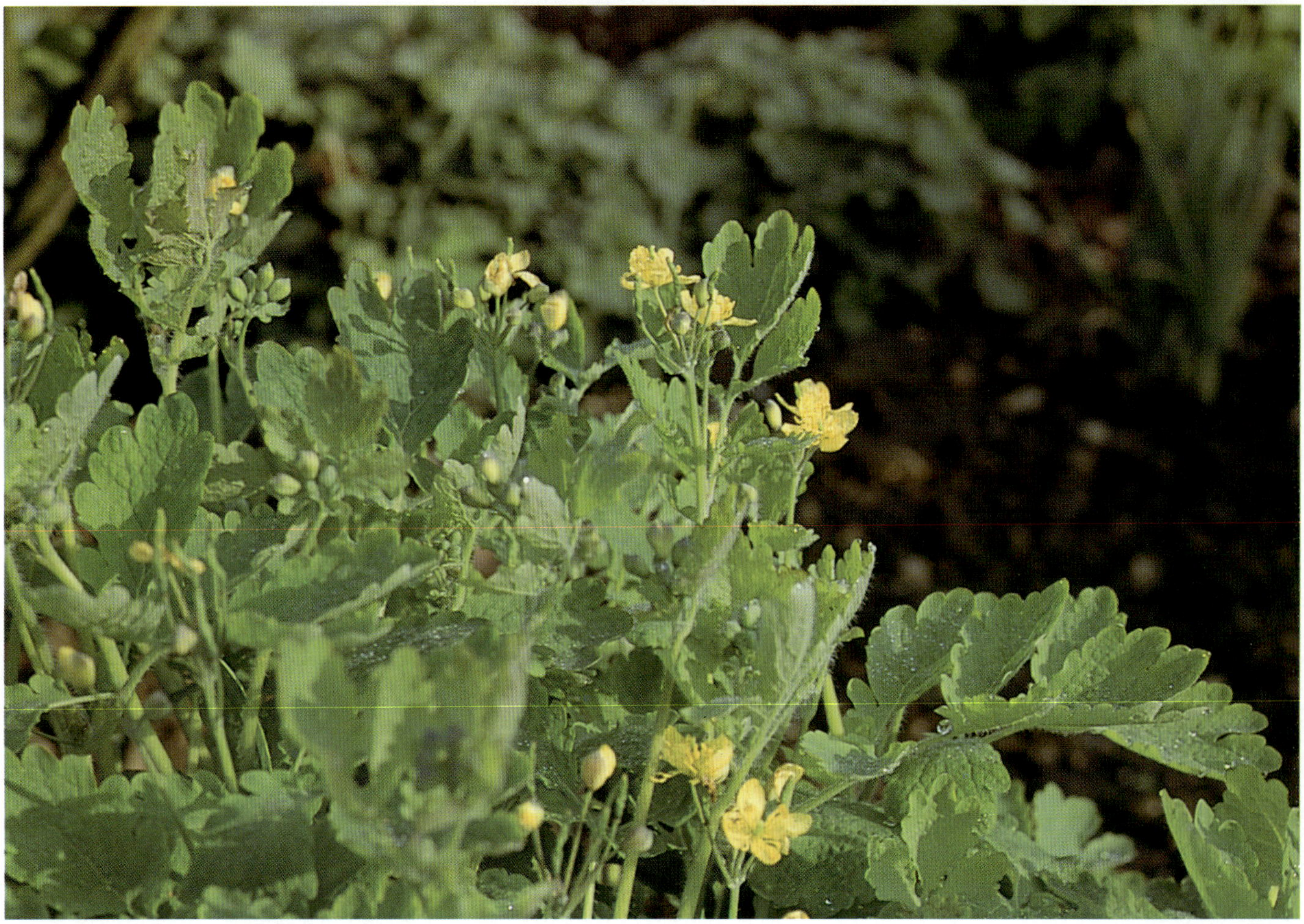

151 Stark beblätterte Schöllkraut-Pflanzen mit wenigblütigen Dolden

Schöllkraut

Droge

Chelidonii herba = Schöllkraut

Bestehend aus den zur Blütezeit gesammelten, getrockneten oberirdischen Teilen von Chelidonium majus L.

Hauptinhaltsstoffe

Alkaloide (z.B. Chelidonin)

Wirkungen und Indikationen

Spasmolytisch (papaverinartig).

Bei krampfartigen Beschwerden des Magen-Darm-Traktes und im Bereich der Gallenwege.

Dosierung

Sollte nur in Form von kontrollierten Fertigarzneimitteln verwendet werden.

Nebenwirkungen

Bei Überdosierung treten Magenschmerzen, Darmkoliken, Harndrang, Hämaturie, Schwindel und Benommenheit auf.

Kontraindikationen

Keine bekannt.

Interaktionen

Keine bekannt.

Historisches

Die Wurzel des Schöllkrauts wurde früher gegen Gelbsucht, in Form von Umschlägen mit Wein gegen Bläschenausschlag, bei Augenleiden, als Wundheilmittel u.a.m. eingesetzt. Es wurde erzählt, dass Schwalben ihre Jungen gegen drohende Erblindung mit Schöllkraut behandelten.
Volksmedizin: bei Gallenleiden; frischer Milchsaft zur Behandlung von Warzen.

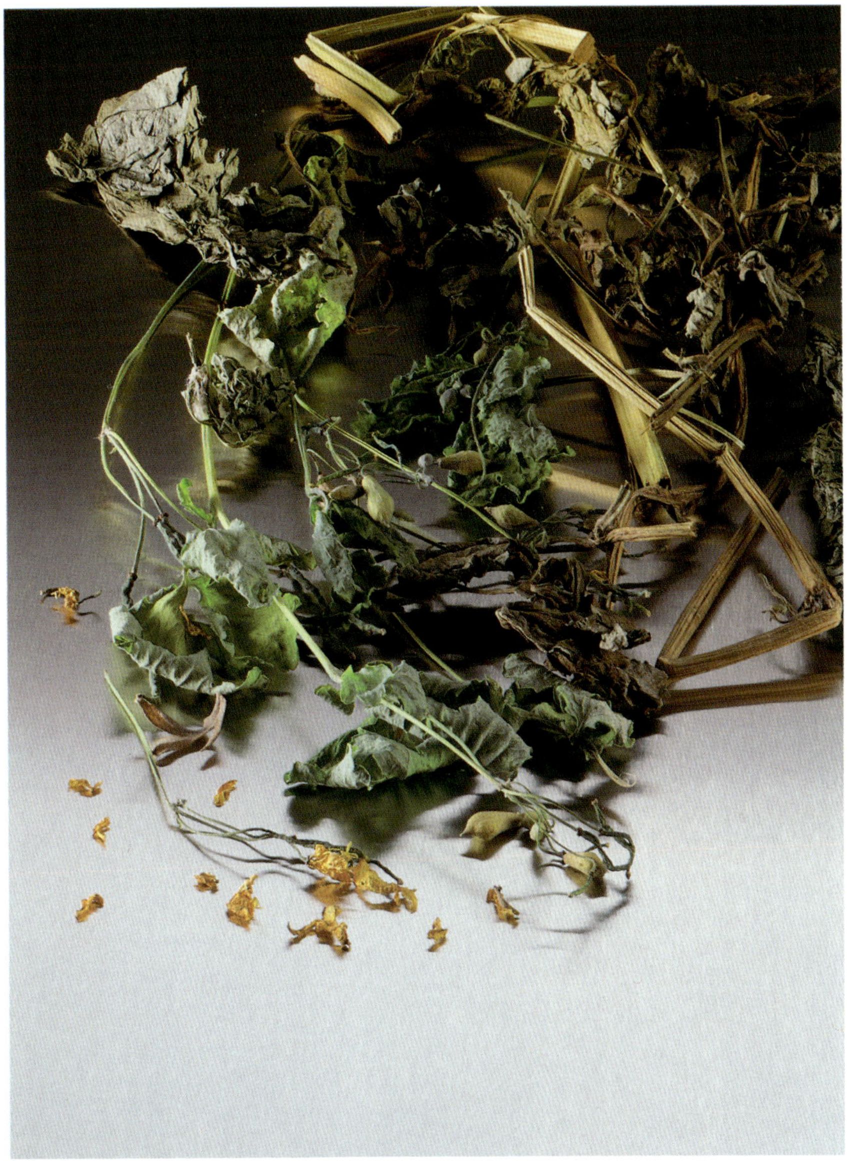

152 Chelidonii herba – Schöllkraut

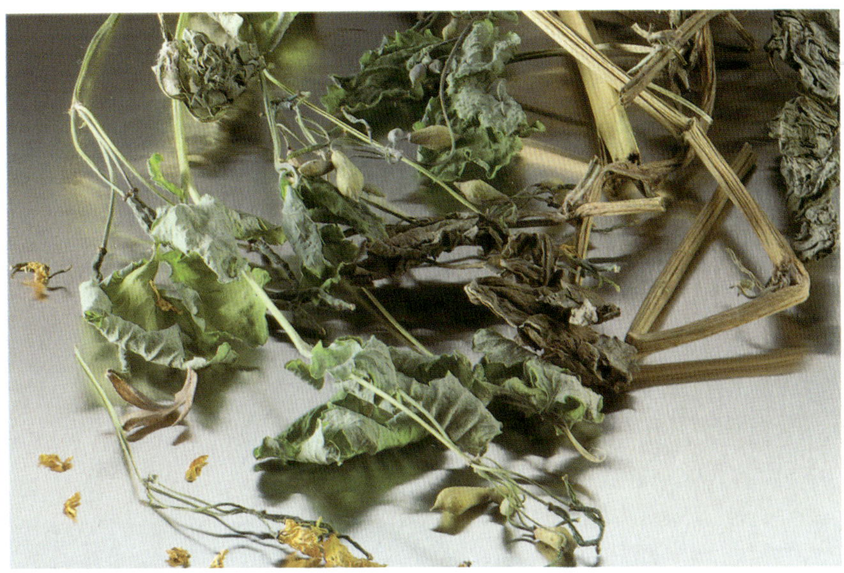

153 Schöllkrautblätter ►

Verbreitung

Atlantisches Nordamerika.

Merkmale

Blütentragende Stengel schlank, 1–2,5 m hoch.

Blätter 3teilig und gefiedert zusammengesetzt.

Blütenstände meist verzweigt; 4–5 kronblattartige Kelchblätter, keine Kronblätter, zahlreiche Staubblätter.

Samen seitlich abgeflacht.

Blütezeit: Juni bis August

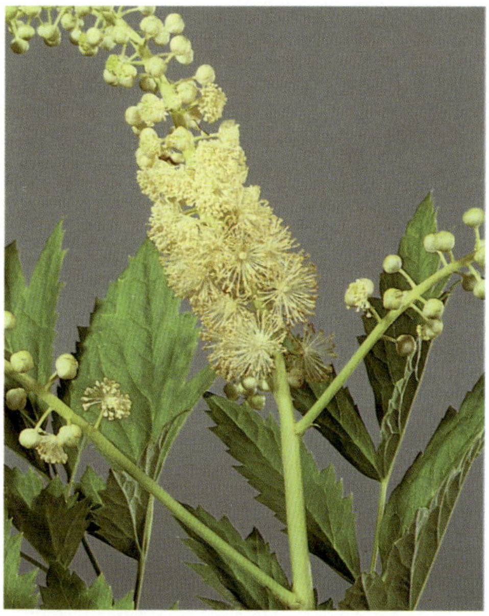

154 Aufblühender Blütenstand

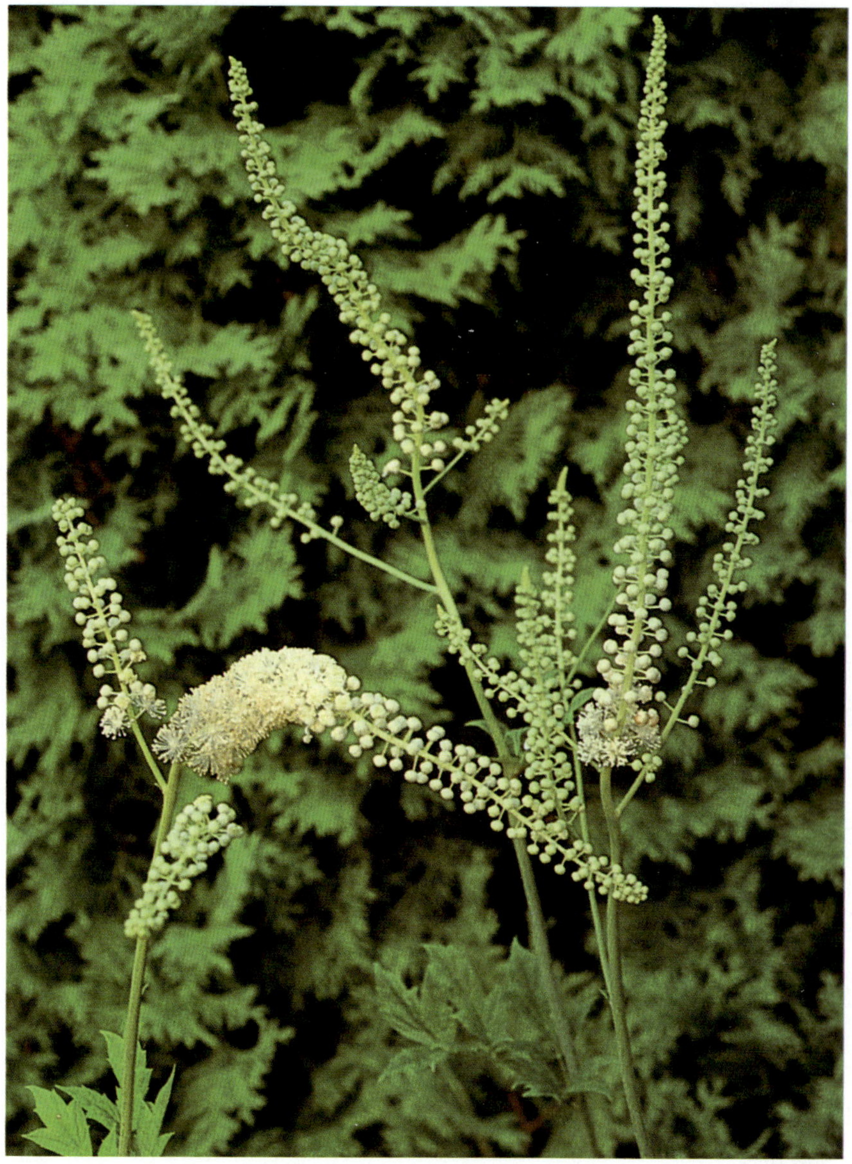

155 Bis 2,5 m hohe blütentragende Stengel

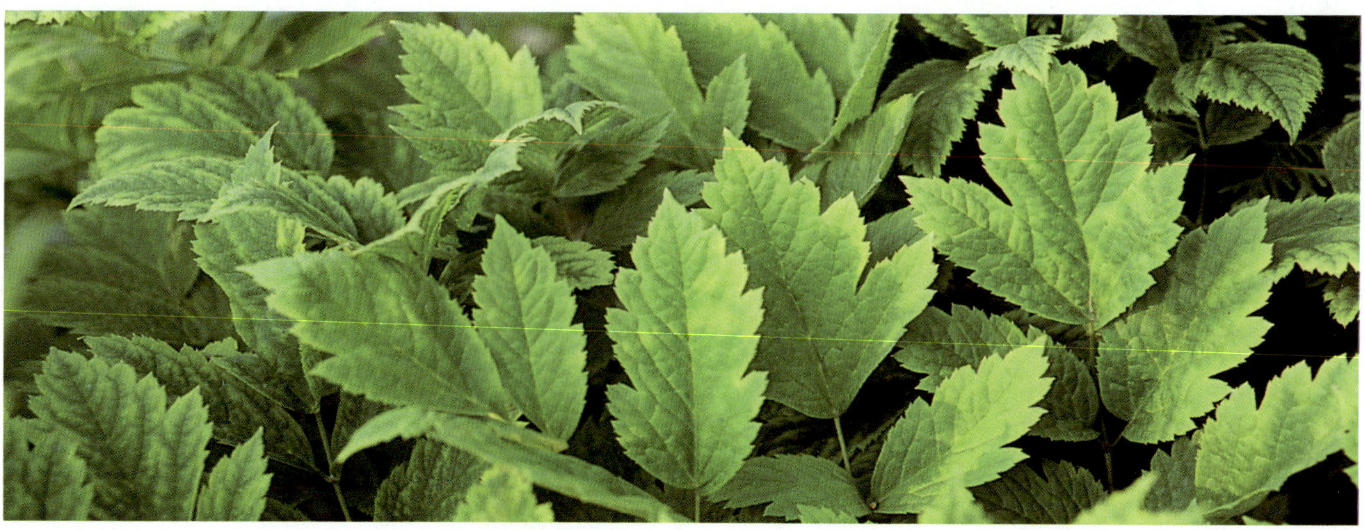

156 Dreiteilige Blätter mit gefiederten Abschnitten

Droge

Cimicifugae racemosae rhizoma = Cimicifugarhizom

Bestehend aus dem frischen oder getrockneten Rhizom mit anhängenden Wurzeln von Cimicifuga racemosa (L.) Nutt.

Hauptinhaltsstoffe

Triterpenglykoside (z.B. Actein)

Wirkungen und Indikationen

Östrogenartige Wirkung.

Bei prämenstruellen und dysmenorrhoischen sowie klimakterisch bedingten neurovegetativen Beschwerden.

Dosierung

Sollte in Form von kontrollierten Fertigarzneimitteln verwendet werden. Nicht länger als 6 Monate lang einnehmen.

Nebenwirkungen

Gelegentlich Magenbeschwerden.

Bei hoher Dosierung Kopfschmerzen, Steifheit und Zittern der Glieder.

Kontraindikationen

Keine bekannt.

Interaktionen

Keine bekannt.

Historisches

Die Cimicifuga-Wurzel ist eine alte Arzneidroge der Indianer Kanadas, Wisconsins und Missouris. Sie wurde gegen die Folgen von Schlangenbissen und zur Geburtserleichterung eingesetzt. Im 19. Jahrhundert galt sie eine Zeitlang als Wundermittel zur Behandlung von fieberhaftem Rheumatismus, geriet aber bald wieder in Vergessenheit.

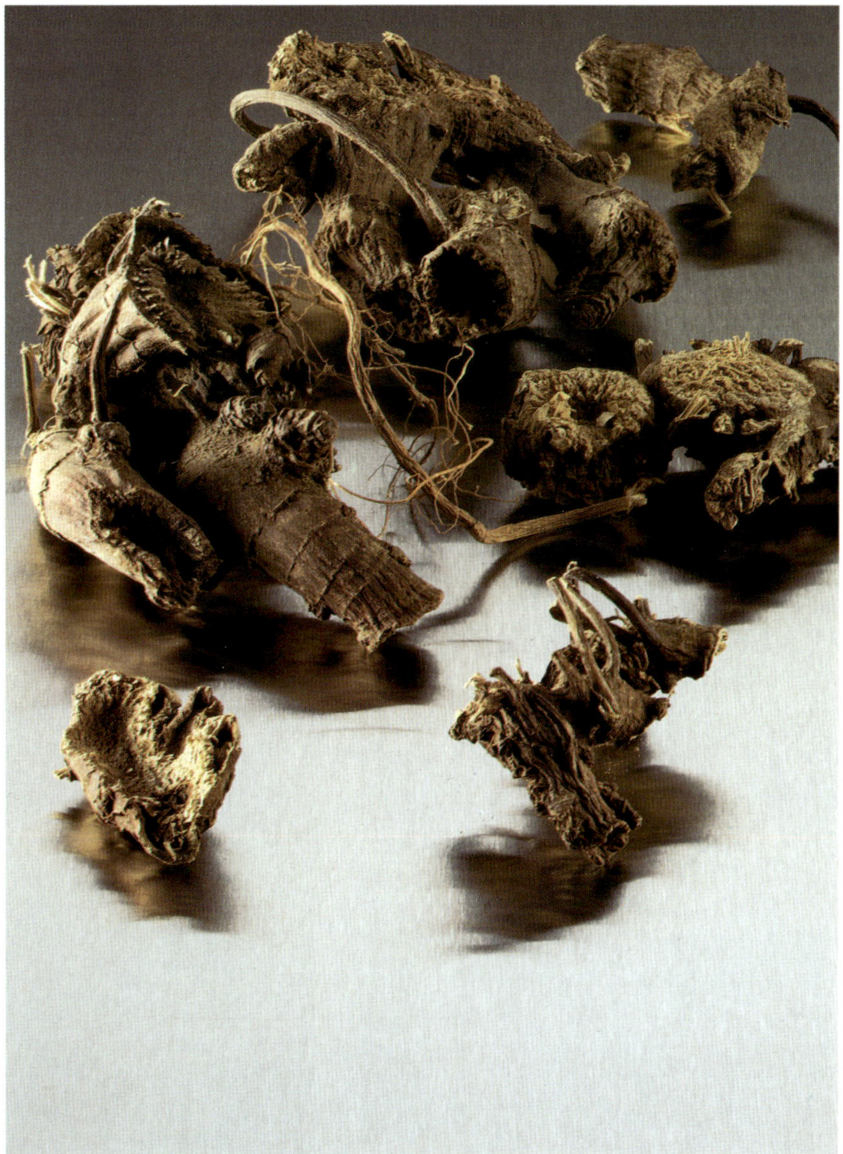

157 Cimicifugae racemosae rhizoma – Cimicifugarhizom

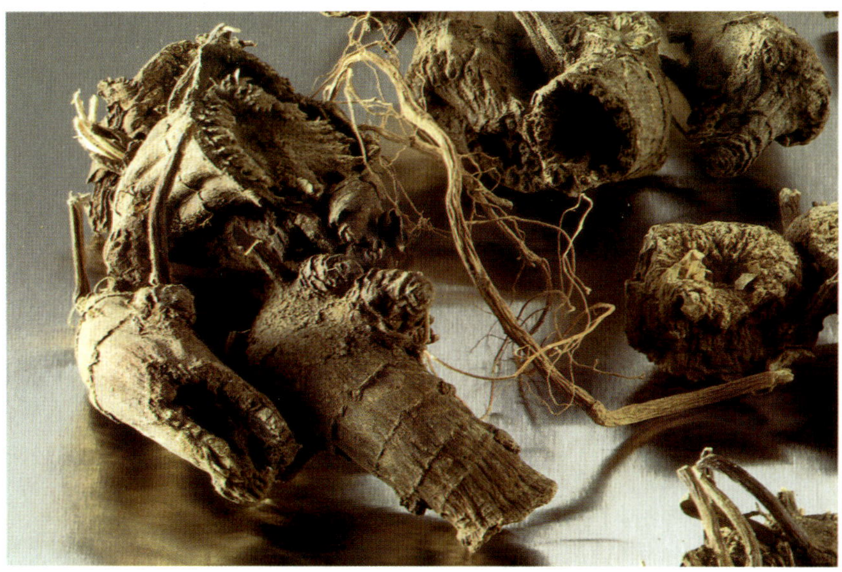

158 Wanzenkraut-Rhizom ►

Cinchona pubescens Vahl

Rubiaceae

Verbreitung

In den Anden Südamerikas von Venezuela bis Bolivien den nordöstlichen Bergflanken entlang.

Merkmale

6–15 m hoher Baum.

Blätter gross, bis 40x25 cm, oberseits glänzend, die Nebenblätter unterhalb der Sprossspitze hinfällig.

Krone 10–12 mm lang, Zipfel behaart.

Frucht eine 1,2–5 cm längliche Kapsel.

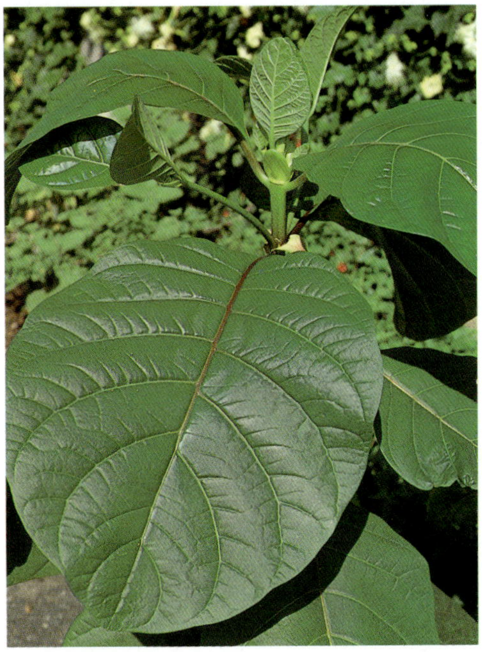

159 Jungpflanze von C. pubescens Vahl.

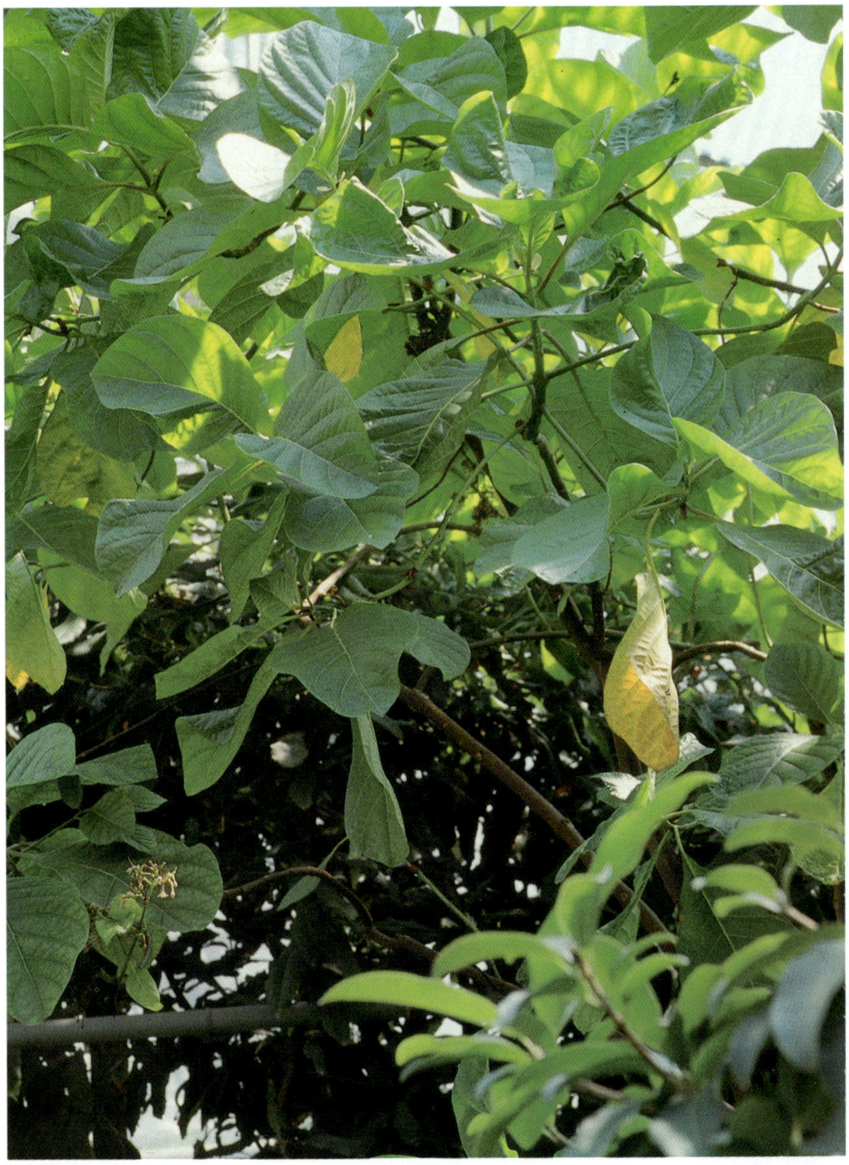

160 Ungefähr 4 m hoher Baum von C. officinalis L.

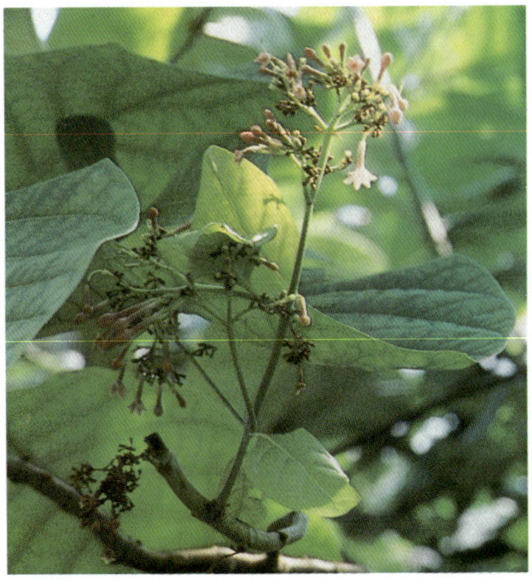

161 Blütenstand (C. officinalis)

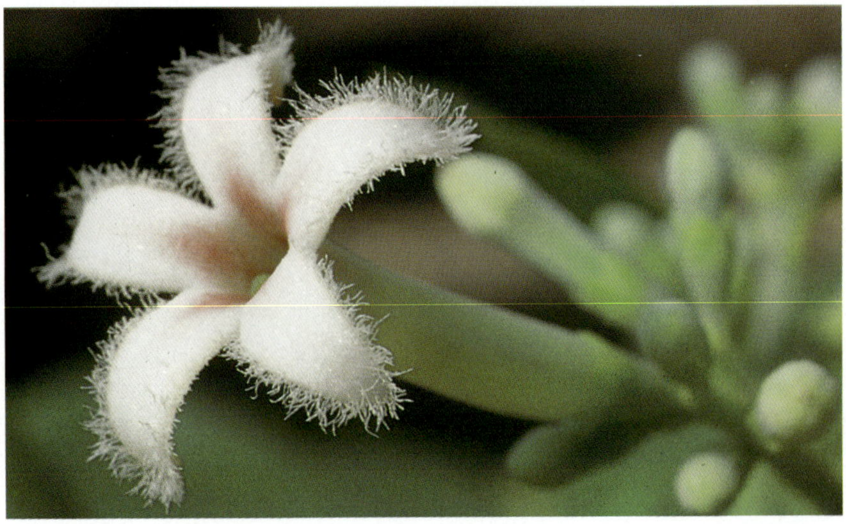

162 Einzelne Blüte: Kronblätter mit behaarten Kronzipfeln (C. pubescens)

Droge

Cinchonae cortex = Chinarinde
Bestehend aus der getrockneten Rinde von Cinchona pubescens Vahl (Syn. C. succirubra Pavon.) Sie enthält mindestens 6,5% Gesamtalkaloide, von denen mindestens 30% und höchstens 60% aus Alkaloiden vom Typ des Chinins bestehen.

Hauptinhaltsstoffe

Alkaloide (z.B. Chinin, Chinidin)
Gerbstoffe
Organische Säuren (z.B. Chinasäure)

Wirkungen und Indikationen

Anregung von Speichel- und Magensaftsekretion. Bei Appetitlosigkeit und Dyspepsien. Isolierte Alkaloide als Antimalariamittel (Chinin) und Antiarrhythmikum (Chinidin).

Dosierung / Teezubereitung

1 g (ca. 1/2 Teelöffel) auf eine Tasse mit kochendem Wasser übergiessen und ziehen lassen.

Nebenwirkungen

Hautallergien, Fieber, erhöhte Blutungsneigung.

Kontraindikationen

Schwangerschaft, Magen-Darm-Geschwüre, Überempfindlichkeit gegen Chinin oder Chinidin.

Interaktionen

Antikoagulantien.

Historisches

Die medizinische Verwendung der Chinarinde war wahrscheinlich vor dem Eintreffen der Europäer in Peru nicht allgemein verbreitet. Die Jesuiten sorgten für die Bekanntmachung der Chinarinde als Fiebermittel. Man benutzte sie daneben als Stärkungsmittel, als Mittel gegen Schwächeleiden der Brustorgane oder des Darmkanals, gegen Nachtschweiss, Eiterungen und Blutungen.
Volksmedizin: bei grippalen Infekten.

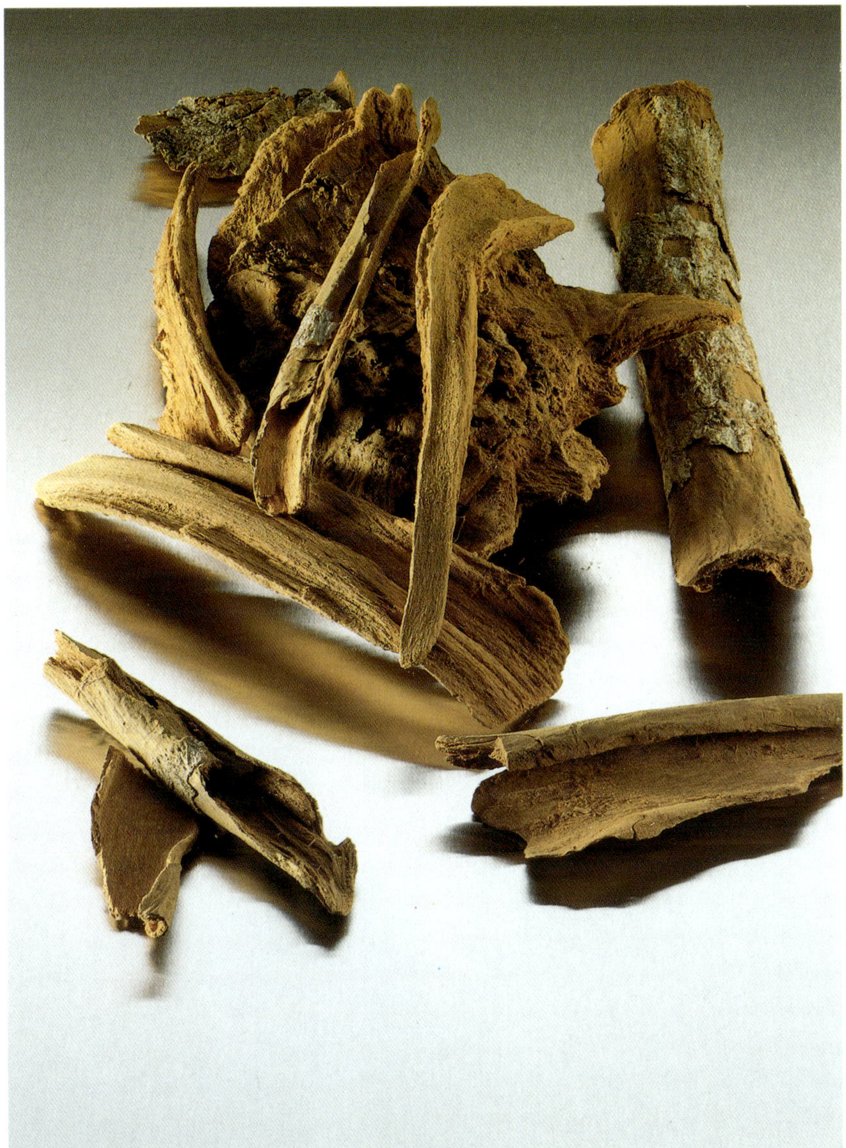

163 Cinchonae cortex – Chinarinde

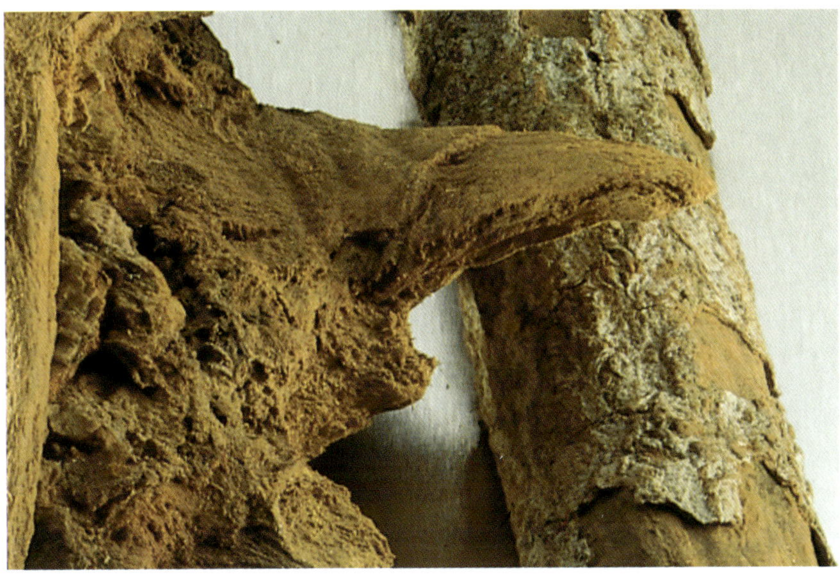

164 Aussenseite: Grau bis graubraun
Innenseite: Rötlichbraun ►

Cinnamomum verum J.S. Presl. Lauraceae

Verbreitung

Südindien, Sri Lanka

Merkmale

Bis 10 m hoher Baum, in Kultur meist strauchartig.

Blätter ledrig mit 3–5 stark ausgeprägten Adern.

Blüten klein und unscheinbar, ungefähr 3–5 mm gross.

Früchte als schwarze, fleischige Beeren.

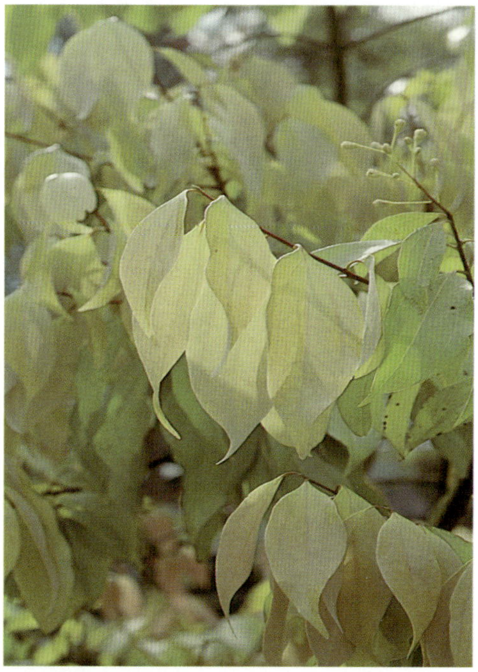

165 Ganzrandige, ledrige Blätter

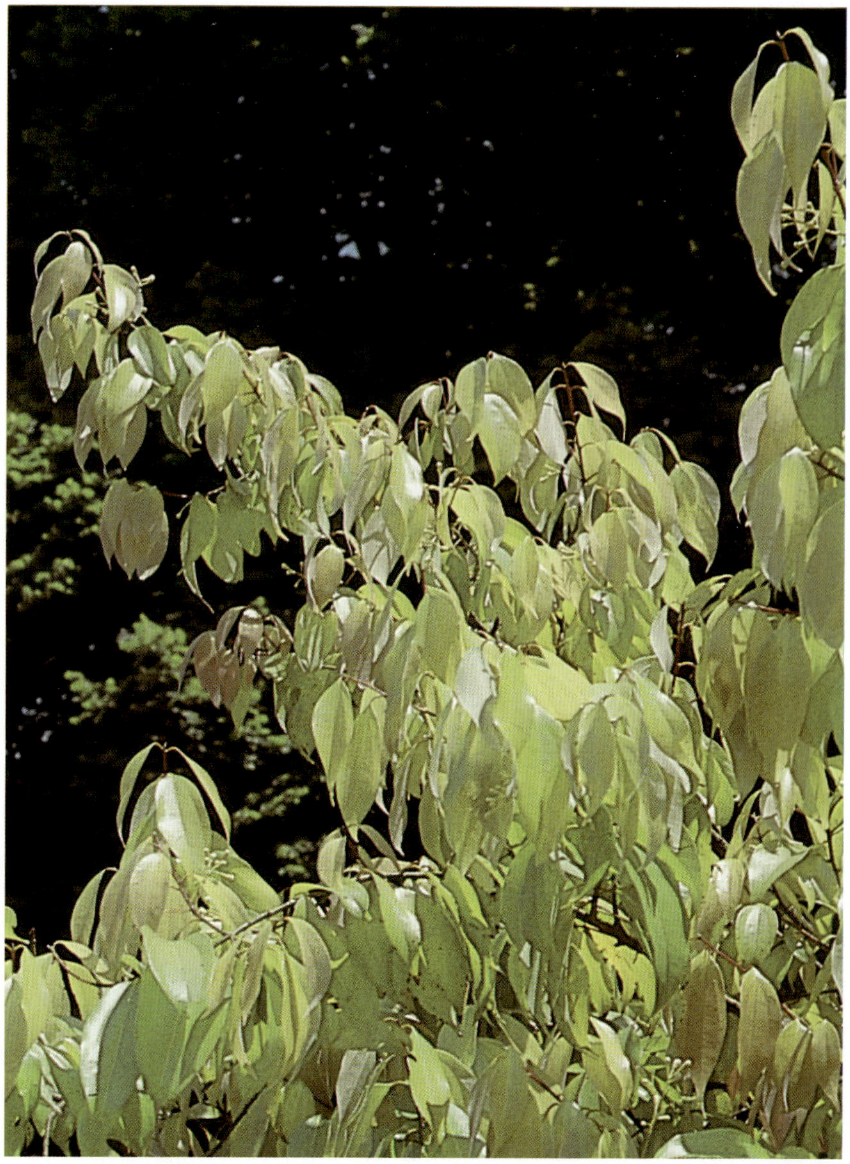

166 Strauchförmiger Zimtbaum

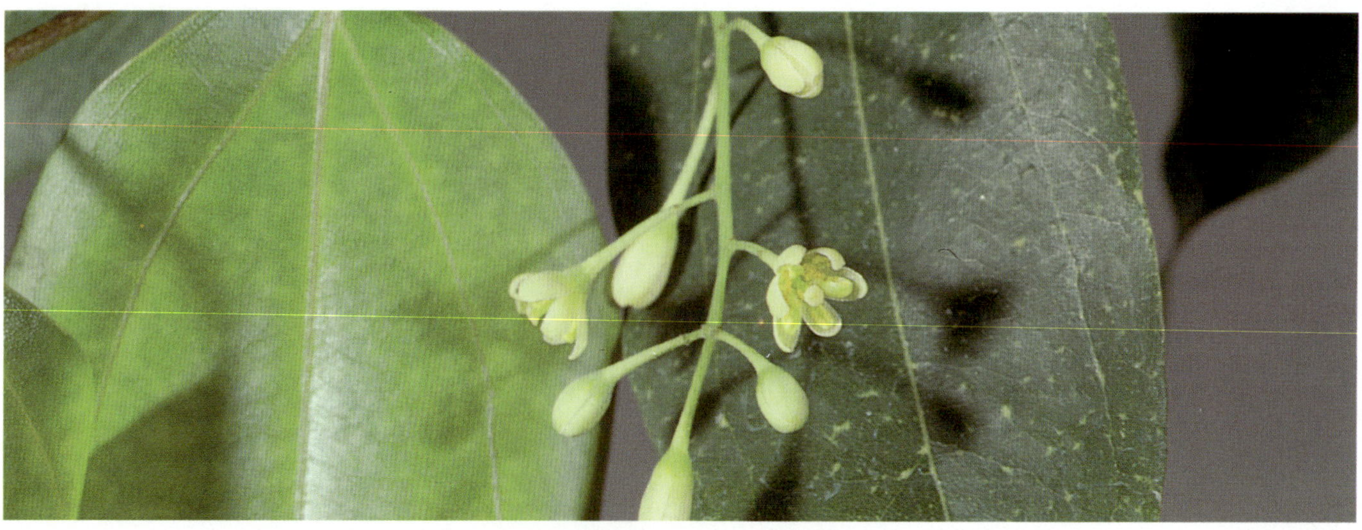

167 Blütenstand mit unscheinbaren Blüten in achsel- oder endständigen Rispen

Zimtbaum

Droge

Cinnamomi cortex = Zimtrinde
Bestehend aus der getrockneten, vom äusseren Kork und dem darunter liegenden Parenchym befreiten Rinde junger, auf zurückgeschnittenen Stöcken wachsender Schösslinge von Cinnamomum verum J.S. Presl. (Syn. C. zeylanicum Nees). Sie enthält mindestens 1,2% (V/m) ätherisches Öl.

Hauptinhaltsstoffe

Ätherisches Öl

Phenylpropane

Terpene

Gerbstoffe

Wirkungen und Indikationen

Anregung der Magensaftsekretion, antimikrobiell, motilitätsfördernd.

Bei Appetitlosigkeit, dyspeptischen Beschwerden, als Geschmackskorrigens und Gewürz.

Dosierung / Teezubereitung

0,5–1 g (1 Teelöffel) auf eine Tasse mit kochendem Wasser übergiessen und ziehen lassen. 2–3mal täglich 1 Tasse zu den Mahlzeiten trinken.

Auch in Fertigarzneimitteln enthalten.

Nebenwirkungen

Allergien.

Kontraindikationen

Magen-Darm-Geschwüre, Schwangerschaft.

Interaktionen

Keine bekannt.

Historisches

Der Zimt gehört zu den ältesten Gewürzen, wurde aber auch als Heilmittel eingesetzt. Es wurden ihm verschiedene Wirkungen zugesprochen: harntreibend, verdauungsfördernd, fördert die Menstruation, treibt die Frucht ab, entfernt Verdunkelungen der Pupille und mit Honig zusammen Leberflecken und Sommersprossen. Man benutzte ihn bei Husten und Katarrh und äusserlich gegen giftige Tiere u.a.m.
Volksmedizin: bei schmerzhafter Regelblutung und als blutstillendes Mittel.

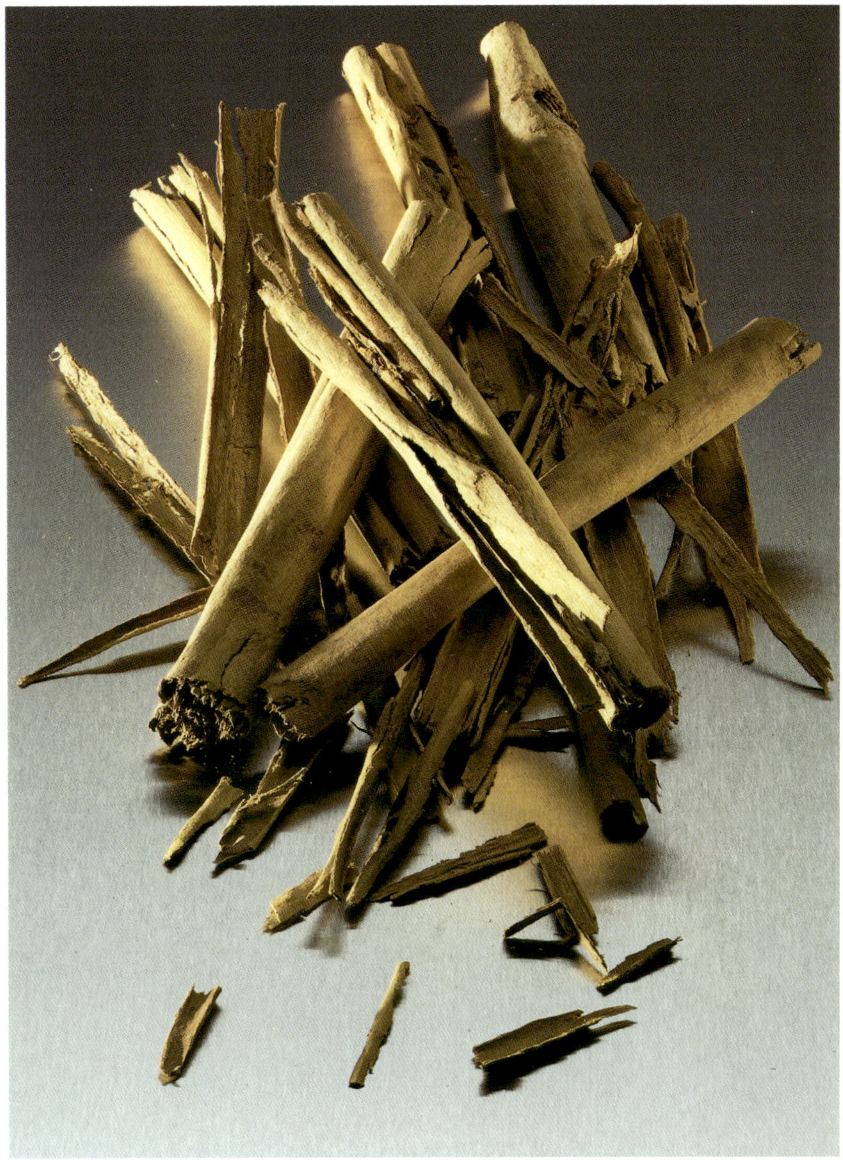

168 Cinnamomi cortex – Zimtrinde

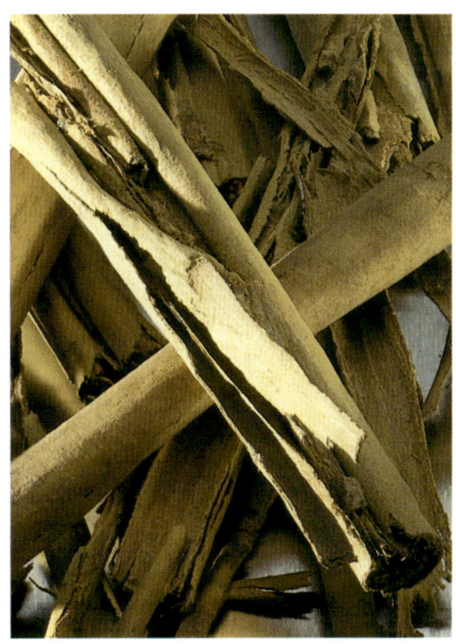

169 Junge, hellbraune Rinde ►

Verbreitung

Ursprung vermutlich im Gebiet des Himalayas; heute überall in den Subtropen und Tropen, auch im Mittelmeerraum kultiviert und teilweise verwildert.

Merkmale

Bis 12 m hoher Baum mit schlanken Dornen.

Blatt bis zu 7x10 cm, Blattstiel ziemlich breit geflügelt.

Blüten sehr wohlriechend; 20–25 Staubblätter.

Frucht zur Reifezeit meist mit hohlem Kern, sehr sauer und bitter.

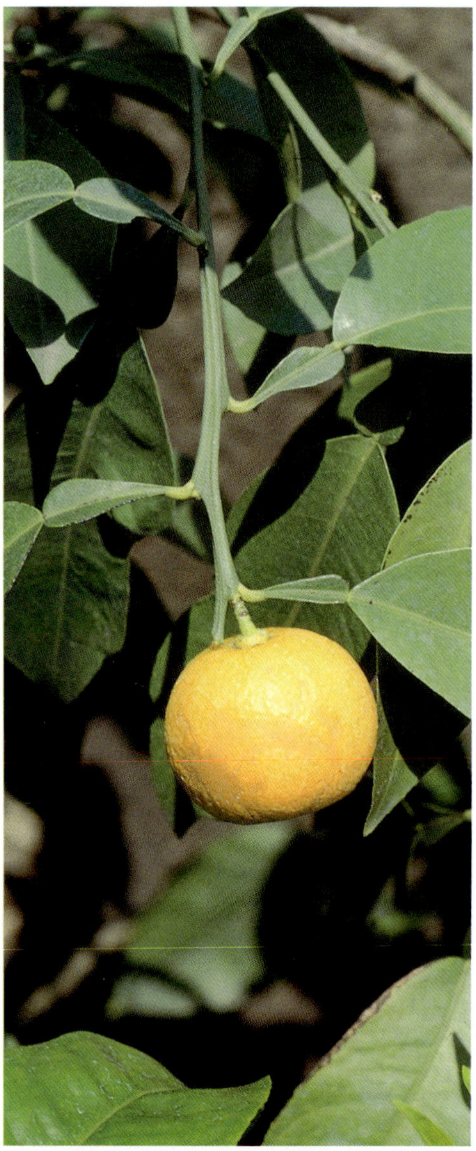

170 Blattstiele mit breiten Flügeln

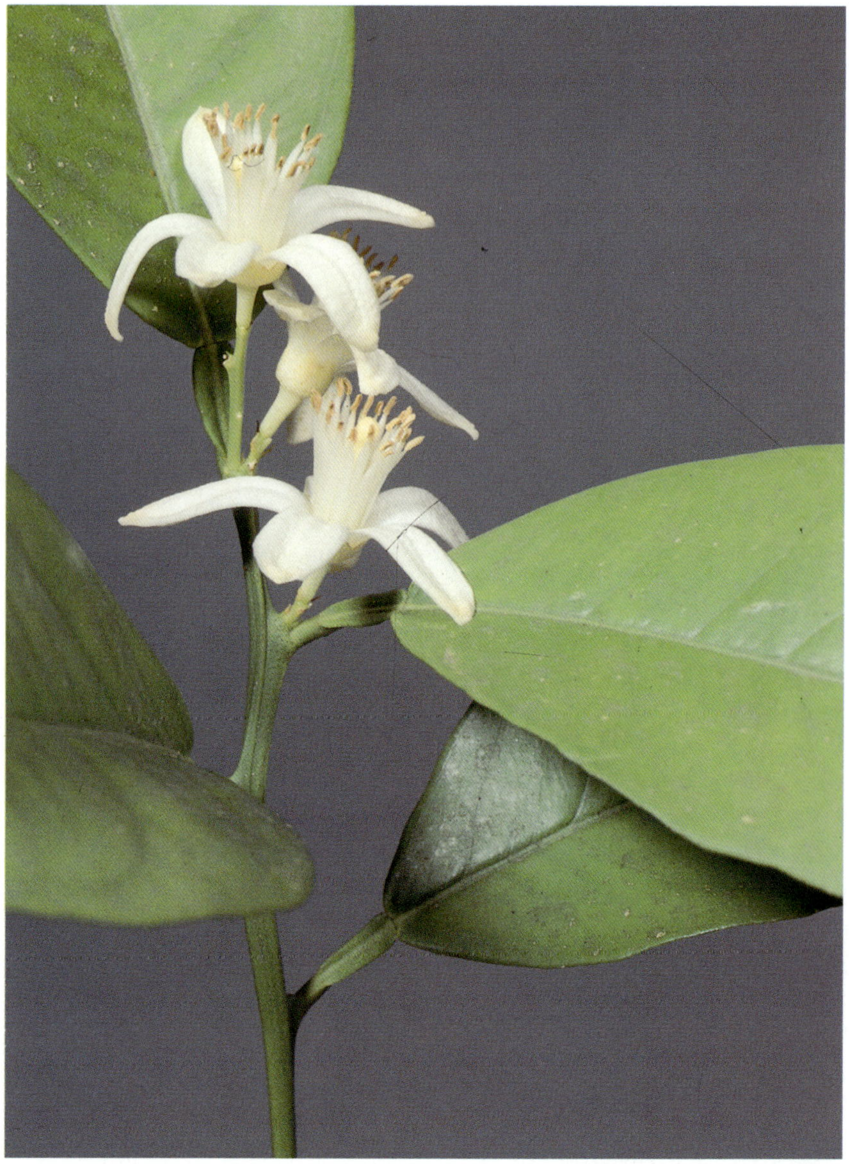

171 Blüten von C. aff. aurantium L.

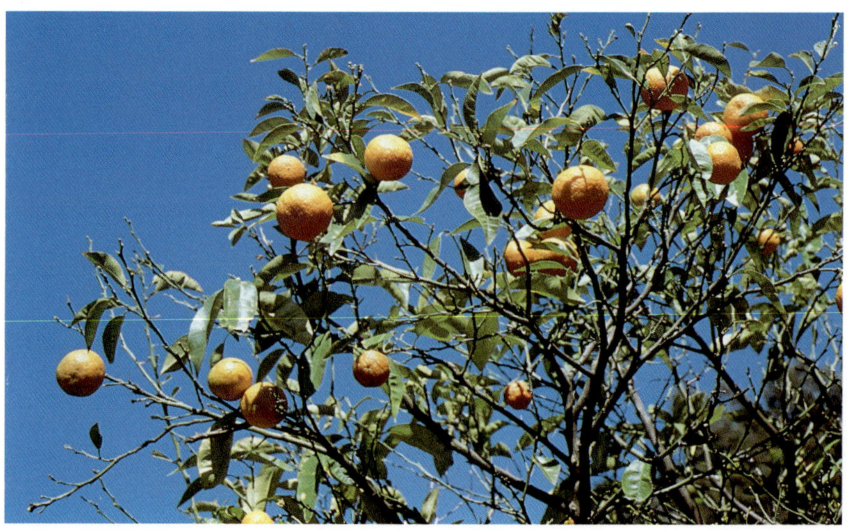

172 Fruchtender Orangenbaum

Bitter-Orange

Droge

Aurantii amari flavedo = Bittere Orangenschale, Pomeranzenschale
Bestehend aus der von der reifen, frischen Frucht von Citrus aurantium L. ssp. aurantium (Syn. C. aurantium ssp. amara Engl.) abgelösten, vom Albedo grösstenteils befreiten, äusseren, getrockneten Schicht der Fruchtwand. Ihre Bitterwirkung beträgt mindestens 15 Ph. Helv.-Einheiten und ihr Gehalt an ätherischem Öl mindestens 3,0% (V/m).

Aurantii flos = Orangenblüten
Bestehend aus den getrockneten, grösstenteils geschlossenen, ganzen Blüten von Citrus aurantium L. ssp. aurantium und von C. sinensis (L.) Osbeck, mit einem Gehalt von mindestens 0,18% (V/m) ätherischem Öl.

Hauptinhaltsstoffe

Ätherisches Öl (z.B. Limonen)

Bitterstoffe

Wirkungen und Indikationen

Schalendroge:
Anregung der Speichel- und Magensaftsekretion. Bei Appetitlosigkeit, dyspeptischen Beschwerden. Als Geschmackskorrigens.

Blütendroge:
Aromatikum. Als Geschmackskorrigens.

Dosierung / Teezubereitung

Schalendroge:
Verwendung meist in Form der Tinktur.

Blütendroge:
1–2 g (1–2 Teelöffel) auf eine Tasse mit kochendem Wasser übergiessen und ziehen lassen.

Auch in Fertigarzneimitteln enthalten.

Nebenwirkungen

Bei hellhäutigen Personen Photosensibilisierung möglich.

Kontraindikationen

Keine bekannt.

Interaktionen

Keine bekannt.

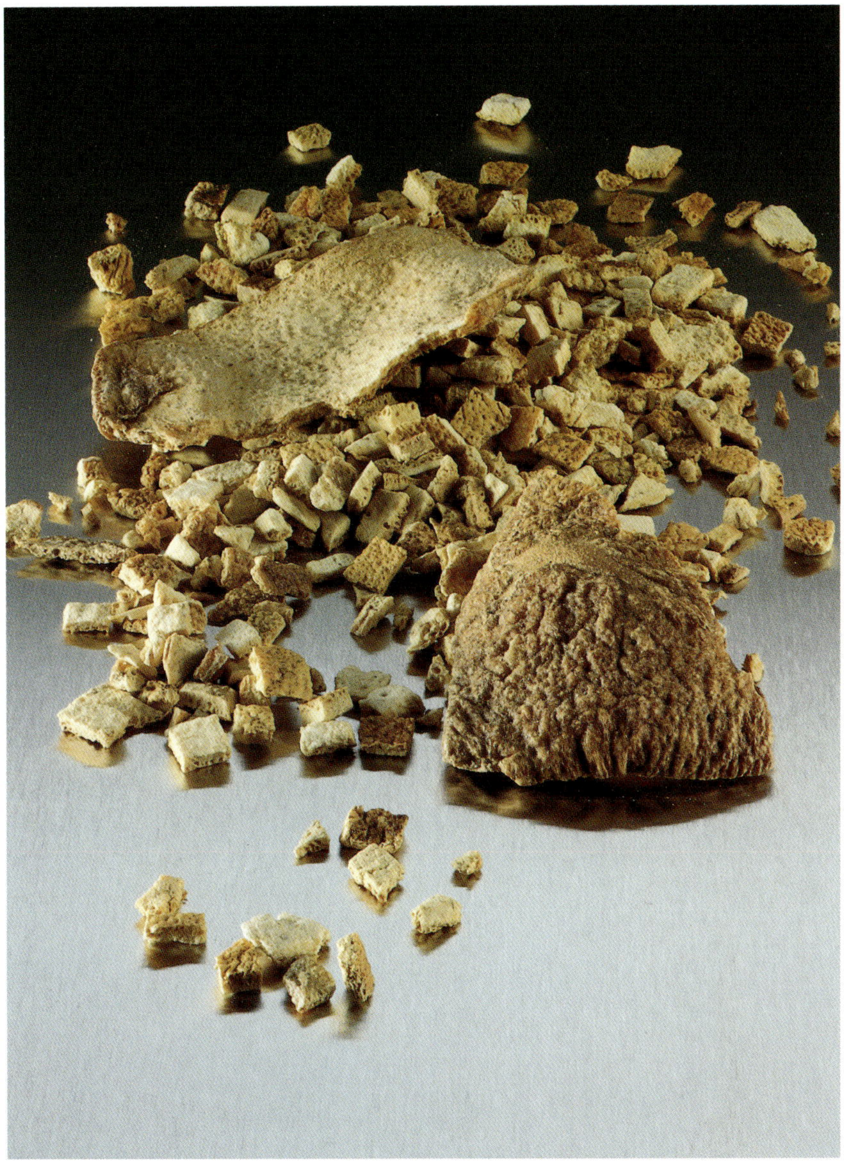

173 Aurantii amari flavedo – Bittere Orangenschale

Historisches

Der Orangenbaum stammt ursprünglich wahrscheinlich aus Indien.
Die ganzen Früchte, die Schalen und Blüten und zum Teil auch die Blätter wurden getrocknet oder eingemacht. Man extrahierte das ätherische Öl und stellte Orangenblütenzucker und Sirup her. Die so erhaltenen Produkte wurden u.a. bei Magenbeschwerden eingesetzt.
Volksmedizin: die Blüten als mildes Beruhigungsmittel bei Nervosität und Schlafstörungen.

Cnicus benedictus L.

Asteraceae (Compositae)

Verbreitung

Mittelmeergebiet, Westasien; in Nord- und Südamerika sowie in Südafrika eingeschleppt.

Merkmale

Distelartige, starre Pflanze, 10–40 cm hoch.

Die oberen Blätter die Blütenköpfe einhüllend, die inneren Hüllblätter mit fiederförmig verzweigtem Stachel.

Nur Röhrenblüten vorhanden. Der Pappus 2reihig, aus 10 ca. 1 cm langen äusseren und 10 kurzen inneren Borsten bestehend.

Blütezeit: Juni bis August

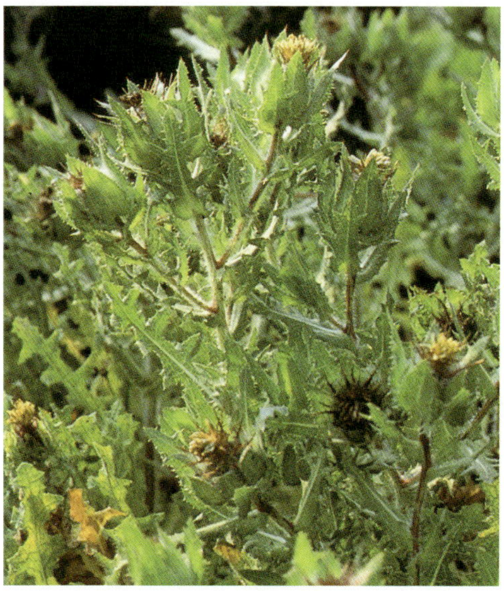

174 Eng aneinander wachsende Pflanzen

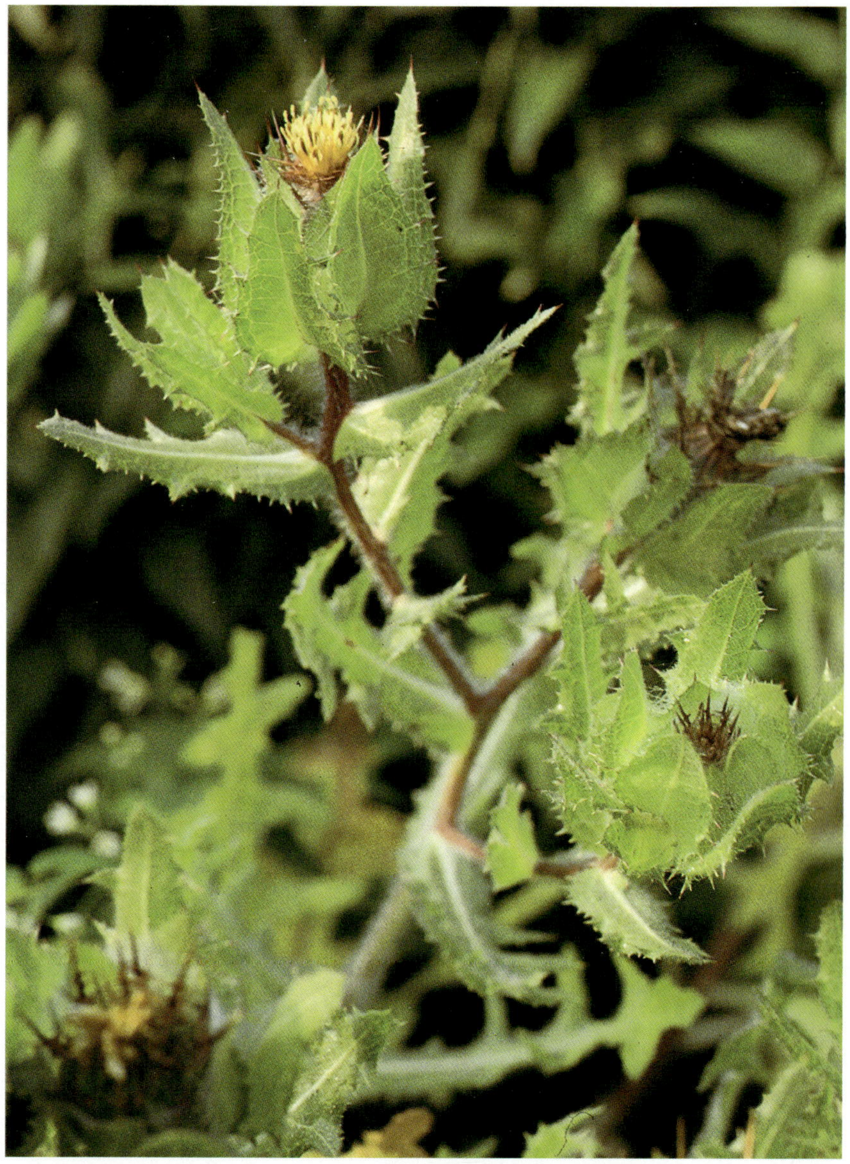

175 Von den oberen Laubblättern eingehüllter Blütenkopf

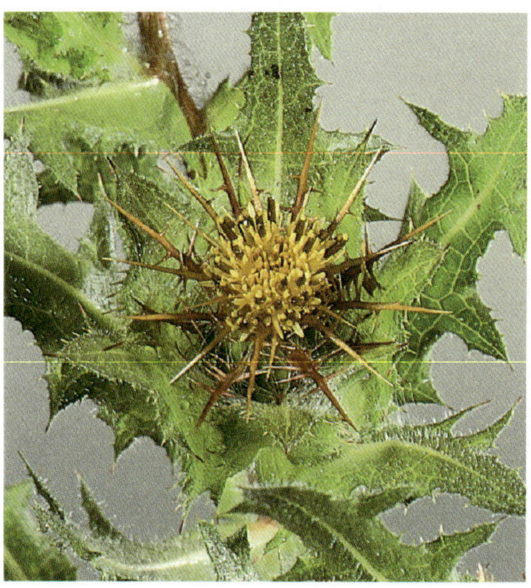

176 Blütenkopf mit stacheligen Hüllblättern

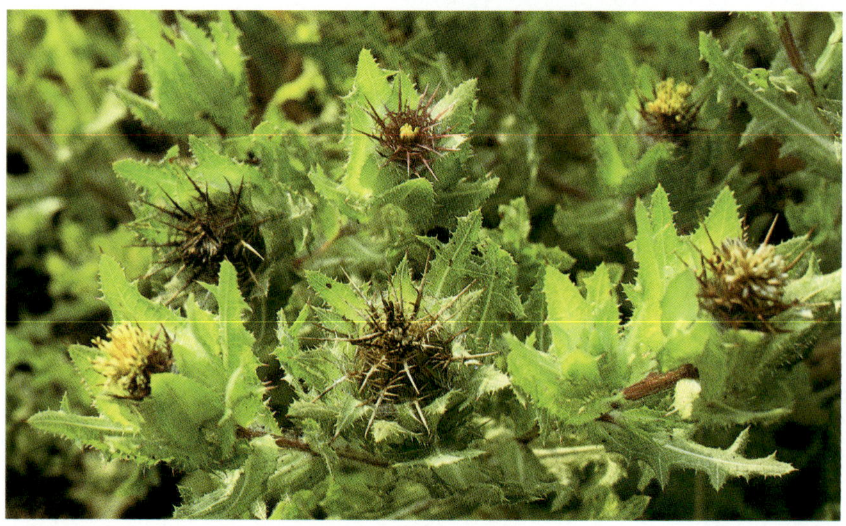

177 Blütenköpfe in verschiedenen Blühstadien

Droge

Cnici benedicti herba = Kardobenediktenkraut

Bestehend aus den gesamten, oberirdischen, zur Blütezeit gesammelten, getrockneten Organen von C. benedictus L.

Hauptinhaltsstoffe

Bitterstoffe (z.B. Cnicin)

Wirkungen und Indikationen

Förderung der Speichel- und Magensaftsekretion. Bei Appetitlosigkeit, dyspeptischen Beschwerden.

Dosierung / Teezubereitung

1,5–2 g (1 1/2–2 Teelöffel) auf eine Tasse mit kochendem Wasser übergiessen und ziehen lassen. 1/2 Stunde vor den Mahlzeiten 1 Tasse ungesüsst trinken. Auch in Fertigarzneimitteln enthalten.

Nebenwirkungen

Allergische Reaktionen.

Kontraindikationen

Allergie gegenüber Benediktenkraut und anderen Korbblütlern.

Interaktionen

Keine bekannt.

Historisches

Das Benediktenkraut wurde bei einer Fülle von Erkrankungen und Leiden eingesetzt: gegen Schmerzen, Skorpionstiche, Schlangenbisse, Migräne, Pest, Typhus, 4 Tagefieber, Steinbeschwerden, Schwindel, zur Stärkung des Gedächtnisses und des Gehörs, bei Augenleiden, Verbrennungen, Krebs sowie als Purgans, Diaphoreticum und Emmenagogum. **Volksmedizin:** bei chronischen Magenleiden, als harntreibendes Mittel, Gallenmittel, lokales Wundheilmittel.

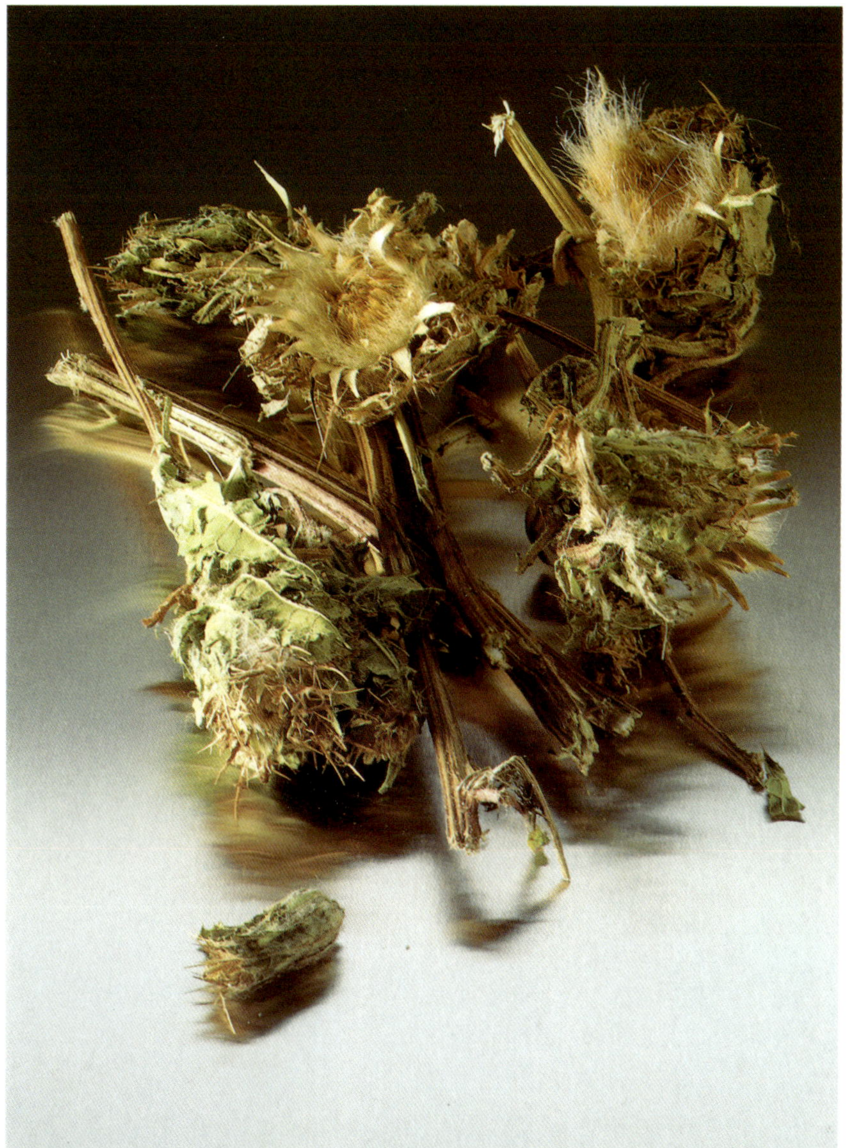

178 Cnici benedicti herba – Kardobenediktenkraut

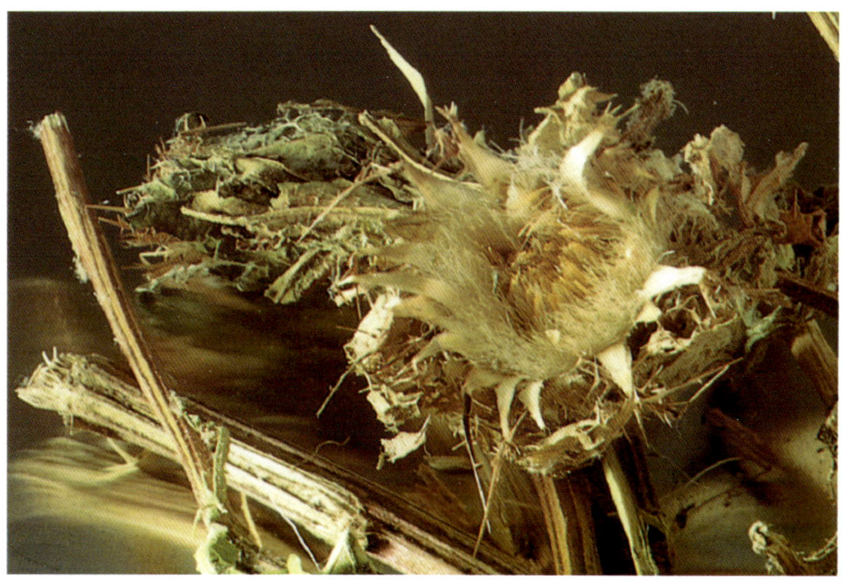

179 Blüte: Hüllblätter mit Stacheln ►

Cola nitida (Vent.) Schott & Endl.

Verbreitung

Tropisches Westafrika.

Merkmale

Meist 10–13 m hoher Baum, manchmal über 20 m, mit graubrauner Rinde.

Blätter wechselständig, Aderung ausgeprägt, die Blattspitze sich plötzlich verschmälernd.

Blüten eingeschlechtig; die weiblichen grösser als die männlichen.

Früchte sternförmig angeordnet, hängend; Frucht länglich, grün, beim Anfassen glatt, aber knotig.

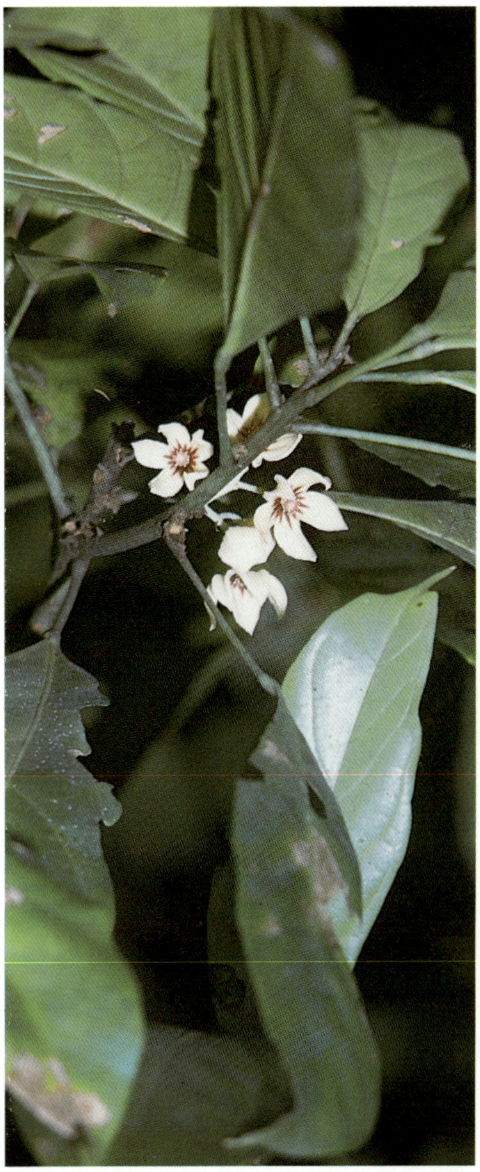

180 Blütenstand

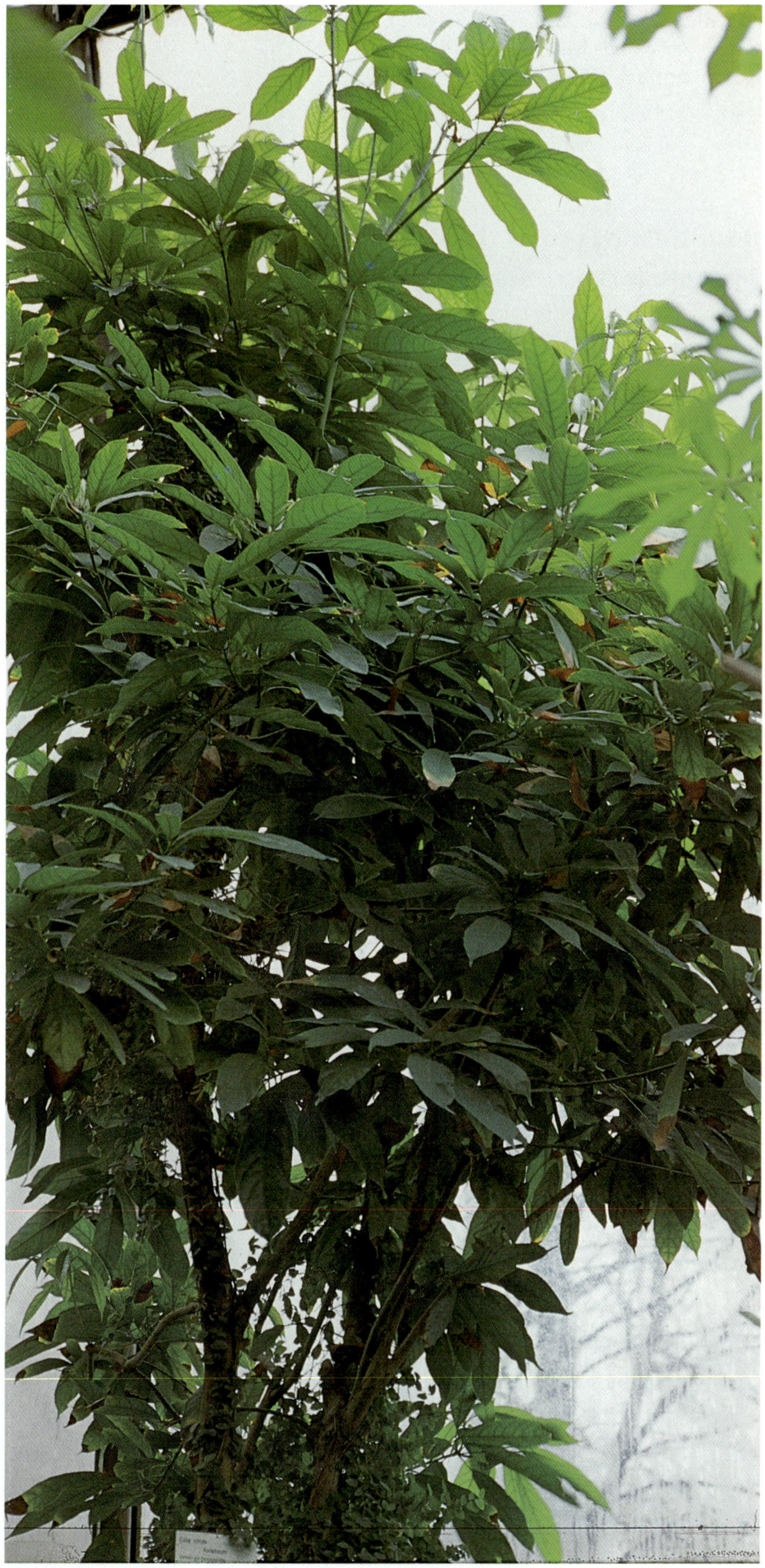

181 Jüngerer Colabaum von ungefähr 4 m Wuchshöhe

Droge

Colae semen = Colasamen

Bestehend aus dem getrockneten Embryo von verschiedenen Spezies der Gattung Cola Schott & Endl., besonders von Cola nitida (Vent.) Schott & Endl., mit einem Gehalt von mindestens 1,5% (m/m) Coffein und Theobromin.

Hauptinhaltsstoffe

Purinalkaloide (z.B. Coffein)

Gerbstoffe

Wirkungen und Indikationen

ZNS-stimulierend, diuretisch, positiv inotrop, positiv chronotrop, glykogenolytisch, lipolytisch. Bei geistiger und körperlicher Ermüdung.

Dosierung

Sollte in Form von kontrollierten Fertigarzneimitteln verwendet werden.

Nebenwirkungen

Keine bekannt.

Bei Überdosierung Erregungszustände, Muskelzittern, Herzklopfen, Pulsunregelmässigkeiten.

Historisches

Die Kolasamen wurden in Afrika als Nahrungs- Genuss-, Arznei- und Zaubermittel verwendet. Weisse oder helle Samen bewirkten Liebeszauber, rote das Gegenteil. Sie wurden als Zeichen der Freundschaft verschenkt. Die Samen wurden im 16. Jahrhundert in Europa bekannt. Grössere Aufmerksamkeit zogen sie auf sich, als in ihnen 1865 Coffein entdeckt wurde. Man verwendete sie medizinisch bei Migräne, Neuralgien, gegen Erbrechen, Seekrankheit, Diarrhöe, als stimulierendes Mittel, Herztonikum, Aphrodisiakum, Diuretikum. Cola Erfrischungsgetränke eroberten inzwischen den Weltmarkt.

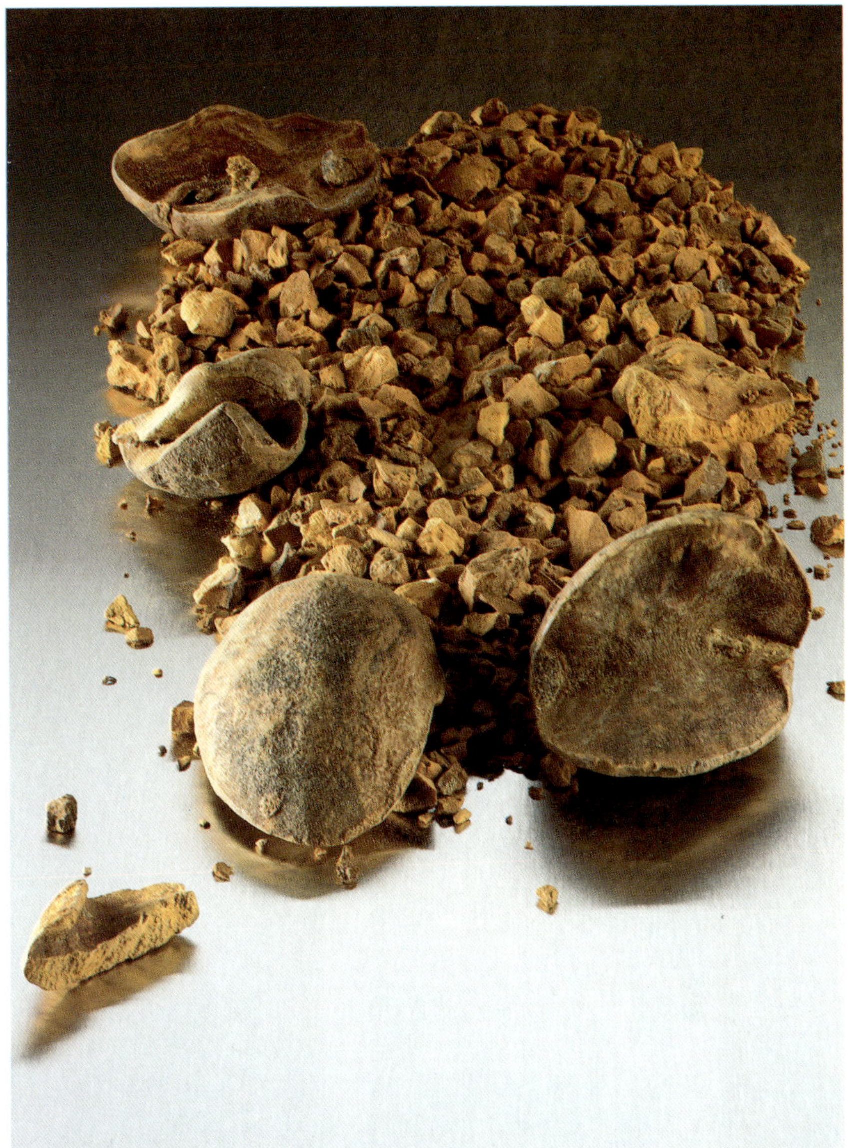

182 Colae semen – Colasamen

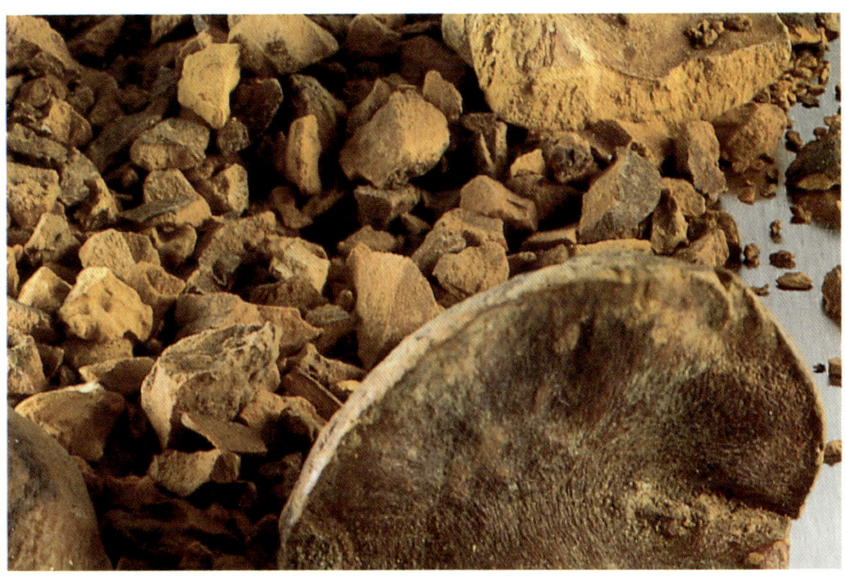

183 Innenansicht eines Keimblattes ►

Colchicum autumnale L. Liliaceae (Colchicaceae)

Verbreitung

Gemässigtes Europa

Merkmale

Pflanze 5–25 cm hoch.

Blätter bis 25 cm lang und 5 cm breit, zusammen mit den Früchten im Frühjahr erscheinend.

Perigonblätter blassviolett, selten weiss, Narben an den Griffeln herablaufend.

Blütezeit: August bis Oktober

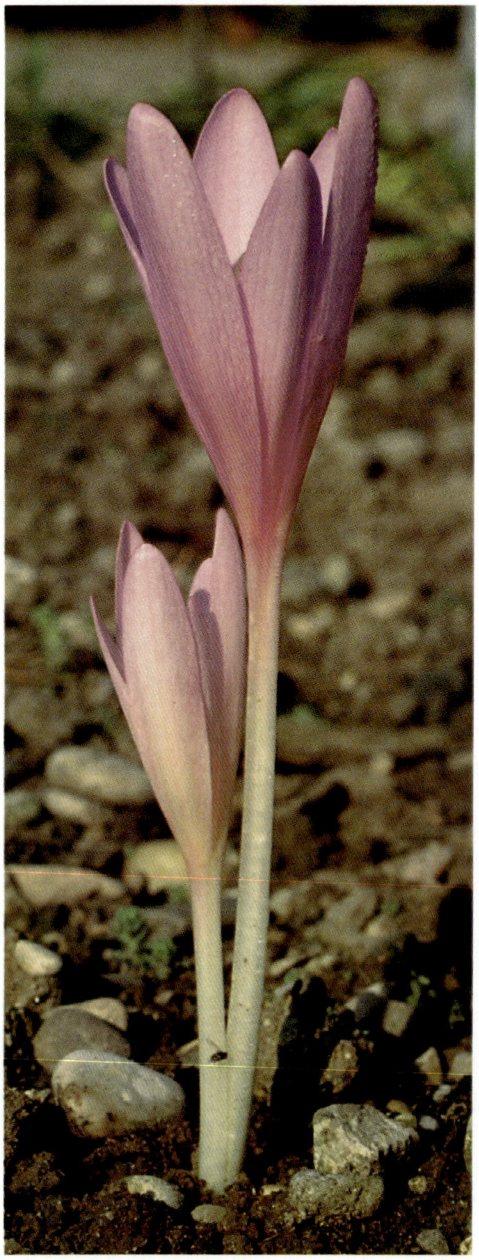

184 Pflanze im Herbst

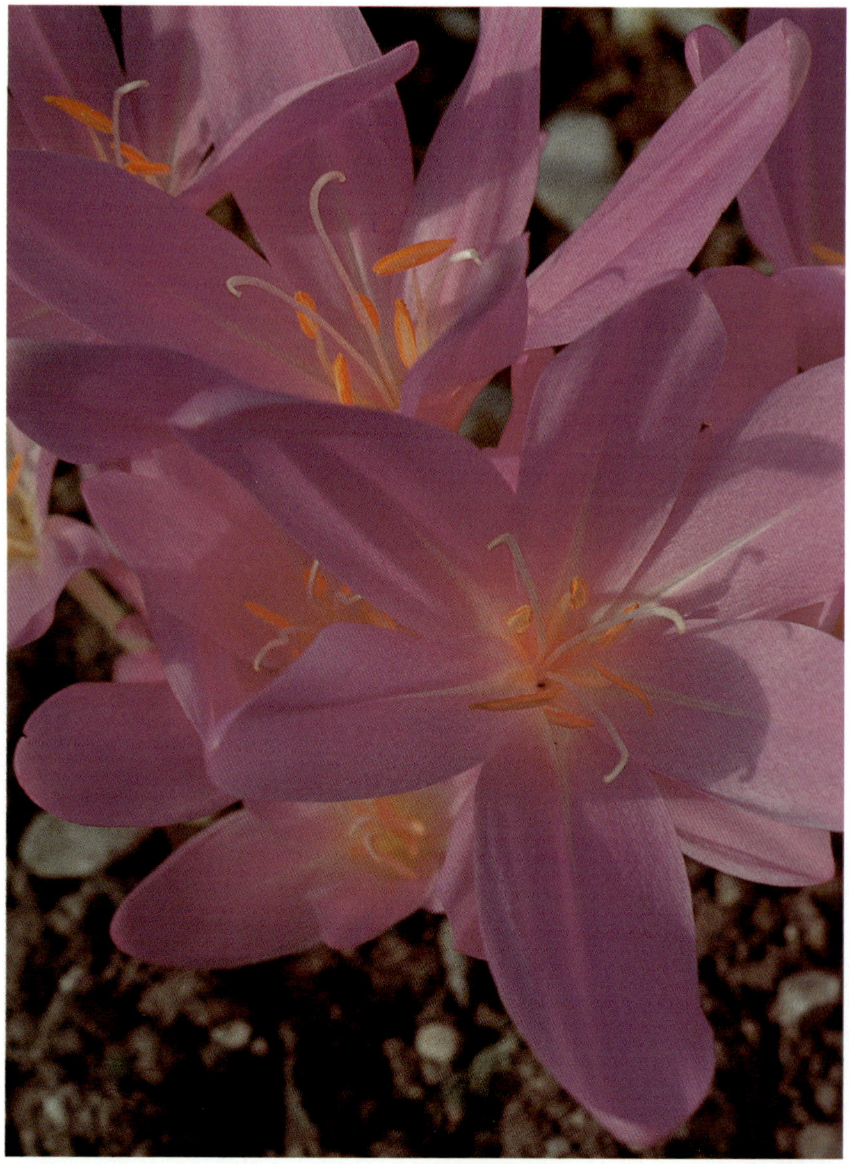

185 Blüten mit 3 Griffeln und 6 Staubblättern

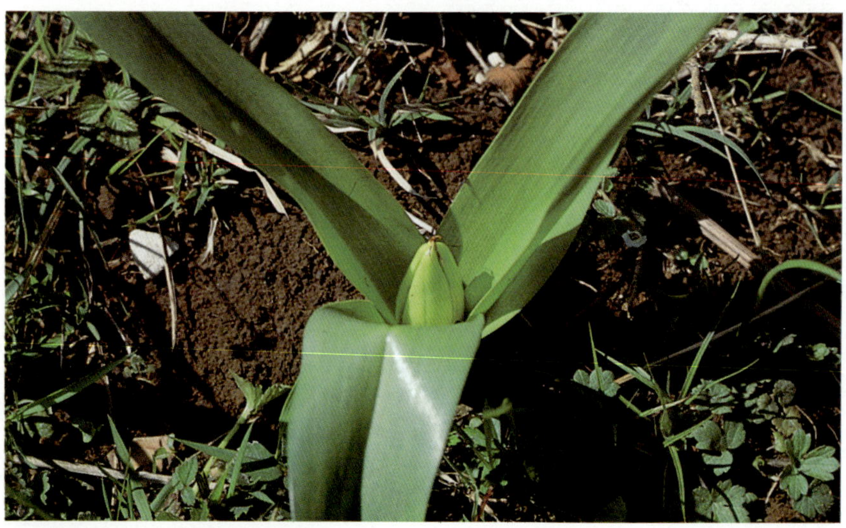

186 Fruchtende Pflanze im Frühling

Droge

Colchici semen = Herbstzeitlosensamen
Bestehend aus den im Juni/Juli geernteten und getrockneten Samen von Colchicum autumnale L.

Colchici tuber = Herbstzeitlosenknollen
Bestehend aus den im Juli/August gesammelten, geschnittenen und getrockneten Knollen.

Colchici flos = Herbstzeitlosenblüten
Bestehend aus den im Spätsommer und Herbst gesammelten frischen Blüten.

Hauptinhaltsstoffe

Alkaloide (z.B. Colchicin)

Wirkungen und Indikationen

Antichemotaktisch, antiphlogistisch, mitosehemmend.

Bei akutem Gichtanfall, familiärem Mittelmeerfieber.

Dosierung

Sollte nur in speziellen Fällen auf Rezept (normalerweise als Colchicin) verwendet werden.

Nebenwirkungen

Durchfall, Übelkeit, Erbrechen, Bauchschmerzen, Leukopenie. Bei längerem Gebrauch Hautveränderungen, Agranulozytose, aplastische Anämie, Myopathie, Alopezie.

Kontraindikationen

Schwangerschaft. Vorsicht bei alten und geschwächten Patienten sowie bei solchen mit Herz-, Nieren- oder gastrointestinalen Erkrankungen.

Interaktionen

Keine bekannt.

Historisches

Die Herbstzeitlose war vor allem als Giftpflanze bekannt, fand aber auch Verwendung als Abführmittel, Aphrodisiakum und Gichtmittel. Äusserlich galt sie als wirksam gegen Läuse. Man benutzte sie mit Honig und Gerstenkleie zerstossen zum Ausziehen von Dornen und Pfeilen. Eingesetzt wurde die Herbstzeitlose auch zur Erweichung von Geschwüren, gegen Verrenkungen, Hautflechten u.a.m.

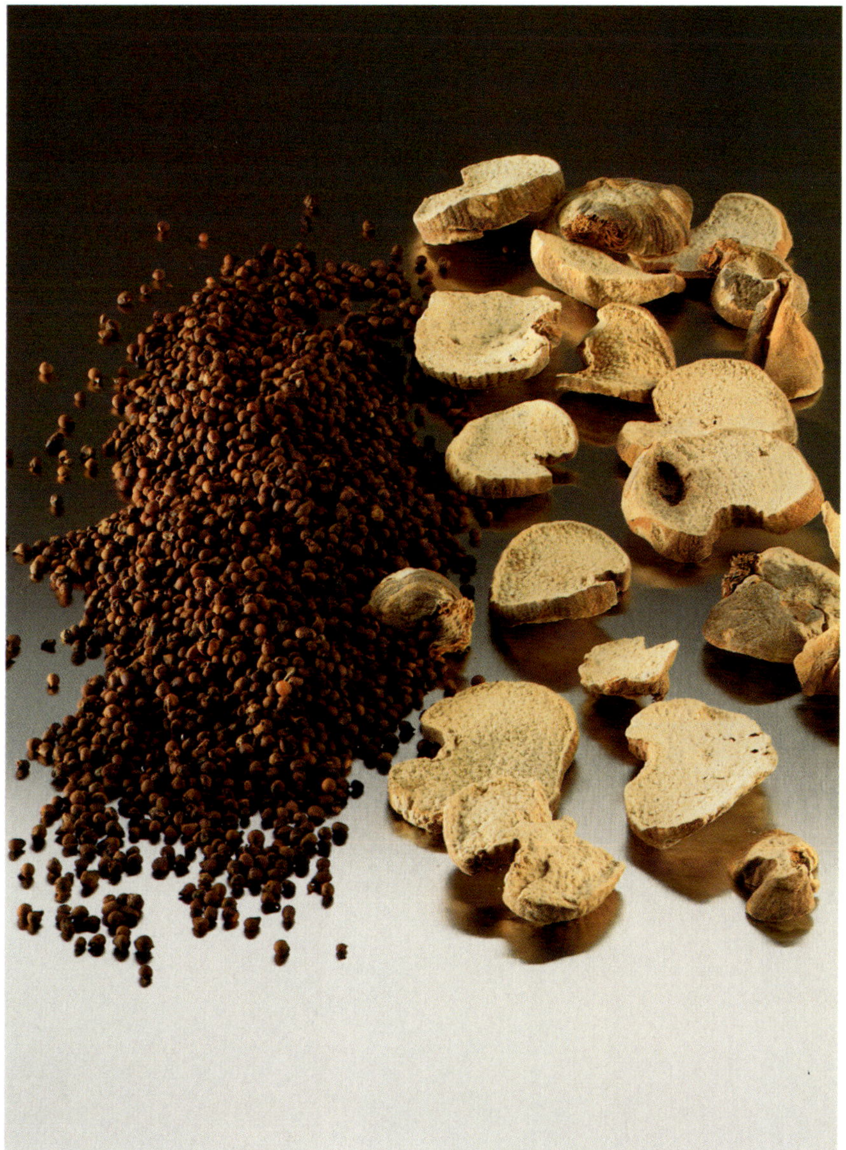

187 Colchici semen/Colchici tuber – Herbstzeitlosensamen und -knollen

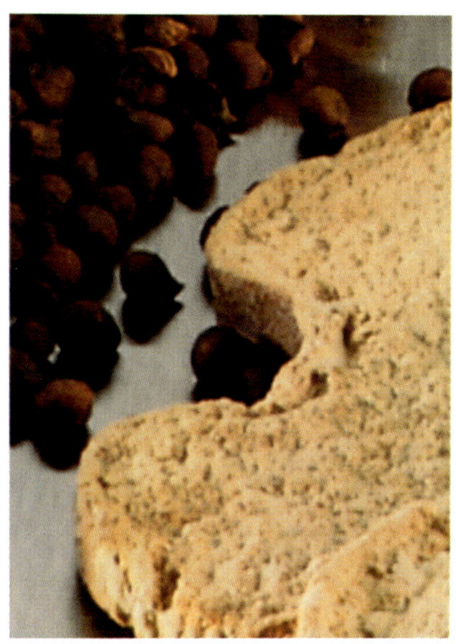

188 Sehr harte, mattbräunliche bis braunschwarze Samen; Knollen in Scheiben geschnitten ►

Commiphora molmol Engl.

Verbreitung

Somalia

Merkmale

Bis 3 m hoher, dorniger Baum, sparrig verzweigt.

Blätter kahl mit 1–3 Teilblättern, diese an der Basis keilförmig verschmälert, verkehrt lanzettlich, an der Spitze gezähnt, sonst ganzrandig.

Frucht eine Steinfrucht, die äusserste Schicht (Exocarp) sich in 4 Klappen spaltend.

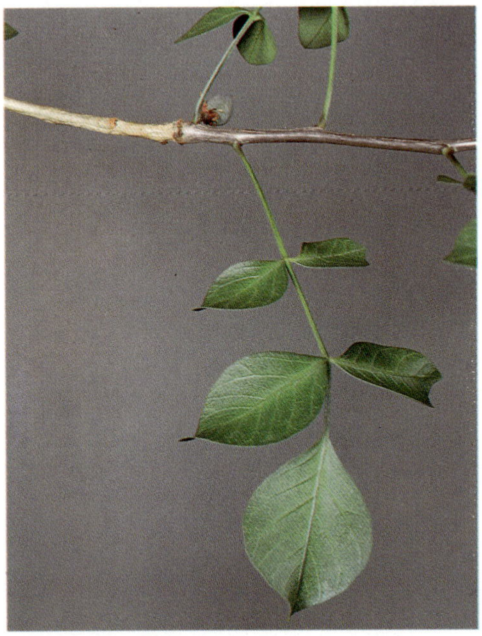

189 Laubblätter unpaarig gefiedert

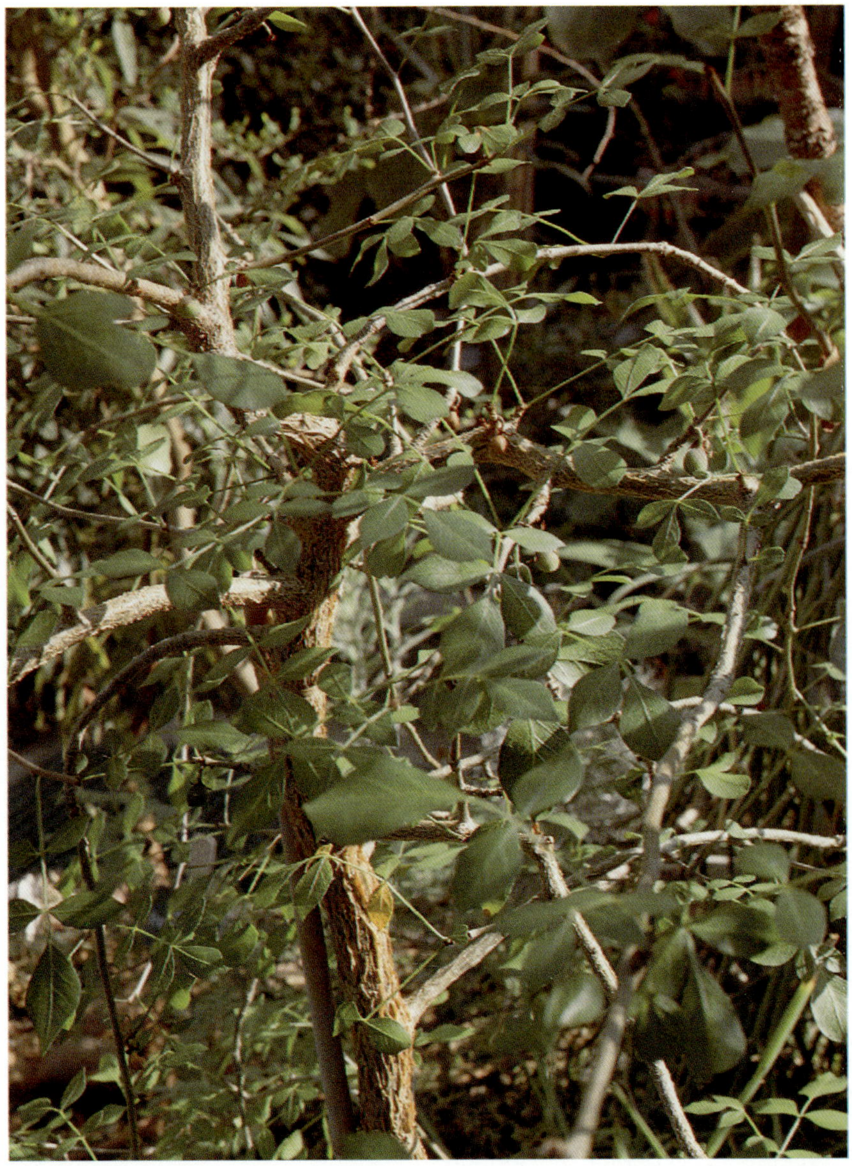

190 Sparrig verzweigte Jungpflanze

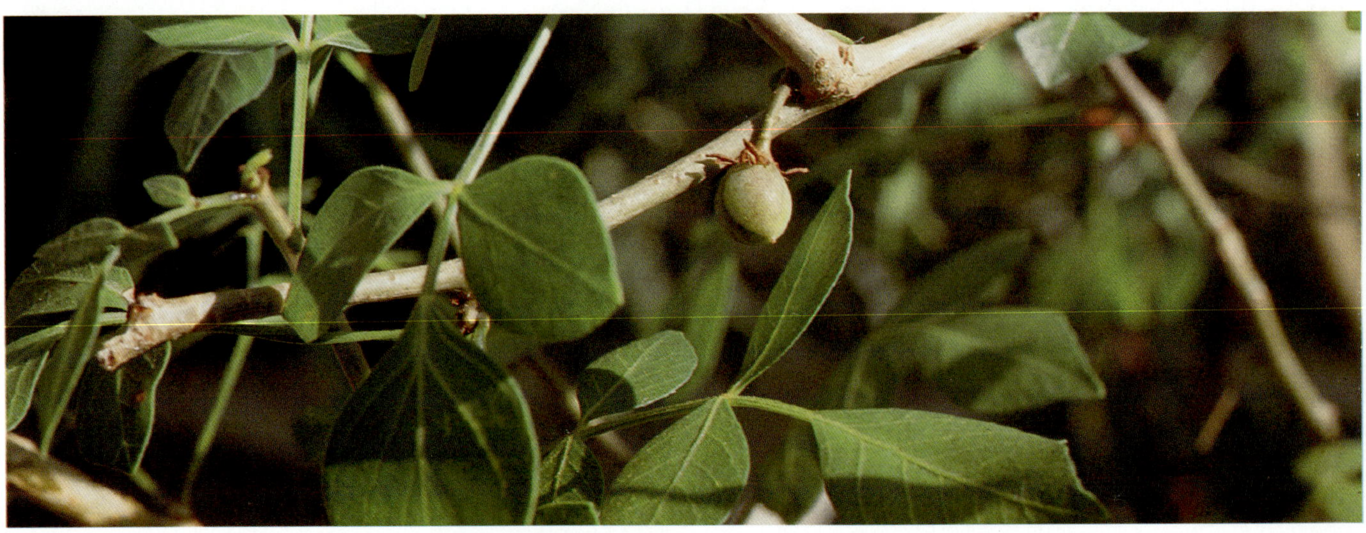

191 Zweig mit Steinfrucht (alle Bilder von Commiphora sp.)

Myrrhebaum

Droge

Myrrha = Myrrhe
Bestehend aus dem aus den Wunden der Stämme und Zweige von Commiphora molmol Engl. und anderen Commiphora-Arten als Milchsaft ausgetretenen und nachher an der Luft erhärteten Gummiharz.

Hauptinhaltsstoffe

Ätherisches Öl

Wirkungen und Indikationen

Adstringierend.

Zur lokalen Behandlung leichter Entzündungen der Mund- und Rachenschleimhaut.

Dosierung

Myrrhentinktur: 2–3mal täglich mit der unverdünnten Tinktur betupfen bzw. zum Spülen oder Gurgeln 5–10 Tropfen in ein Glas Wasser geben.

Auch in Fertigarzneimitteln enthalten.

Nebenwirkungen

Keine bekannt.

Kontraindikationen

Keine bekannt.

Historisches

Die Myrrhe spielte seit den alten Hochkulturen eine grosse Rolle. Sie wurde von den Ägyptern zum Einbalsamieren und zur Herstellung von Salböl herangezogen. Medizinisch verwendet wurde sie ausserdem bei Husten, Heiserkeit, Seiten- und Brustschmerzen, Durchfall, Nierenleiden, Schüttelfrost, Würmern, Mundgeruch und zur Festigung von Zähnen und Zahnfleisch. Äusserlich diente sie der Behandlung von Kopf- und Ohrenleiden, Flechten, Haarausfall und Augengeschwüren.
Volksmedizin: gegen Entzündungen im Mund- und Rachenraum. Als blähungstreibendes und auswurfförderndes Mittel.

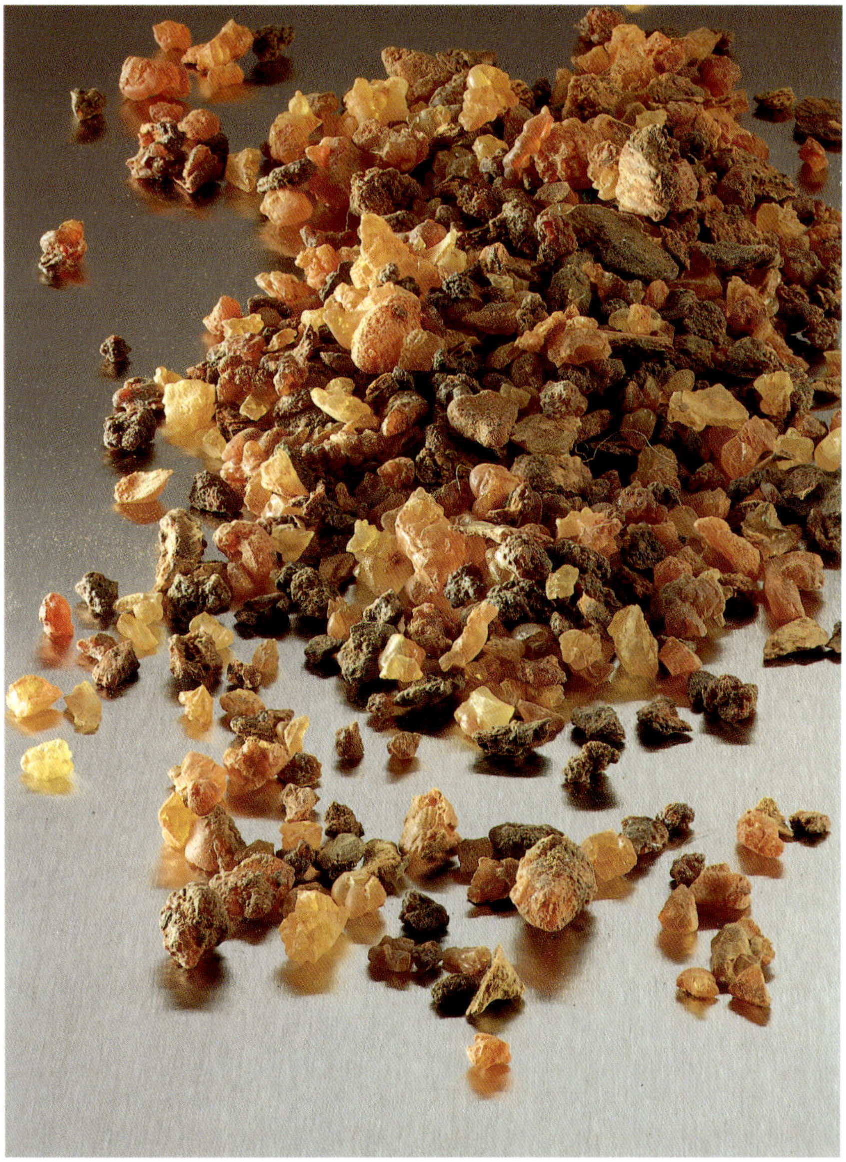

192 Myrrha – Myrrhe

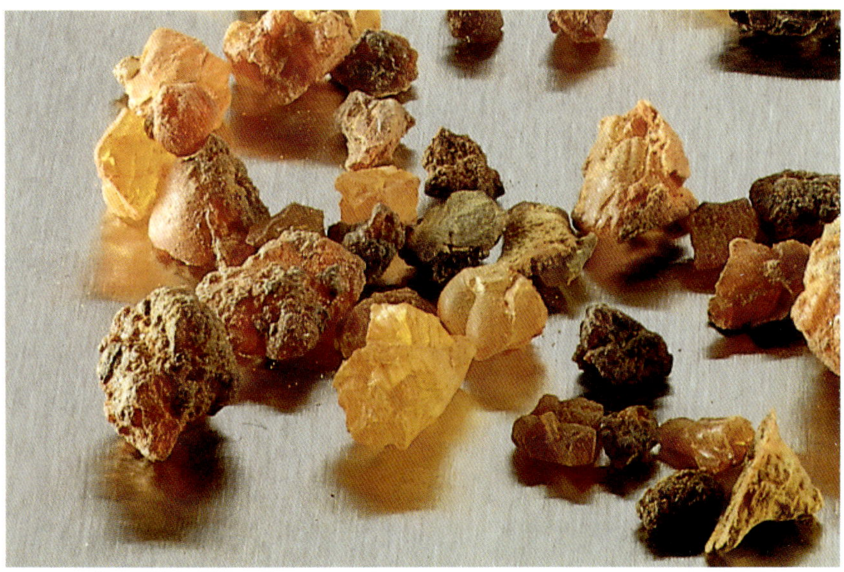

193 Unregelmässige, höckerige oder knollige und zum Teil löcherige Körner ►

Crataegus monogyna Jacq.

Rosaceae

Verbreitung

Fast ganz Europa, Nordafrika und Südwestasien; in Nordamerika eingeführt.

Merkmale

Bis 4 m hoher Strauch mit stark verzweigten, dornigen Ästen.

Blätter 5–7lappig, selten 3teilig, meist bis über die Hälfte eingeschnitten.

Blüten weiss, selten rosa; Blütenstiele behaart, Griffel meist 1.

Früchte meist mit nur 1 Steinkern.

Blütezeit: Mai bis Juni

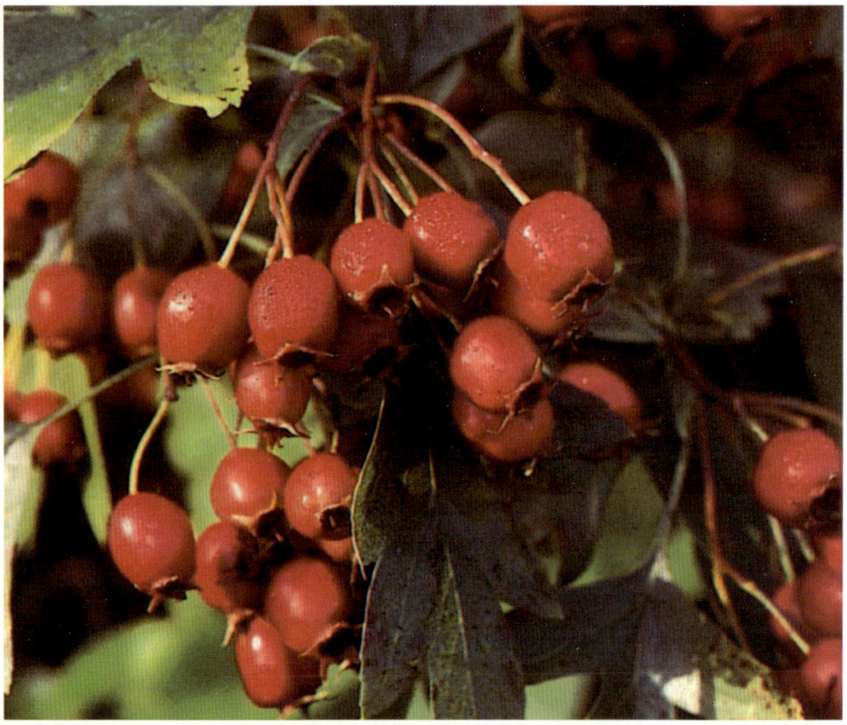

194 Reife, in Büscheln angeordnete Früchte

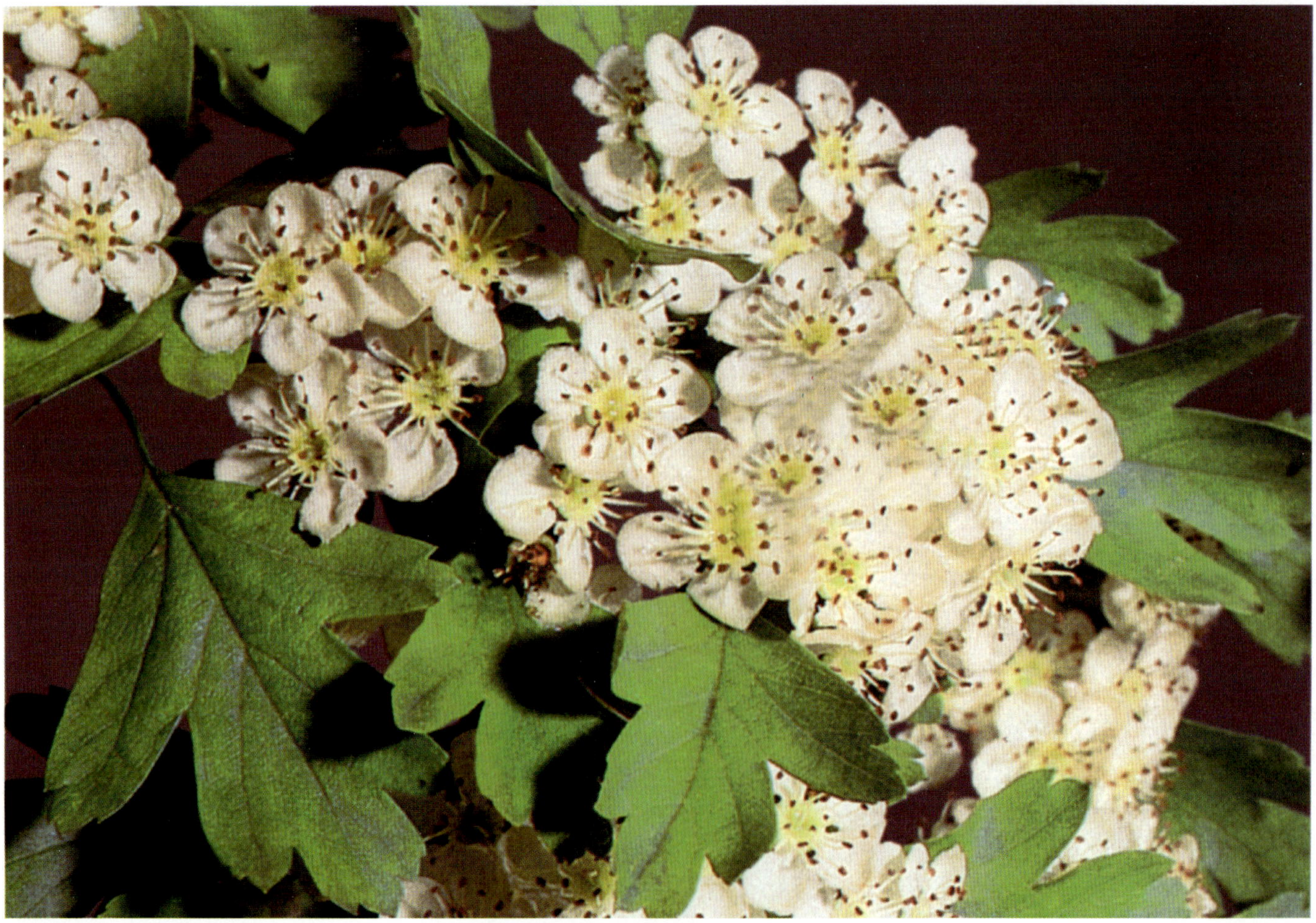

195 Blühender Zweig mit tief eingeschnittenen Laubblättern

Droge

Crataegi folium cum flore = Weissdornblätter mit Blüten

Bestehend aus den getrockneten, bis 7 cm langen, blühenden Zweigspitzen von Crataegus monogyna Jacq. oder C. laevigata (Poiret) DC., seltener von anderen europäischen Crataegus-Arten wie Crataegus pentagyna Waldst. et Kit., Crataegus nigra Waldst. et Kit., Crataegus azarolus L. Die Droge enthält mindestens 0,7% Flavonoide, berechnet als Hyperosid.

Hauptinhaltsstoffe

Flavonoide (z.B. Vitexinrhamnosid)

Oligomere Procyanidine

Wirkungen und Indikationen

Positiv inotrop, chronotrop und dromotrop, negativ bathmotrop.

Zunahme der Koronar- und Myokarddurchblutung, Vasodilatation.

Bei nachlassender Leistungsfähigkeit des Herzens Stadien I bis II nach NYHA, Druck- und Beklemmungsgefühl in der Herzgegend, noch nicht digitalisbedürftiges Altersherz, leichte Formen von bradykarden Herzrhythmusstörungen.

Dosierung

1–1 1/2 g (1/2–1 Teelöffel) auf eine Tasse mit kochendem Wasser übergiessen und ziehen lassen.

3–4mal täglich 1 Tasse trinken.

Sollte vorzugsweise in Form von kontrollierten Fertigarzneimitteln verwendet werden.

Nebenwirkungen

Keine bekannt.

Kontraindikationen

Keine bekannt.

Interaktionen

Keine bekannt.

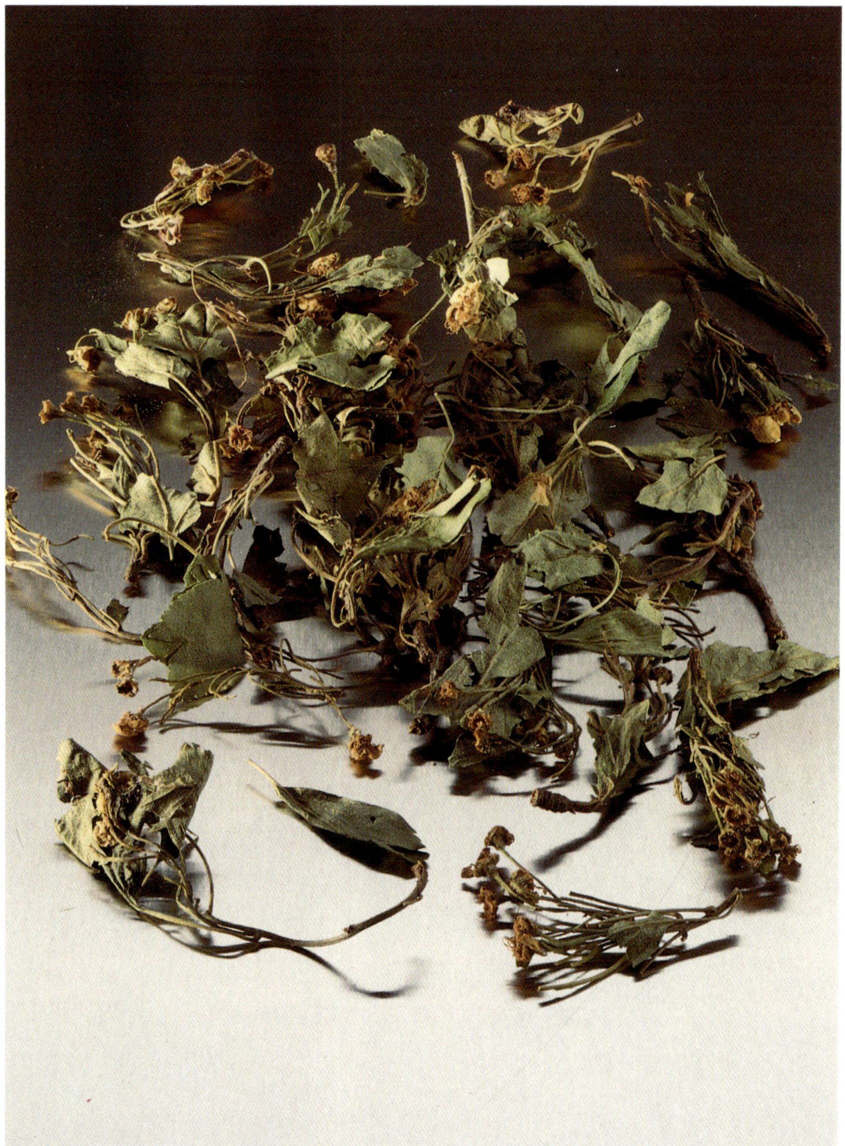

196 Crataegi folium cum flore – Weissdornblätter und Blüten

Historisches

Bei den Kelten war der Weissdorn der Baum des Merlin, später wurde er zum Baum der Dämonen und Hexen. Man glaubte, dass die Ernährung der Hexen auf dem Flug zum Blocksberg aus Weissdornblättern bestand. Allgemein bringt der Weissdorn im deutschen Volksmund Unheil, verhindert Empfängnis und Geburt. Die Frucht wurde ausserdem gegen Durchfall, die Wurzel in Form von Umschlägen zum Herausziehen von Splittern und die Blüten gegen Husten verwendet. Bei nordischen Völkern genossen arme Leute die Früchte roh oder kochten sie zu Mus. Durch Gärung erhielten sie aus den Früchten eine Art Wein.
Volksmedizin: allgemein als Herzmittel, bei Arterienverkalkung und auch bei erhöhtem Blutdruck.

Verbreitung

Ursprung in Mexiko als Domestikationsform von C. texana; heute als Gemüsepflanze weltweit kultiviert.

Merkmale

Je nach Sorte bis 10 m lange, kletternde Triebe oder buschig; Stengel stachelig behaart, Ranken 3–7teilig.

Blüten eingeschlechtig, Krone glockenförmig und Kronblätter etwas zugespitzt; Staubblätter zu einer Säule verwachsen.

Früchte sehr vielgestaltig, Samen nie weiss.

Blütezeit: Juni bis September

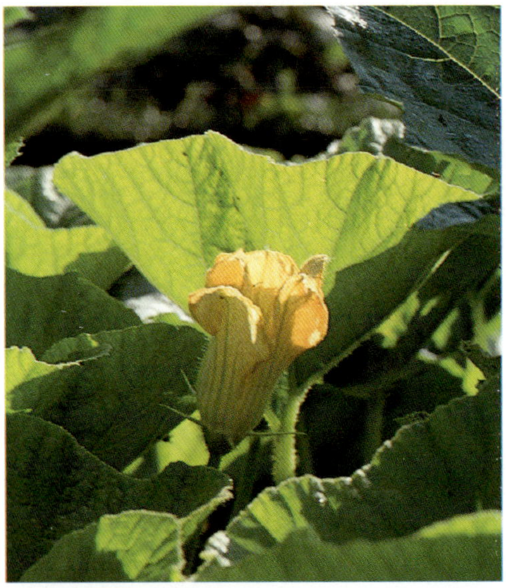

197 Geschlossene Blüte

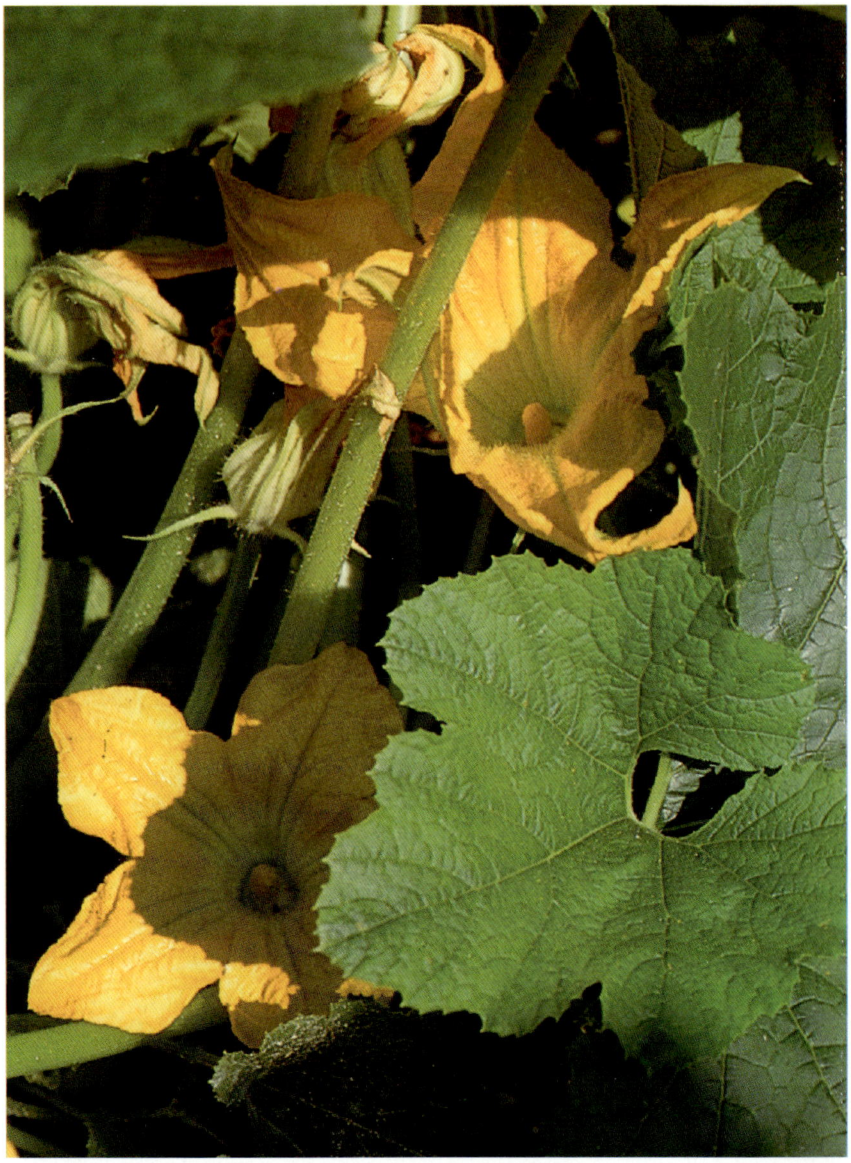

198 Männliche Blüten und gebuchtetes Laubblatt

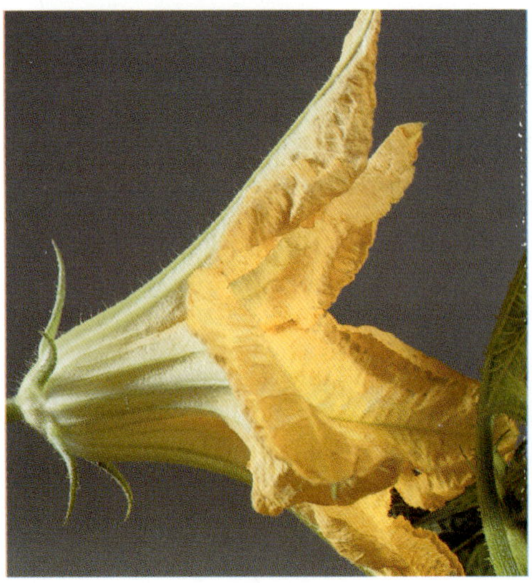

199 Glockenförmige Krone

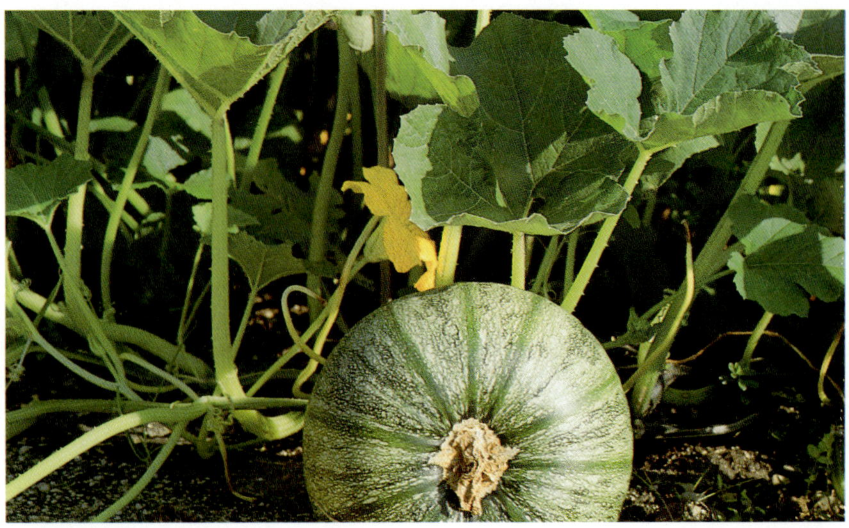

200 Beispiel einer Kürbisfrucht

Droge

Cucurbitae peponis semen = Kürbissamen
Bestehend aus den reifen, getrockneten Samen von Cucurbita pepo L.

Hauptinhaltsstoffe

Cucurbitin

Phytosterine

Tocopherol

Mineralstoffe (z.B. Selen)

Wirkungen und Indikationen

Antiphlogistisch.

Bei Reizblase. Miktionsstörungen bei Prostata-Adenom Stadium I bis II.

Dosierung

20–30 g (1–2 Esslöffel) Samen gut zerkauen. Auch in Fertigarzneimitteln enthalten.

Nebenwirkungen

Keine bekannt.

Kontraindikationen

Keine bekannt.

Interaktionen

Keine bekannt.

Historisches

Wahrscheinlich benutzte man den Kürbis ursprünglich zu Umschlägen bei Ödemen und Eiterbeulen, bei Augenentzündungen und den Saft bei Ohrenschmerzen. Die geschälten Samen von verschiedenen Kürbisgewächsen wurden gegen Schmerz bei Harnverhalten und Blasensteinen sowie als Bandwurmmittel eingesetzt.
Volksmedizin: bei vergrösserter Prostata, als Wurmmittel.

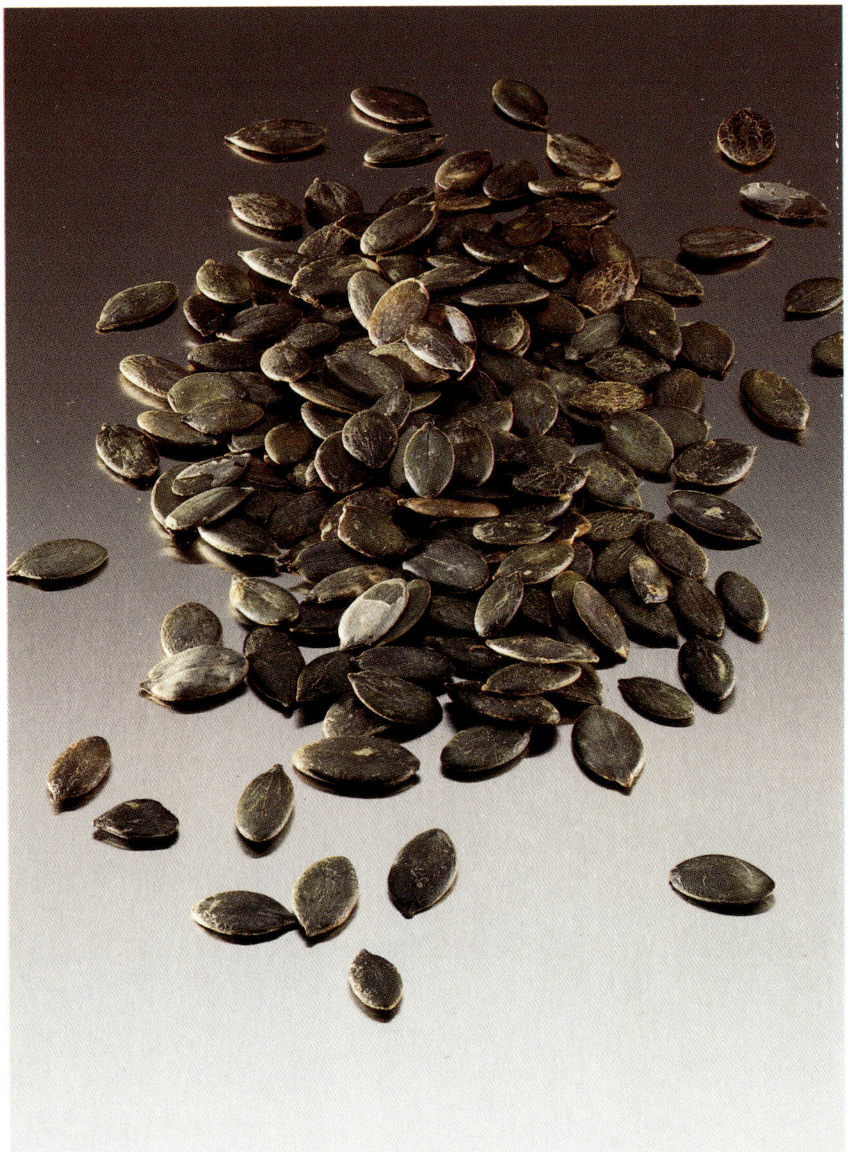

201 Cucurbitae peponis semen – Kürbissamen

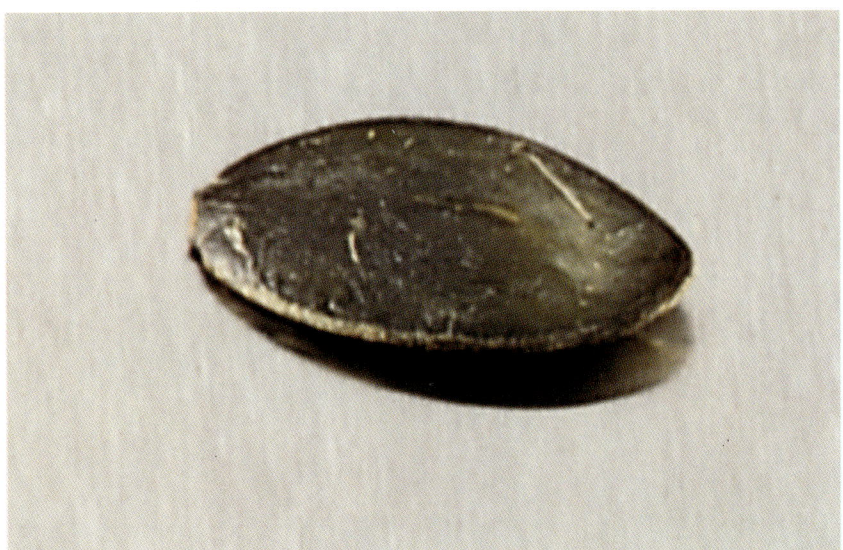

202 Samen eiförmig und abgeflacht ►

Verbreitung

Heimat im südlichen Asien; heute in weiten Teilen der Tropen kultiviert.

Merkmale

Pflanze 50–100 cm hoch mit knolligem Rhizom, im Innern gelb.

Blätter lang gestielt, Blattfläche bis 45 cm lang und bis 18 cm breit.

Deckblätter der Infloreszenz weisslich-grün, die oberen weiss und rosa überzogen.

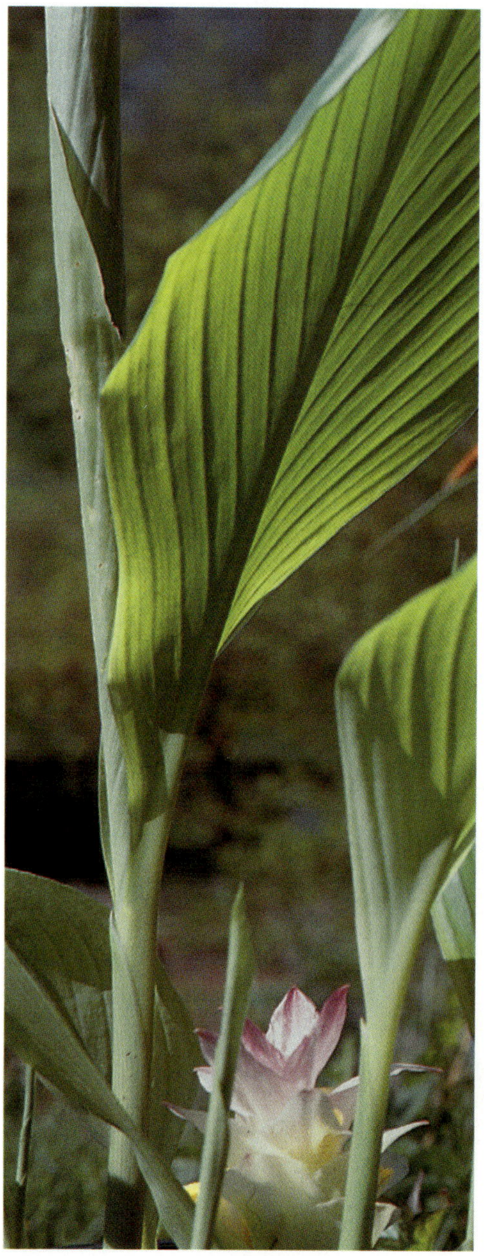

203 Lang gestielte Laubblätter

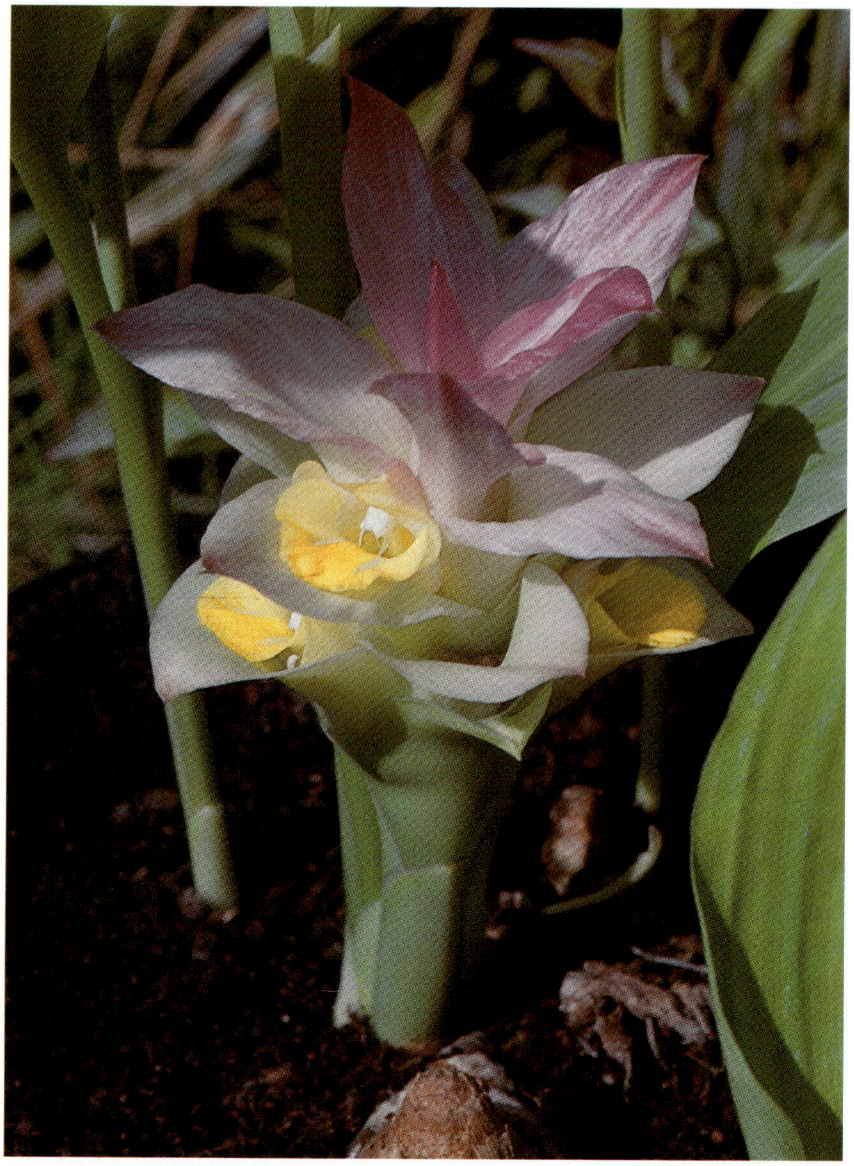

204 Vollständiger Blütenstand

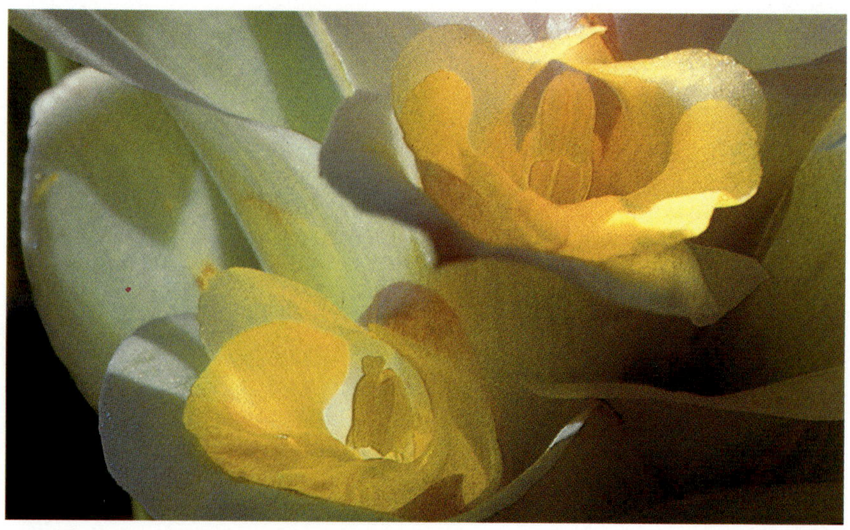

205 Gelbe Blüten (Alle Bilder von Curcuma cf. longa L.)

Droge

Curcumae xanthorrhizae rhizoma = Javanische Gelbwurz

Bestehend aus den in Scheiben geschnittenen, getrockneten, knolligen Rhizomen von Curcuma xanthorrhiza Roxb.

Curcumae longae rhizoma = Curcumarhizom

Bestehend aus den fingerförmigen, nach dem Ernten gebrühten und getrockneten Rhizomen von Curcuma longa L. (Syn. C. domestica Valet.).

Hauptinhaltsstoffe

Ätherisches Öl

Gelbe Farbstoffe (z.B. Curcumin)

Wirkungen und Indikationen

Choleretisch.

Bei dyspeptischen Beschwerden.

Dosierung

Hauptsächlich in Fertigarzneimitteln enthalten.

Nebenwirkungen

Bei längerem Gebrauch Magenbeschwerden.

Kontraindikationen

Verschluss der Gallenwege, Gallensteine.

Interaktionen

Keine bekannt.

Historisches

Die Kurkumawurzel diente der Behandlung von Geschwüren, der Schärfung der Sehkraft, der Vertreibung von Leukomen der Augen und wurde in Form von Pflastern gegen Krätze eingesetzt. Innerlich wurde sie angewandt gegen Wassersucht, Gelbsucht und als Magenmittel. Die Inder benutzten die Droge zur Gelbfärbung der Speisen anstelle von Crocus und als Bestandteil von Currypulver.

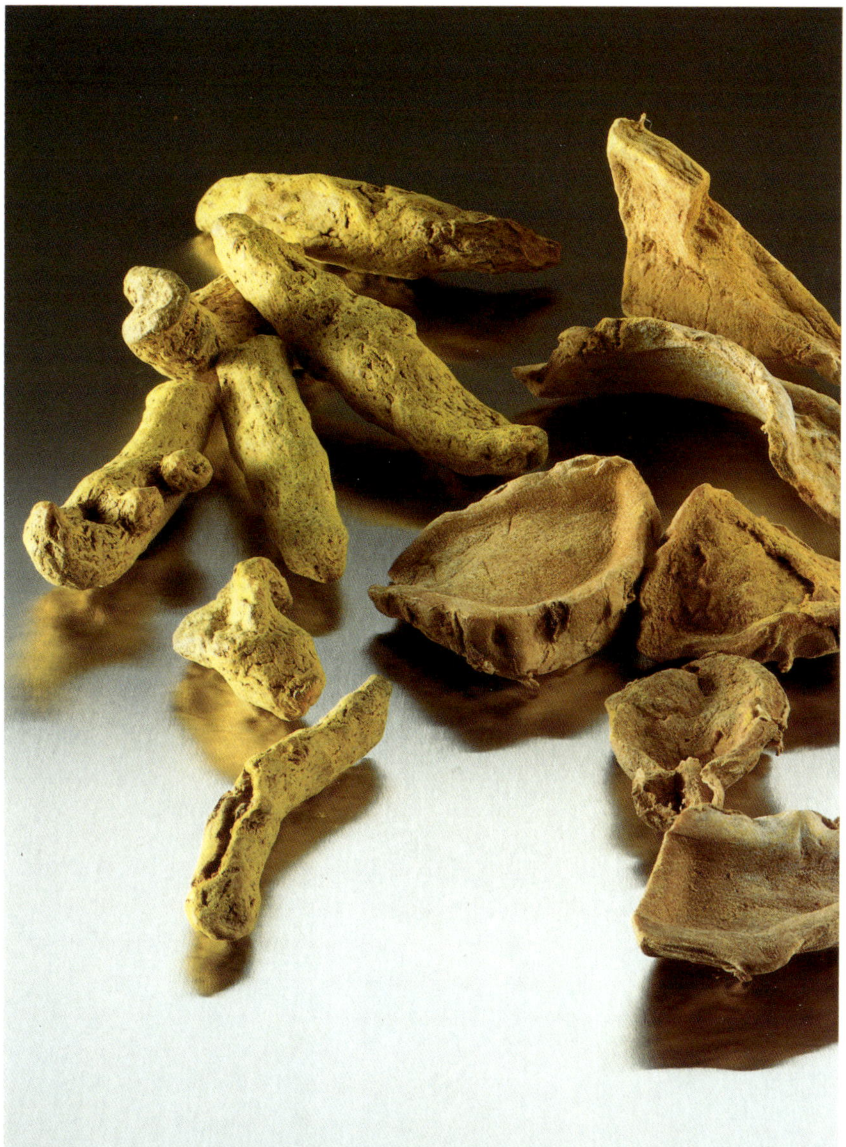

206 Curcumae xanthorrhiza rhizoma (links) / C. longae rhizoma (rechts)

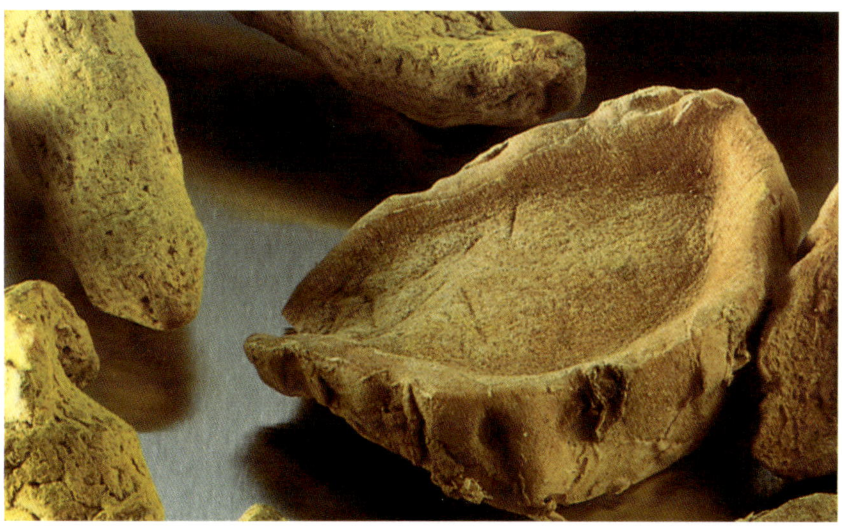

207 Curcumarhizom fingerförmig; Javanische Gelbwurz in Scheiben

Verbreitung

Kulturform von C. cardunculus; vorwiegend in Südwesteuropa kultiviert, aber auch im übrigen Mittelmeerraum, Nord- und Südamerika, Asien.

Merkmale

Bis 2 m hohe, kräftige Pflanze.

Blätter bis 80 cm lang, unterseits filzig behaart, ohne Stacheln.

Blütenköpfe 8–15 cm gross, Hüllblätter gebuchtet, ohne Fortsatz oder zugespitzt mit kurzem Stachel, aber nicht langstachelig; Krone bis 4 cm lang, blau oder violett.

Blütezeit: April bis August

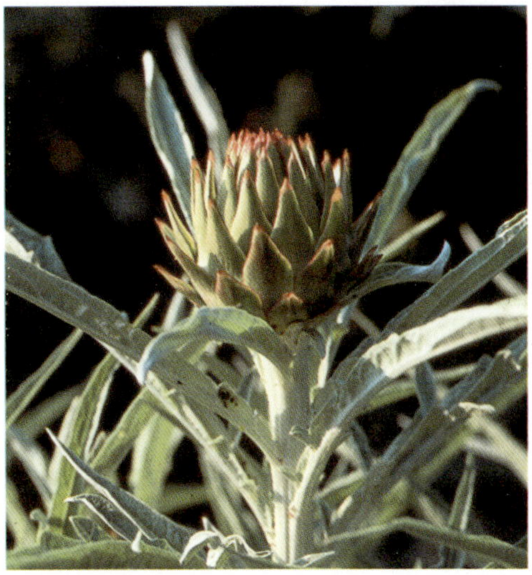

208 Junger Blütenstand

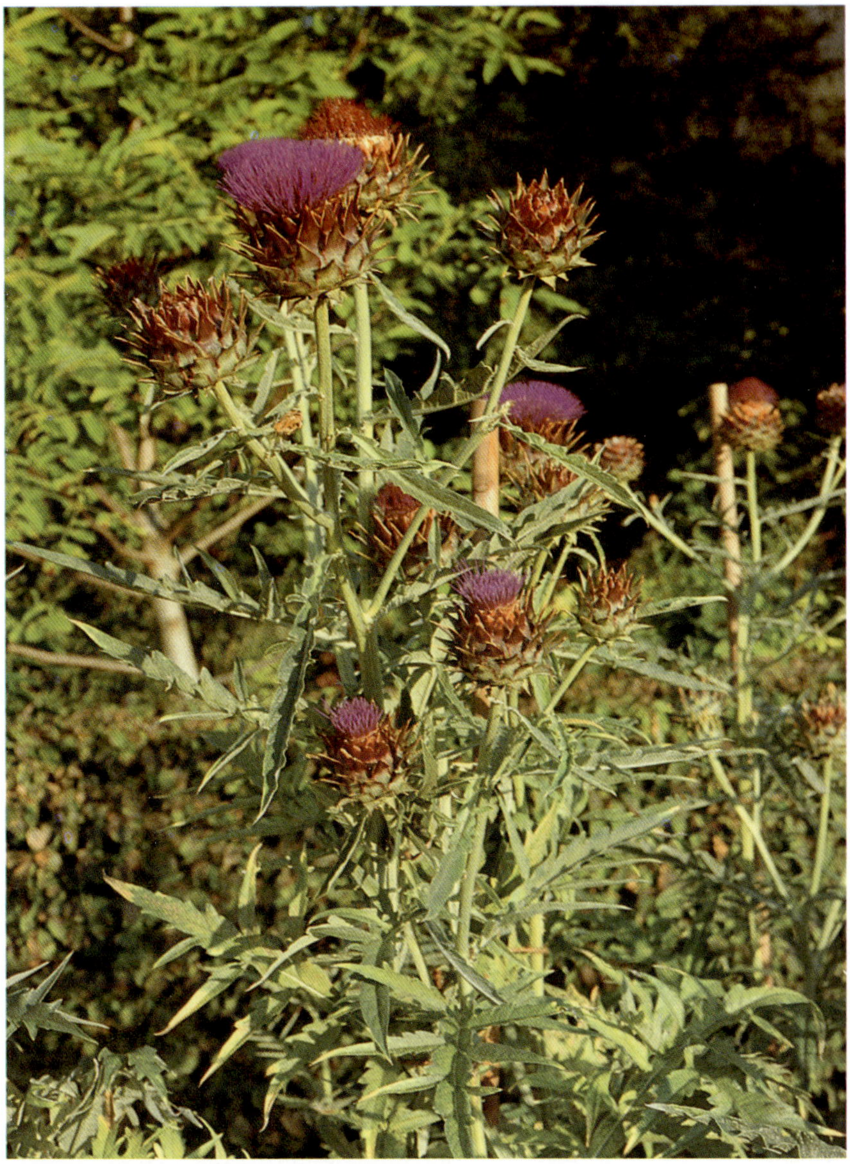

209 Stachelspitzige Artischockenform

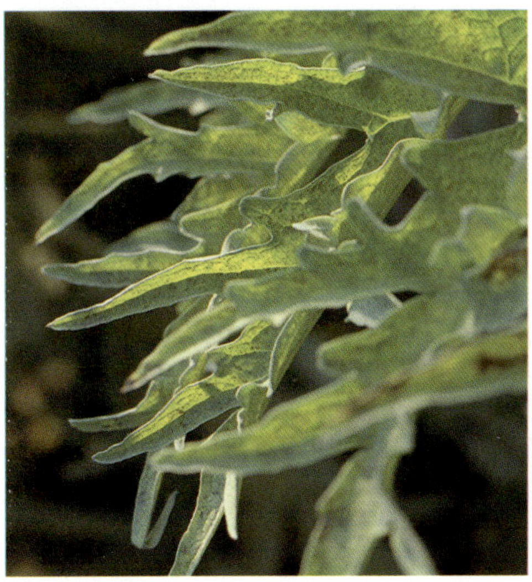

210 Teilblätter

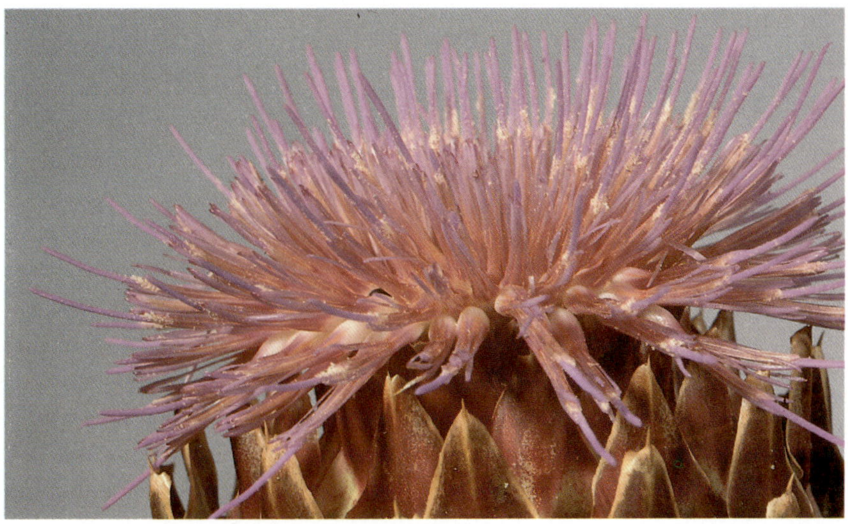

211 Blütenkopf mit stachelspitzigen Hüllblättern

Droge

Cynarae folium = Artischockenblätter

Bestehend aus den frischen oder getrockneten Laubblättern von Cynara scolymus L.

Hauptinhaltsstoffe

Bitterstoffe (z.B. Cynaropikrin)

Aromatische Carbonsäuren (z.B. Cynarin)

Flavonoide

Wirkungen und Indikationen

Choleretisch.

Bei dyspeptischen Beschwerden.

Dosierung / Teezubereitung

2 g (2 Teelöffel) auf eine Tasse mit kochendem Wasser übergiessen und ziehen lassen; 3mal täglich 1 Tasse vor den Mahlzeiten trinken.

Hauptsächlich in Fertigarzneimitteln enthalten.

Nebenwirkungen

Keine bekannt.

Kontraindikationen

Allergie gegen Korbblütler, Verschluss der Gallenwege, Gallensteine.

Interaktionen

Keine bekannt.

Historisches

Die Artischocke soll früher der Behandlung der chronischen Leberentzündung, der Wassersucht u.a.m. gedient haben. Später kam die Anwendung bei Diabetes und Arteriosklerose hinzu. Im Volksglauben wird der Artischocke bis heute eine aphrodisische Wirkung nachgesagt. **Volksmedizin:** als galleförderndes Mittel, Leberschutzmittel.

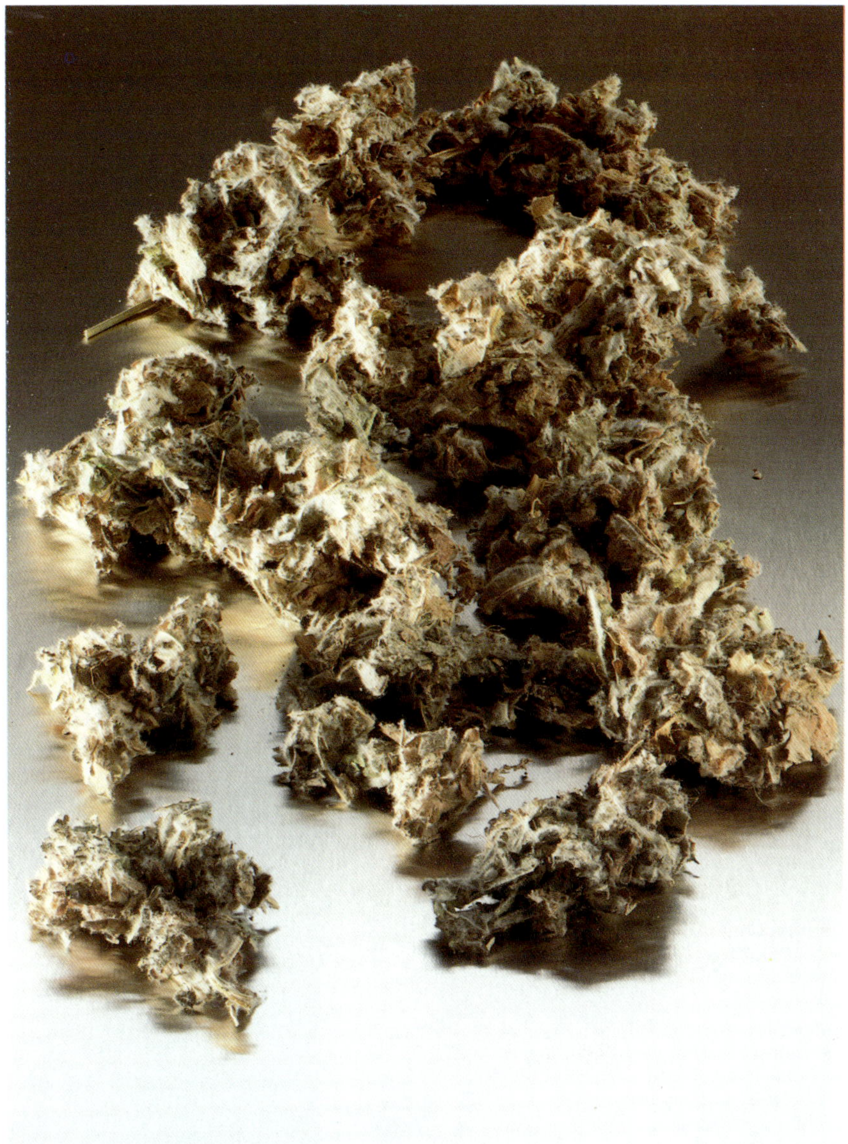

212 Cynarae folium – Artischockenblätter

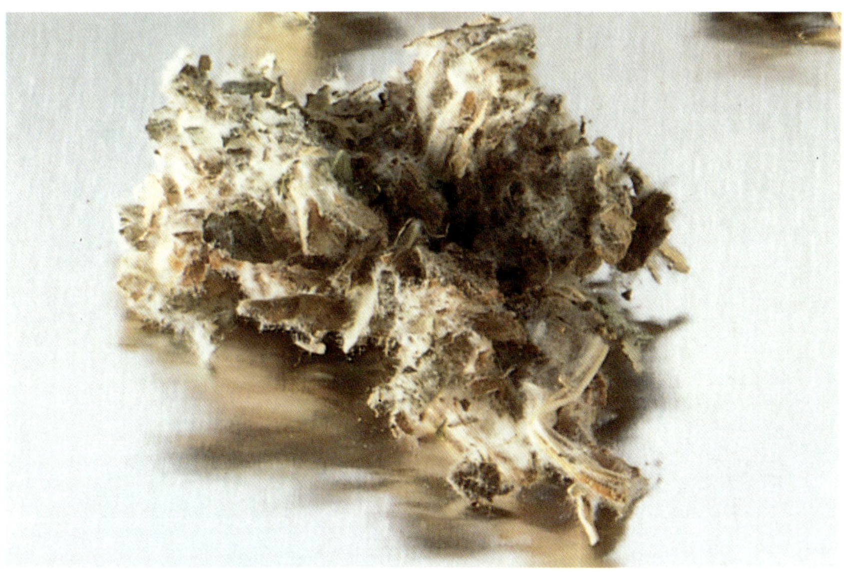

213 Filzig behaarte Blattfragmente ►

Verbreitung

Ursprünglich Mittelamerika; in wärmeren Gegenden weltweit verschleppt.

Merkmale

Pflanze 30–100 cm hoch, verzweigt, kahl.

Blätter buchtig gezähnt.

Blüten einzeln, Krone 6–10 cm lang, meist weiss, selten violett.

Frucht eine stachelige Kapsel, 4klappig.

Blütezeit: Juni bis Oktober

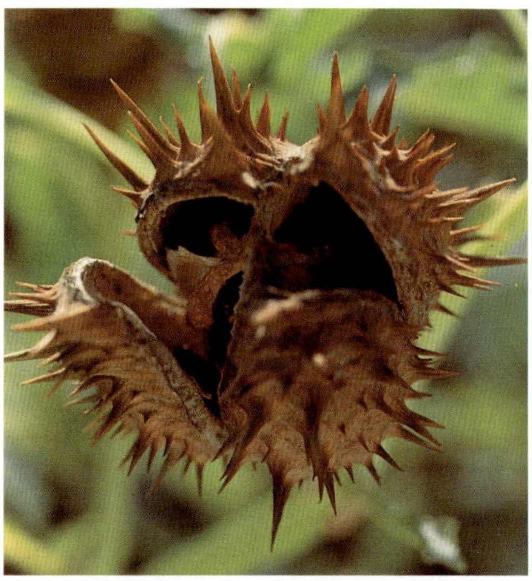

214 4klappig aufspringende Kapsel

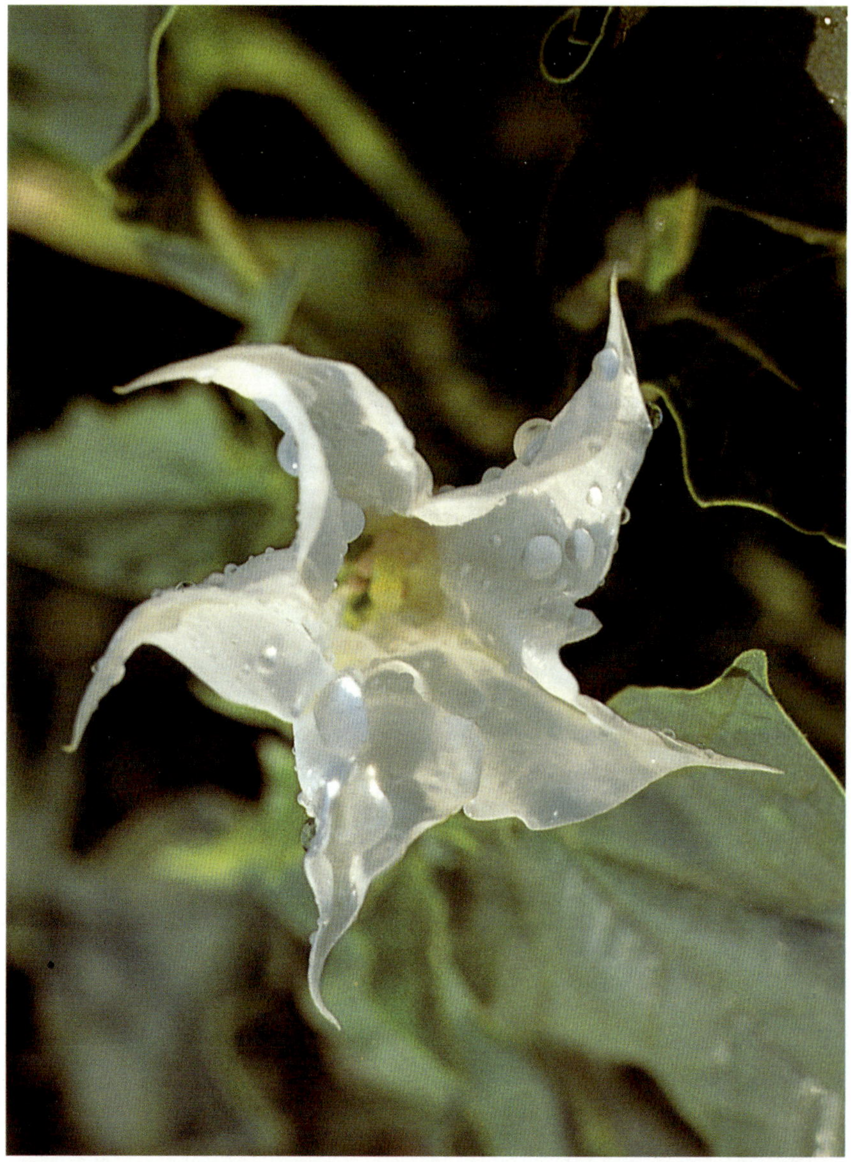

215 Blüte 5teilig mit langer Kronröhre

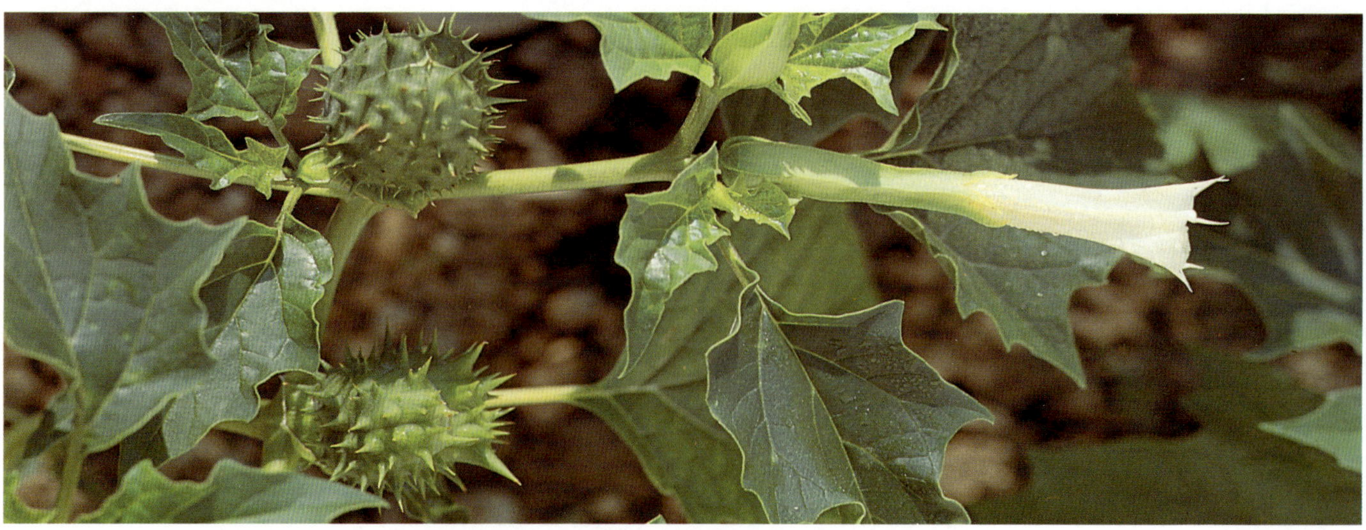

216 Zweig mit unreifen Früchten und 2 jüngeren Blüten

Droge

Stramonii folium = Stechapfelblätter

Bestehend aus den getrockneten Blättern oder aus den getrockneten Blättern mit blühenden Zweigspitzen und gelegentlich Früchten von Datura stramonium L. Die Droge enthält mindestens 0,25% Gesamtalkaloide, berechnet als Hyoscyamin und bezogen auf die bei 100 bis 105 Grad Celsius getrocknete Droge.

Hauptinhaltsstoffe

Tropanalkaloide
(z.B. Hyoscyamin, Scopolamin)

Gerbstoffe

Wirkungen und Indikationen

Parasympatholytisch

Dosierung

Sollte nur in Form von kontrollierten Fertigarzneimitteln verwendet werden.

In der Rezeptur ist ein standardisierter Trockenextrakt einzusetzen.

Nebenwirkungen

Mundtrockenheit, Abnahme der Schweissdrüsensekretion, Akkomodationsstörungen, Hautrötung und -trockenheit, Wärmestau, Tachykardie, Miktionsbeschwerden, Halluzinationen, Krampfzustände.

Kontraindikationen

Tachykarde Arrhythmien, Prostataadenom mit Restharnbildung, Engwinkelglaukom, akutes Lungenödem, mechanische Stenosen im Bereich des Magen-Darm-Traktes, Megacolon.

Interaktionen

Verstärkung der anticholinergen Wirkung durch trizyklische Antidepressiva, Amantadin, Chinidin.

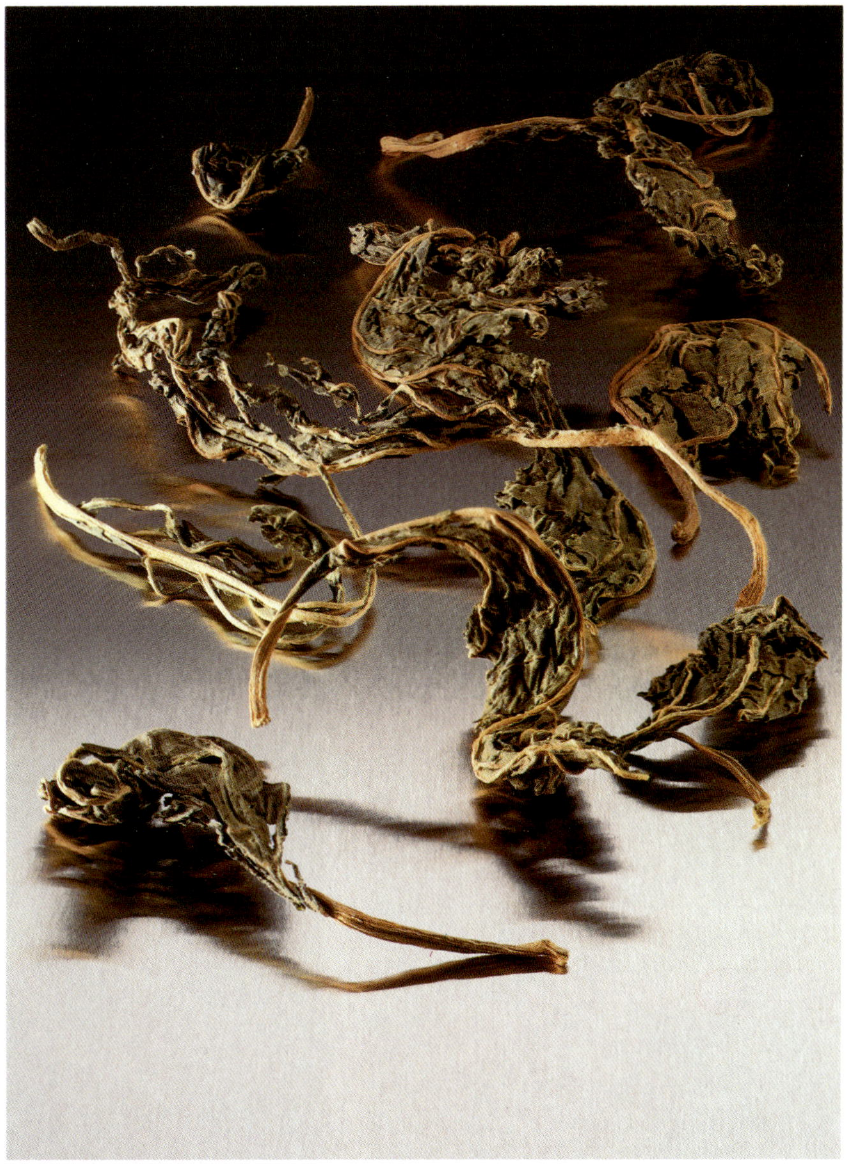

217 Stramonii folium – Stechapfelblätter

Historisches

Der Stechapfel ist eine schon lange bekannte Arznei- bzw. Giftpflanze. Eingesetzt bei Konvulsionen, Neuralgien, Rheumatismus, später bei Hustenreiz, Asthma, Nierenkolik u.a.m. Als Räuchermittel gegen Asthma, meist mit Kaliumnitrat getränkt, auch in Form von Zigarren und Zigaretten. Aus den Samen des Stechapfels wurden Liebestränke zubereitet, um sich die gewünschte Person gefügig zu machen; ein beliebtes Mittel auch in Bordellen. Eingesetzt wurden Tropanalkaloide, vor allem Scopolamin, in Form von Injektionen zur "Gehirnwäsche".

Digitalis lanata Ehrh.

Verbreitung

Südosteuropa und Südwestasien.

Merkmale

Pflanze 40–90 cm (bis 2 m) hoch.

Blätter schmal lanzettlich und meist kahl, am Stengel weit herablaufend.

Blütenstiele und Kelch wollig behaart.

Blütezeit: Juni bis Juli

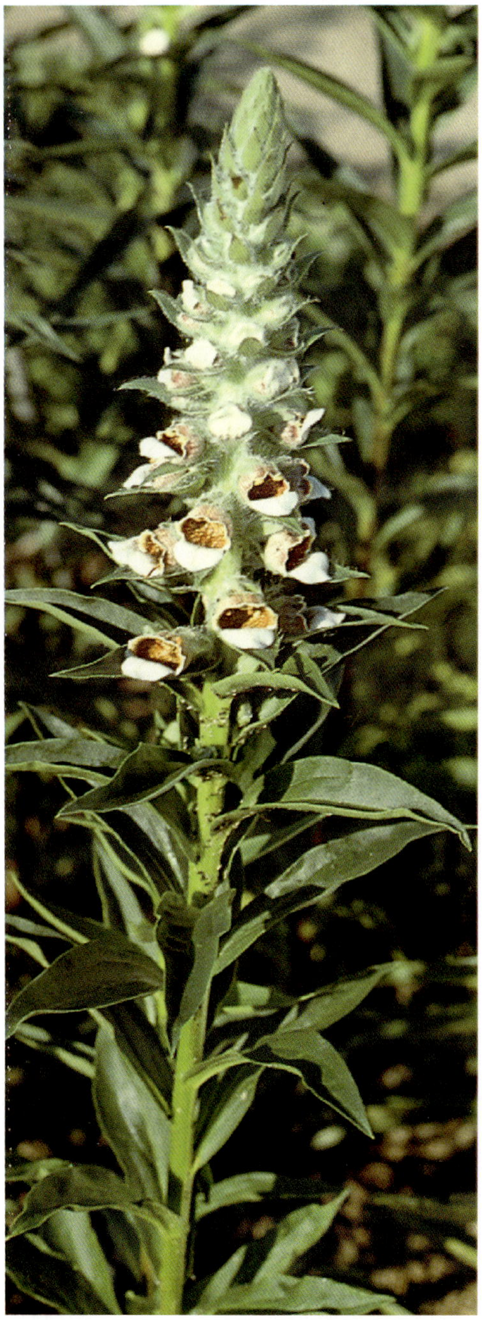

218 Schmal kegelförmiger Blütenstand

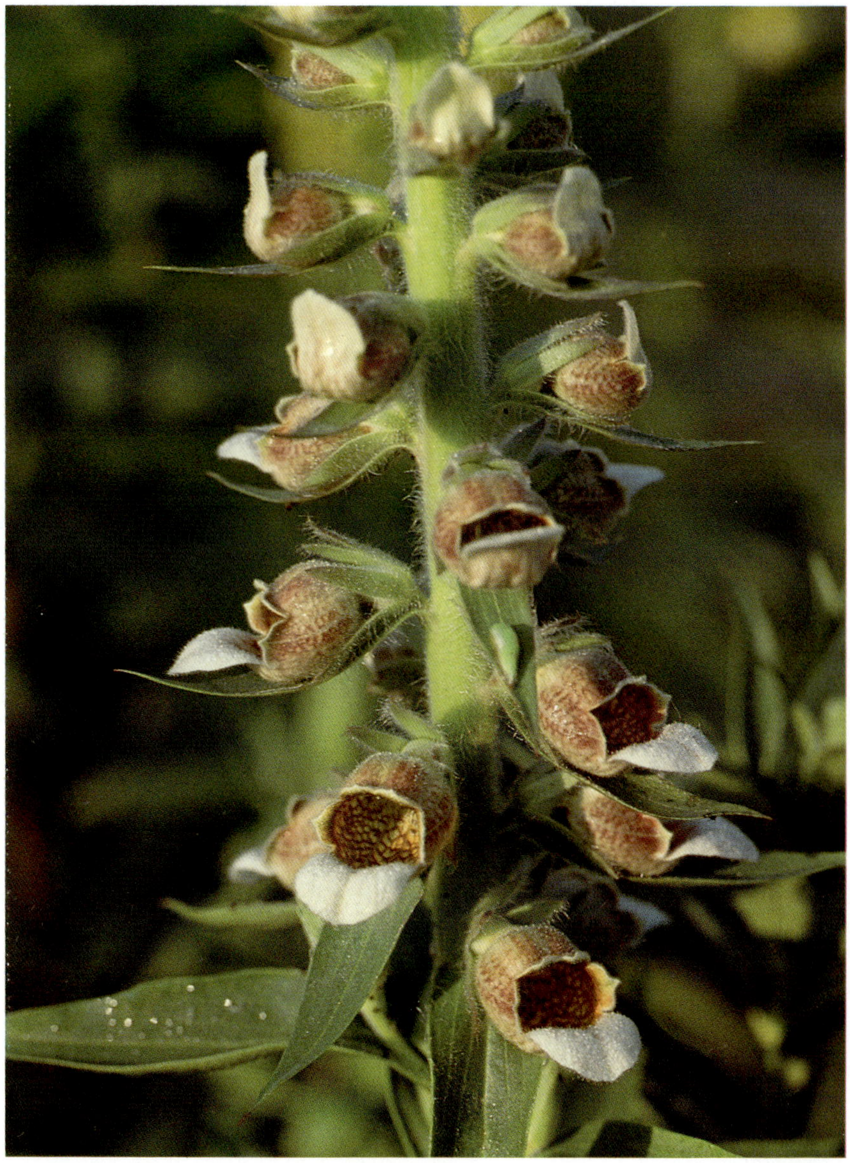

219 Ausschnitt aus einem Blütenstand

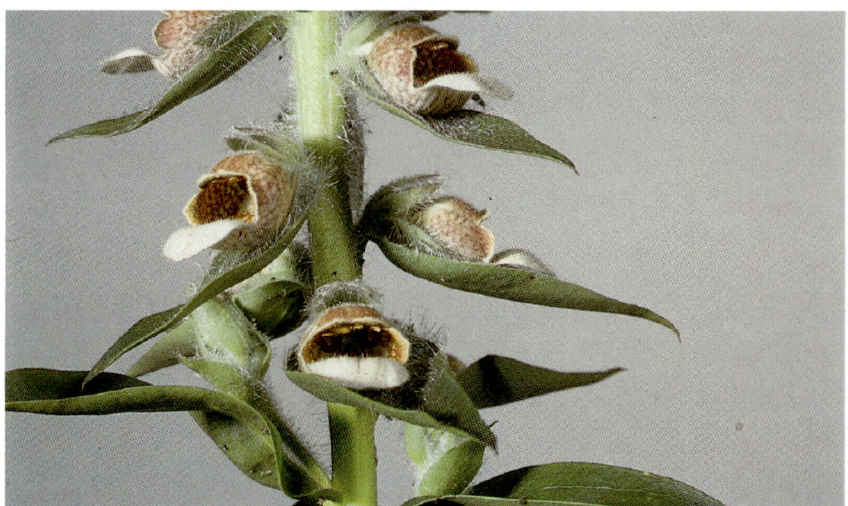

220 Blüten mit behaarten Kelchblättern

Droge

Digitalis lanateae folium = Wollige Fingerhutblätter

Bestehend aus den getrockneten Laubblättern von Digitalis lanata Ehrh.

Hauptinhaltsstoffe

Herzglykoside (Cardenolide)

Flavonoide

Wirkungen und Indikationen

Positiv inotrop, negativ chronotrop, negativ dromotrop, positiv bathmotrop.

Bei Herzinsuffizienz, Vorhofflimmern und -flattern, paroxysmaler Tachykardie.

Dosierung

Sollte nur in Form von kontrollierten Fertigarzneimitteln (Reinstoffpräparate) verwendet werden. In der Rezeptur ist ein standardisierter Trockenextrakt einzusetzen.

Nebenwirkungen

Arrhythmien, Benommenheit, Kopfschmerzen, Sehstörungen, Übelkeit, Erbrechen.

Kontraindikationen

Siehe Information über Reinglykosidpräparate.

Interaktionen

Siehe Information über Reinglykosidpräparate.

Historisches

Der wollige Fingerhut kommt in Mitteleuropa nicht wild vor. Da er früher auch nicht als Gartenpflanze gezogen wurde, fand er in den mittelalterlichen Schriften und in den Kräuterbüchern keine Erwähnung.

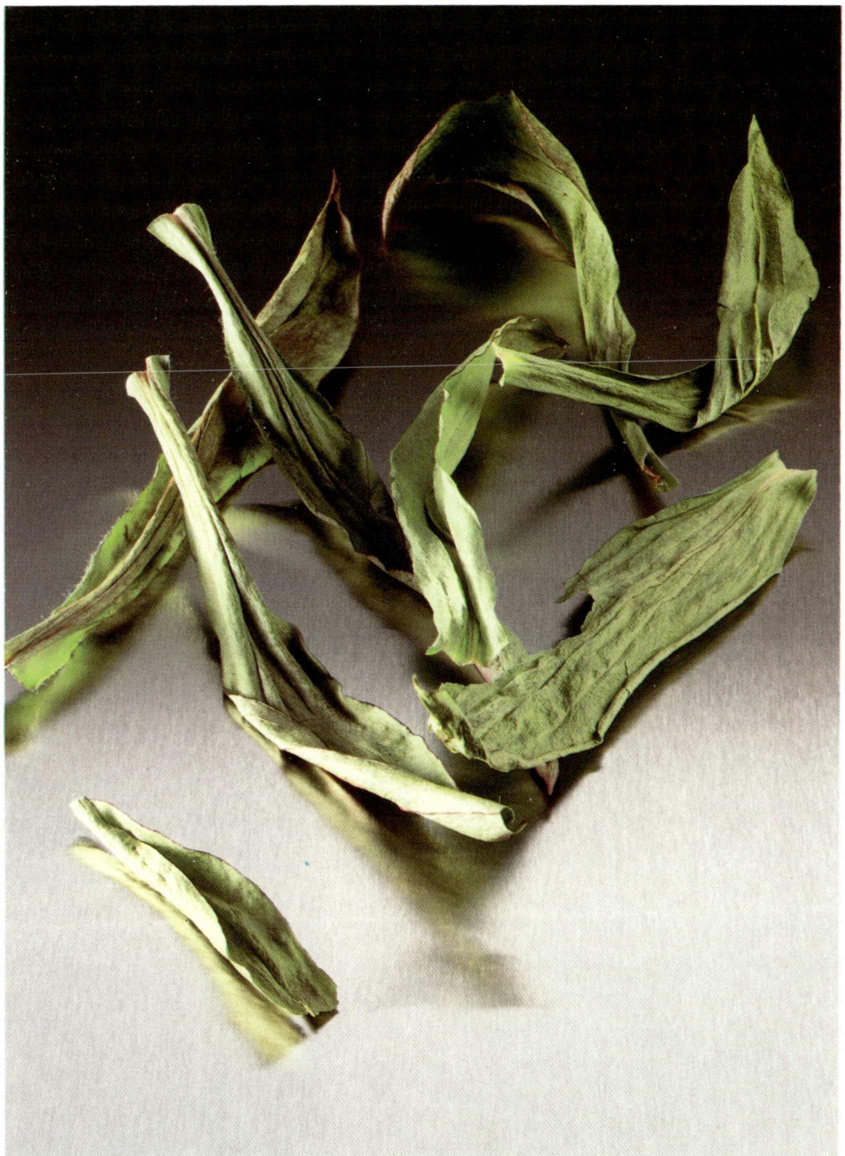

221 Digitalis lanateae folium – Wollige Fingerhutblätter

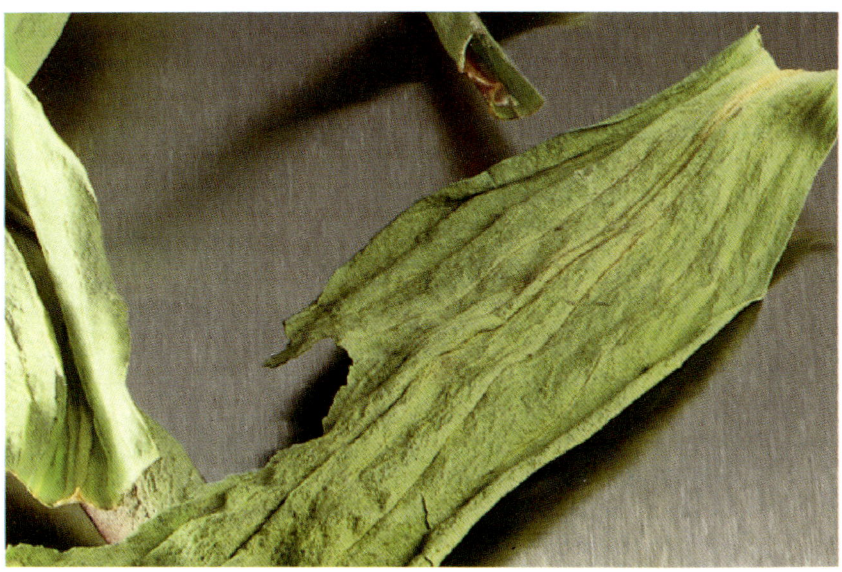

222 Laubblätter schmal lanzettlich und paralleladerig ►

Verbreitung

Westliches Europa, weltweit verschleppt.

Merkmale

Stengel 40–150 cm hoch.

Blätter eilanzettlich, unterseits graufilzig behaart.

Blütenröhre 3,5–5 cm lang, purpurrot bis weisslich.

Blütezeit: Juni bis September

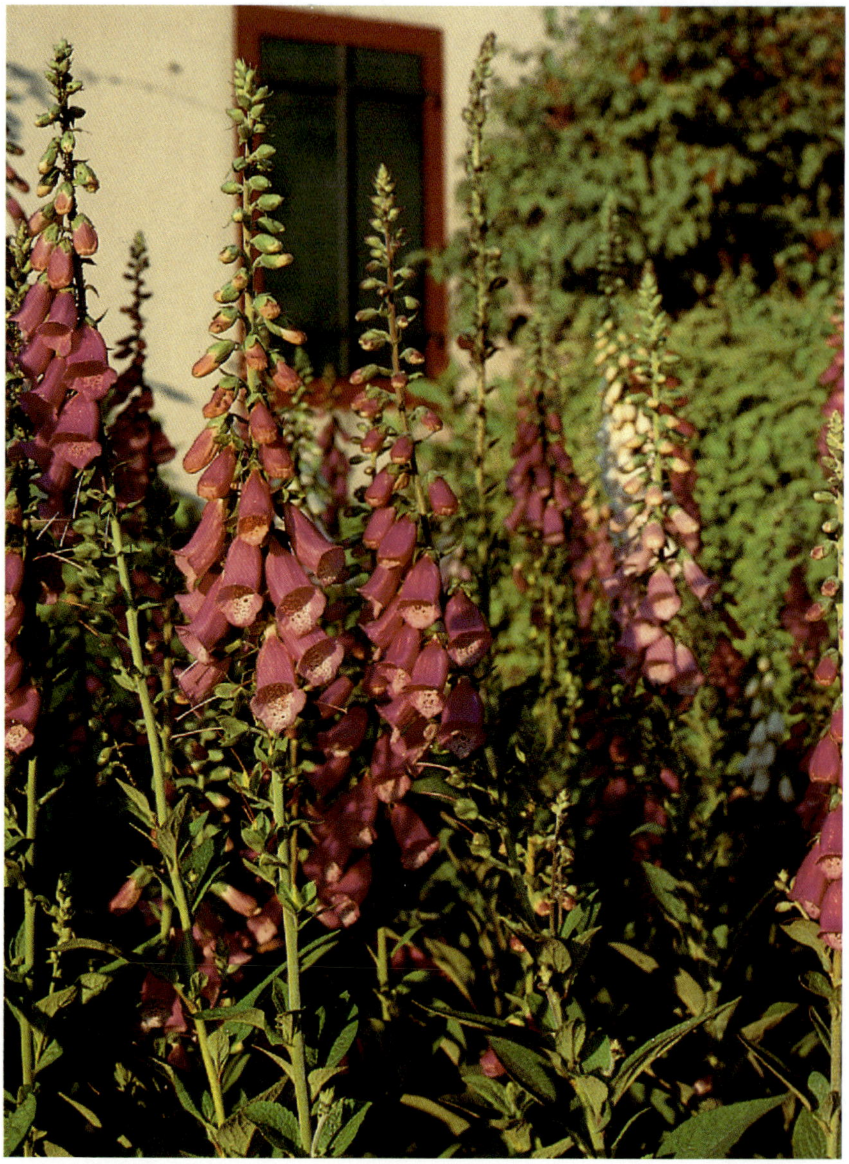

224 Fingerhut–Gruppe

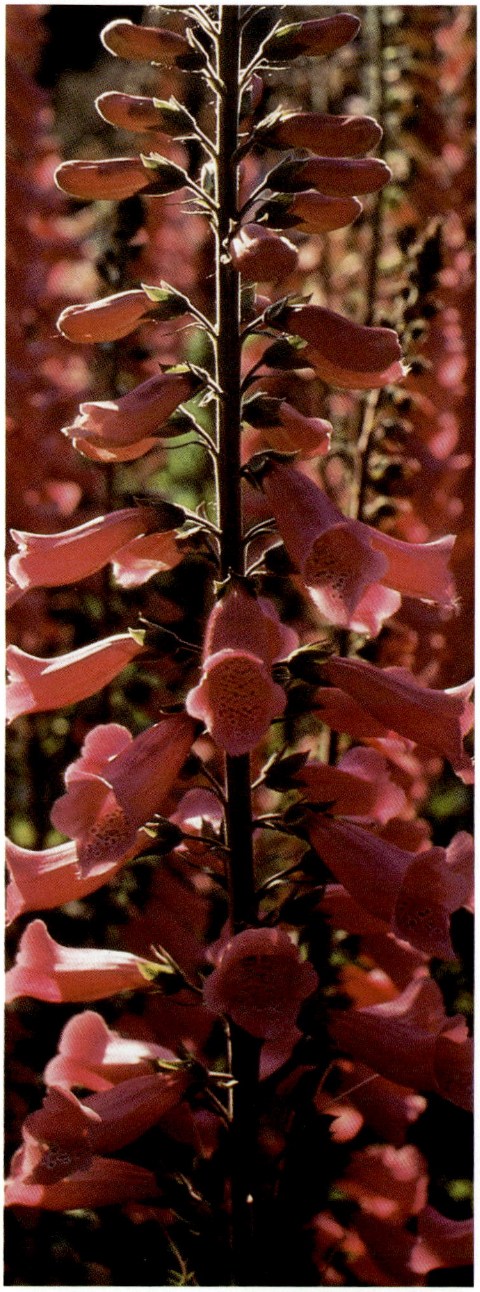

223 Blütenstand

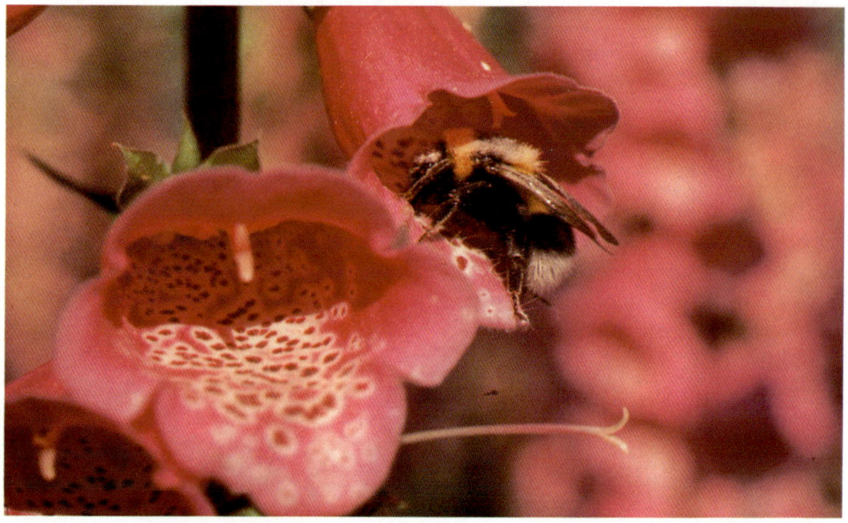

225 Röhrenförmige Blüte mit Hummel

Droge

Digitalis purpureae folium = Fingerhutblätter

Bestehend aus den getrockneten Blättern von Digitalis purpurea L.
Sie enthalten mindestens 0,3% Gesamt-Cardenolidglykoside, bezogen auf Digitoxin und berechnet auf die getrocknete Droge.

Hauptinhaltsstoffe

Herzglykoside (Cardenolide)

Flavonoide

Wirkungen und Indikationen

Positiv inotrop, negativ chronotrop, negativ dromotrop, positiv bathmotrop.

Bei Herzinsuffizienz, Vorhofflimmern und -flattern, paroxysmaler Tachykardie.

Dosierung

Sollte nur in Form von kontrollierten Fertigarzneimitteln (Reinstoffpräparate) verwendet werden. In der Rezeptur ist ein standardisierter Trockenextrakt einzusetzen.

Nebenwirkungen

Arrhythmien, Benommenheit, Kopfschmerzen, Sehstörungen, Übelkeit und Erbechen.

Kontraindikationen

Siehe Information über Reinglykosidpräparate.

Interaktionen

Siehe Information über Reinglykosidpräparate.

Historisches

Die medizinische Anwendung des Fingerhutes ging wahrscheinlich von den nordischen Ländern aus. Eingesetzt wurde er bei Leber- und Milzleiden, Epilepsie und als Wundkraut. In einem Familienrezept gegen Wassersucht entdeckte der englische Arzt und Botaniker Withering 1775 den Fingerhut als wirksamen Bestandteil.

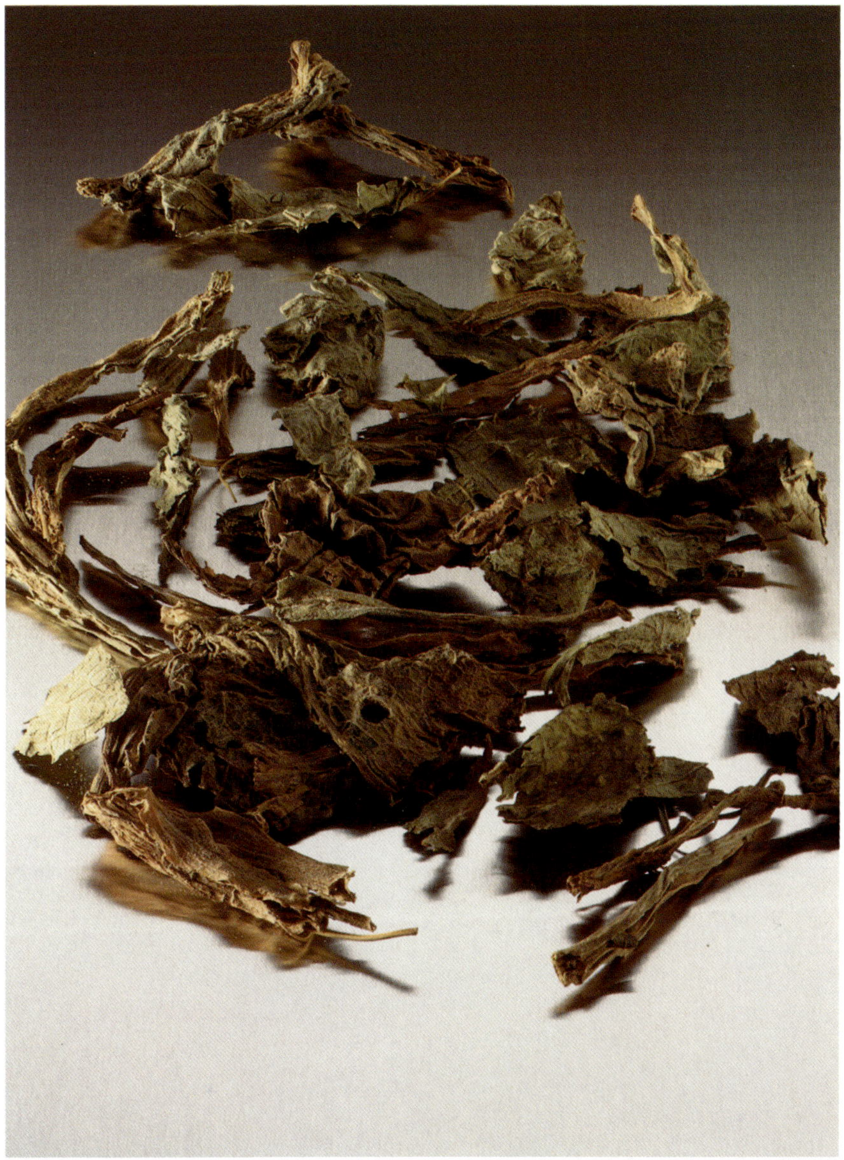

226 Digitalis purpureae folium – Fingerhutblätter

Weitere Anwendungsgebiete waren nervöse Affektionen, Asthma, Blutspucken, später Entzündungen der Hirnhaut und Brustorgane, entzündliche Herzleiden, Wahnsinn.
Äusserlich diente er der Behandlung von asthenopischen Störungen des Auges.

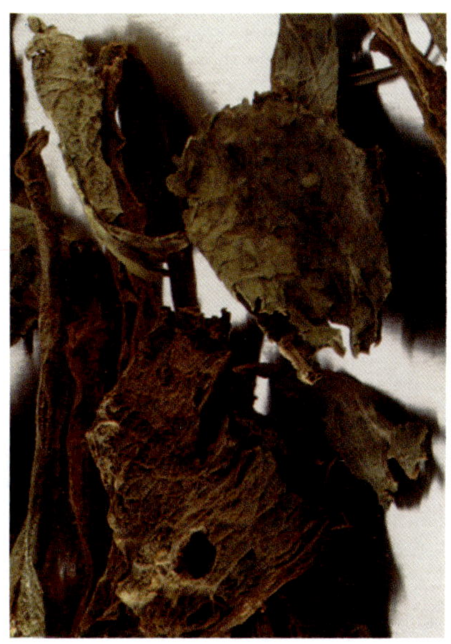

227 Blattoberseite kurzhaarig oder fast kahl; Blattunterseite graufilzig ►

Verbreitung

Nord- und Mitteleuropa, Sibirien und Nordamerika.

Merkmale

Insektenfressende Pflanze.

Stengel 10–30 cm, aus der Mitte der Blattrosette aufsteigend und blattlos.

Rundliche Blätter horizontal ausgebreitet, sich plötzlich in den Stiel verschmälernd, mit roten Fangtentakeln.

5 weisse Kronblätter, je 4–6 mm lang.

Blütezeit: Juli bis August

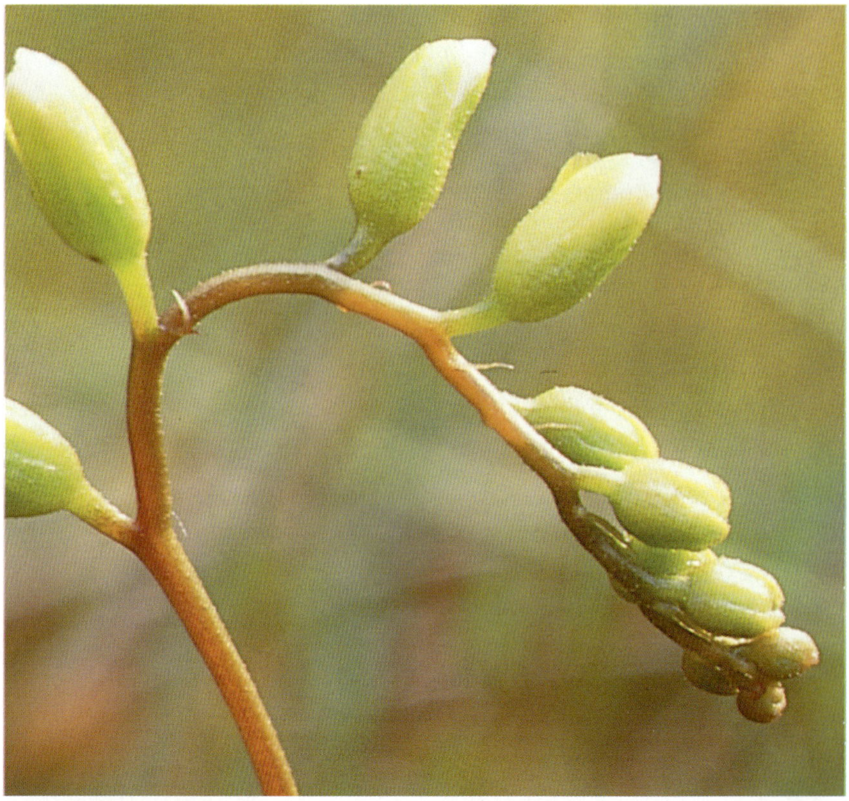

228 Junger Blütenstand

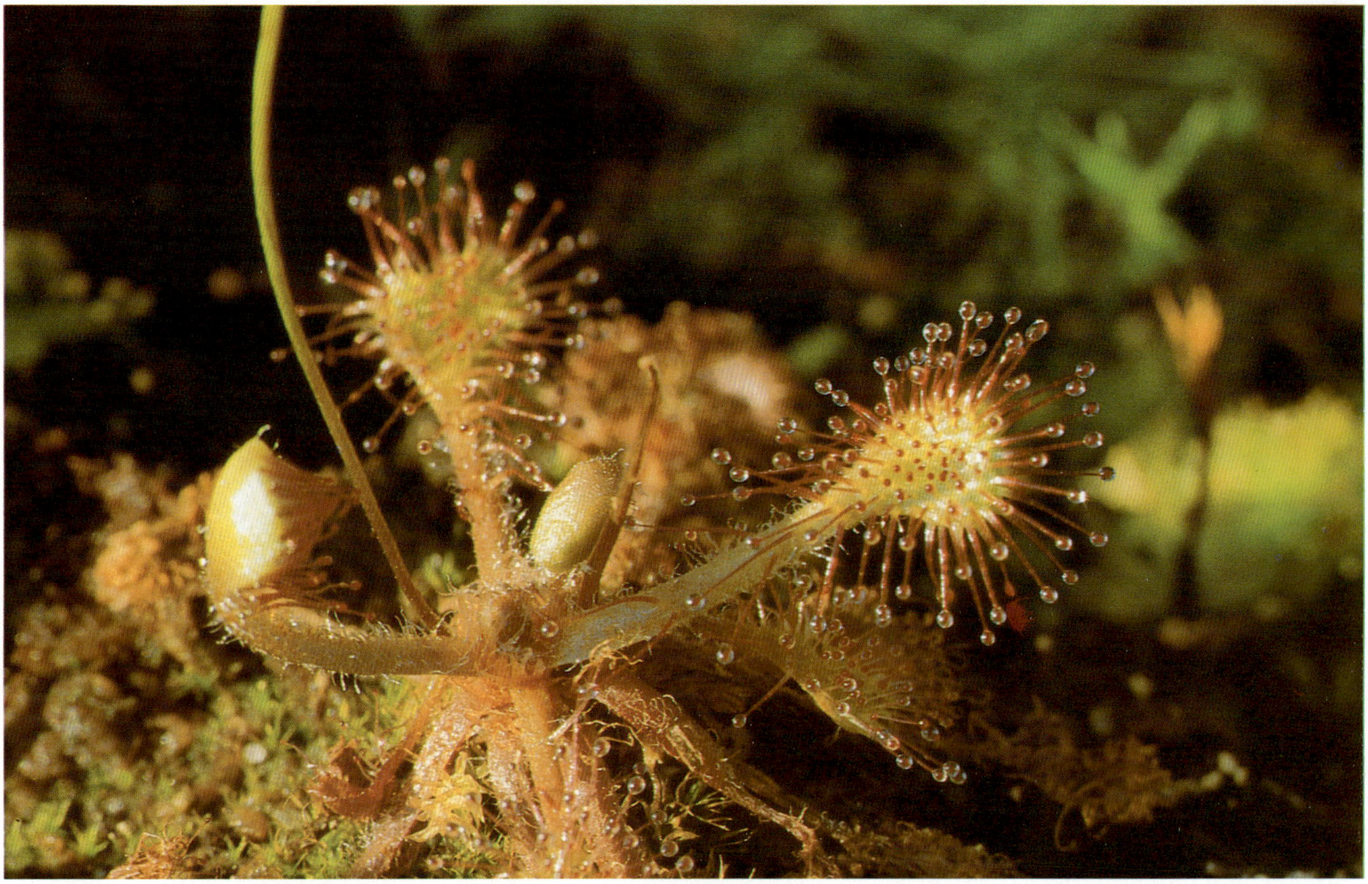

229 Lang gestielte rundliche Blätter mit zahlreichen roten Fangtentakeln

Droge

Droserae herba = Sonnentaukraut

Bestehend aus den getrockneten oberirdischen und unterirdischen Teilen von Drosera rotundifolia L., Drosera ramentacea Burch. & Sond. und Drosera intermedia Hayne (Syn. D. longifolia auct.).

Hauptinhaltsstoffe

Naphthochinonderivate

Wirkungen und Indikationen

Antitussiv, bronchospasmolytisch.

Bei Krampf- und Reizhusten.

Dosierung

D. rotundifolia:

0,5–1 g (1–2 Teelöffel).

Alle anderen Arten:

1–2 g (2–4 Teelöffel) auf eine Tasse mit kochendem Wasser übergiessen und ziehen lassen.

3–4mal täglich 1 Tasse trinken.

Auch in Fertigarzneimitteln enthalten.

Nebenwirkungen

Keine bekannt.

Kontraindikationen

Keine bekannt.

Interaktionen

Keine bekannt.

Historisches

Die Sonnentaublätter wurden innerlich bei Lungenkrankheiten, Wassersucht, Epilepsie, der Saft äusserlich zum Wegbeizen von Warzen und Hühneraugen angewandt. Man benutzte die Pflanze gegen Zauberei.
Volksmedizin: gegen Asthma und Warzen.

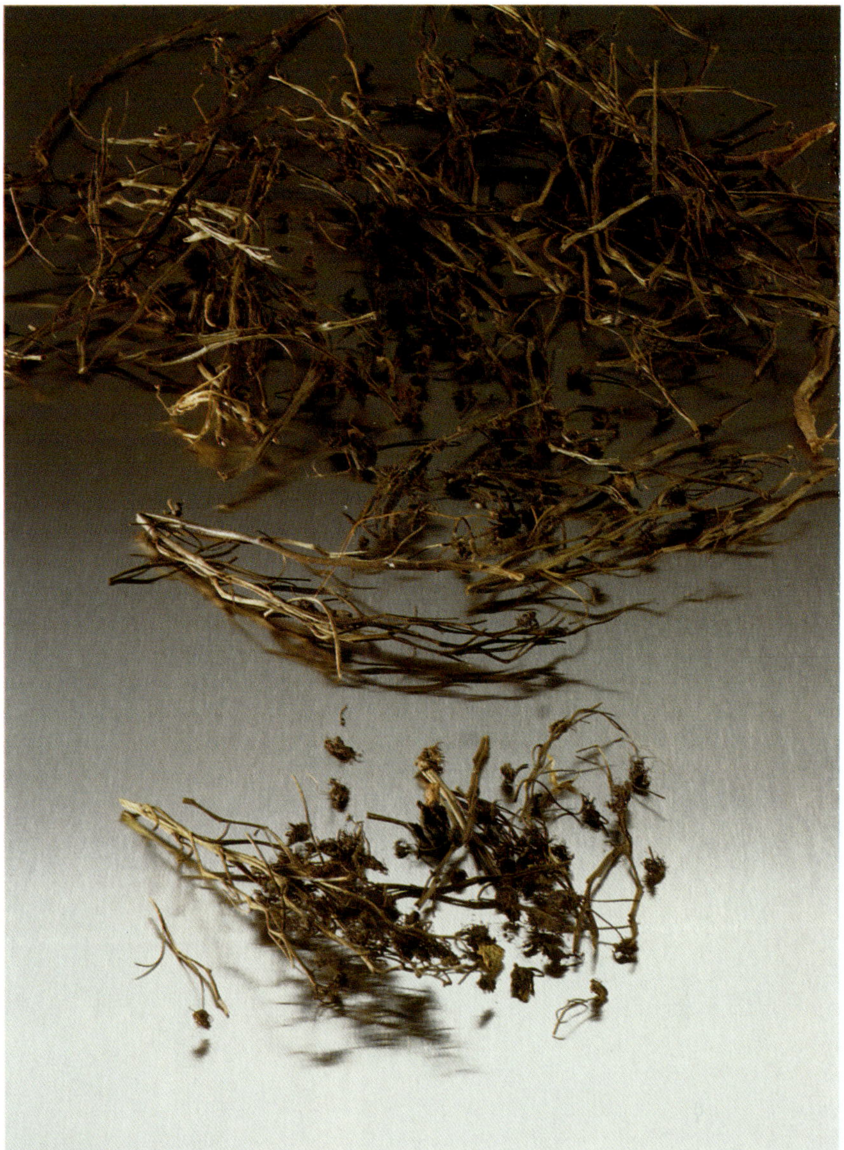

230 Droserae herba – Sonnentaukraut

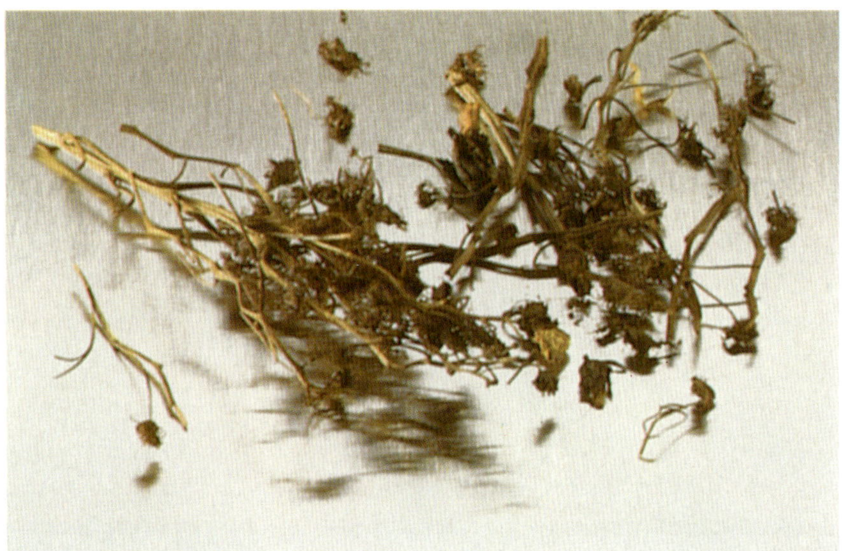

231 Stengel und Blätter ►

Verbreitung

Zentrale und südöstliche Vereinigte Staaten.

Merkmale

50–150 cm hohe Pflanze.

Blätter meist gezähnt, breitlanzettlich bis breit-eiförmig, plötzlich in den manchmal geflügelten Stiel verschmälert.

Blütenköpfe einzeln oder zu wenigen vereinigt; Zungenblüten etwa 10–20, 2,5–5 cm lang, purpur, selten heller.

Blütezeit: Juni bis Oktober

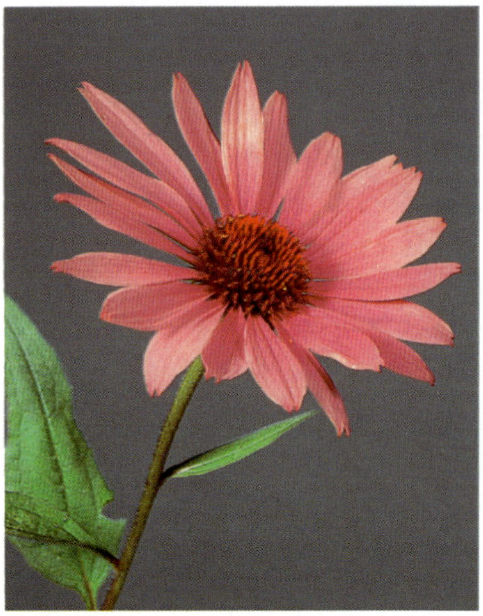

232 Einzelner Blütenstand

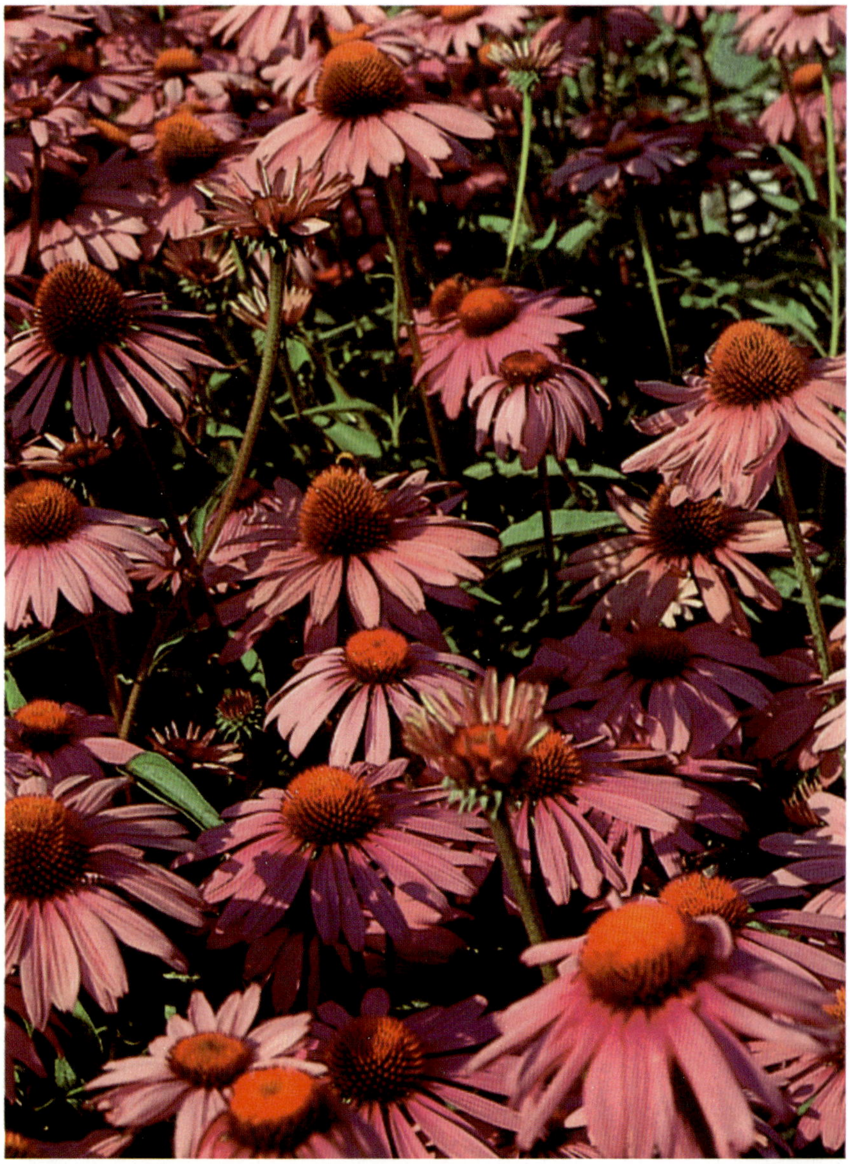

233 Sonnenhut-Feld

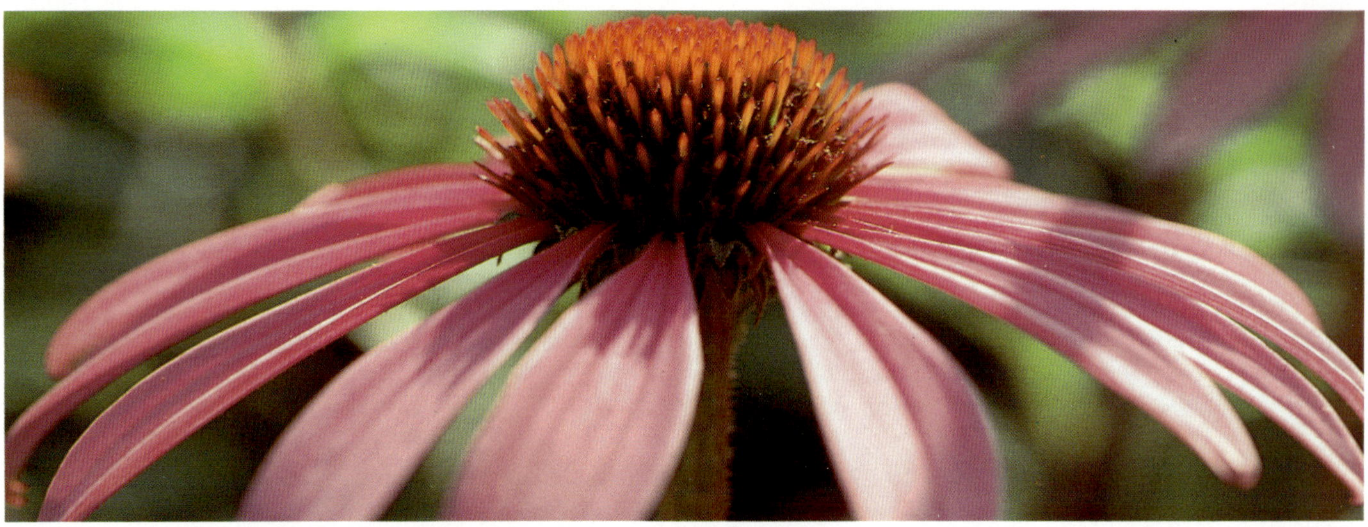

234 Auf schwach gewölbtem Blütenboden sitzen zahlreiche Röhrenblüten

Droge

Echinaceae purpureae herba = Purpursonnenhutkraut

Bestehend aus den frischen, zur Blütezeit geernteten oberirdischen Teilen von Echinacea purpurea (L.) Moench. Genutzt werden auch E. angustifolia DC. und E. pallida Nutt. als Ganzpflanze, Kraut, Wurzel in frischem und getrocknetem Zustand.

Hauptinhaltsstoffe

Polyacetylene

Alkylamide

Polysaccharide

Kaffeesäurederivate

Wirkungen und Indikationen

Immunmodulierende Wirkung.

Innerlich:
Unterstützende Behandlung rezidivierender Infekte im Bereich der Atemwege und der ableitenden Harnwege.

Äusserlich:
Schlecht heilende oberflächliche Wunden.

Dosierung

Innerlich:
Krautdroge:
Press-Saft, Tagesdosis 6–9 ml.

Wurzeldroge:
0,5–1 g (1/2 Teelöffel) auf eine Tasse mit kochendem Wasser übergiessen und ziehen lassen.

3mal täglich 1 Tasse zwischen den Mahlzeiten trinken.

Äusserlich:
Krautdroge:
Halbfeste Zubereitungen mit mindestens 15% Press-Saft.

Innerliche und äusserliche Anwendung nicht länger als 8 Wochen.

Hauptsächlich in Fertigarzneimitteln enthalten.

Nebenwirkungen

Keine bekannt.

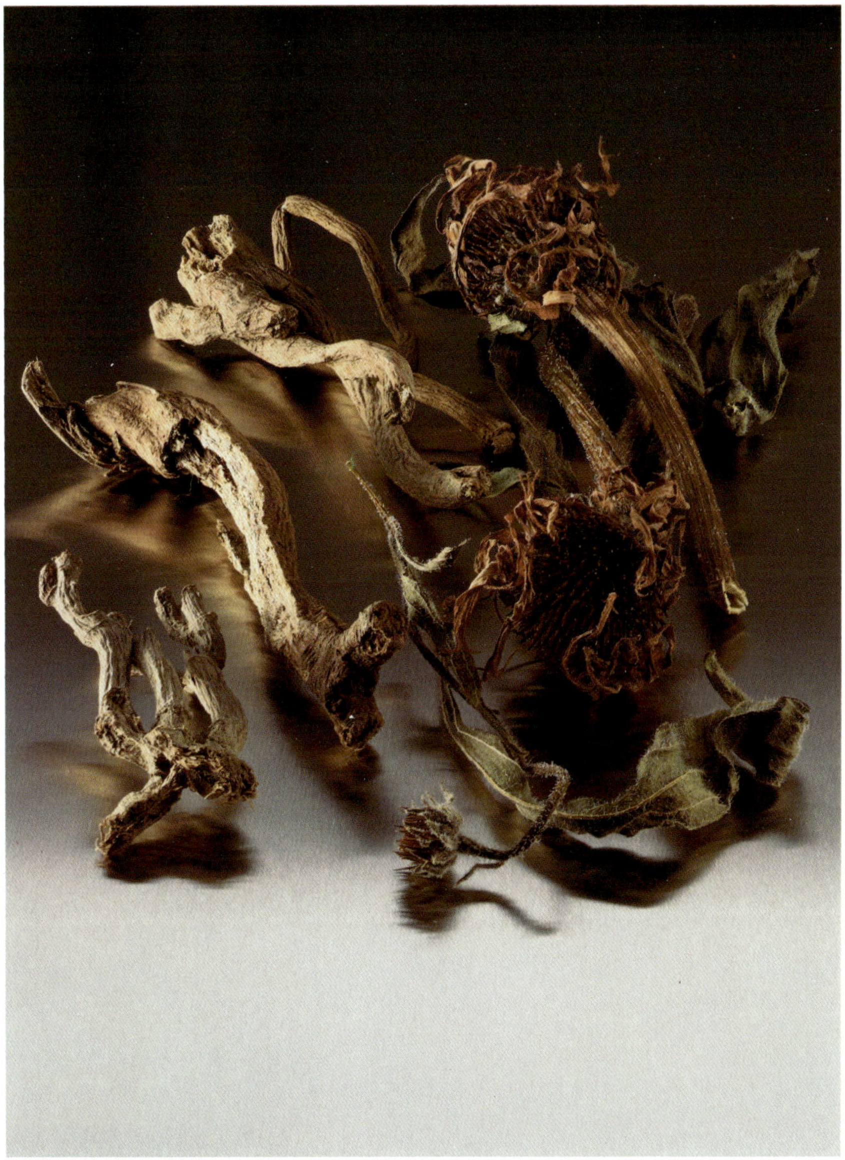

235 Echinaceae purpureae herba – Purpursonnenhutkraut

Kontraindikationen

Innerlich:
Progrediente Systemerkrankungen wie Tuberkulose, Leukosen, Kollagenosen, multiple Sklerose.

Historisches

Prärie-Indianer Nordamerikas zerquetschten den Sonnenhut zwischen Steinen und verwendeten den Pflanzenbrei zum Verbinden von Wunden.

Ein Arzt in Nebraska erfuhr um 1871 von dieser Arzneipflanze und setzte sie u.a. als "Blutreinigungsmittel", gegen Rheumatismus, Migräne, Eryspel, Malaria, Tumoren, Syphilis, Hämorrhoiden sowie bei Wunden und Schlangenbissen ein. Der Sonnenhut wurde bis zur Entdeckung der Sulfonamide bei Infektionskrankheiten eingesetzt.
Volksmedizin: zur Erhöhung der Widerstandskraft, innerlich und äusserlich bei Entzündungen.

Ephedra helvetica C.A. Meyer

Ephedraceae

Verbreitung

Westalpentäler

Merkmale

Bis 50 cm hoher, reich verzweigter Strauch.

Gegenständige Blätter nur 2–3 mm lang, an älteren Trieben abgestorben und häutig, braun.

Pflanze zweihäusig.

Blüten zur Zeit der Samenreife als rote Beerenzapfen.

Die Pflanze gehört zu den Nacktsamern wie die Nadelhölzer.

Blütezeit: April bis Mai

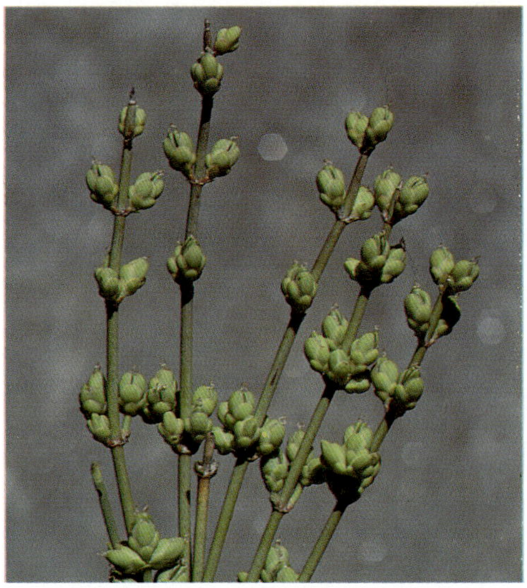

236 Blühender weiblicher Strauch

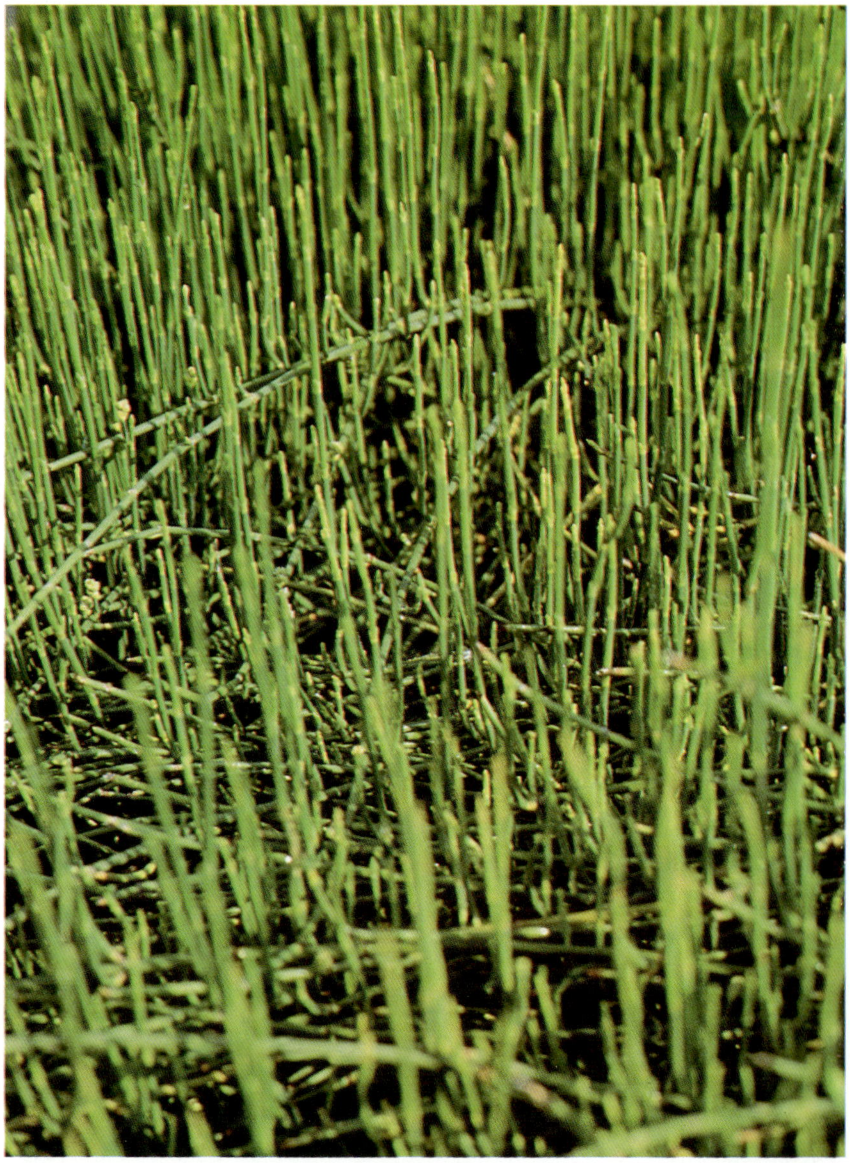

237 Besenartig aufsteigende Zweige

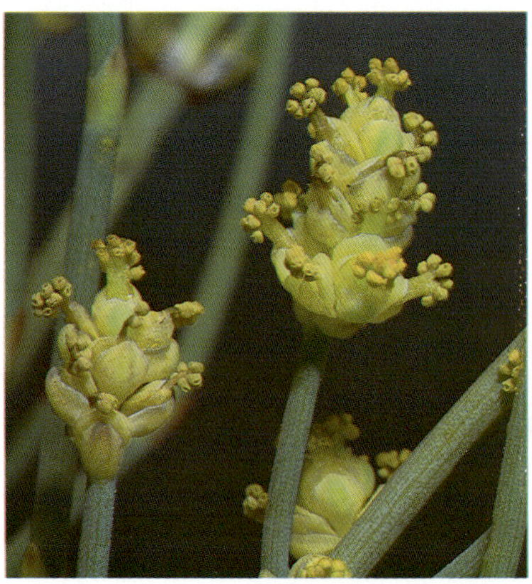

238 Männliche Blütenstände

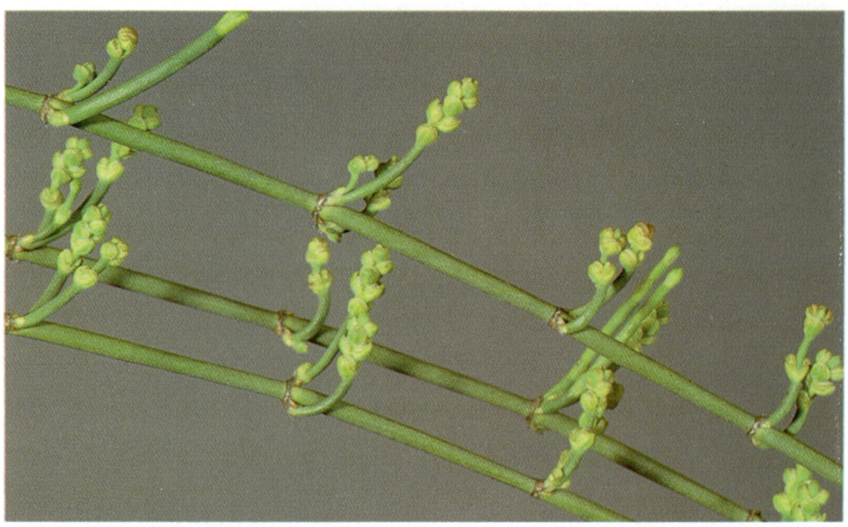

239 Zweige einer männlichen Pflanze

Droge

Ephedrae herba = Ephedrakraut
Bestehend aus den getrockneten oberirdischen Teilen verschiedener ephedrinführender Ephedra-Arten.

Hauptinhaltsstoffe

Alkaloide (z.B. Ephedrin)

Wirkungen und Indikationen

Sympathomimetisch.

Bei chronischer Bronchitis, leichten Formen von Bronchialasthma und Emphysembronchitis, Hypotonie.

Dosierung

Sollte nur in Form von kontrollierten Fertigarzneimitteln verwendet werden.

Nebenwirkungen

Herzklopfen, Unruhe, Schlaflosigkeit, Erschwerung des Harnlassens.

Kontraindikationen

Siehe Fertigarzneimittel-Information.

Interaktionen

Siehe Fertigarzneimittel-Information.

Historisches

In der asiatischen Medizin spielen von alters her die Ephedra-Arten eine grosse Rolle. Sie wurden in China vor allem bei Lungenleiden, Fieber, Wassersucht und Kopfschmerzen eingesetzt. Im Irak fand man Meerträubelüberreste als Grabbeigabe in einer Neandertalerhöhle. Nordamerikanische Indianer trinken Meerträubeltee als Stimulans und zur Vorbereitung auf die Visionssuche. Das im Jahre 1887 erstmals aus der Pflanze isolierte Ephedrin wurde zuerst als Mydriatikum, später jedoch meist als Asthmamittel verwendet. Die einzelnen Ephedra-Arten wurden daneben für die Therapie verschiedener Krankheiten benutzt, wie z.B. gegen Diarrhöe, Rheumatismus, Steinleiden, Fieber, Gonorrhöe, Syphilis und Hämorrhoiden.

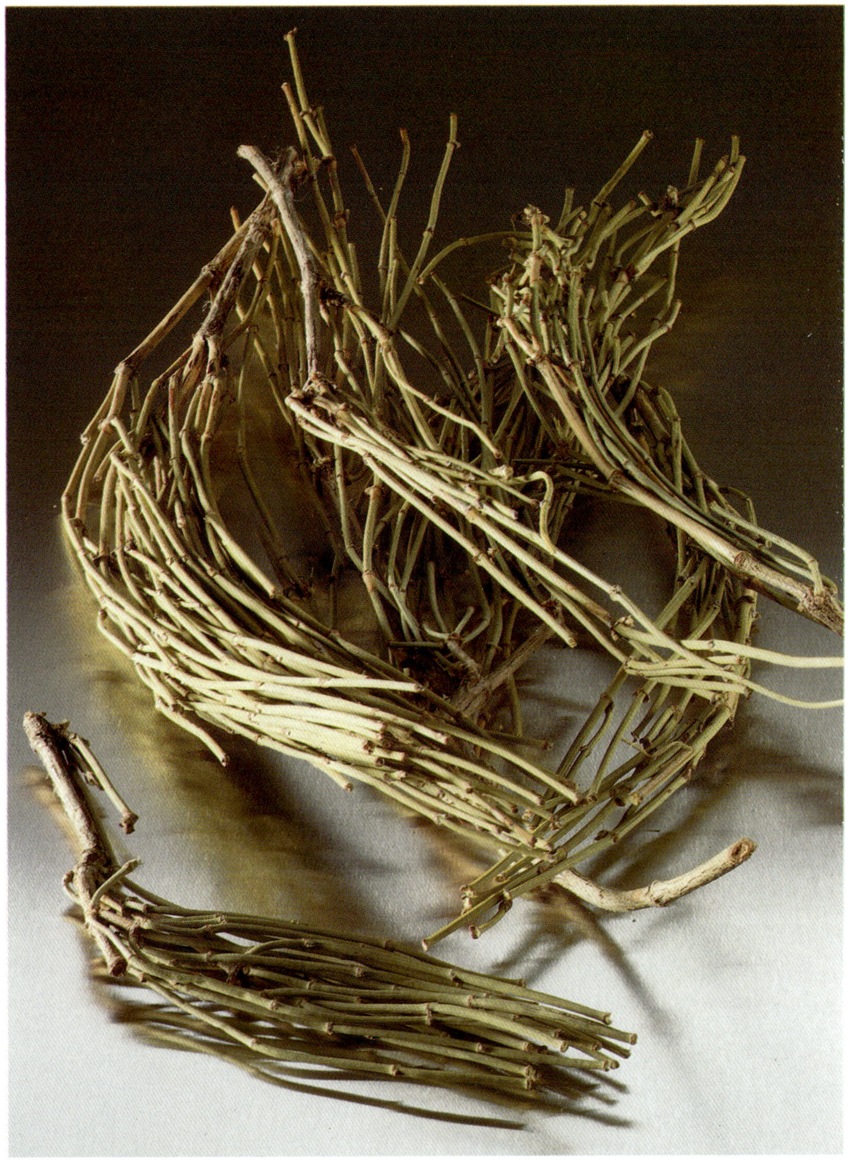

240 Ephedrae herba – Ephedrakraut

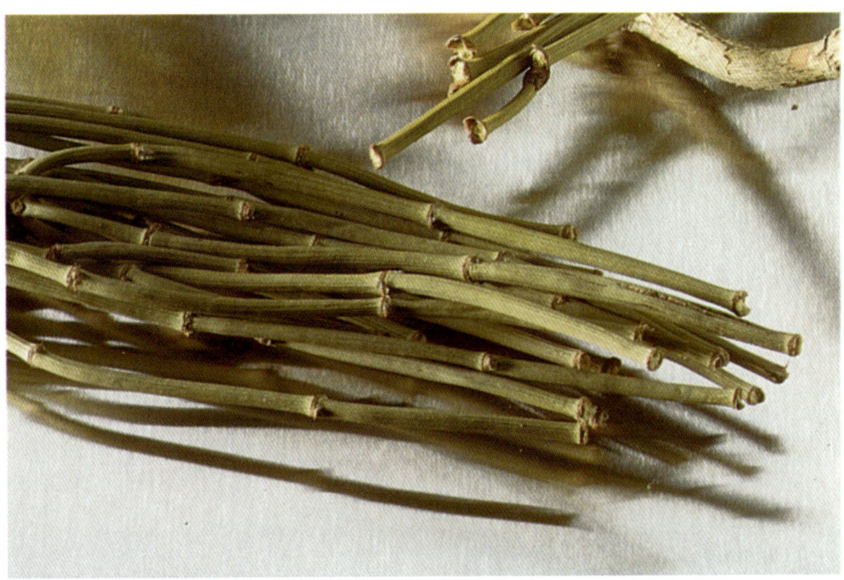

241 Fein längsgerillte Rutenzweige ►

Verbreitung

Fast ganz Europa, Nordafrika.

Merkmale

Stengel 20–60 cm hoch, abstehend behaart.

Alle Blätter sitzend, den Stengel aber nicht umfassend, die unteren gegenständig.

Kronblätter 3–9 mm lang, herzförmig ausgerandet; Narben nicht keulenförmig verwachsen, 4schenklig, sternförmig abstehend.

Blütezeit: Juni bis September

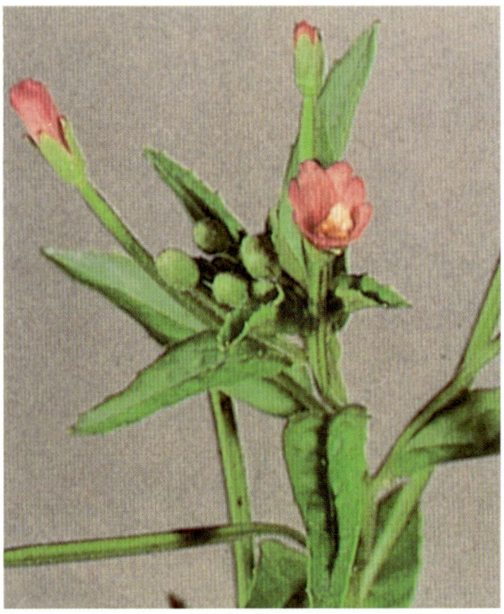

242 Blüten am Ende eines Triebes

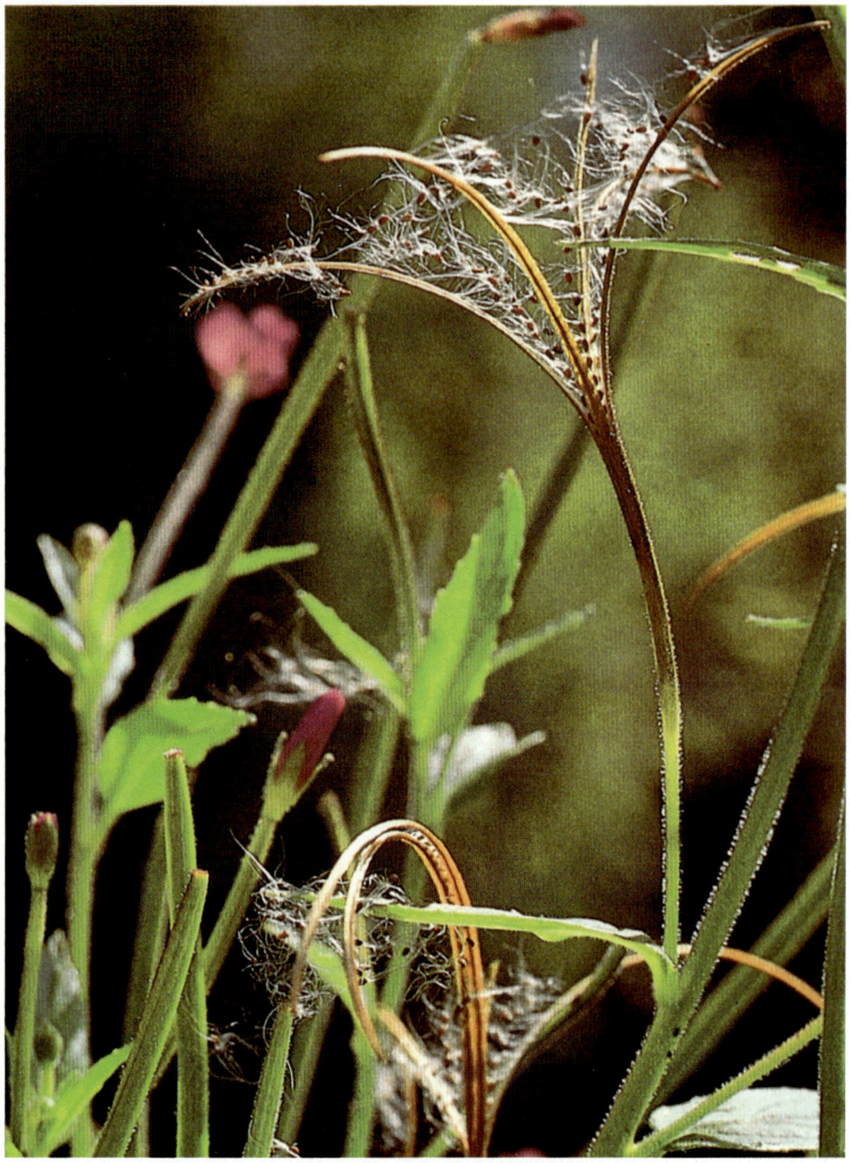

243 Flugsamen mit Haarschopf in aufspringender Kapsel

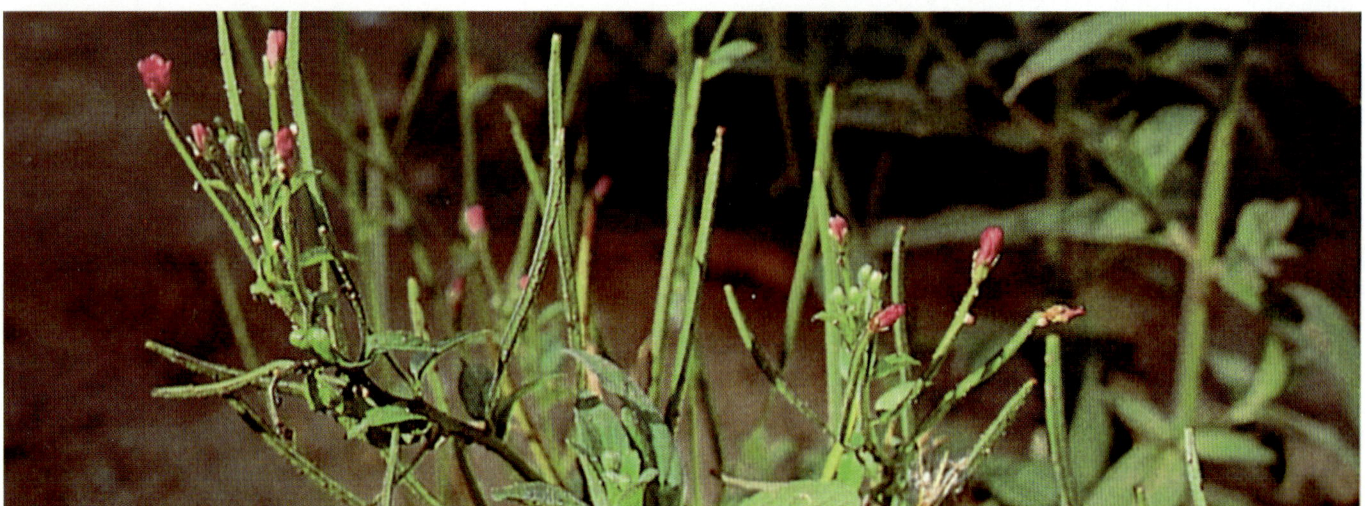

244 Zweig mit Blüten und jungen Früchten

Kleinblütiges Weidenröschen

Droge

Epilobii herba = Weidenröschenkraut
Bestehend aus den getrockneten, oberirdischen Teilen von Epilobium parviflorum Schreber und anderen Arten der Gattung Epilobium.

Hauptinhaltsstoffe

Flavonoide

Gerbstoffe

Triterpensäure

Phytosterine

Wirkungen und Indikationen

Antiphlogistisch.

Anwendung bisher nur in der Volksmedizin bei benigner Prostatahyperplasie.

Dosierung

1,5–2 g (2–2 1/2 Teelöffel) auf eine Tasse mit kochendem Wasser übergiessen und ziehen lassen; mehrmals täglich 1 Tasse trinken.

Nebenwirkungen

Keine bekannt.

Kontraindikationen

Keine bekannt.

Interaktionen

Keine bekannt.

Historisches

Zusätzlich zur Verwendung der jungen Wurzelsprossen als Nahrungsmittel und der ganzen Pflanze als Tee wurde das Weidenröschen als Emolliens, Mucilaginosum und Adstringens angewandt.

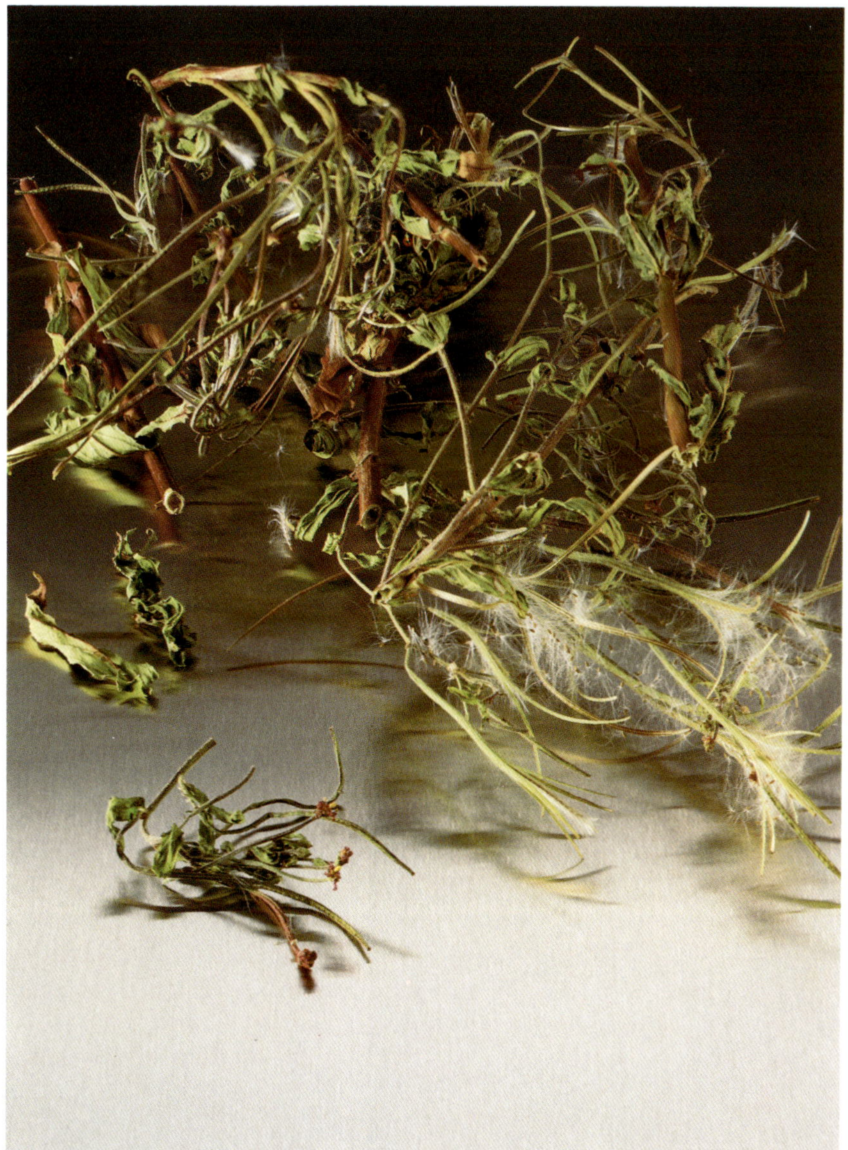

245 Epilobii herba – Weidenröschenkraut

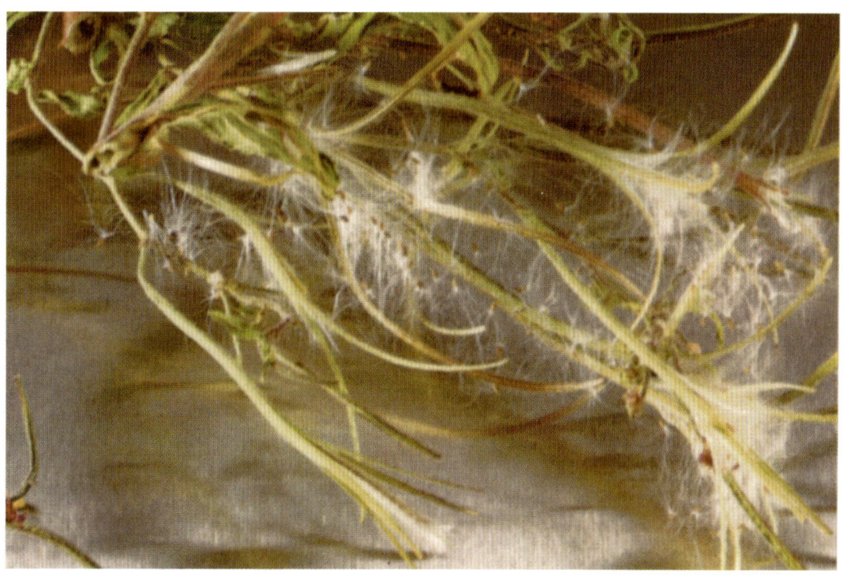

246 Kraut mit Flugsamen ►

Verbreitung

Europa, Asien, Nordamerika.

Merkmale

Sporangientragende Stengel anders gestaltet als die sterilen Stengel und vor diesen erscheinend. Sporangientragende Stengel 5–30 cm hoch, rötlichbraun, ihre Scheide 8–12zähnig.

Nicht sprangientragende Triebe 5–100 cm hoch, mit quirligen Seitenästen.

Sporenreife: März bis Mai

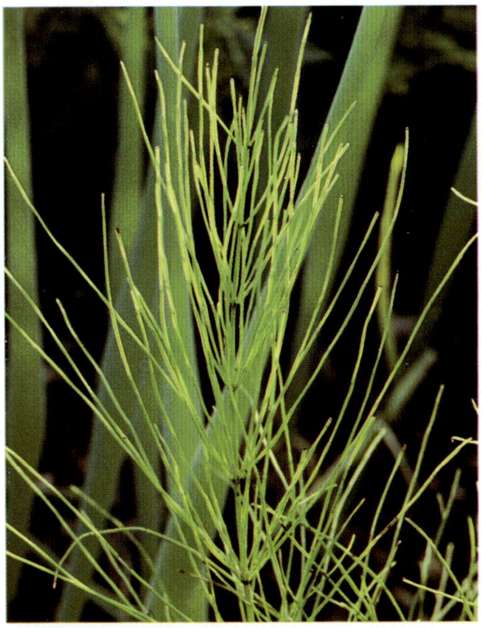

247 Steriler Spross

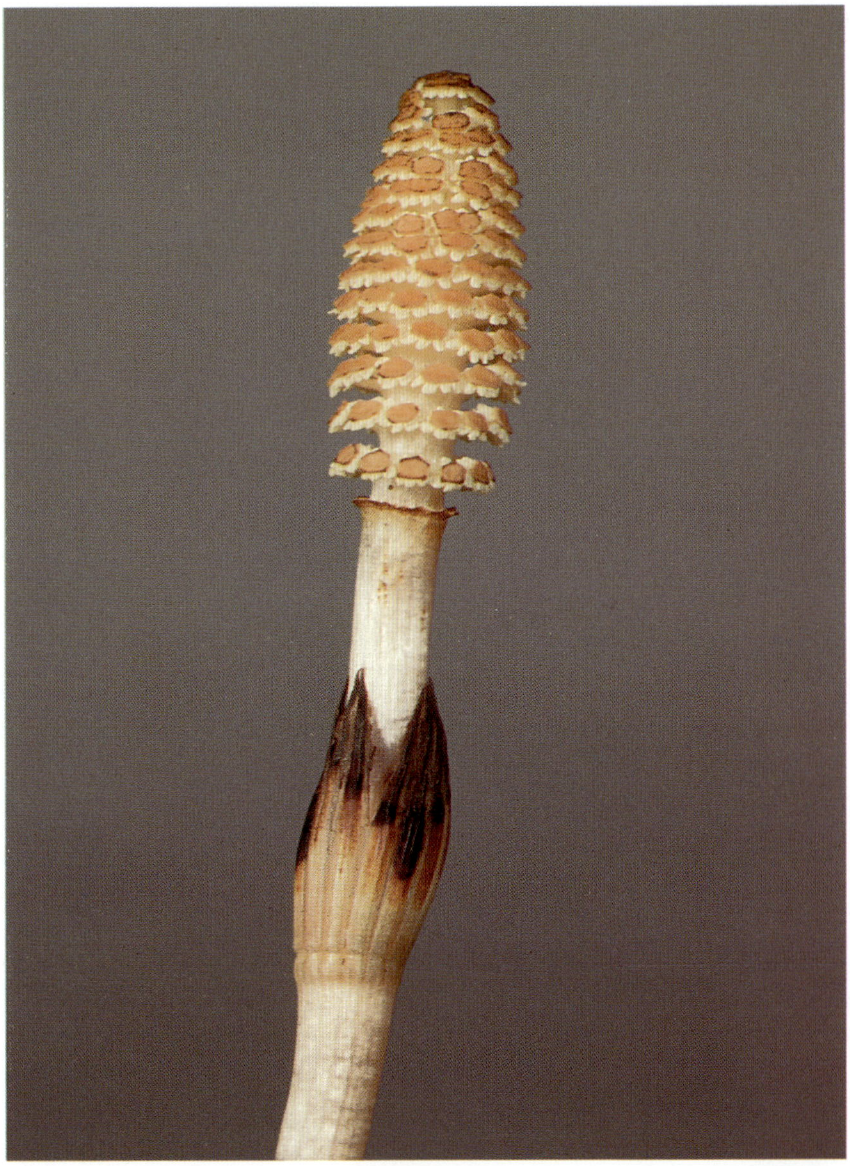

248 Fertiler Spross mit Sprangienträger

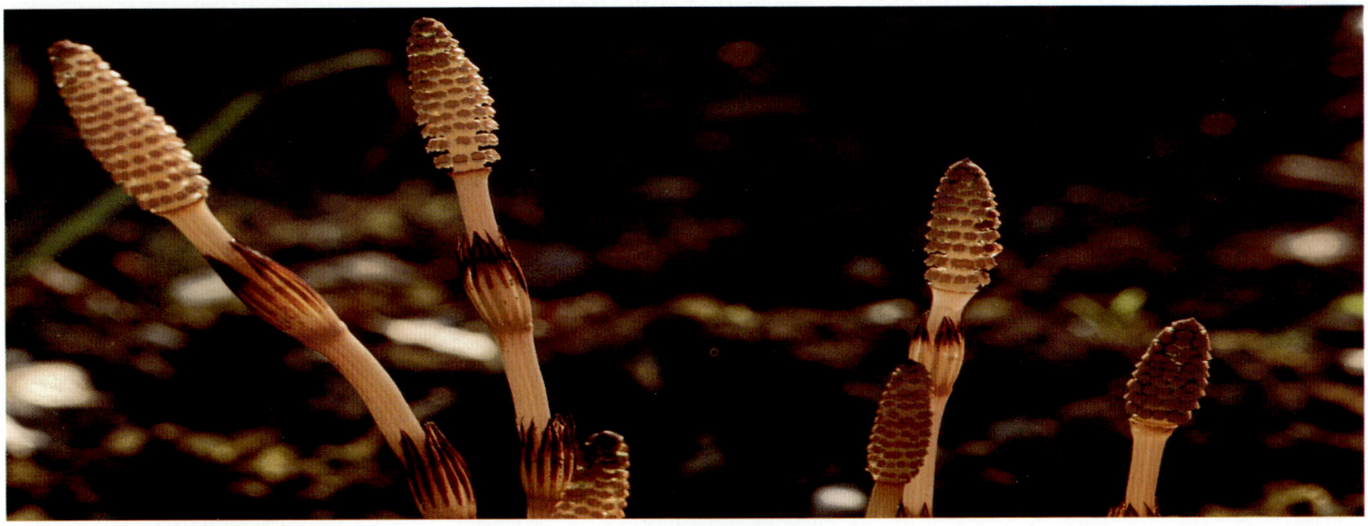

249 Sporangientragende Sprosse

Droge

Equiseti herba = Schachtelhalmkraut
Bestehend aus dem sterilen, grünen, getrockneten Spross von Equisetum arvense L.

Hauptinhaltsstoffe

Kieselsäure

Flavonoide

Wirkungen und Indikationen

Schwach diuretisch (aquaretisch).

Bei posttraumatischen und statischen Ödemen. Zur Durchspülung bei bakteriellen und entzündlichen Erkrankungen der ableitenden Harnwege, bei Nierengriess.

Dosierung / Teezubereitung

2 g (2 Teelöffel) auf eine Tasse mit kochendem Wasser übergiessen und 15 Minuten ziehen lassen.

3mal täglich 1 Tasse trinken.

Auch in Fertigarzneimitteln enthalten.

Nebenwirkungen

Keine bekannt.

Kontraindikationen

Keine Durchspülungstherapie bei Ödemen infolge eingeschränkter Herz- oder Nierentätigkeit.

Interaktionen

Keine bekannt.

Historisches

Das Schachtelhalmkraut wurde als Abkochung in Wein gegen Leibschmerzen, Husten, Atembeschwerden und Eingeweidebrüchen verwendet. Das Destillat diente dem Blutstillen und der Behandlung von Darm-, Nieren- und Steinleiden. Äusserlich wurde der Schachtelhalm bei schlecht heilenden Wunden und Geschwüren eingesetzt.

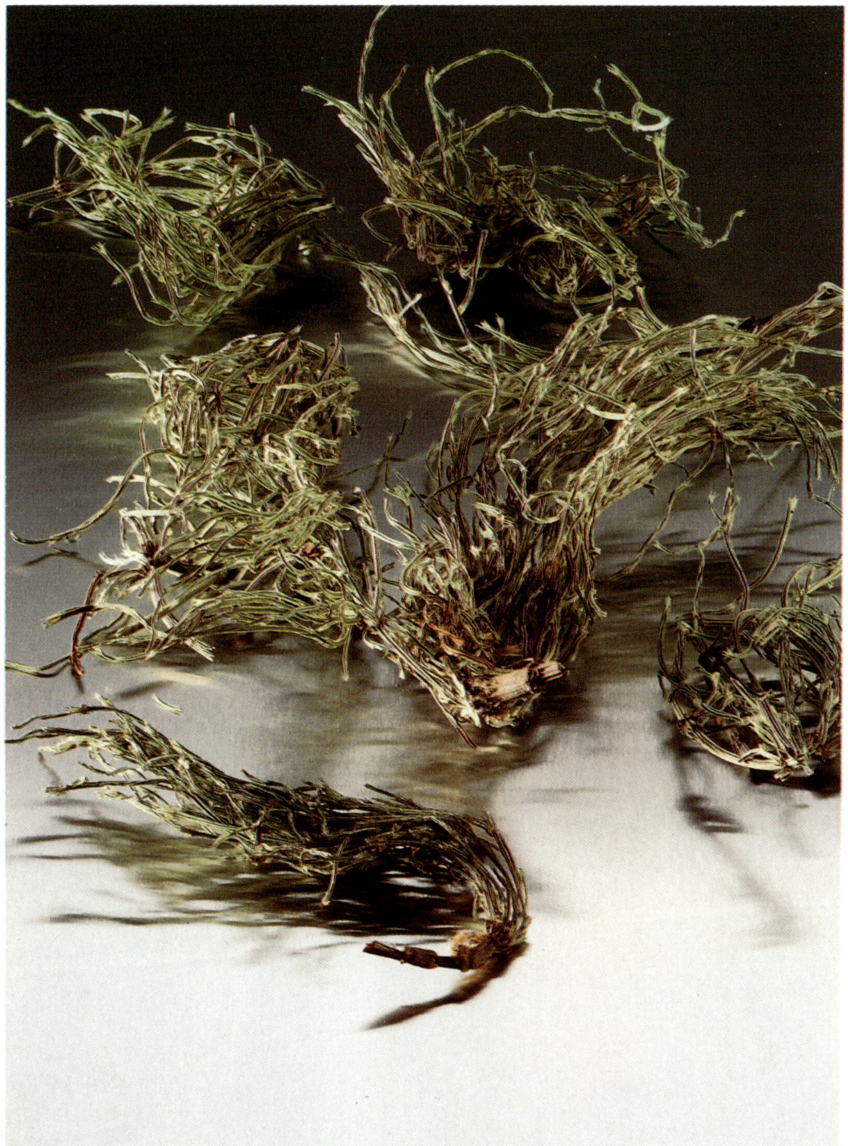

250 Equiseti herba – Schachtelhalmkraut

Volksmedizin: als wassertreibendes und blutstillendes Mittel. Zusatzbehandlung bei Tuberkulose. Für den Wiederaufbau und zur Regeneration kranker Gewebe.

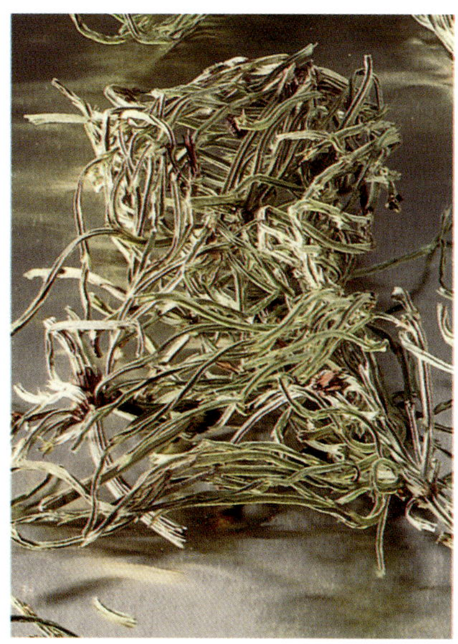

251 Sterile Sprosse ►

Eucalyptus globulus Labill.

Myrtaceae

Verbreitung

Beheimatet in Südostaustralien und Tasmanien; heute ausserhalb Australiens eine der meist gepflanzten Eukalyptusarten.

Merkmale

20–60 m hoher Baum; Rinde an der Basis dunkel und rauh, weiter oben glatt und streifig abgeschält.

Blätter sichelförmig gebogen, 12–30 cm lang, dick und vertikal hängend; Blätter an jungen Pflanzen anders gestaltet, oval, blauweisslich bereift mit einem wachsartigen Überzug.

Blüten und Früchte der vier Unterarten verschieden gestaltet.

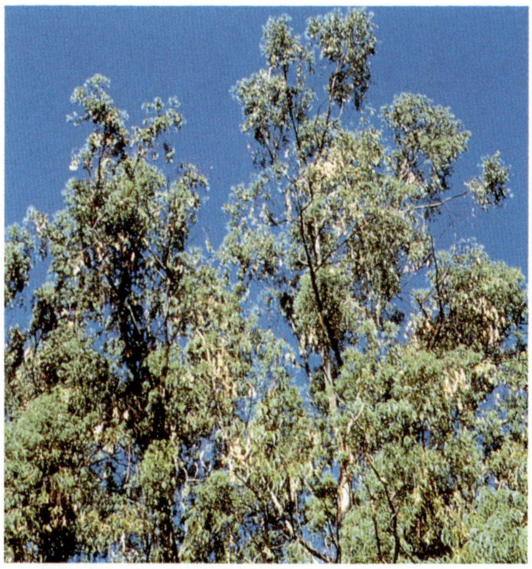

252 Bis 60 m hoher Baum

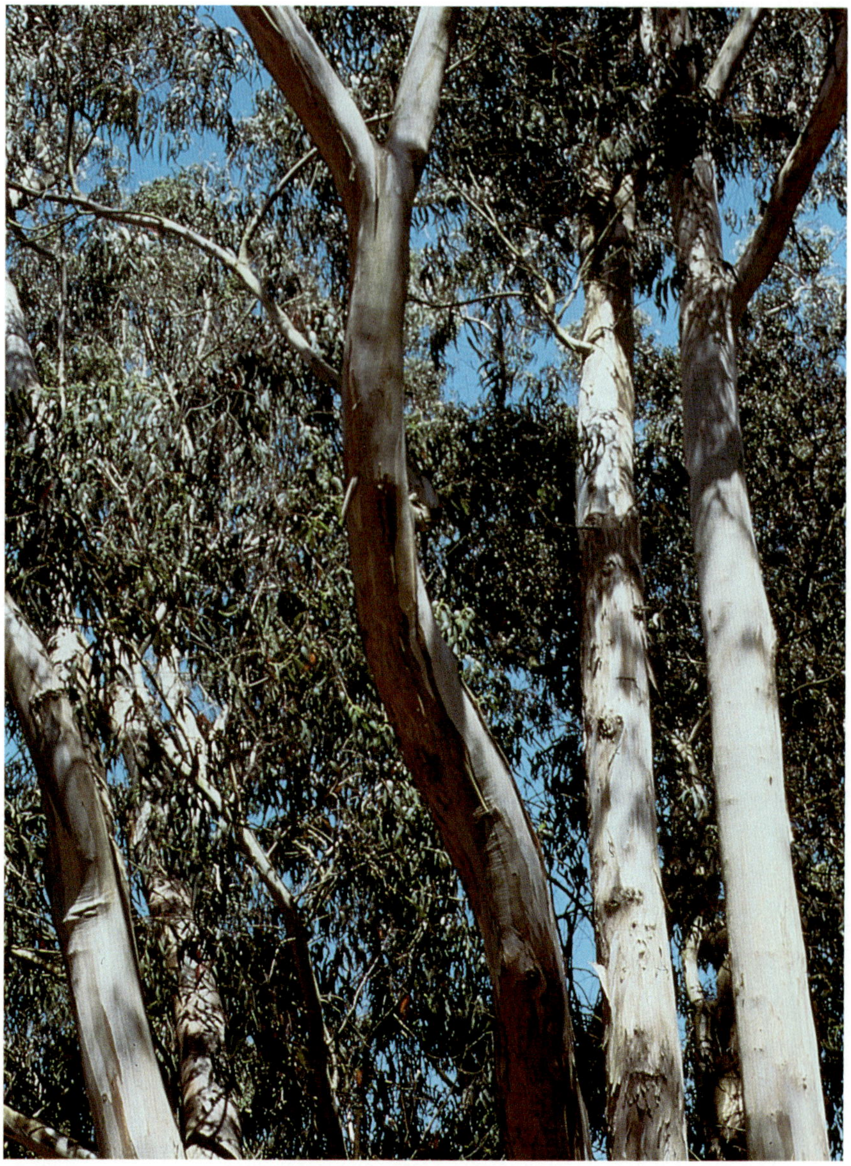

253 Glatte und streifig abschälende Rinde

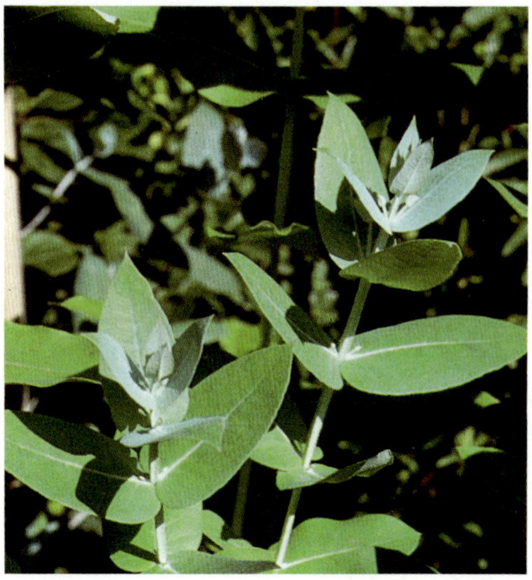

254 Laubblätter einer Jungpflanze

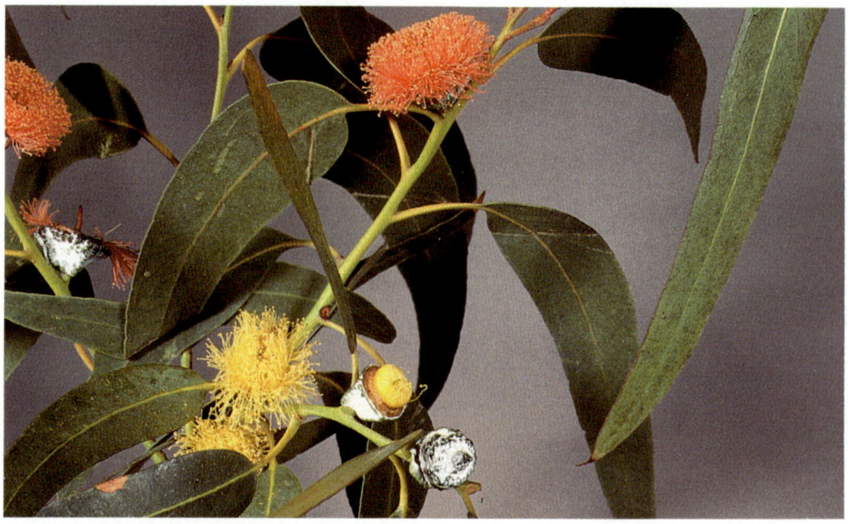

255 Blüten und Laubblätter eines adulten Eucalyptus

Droge

Eucalypti folium = Eukalyptusblätter

Bestehend aus den getrockneten Laubblättern (Folgeblätter) älterer Bäume von Eucalyptus globulus Labill.

Hauptinhaltsstoffe

Ätherisches Öl (z.B. Cineol)

Gerbstoffe

Wirkungen und Indikationen

Expektorierend.

Schwach spasmolytisch.

Bei Erkältungskrankheiten der Luftwege.

Dosierung / Teezubereitung

1,5–2 g (ca. 1 Teelöffel) auf eine Tasse mit kochendem Wasser übergiessen und ziehen lassen; 2–3mal täglich 1 Tasse trinken.

Auch in Fertigarzneimitteln enthalten.

Nebenwirkungen

In seltenen Fällen nach Einnahme Übelkeit, Erbrechen und Durchfall.

Kontraindikationen

Entzündliche Erkrankungen im Magen-Darm-Bereich und im Bereich der Gallenwege.

Schwere Lebererkrankungen.

Bei Säuglingen und Kleinkindern sollten Eukalyptus-Zubereitungen nicht im Bereich des Gesichts, speziell der Nase, aufgetragen werden.

Interaktionen

Eukalyptusöl bewirkt eine Enzyminduktion in der Leber. Die Wirkung anderer Arzneimittel kann deshalb abgeschwächt und / oder verkürzt werden.

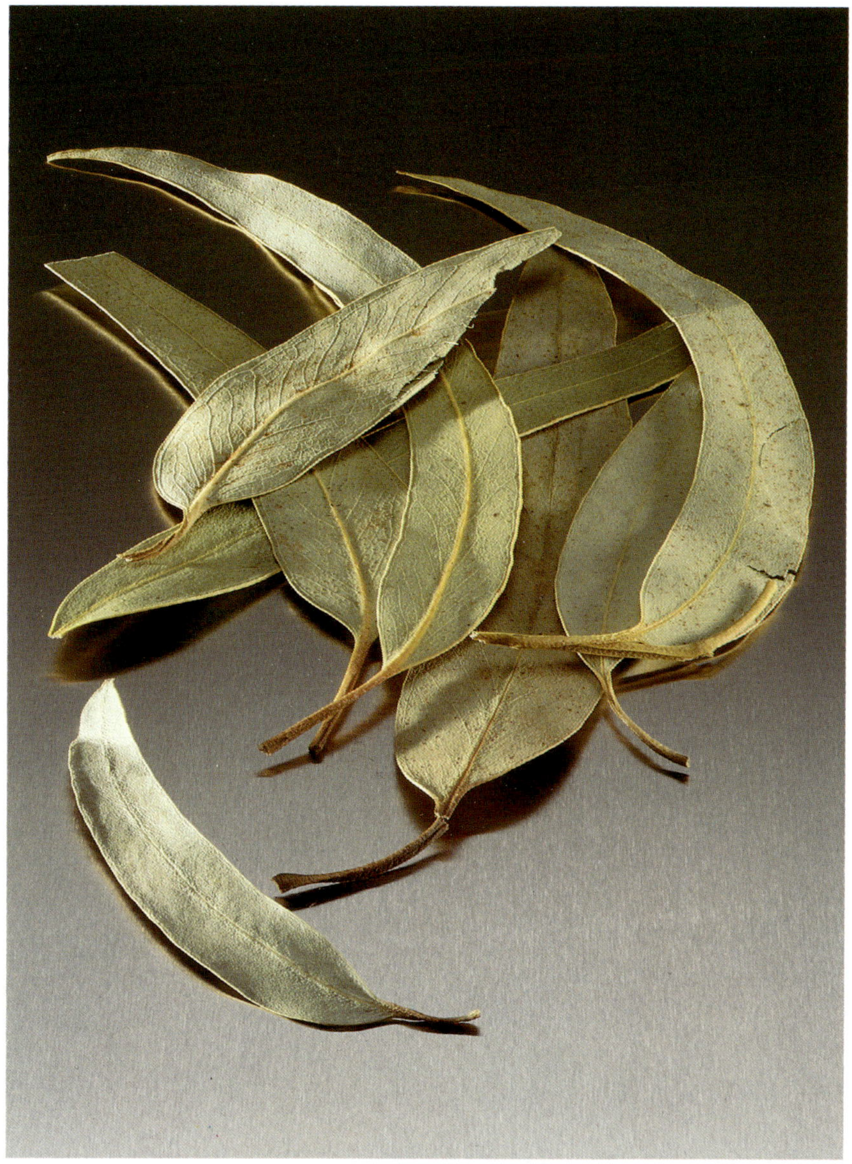

256 Eucalypti folium – Eukalyptusblätter

Historisches

Eukalyptusblätter verwendete man zur Herstellung von Gurgelwässern und Wundverbänden. Die Tinktur setzte man gegen Magen-Darm-Katarrh und Blasenleiden ein. Eukalyptusöl war Bestandteil von Einreibemitteln gegen Rheumatismus und von Inhalationsmitteln gegen Diphtherie, Keuchhusten und Bronchialkatarrh.
Es diente zusätzlich der Abwehr von Mücken und anderen Insekten.
Volksmedizin: gegen Erkältungskrankheiten, Rheumatismus und Blasenerkrankungen. Auch als Magen-Darm-Mittel.

Verbreitung

Ganzes Mittelmeergebiet, Südwestasien, Atlantikküste Frankreichs; in entsprechenden Klimazonen heute weltweit kultiviert.

Merkmale

Baum oder Strauch mit grauer Rinde.

Blätter 3 oder 5lappig mit stumpfen Buchten, unterseits flaumig behaart.

Die männlichen und weiblichen Blüten innwandig an den birnenförmigen Gebilden, die sich zu den essbaren Feigen entwickeln.

Reife Feigen (Fruchtstand) braun, violett bis schwarz.

Blütezeit: Mai bis September

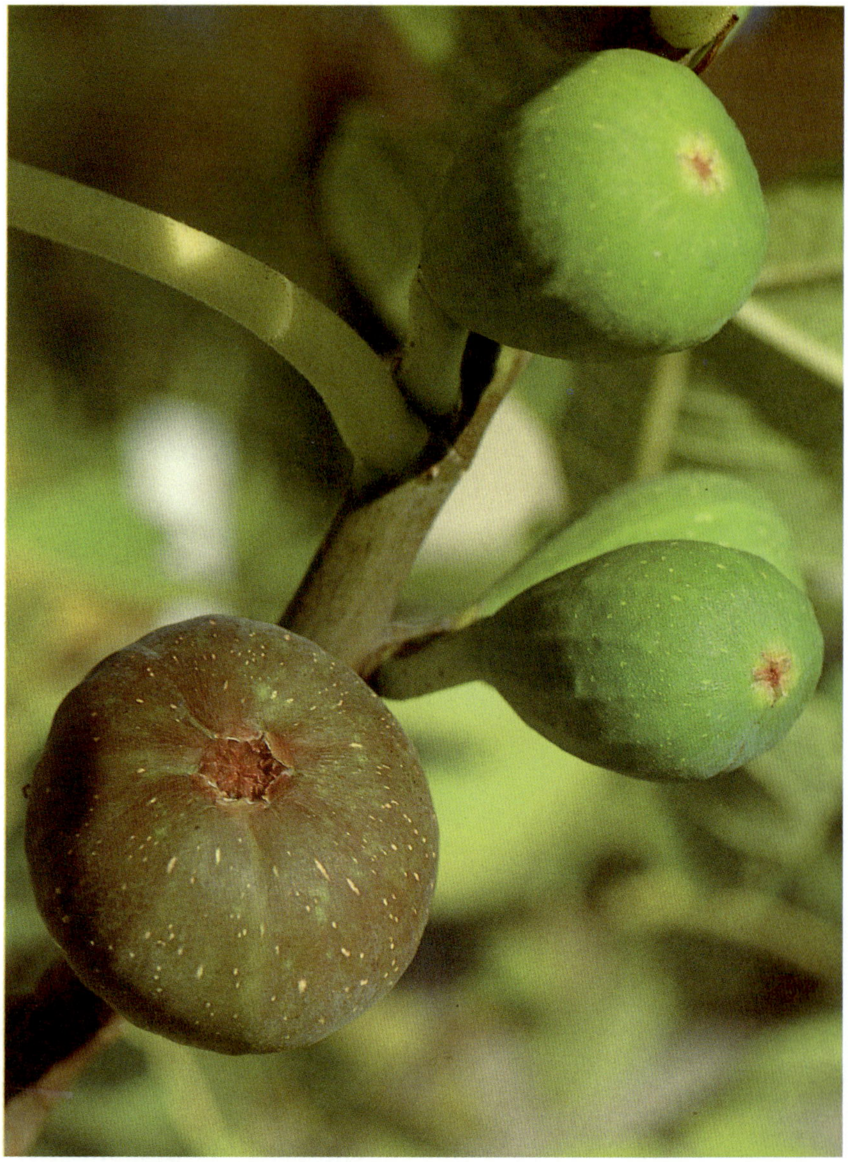

258 Fruchtstände (=Feigen)

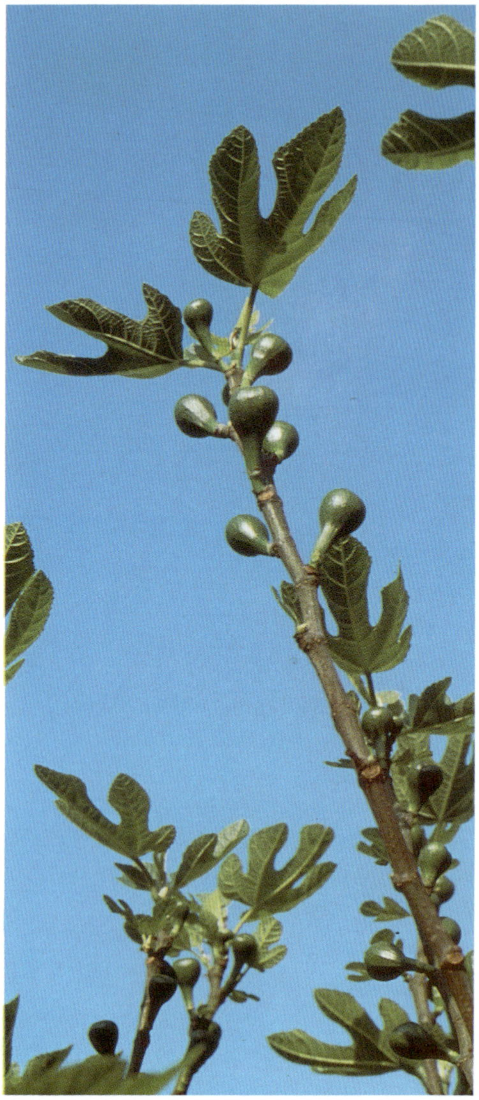

257 Zweig mit unreifen Feigen

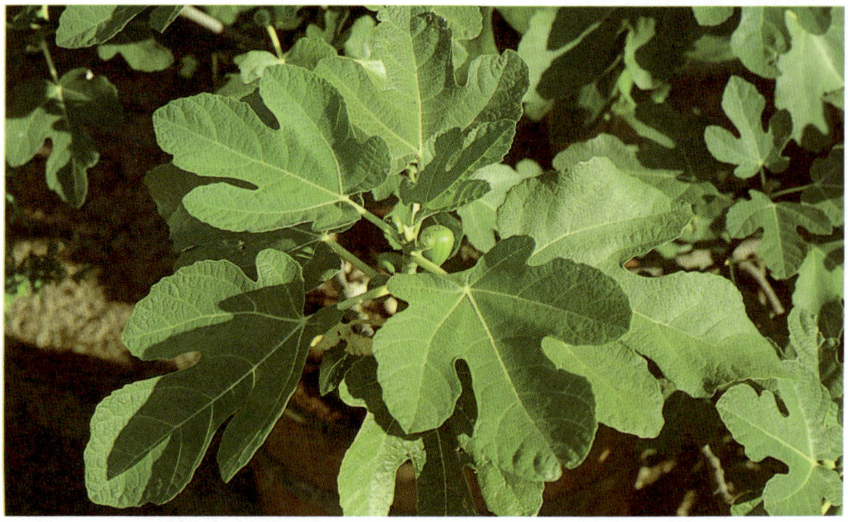

259 Gelappte Laubblätter mit stumpfen oder abgerundeten Buchten

Droge

Caricae fructus = Feige

Bestehend aus dem getrockneten Fruchtstand von Ficus carica L., mit einem Extraktgehalt von mindestens 45,0%, bezogen auf die nach der Ph. Helv. VII-Monographievorschrift getrockneten Droge.

Hauptinhaltsstoffe

Invertzucker

Pektine

Organische Säuren

Wirkungen und Indikationen

Laxierend.

Bei leichter Obstipation.

Dosierung

Hauptsächlich in Fertigarzneimitteln enthalten.

Nebenwirkungen

Keine bekannt.

Kontraindikationen

Keine bekannt.

Interaktionen

Keine bekannt.

Historisches

Man verwendete die frischen, getrockneten oder gebrannten Früchte, die Blätter und den Baumsaft des Feigenbaumes zur Behandlung der verschiedensten Krankheiten und Leiden, angefangen bei Verstopfung, Hautkrankheiten, Erkrankungen des Mund- und Rachenraumes, Epilepsie, Blasen-, Nierenentzündungen, Bauchschmerzen, Menstruationsbeschwerden bis zu Fieber u.a.m. Bei Zahnfleisch- und anderen Geschwüren wurden zum Erweichen und Öffnen in Milch gekochte oder gebratene Feigen aufgelegt. Mit gerösteten und grob gepulverten Feigen wurde ein Feigenkaffee zubereitet, den man vor allem bei Lungenkrankheiten empfahl.

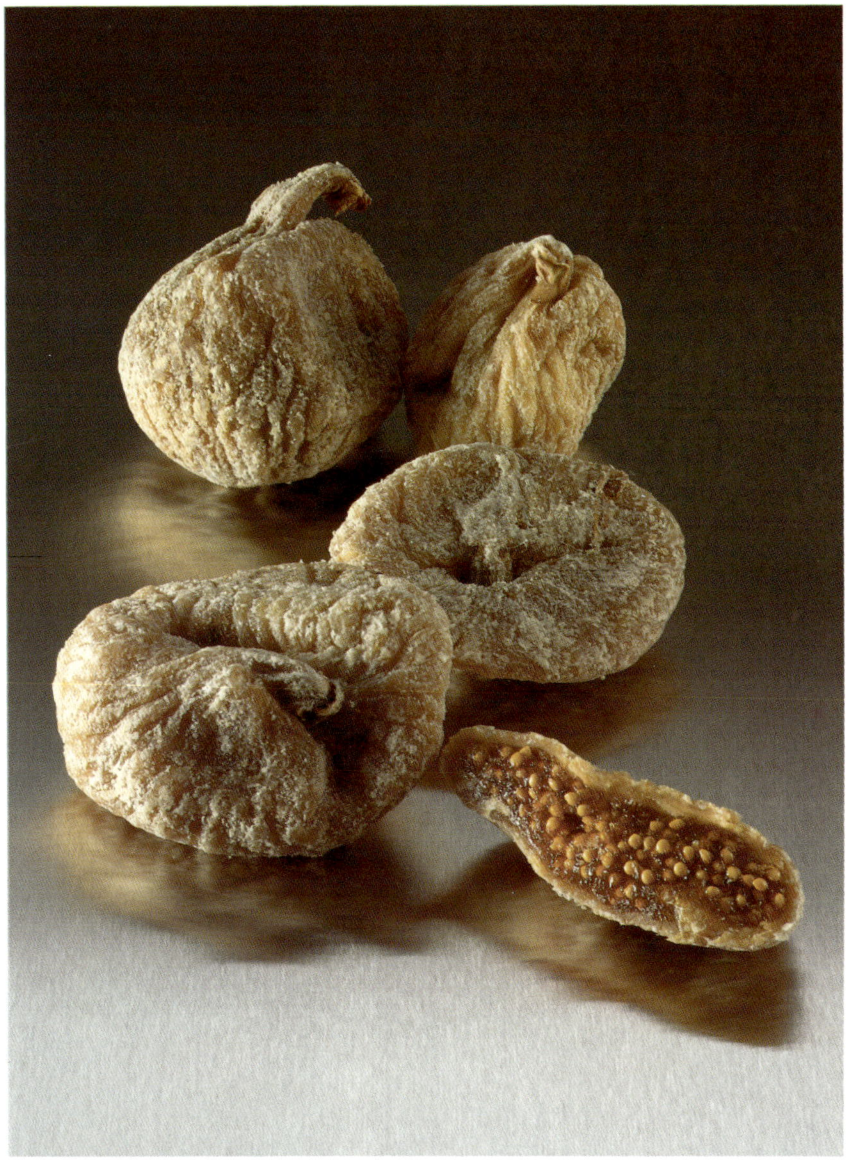

260 Caricae fructus – Feige

Volksmedizin: gegen Verstopfung. Feigenmilch gegen Zahngeschwüre.

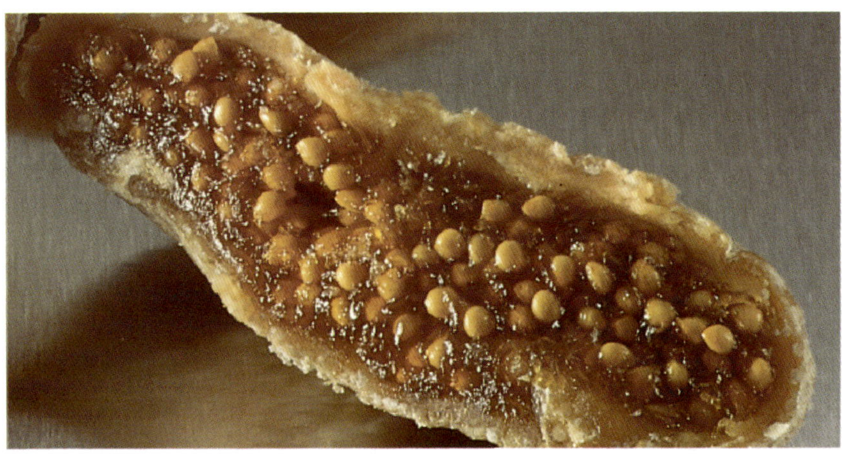

261 Innenansicht des Fruchtstandes

Foeniculum vulgare Miller

Apiaceae (Umbelliferae)

Verbreitung

Ursprünglich Mittelmeergebiet; heute als Kulturpflanze weltweit verbreitet.

Merkmale

Pflanze 80–200 cm hoch, bläulich bereift und kahl.

Blätter mit fadenförmigen Abschnitten, diese bis 7 cm lang und meist weniger als 1 mm breit, Blattscheiden 2–5 cm lang.

Früchte 5–10 mm lang.

Blütezeit: Juli bis Oktober

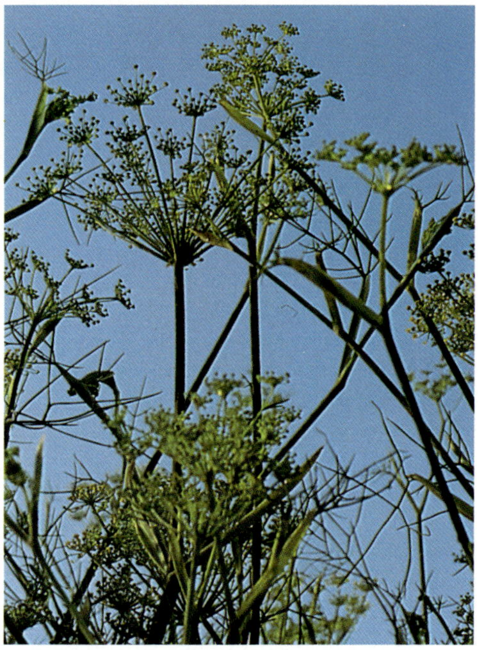

262 Fenchel mit 180 cm Wuchshöhe

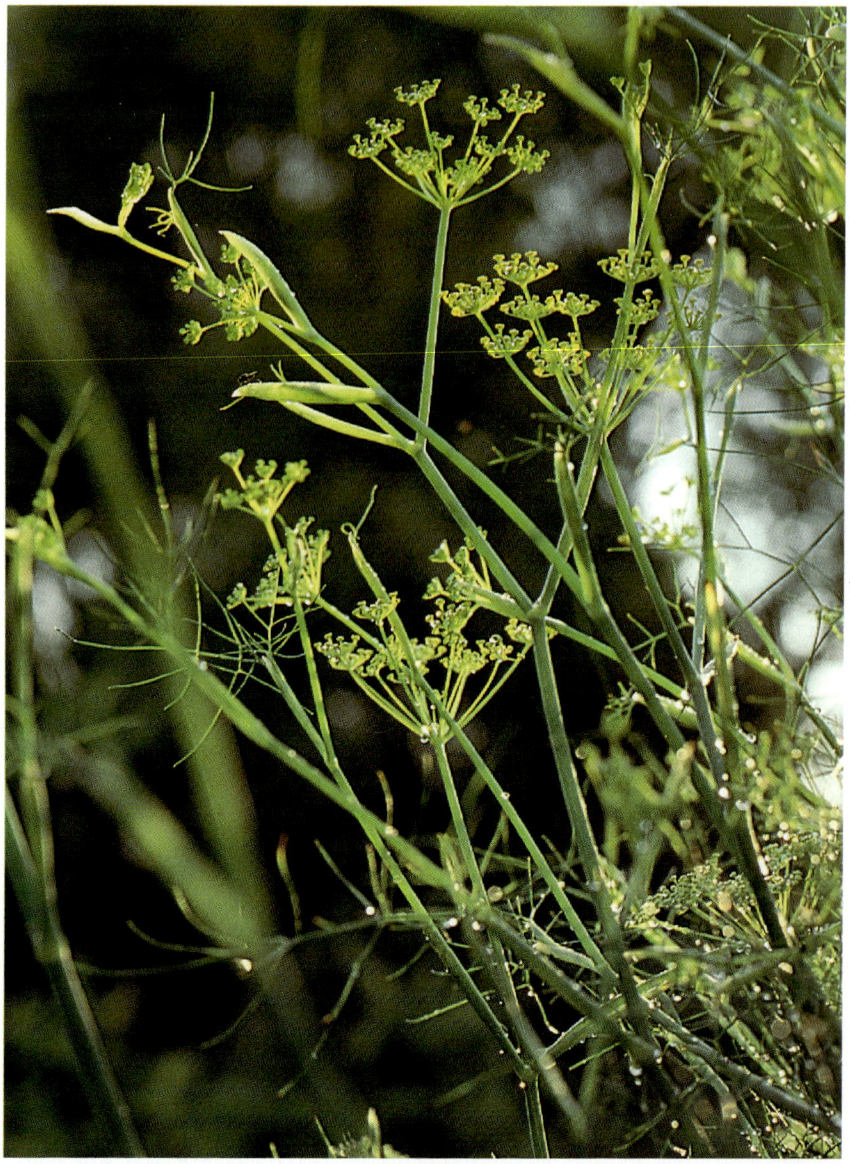

263 Pflanze bläulich bereift mit fadenförmigen Blattabschnitten

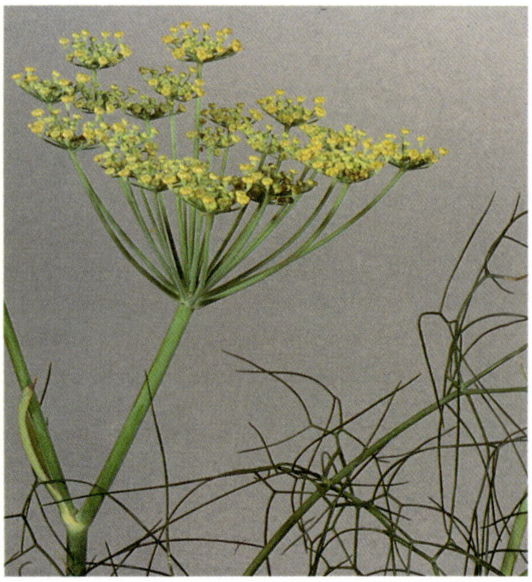

264 Dolde mit gelben Blüten

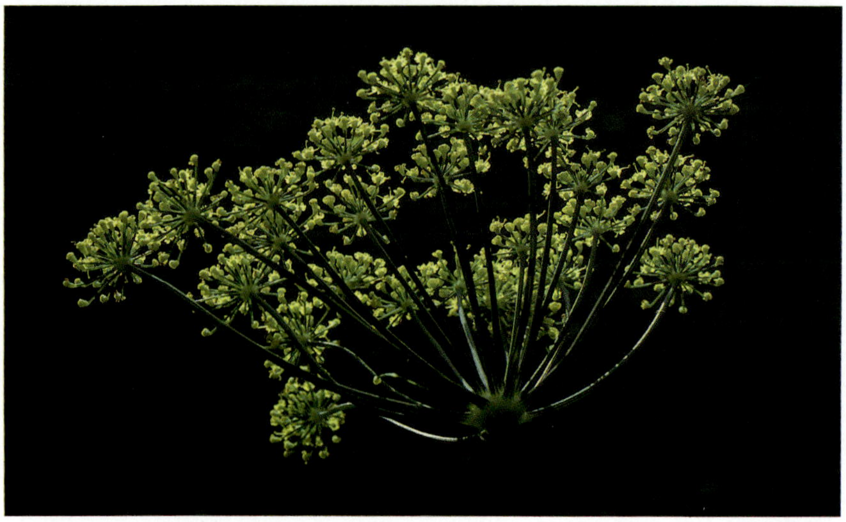

265 Blütenstand als Doppeldolde

Droge

Foeniculi fructus = Fenchelfrüchte

Bestehend aus den in die Teilfrüchte zerfallenen, selten noch ganzen, trockenen Früchten von Foeniculum vulgare Miller. Sie enthalten mindestens 2,0% (V/m) ätherisches Öl. Fenchel für tierarzneiliche Zwecke enthält mindestens 1,7% (V/m) ätherisches Öl.

Hauptinhaltsstoffe

Ätherisches Öl (z.B. Anethol)

Wirkungen und Indikationen

Expektorierend, spasmolytisch, karminativ.

Bei Katarrhen der Luftwege. Bei leichten Magen-Darm-Störungen.

Dosierung / Teezubereitung

2–5 g (1–2 Teelöffel) auf eine Tasse, vor Gebrauch zerquetschen, mit kochendem Wasser übergiessen und ziehen lassen.

2–4mal täglich 1 Tasse trinken.

Auch in Fertigarzneimitteln enthalten.

Nebenwirkungen

Keine bekannt.

Kontraindikationen

Reines Fenchelöl nicht bei Säuglingen und Kleinkindern anwenden.

Interaktionen

Keine bekannt.

Historisches

Der Gebrauch von Fenchel als Arzneipflanze kann von den Ägyptern über die Antike bis zur Gegenwart verfolgt werden. Das Kraut und die Samen benutzte man zur Förderung der Milchabsonderung. Die Blütenstengel verwendete man gegen Schlangenbisse, zur Förderung der Menstruation, bei Magenleiden und als Diuretikum bei Nieren- und Blasenleiden. Die Wurzeln setzte man äusserlich bei Hundebiss ein. Später benutzte man den Fenchel zur Herstellung von Gurgelmittel und Augenwasser. Er war daneben ein beliebtes Aphrodisiakum.

Volksmedizin: gegen Magen- und Darmleiden, z.B. bei Blähungen, gegen Erkältungen und Bronchialkatarrh. Als milchförderndes Mittel. Äusserlich als Augenwasser bei Ermüdungserscheinungen der Augen und bei funktionellen Sehstörungen.

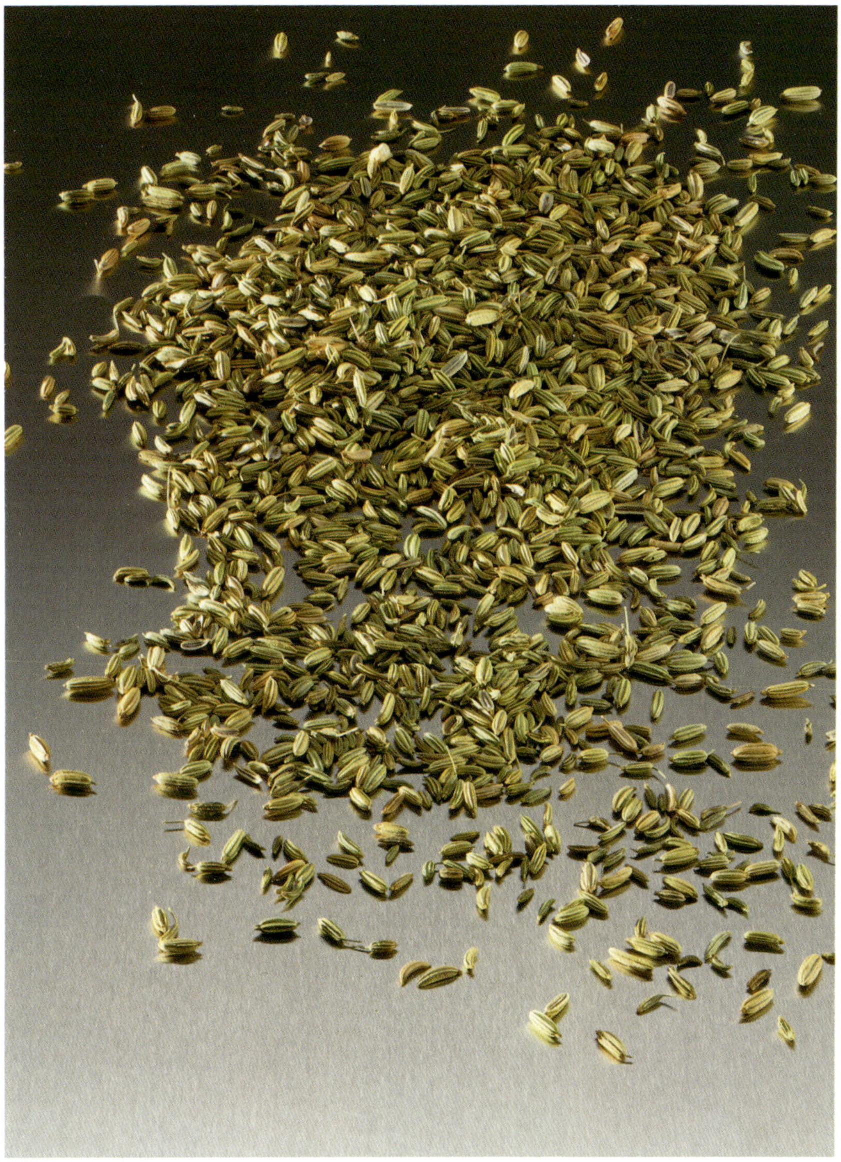

266 Foeniculi fructus – Fenchelfrüchte

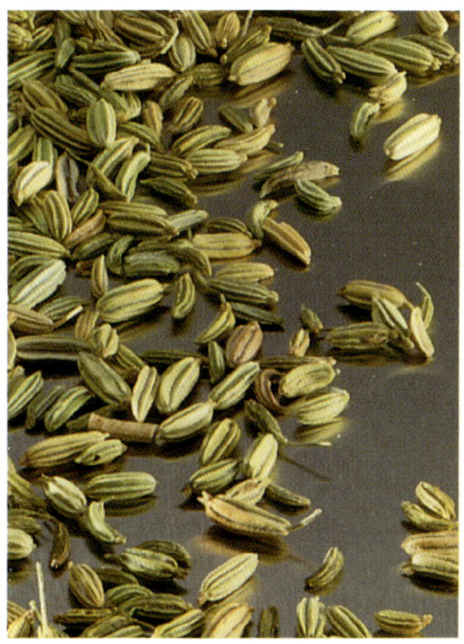

267 Teilfrüchte gelblichgrün bis gelbbraun und mit 5 Rippen versehen ►

Frangula alnus Mill. (Rhamnus frangula L.) Rhamnaceae

Verbreitung

Europa, West- und Zentralasien.

Merkmale

Bis 3 m hoher Strauch; Zweige weiss getüpfelt und ohne Dornen.

Blätter meist ganzrandig, auf der Unterseite 7–12 vorstehende Seitenadern.

Griffel ungeteilt mit kopfförmiger Narbe.

Beeren grün, dann rot, im Reifezustand schwarzbraun.

Blütezeit: Mai bis Juni

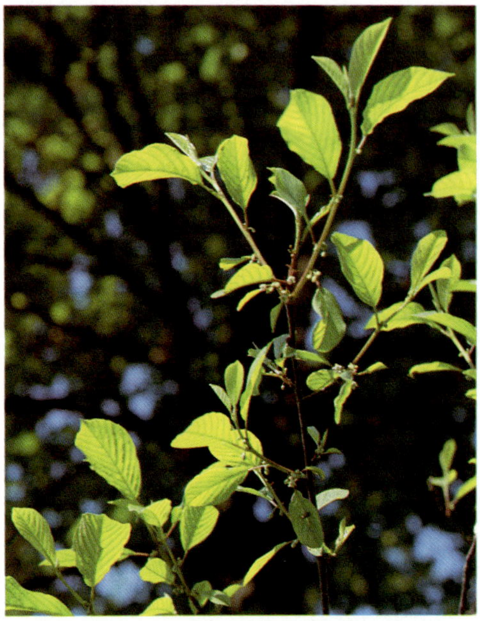

268 Unterseits hervorstehende Adern

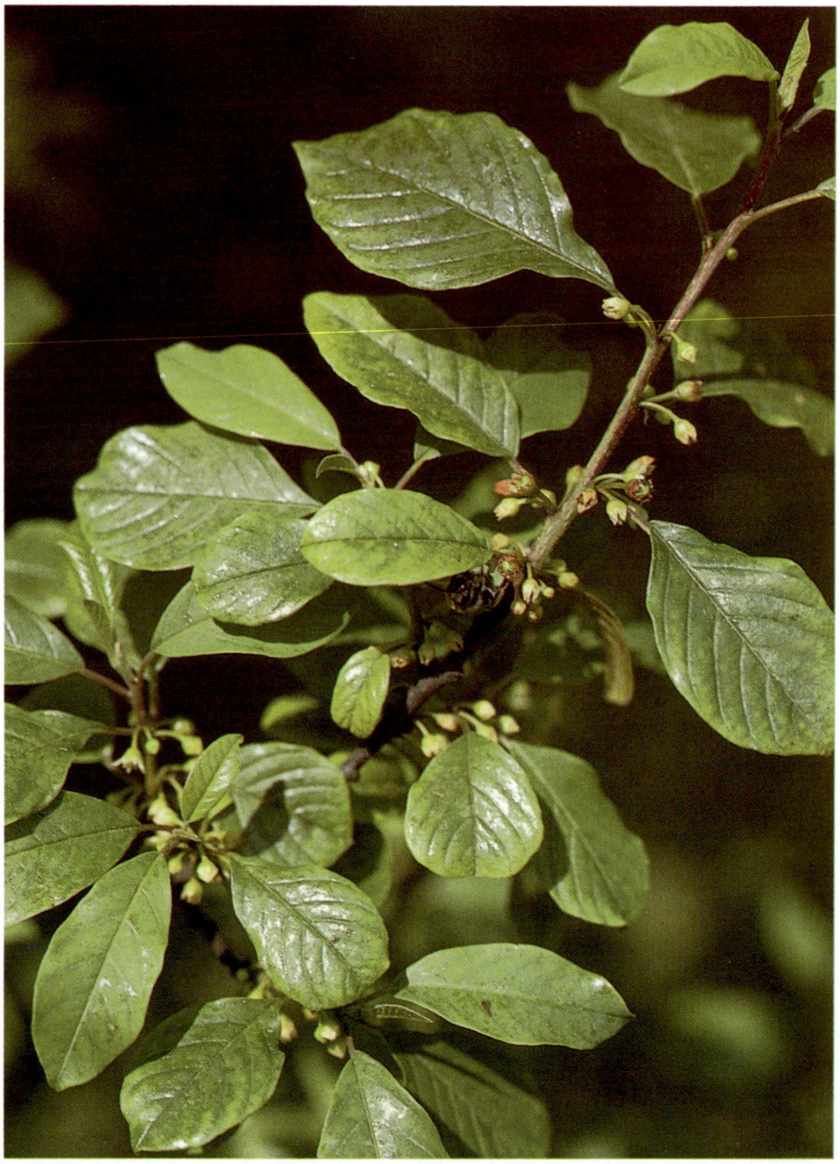

269 Letztjährige und diesjährige Zweige mit zahlreichen Blüten

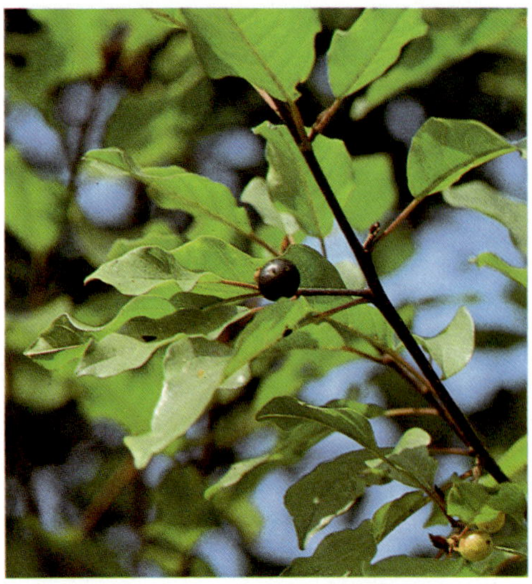

270 Zweig mit reifer Beere

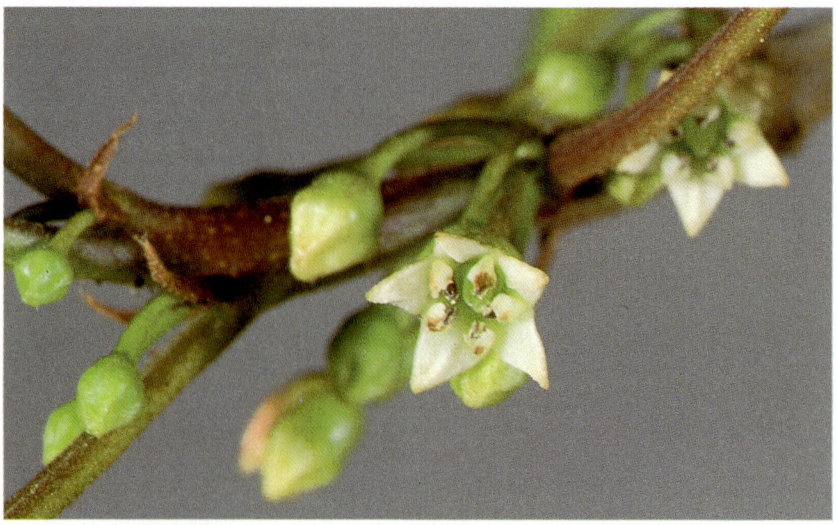

271 Fünfzählige Zwitterblüte

Droge

Frangulae cortex = Faulbaumrinde

Bestehend aus der getrockneten Rinde der Stämme und Zweige von Frangula alnus Miller, mit einem Gehalt von mindestens 6,0% Glucofranguline, berechnet als Glucofrangulin A.

Hauptinhaltsstoffe

Anthrachinonderivate.

Wirkungen und Indikationen

Laxierend.

Bei Erkrankungen, bei denen eine leichte Defäkation mit weichem Stuhl erwünscht ist, z.B. Analfissuren, Hämorrhoiden, nach rektal-analen operativen Eingriffen.

Obstipation.

Wirkungseintritt: nach 6–8 Stunden.

Dosierung

2 g (1/2–1 Teelöffel) auf eine Tasse mit kochendem Wasser übergiessen und ziehen lassen.

Sollte vorzugsweise in Form von kontrollierten Fertigarzneimitteln verwendet werden.

Keine Langzeitanwendung.

Nebenwirkungen

Harmlose Rotfärbung des Urins ist möglich.

Bei chronischem Gebrauch/Missbrauch Elektrolytverluste, vor allem Kalium.

Kontraindikationen

Ileus jeder Genese, Schwangerschaft, Stillzeit.

Interaktionen

Bei chronischem Gebrauch/Missbrauch durch Kaliummangel Verstärkung der Herzglykosidwirkung möglich.

Historisches

Die Faulbaumrinde wurde wahrscheinlich ursprünglich vor allem äusserlich gegen eiterige Hautentzündungen eingesetzt, ausserdem wurde sie mit Essig gekocht und zur Behandlung fauler Zähne herangezogen. Innerlich fand sie Verwendung als Laxans. Weitere Anwendungsgebiete waren Hämorrhoiden, Leber- und Milzleiden sowie Wassersucht.
Volksmedizin: als Abführmittel.

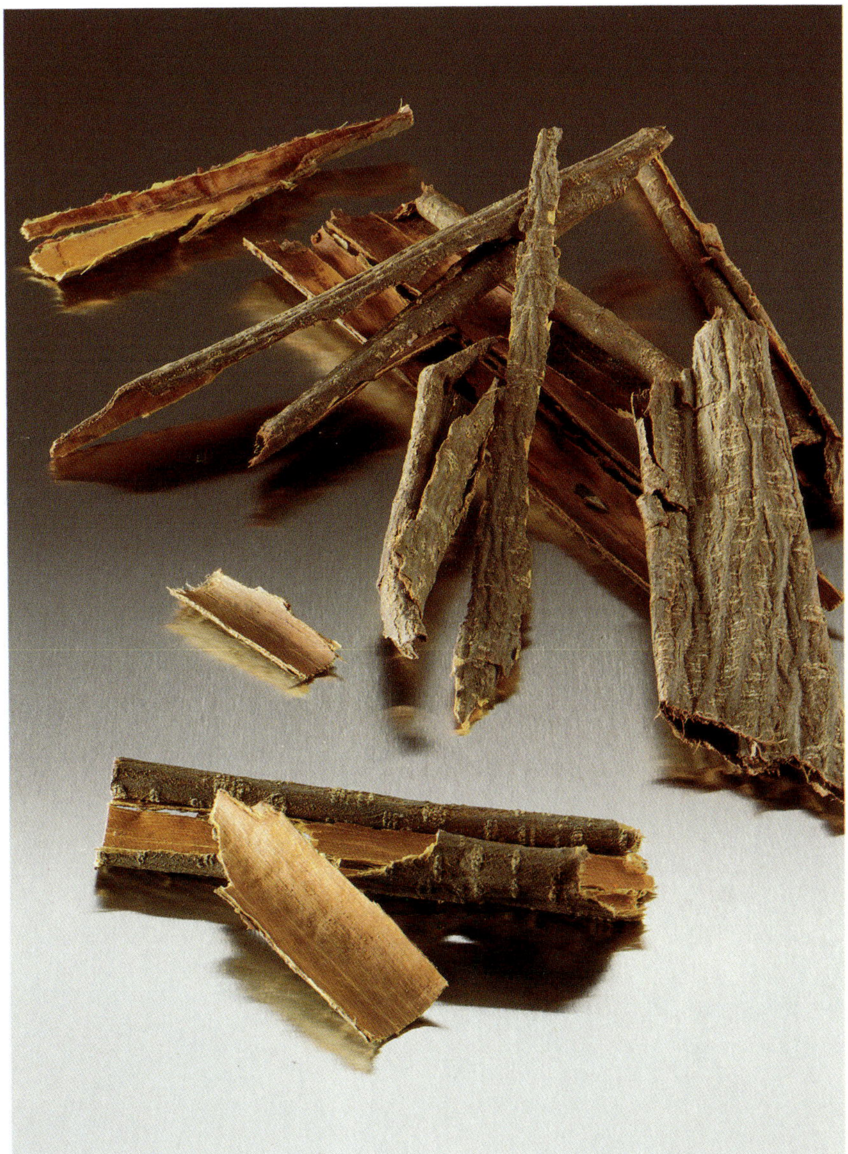

272 Frangulae cortex – Faulbaumrinde

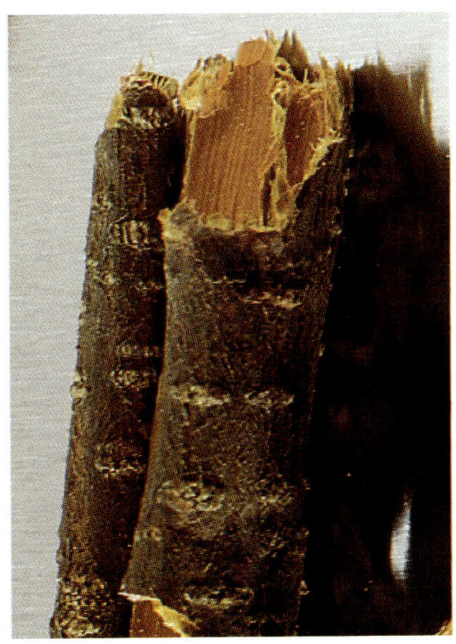

273 Aussenseite: Mit weisslichen Lentizellen
Innenseite: Längsgestreift ►

Galeopsis segetum Neck. — Lamiaceae (Labiatae)

Verbreitung

Westeuropa

Merkmale

Stengel 5–30 cm hoch, unter den Knoten nicht verdickt.

Blätter gezähnt, unterseits samtig behaart.

Kelch mit stachelig begrannten Zähnen, samtig behaart; Unterlippe der 25 bis 30 mm langen Krone mit zwei hohlen, stumpfen Buckeln.

Blütezeit: Juli bis September

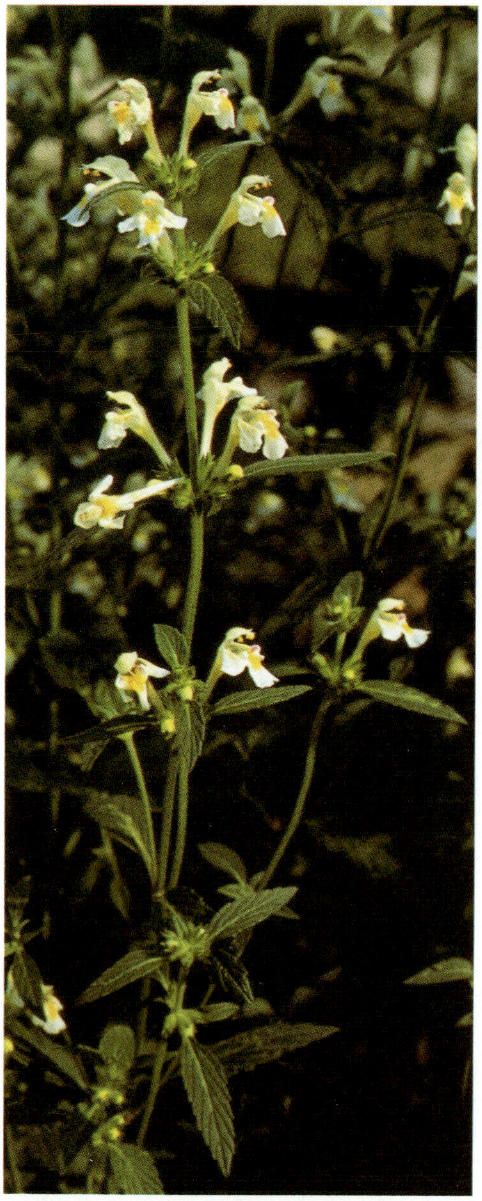

274 Hohlzahn mit 25 cm Wuchshöhe

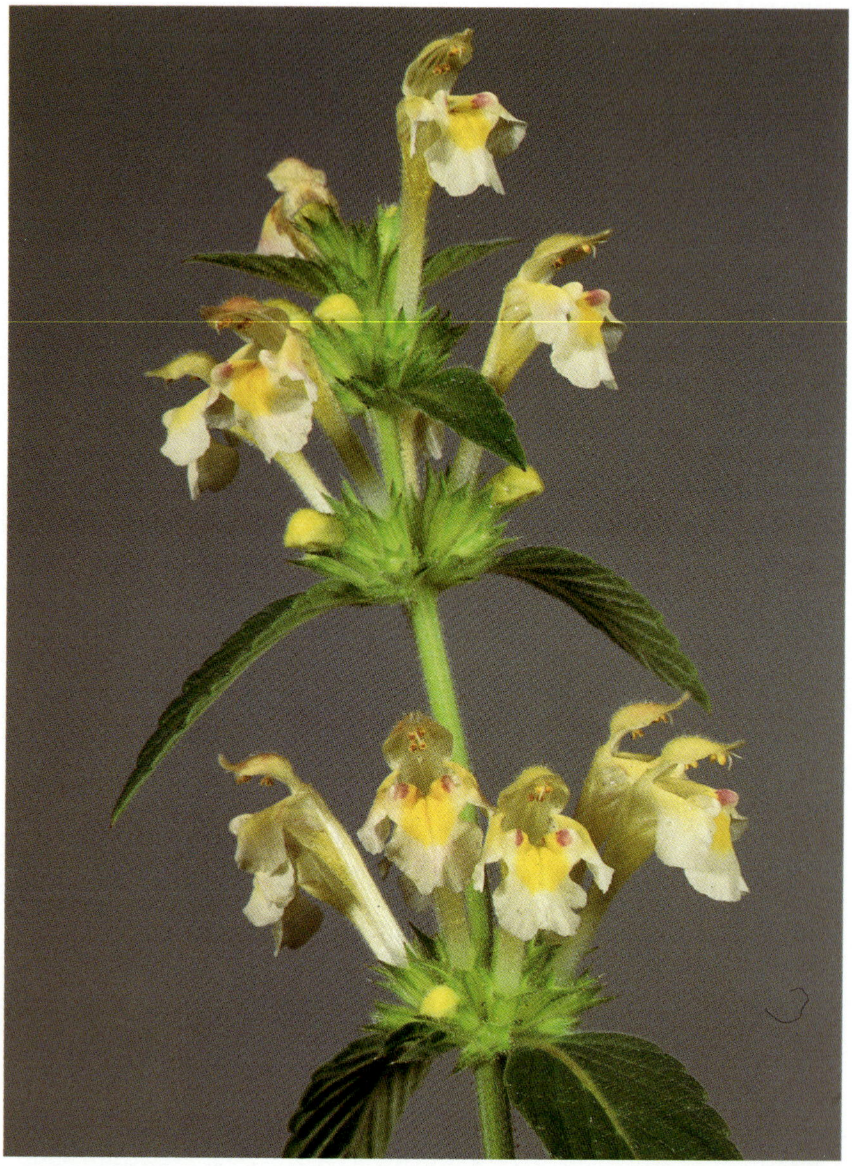

275 Blüten zu mehreren in Wirteln; Kelch mit spitzen Zähnen

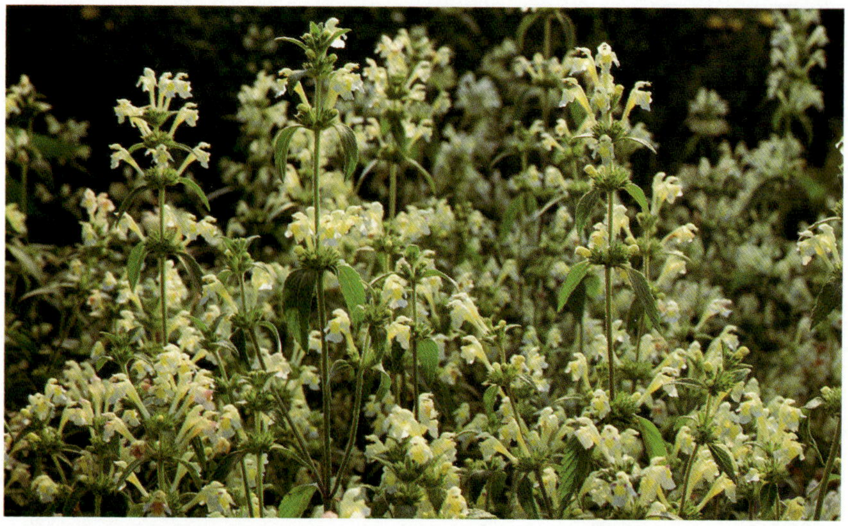

276 Dicht nebeneinander wachsende Hohlzahn-Pflanzen

Droge

Galeopsidis herba = Hohlzahnkraut

Bestehend aus den zur Blütezeit gesammelten, getrockneten, oberirdischen Teilen von Galeopsis segetum Necker.

Hauptinhaltsstoffe

Gerbstoffe

Iridoidglykoside

Wirkungen und Indikationen

Adstringierend.

Bei leichten Katarrhen der Luftwege.

Dosierung / Teezubereitung

2 g (2 Teelöffel) auf eine Tasse mit kochendem Wasser übergiessen und ziehen lassen.

3mal täglich 1 Tasse trinken.

Auch in Fertigarzneimitteln enthalten.

Nebenwirkungen

Keine bekannt.

Kontraindikationen

Keine bekannt.

Interaktionen

Keine bekannt.

Historisches

Der Hohlzahn wurde als Geheimmittel gegen Abzehrung und Lungenerkrankungen angesehen.
Volksmedizin: als harntreibendes Mittel, Hustenmittel und Kieselsäurelieferant.

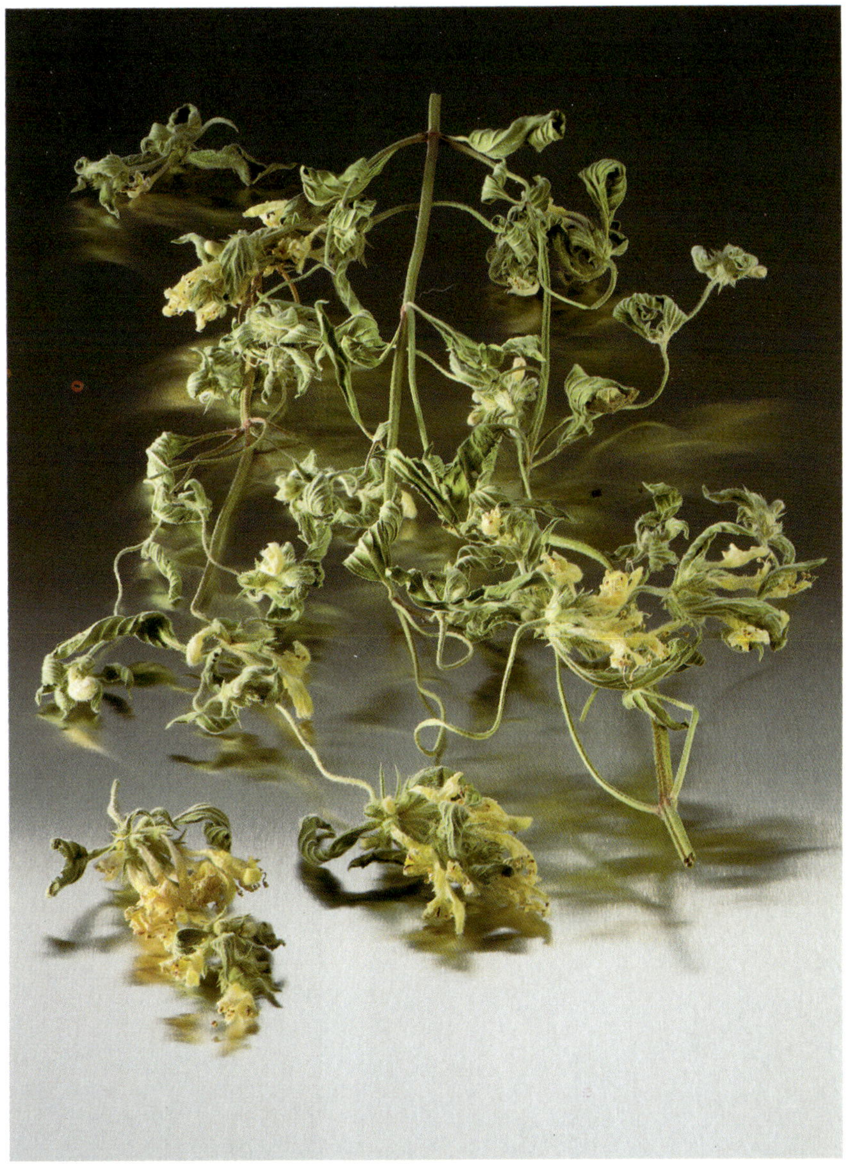

277 Galeopsidis herba – Hohlzahnkraut

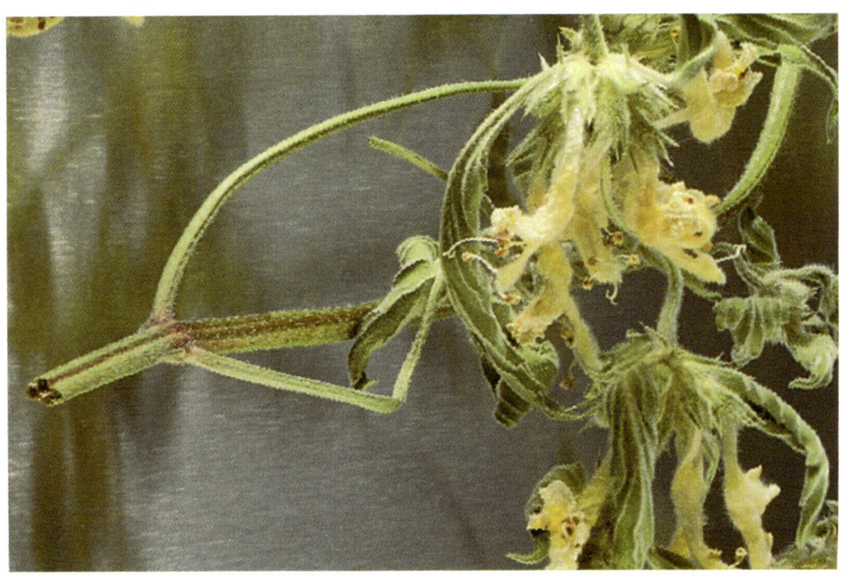

278 Vierkantige Stengel, oft mit purpurner Färbung ►

Gentiana lutea L. Gentianaceae

Verbreitung

In den Gebirgen Mittel- und Südeuropas.

Merkmale

Blütentragender Stengel aufrecht, unverzweigt, rund, 50–120 cm hoch; wenn nicht blühend, dann nur eine Blattrosette vorhanden.

Blätter gegenständig, 5–7aderig, bläulichgrün.

Blüten gestielt, zu 3–10 in den Achseln der oberen Blätter; Krone fast bis zum Grunde 5–6teilig, nicht punktiert.

Blütezeit: Juni bis August

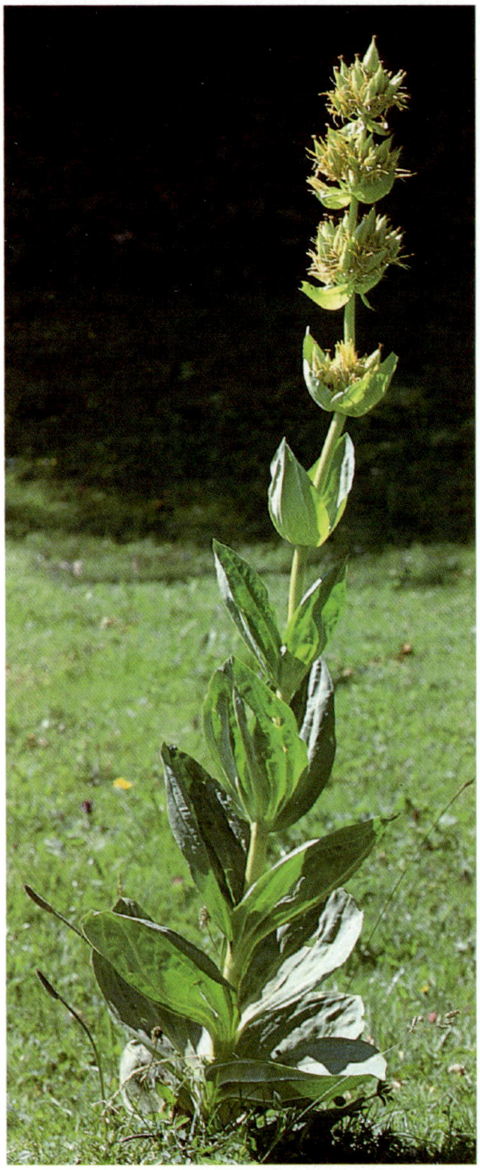

279 Kreuzgegenständige Blätter

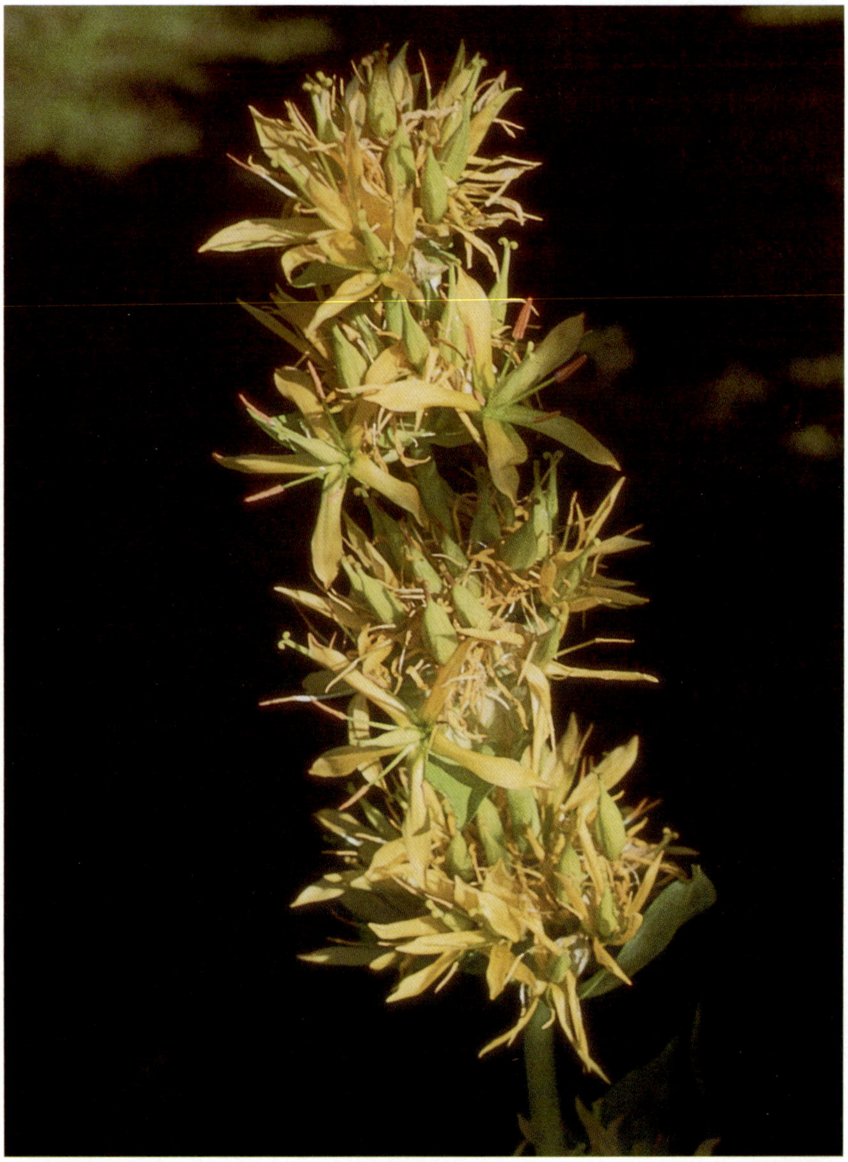

280 Blütenstand

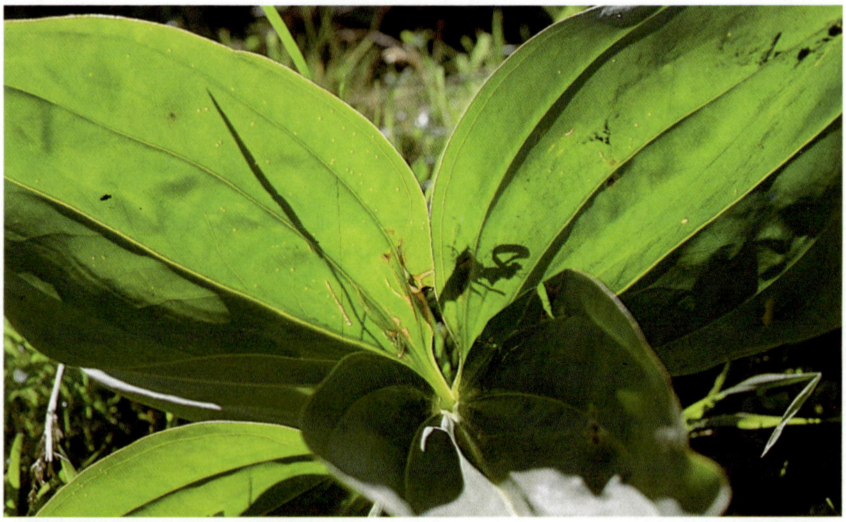

281 Blattrosette

Droge

Gentianae radix =
Enzianwurzel

Bestehend aus den getrockneten, unterirdischen Organen von Gentiana lutea L., mit einem Extraktgehalt von mindestens 33%.

Hauptinhaltsstoffe

Bitterstoffe (z.B. Amarogentin, Gentiopicrosid).

Wirkungen und Indikationen

Anregung der Speichel- und Magensaftsekretion.

Bei Appetitlosigkeit, dyspeptischen Beschwerden mit Völlegefühl, Blähungen.

Dosierung / Teezubereitung

1 g (ca. 1 Teelöffel) auf eine Tasse mit kochendem Wasser übergiessen und ziehen lassen oder kalt ansetzen und aufkochen lassen.

2–4mal täglich 1 Tasse vor den Mahlzeiten trinken.

Auch in Fertigarzneimitteln enthalten.

Nebenwirkungen

Selten Kopfschmerzen.

Kontraindikationen

Magen- und Zwölffingerdarmgeschwüre.

Interaktionen

Keine bekannt.

Historisches

Die Enzianwurzel wurde ursprünglich bei Bissen giftiger Tiere, Seitenschmerzen, Leber- und Magenleiden, Sturzverletzungen, inneren Rupturen und Krämpfen eingesetzt.
Äusserlich benutzte man sie bei Verletzungen, Geschwüren und Augenentzündungen.
Volksmedizin: gegen Appetitlosigkeit und Magen-Darm-Störungen.

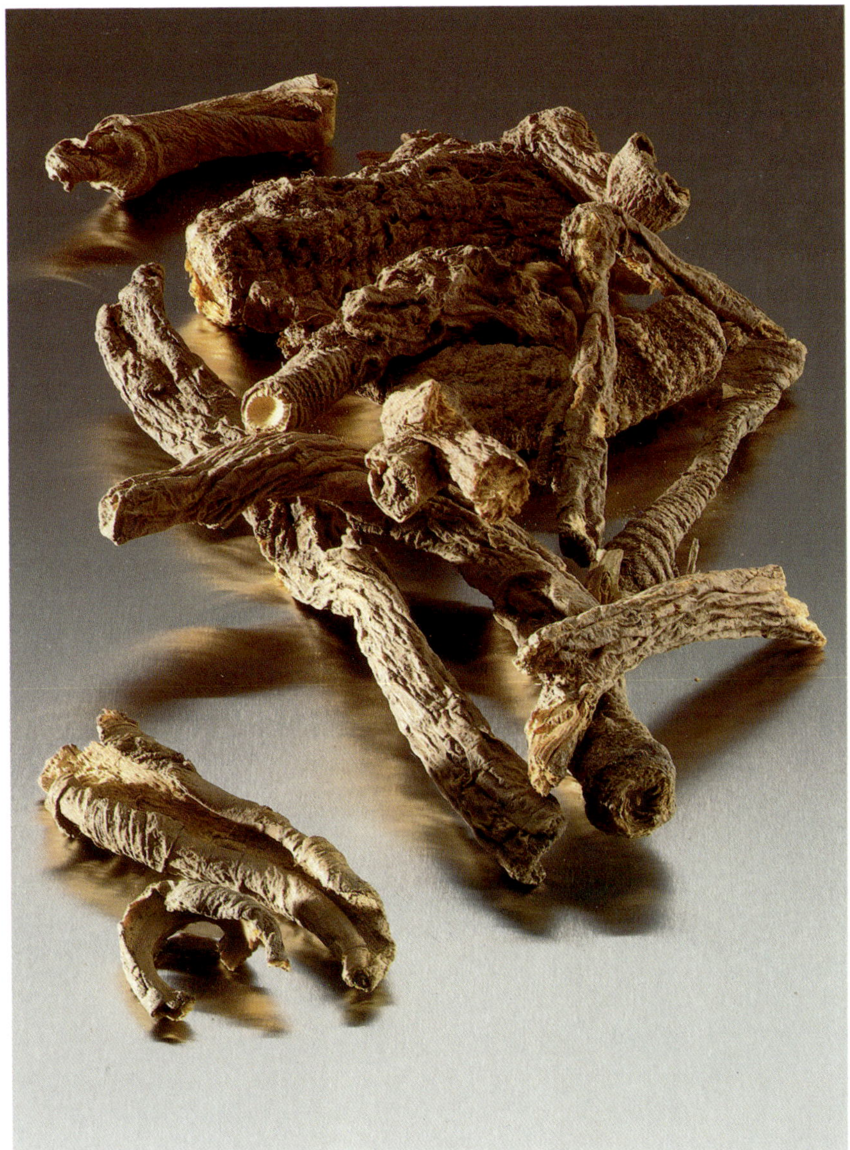

282 Gentianae radix – Enzianwurzel

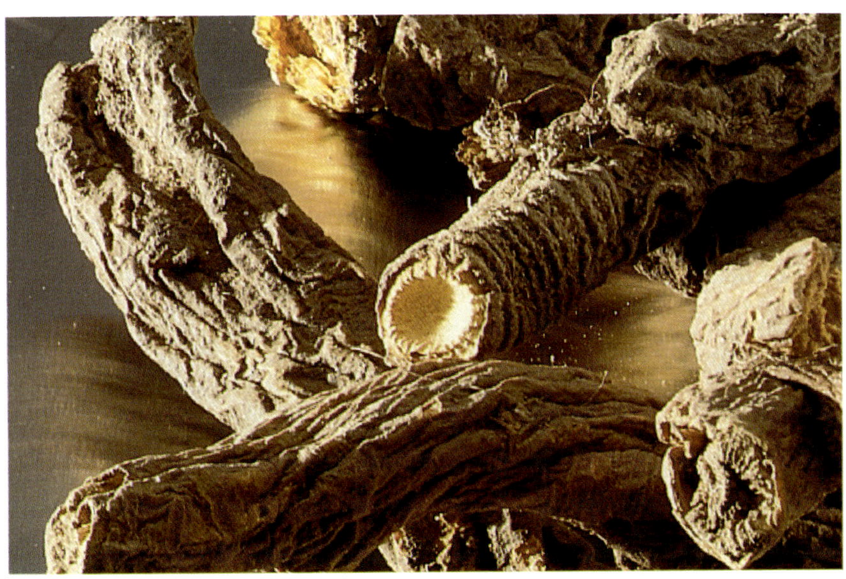

283 Rhizom quergerunzelt, Wurzeln längsgefurcht ►

Verbreitung

Heimat in China; heute als Parkbaum in allen gemässigten Zonen anzutreffen.

Merkmale

Bis 30 m hoher Baum.

Blätter fächerförmig, im Herbst lebhaft gelb; Blattadern gegabelt.

Pflanze zweihäusig; männliche Blüten kätzchenartig; bei Früchten heranreifender Samenmantel einen unangenehmen Geruch aufweisend.

Blütezeit: April bis Mai

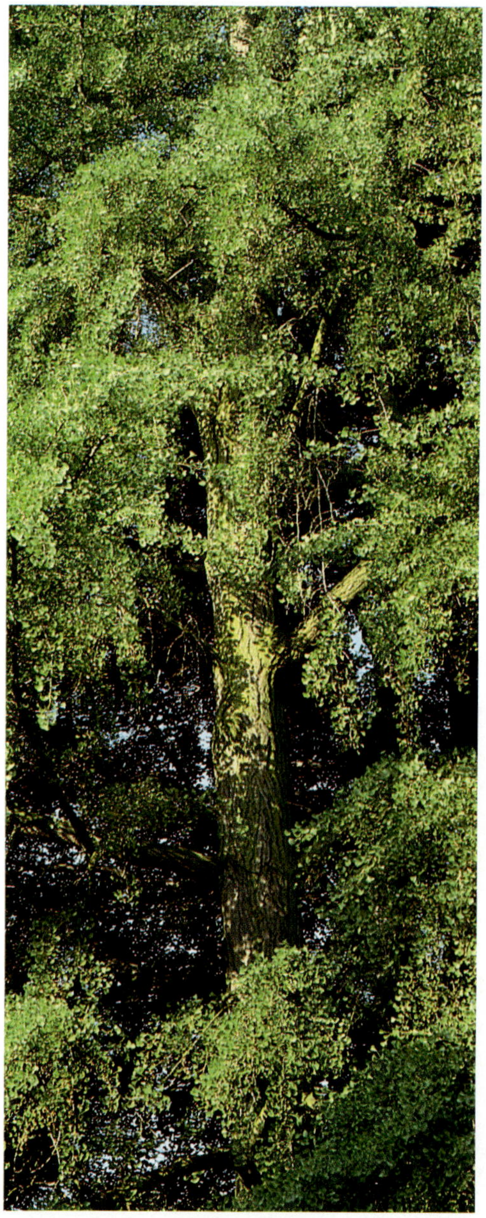

284 Ausgewachsener Baum

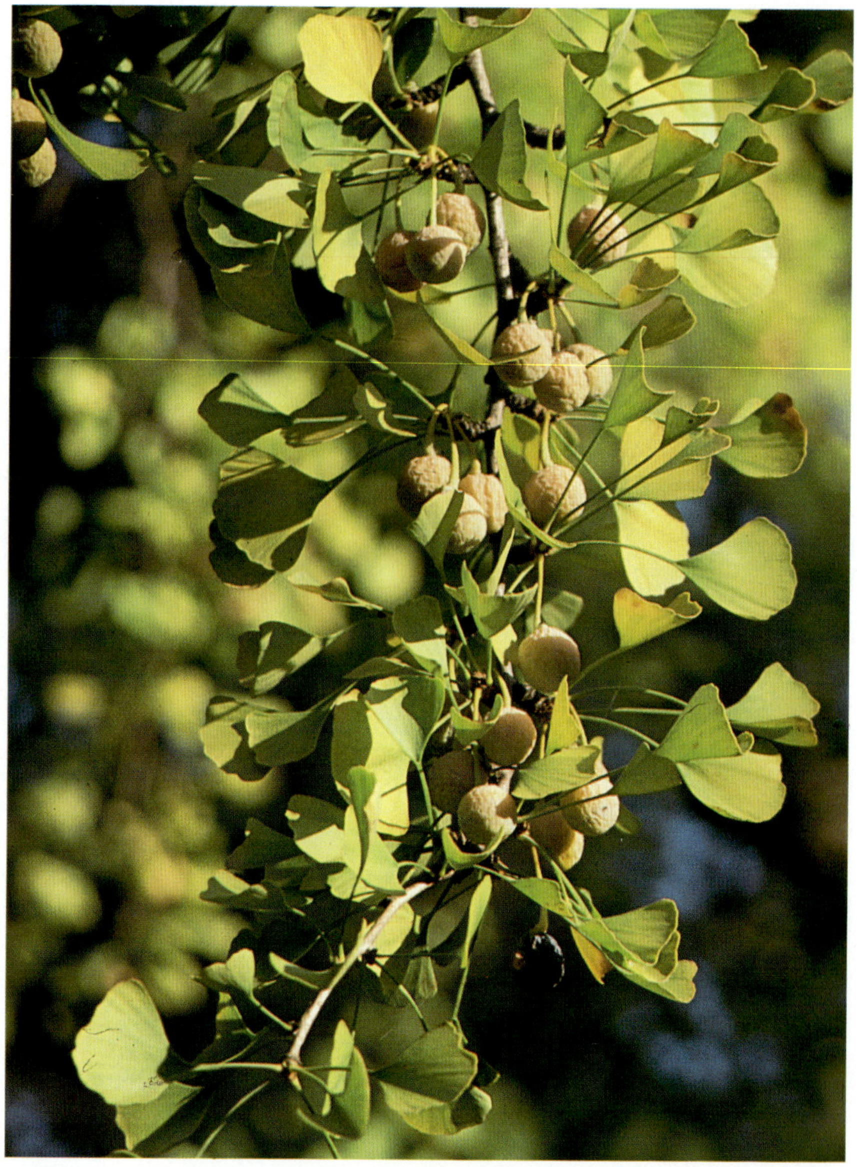

285 Zweig einer weiblichen Pflanze mit lang gestielten Früchten

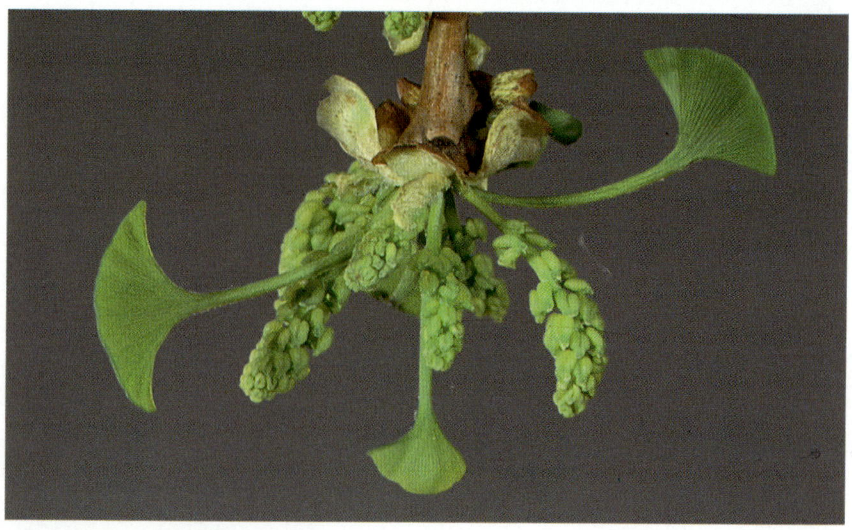

286 Männliche Blütenstände

Droge

Ginkgo bilobae folium = Ginkgoblätter

Bestehend aus den getrockneten Blättern von Ginkgo biloba L.

Hauptinhaltsstoffe

Flavonoide

Terpenoide (z.B. Ginkgolide, Bilobalid)

Wirkungen und Indikationen

Zerebral und peripher arteriell durchblutungsfördernd, Verbesserung der Mikrozirkulation, Erhöhung der Hypoxietoleranz. Bei zerebrovaskulärer Insuffizienz mit den Symptomen Ohrensausen, Schwindel, Kopfschmerzen, Konzentrations- und Gedächtnisschwäche. Arterielle periphere Durchblutungsstörungen.

Dosierung

In Fertigarzneimitteln enthalten.

Nebenwirkungen

Bei parenteraler Anwendung gelegentlich Kreislaufregulationsstörungen, allergische Hautreaktionen.

Kontraindikationen

Keine bekannt.

Interaktionen

Keine bekannt.

Historisches

Der Ginkgo wurde in China zur Behandlung von Asthma, Blennorrhöe und als Wurmmittel eingesetzt. Man benutzte die Samen in Japan als Stomachikum und die Blätter gegen Skrofulose und Husten.

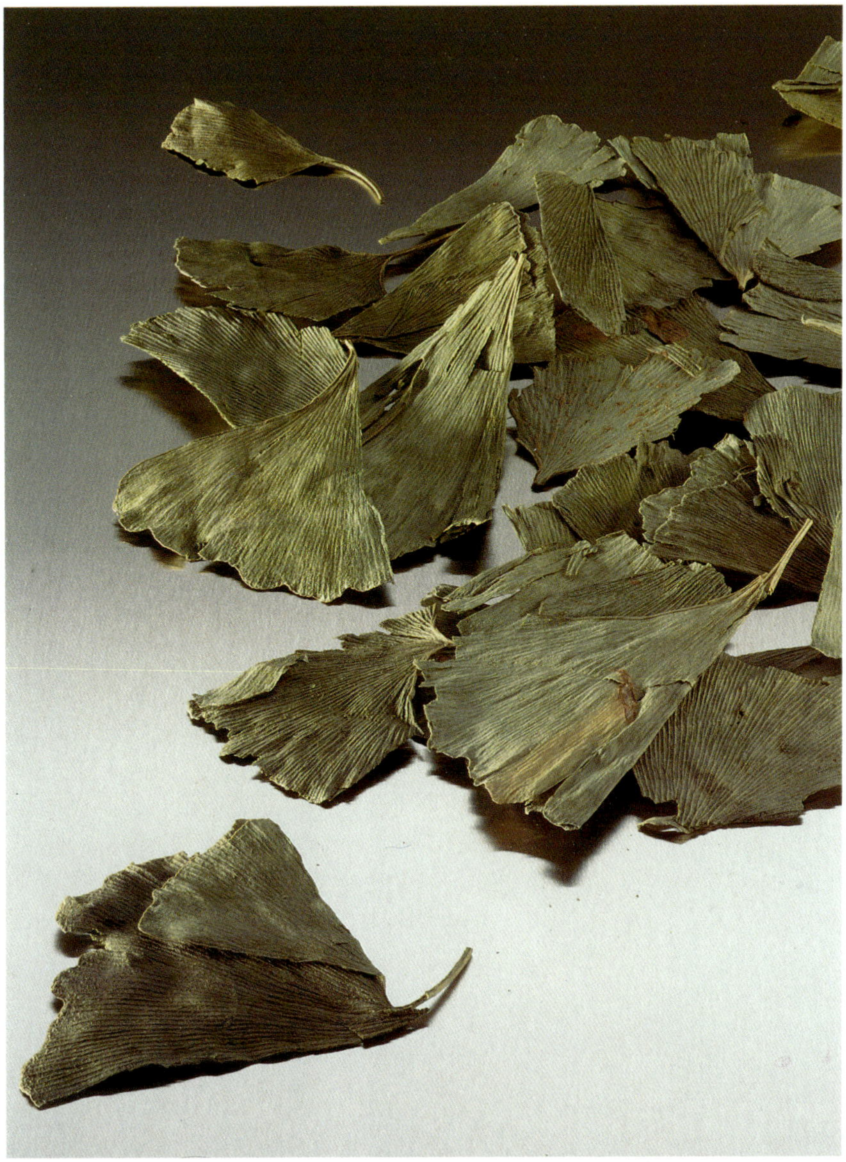

287 Ginkgo bilobae folium – Ginkgoblätter

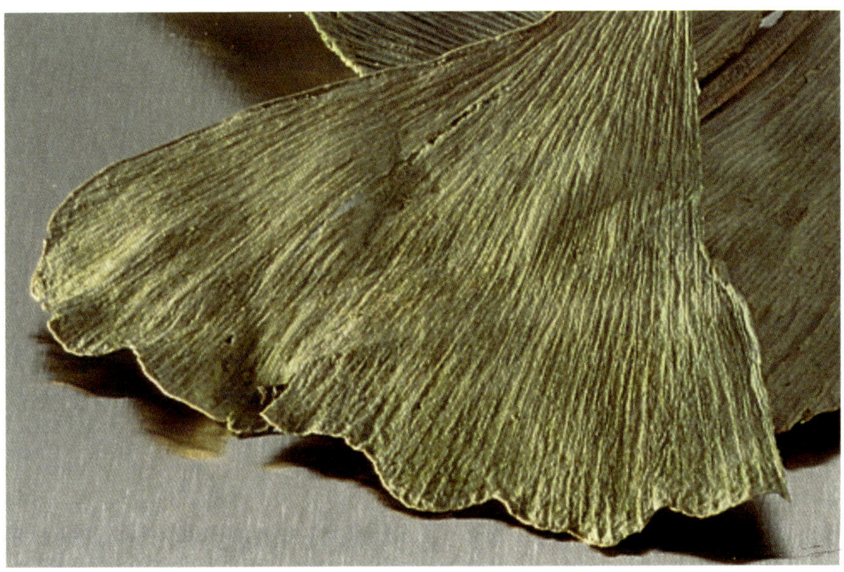

288 Blattspreite mit gabeliger Aderung ►

Verbreitung

Heimat östliches Mittelmeergebiet und Südwestasien; sonst kultiviert und verwildert.

Merkmale

Pflanze 30–200 cm hoch.

Blätter unpaarig gefiedert, mit 4–8 Teilblattpaaren, unterseits drüsig-klebrig.

Blütentraube aufrecht in den Blattachseln, 8–15 cm lang, kürzer als die Blätter.

3–5samige Hülsen aufrecht, flach, 1,5–2,5 cm lang.

Blütezeit: Juni bis August

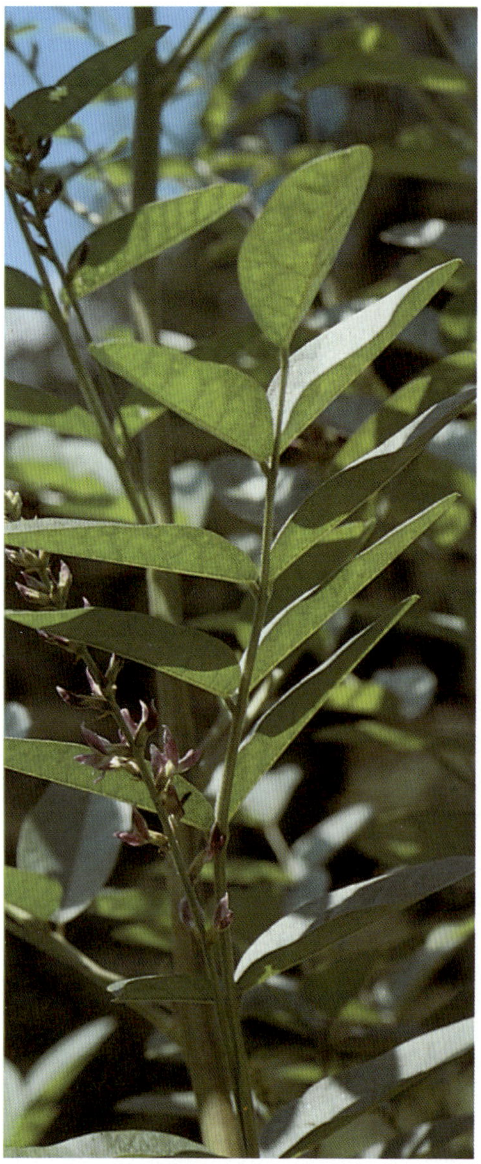

289 Unpaarig gefiedertes Blatt

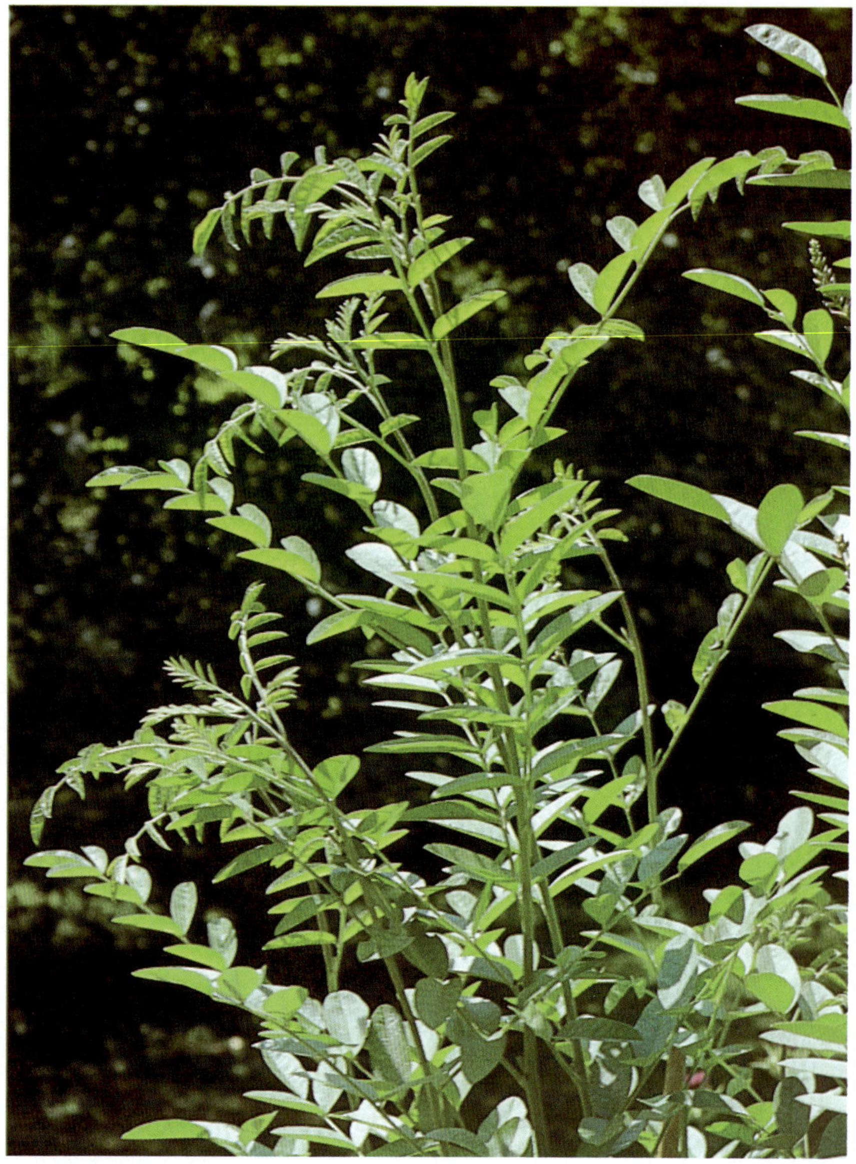

290 Junge Süssholz-Triebe

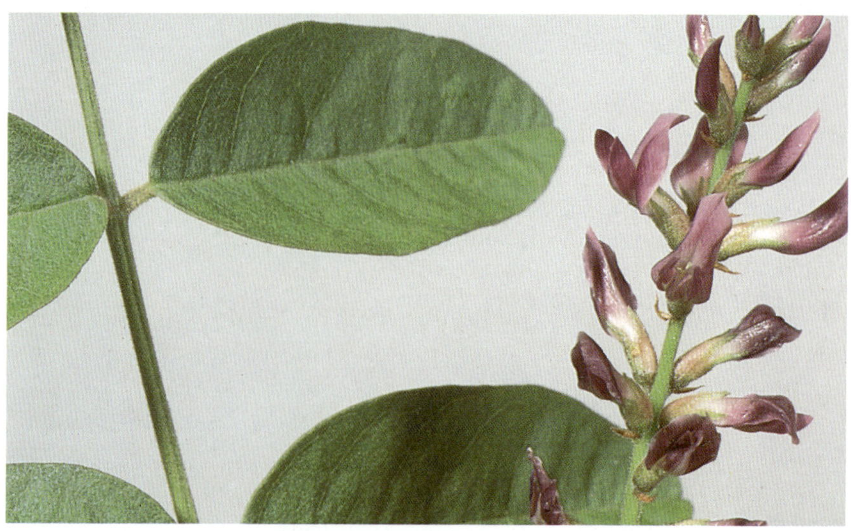

291 Aufrechte Traube mit violetten Blüten; Teilblätter oval und ganzrandig

Droge

Liquiritiae radix = Süssholzwurzel

Bestehend aus den ungeschälten, getrockneten Wurzeln und den Ausläufern von Glycyrrhiza glabra L., mit einem Gehalt von mindestens 4,0% Glycyrrhizinsäure.

Hauptinhaltsstoffe

Saponine (z.B.Glycyrrhizin)

Flavonoide

Phytosterine

Cumarine

Wirkungen und Indikationen

Sekretolytisch, expektorierend, antiphlogistisch, spasmolytisch.

Bei Katarrhen der Luftwege.

Zur Beschleunigung der Abheilung von Ulcus ventriculi und Ulcus duodeni.

Als Ulkusprophylaktikum.

Dosierung / Teezubereitung

1–1,5 g (1/2 Teelöffel) auf eine Tasse mit kochendem Wasser übergiessen und ziehen lassen.

5–10mal täglich 1 Tasse trinken.

Auch in Fertigarzneimitteln enthalten.

Nicht länger als 4–6 Wochen anwenden.

Nebenwirkungen

Bei längerer Anwendung und höherer Dosierung können mineralocorticoide Effekte in Form einer Natrium- und Wasser-Retention, Kaliumverlust mit Hochdruck, Ödeme und Hypokaliämie und in seltenen Fällen Myoglobinurie auftreten.

Kontraindikationen

Cholestatische Lebererkrankungen, Leberzirrhose, Hypertonie, Hypokaliämie, Schwangerschaft.

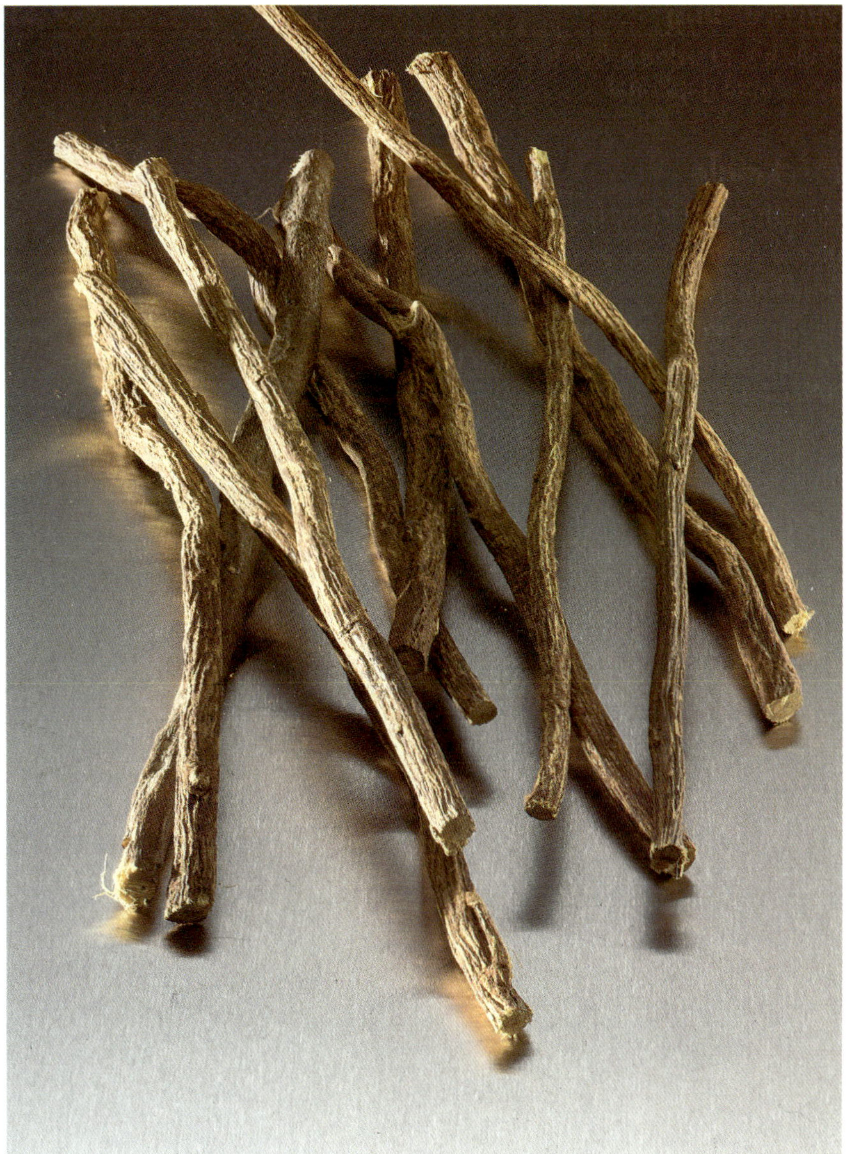

292 Liquiritiae radix – Süssholzwurzel

Interaktionen

Thiazid- und Schleifendiuretika, herzwirksame Glykoside.

Historisches

Sowohl der eingedickte Saft wie auch Abkochungen der frischen Wurzel werden seit längerer Zeit gegen Brust- und Magenleiden eingesetzt. Das Süssholz diente daneben in Salben als Wundmittel und als Durstlöscher.
Volksmedizin: als Hustenmittel, bei Heiserkeit und Bronchitis.

Verbreitung

Östliches Nordamerika; in Europa manchmal gepflanzt.

Merkmale

Strauch oder kleiner Baum bis 7 m hoch.

Blätter an der Basis verengend und unsymmetrisch.

Blüten zu mehreren, fast sitzend; der Kelch auf der Innenseite gelblich (nicht rot).

Frucht reift im darauffolgenden Herbst.

Blütezeit: September bis November

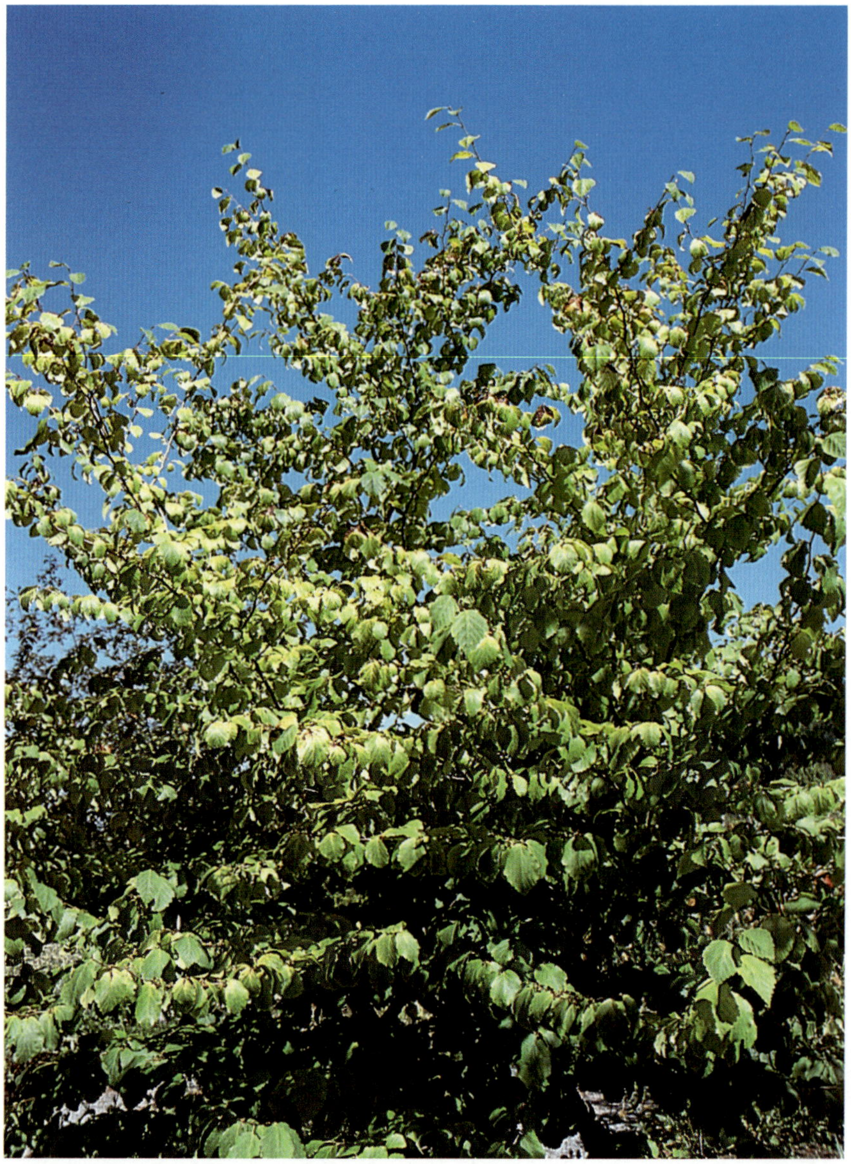

294 Strauchförmige Zaubernuss

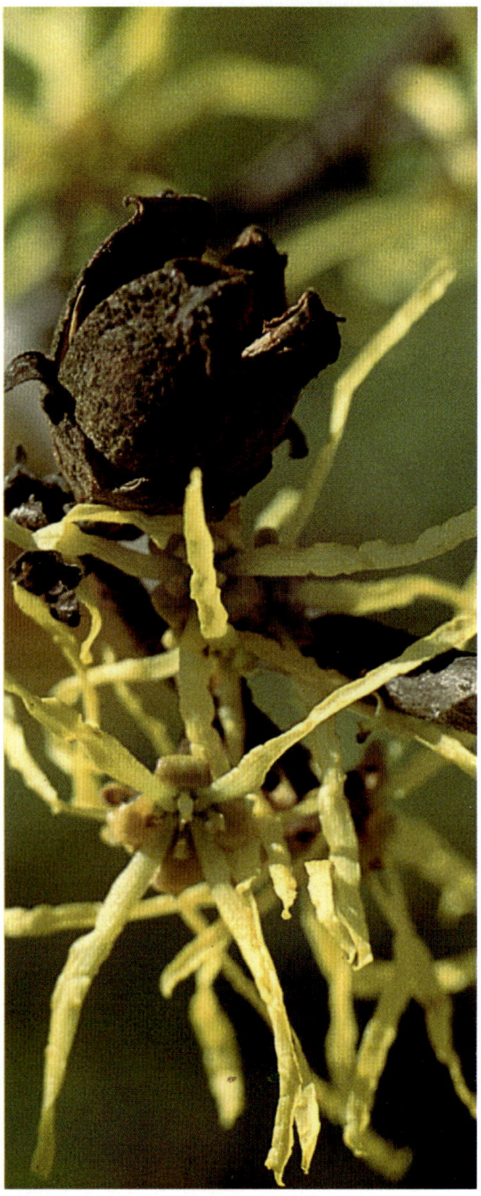

293 Blüten und alte Fruchthülle

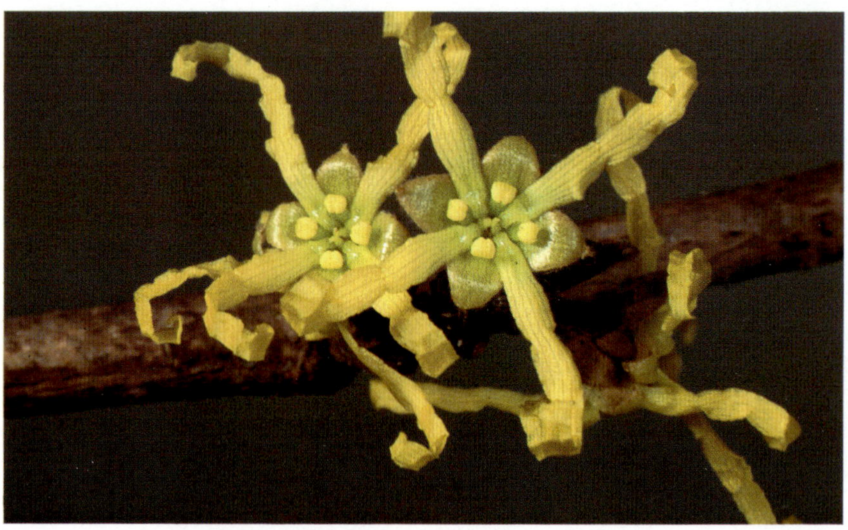

295 Sitzende Blüten mit gelblichem, vierteiligem Kelch

Droge

Hamamelidis folium = Hamamelisblätter
Bestehend aus den getrockneten Laubblättern von Hamamelis virginiana L., mit einem Gehalt von mindestens 5,5% Gerbstoff.

Hamamelidis cortex = Hamamelisrinde
Bestehend aus der getrockneten Rinde der Stämme und Zweige.

Hauptinhaltsstoffe

Gerbstoffe (z.B. Gallotannine)

Flavonoide

Wirkungen und Indikationen

Adstringierend, entzündungshemmend, lokal hämostyptisch.

Bei leichten Hautverletzungen, lokalen Entzündungen der Haut und Schleimhäute, Hämorrhoiden, Krampfadernbeschwerden.

Dosierung

Äusserlich:
5–10 g auf eine Tasse mit kochendem Wasser übergiessen und ziehen lassen (Anwendung auf Schleimhäute: 1 g).

Auch in Fertigarzneimitteln enthalten.

Kontraindikationen

Keine bekannt.

Interaktionen

Keine bekannt.

Historisches

Die Rinde und die Blätter der Zaubernuss wurden von den nordamerikanischen Indianern wahrscheinlich seit langem medizinisch eingesetzt. Sie verwendeten die Pflanze als Adstringens bei Dysenterie und Diarrhöe, als Hämostyptikum, Tonicum, Amarum und bei Hämorrhoiden u.a.m.
Die europäischen Siedler machten sich aus den Zweigen Wünschelruten, um Wasser und Gold zu suchen.

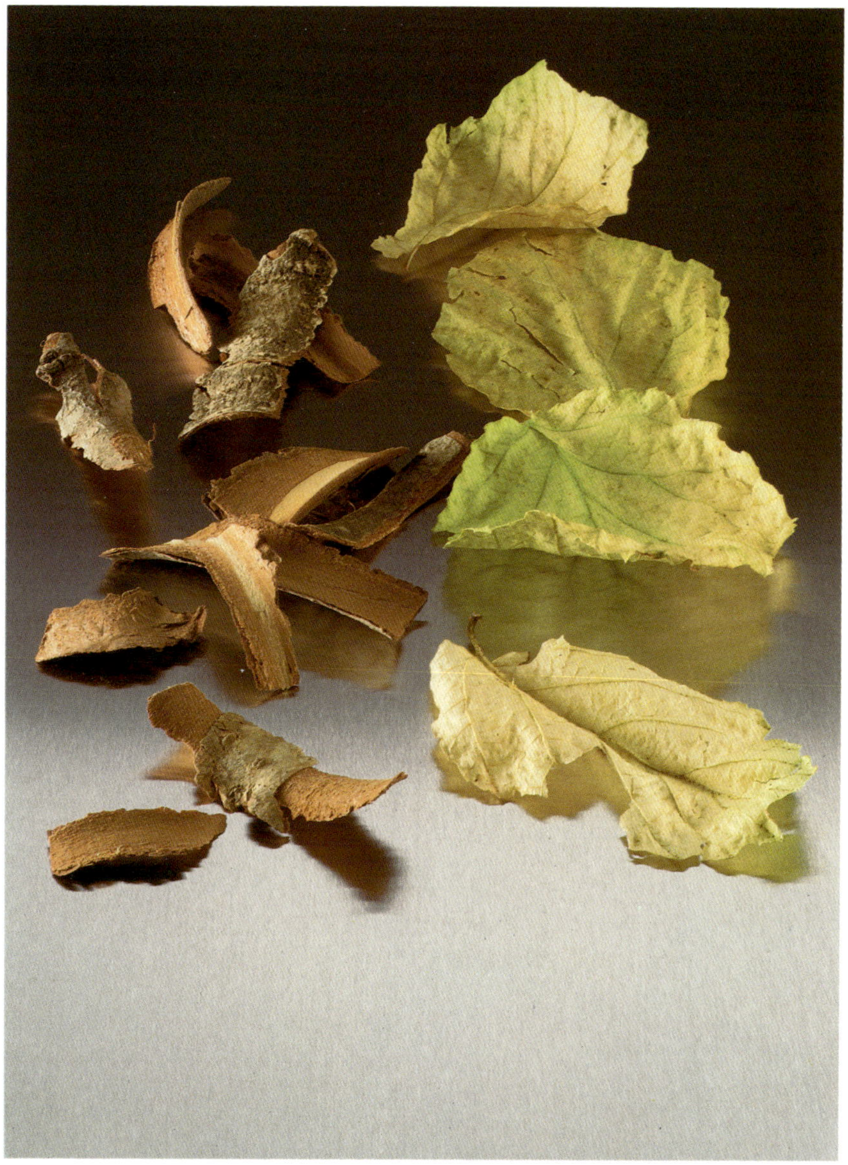

296 Hamamelidis folium / H. cortex – Zaubernussblätter und Rinde

Volksmedizin: bei Durchfall, Entzündungen der Mund- und Rachenschleimhaut. Als blutstillendes Mittel bei verlängerter und schmerzhafter Regelblutung.

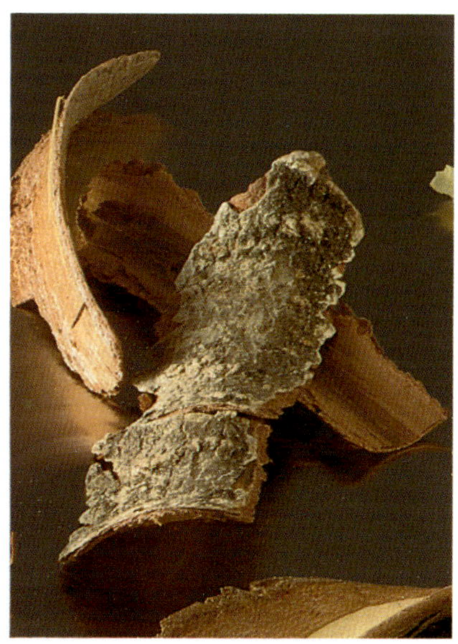

297 Ober- und Unterseite der Rinde ►

Harpagophytum procumbens DC. Pedaliaceae

Verbreitung

Südliches Afrika

Merkmale

Pflanze niederliegend, mit kriechendem Stengel und rübenartiger Hauptwurzel; die Seitenwurzeln gelegentlich knollig verdickt.

Blätter mit kurzen, 6–18 mm langen Stielen; Blattspreite rundlich-eiförmig bis rhombisch, in der Mitte tief gelappt und unterseits drüsig.

Blüten einzeln in den Blattachseln, kurz gestielt; Kelch 4–8 mm; Krone 5–6 cm lang.

Frucht beiderseits mit 2 Reihen bis 8 cm langen, mit Widerhaken besetzten Stacheln; sogenannte Trampelklette.

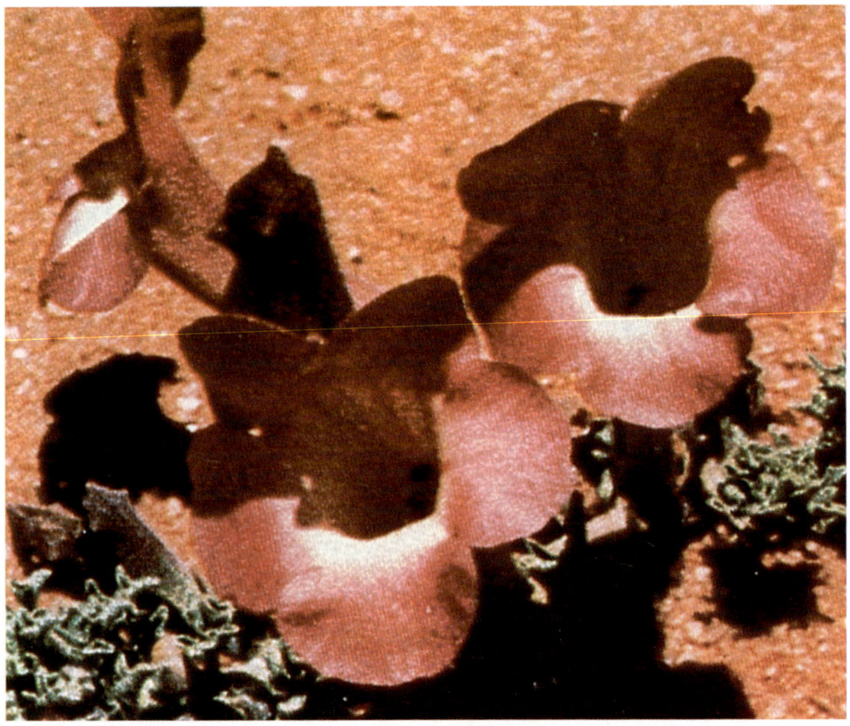

298 Einzelblüten mit weissem Schlundrand

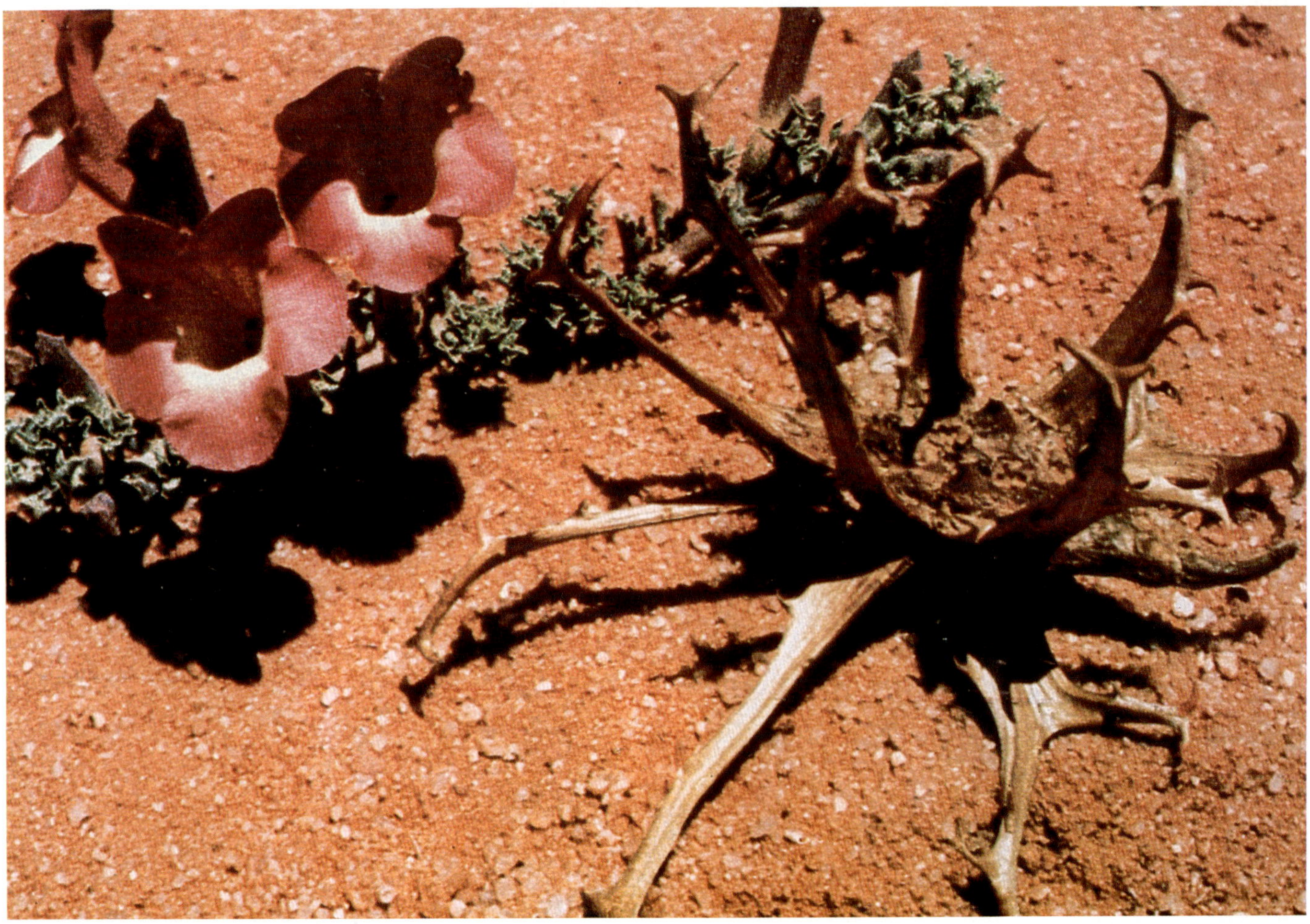

299 Dem Boden entlang kriechende Teufelskralle

Droge

Harpagophyti radix =
Südafrikanische Teufelskrallenwurzel
Bestehend aus den getrockneten, geschnittenen, sekundären Speicherwurzeln von Harpagophytum procumbens (Burch.) D.C., mit einem Gehalt von mindestens 1,2% Harpagosid.

Hauptinhaltsstoffe

Bitterstoffe (Iridoide)

Wirkungen und Indikationen

Appetitanregend, choleretisch, antiphlogistisch, schwach analgetisch.

Bei Appetitlosigkeit, dyspeptischen Beschwerden.

Dosierung / Teezubereitung

4,5 g (1 Teelöffel) mit 2 Tassen kochendem Wasser übergiessen und über Nacht ziehen lassen.

In 3 Portionen über den Tag verteilt vor den Mahlzeiten einnehmen.

Auch in Fertigarzneimitteln enthalten.

Nebenwirkungen

Keine bekannt.

Kontraindikationen

Magen- und Zwölffingerdarmgeschwüre.

Interaktionen

Keine bekannt.

Historisches

Volksmedizin:
Südafrika: als bitteres Tonikum bei Verdauungsstörungen. Bei Bluterkrankungen. Als Fieber- und Schmerzmittel. Gegen Schwangerschaftsbeschwerden.

Europa: bei Stoffwechselerkrankungen, Arthritis, Leber-, Gallen-, Nieren-, Blasenleiden, Allergien, Diabetes

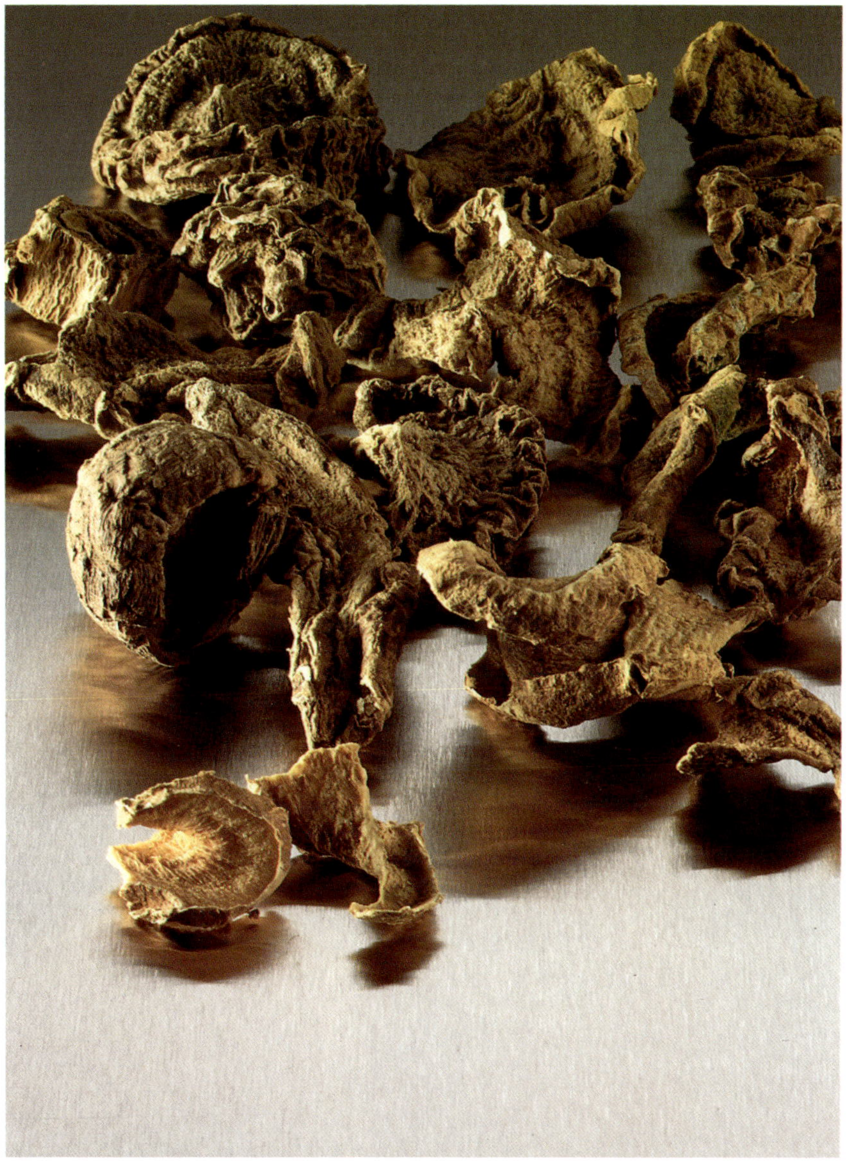

300 Harpagophyti radix – Südafrikanische Teufelskrallenwurzel

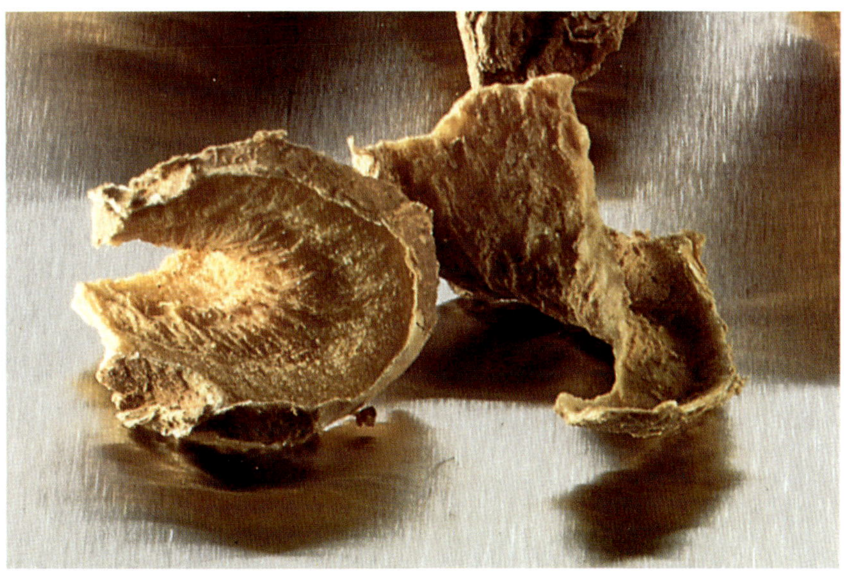

301 Innenansicht der Wurzel ►

Hedera helix L.

Araliaceae

Verbreitung

Europa und Südwestasien.

Merkmale

Bis 20 m hohe, immergrüne Holzpflanze, mit Haftwurzeln kletternd.

Blätter 3 bis 5eckig gelappt, an blühenden Sprossen ungeteilt.

Blüten in halbkugeligen, vielblütigen Dolden, Kronblätter aussen braun, innen grün.

Blütezeit: September bis Oktober

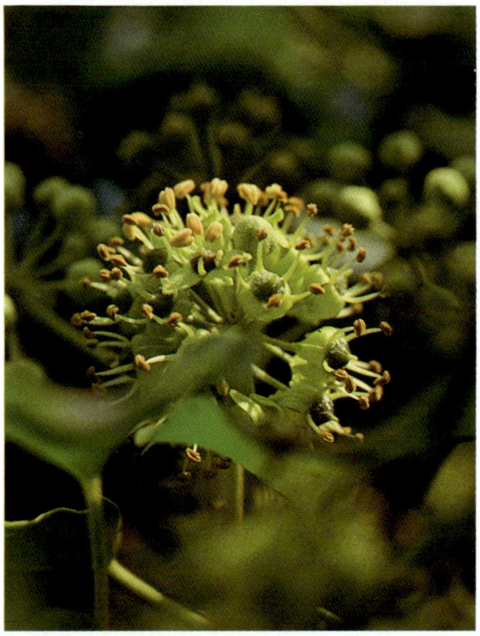

302 Dolde mit zahlreichen Blüten

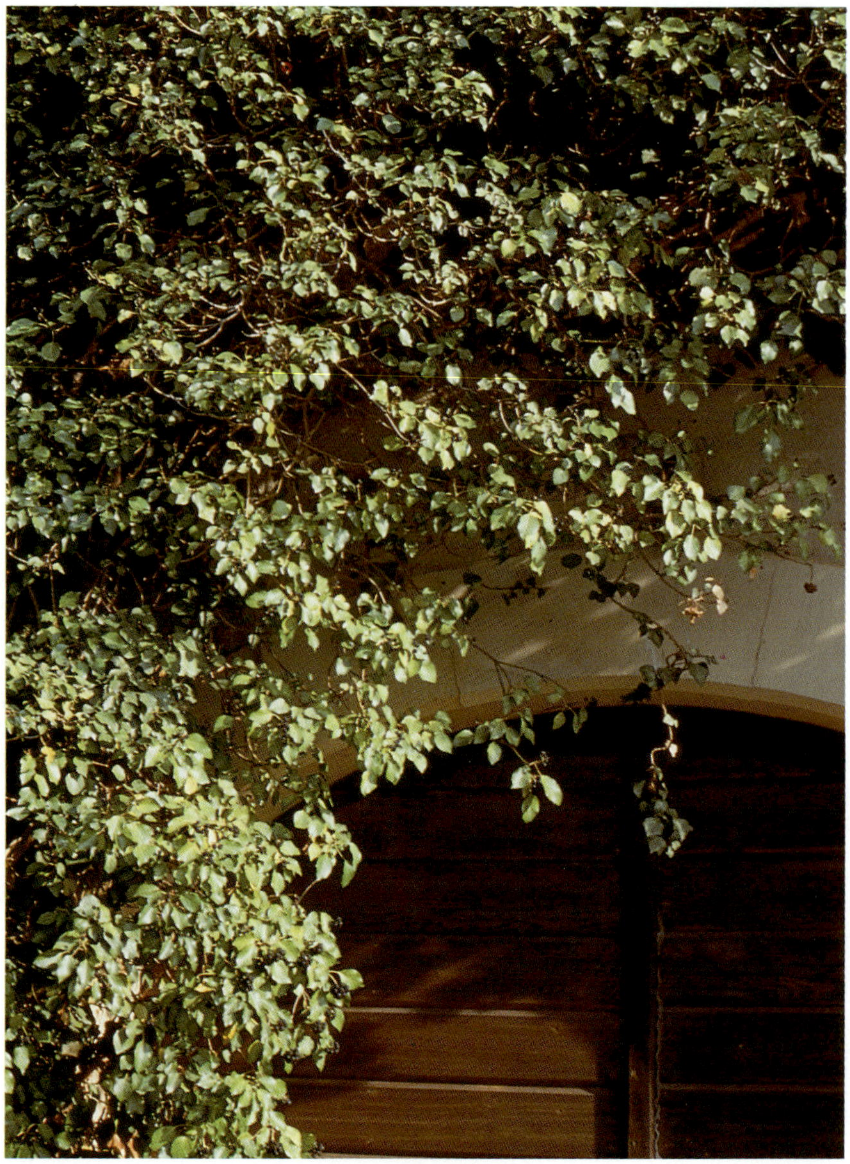

303 Mit Efeu dicht umwachsenes Eingangstor

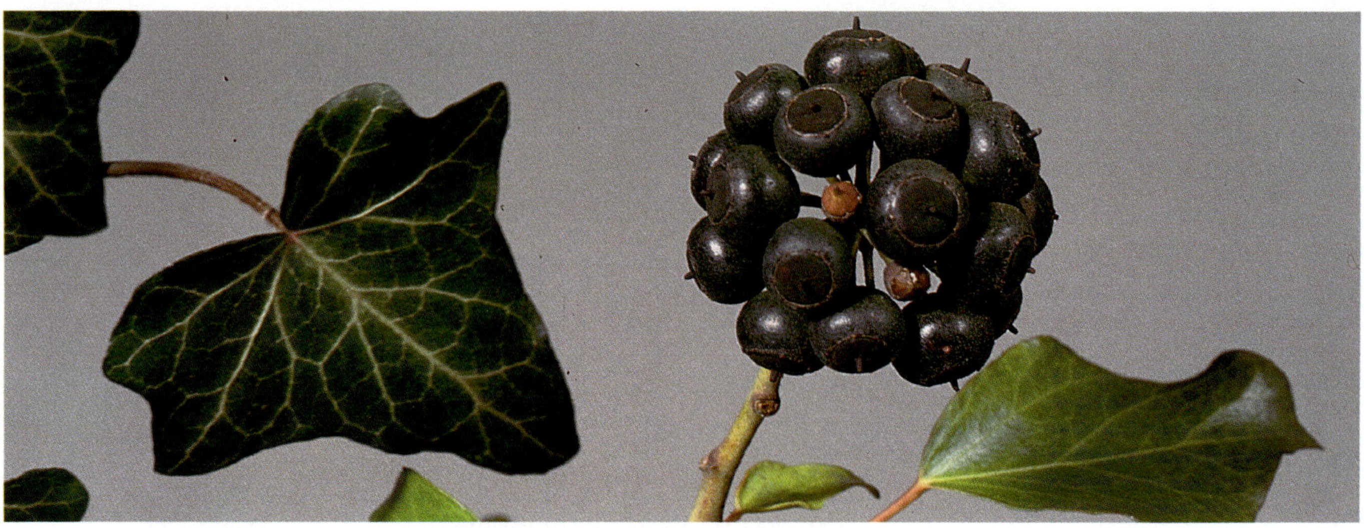

304 Blatt von sterilem Trieb (links), Fruchtstand und Blatt eines fertilen Triebes (rechts)

Efeu

Droge

Hederae helicis folium = Efeublätter

Bestehend aus den getrockneten Laubblättern von Hedera helix L.

Hauptinhaltsstoffe

Saponine

Wirkungen und Indikationen

Expektorierend, spasmolytisch, haut- und schleimhautreizend.

Bei Katarrhen der Luftwege, zur symptomatischen Behandlung chronisch-entzündlicher Bronchialerkrankungen.

Dosierung

Sollte in Form von kontrollierten Fertigarzneimitteln verwendet werden.

Nebenwirkungen

Keine bekannt.

Kontraindikationen

Keine bekannt.

Interaktionen

Keine bekannt.

Historisches

Der Efeu wurde als Wundheilmittel eingesetzt. Dazu kamen die Verwendung der Blüten bei Dysenterie, der Blätter innerlich bei Milzleiden, äusserlich gegen Geschwüre und Sonnenflecken. Der Saft der Blätter und der Fruchtdolde benutzte man als Nasenmittel und gegen chronische Kopfschmerzen. Die Fruchtdolden galten als wirksam bei Unfruchtbarkeit. Der Efeu war eine heilige Pflanze der Druiden.
Volksmedizin: bei Katarrhen der Luftwege, Gicht, Rheuma, Skrofulose. Äusserlich Abkochungen bei Geschwüren, Brandwunden und gegen parasitäre Erkrankungen wie Läuse u.a.m.

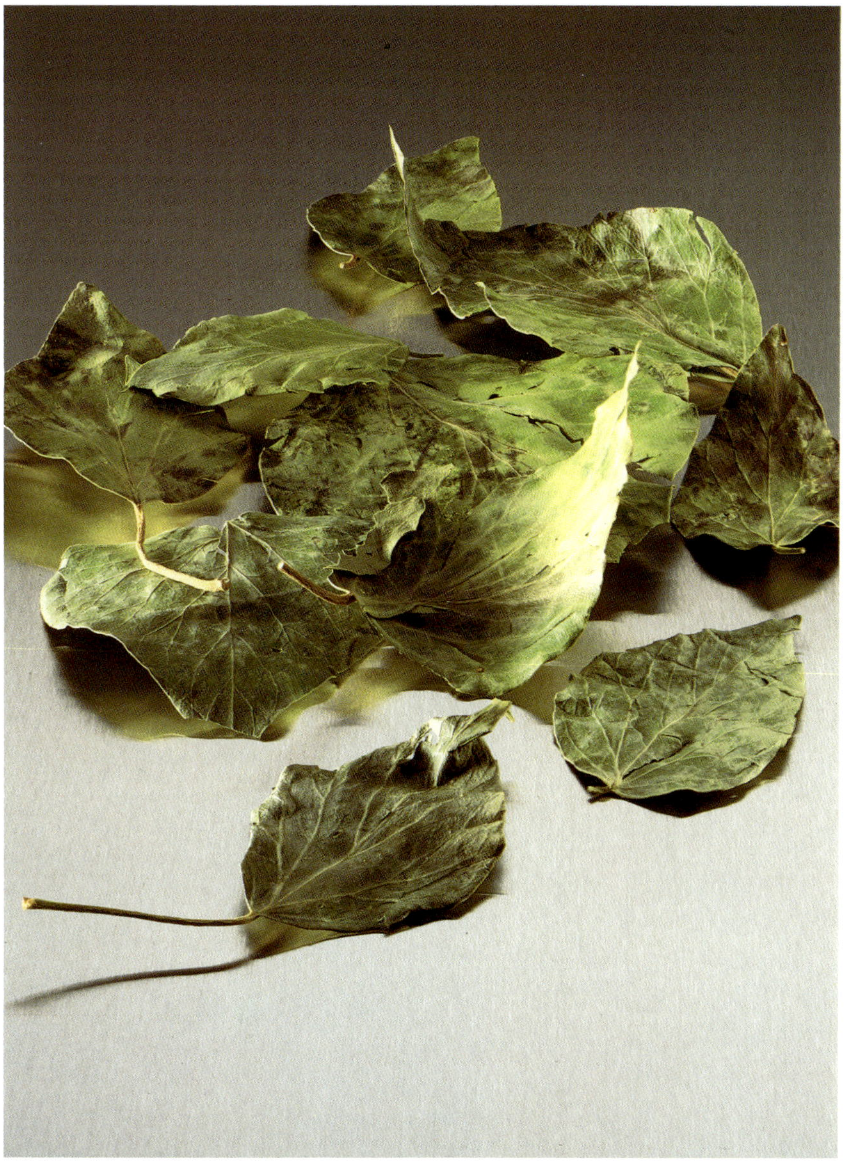

305 Hederae helicis folium – Efeublätter

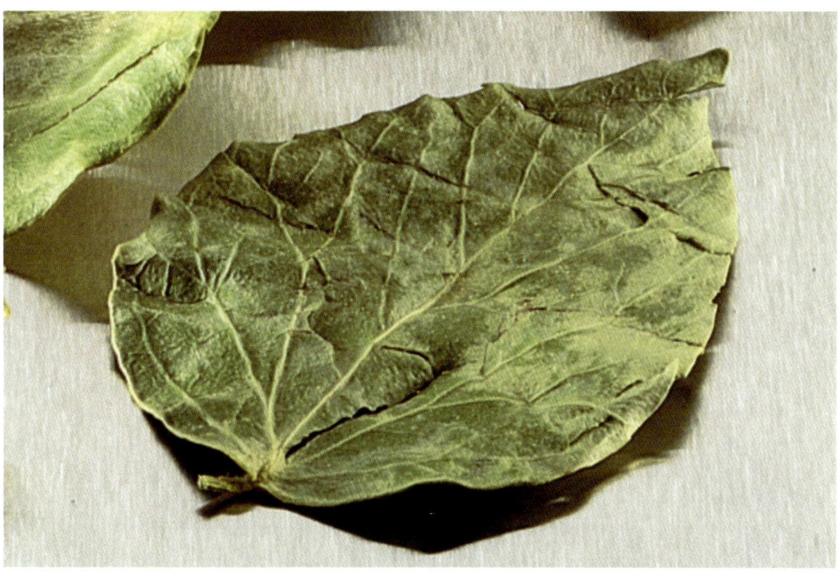

306 Blattaderung hell und deutlich sichtbar ►

Helichrysum arenarium (L.) Moench

Asteraceae (Compositae)

Verbreitung

Nördliches Mitteleuropa und Osteuropa.

Merkmale

Weissfilzige Pflanze 10–30 cm hoch, selten bis 50 cm.

Untere Blätter verkehrt-eilanzettlich; die oberen länglich-lanzettlich.

Blütenköpfchen kugelig; Hüllblätter trockenhäutig, zitronengelb; Blüten goldgelb.

Blütezeit: Juli bis Oktober

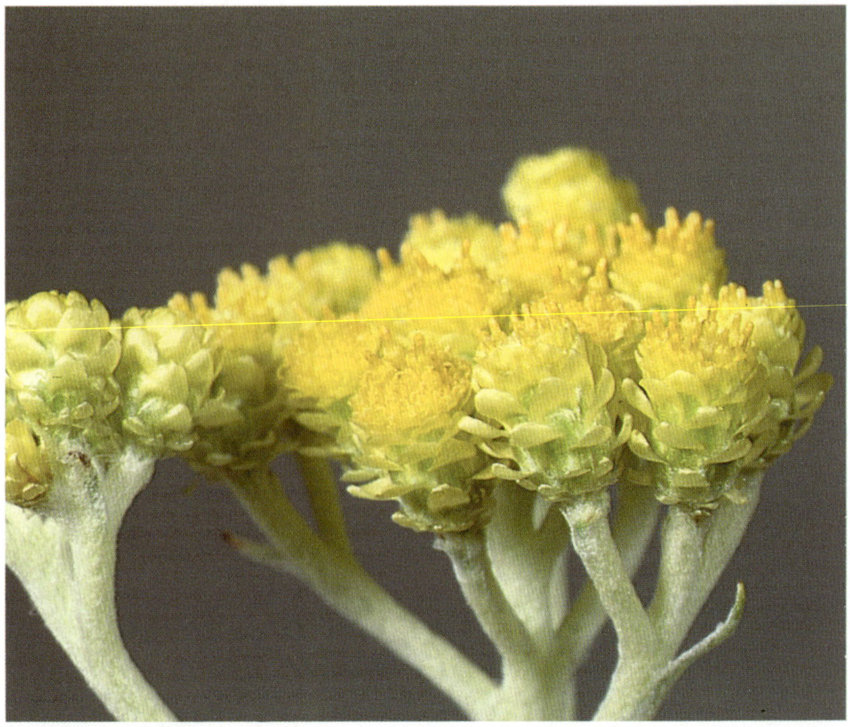

307 Blütenköpfchen eiförmig bis kugelig und mit goldgelben Blüten

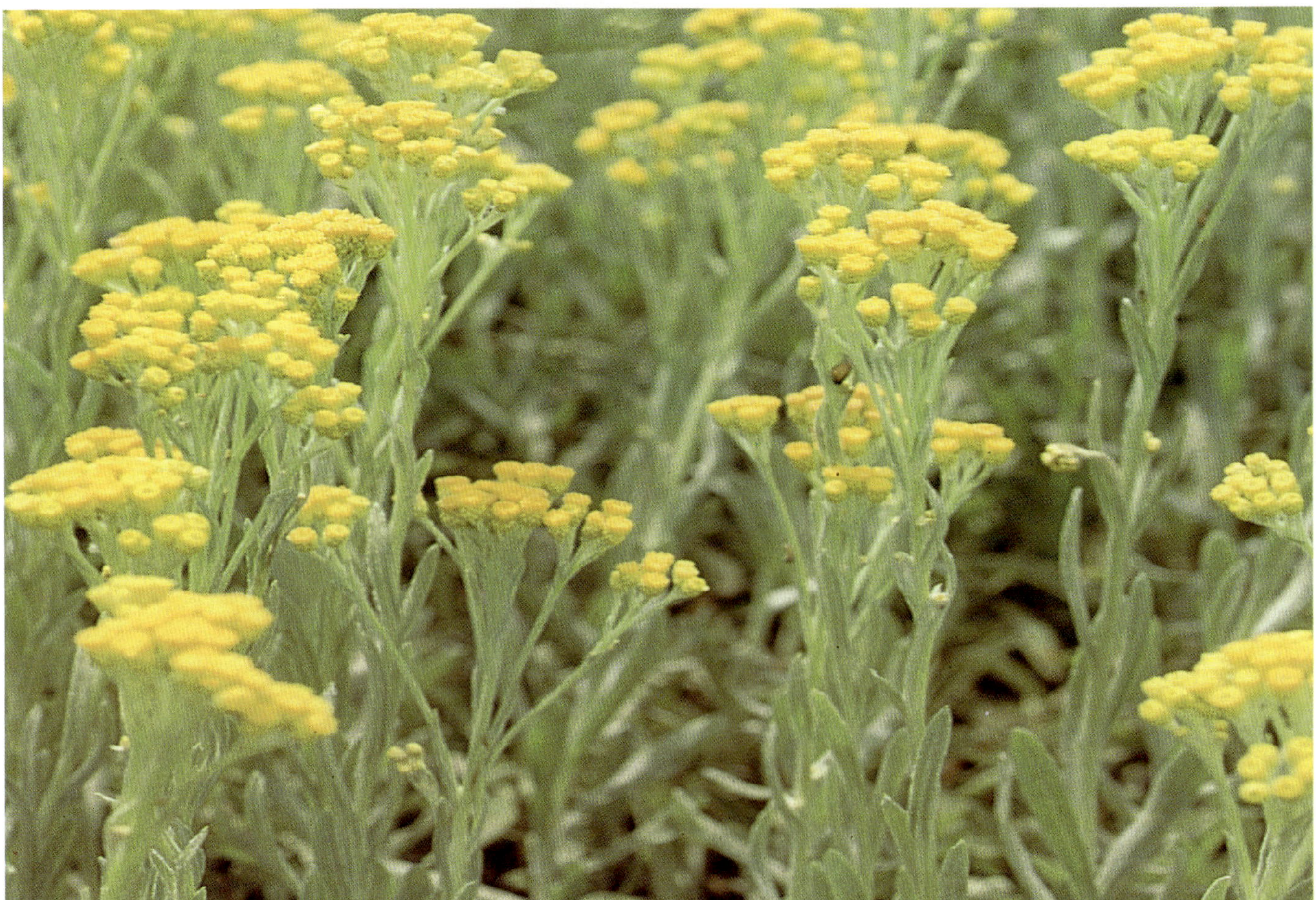

308 Strohblumen-Feld mit bis 30 cm hohen Pflanzen

Droge

Helichrysi flos =
Gelbe Katzenpfötchenblüten
(Syn. Stoechados citrinae flos)
Bestehend aus den getrockneten Blütenständen von Helichrysum arenarium (L.) Moench.

Hauptinhaltsstoffe

Bitterstoffe

Flavonoide

Ätherisches Öl

Wirkungen und Indikationen

Schwach choleretisch.

Bei dyspeptischen Beschwerden.

Dosierung

1 g (2–3 Teelöffel) auf eine Tasse mit kochendem Wasser übergiessen und ziehen lassen.

3mal täglich 1 Tasse trinken.

Auch in Fertigarzneimitteln enthalten.

Nebenwirkungen

Keine bekannt.

Kontraindikationen

Verschluss der Gallenwege, Gallensteine.

Interaktionen

Keine bekannt.

Historisches

Eine Abkochung der Katzenpfötchenblüten in Wein wurde bei Brust-, Leber-, Milz-, Nieren- und Blasenbeschwerden eingesetzt. Die Pflanze diente daneben der Bekämpfung von Würmern, Läusen und als Mottenschutz. Die Blüten benutzte man ausserdem bei Gicht, Rheuma und Hautkrankheiten. **Volksmedizin:** als Gallenmittel und wassertreibendes Mittel.

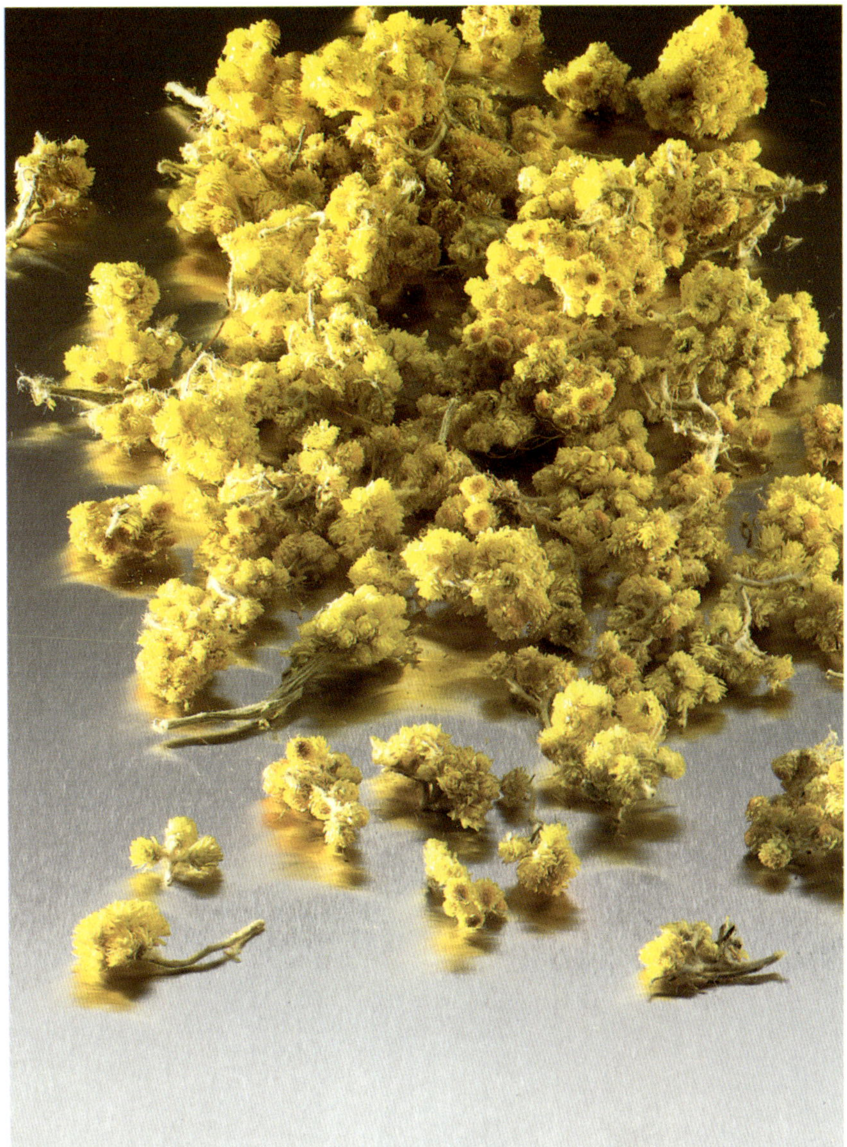

309 Helichrysi flos – Katzenpfötchenblüten

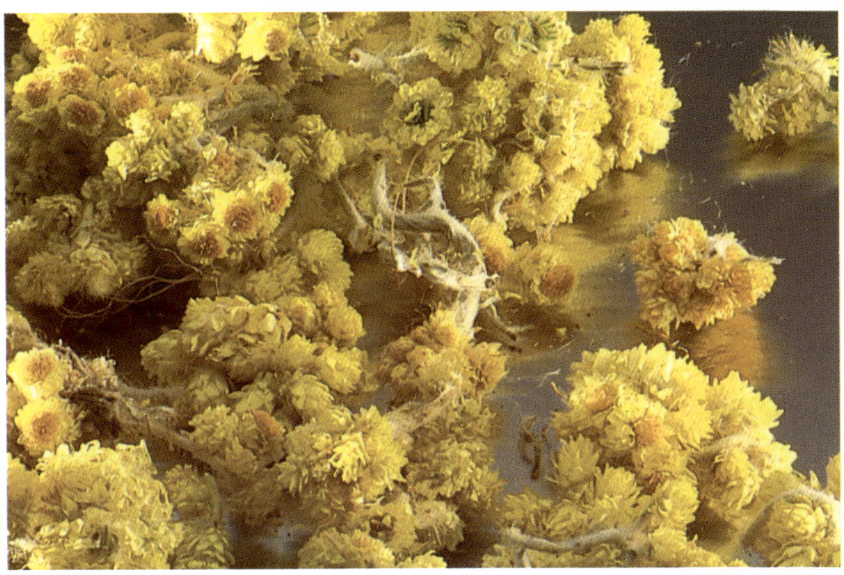

310 Fein behaarte Katzenpfötchen-Blüten ►

Verbreitung

Europa, Asien, Nordamerika; heute als Kulturpflanze weltweit verbreitet.

Merkmale

Pflanze rauh mit windendem Stengel, Jahrestrieb 3–6 m lang.

Blätter 3–5teilig, gezähnt, in den oberen Teilen der weiblichen Pflanze ungeteilt.

Pflanze zweihäusig; männliche Blütenstände rispenartig; weibliche Blütenstände später zapfenförmig.

Blütezeit: Juli bis August

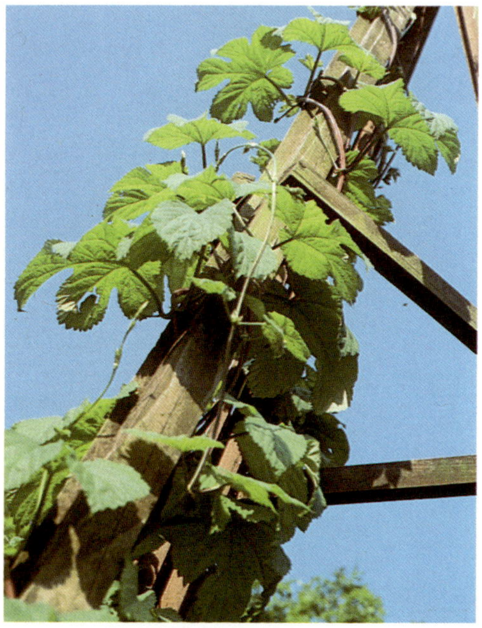

311 Emporkletternder Spross

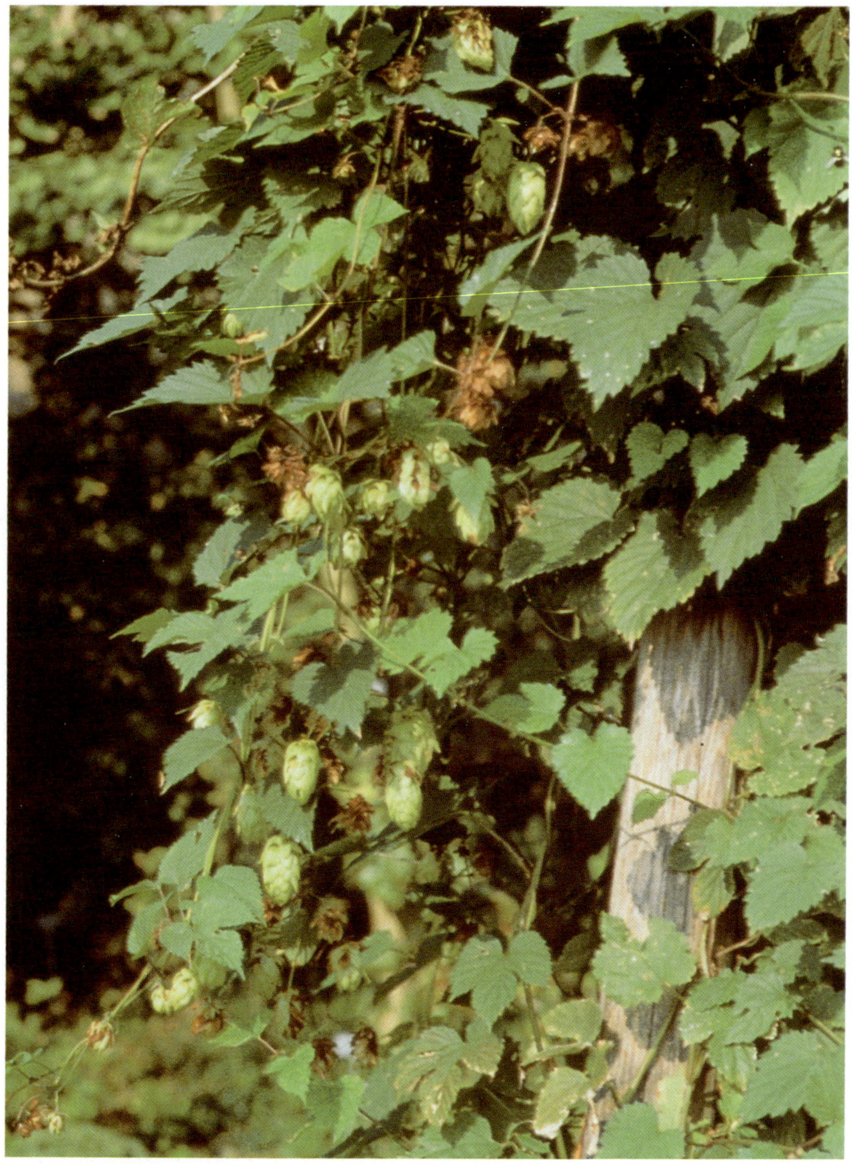

312 Weibliche Pflanze

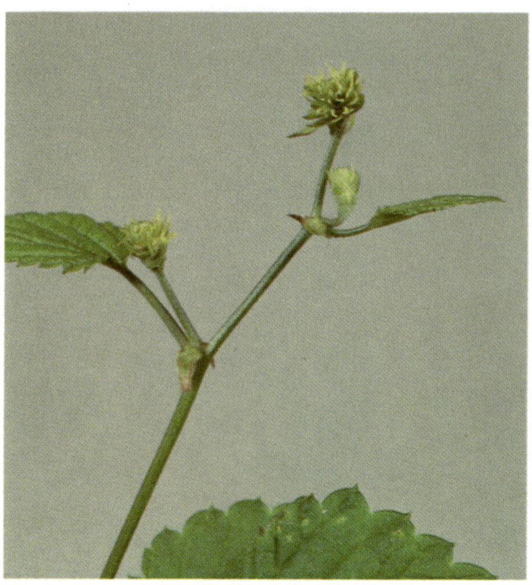

313 Weibliche Blütenstände

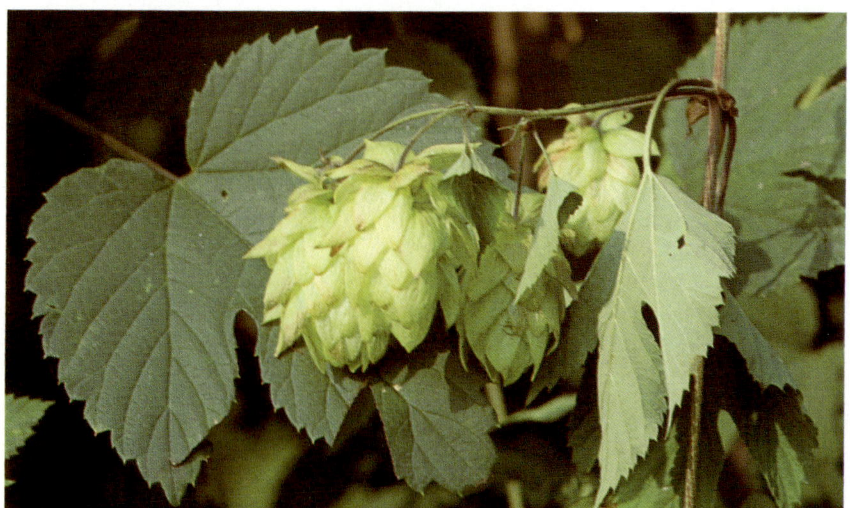

314 Fruchtstände: Sogenannte Hopfenzapfen

Droge

Lupuli strobulus = Hopfenzapfen
Bestehend aus den getrockneten Fruchtständen von Humulus lupulus L.

Hauptinhaltsstoffe

Ätherisches Öl

Bitterstoffe (Humulone, Lupulone)

Wirkungen und Indikationen

Beruhigend, schlaffördernd.

Bei Unruhe und Angstzuständen, Schlafstörungen.

Dosierung / Teezubereitung

0,5 g (1 Teelöffel) auf eine Tasse mit kochendem Wasser übergiessen und ziehen lassen.

Auch in Fertigarzneimitteln enthalten.

Nebenwirkungen

Keine bekannt.

Kontraindikationen

Keine bekannt.

Interaktionen

Keine bekannt.

Historisches

Seit der Karolingerzeit ist eine Verwendung des Hopfens nachgewiesen, allerdings ist nicht klar, ob zuerst in der Medizin oder in der Bierbereitung. Bei der ursprünglichen Bierbereitung der Ägypter um 2000 v.Chr. wurde kein Hopfen, sondern Zitronenschalen als Bitterstoff eingesetzt. Medizinisch wurden die Hopfenblüten in Wein bei Vergiftungen, Blasen- und Steinleiden, schmerzhaften Erektionen, als Anaphrodisiakum sowie als Füllung von Kopfkissen gegen Schlaflosigkeit eingesetzt.
Volksmedizin: äusserlich zur Behandlung von Geschwüren, Hautverletzungen. Innerlich bei Blasenentzündungen.

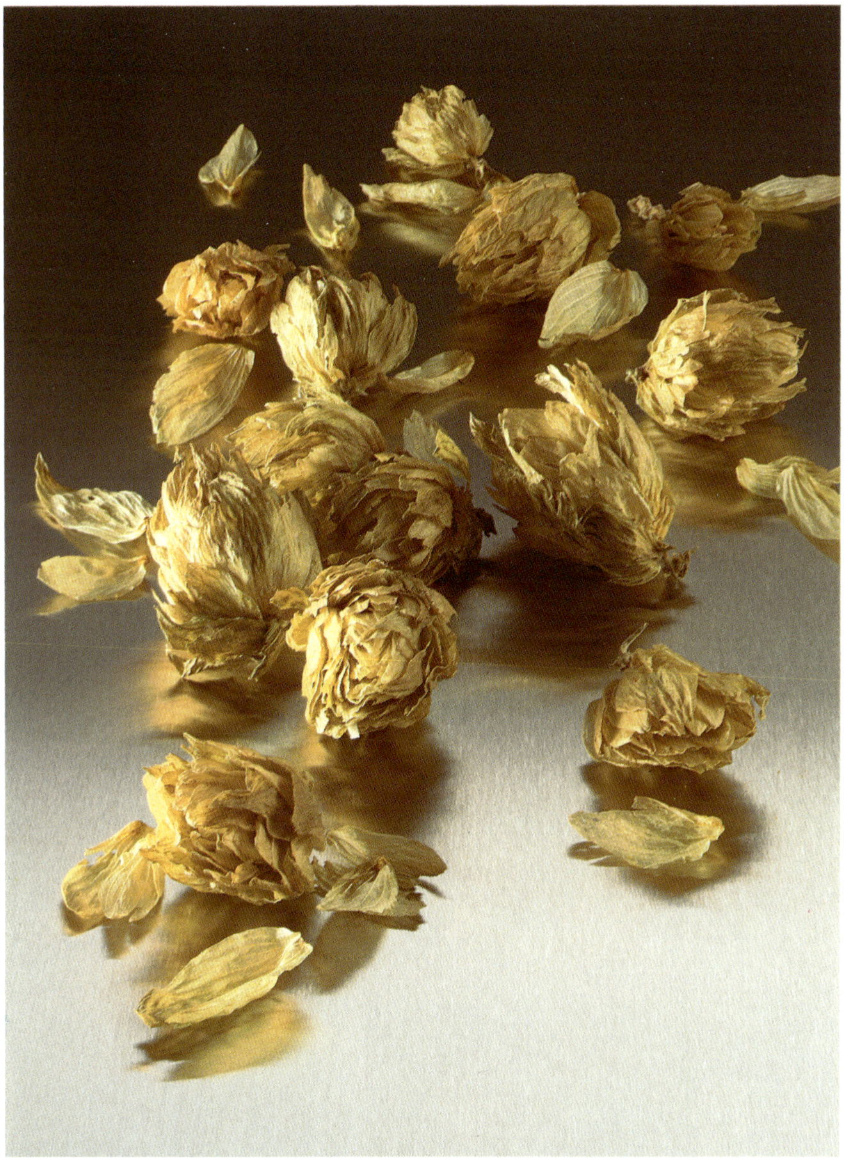

315 Lupuli strobulus – Hopfenzapfen

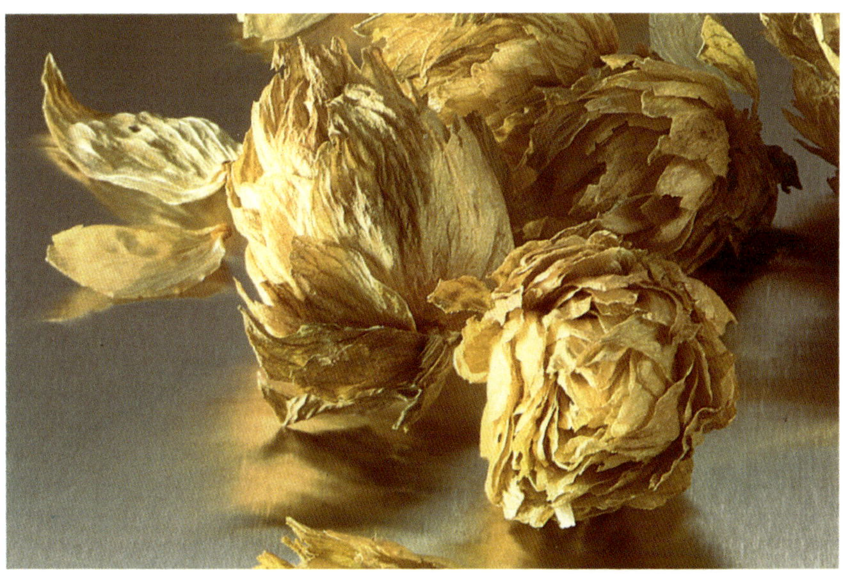

316 Zapfenförmiger Fruchtstand ►

Verbreitung

Europa, West- und Zentralasien; in anderen Erdteilen verschleppt.

Merkmale

Klebrig-zottig behaarte Pflanze, 20 bis 80 cm hoch.

Blätter buchtig gezähnt, die unteren gestielt, die oberen sitzend.

Blüten einzeln in den Achseln der Blätter, Krone undeutlich monosymmetrisch.

Blütezeit: Juni bis September

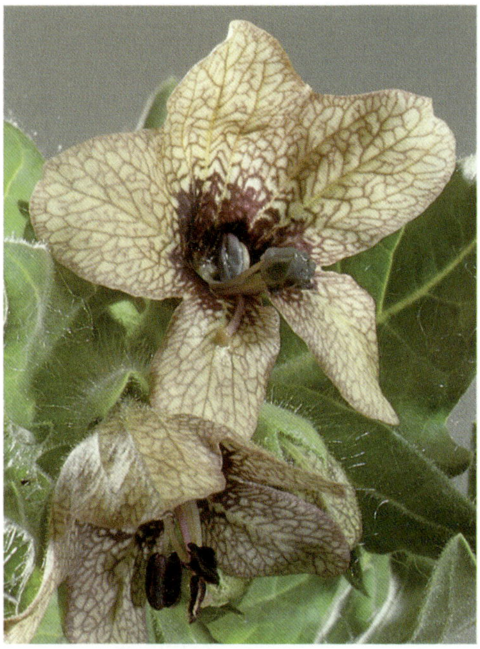

317 Kronblätter deutlich geadert

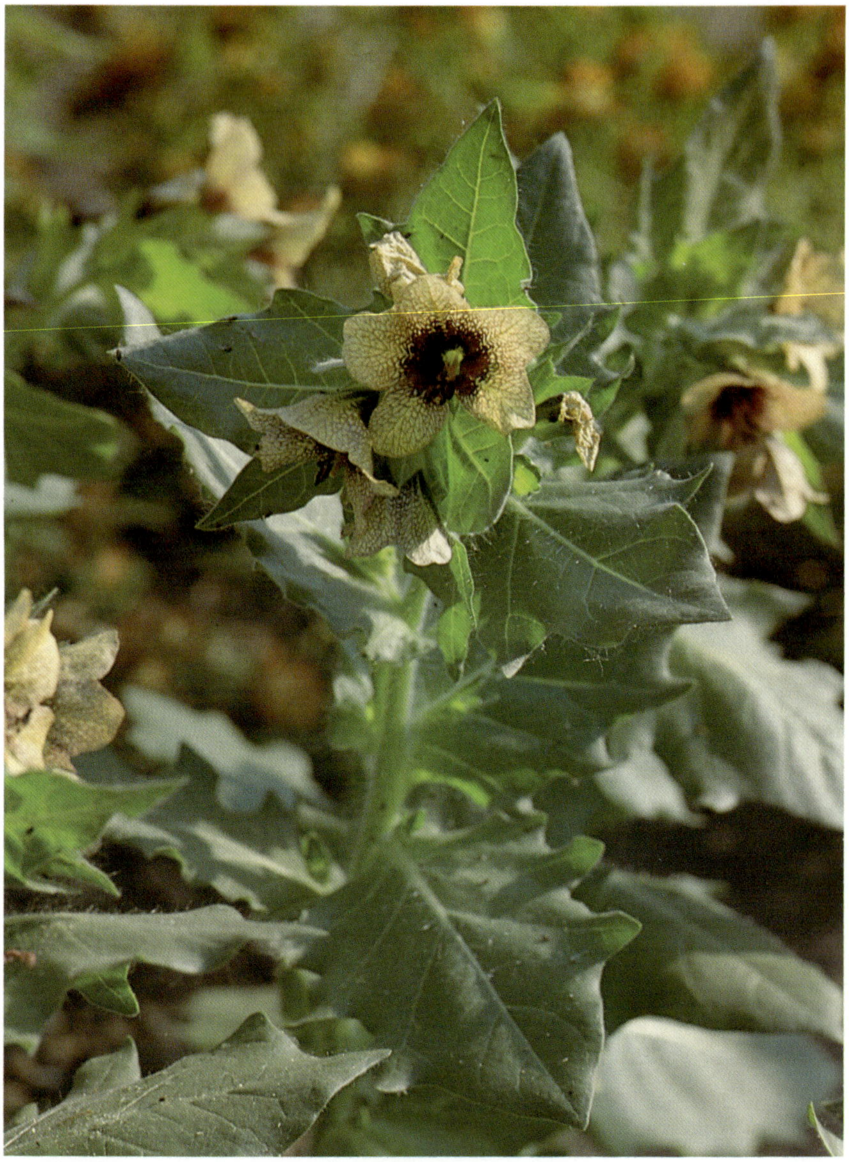

318 Blühende Pflanze mit wechselständig angeordneten Laubblättern

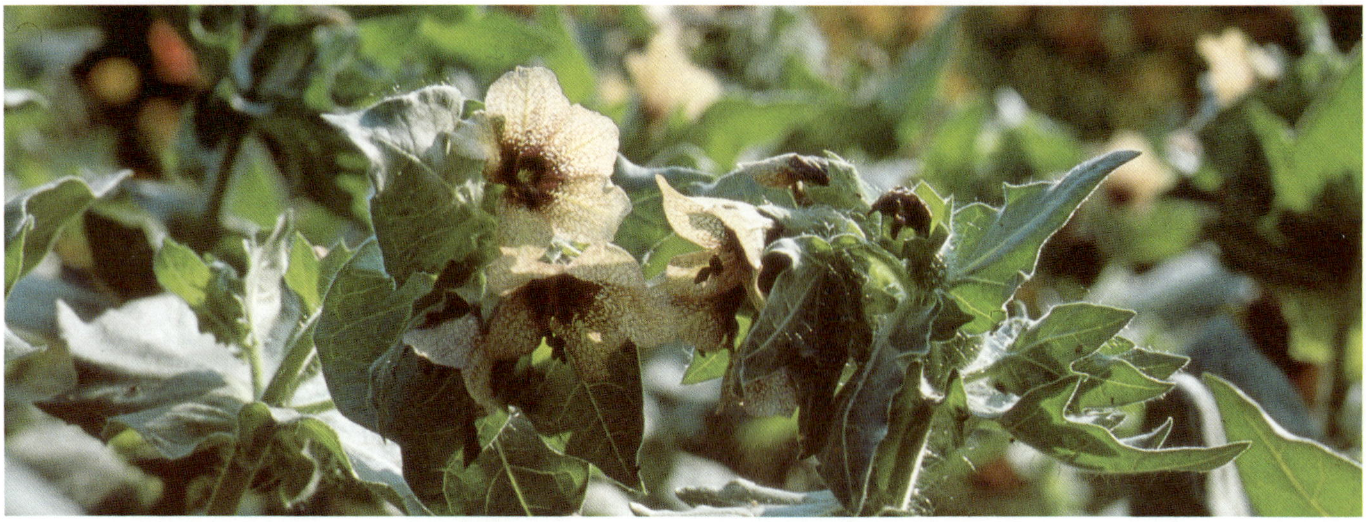

319 Blühende Pflanzen mit gut sichtbarer klebriger Behaarung

Droge

Hyoscyami folium = Hyoscyamusblätter

Bestehend aus den getrockneten Blättern oder aus den getrockneten Blättern mit blühenden Zweigspitzen und gelegentlich Früchten von Hyoscyamus niger L. Sie enthalten mindestens 0,05% Gesamtalkaloide, berechnet als Hyoscyamin bezogen auf die bei 100 bis 105 Grad Celsius getrocknete Droge.

Hauptinhaltsstoffe

Tropanalkaloide (z.B. Hyoscyamin, Scopolamin).

Wirkungen und Indikationen

Parasympatholytisch

Bei Spasmen im Bereich des Magen-Darm-Traktes.

Dosierung

Sollte nur in Form von kontrollierten Fertigarzneimitteln verwendet werden. In der Rezeptur ist ein standardisierter Trockenextrakt einzusetzen.

Nebenwirkungen

Mundtrockenheit, Akkomodationsstörungen, Tachykardie, Miktionsstörungen.

Kontraindikationen

Tachykarde Arrhythmien, Prostataadenom mit Restharnbildung, Engwinkelglaukom, akutes Lungenödem, mechanische Stenosen im Bereich des Magen-Darm-Traktes, Megacolon.

Interaktionen

Verstärkung der anticholinergen Wirkung durch trizyklische Antidepressiva, Amantadin, Antihistaminika, Phenothiazine, Procainamid, Chinidin.

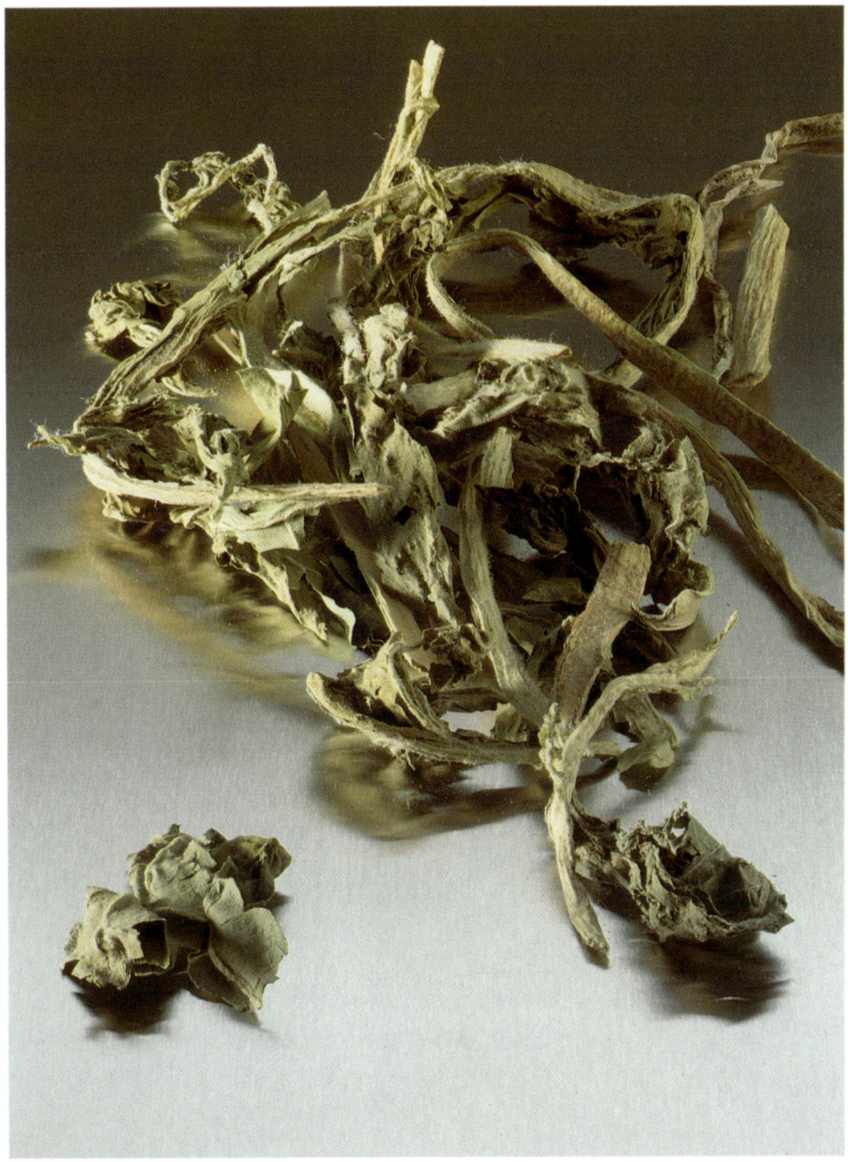

320 Hyoscyami folium – Hyoscyamusblätter

Historisches

Das Bilsenkraut war im Altertum ein berühmtes Zauber- und Heilkraut und es existieren heute unzählige Geschichten darüber. Die Priesterinnen des Orakels von Delphi sollen ihre Weissagungen unter dem Einfluss des Rauches von Bilsenkraut gemacht haben. Beim Erhitzen der Samen springt die Samenschale auf und entlässt einen hellen, wurmförmigen Keimling. Mit Hilfe eines Blechtrichters liess man Patienten mit hohlen Zähnen den aufsteigenden Dampf einatmen und "erklärte" ihnen die wurmförmigen Keimlinge als herausgezauberte Zahnwürmer. Während den Hexenverfolgungen im 16. Jahrhundert sollen mitleidige Henkersknechte die angeklagten Hexen mit Bilsenkrautauszügen in einen Dämmerschlaf versetzt haben, um die Folter erträglicher zu machen. Daneben war Bilsenkraut ein beliebter Zusatz von Bier und Hexensalben. Es wurde vor allem aber auch als schmerzstillendes Mittel bei Augen-, Ohren-, Gebärmutter- und Zahnschmerzen, bei krampfartigen und entzündlichen Leiden insbesondere der Atemwege sowie als beruhigendes Arzneimittel u.a.m. eingesetzt.

Verbreitung

Ursprünglich Europa und Sibirien; heute weltweit in allen subtropischen und gemässigten Zonen verschleppt.

Merkmale

Stengel 40–100 cm hoch mit zwei Längskanten.

Blätter gegenständig, durchscheinend punktiert, 1–2 cm lang.

Kronblätter 3–4mal so lang wie der Kelch und asymmetrisch.

Blütezeit: Juni bis September

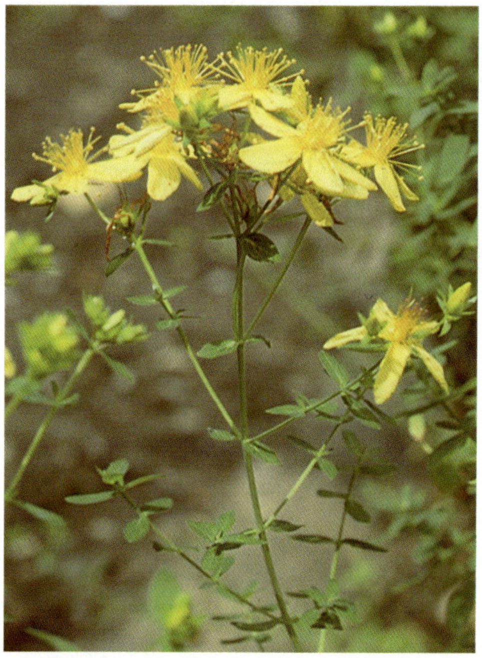

321 Blätter gegenständig angeordnet

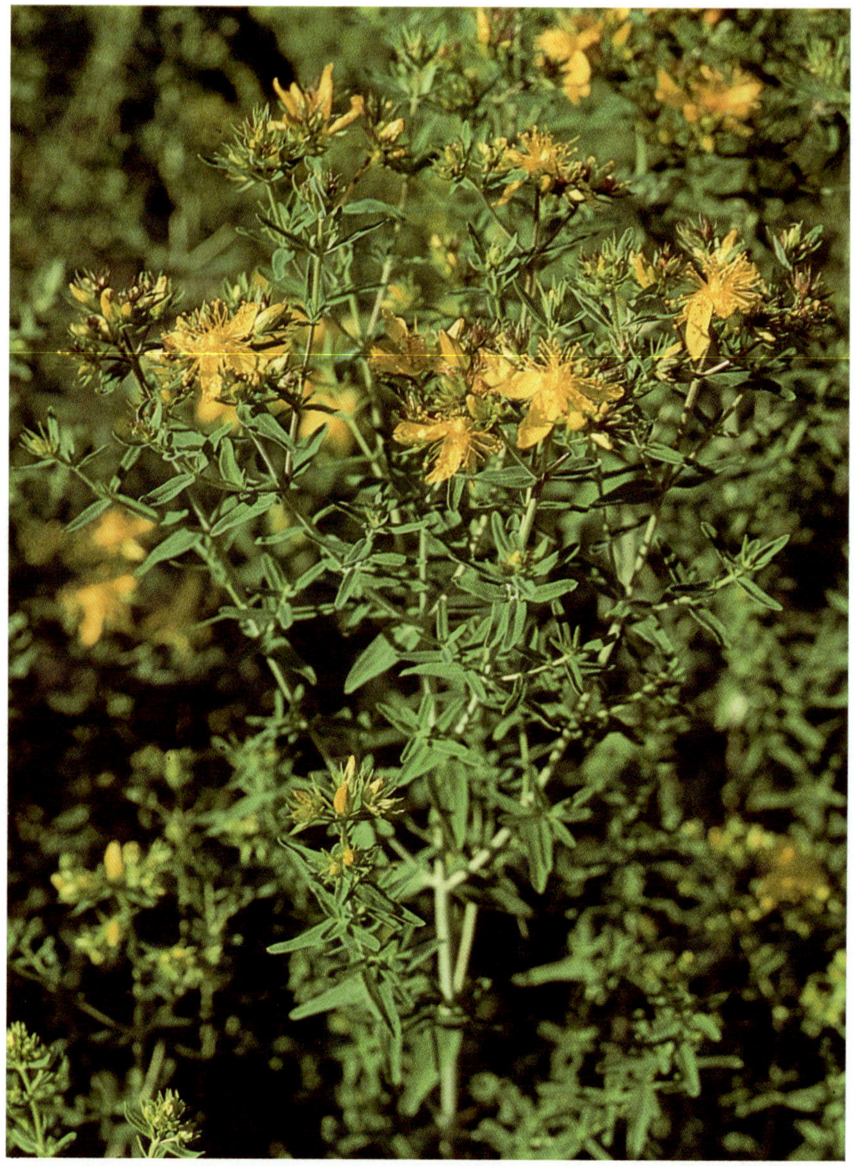

322 Starke Verzweigung besonders im oberen Teil der Pflanze

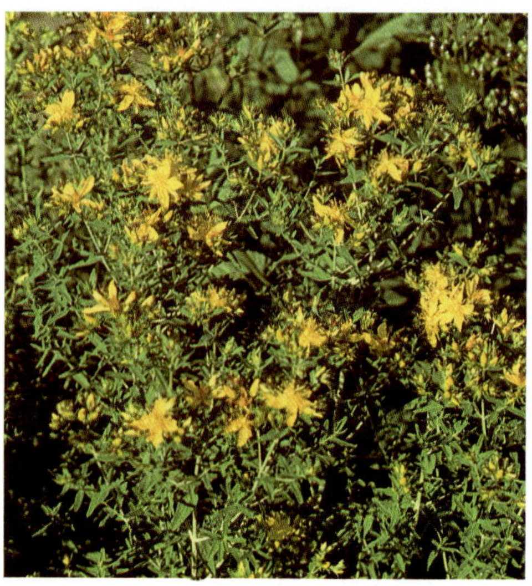

323 Reicher Johanniskrautbestand

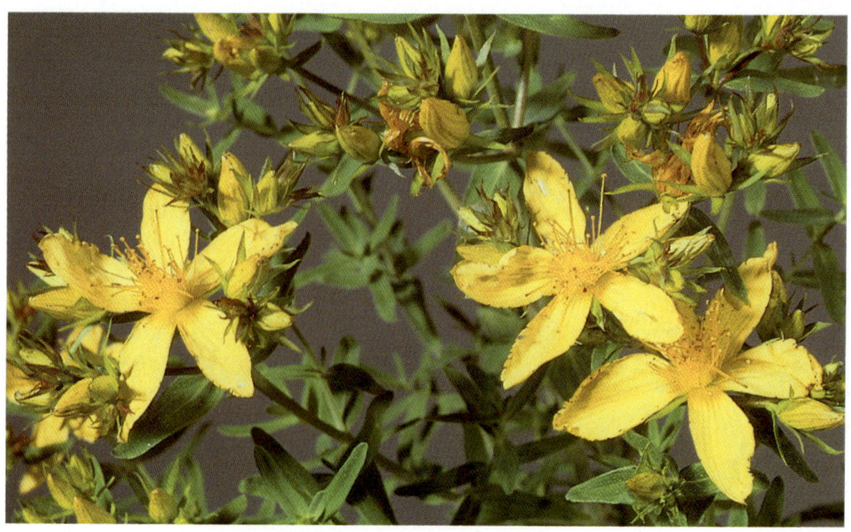

324 Kronblätter asymmetrisch und einseitig gezähnt

Droge

Hypericici herba = Johanniskraut
Bestehend aus den während der Blütezeit gesammelten Pflanzen oder getrockneten oberirdischen Teilen von Hypericum perforatum L.

Hauptinhaltsstoffe

Hypericin und hypericinähnliche Stoffe

Flavonoide

Procyanidine

Gerbstoffe

Wirkungen und Indikationen

Schwach antidepressiv, adstringierend. Ölige Zubereitungen antiphlogistisch.

Innerlich:
Bei psychovegetativen Störungen, depressiven Verstimmungszuständen, Angst, nervöser Unruhe. Ölige Zubereitungen bei dyspeptischen Beschwerden.

Äusserlich: Ölige Zubereitungen zur Behandlung von scharfen und stumpfen Verletzungen, Myalgien und Verbrennungen 1. Grades.

Dosierung / Teezubereitung

Innerlich:
2–4 g (1–2 1/2 Teelöffel) auf eine Tasse mit kochendem Wasser übergiessen und ziehen lassen; täglich 1–2 Tassen trinken. Auch in Fertigarzneimitteln enthalten.

Nebenwirkungen

Photosensibilisierung möglich, besonders bei hellhäutigen Personen und bei topischer Anwendung.

Kontraindikationen

Keine bekannt.

Interaktionen

Keine bekannt.

Historisches

Das Johanniskraut wird schon seit langer Zeit als Arzneipflanze eingesetzt. Folgende Wirkungen wurden ihm zugesprochen: Harntreibend, menstruationsfördernd, mit Wein zusammen fiebersenkend. Es wurde eingesetzt gegen Ischias, Malaria, Blutauswurf, innere Verletzungen und Cholera.
Äusserlich bei Brandwunden und verschiedenen Entzündungen. Es galt als Zauberkraut gegen Gespenster und Unwetter.
Volksmedizin: bei Durchfall, Bettnässen, Rheumatismus, Venenleiden und Gicht. Als wassertreibendes Mittel.

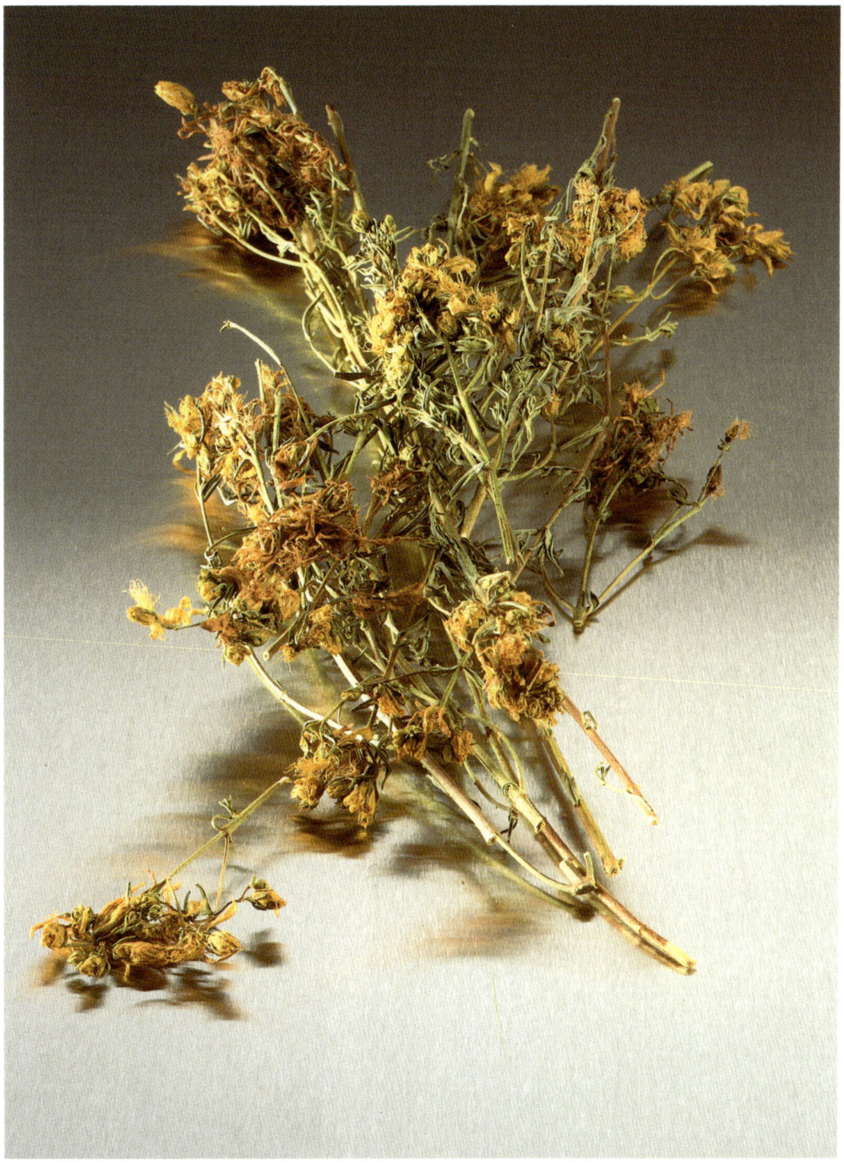

325 Hyperici herba – Johanniskraut

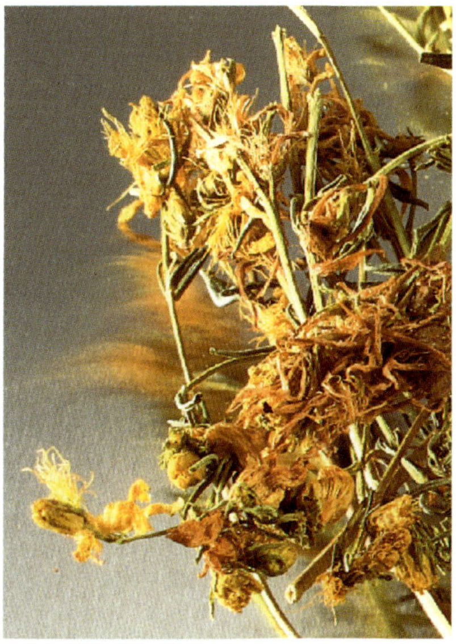

326 Blühende Zweigspitzen ►

Ilex paraguariensis St. Hil.

Aquifoliaceae

Verbreitung

Ursprung in den Bergen des Mato Grosso in Südamerika; heute grossräumiger kultiviert in Brasilien, Paraguay und Argentinien.

Merkmale

15–20 m hoher Baum, in Kultur oft nicht höher als 5 m.

Blätter wechselständig, lederig, gezähnt.

Pflanze zweihäusig.

4zählige Blüten weiss, unauffällig in den Achseln der Blätter; männliche 3–11, weibliche 1–3.

Früchte 5–7 mm, rot bis rotviolett.

Blütezeit: Juli bis September

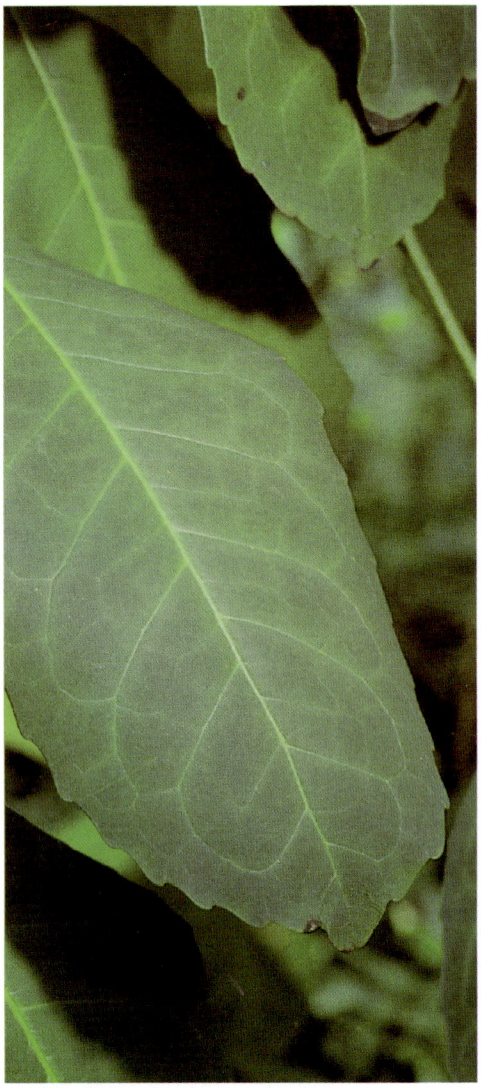

327 Typische Blattaderung

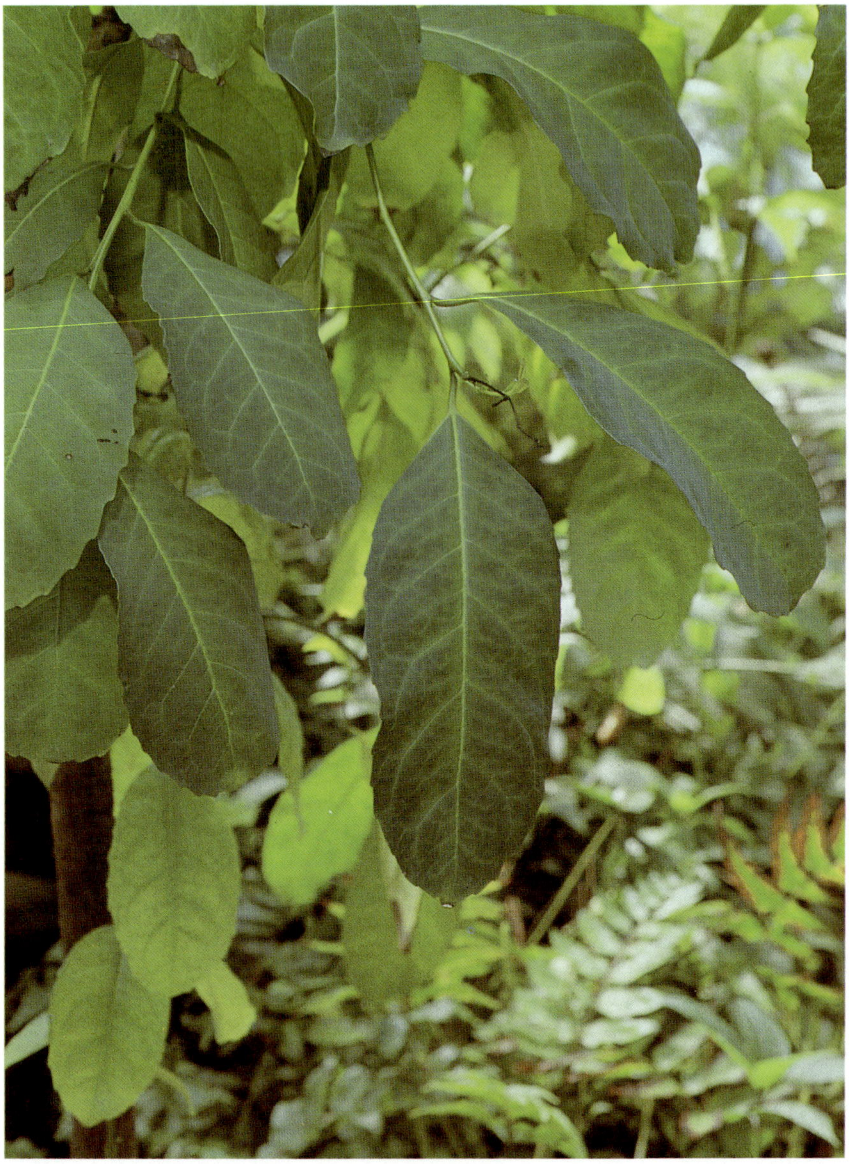

328 Laubblätter wechselständig angeordnet

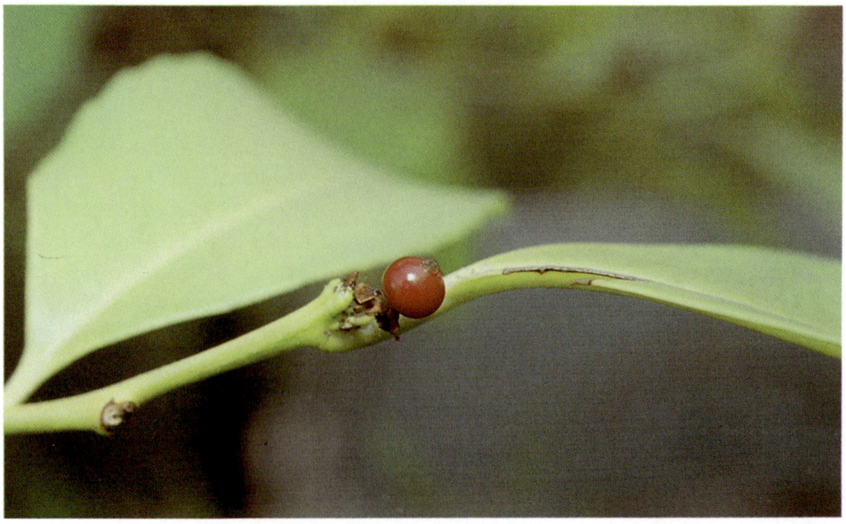

329 Reife Frucht

Droge

Mate folium = Mateblätter
Bestehend aus den getrockneten Blättern und Blattstielen von Ilex paraguariensis St. Hil.

Hauptinhaltsstoffe

Purinalkaloide (z.B. Coffein)

Gerbstoffe

Wirkungen und Indikationen

ZNS-stimulierend, diuretisch, positiv inotrop, positiv chronotrop, glykogenolytisch, lipolytisch.

Bei geistiger und körperlicher Ermüdung.

Dosierung / Teezubereitung

2 g (1 Teelöffel) auf eine Tasse mit heissem, nicht mehr kochendem Wasser übergiessen und ziehen lassen.

Nebenwirkungen

Keine bekannt.

Kontraindikationen

Keine bekannt.

Interaktionen

Keine bekannt.

Historisches

In Südamerika war und ist der Mate-Tee ein beliebtes Nationalgetränk. Die Indianer benutzten ihn vor allem bei Appetitlosigkeit, Magenschmerzen und als berauschendes Mittel. Der Tee wird in einem ausgehöhlten Kürbis zubereitet und durch ein Saugröhrchen getrunken. Dabei fügt man mehrmals weiteres Wasser hinzu.
Volksmedizin: als Schlankheitsmittel.

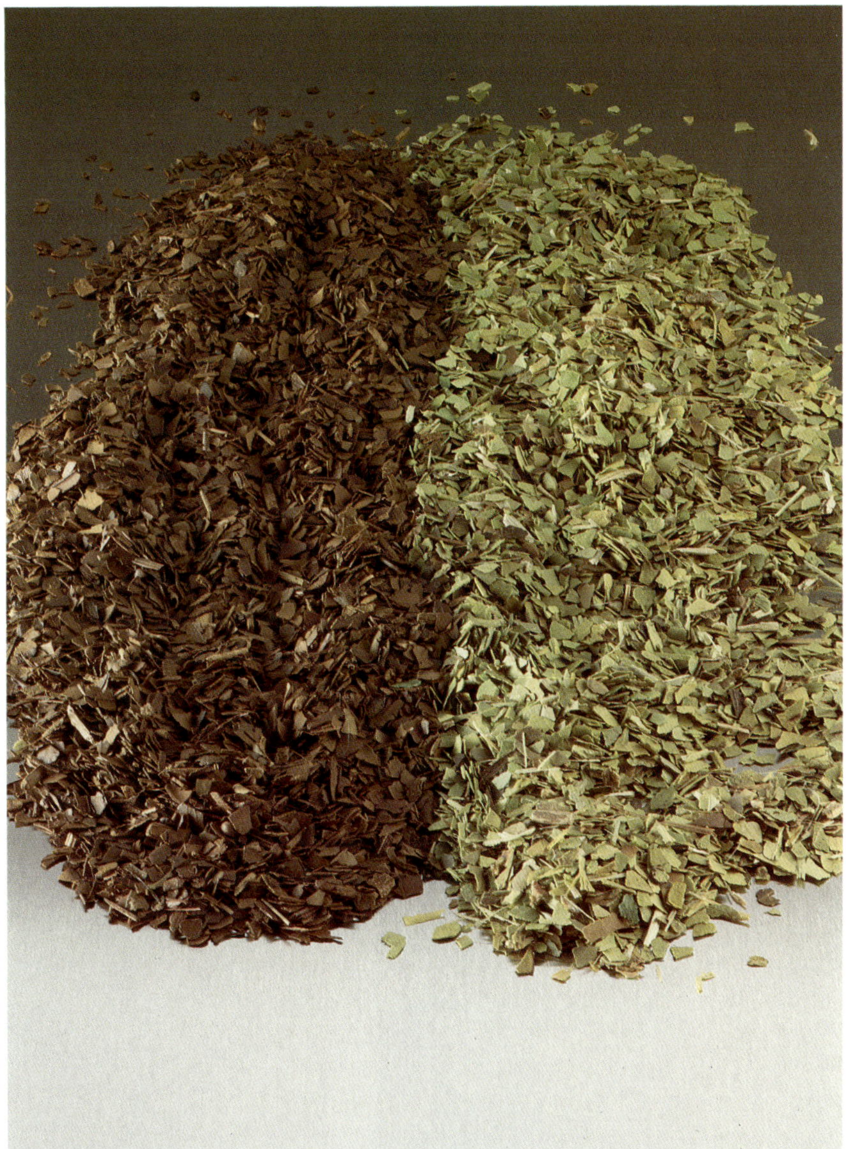

330 Mate folium – Mateblätter

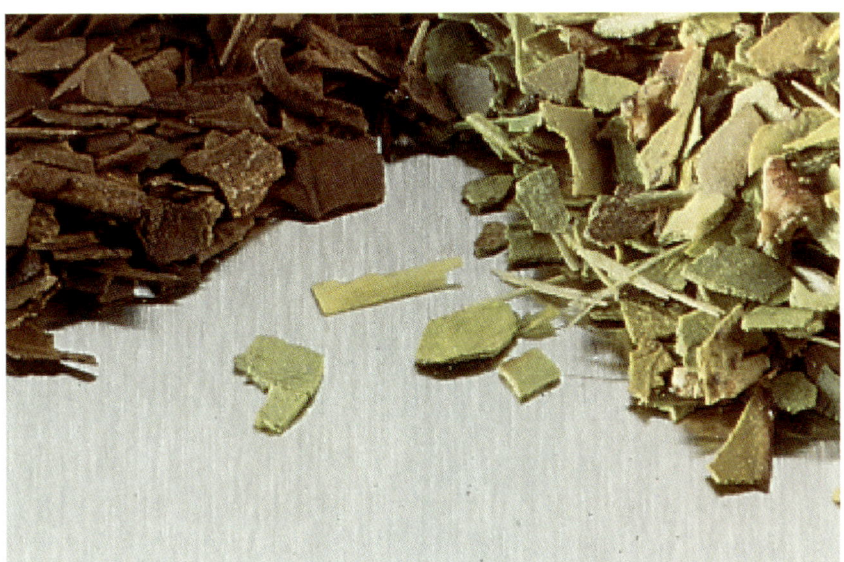

331 Geröstete (braun) und naturbelassene (grün), steife Blattstücke ►

Illicium verum J.D. Hook.

Verbreitung

Südchina; in einigen tropischen Ländern kultiviert.

Merkmale

Kleiner, immergrüner Baum.

Blätter ganzrandig, elliptisch-lanzettlich, zugespitzt, in den Stiel verschmälert.

Blüten achselständig, kurz gestielt; Perigonblätter bis 10, rund, gewölbt und rötlich; Staubblätter bis 10.

Früchte: Bis 8 Bälge zur Reifezeit sternförmig ausgebreitet.

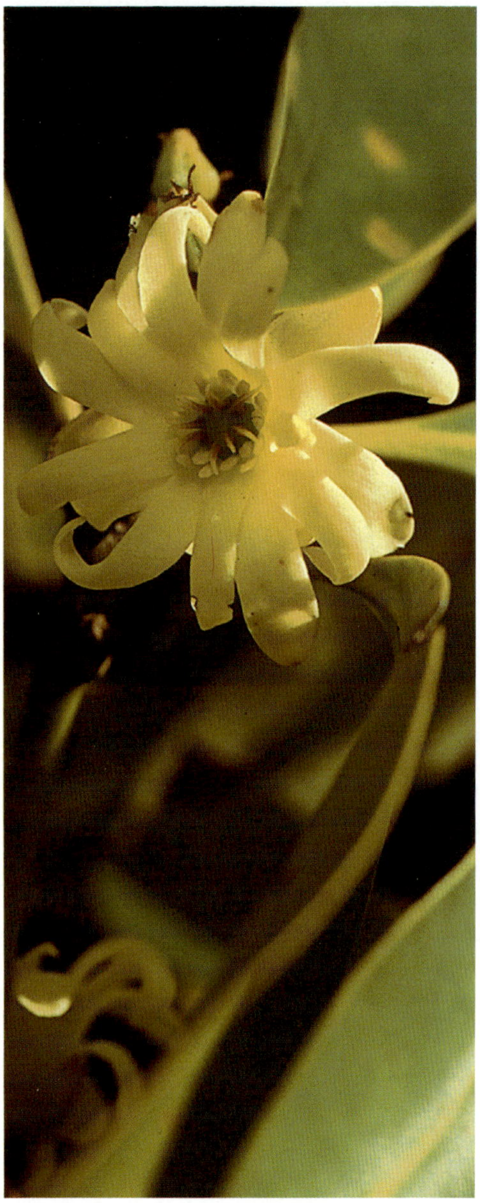

332 Blüte von Illicium anisatum L.

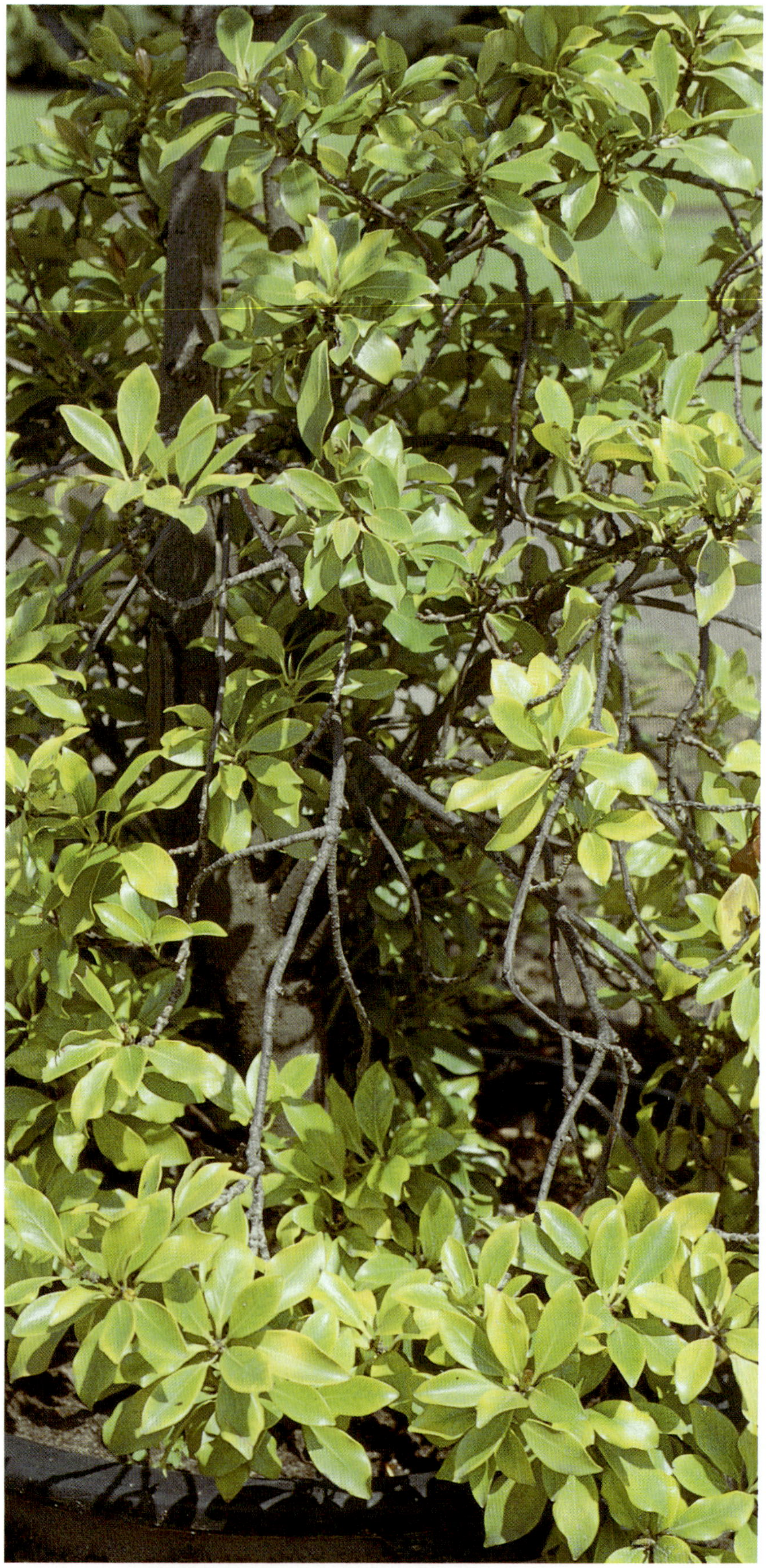

333 Illicium anisatum L., eine nahverwandte Art, die aber giftig ist

Droge

Anisi stellati fructus = Sternanisfrüchte
Bestehend aus den reifen Sammelfrüchten von Illicium verum J.D. Hook

Hauptinhaltsstoffe

Ätherisches Öl (z.B. Anethol)

Wirkungen und Indikationen

Bronchosekretolytisch, spasmolytisch im Magen-Darm-Trakt.

Bei Katarrhen der Luftwege, dyspeptischen Beschwerden.

Dosierung / Teezubereitung

0,5–1 g vor Gebrauch zerkleinerte Droge (grob gepulvert) auf eine Tasse. Mit kochendem Wasser übergiessen und ziehen lassen.

3mal täglich 1 Tasse trinken.

Auch in Fertigarzneimitteln enthalten.

Nebenwirkungen

Keine bekannt.

Kontraindikationen

Keine bekannt.

Interaktionen

Keine bekannt.

Historisches

Der Sternanis scheint bei den Chinesen und den Japanern frühzeitig bekannt gewesen zu sein, kam aber erst im 16. Jahrhundert nach Europa, wo er ähnlich wie der Anis eingesetzt wurde. Er galt als mildes, blähungstreibendes, magenstärkendes und krampfstillendes Mittel. Heute wird häufig das teure Anisöl durch das günstige Sternanisöl in der pharmazeutischen Industrie ersetzt.

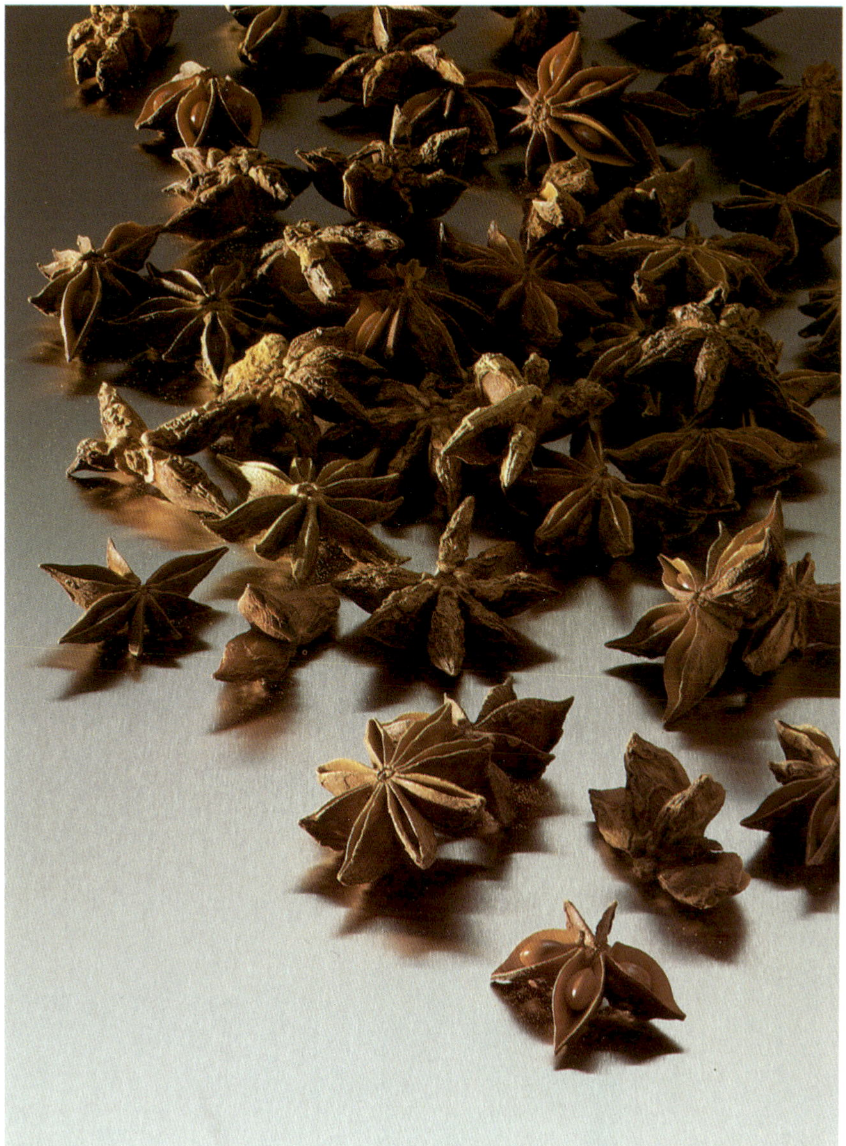

334 Anisi stellati fructus – Sternanisfrüchte

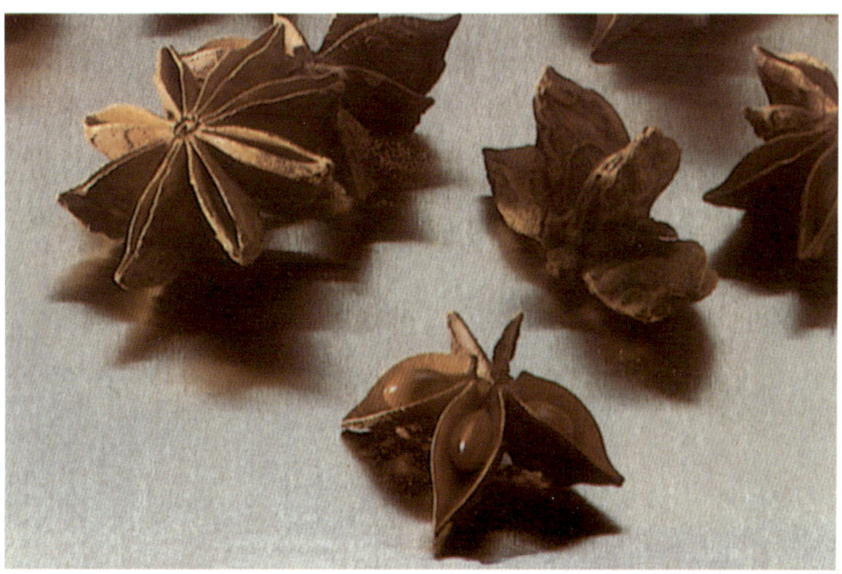

335 Aufgesprungene Sammelfrüchte mit z.T. noch braunroten Samen ►

Verbreitung

Ganz Europa, Westasien, Nordafrika, Nordamerika.

Merkmale

Aufrechter Strauch, selten baumförmig; ältere Borke schuppig abschälend.

Blätter stets nadelförmig, zu 3 in Quirlen, bis 20 mm lang, stachelspitzig, oberseits mit bläulich-weissem Wachsstreifen.

Pflanze zweihäusig; Kätzchen in den Achseln vorjähriger Nadeln. Beerenzapfen kugelig, zuerst grün, dann dunkelbraunviolett, blaubereift.

Blütezeit: April bis Juni

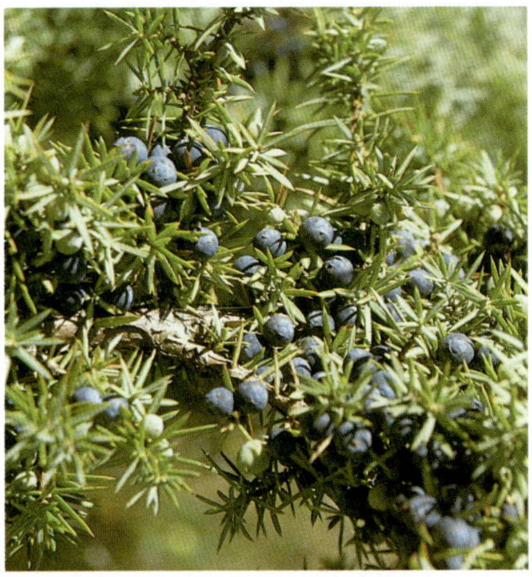

336 Zweig mit reifen Beerenzapfen

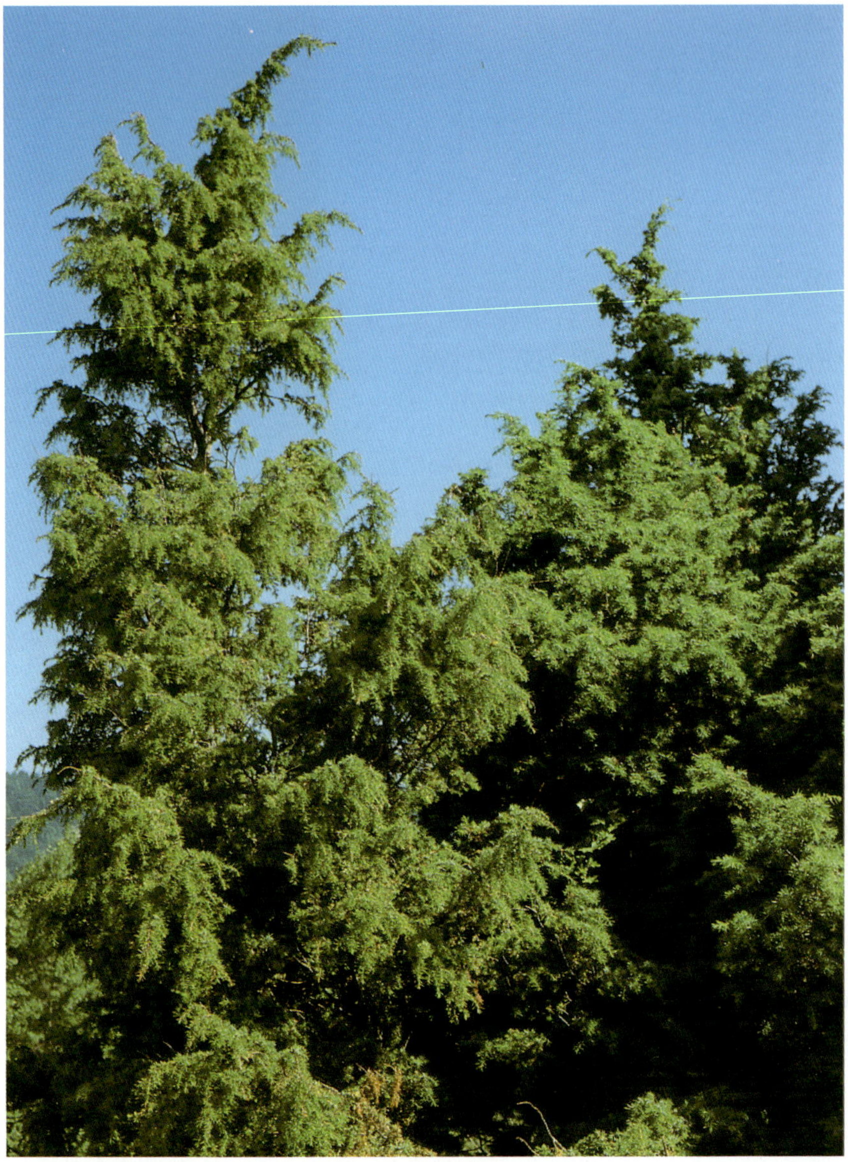

337 Baumförmiger Wacholder

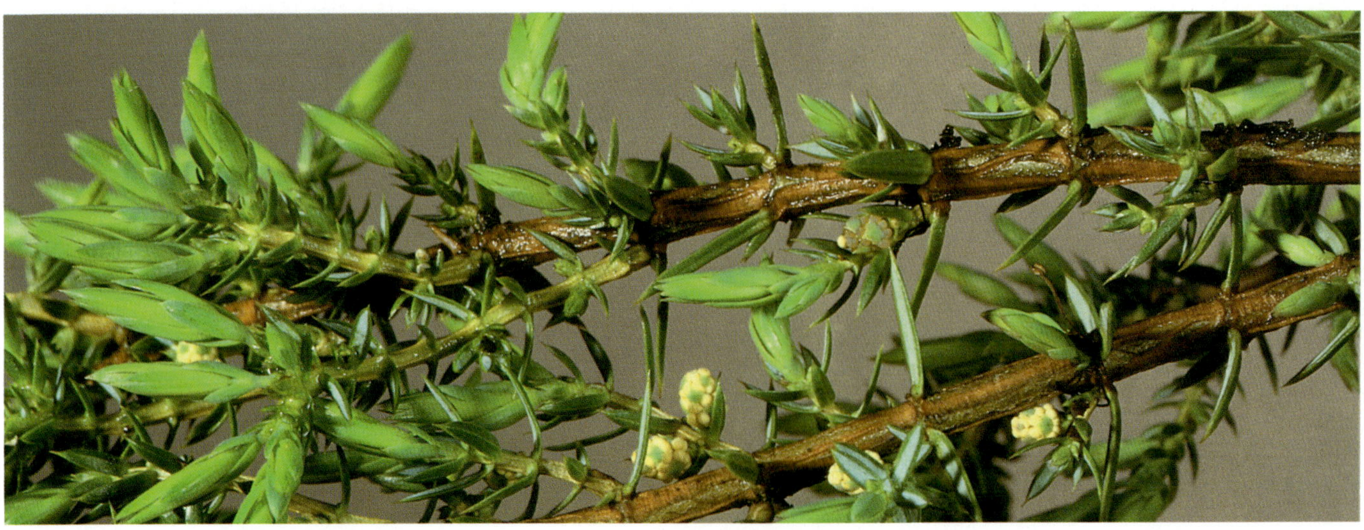

338 Zweig mit männlichen Blütenständen

Droge

Juniperi fructus = Wacholderbeeren

Bestehend aus den reifen, getrockneten Beerenzapfen von Juniperus communis L., mit einem Gehalt von mindestens 1,0% (V/m) ätherischem Öl.

Hauptinhaltsstoffe

Ätherisches Öl

Flavonoide

Gerbstoffe

Wirkungen und Indikationen

Karminativ, appetitanregend, diuretisch (aquaretisch).

Bei dyspeptischen Beschwerden.

Zur Durchspülungstherapie bei entzündlichen Erkrankungen der ableitenden Harnwege.

Dosierung / Teezubereitung

2 g (ca. 1 Teelöffel) frisch gequetschte Beeren auf eine Tasse mit kochendem Wasser übergiessen und ziehen lassen.

Bis maximal 5 Tassen täglich trinken.

Dauer der Anwendung maximal sechs Wochen.

Auch in Fertigarzneimitteln enthalten.

Nebenwirkungen

Bei langdauernder Behandlung oder bei Überdosierung können Nierenschäden, Hämaturie und zentrale Erregungserscheinungen auftreten.

Kontraindikationen

Schwangerschaft, entzündliche Nierenerkrankungen.

Keine Durchspülungstherapie bei Ödemen infolge eingeschränkter Herz- oder Nierentätigkeit.

Interaktionen

Keine bekannt.

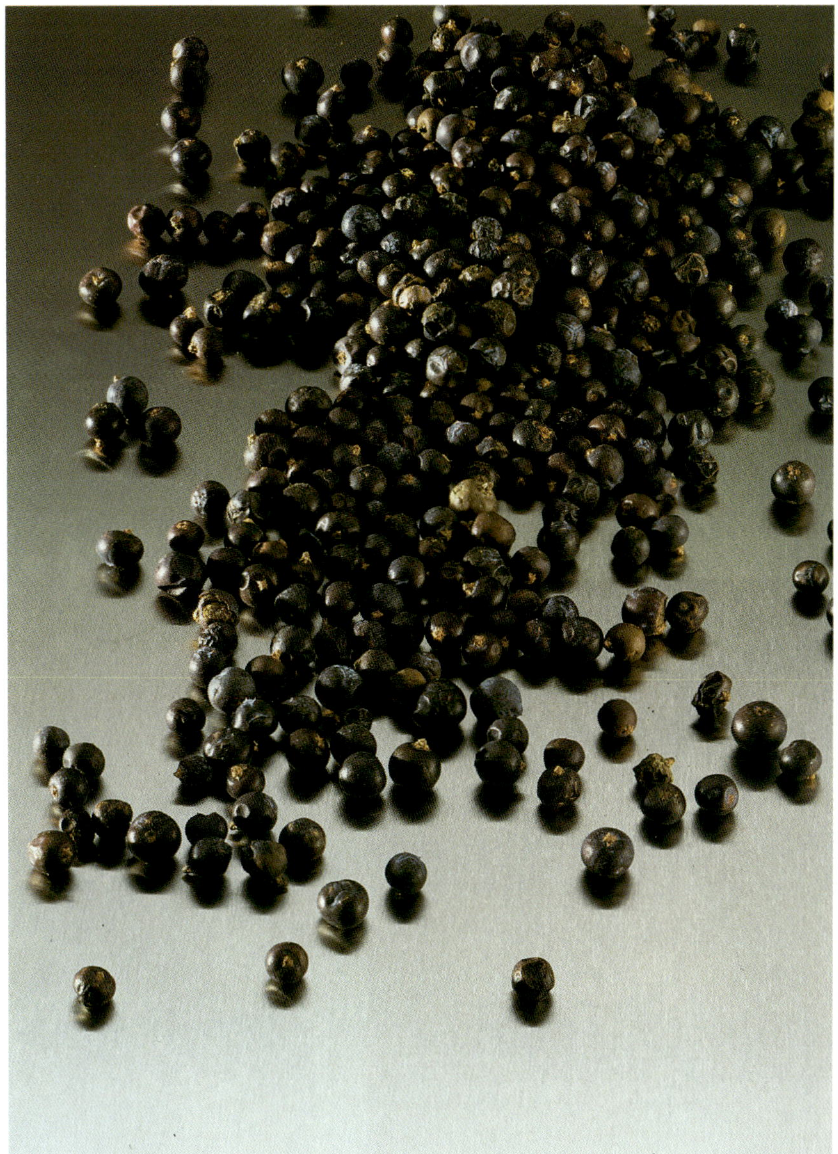

339 Juniperi fructus – Wacholderbeeren

Historisches

Bei den alten Hochkulturen spielte der Wacholder eine untergeordnete Rolle. Im mittelalterlichen Abendland gehörte er jedoch zu den wichtigsten Arzeipflanzen. Die Beeren fanden Verwendung bei Magenbeschwerden, Leibschmerzen, Husten und Pest. Das Öl aus den Beeren und dem getrockneten Holz wurde gegen Hauterkrankungen eingesetzt. Die Holz- und Rindenasche wurden mit Wein zusammen als Diuretikum und mit Wasser zusammen als Lepramittel verwendet. Daneben wurden dem Wacholder magische Kräfte zugeordnet. Ein Trank, aus den Beeren zubereitet, sollte die Gabe verleihen, in die Zukunft zu sehen.
Volksmedizin: als appetitanregendes, verdauungsförderndes und blähungstreibendes Mittel, mild wassertreibend.
Äusserlich bei neuralgischen und rheumatischen Beschwerden.

Verbreitung

Vom südlichen Ecuador bis ins nördliche Argentinien.

Merkmale

Aufrechter oder niederliegender Strauch, 30–100 cm hoch; junge Zweige grün, alte Zweige knorrig und schwarz.

Blätter 6–15 mm lang, seidenhaarig.

Blütenblätter (hier Kelch) 4(-5), innen purpur, aussen seidig; Kronblätter 2 (-3), spatelförmig.

Frucht eiförmig mit rotschwarzen Stacheln.

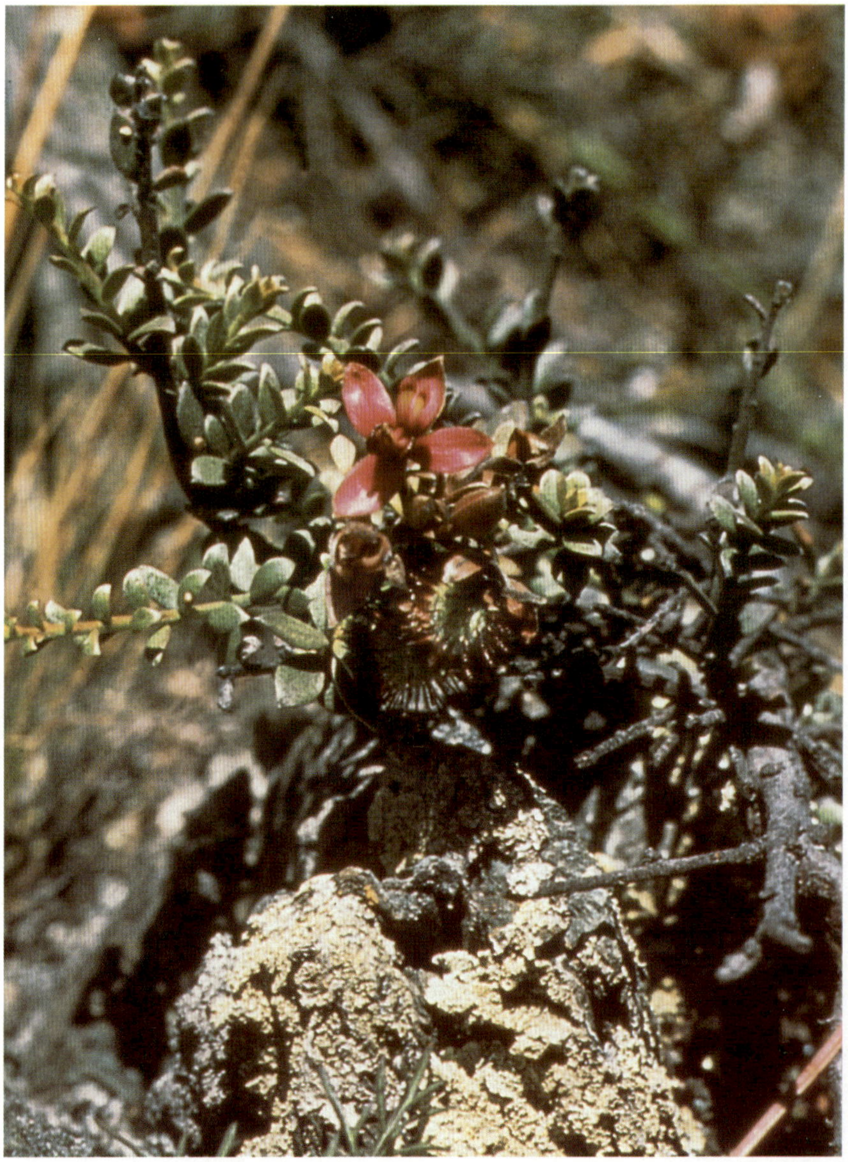

341 Kleiner Strauch mit knorrigen Zweigen und jungen Trieben

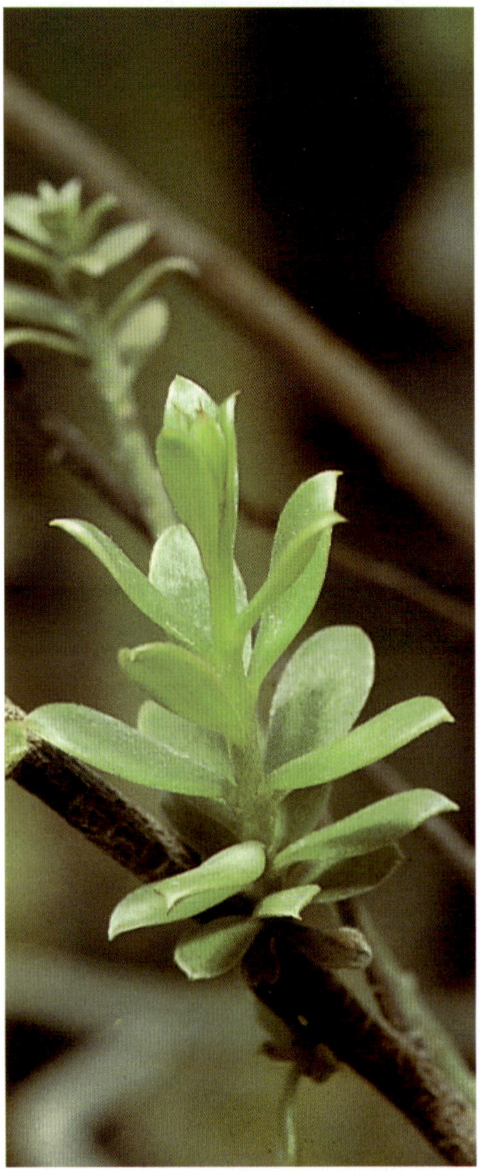

340 Junger Trieb: Blätter seidenhaarig

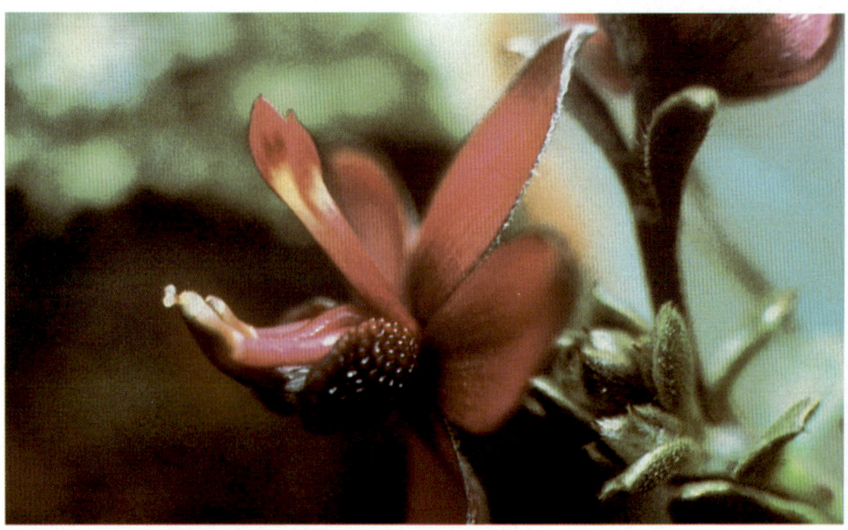

342 Blüten mit grossen purpurnen Kelchblättern

Droge

Ratanhiae radix = Ratanhiawurzel

Bestehend aus der getrockneten Wurzel von Krameria lappacea (Dombey) Burdet & Simpson (Syn. K. triandra Ruiz & Pav.), bekannt als Peru-Ratanhia, mit einem Gehalt von mindestens 10,0% Gerbstoff.

Hauptinhaltsstoffe

Gerbstoffe

Wirkungen und Indikationen

Adstringierend.

Zur lokalen Behandlung leichter Entzündungen der Mund- und Rachenschleimhaut.

Dosierung

Gurgelmittel, Pinselung:
1 g (ca. 1/2 Teelöffel) auf eine Tasse mit kochendem Wasser übergiessen und ziehen lassen.

2–3mal täglich anwenden.

Nicht länger als 2 Wochen anwenden.

Auch in Fertigarzneimitteln enthalten.

Nebenwirkungen

Sehr selten allergische Schleimhautreaktionen.

Kontraindikationen

Keine bekannt.

Interaktionen

Keine bekannt.

Historisches:

Das Wissen um die Ratanhia gelangte über einen spanischen Botaniker im 17. Jahrhundert von Peru nach Spanien. In Europa verwendete man die Wurzelrinde innerlich bei chronischen Durchfällen, atonischen Blutungen, Katarrhen der Schleimhäute und äusserlich zu Mund- und Zahnmitteln.

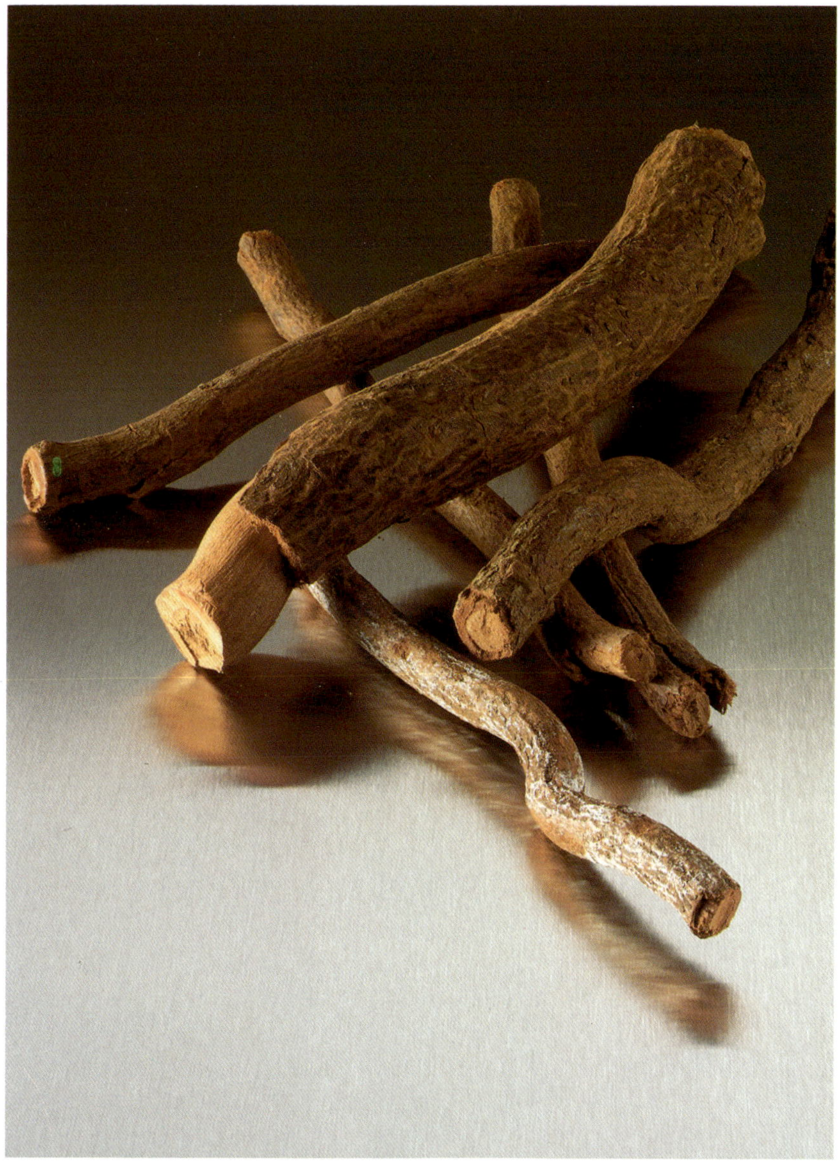

343 Ratanhiae radix – Ratanhiawurzel

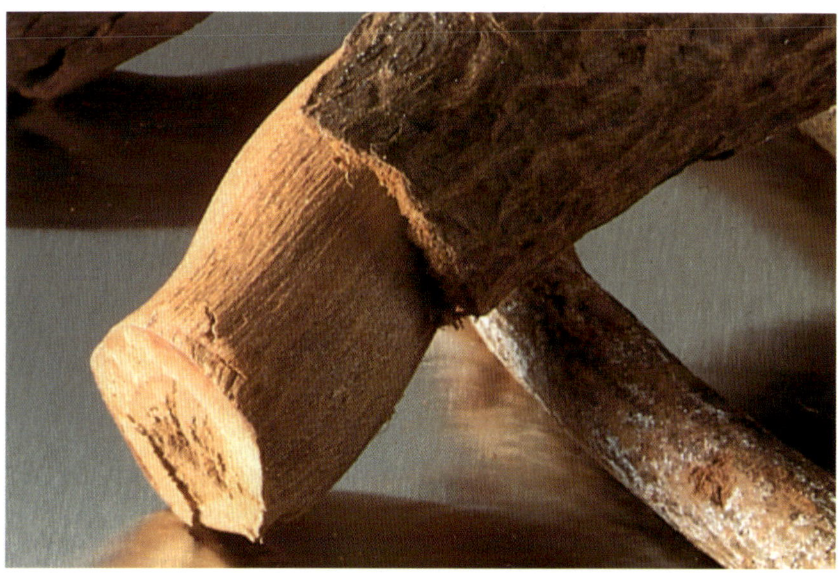

344 Berindete und entrindete Wurzeln ►

Verbreitung

Über ganz Europa und Asien verbreitet; in Nordamerika eingeschleppt.

Merkmale

20–50 cm hohe Pflanze.

Blätter ohne Flecken, lang zugespitzt und scharf gesägt.

Oberlippe der Krone behaart; Staubbeutel schwarz mit hellgelbem Pollen; Kelch am Grunde meist mit violetten Flecken.

Blütezeit: Mai bis August

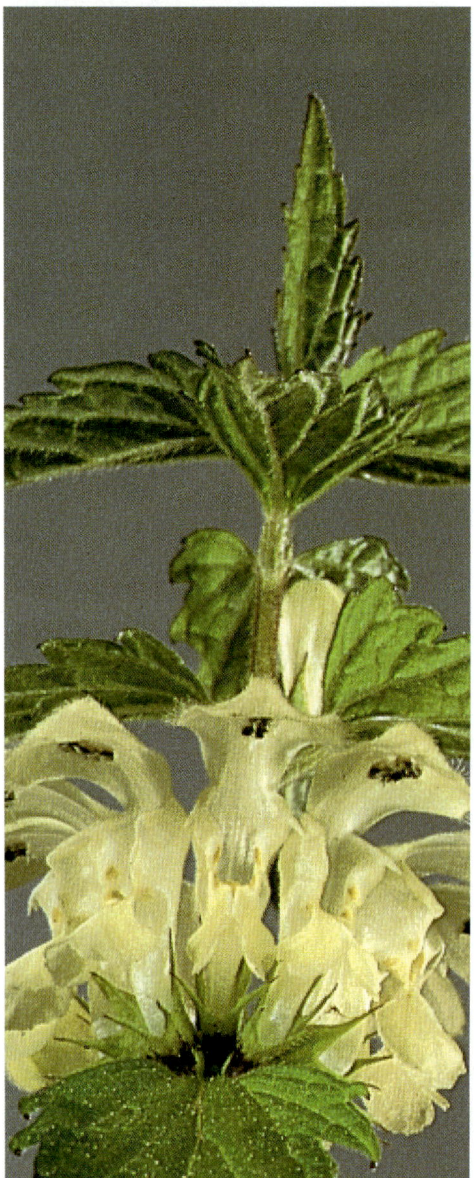

345 Blüten mit schwarzen Staubbeuteln

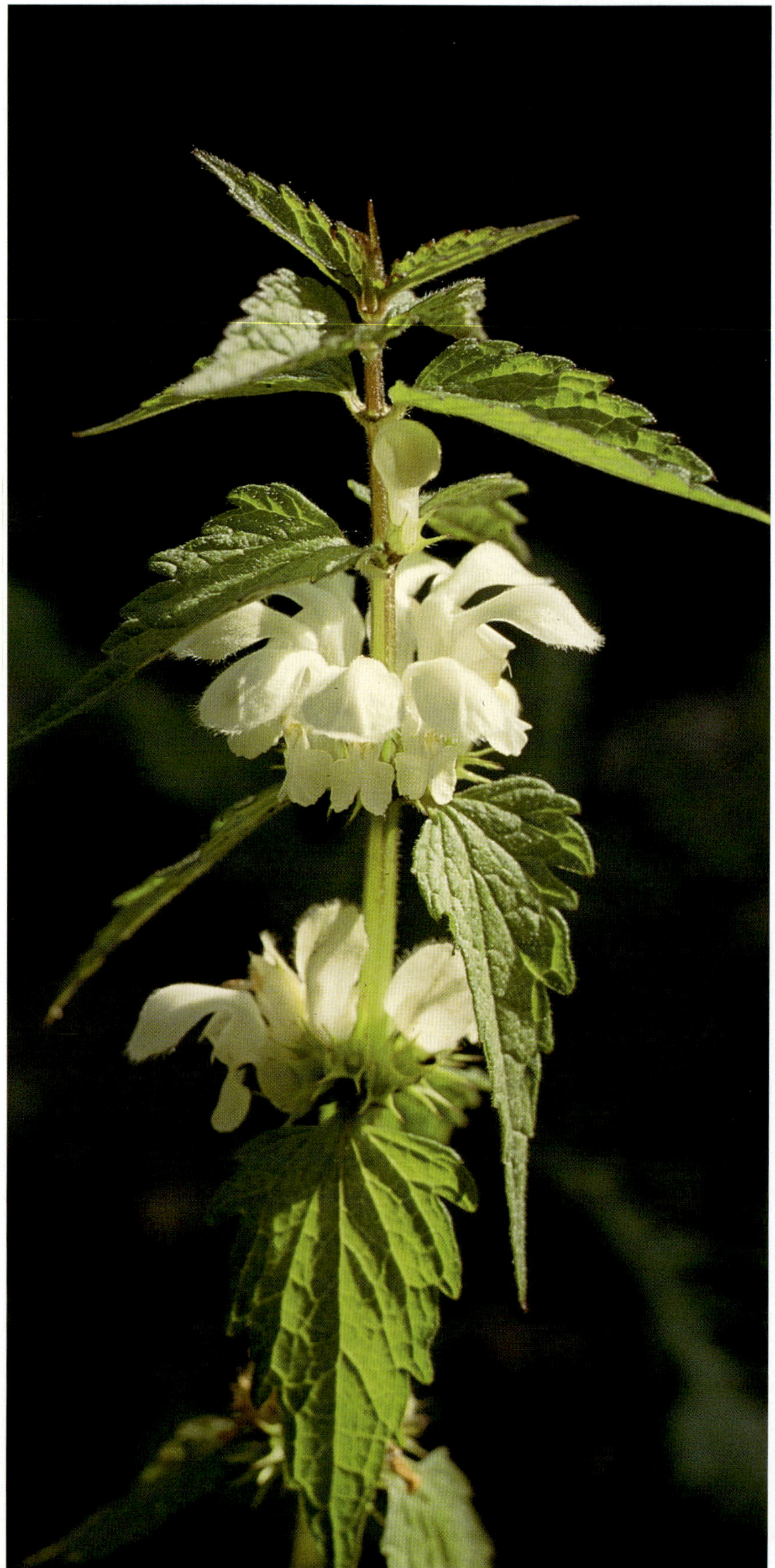

346 Taubnessel mit weissen Blüten; Blätter ohne Flecken

Droge

Lamii albi flos =
Weisse Taubnesselblüten

Bestehend aus den getrockneten Kronblättern mit anhaftenden Staubblättern von Lamium album L.

Hauptinhaltsstoffe

Gerbstoffe

Schleimstoffe

Iridoidglykoside

Wirkungen und Indikationen

Äussere Anwendung:
Zur lokalen Behandlung leichter Entzündungen der Mund- und Rachenschleimhaut.

Bei unspezifischen Fluor albus (Vaginalspülungen). Bei leichten, oberflächlichen Entzündungen der Haut.

Innere Anwendung:
Katarrhe der Atemwege.

Dosierung / Teezubereitung

Äusserlich:
1 g (2 Teelöffel) auf eine Tasse mit kochendem Wasser übergiessen und ziehen lassen.

3mal täglich lokal anwenden.

Sitzbad: 5 g Droge.

Innere Anwendung:
Mittlere Tagesdosis 3 g Droge (als Teeaufguss).

Auch in Fertigarzneimitteln enthalten.

Nebenwirkungen

Keine bekannt.

Kontraindikationen

Keine bekannt.

Interaktionen

Keine bekannt.

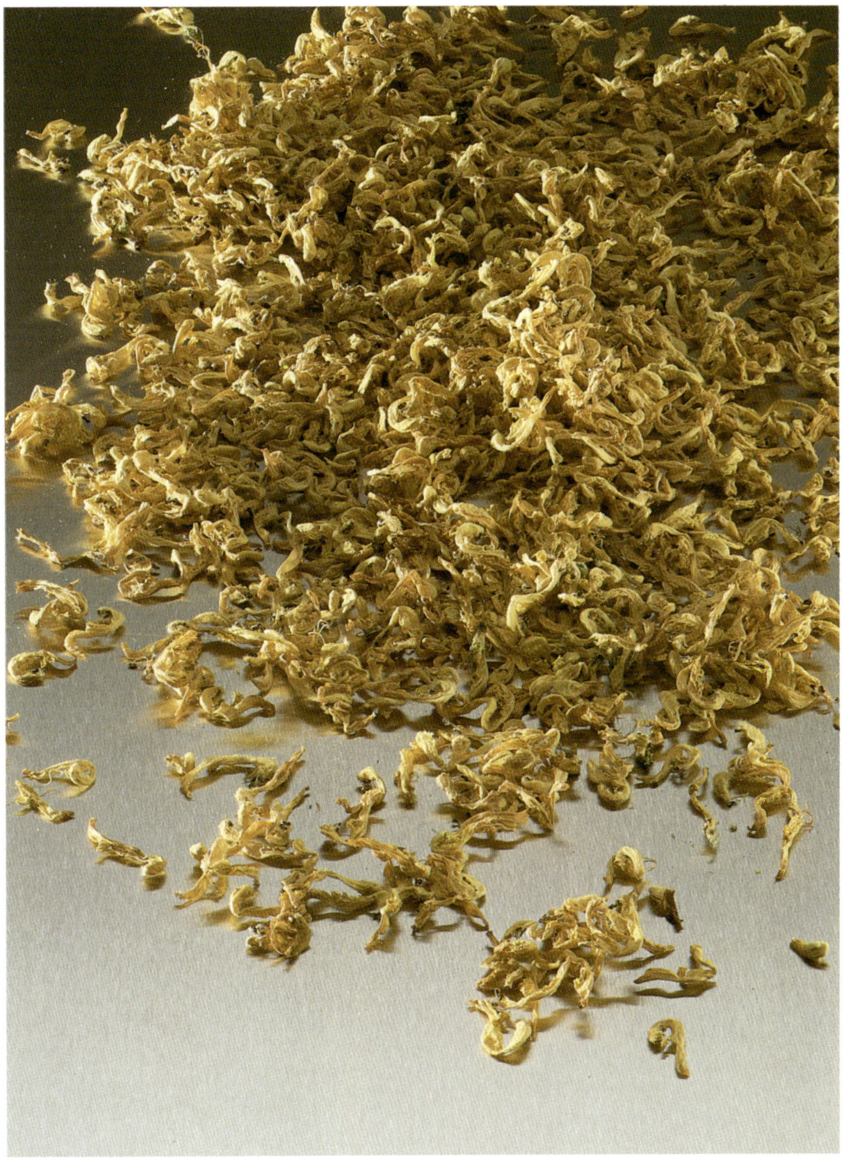

347 Lamii albi flos – Weisse Taubnesselblüten

Historisches:

Die weisse Taubnessel wurde ursprünglich bei Ruhr, weissem Fluss und als Wundheilmittel, bei Blutflüssen u.a.m. innerlich und äusserlich angewandt.
Volksmedizin: als Expektorans bei Erkrankungen der Atemwege, gegen Blähungen, Beschwerden im Magen-Darm-Bereich, klimakterische Störungen, Beschwerden des Urogenitaltraktes, Umschläge bei Hautschwellungen, Krampfadern, Gichtknoten.

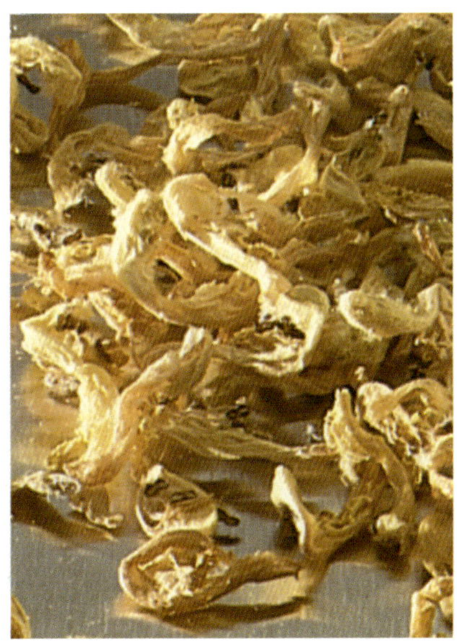

348 Kron- und Staubblätter ►

Larix decidua Miller

Pinaceae

Verbreitung

Mitteleuropa; vielerorts gepflanzt, so auch in Nordamerika.

Merkmale

20–50 m hoher Gebirgsbaum; Borke im Alter tiefrissig, graubraun.

Nadeln hellgrün, weich, meist 4kantig, an den Kurztrieben büschelig zu 20–50, an den Langtrieben einzeln, im Herbst goldgelb und abfallend.

Pflanze einhäusig.

Zapfen 1,5–4 cm lang.

Blütezeit: April bis Juni

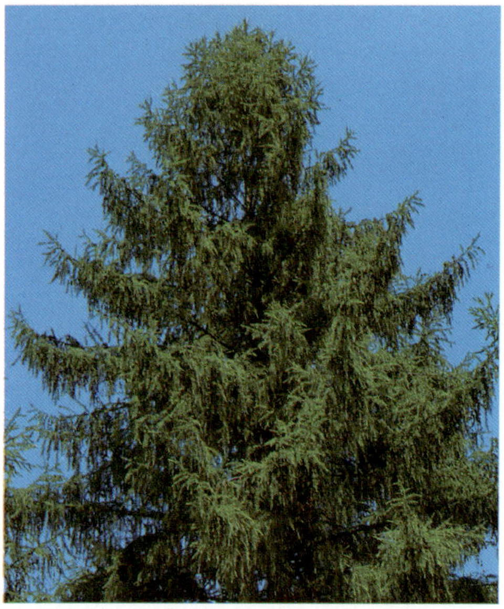

349 Baum im Tiefland

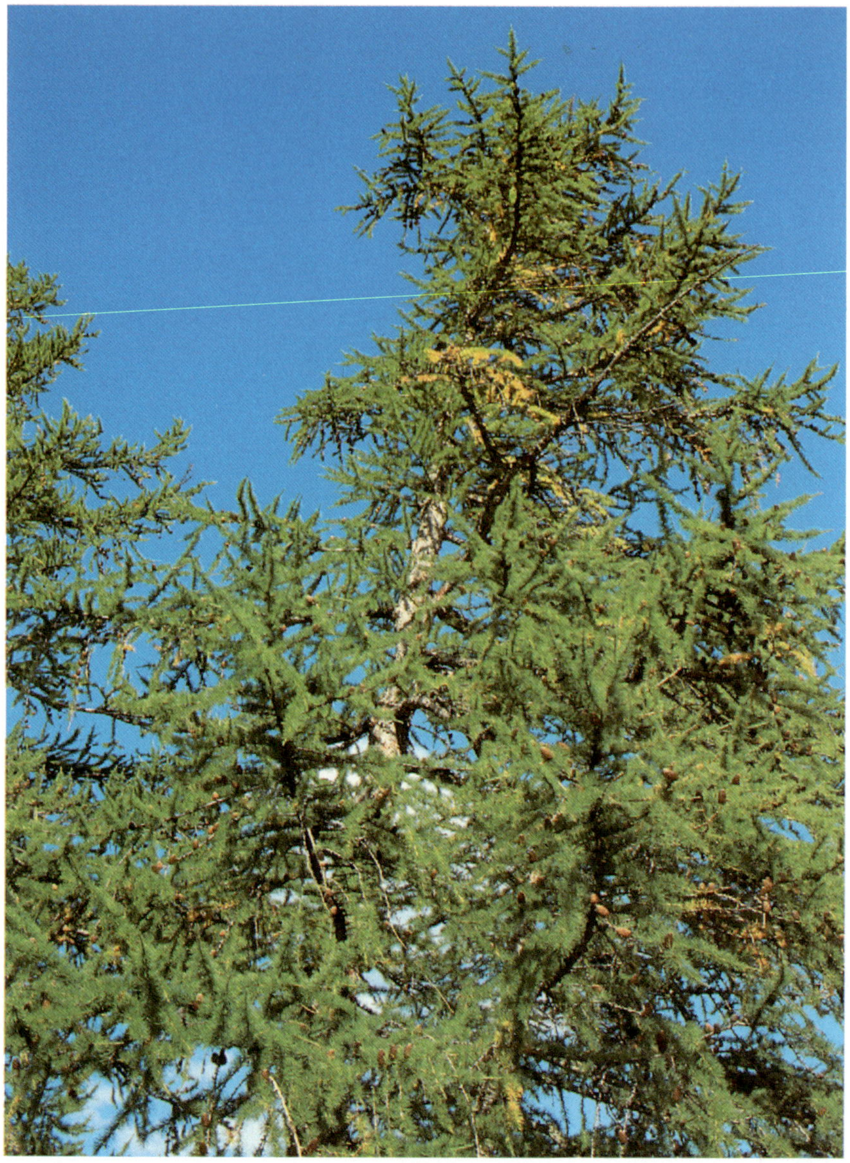

350 Lärche im Gebirge

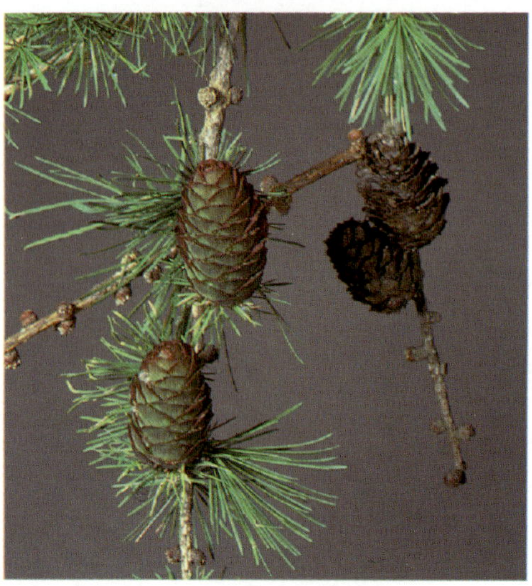

351 Zapfen zweier Jahrgänge

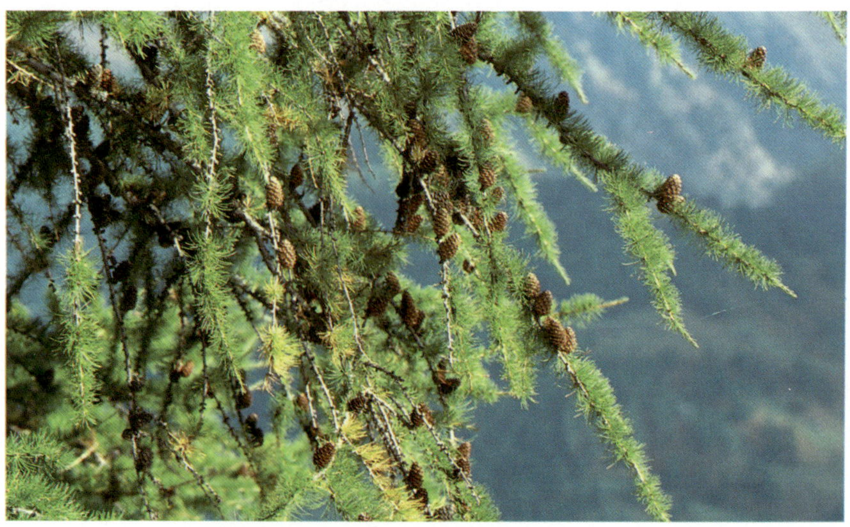

352 Herabhängende, zapfenreiche Äste

Droge

Terebinthina laricina = Lärchenterpentin

Bestehend aus dem durch Anbohren der Stämme von Larix decidua Miller gewonnenen Balsam.

Hauptinhaltsstoffe

Ätherisches Öl

Wirkungen und Indikationen

Hyperämisierend, antiseptisch, bronchosekretolytisch.

Äusserlich bei rheumatischen und neuralgischen Beschwerden, katarrhalischen Erkrankungen der Atemwege.

Dosierung

Hauptsächlich in Fertigarzneimitteln enthalten.

Nebenwirkungen

Allergische Hautreaktionen möglich bei topischer Applikation.

Kontraindikationen

Allergie gegenüber ätherischen Ölen. Akute Entzündungen der Atmungsorgane (Inhalationen).

Interaktionen

Keine bekannt.

Historisches

Der Lärchenterpentin wurde innerlich gegen Gonorrhöe, gegen Geschwüre in der Niere und der Blase sowie als harntreibendes Mittel verwendet, daneben war er Bestandteil von Salben.

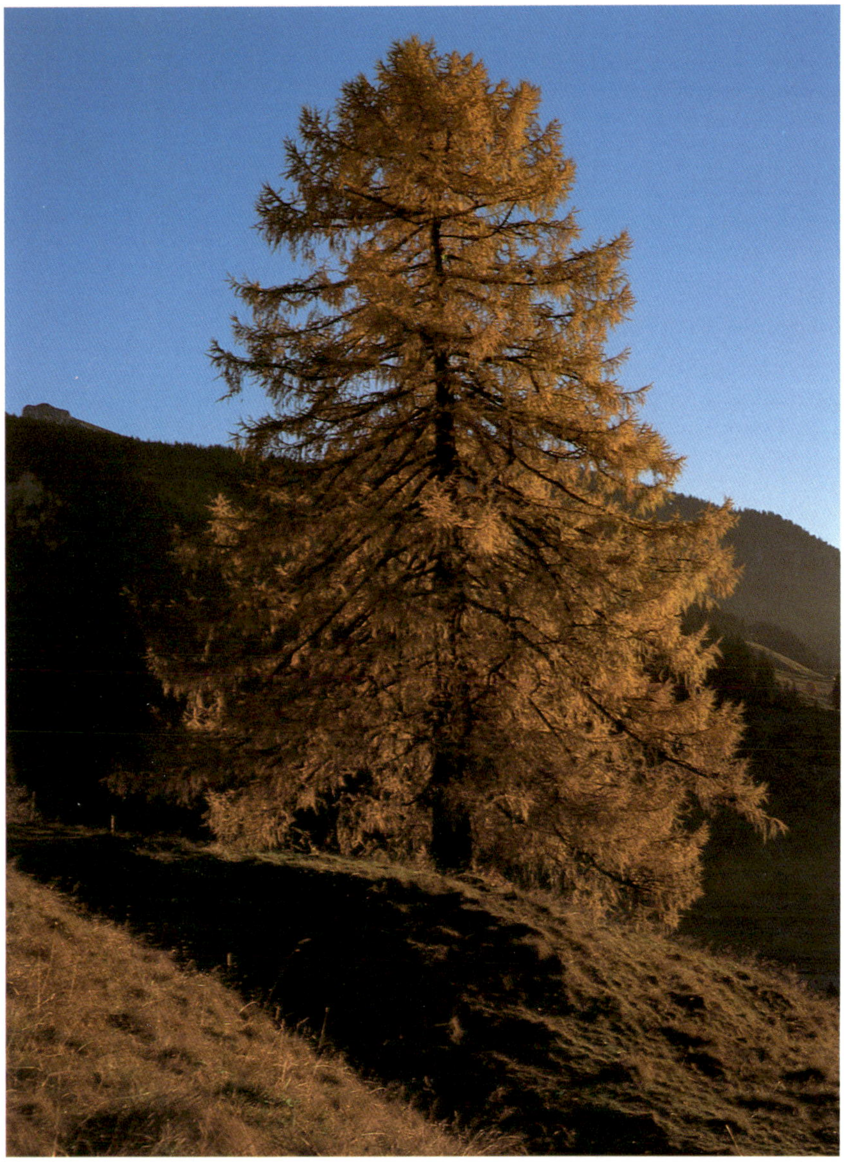

353 Lärchenterpentin aus den angebohrten Stämmen gewonnen

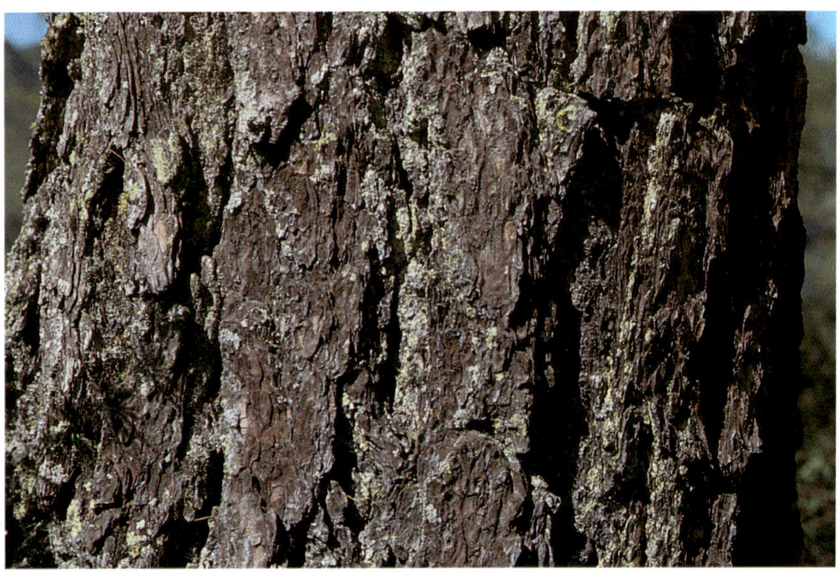

354 Borke einer alten Lärche ►

Verbreitung

Mittelmeerraum, als Zierpflanze häufig kultiviert.

Merkmale

Aromatisch duftender Halbstrauch, 20–60 cm hoch.

Blätter schmal lanzettlich, 6–15mal länger als breit, nach unten eingerollt.

Krone 2lippig, Oberlippe 2teilig, Unterlippe 3teilig; Griffel nicht aus der Kronröhre herausragend.

Blütezeit: Juli bis August

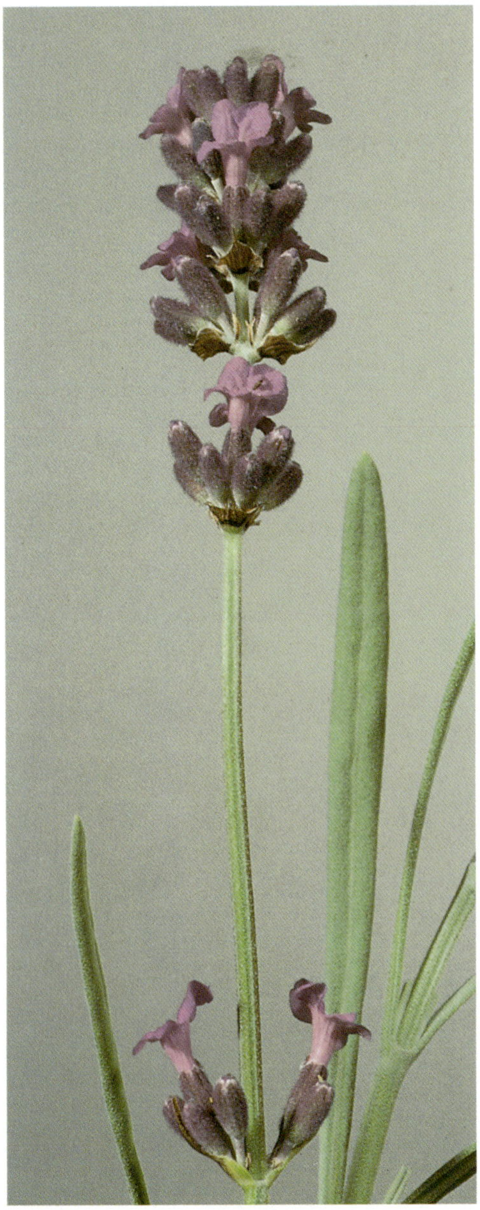

355 Blüten mit 2lippiger Krone

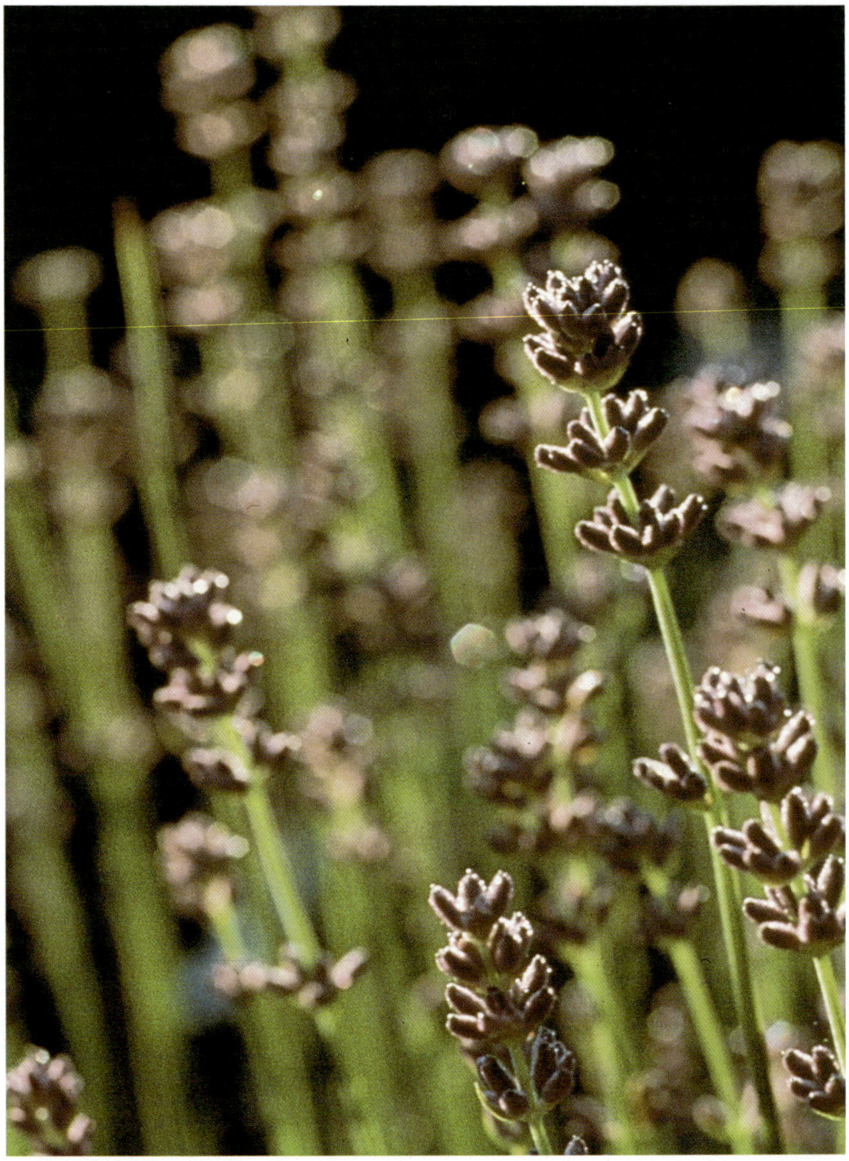

356 Blütenknospen

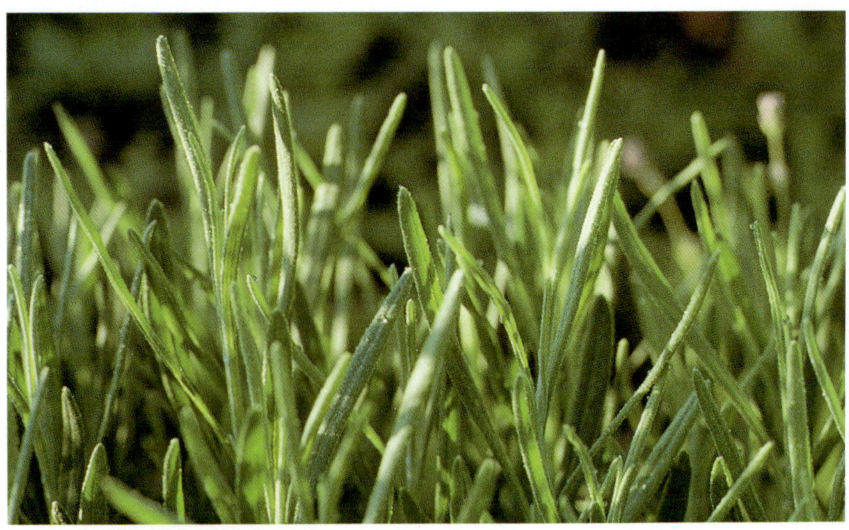

357 Nach unten eingerollte, junge Laubblätter

Droge

Lavandulae flos = Lavendelblüten
Bestehend aus den kurz vor der völligen Entfaltung gesammelten und getrockneten Blüten von Lavandula angustifolia Miller.

Hauptinhaltsstoffe

Ätherisches Öl

Gerbstoffe

Wirkungen und Indikationen

Innerlich:
Beruhigend, karminativ.

Äusserlich: Hyperämisierend.

Bei Unruhezuständen, Einschlafstörungen, funktionellen Oberbauchbeschwerden (nervöser Reizmagen, ROEHM-HELD-Syndrom, Meteorismus, nervöse Darmbeschwerden). Balneotherapie: zur Behandlung von funktionellen Kreislaufstörungen.

Dosierung / Teezubereitung

Innerlich:
1–1,5 g (1–2 Teelöffel) auf eine Tasse mit kochendem Wasser übergiessen und ziehen lassen.

Äusserlich:
Badezusatz 20–100 g auf 20 Liter Wasser.

Auch in Fertigarzneimitteln enthalten.

Nebenwirkungen

Keine bekannt.

Kontraindikationen

Keine bekannt.

Interaktionen

Keine bekannt.

Historisches

Der heute übliche Lavendel ist in der antiken Literatur nicht sicher identifizierbar. Er wurde später bei Katarrh, Gicht, Gliederverkrümmung, Schwindel, Schlafsucht und Zittern der Glieder eingesetzt. Ebenso galt er als harntreibend, menstruations- und geburtsfördernd. Äusserlich wurde er bei Gliederkrankheiten in Form von Bädern, Waschungen und Einreibungen verwendet.
Volksmedizin: als krampflösendes, appetit- und verdauungsförderndes und wassertreibendes Mittel; Kräuterkissen als Einschlafmittel.

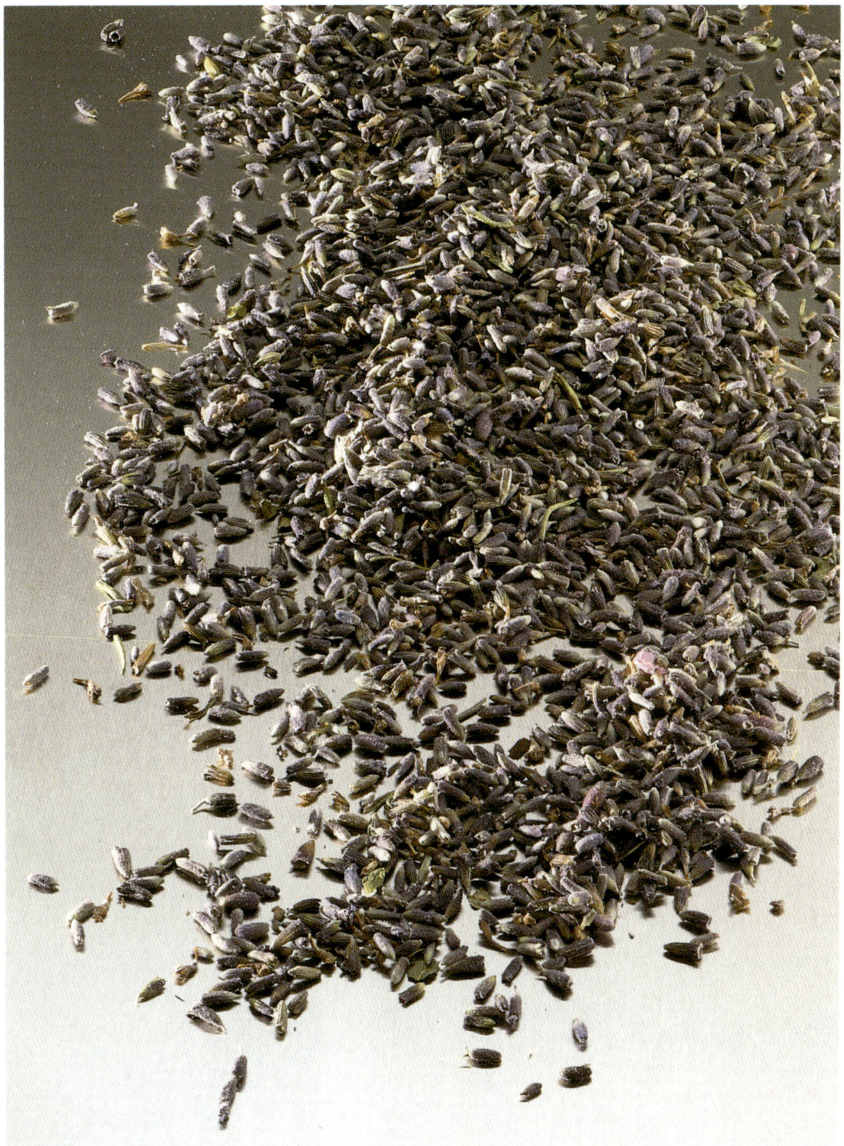

358 Lavandulae flos – Lavendelblüten

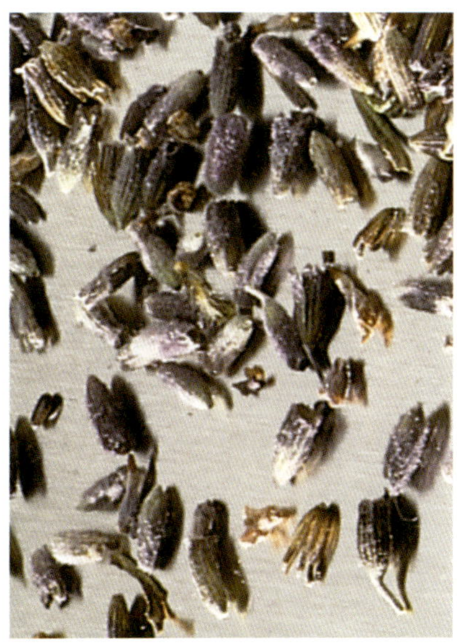

359 Röhrenförmige Blütenkelche mit Längsrippen ►

Verbreitung

Vermutlich aus Südwestasien stammend; heute in Eurasien und Nordamerika kultiviert.

Merkmale

Pflanze 1–2 m hoch und sehr aromatisch.

2–3fach gefiederte Blätter sehr gross, bis 70 cm lang und 60 cm breit.

Gelbe Kronblätter rundlich zusammenneigend und ca. 1 mm gross.

Blütezeit: Juli bis August

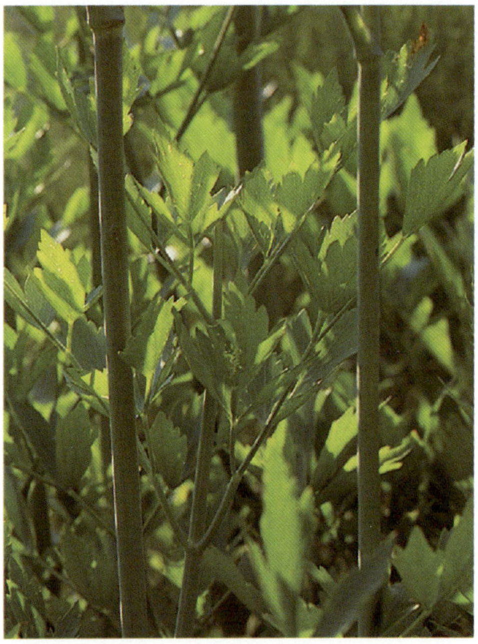

360 Gefiederte Laubblätter

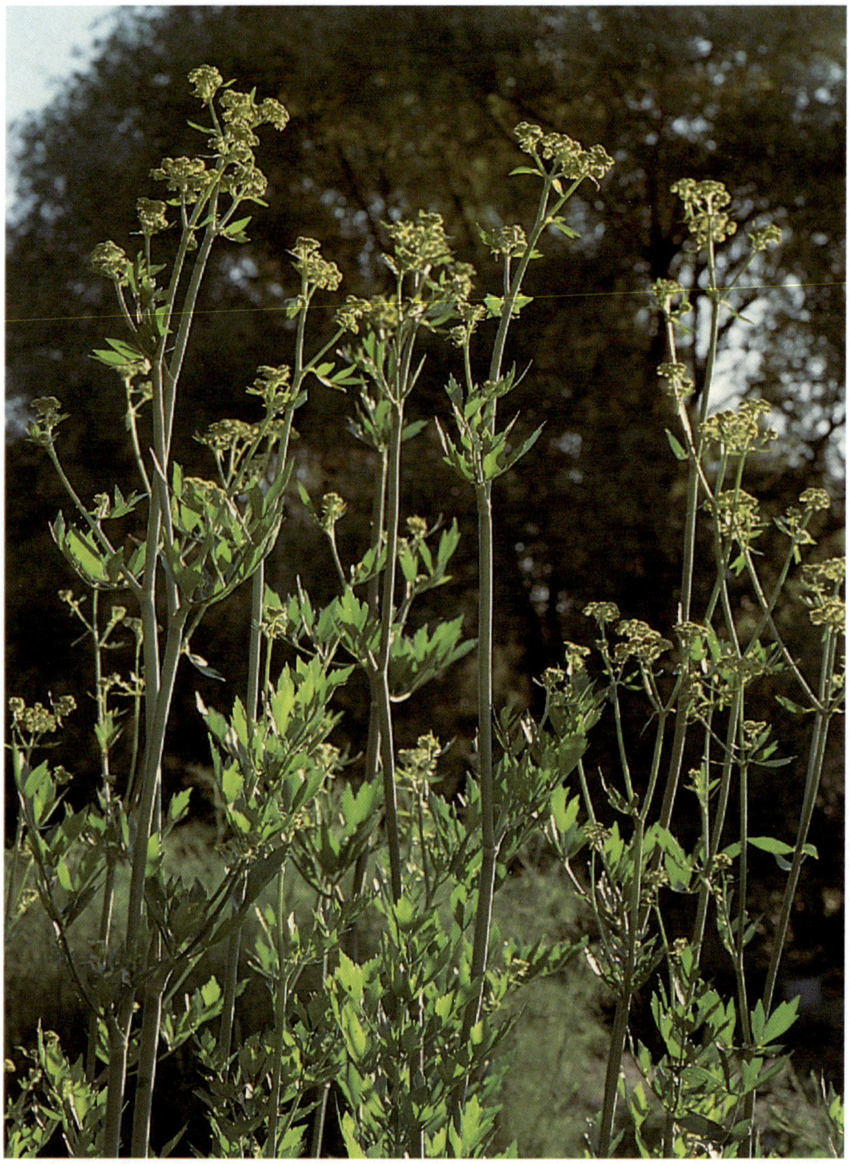

361 Pflanzenbestand; Stengel deutlich blau bereift

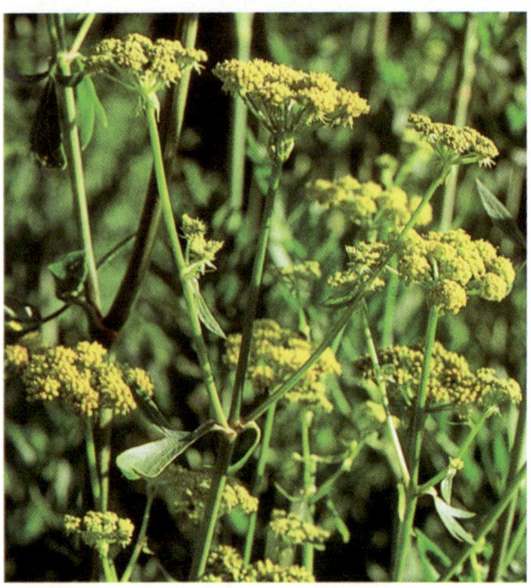

362 Blütenstände

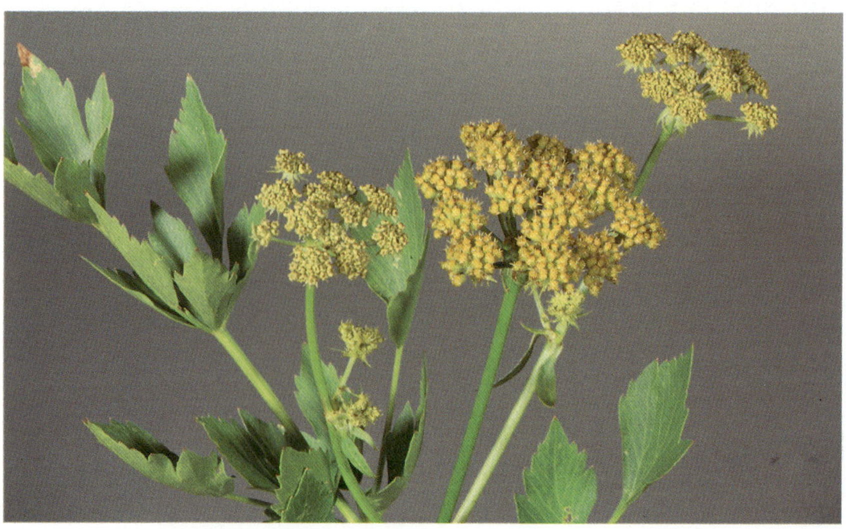

363 Doppeldolden und Laubblatt

Droge

Levistici radix = Liebstöckelwurzel
Bestehend aus dem getrockneten Rhizom und der Wurzel von Levisticum officinale Koch, mit einem Gehalt von mindestens 0,30% (m/m) ätherischem Öl.

Hauptinhaltsstoffe

Ätherisches Öl

Cumarine

Polyine (z.B. Falcarindiol)

Wirkungen und Indikationen

Geringe diuretische Wirkung (aquaretisch), spasmolytisch. Zur Durchspülung bei entzündlichen Erkrankungen der ableitenden Harnwege.

Dosierung / Teezubereitung

1,5–3 g (1/2–1 Teelöffel) auf eine Tasse mit kochendem Wasser übergiessen und ziehen lassen; 2–3mal täglich 1 Tasse trinken.

Auch in Fertigarzneimitteln enthalten.

Nebenwirkungen

Die Furanocumarine machen die Haut lichtempfindlich und können im Zusammenhang mit UV-Bestrahlung zu Photosensibilisierung führen. Es sollte deshalb für die Dauer der Anwendung auf längere Sonnenbäder verzichtet werden.

Kontraindikationen

Entzündungen der Nieren. Keine Durchspülungstherapie bei Ödemen infolge eingeschränkter Herz- oder Nierentätigkeit.

Interaktionen

Keine bekannt.

Historisches

Der Liebstöckel wurde früher eingesetzt gegen Eingeweideleiden, Ödeme, Blähungen, Biss giftiger Tiere und als harntreibendes Mittel. Die hohlen Stengel benutzte man z.B. bei Halsschmerzen als Trinkröhrchen.

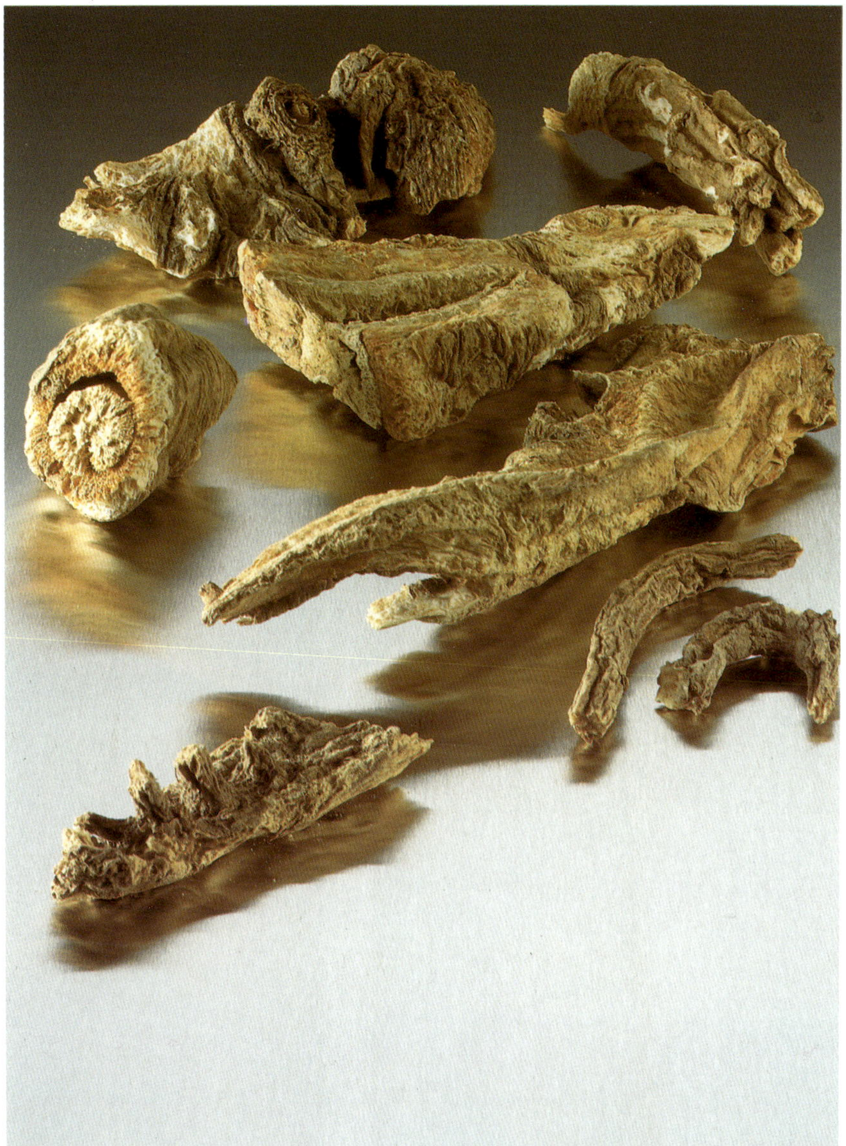

364 Levistici radix – Liebstöckelwurzel

Wer eine in der Karfreitagnacht im Namen der Dreifaltigkeit ausgegrabene Liebstöckelwurzel bei sich trägt, sieht, nach dem Volksglauben, die Hexen mit Milchkannen auf dem Kopf herumlaufen.
Volksglauben: als appetit- und verdauungsförderndes, blähungstreibendes, menstruationsförderndes und schleimlösendes Mittel verwendet.

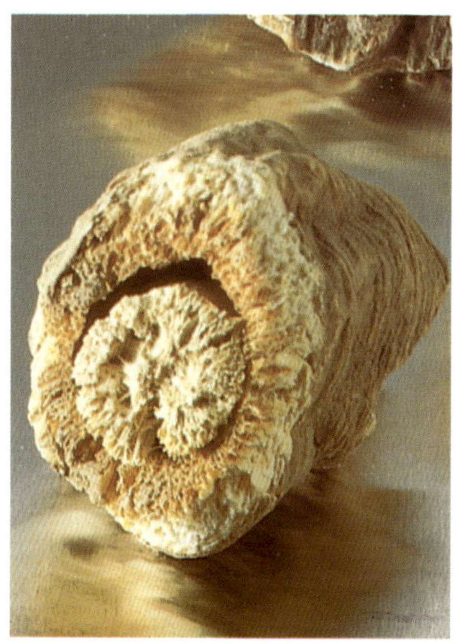

365 Sicht auf Querschnittsfläche ►

Verbreitung

Alte Kulturpflanze, keine Wildform, sondern aus anderen Linumarten herausgezüchtet, zum Teil verwildert.

Merkmale

Pflanze einjährig, 30–80 cm hoch.

Blüten azurblau bis weisslich; Blütenstiele länger als die nächststehenden Blätter; Narben keulenförmig.

Blütezeit: Juni bis Juli

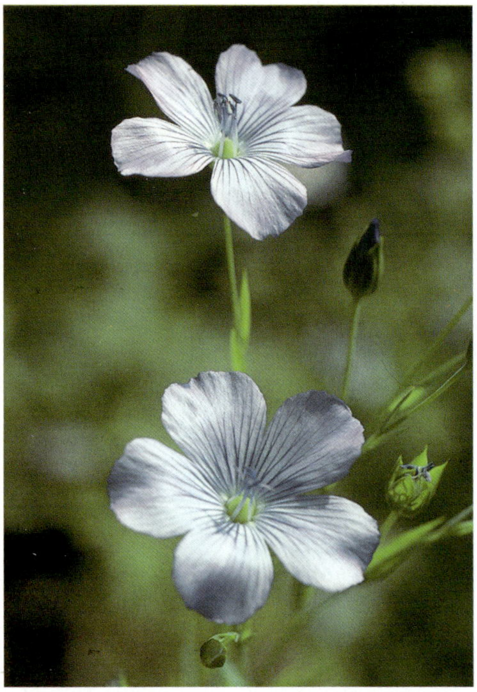

366 Die 5 freien Kronblätter dunkelliniert

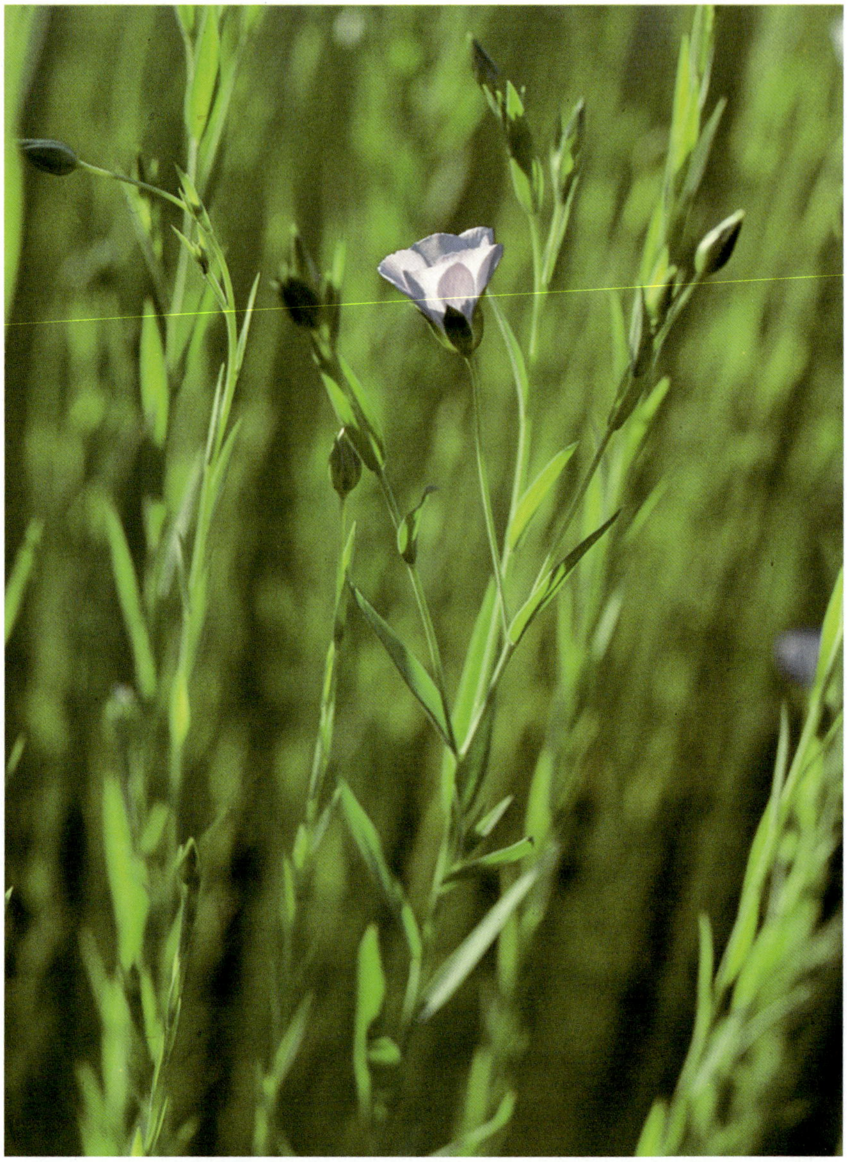

367 Schmal lanzettliche Laubblätter wechselständig angeordnet

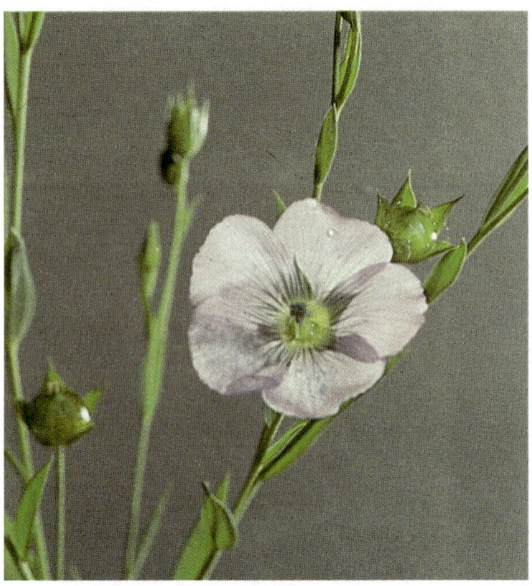

368 Blüte und kugelige Früchte

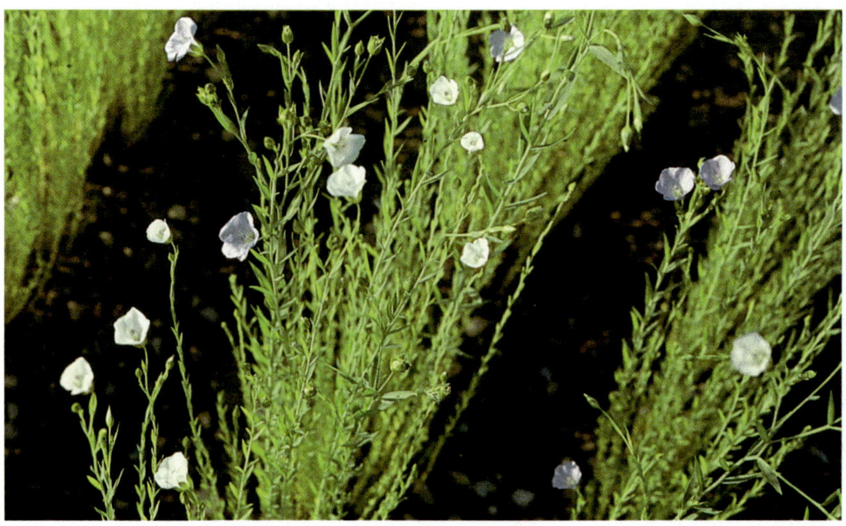

369 Saatreihe

Droge

Lini semen = Leinsamen

Bestehend aus den getrockneten, reifen Samen von Linum usitatissimum L.

Hauptinhaltsstoffe

Ballaststoffe (z.B. Hemizellulose, Zellulose, Lignin)

Schleimstoffe und fettes Öl

Proteine (=Eiweisse)

Cyanogene Glykoside

Wirkungen und Indikationen

Laxierend, schleimhautschützend.

Innerlich: bei habitueller Obstipation, Colon irritabile, Divertikulitis.

Wirkungseintritt: nach 12–24 Stunden.

Als Schleimzubereitung bei Gastritis und Enteritis.

Äusserlich: als Kataplasma bei lokalen Entzündungen.

Dosierung

Innerlich:
2–3mal täglich 10 g (1 Esslöffel) unzerkleinerte, oder "aufgebrochene" Leinsamen mit mindestens 1 Glas Flüssigkeit.

Leinsamenschleim: 2–3 Esslöffel geschrotete bzw. zerkleinerte Leinsamen.

Äusserlich:
30–50 g Leinsamenmehl als feucht heisses Kataplasma oder Kompresse.

Auch in Fertigarzneimitteln enthalten.

Nebenwirkungen

Bei genügender Flüssigkeitszufuhr keine bekannt, sonst Auftreten von Blähungen.

Toxische Wirkungen infolge Abspaltung von Blausäure aus den cyanogenen Glykosiden sind selbst bei Langzeitanwendung nicht zu befürchten.

Kontraindikationen

Ileus jeder Genese.

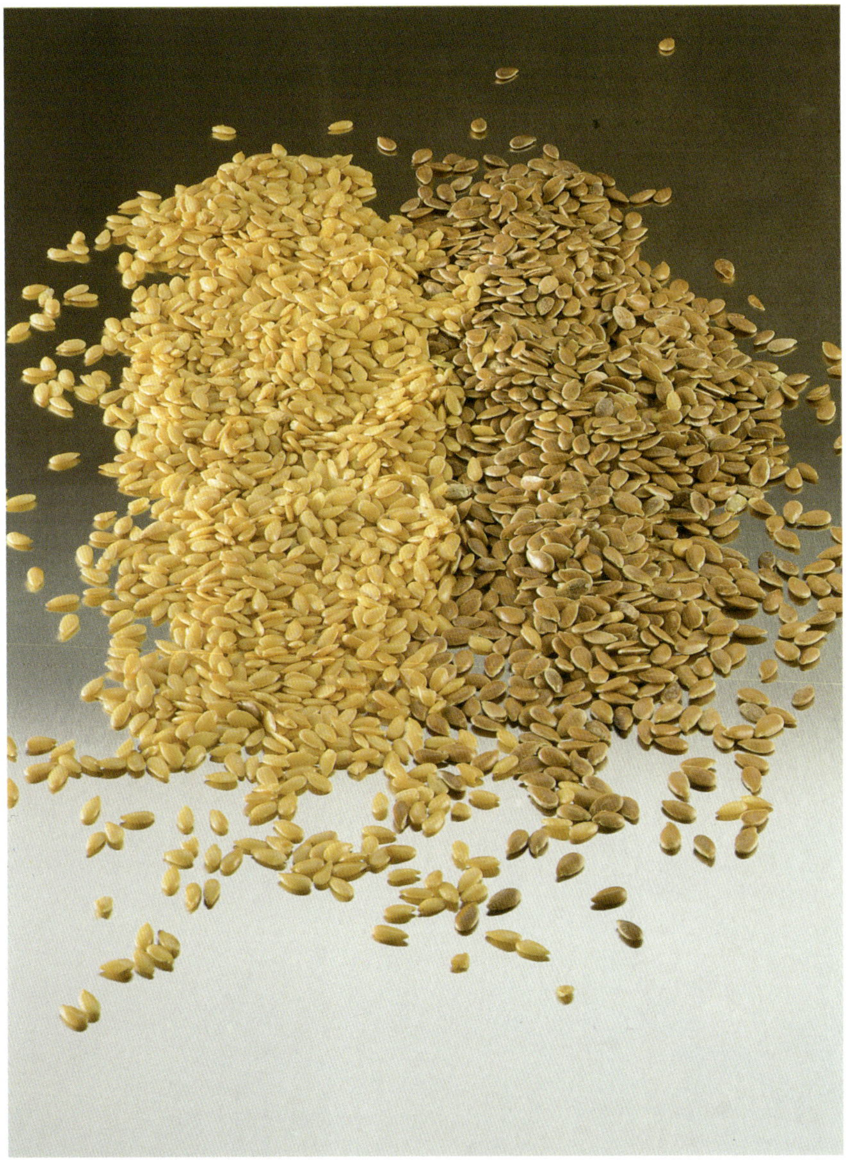

370 Lini semen – Leinsamen

Interaktionen

Verschlechterung der Resorption gleichzeitig verabreichter Arzneistoffe möglich.

Historisches

Der Lein gehört zu den ältesten Kulturpflanzen. Die wichtigste Verwendung war die Herstellung von Gewebe, daneben fanden die Samen Verwendung als Arzneimittel. Sie wurden eingesetzt gegen innere und äussere Geschwülste, zu Umschlägen gegen Sonnenbrandflecken, mit Honig bei Husten und mit Honig und Pfeffer als Aphrodisiakum. Eine Abkochung setzte man als Klistier bei Verwundungen der Eingeweide und der Gebärmutter ein.
Volksmedizin: als Abführmittel, als schleimhautschützendes Mittel bei Katarrhen und akuter oder chronischer Magenentzündung. Äusserlich als Kataplasma bei Furunkeln und Geschwüren.

Verbreitung

Ursprünglich Südeuropa und Asien; heute weltweit in subtropischen und gemässigten Zonen beider Hemisphären.

Merkmale

Stengel 30–120 cm hoch.

Stengelblätter handförmig gelappt, die obersten höchstens zu 2/3 eingeschnitten, 3–7teilig.

Kronblätter 1,5–3 cm lang, 3–4mal länger als der Kelch, rotviolett bis weiss.

Blütezeit: Juni bis September

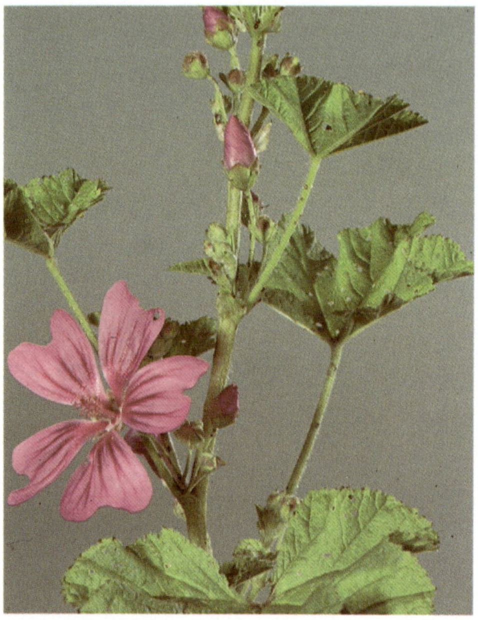

371 Langgestielte Laubblätter

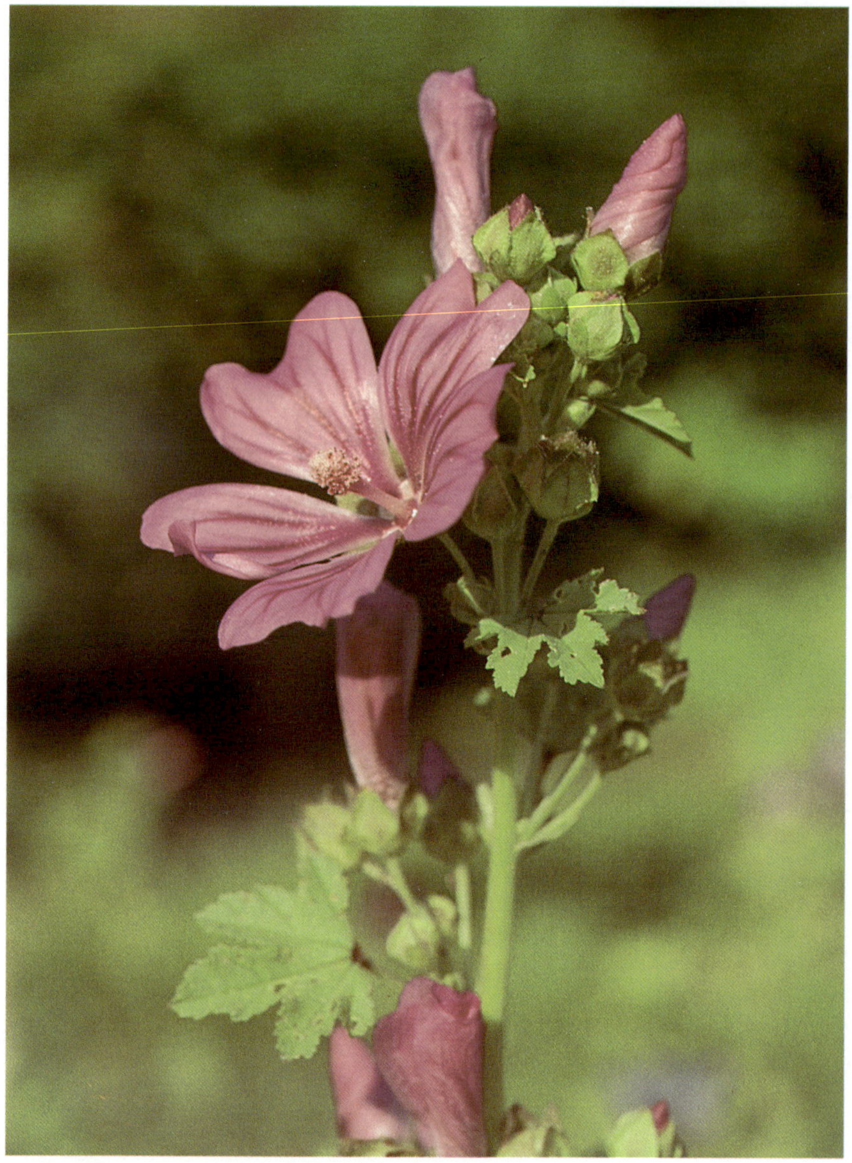

372 Blüten in verschiedenen Blühstadien

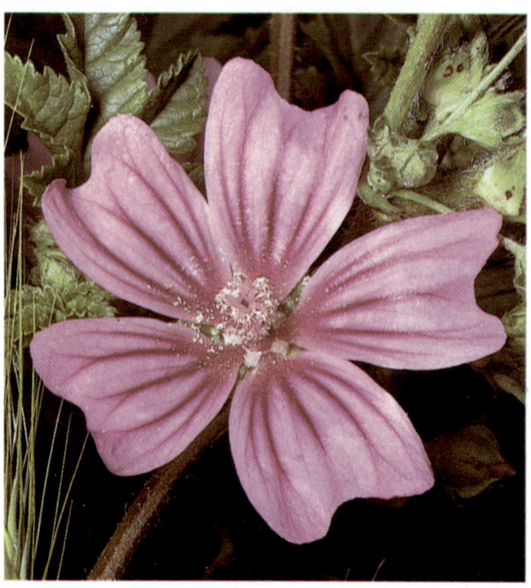

373 Kronblätter deutlich eingebuchtet

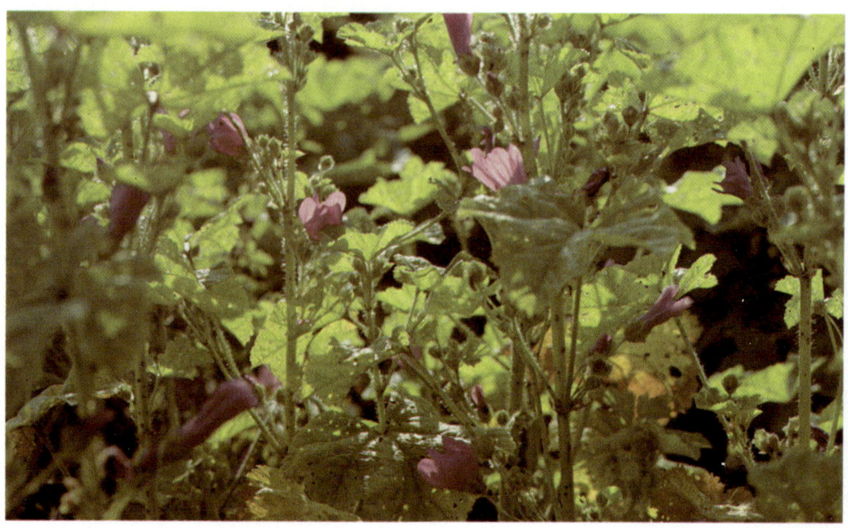

374 Dichter Malvenbestand

Droge

Malvae flos = Malvenblüten
Bestehend aus den getrockneten Blüten von Malva sylvestris L.

Malvae folium = Malvenblätter
Bestehend aus den getrockneten Laubblättern von Malva sylvestris L. und M. neglecta Wallr.

Hauptinhaltsstoffe

Schleimstoffe

Gerbstoffe

Flavonoide

Wirkungen und Indikationen

Reizlindernd.

Bei Schleimhautreizungen im Mund- und Rachenraum und damit verbundenem trockenen Reizhusten.

Dosierung / Teezubereitung

Blütendroge:
1,5–2 g (3–4 Teelöffel) fein geschnittene Droge auf eine Tasse mit kaltem Wasser ansetzen, abseihen, vor dem Trinken kurz aufkochen. Die Droge kann auch mit kochendem Wasser übergossen werden.

Blattdroge:
3–5 g (1 1/2–3 Teelöffel) fein geschnittene Droge auf eine Tasse mit kaltem Wasser ansetzen, 5–10 Stunden mazerieren, abseihen und vor dem Trinken kurz aufkochen. Die Droge kann auch mit kochendem Wasser übergossen werden. Mehrmals täglich 1 Tasse trinken.

Auch in Fertigarzneimitteln enthalten.

Nebenwirkungen

Keine bekannt.

Kontraindikationen

Keine bekannt.

Interaktionen

Keine bekannt.

Historisches

Sowohl die wilde Malve als auch die kleine Malve wurden als Gemüse und als Arzneimittel verwendet. Der Stengel galt als heilsam für Eingeweide und Blase, die Blätter zu Umschlägen bei Tränenfisteln, zur Vernarbung, gegen Insektenstiche, Schorf, Brandwunden, Entzündungen, zu Sitzbädern bei Gebärmutterleiden und mit Wurzeln gekocht gegen tödliche Gifte. Des weiteren benutzte man die Malve zur Förderung der Milchabsonderung.

Volksmedizin: Blätter und Blüten äusserlich zur Wundbehandlung und bei Brustentzündung, Blüten innerlich bei Blasenleiden.

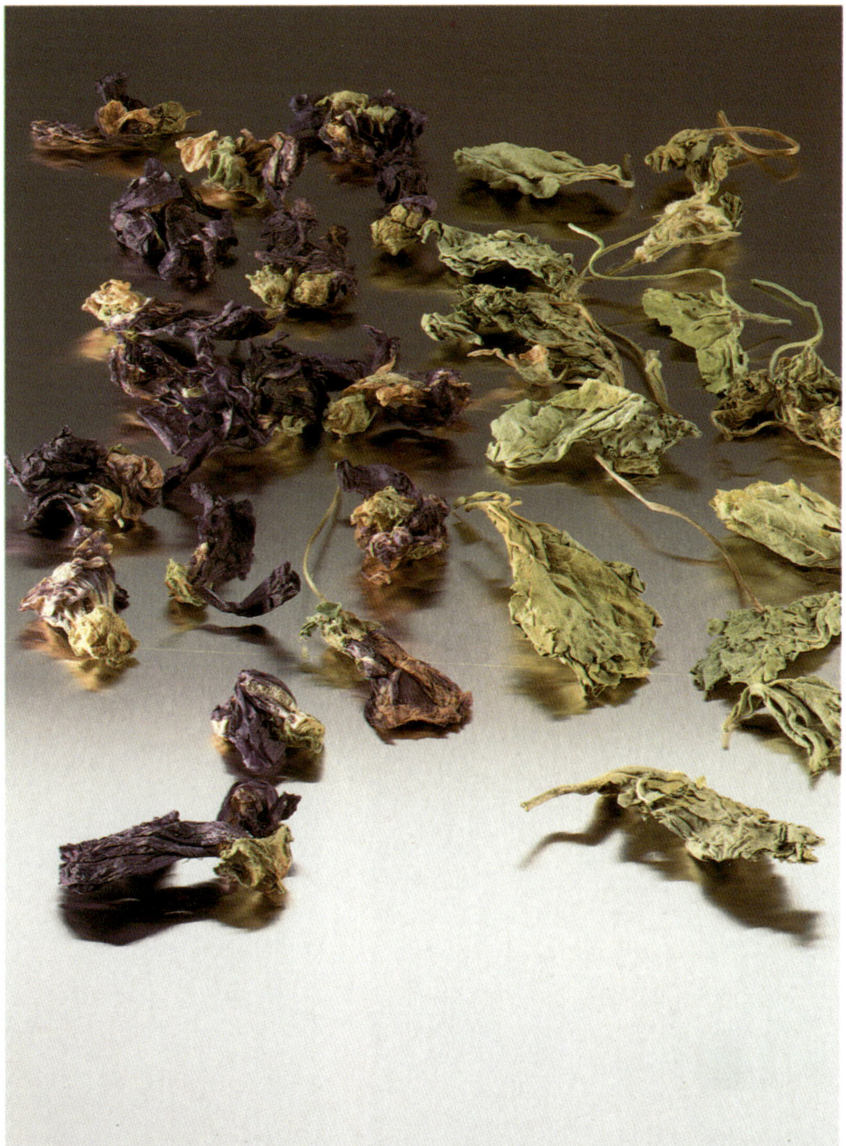

375 Malvae flos – Malvenblüten; Malvae folium – Malvenblätter

Verbreitung

Ganzes Mittelmeergebiet; im übrigen Europa und in Amerika aus alten Kulturen verwildert.

Merkmale

Pflanze ausdauernd, ästig; aufrechter Stengel 30–60 cm hoch.

Stengel und Blätter dicht, weissfilzig behaart.

Kelch mit 10 stacheligen, zur Fruchtzeit hakigen Zähnen.

Blütezeit: Juni bis September

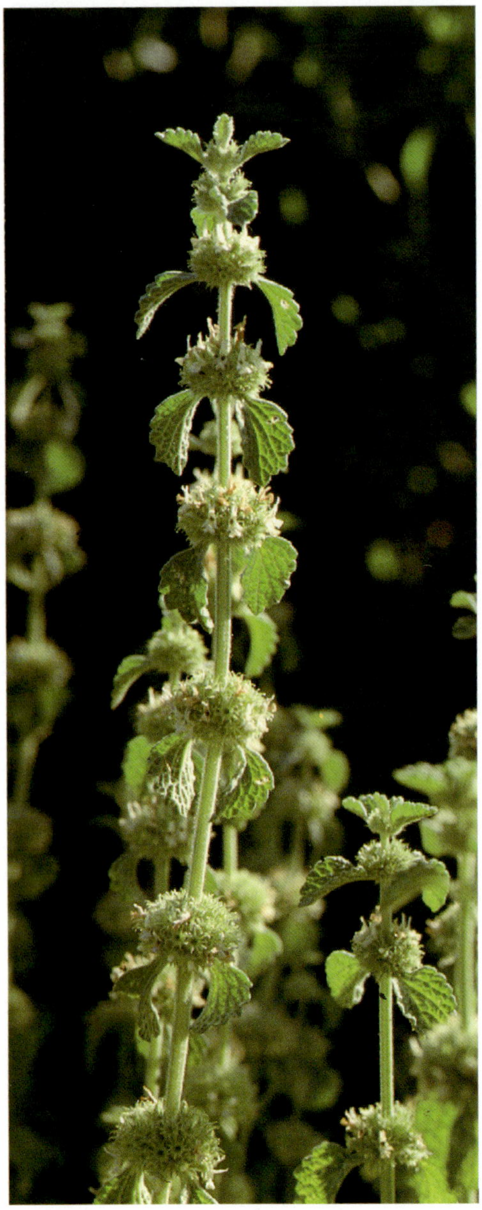

376 Blühender Spross

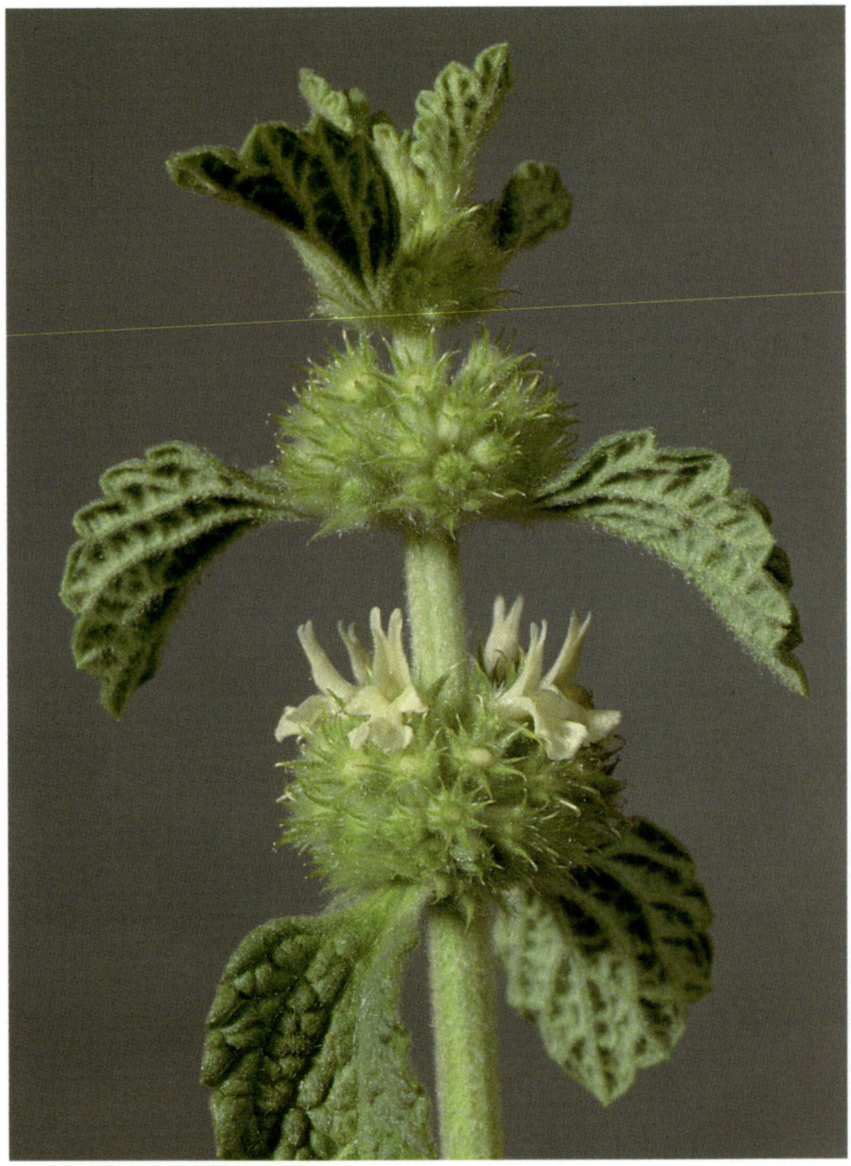

377 Quirlständig angeordnete Blüten

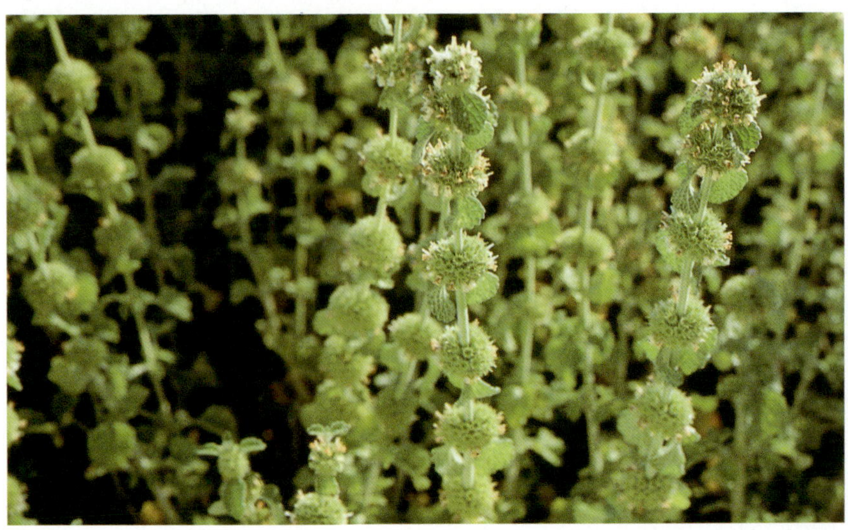

378 Pflanzenbestand

Droge

Marrubii herba = Andornkraut
Bestehend aus den getrockneten Blättern und blühenden Sprossteilen von Marrubium vulgare L.

Hauptinhaltsstoffe

Bitterstoffe
Gerbstoffe

Wirkungen und Indikationen

Förderung der Speichel- und Magensaftsekretion, choleretisch. Bei Appetitlosigkeit, Verdauungsbeschwerden, Störungen der Gallenproduktion, Katarrhen der Luftwege.

Dosierung / Teezubereitung

1,5 g (1 1/2 Teelöffel) auf eine Tasse mit kochendem Wasser übergiessen und ziehen lassen; mehrmals täglich eine Tasse trinken. Auch in Fertigarzneimitteln enthalten.

Nebenwirkungen

Keine bekannt.

Kontraindikationen

Keine bekannt.

Interaktionen

Keine bekannt.

Historisches

Der Andorn wurde ursprünglich gegen Phthisis, Asthma, Husten, Ohrenschmerzen und zur Förderung der Menstruation und der Geburt verwendet. Ebenso galt er als Antidot. In Form von Kataplasmen setzte man ihn bei Wunden und Seitenstechen ein.
Volksmedizin: innerlich bei chronischen Durchfällen, bei Leber-, Magen- und Darmleiden. Äusserlich bei Hautschäden, Geschwüren, Wunden.

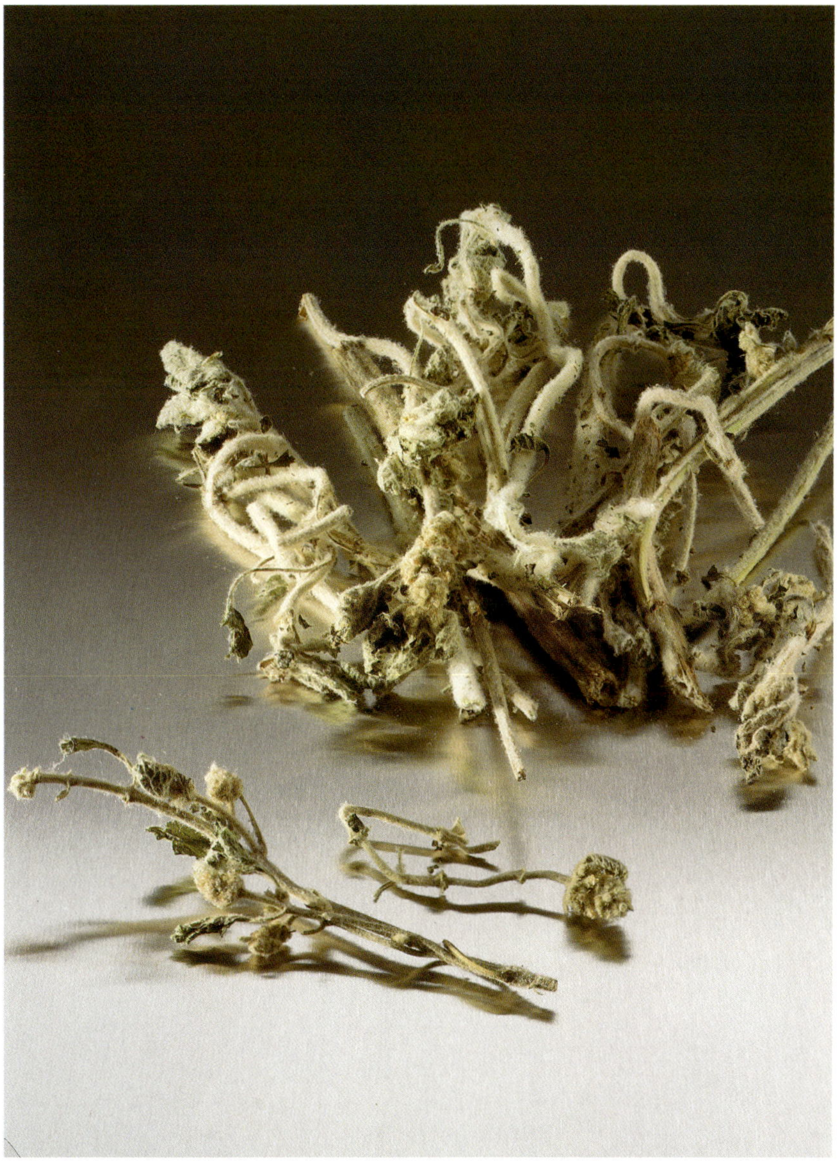

379 Marrubii herba – Andornkraut

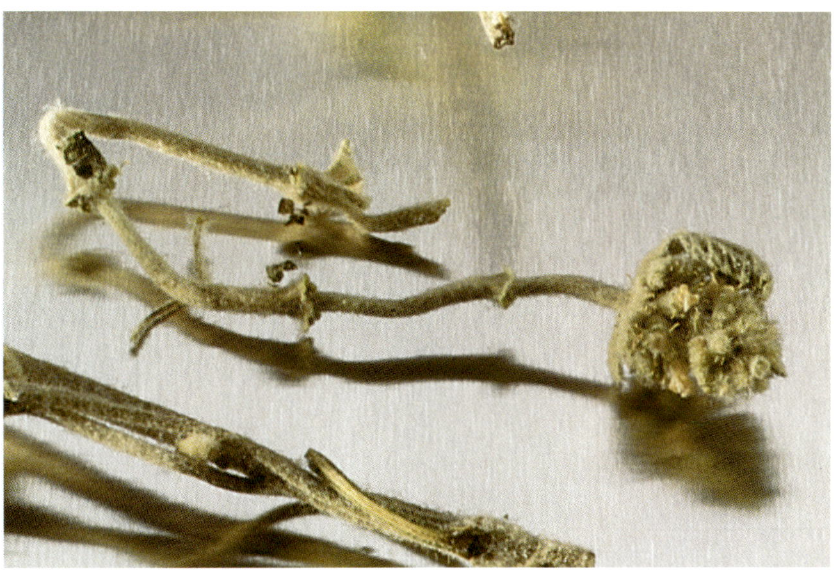

380 Stengel und Blätter: Wollig behaart; Blütenstand: Kelche mit hakigen Zähnen ►

Marsdenia cundurango Reichb. fil. Asclepiadaceae

Verbreitung

An den Westabhängen der Anden von Kolumbien bis Peru; in Ostafrika kultiviert.

Merkmale

Verholzte Liane, bis 10 cm dick; Triebe samtartig behaart, eiförmig bis elliptisch, 8–15 cm lang, kurz zugespitzt, an der Basis gerundet bis herzförmig.

Blütenstände in den Blattachseln, 15 bis 40blütig; Blütenstände 3–5 cm lang, behaart; Krone glockenförmig, weiss; Staubblätter mit dem Narbenkopf zu einer Säule (Gynostegium) verwachsen.

Frucht länglich, 11–12 cm, 1,5–2 cm im Durchmesser.

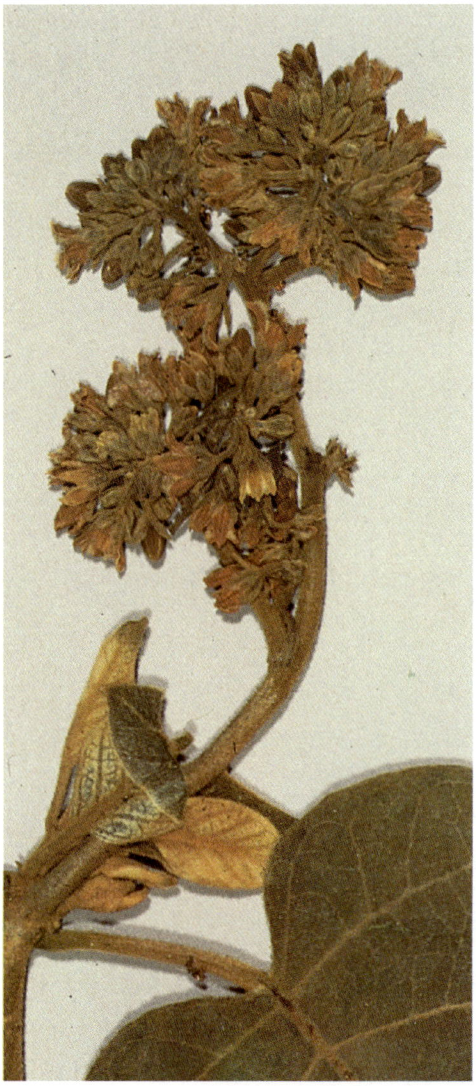

381 Blütenstand (Herbarmaterial)

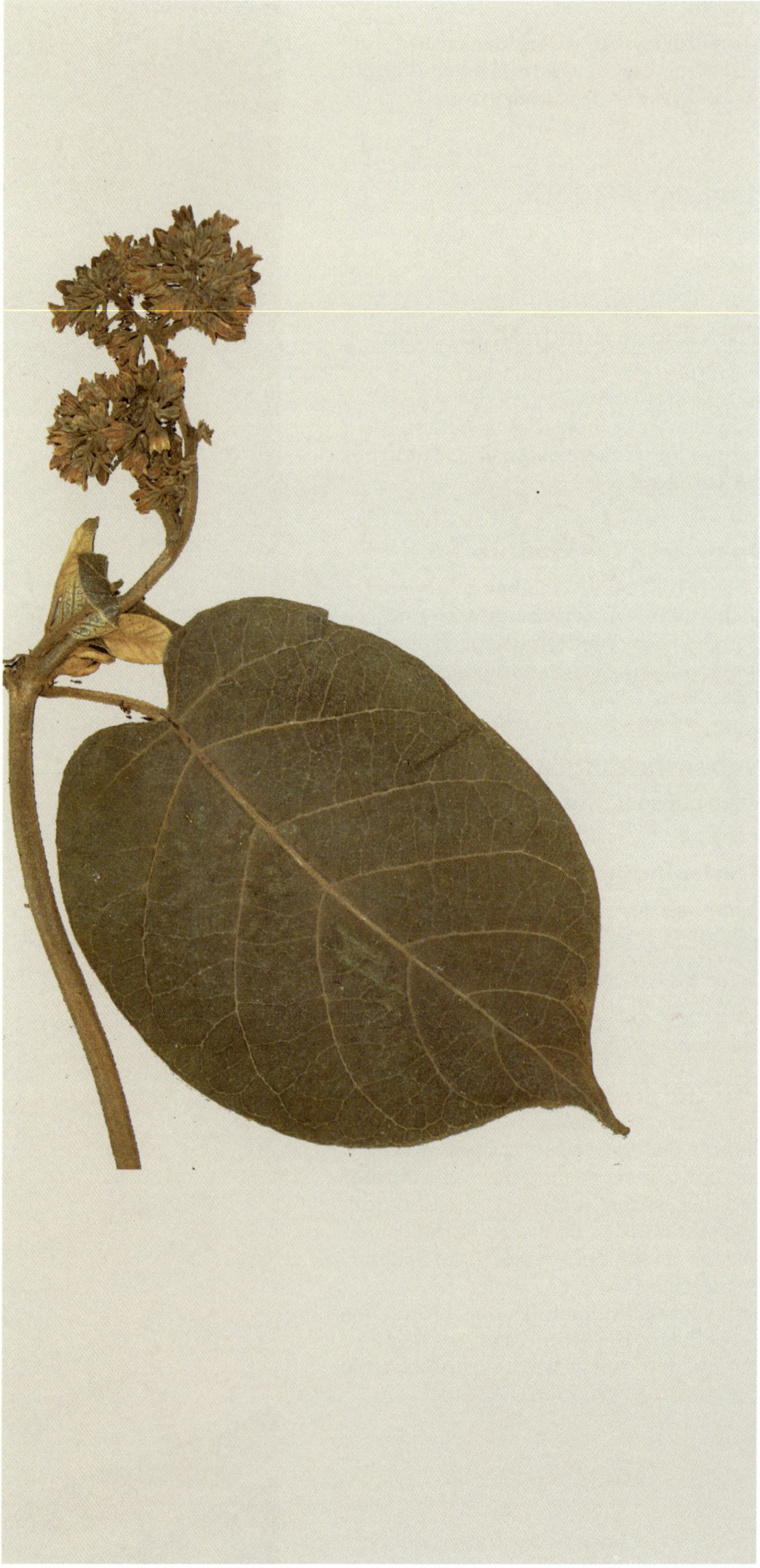

382 Herbarbeleg: 1/2 natürliche Grösse

Droge

Condurango cortex =
Condurangorinde, Kondurangorinde
Bestehend aus der getrockneten Rinde von Stämmen und Zweigen von Marsdenia cundurango Reichb. fil. (Syn. M. reichenbachii Triana). Sie enthält mindestens 1,8% Kondurangoglykoside, berechnet als Kondurangoglykosid A.

Hauptinhaltsstoffe

Bitterstoffe (z.B. Condurangin)

Flavonoide

Cumarine

Wirkungen und Indikationen

Anregung der Speichel- und Magensaftsekretion.

Appetitlosigkeit.

Dosierung / Teezubereitung

1,5 g (1/2 Teelöffel) auf eine Tasse mit kaltem Wasser ansetzen und aufkochen lassen; nach vollständigem Abkühlen abseihen.

3mal täglich 1 Tasse vor den Mahlzeiten trinken.

Auch in Fertigarzneimitteln enthalten.

Nebenwirkungen

Keine bekannt.

Kontraindikationen

Keine bekannt.

Interaktionen

Keine bekannt.

Historisches

Wahrscheinlich benutzten südamerikanische Volksstämme die Kondurangorinde seit langem als Heilmittel gegen Schlangenbisse. Erst im 19. Jahrhundert wurde sie in Europa allgemeiner bekannt. Man setzte die Rinde hauptsächlich als Krebsmittel bei Magenkarzinomen ein.

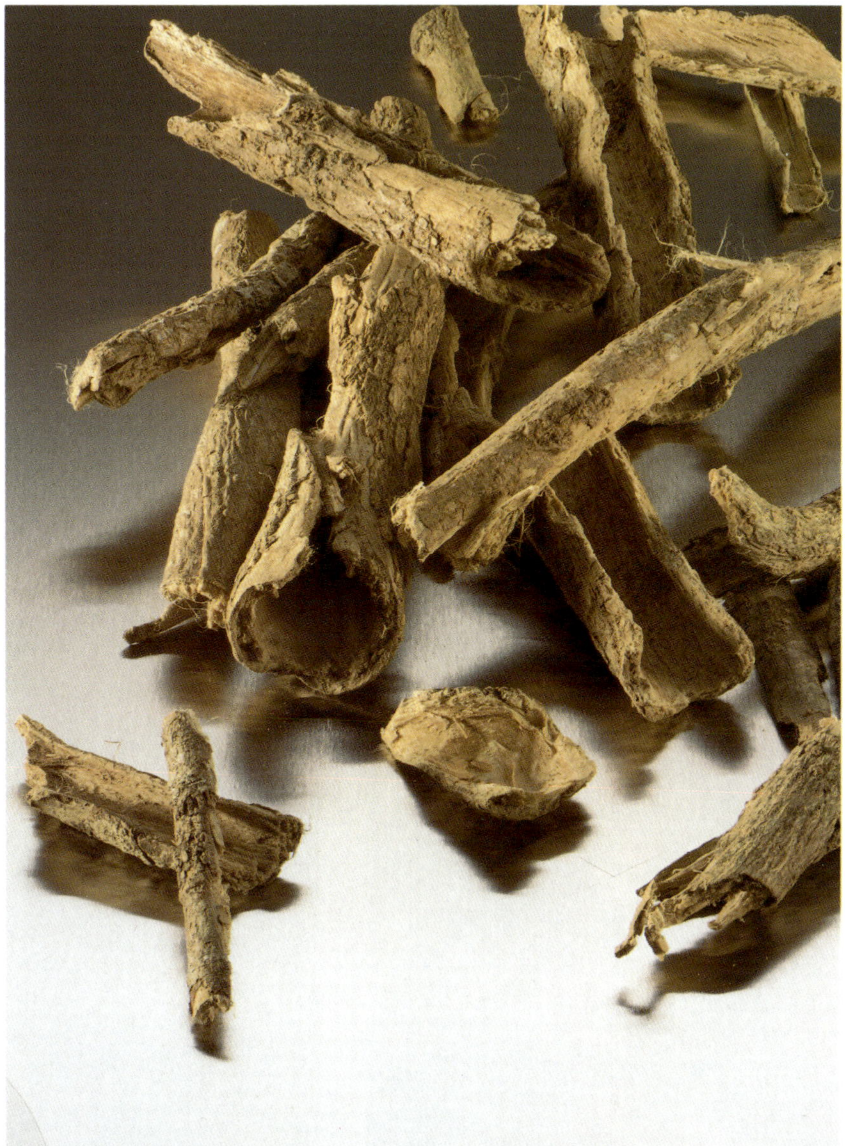

383 Condurango cortex – Kondurangorinde

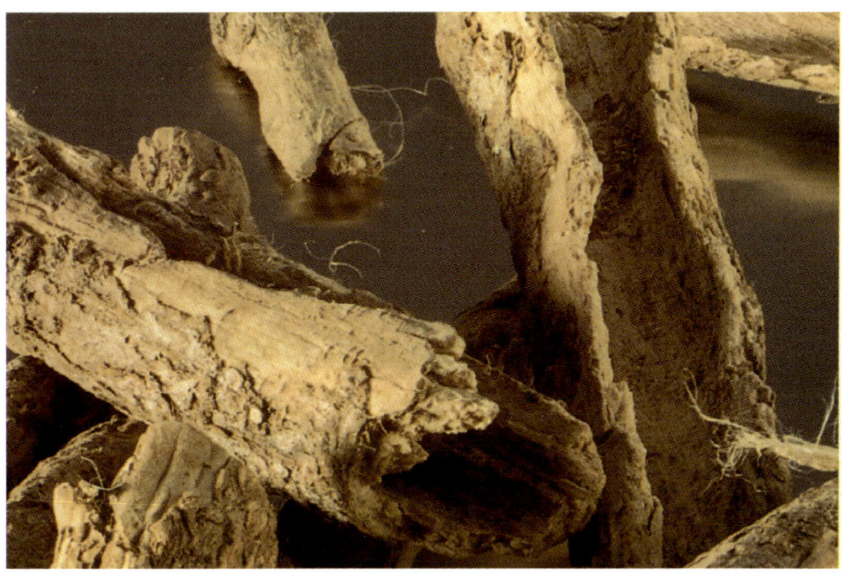

384 Röhren- oder rinnenförmige Rindenstücke ►

Verbreitung

Ursprüngliche Heimat im östlichen Mittelmeergebiet; heute fast weltweit verbreitet.

Merkmale

Stengel kahl, 15–50 cm hoch.

Blätter kahl, doppelt fiederschnittig.

Blütenköpfe mit kegelförmigem, hohlem Blütenboden, 1,5–2,5 cm im Durchmesser.

Blütezeit: Mai bis September

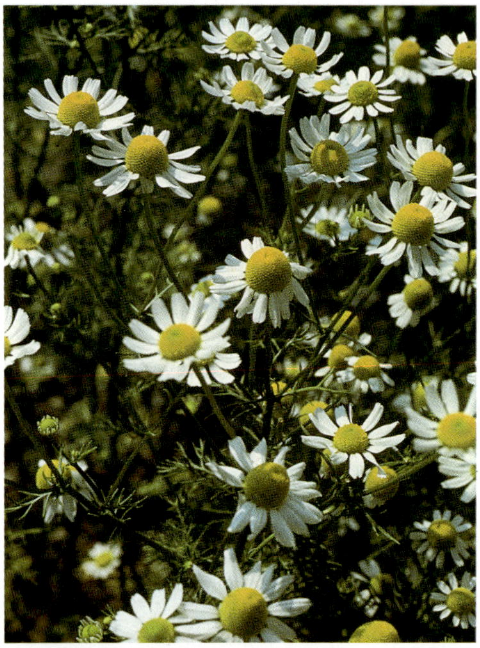

385 Bestand um die Mittagszeit

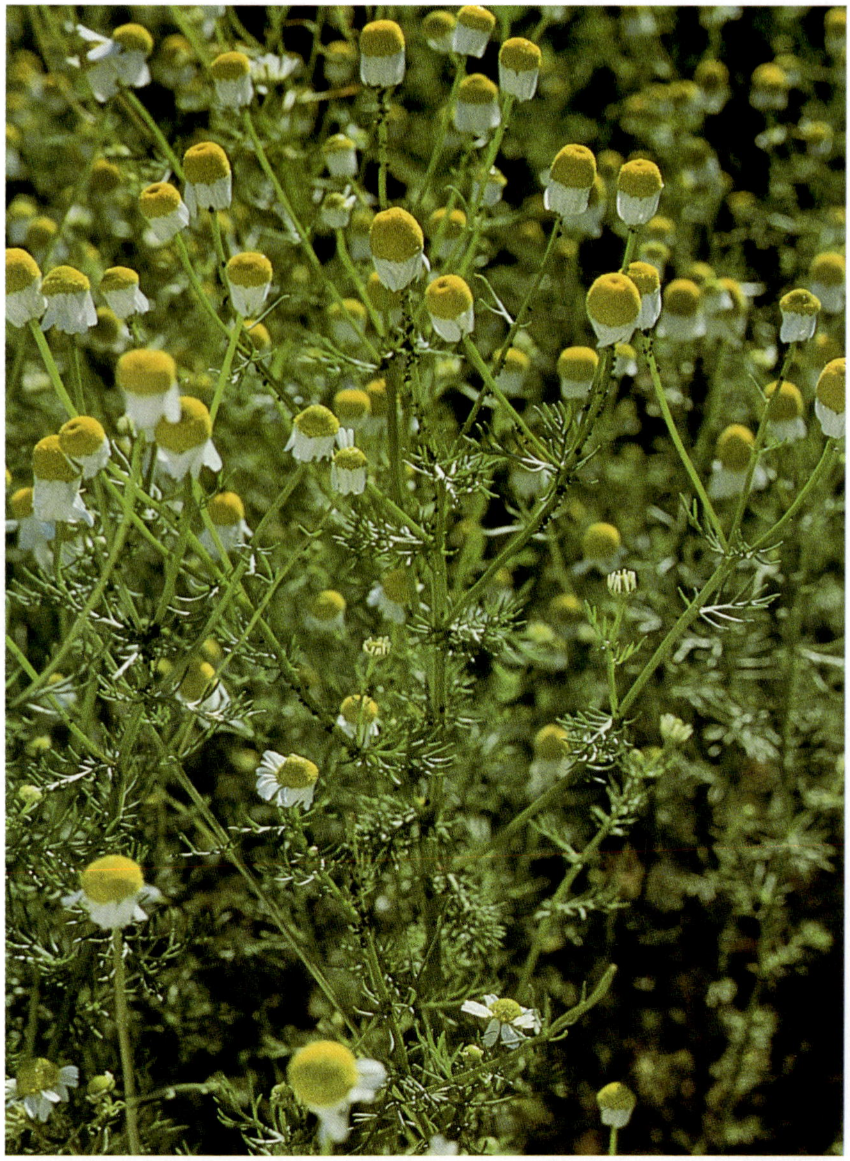

386 Reich verzweigte Kamillenpflanze

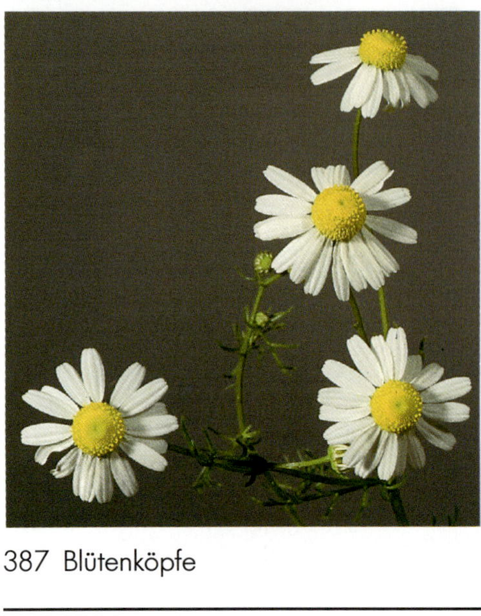

387 Blütenköpfe

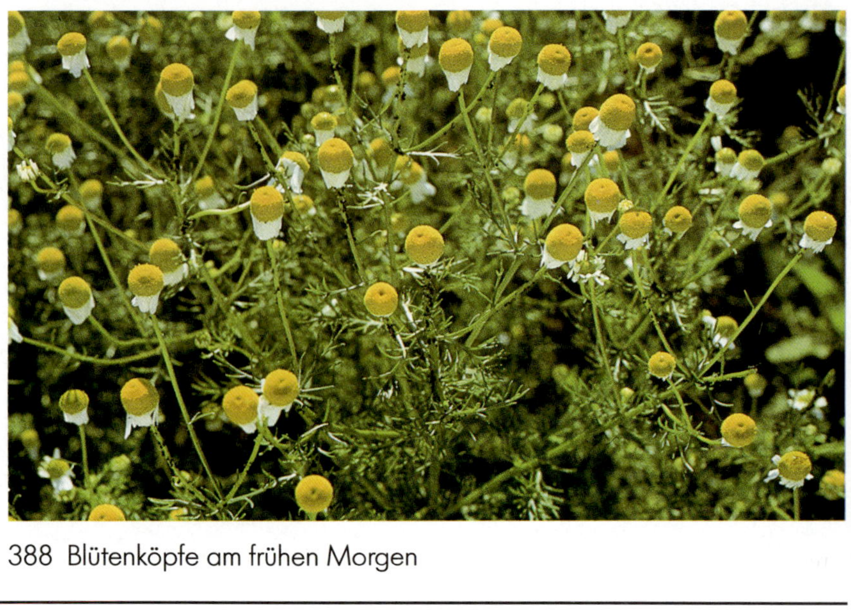

388 Blütenköpfe am frühen Morgen

Droge

Matricariae flos = Kamillenblüten
Bestehend aus den getrockneten Blütenköpfchen von Matricaria recutita L. (Syn. Chamomilla recutita {L.} Rauschert), mit einem Gehalt von mindestens 0,4% (V/m) blauem, ätherischem Öl.

Hauptinhaltsstoffe

Ätherisches Öl (z.B. Bisabolol, Bisabololoxide A, B und C)

Flavonoide (z.B. Apigenin)

Sesquiterpenlactone (z.B. Matricin)

Wirkungen und Indikationen

Antiphlogistisch, muskulotrop, spasmolytisch, wundheilungsfördernd, desodorierend, antibakteriell und bakterientoxinhemmend, Anregung des Hautstoffwechsels.

Innerlich: bei Spasmen und entzündlichen Erkrankungen im Gastro-Intestinaltrakt.

Äusserlich: bei Haut- und Schleimhautentzündungen sowie bakteriellen Hauterkrankungen einschliesslich der Mundhöhle (Spülungen), entzündlichen Erkrankungen der Luftwege (Inhalationen) Erkrankungen im Anal- und Genitalbereich (Umschläge, Bäder).

Dosierung / Teezubereitung

3 g (1 gehäufter Esslöffel) auf eine Tasse mit kochendem Wasser übergiessen und ziehen lassen. 3–4mal täglich 1 Tasse zwischen den Mahlzeiten trinken oder mehrmals täglich Spülungen (3–10prozentige Aufgüsse). Badezusatz: 50 g Droge auf 10 l Wasser. Auch in Fertigarzneimitteln enthalten.

Nebenwirkungen

Keine bekannt.

Kontraindikationen

Anwendung am Auge wegen möglicher Reizwirkungen.

Interaktionen

Keine bekannt.

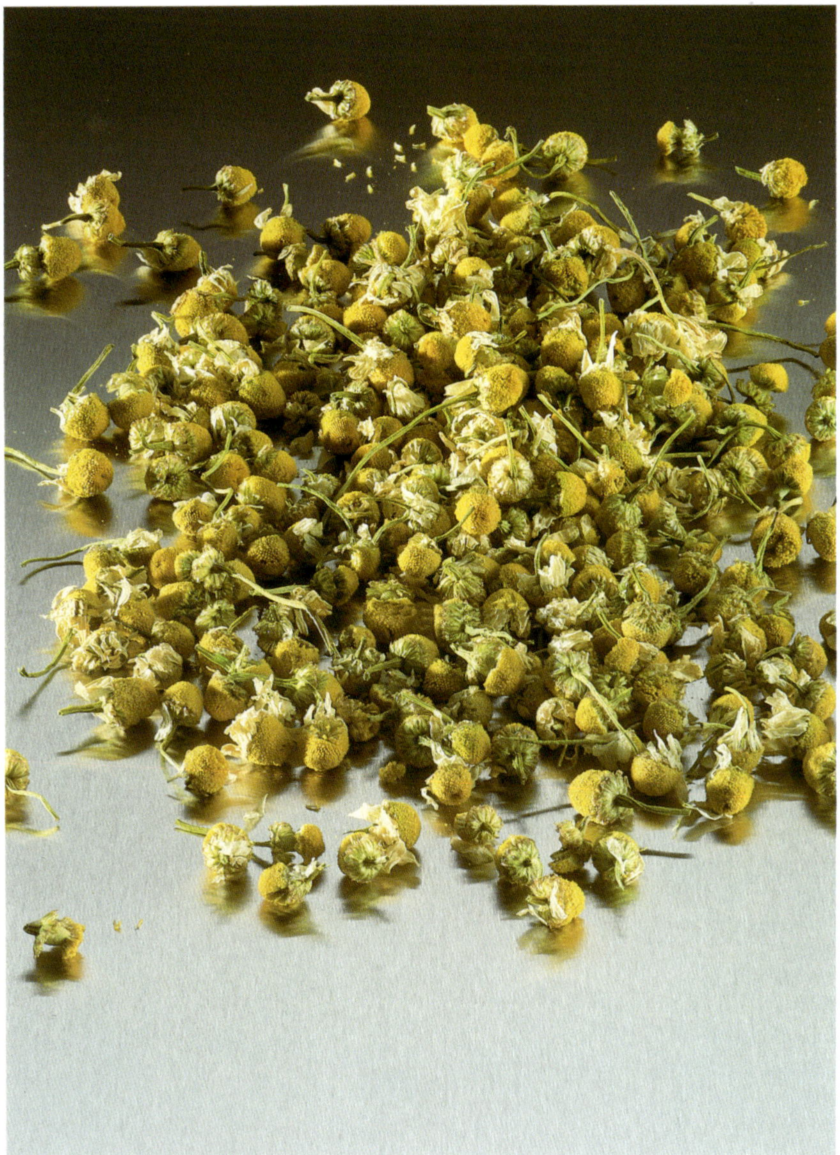

389 Matricariae flos – Kamillenblüten

Historisches

Die Kamille wurde schon vor Urzeiten von den Germanen benutzt, aber auch die alten Griechen und Römer kannten sie. Eingesetzt wurde sie als Trank und in Form von Umschlägen gegen Epilepsie, Gebärmutter-, Leib-, Nieren- und Blasenschmerzen, Lungenkrankheiten, Steinleiden, Kopfschmerzen, als Leber- und Milzmittel, als Emmenagogum und zur Behandlung eiternder Wunden.
Volksmedizin: bei Magenerkrankungen, Ohrenentzündungen, Augenentzündungen, Wunden und Geschwüren. Als Sitzbäder bei Frauenleiden.

Verbreitung

Fast in ganz Europa, Südwestasien; sonst über weite Gebiete verschleppt, so auch in Nordamerika.

Merkmale

30–150 cm hohe, aufrechte Pflanze.

Blätter 3teilig, die oberen Teilblätter lanzettlich bis oval.

Blüten hängend, 5–7 mm lang, die Flügel gleich lang wie die Fahne, aber länger als das Schiffchen.

Hülse kahl, querrunzelig.

Blütezeit: Juni bis Oktober

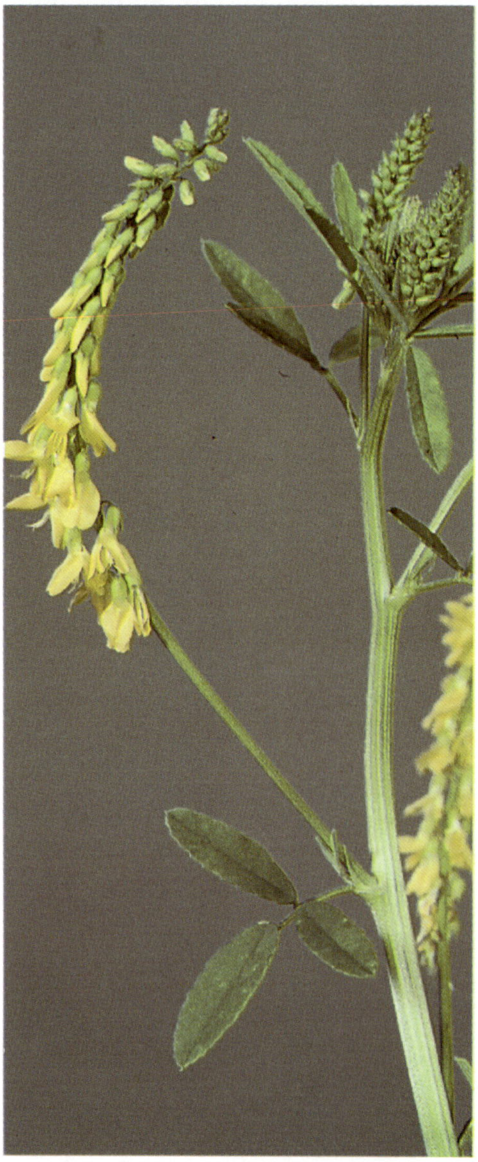

390 Blütenstand mit hängenden Blüten

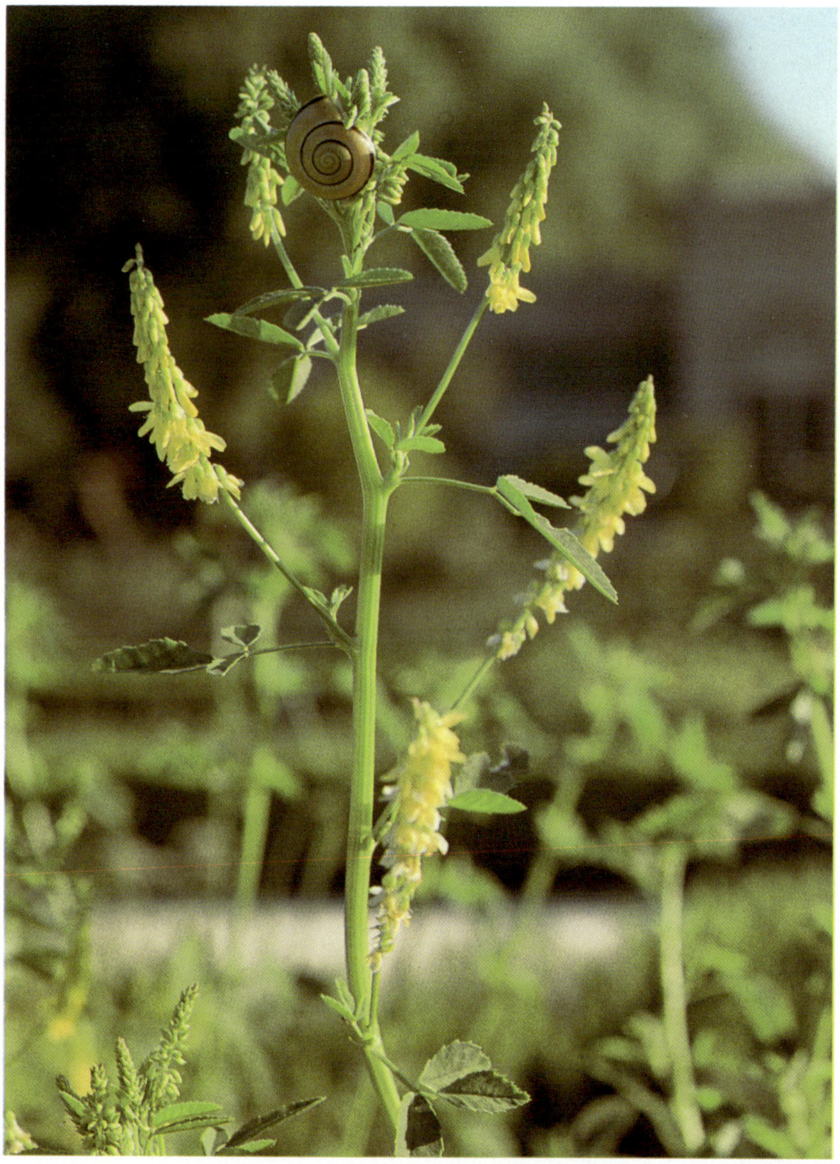

391 Dreiteilige Laubblätter mit aufrechten Blütenständen

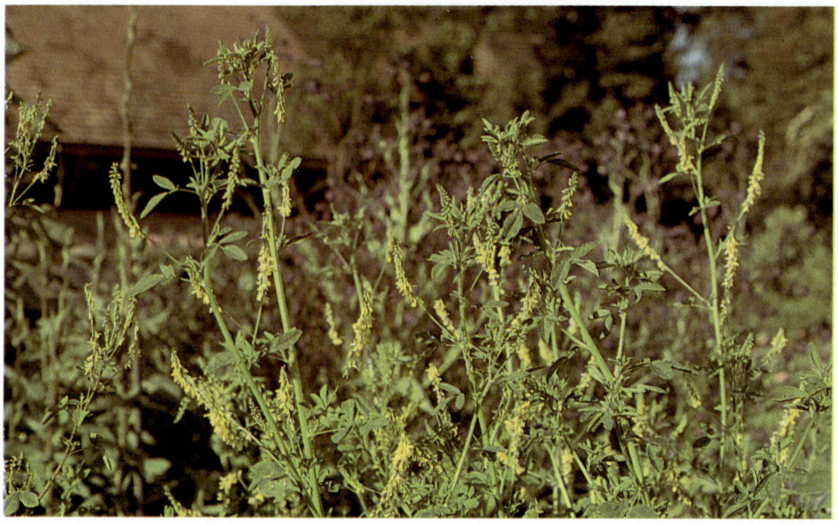

392 Pflanzenbestand vor einem Bauernhof

Droge

Meliloti herba = Steinkleekraut
Bestehend aus den getrockneten oder frischen Blättern und blühenden Zweigen von Melilotus officinalis (L.) Pallas und/ oder M. altissima Thuill.

Hauptinhaltsstoffe

Cumarine (z.B. Melilotosid)

Flavonoide (z.B. Quercetin)

Wirkungen und Indikationen

Antiödematös, antiphlogistisch. Beschleunigung der Wundheilung.

Innerlich:
Bei Beschwerden infolge chronisch venöser Insuffizienz wie Schmerzen und Schweregefühl in den Beinen, nächtlichen Wadenkrämpfen, Juckreiz und Schwellungen. Zur unterstützenden Behandlung von Thrombophlebitis, postthrombotischem Syndrom, Hämorrhoiden und Lymphstauungen.

Äusserlich:
Bei Prellungen, Verstauchungen, oberflächlichen Blutergüssen.

Dosierung

1,5–3 g (1–2 Teelöffel) auf eine Tasse mit kochendem Wasser übergiessen und ziehen lassen; 2–3mal täglich 1 Tasse trinken. Auch in Fertigarzneimitteln enthalten.

Nebenwirkungen

In seltenen Fällen Kopfschmerzen.

Kontraindikationen

Keine bekannt.

Interaktionen

Keine bekannt.

Historisches

Der Steinklee wurde als erweichendes Mittel bei Geschwülsten an den Augen, der Gebärmutter, am After und an den Hoden verwendet. Des weiteren benutzte man ihn zur Behandlung von Ausschlägen am Kopf, sowie von Magen-, Ohren- und Kopfschmerzen.

Volksmedizin: als wassertreibendes Mittel.

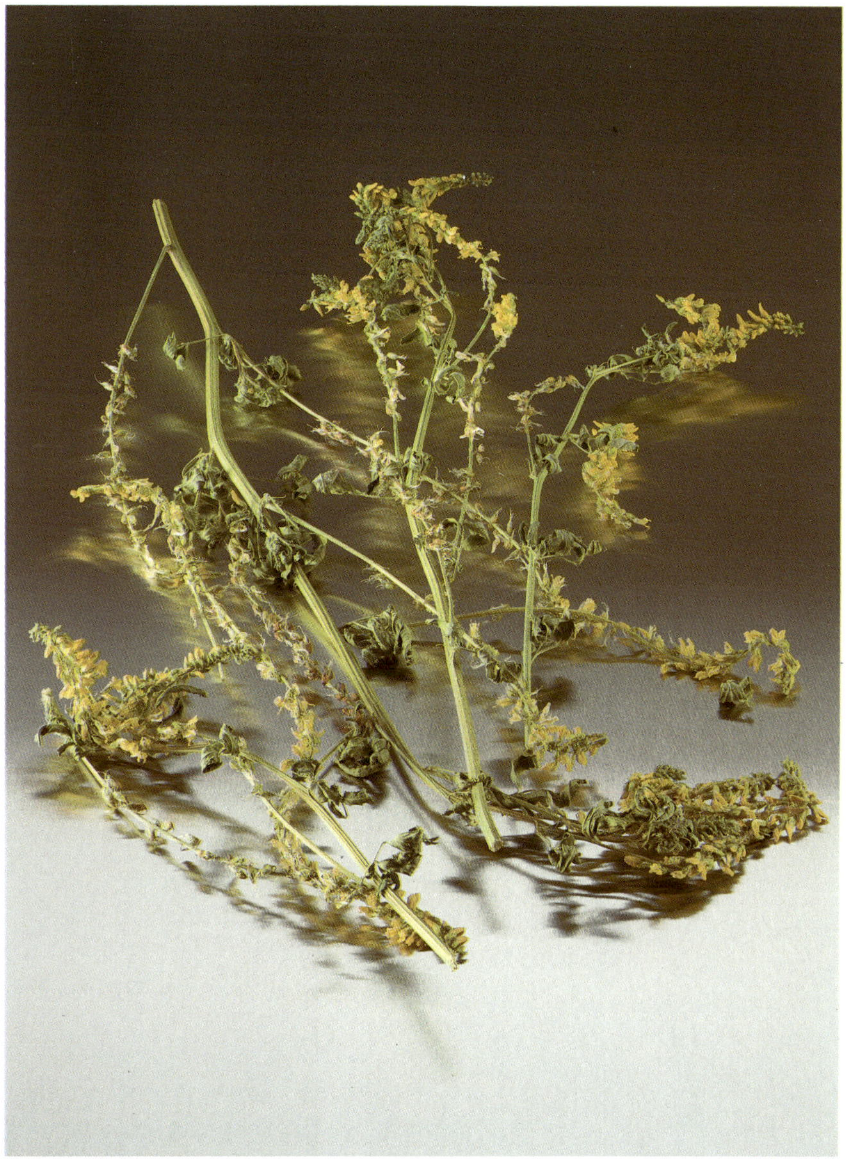

393 Meliloti herba – Steinkleekraut

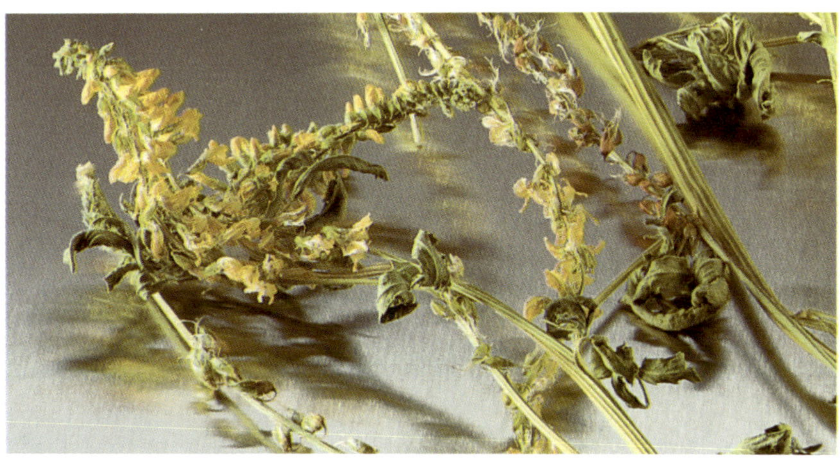

394 Längsgefurchte Stengel mit gelben Schmetterlingsblüten

Melissa officinalis L. Lamiaceae (Labiatae)

Verbreitung

Heimat: östlicher Mittelmeerraum; heute in Europa, Nordafrika und Amerika kultiviert und oft verwildert.

Merkmale

Pflanze 30–90 cm hoch, meist ästig, mit starkem Zitronengeruch.

Blätter kurz gestielt, Stiel 0,25–0,5mal so lang wie die Spreite.

Blüten zu 3–6 in den Blattachseln, Kelch glockenförmig, Zähne der Kelchunterlippe grannenartig verlängert.

Blütezeit: Juni bis August

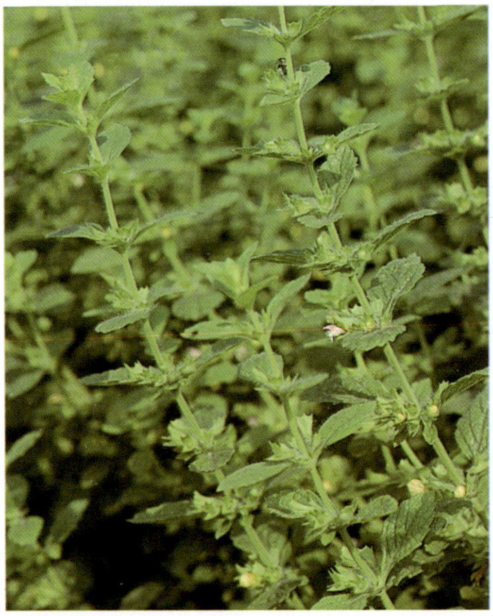

395 Laubblätter kreuzgegenständig

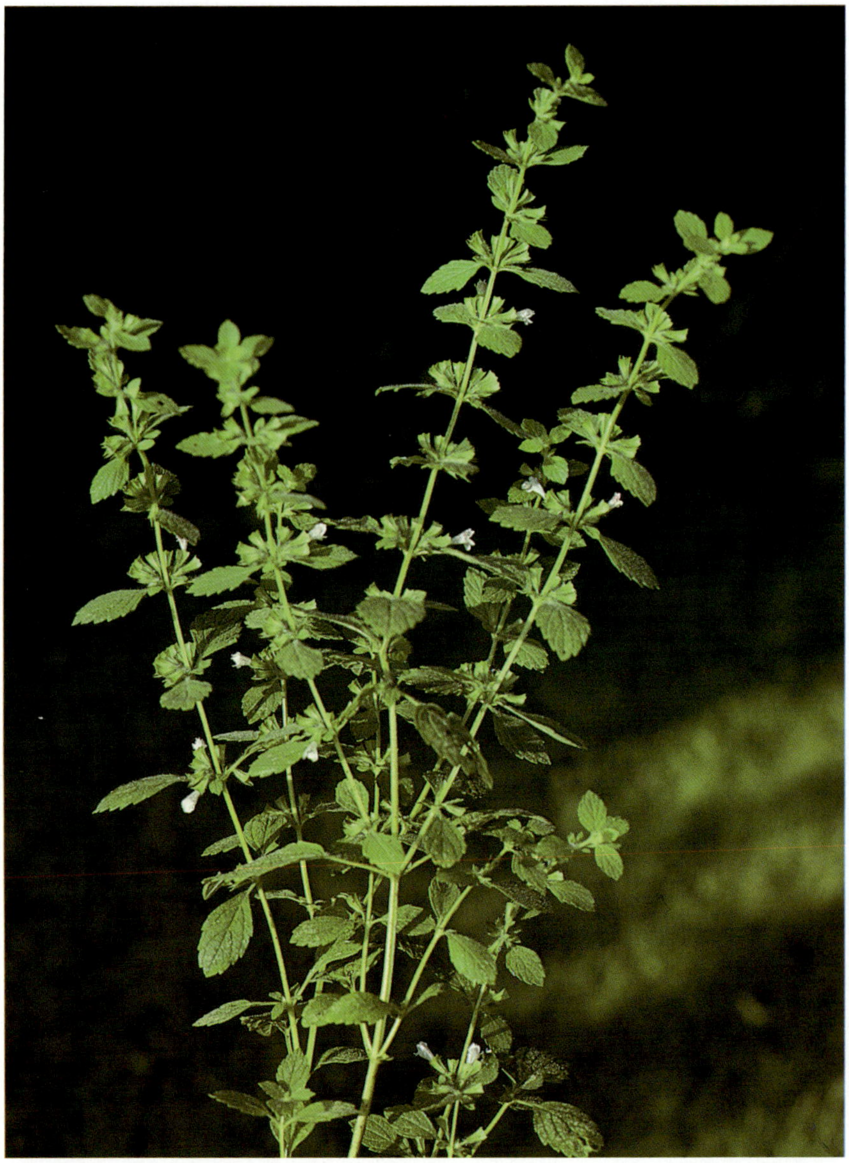

396 Ästig verzweigte Pflanze

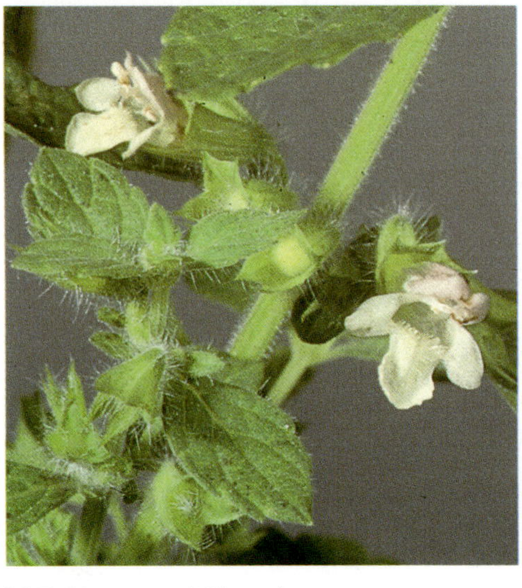

397 Blüten und Blütenknospen

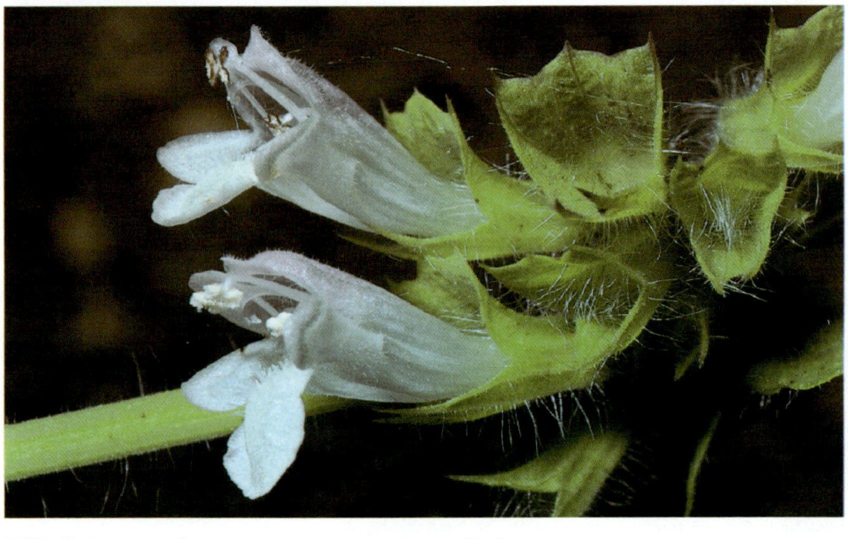

398 Kelchunterlippe mit grannenartigen Zähnen

Droge

Melissae folium = Melissenblätter
Bestehend aus dem getrockneten Laubblatt von Melissa officinalis L.

Hauptinhaltsstoffe

Ätherisches Öl

Gerbstoffe

Triterpensäuren

Bitterstoffe

Flavonoide

Wirkungen und Indikationen

Beruhigend, karminativ, virustatisch.

Bei nervös bedingten Einschlafstörungen, funktionellen Magen-Darm-Beschwerden.

Dosierung / Teezubereitung

1,5–4,5 g (1 1/2–4 1/2 Teelöffel) auf eine Tasse mit kochendem Wasser übergiessen und ziehen lassen; mehrmals täglich nach Bedarf.

Auch in Fertigarzneimitteln enthalten.

Nebenwirkungen

Keine bekannt.

Kontraindikationen

Keine bekannt.

Interaktionen

Keine bekannt.

Historisches

Die Melisse wurde schon früh gegen allerlei Beschwerden und Krankheiten eingesetzt. Die Blätter, mit Wein getrunken oder als Kataplasma, sollten gegen Skorpionstiche, Spinnenstiche und Hundebiss wirken. Sie wurden verwendet zur Herstellung von Mundspülwasser bei Zahnschmerzen und von Klistieren bei Dysenterie. Weiter wurden sie eingesetzt gegen Drüsenschwellungen, Gelenkschmerzen und zum Reinigen von Geschwüren. **Volksmedizin:** bei Schlafstörungen, Erkältungskrankheiten, funktioneller Kreislaufschwäche. Äusserlich auf Bienen- und Wespenstiche.

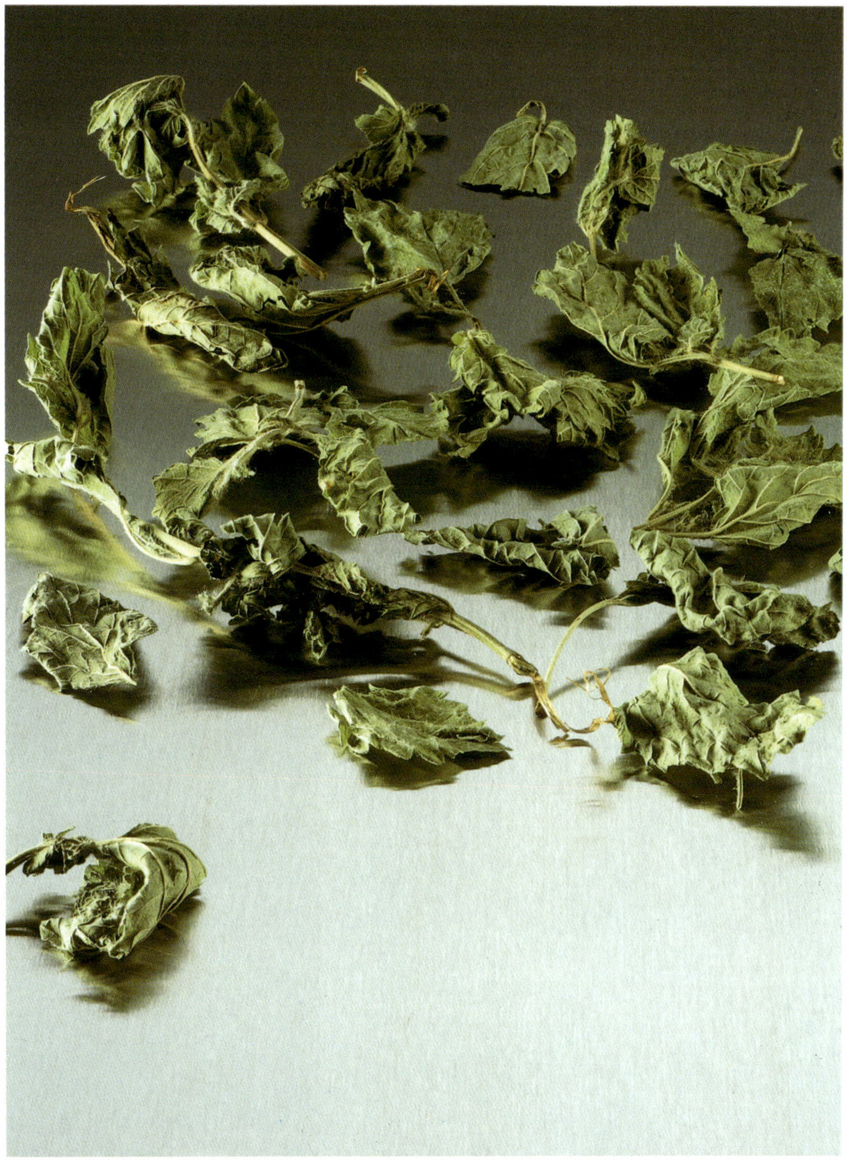

399 Melissae folium – Melissenblätter

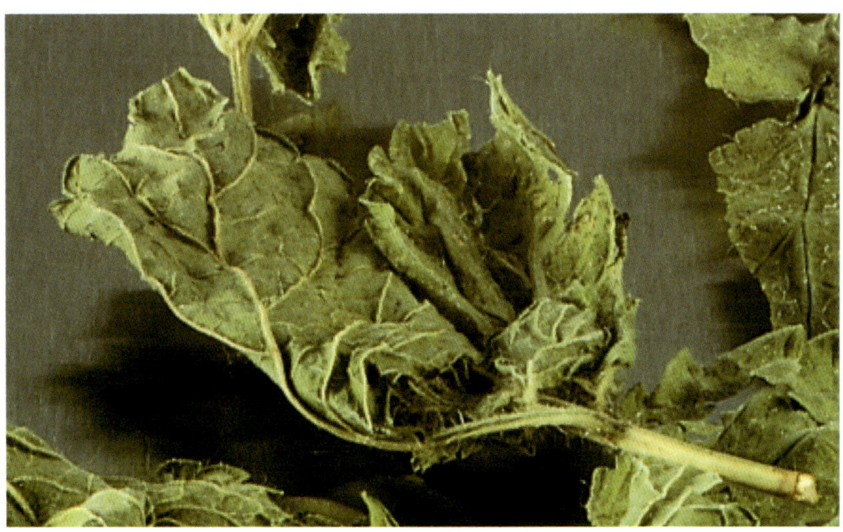

400 Blattränder gekerbt oder gesägt; Blattoberflächen schwach behaart

Mentha piperita L.

Lamiaceae (Labiatae)

Verbreitung

Alte Kulturpflanze, häufig kultiviert und verwildert.

Merkmale

Fast kahle Pflanze, stark aromatisch, meist mit oberirdischen Ausläufern.

Blätter zugespitzt, kurz gestielt, beiderseits grün.

Krone rosa bis lila, selten weiss; Staubblätter 4, aus der Krone herausragend und auseinanderlaufend.

Blütezeit: Juni bis August

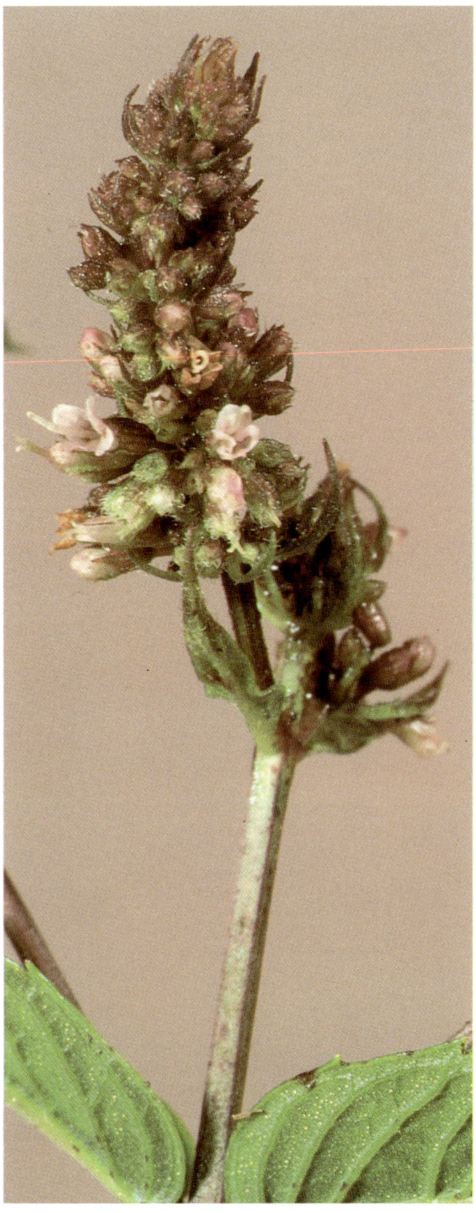

401 Kegelförmiger Blütenstand

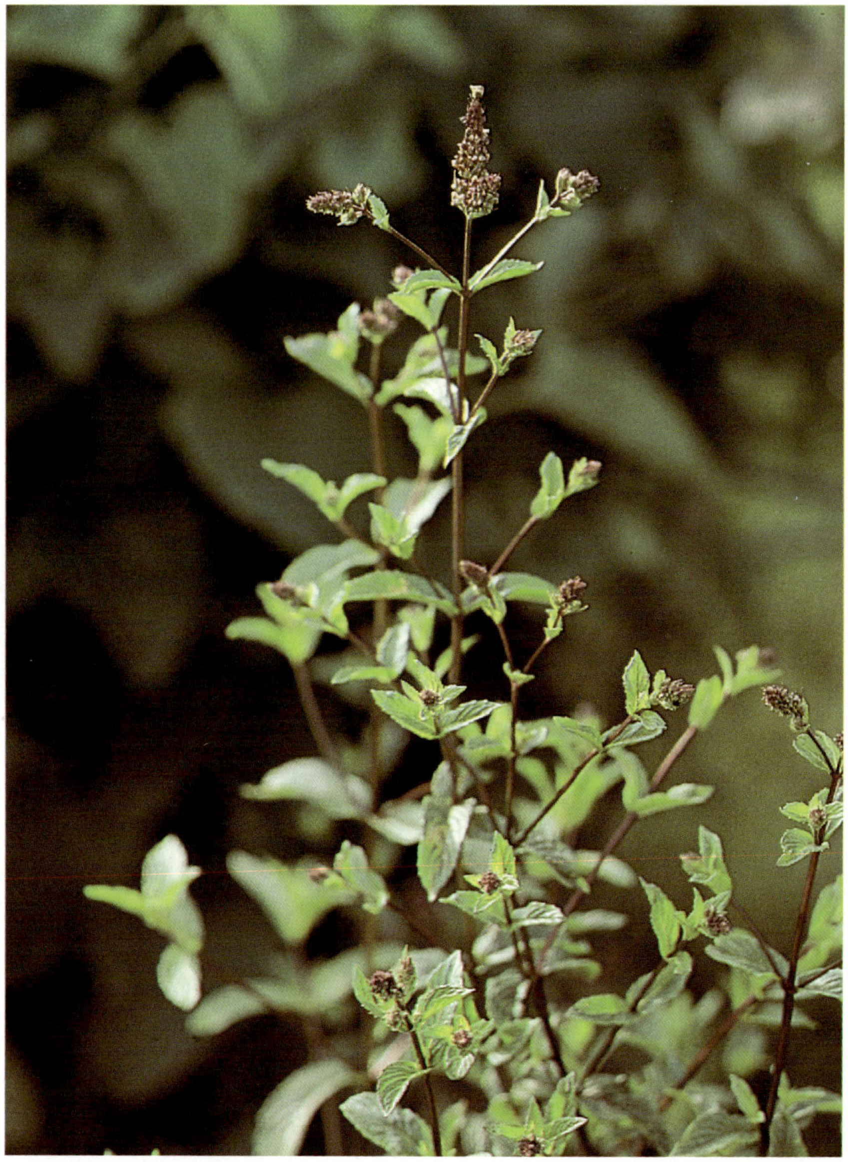

402 Minze mit kurzgestielten Laubblättern

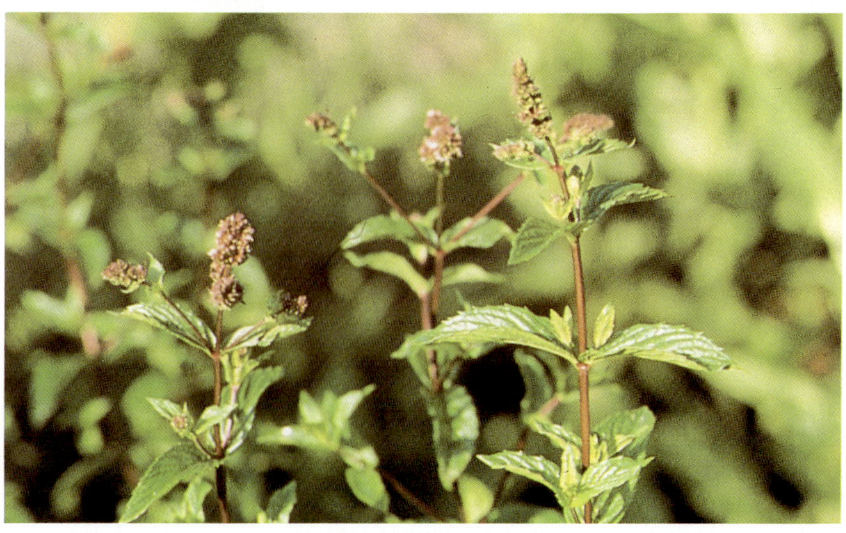

403 Blütenstände und kreuzgegenständig angeordnete Laubblätter

Droge

Menthae piperitae folium = Pfefferminzblätter
Bestehend aus den getrockneten Blättern von Mentha piperita L., mit einem Gehalt von mindestens 1,20% (V/m) ätherischem Öl.

Hauptinhaltsstoffe

Ätherisches Öl (z.B. Menthol)

Gerbstoffe

Wirkungen und Indikationen

Blattdroge:
Spasmolytisch, choleretisch, karminativ.

Bei krampfartigen Beschwerden im Magen-Darm-Bereich sowie der Gallenblase und -wege.

Pfefferminzöl:
Spasmolytisch, karminativ, cholagog, antibakteriell, sekretolytisch, kühlend. **Innerlich** bei krampfartigen Beschwerden im oberen Gastrointestinaltrakt und der Gallenwege, Colon irritabile, bei Katarrh der oberen Luftwege, Mundschleimhautentzündungen.

Äusserlich bei Muskel- und Nervenschmerzen, Geschmackskorrigens.

Dosierung / Teezubereitung

1,5 g (1 Esslöffel) auf eine Tasse mit kochendem Wasser übergiessen und ziehen lassen; 2–4mal täglich 1 Tasse trinken.

Auch in Fertigarzneimitteln enthalten.

Nebenwirkungen

Blattdroge:
Eine längere Anwendung in Form von Tee kann Reizerscheinungen im Magen bewirken.

Pfefferminzöl:
Selten allergische Reaktionen.

Kontraindikationen

Blattdroge:
Keine bekannt.

Pfefferminzöl:
Verschluss der Gallenwege, Gallenblasenentzündungen, schwere Leberschäden.

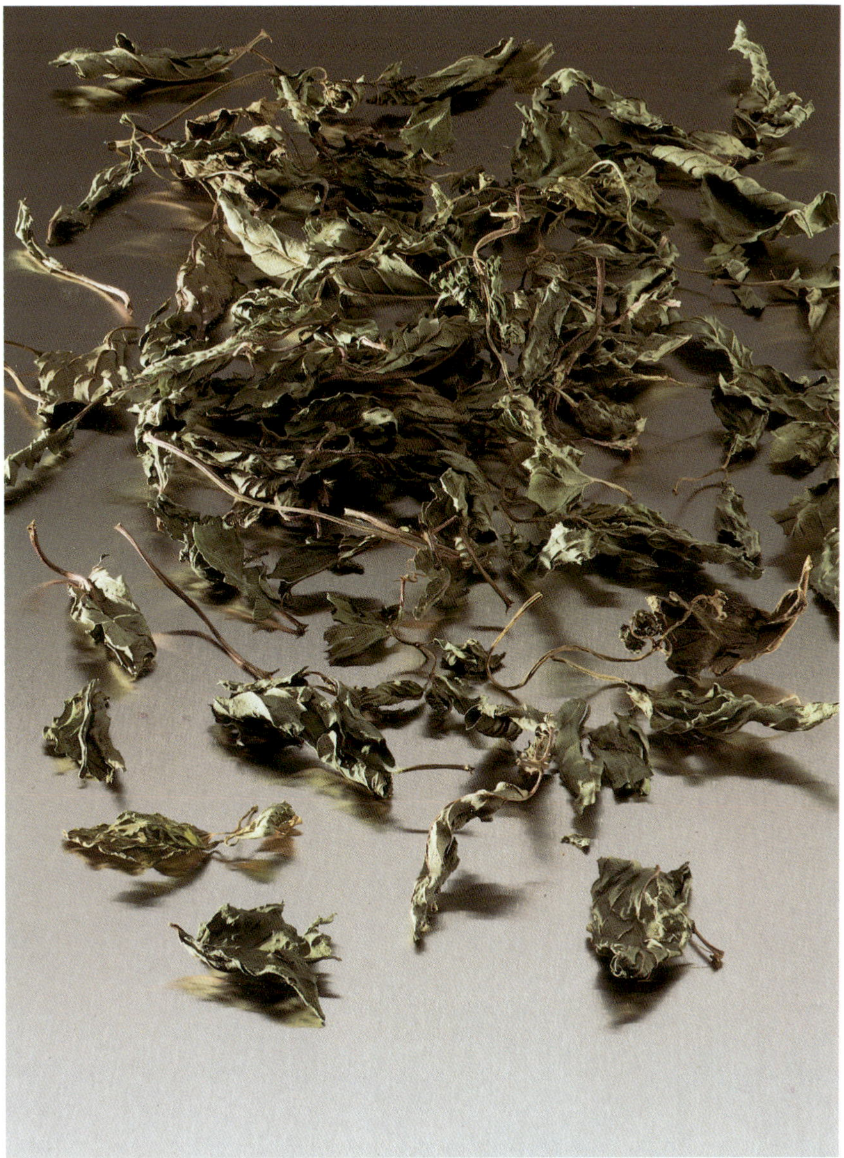

404 Menthae piperitae folium – Pfefferminzblätter

Bei Säuglingen und Kleinkindern sollten pfefferminzölhaltige Zubereitungen nicht im Bereich des Gesichts, speziell der Nase, aufgetragen werden.

Interaktionen

Keine bekannt.

Historisches

Wahrscheinlich wurde die Pfefferminze sowie andere Minzenarten gegen Blutauswurf, Würmer, Brechreiz, Cholera und Ohrenschmerzen eingesetzt. Sie galt als Aphrodisiakum und Empfängnisverhütungsmittel.
Bei Abszessen wurden sie in Form von Umschlägen verwendet.
Volksmedizin: als Magen- und Gallenmittel.

Verbreitung

Eurasien und Nordamerika.

Merkmale

Sumpfpflanze mit bis zu 1,2 m langem Rhizom, kriechend, 15–30 cm hoch.

Blätter wechselständig, 3zählig, der lange Blattstiel am Grunde scheidenartig verbreitert.

Blüte weiss bis rötlich, innen bärtig.

Blütezeit: Mai

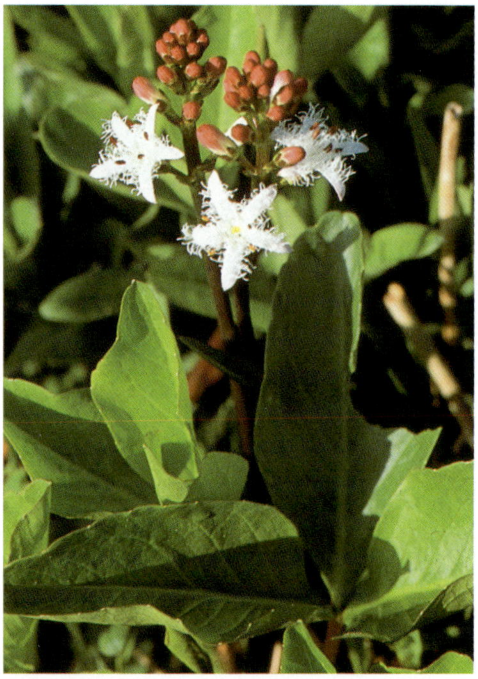

405 Blütenstände

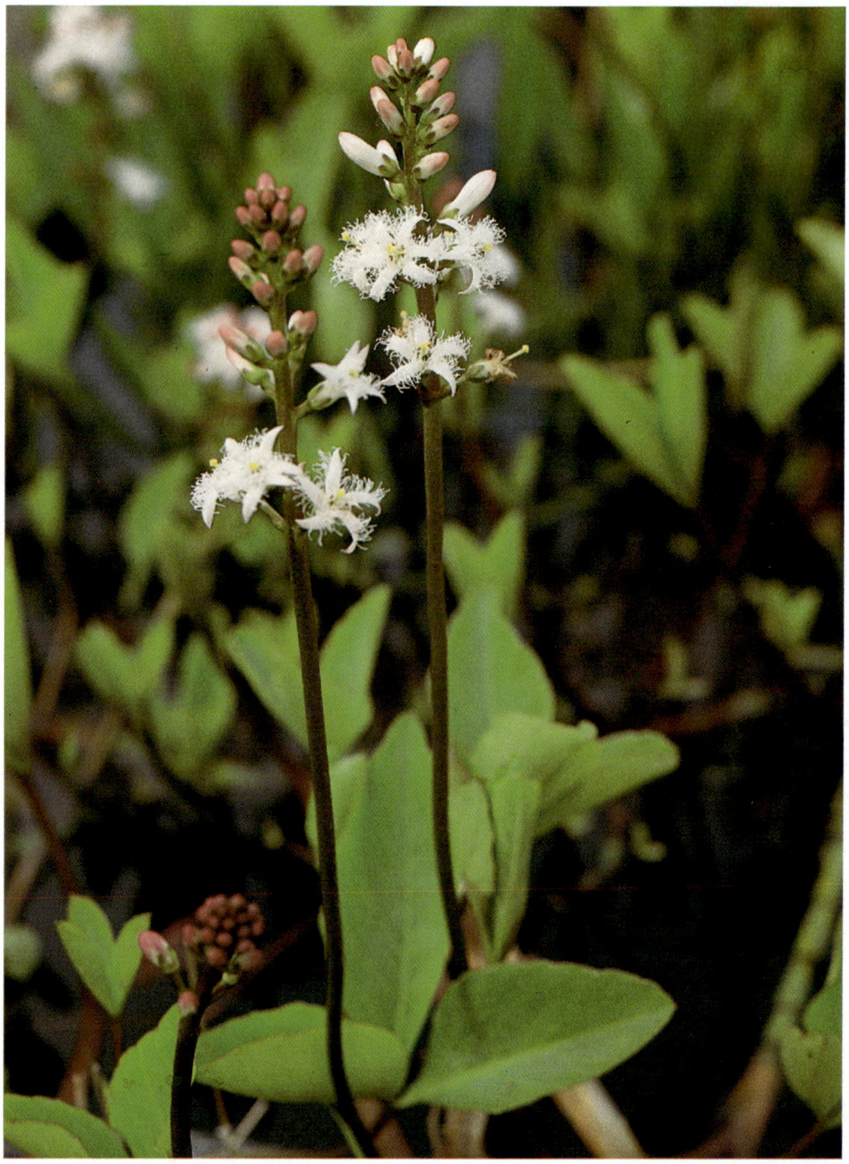

406 Fieberklee an sumpfigem Standort

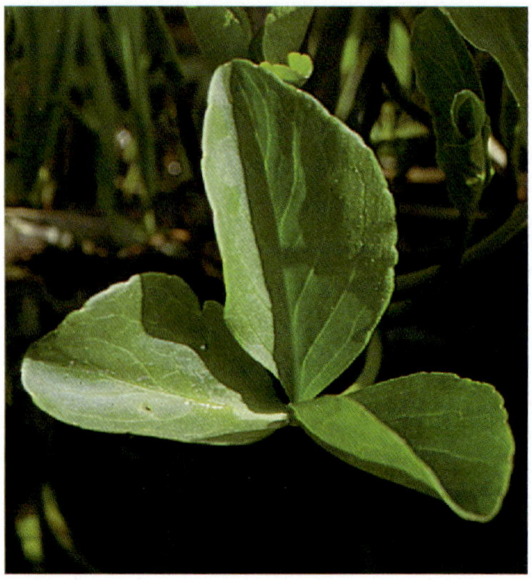

407 Dreizähliges Laubblatt

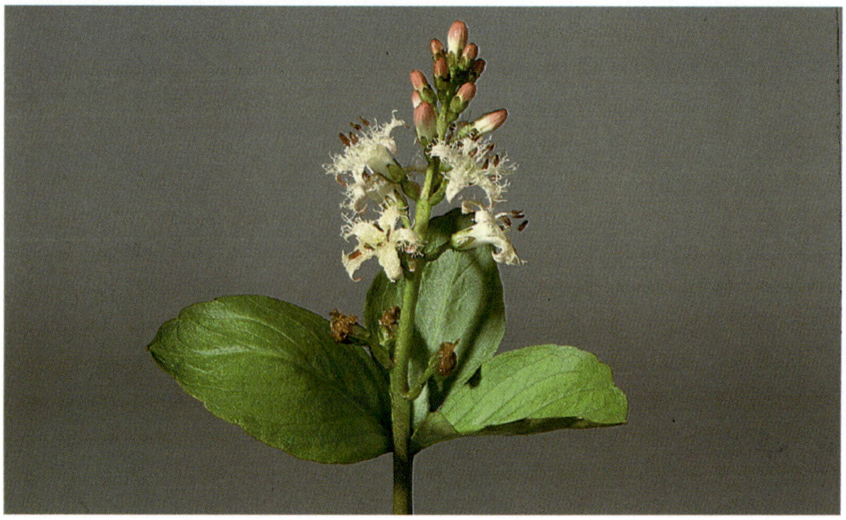

408 Blüten auf der Innenseite der Kronblätter bärtig

Droge

Menyanthis folium (Syn. Trifolii fibrini folium) = Bitterkleeblätter, Fieberkleeblätter

Bestehend aus den getrockneten Laubblättern von Menyanthes trifoliata L.

Hauptinhaltsstoffe

Bitterstoffe (Secoiridoidglykoside)

Wirkungen und Indikationen

Förderung der Speichel- und Magensaftsekretion.

Bei Appetitlosigkeit dsypeptischen Beschwerden.

Dosierung / Teezubereitung

0,5–1 g (1/2–1 Teelöffel) auf eine Tasse mit kochendem Wasser übergiessen und ziehen lassen oder kalt ansetzen und aufkochen lassen.

1/2 Stunde vor den Mahlzeiten 1 Tasse ungesüsst trinken.

Auch in Fertigarzneimitteln enthalten.

Nebenwirkungen

Einnahme von grösseren Mengen kann Erbrechen verursachen.

Kontraindikationen

Diarrhöe, Dysenterie, Kolitis.

Interaktionen

Keine bekannt.

Historisches

Der Fieberklee wurde früher innerlich bei Skorbut, Asthma, Fieber und äusserlich bei Geschwüren eingesetzt.
Volksmedizin: bei Rheumatismus, Tuberkulose, Fieber, Gallen- und Leberleiden.

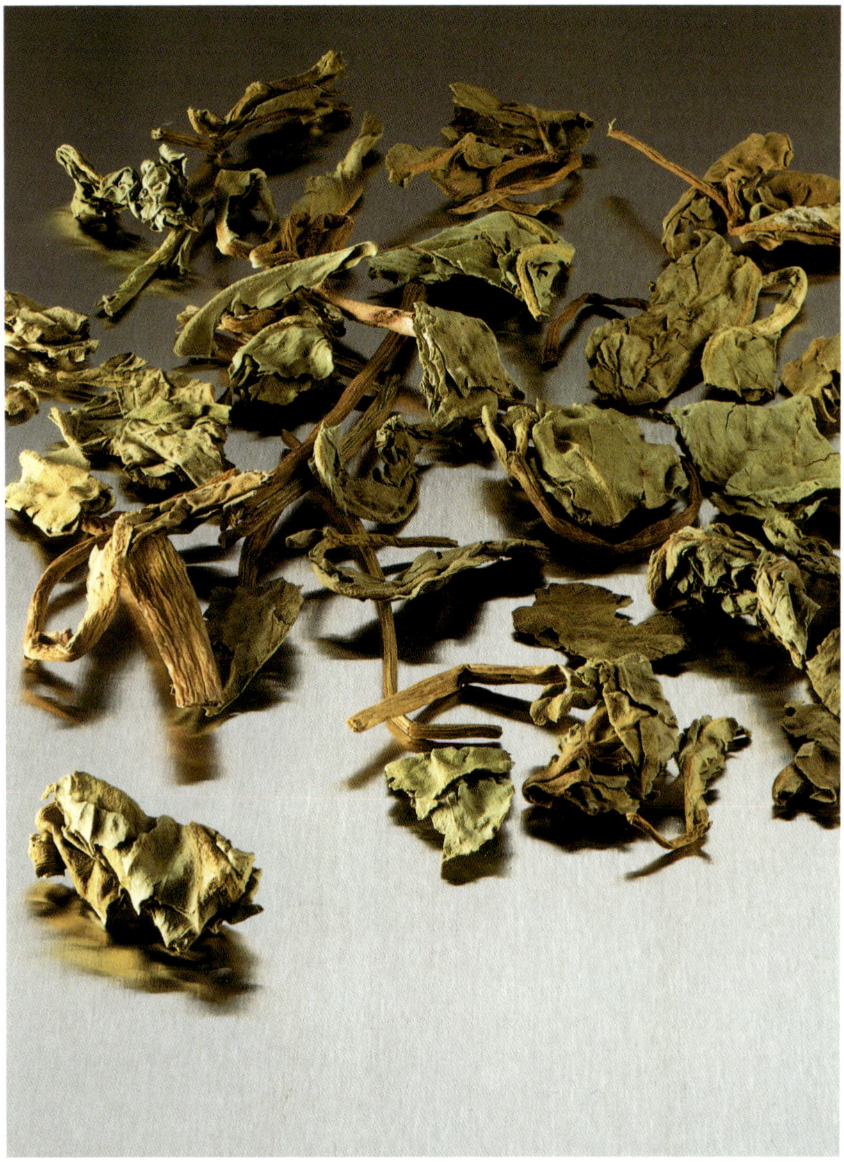

409 Menyanthis folium – Bitterkleeblätter

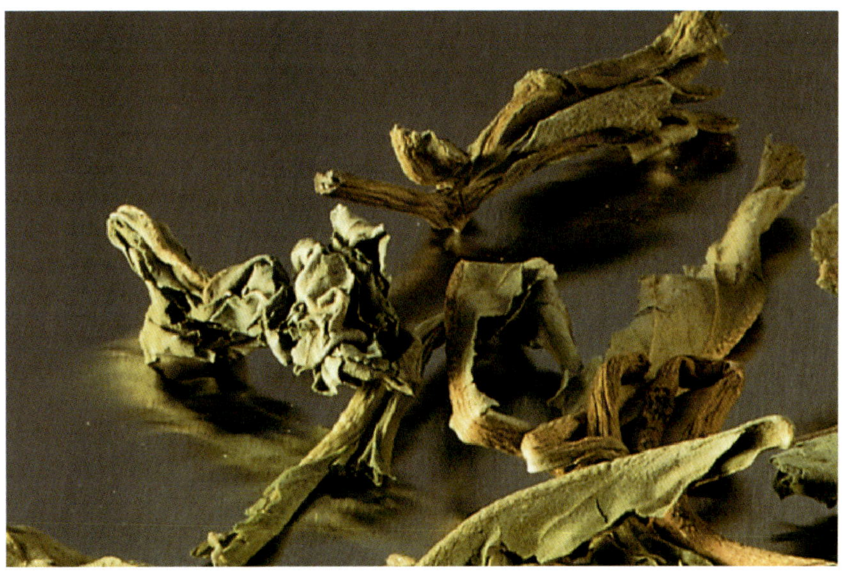

410 Langgestielte 3zählige Laubblätter mit auffällig breiten Mitteladern ►

Myroxylon balsamum (L.) Harms

Fabaceae (Papilionaceae)

Verbreitung

Tropisches Amerika, von Südmexiko bis Peru und Brasilien.

Merkmale

Bis 35 m hoher Baum; Rinde grau bis graubraun.

Blätter wechselständig, unpaarig und versetzt gefiedert mit 5–11 (– 13) Teilblättern, diese 5–9 cm lang.

Blüten weiss, Fahne 12 mm lang und 8 mm breit, die anderen Kronblätter kleiner.

Hülsen 5–13 cm lang, bräunlich; Same glatt.

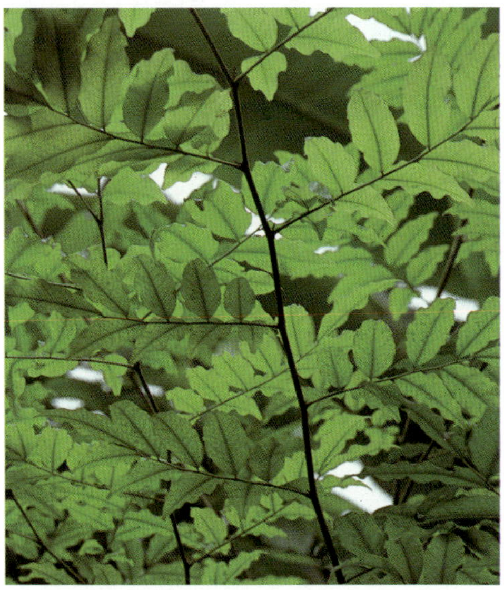

411 Junge Triebe des Balsambaumes

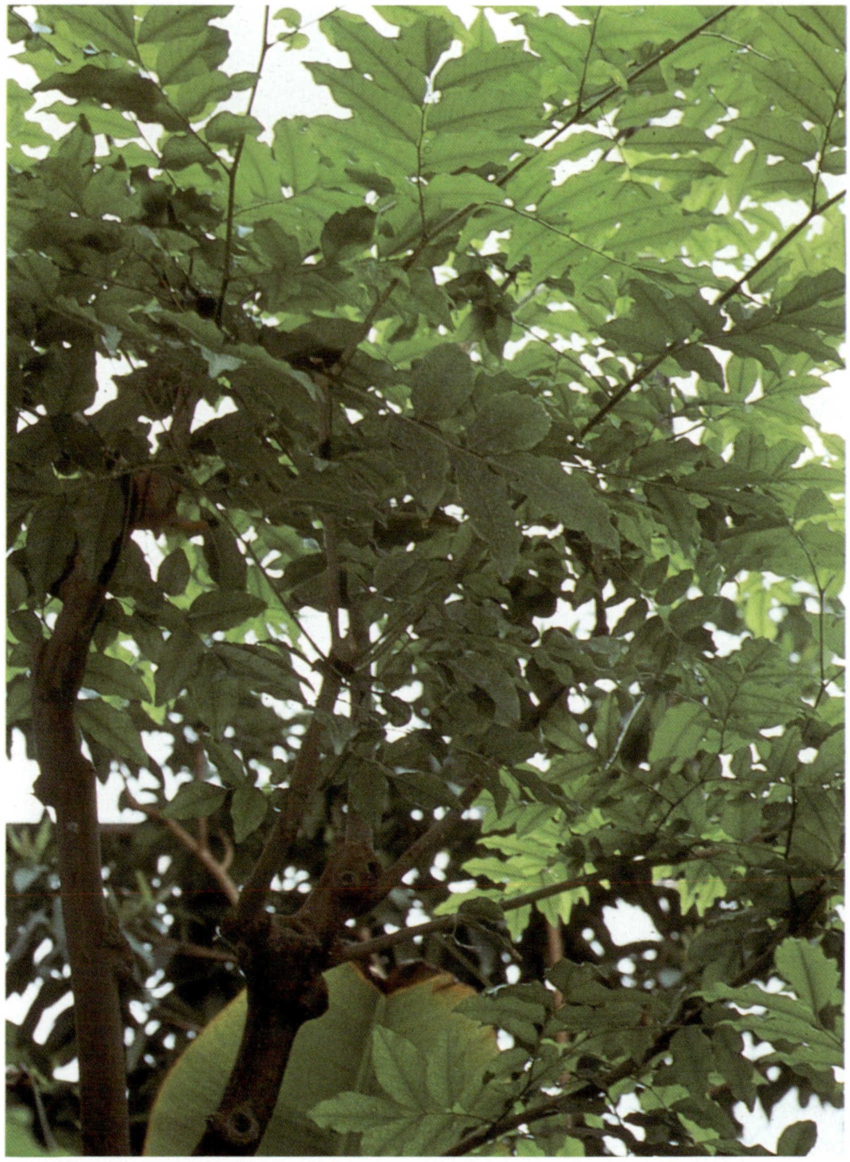

412 Kleiner Balsambaum

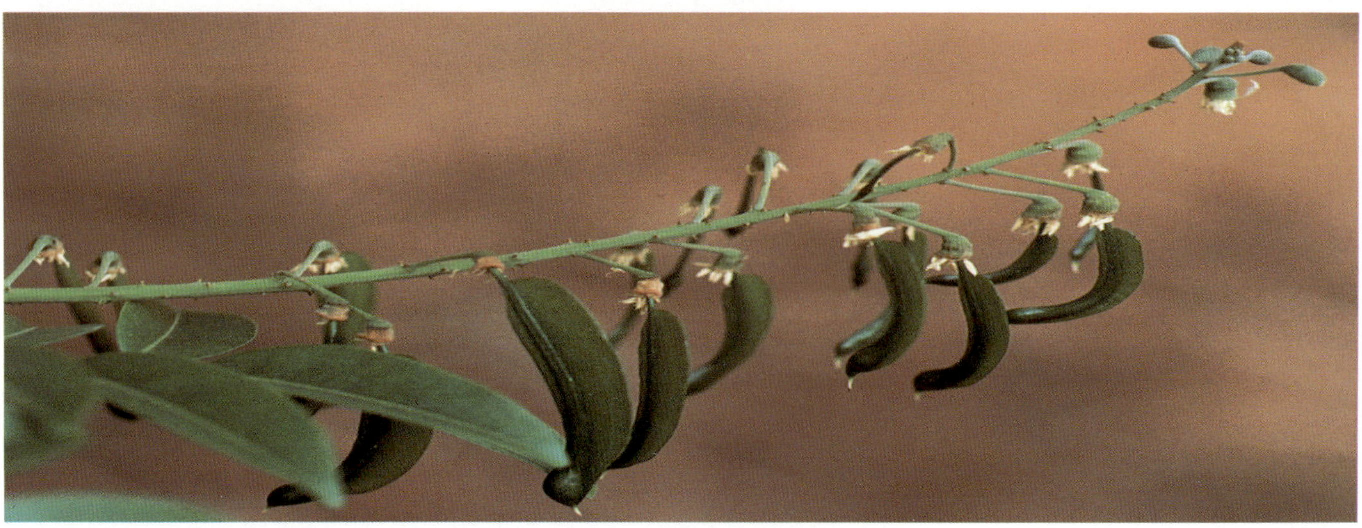

413 Blütenstand mit jungen Früchten

Droge

Balsamum tolutanum = Tolubalsam

Bestehend aus dem aus den Stämmen von Myroxylon balsamum (L.) Harms var. balsamum (Syn. M. balsamum (L.) Harms var. genuinum Baillon) enthaltenen Balsam. Er enthält mindestens 25,0% und höchstens 50,0% freie oder gebundene Säuren, bestimmt als Zimtsäure und berechnet auf die getrocknete Droge.

Hauptinhaltsstoffe

Organische Säuren (z.B. Zimtsäure, Benzoesäure)

Ätherisches Öl

Wirkungen und Indikationen

Expektorierend.

Bei Bronchitis und Husten.

Dosierung

Hauptsächlich in Fertigarzneimitteln enthalten.

Nebenwirkungen

Keine bekannt.

Droge

Balsamum peruvianum = Perubalsam

Bestehend aus dem aus den Stämmen von Myroxylon balsamum (L.) Harms var. pereirae (Royle) Harms enthaltenen Balsam. Er enthält mindestens 50,0% und höchstens 65% (m/m) eines Estergemisches, hauptsächlich von Benzylestern der Benzoe- und Zimtsäure (Cinnamein).

Hauptinhaltsstoffe

Estergemisch (z.B. Benzylester der Benzoe- und Zimtsäure).

Wirkungen und Indikationen

Antibakteriell, granulationsfördernd.

Äusserlich zur Behandlung von Hautschäden.

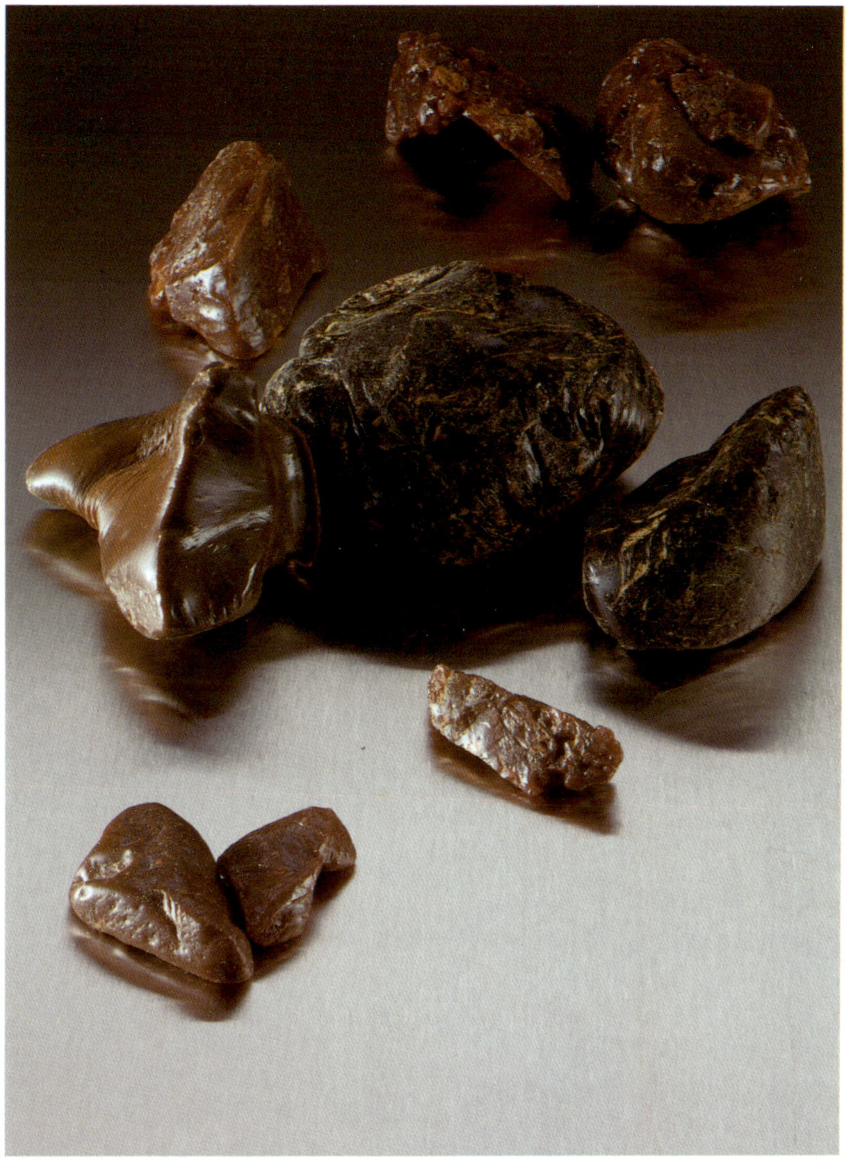

414 Balsamum tolutanum – Tolubalsam

Dosierung

Hauptsächlich in Fertigarzneimitteln enthalten.

Nebenwurkungen

Allergien.

Kontraindikationen

Allergische Hautreaktionen.

Interaktionen

Keine bekannt.

Historisches

Der Tolubalsam wurde zur Behandlung von Wunden, Geschwülsten, Magenbeschwerden, Kopfschmerzen, Gicht und Katarrhen der Luftwege herangezogen.

Ononis spinosa L.

Verbreitung

Mitteleuropa

Merkmale

Stengel am Grunde verholzt, niederliegend oder aufsteigend, Seitenäste oft mit Dornen abschliessend.

Teilblätter elliptisch oder eiförmig, gezähnt.

Blüten kurz gestielt, das Schiffchen schnabelförmig zugespitzt.

Die Frucht etwa so lang wie der Kelch.

Blütezeit: Juni bis September

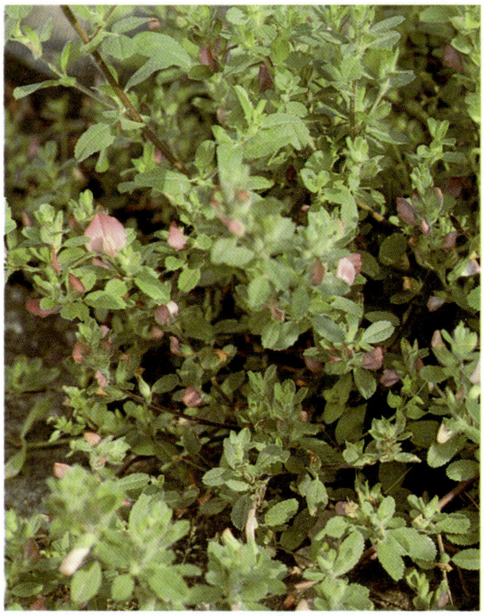

415 Aufsteigender Halbstrauch

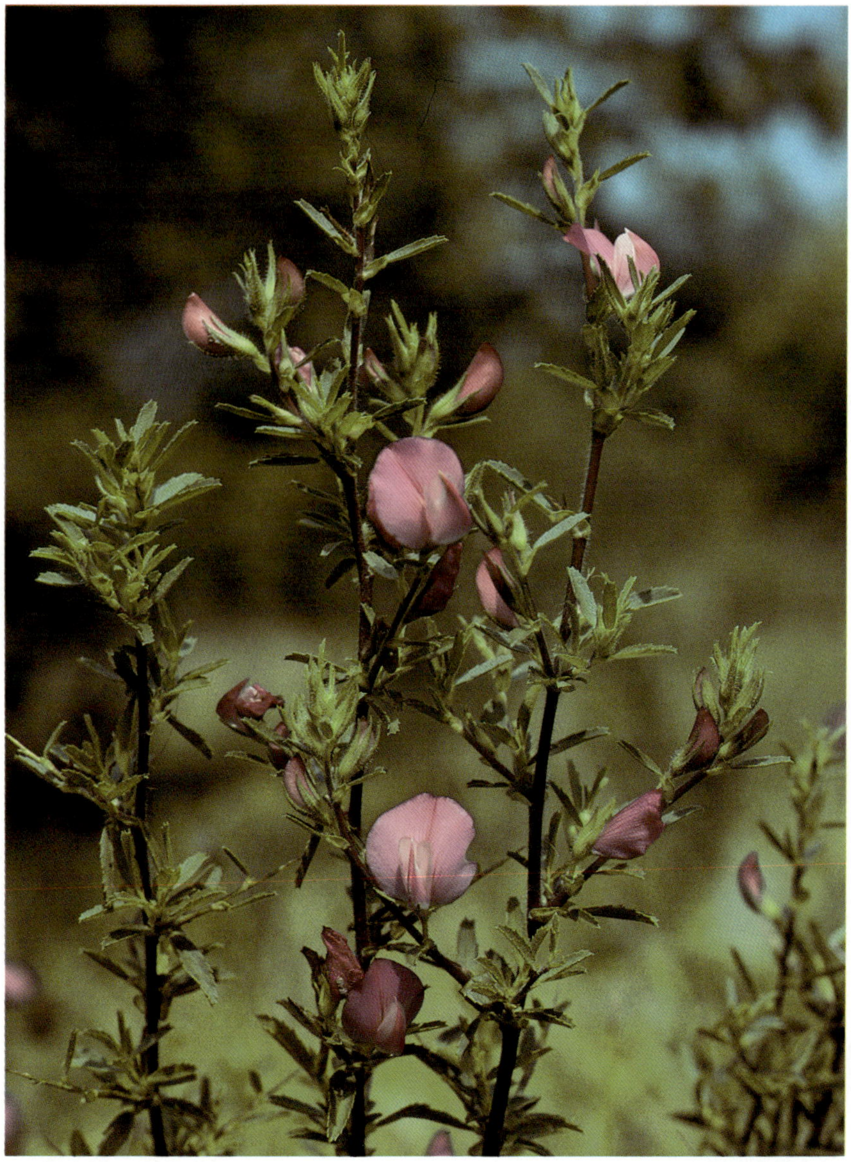

416 Blätter dreizählig und gezähnt; Blüten einzeln in den Blattachseln

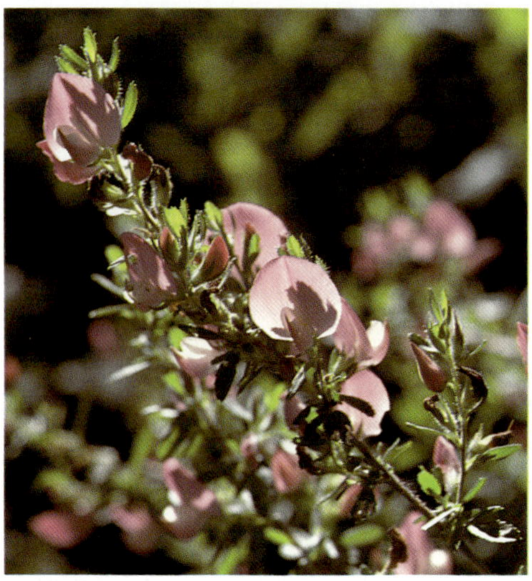

417 Kurzgestielte Blüten

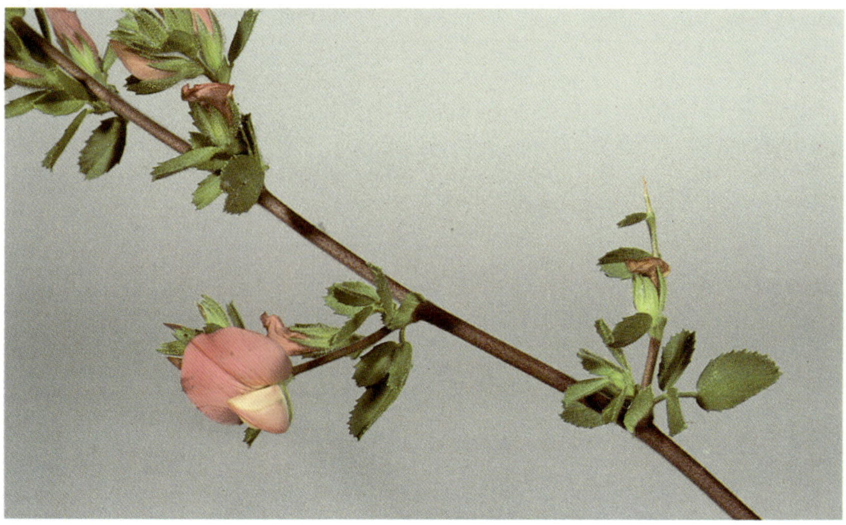

418 Seitentrieb mit endständigem Dorn (rechts)

Droge

Ononidis radix = Hauhechelwurzel
Bestehend aus den im Herbst gesammelten, getrockneten Wurzeln und Rhizomen von Ononis spinosa L.

Hauptinhaltsstoffe

Flavonoide

Ätherisches Öl

Wirkungen und Indikationen

Diuretisch (aquaretisch). Zur Durchspülung bei entzündlichen Erkrankungen der ableitenden Harnwege und zur Vorbeugung und Behandlung von Nierengriess.

Dosierung / Teezubereitung

2 g (ca. 1 Teelöffel) auf eine Tasse mit kochendem Wasser übergiessen und 20–30 Minuten ziehen lassen; 3–6mal täglich 1 Tasse trinken.

Auch in Fertigarzneimitteln enthalten.

Nebenwirkungen

Keine bekannt.

Kontraindikationen

Keine Durchspülungstherapie bei Ödemen infolge eingeschränkter Herz- oder Nierentätigkeit.

Interaktionen

Keine bekannt.

Historisches

Die Hauhechelwurzel galt als harntreibend, steinzertrümmernd, wundschorfaufreissend und als wirksam bei Hämorrhoiden. Sie war Bestandteil von Mundspülwässern bei Zahnschmerzen. **Volksmedizin:** gegen Gicht, rheumatische Beschwerden.

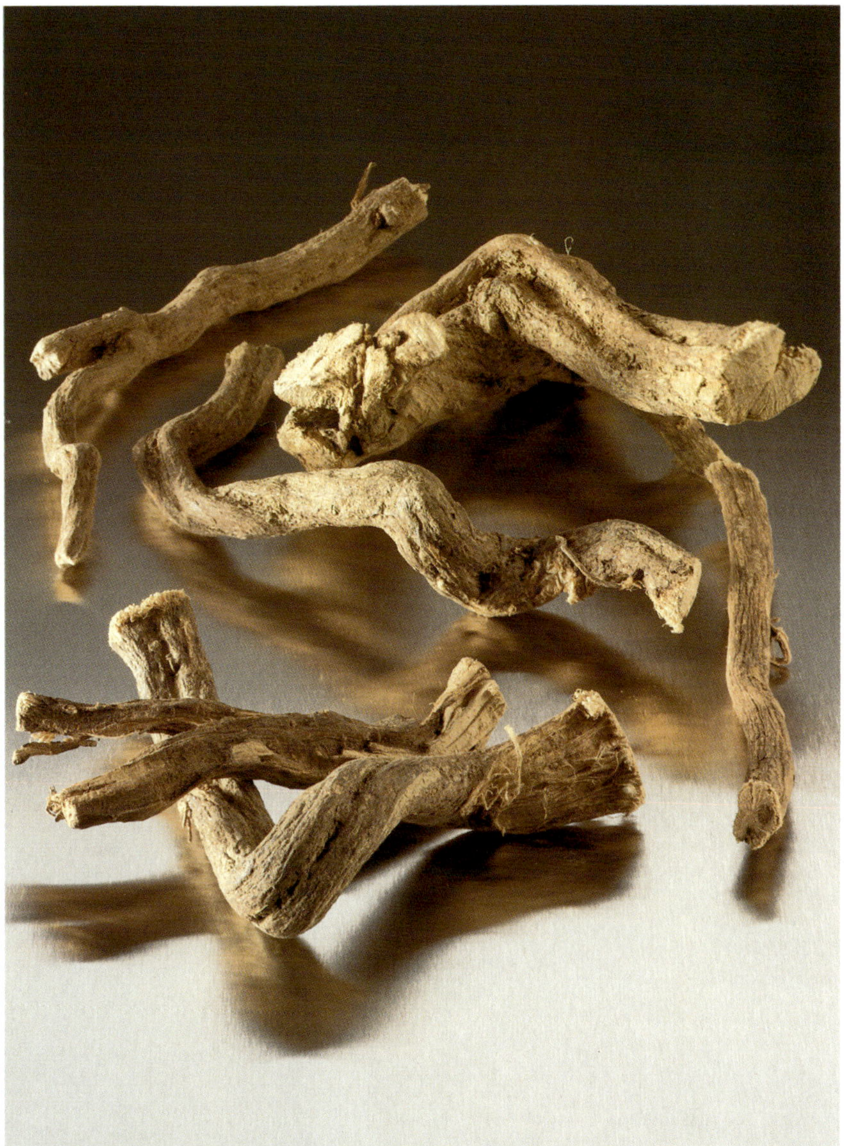

419 Ononidis radix – Hauhechelwurzel

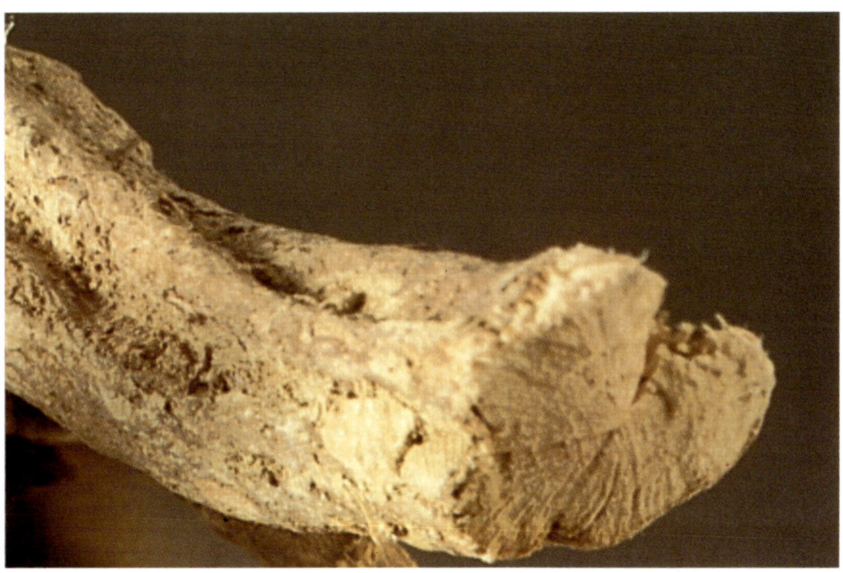

420 Wurzelquerschnitt: Strahlenförmiger Bau (Markstrahlen) ►

Orthosiphon aristatus (Blume) Miq.

Lamiaceae (Labiatae)

Verbreitung

Südostasien und tropisches Australien.

Merkmale

Aufsteigende Pflanze, 25–200 cm hoch.

Blütenkrone weiss, schwach lila bis lila; Oberlippe 4lappig, zurückgebogen; Unterlippe ganz, gerade; Staubblätter die Krone mehr als 2 cm überragend.

Oft bleiben die Blüten aber geschlossen und es findet Selbstbestäubung statt (Kleistogamie).

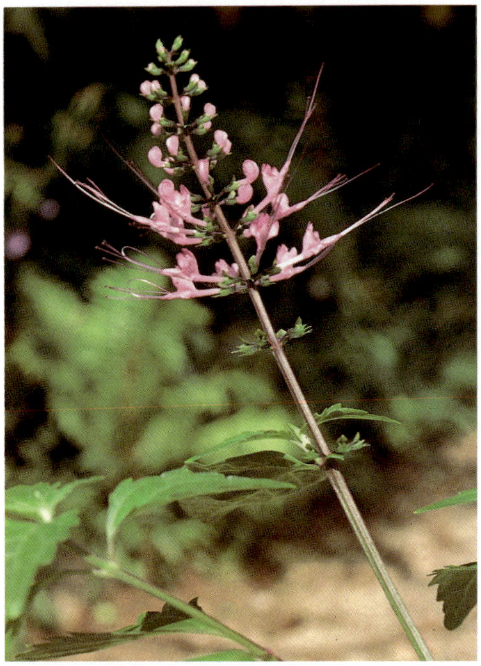

421 Blütenstand

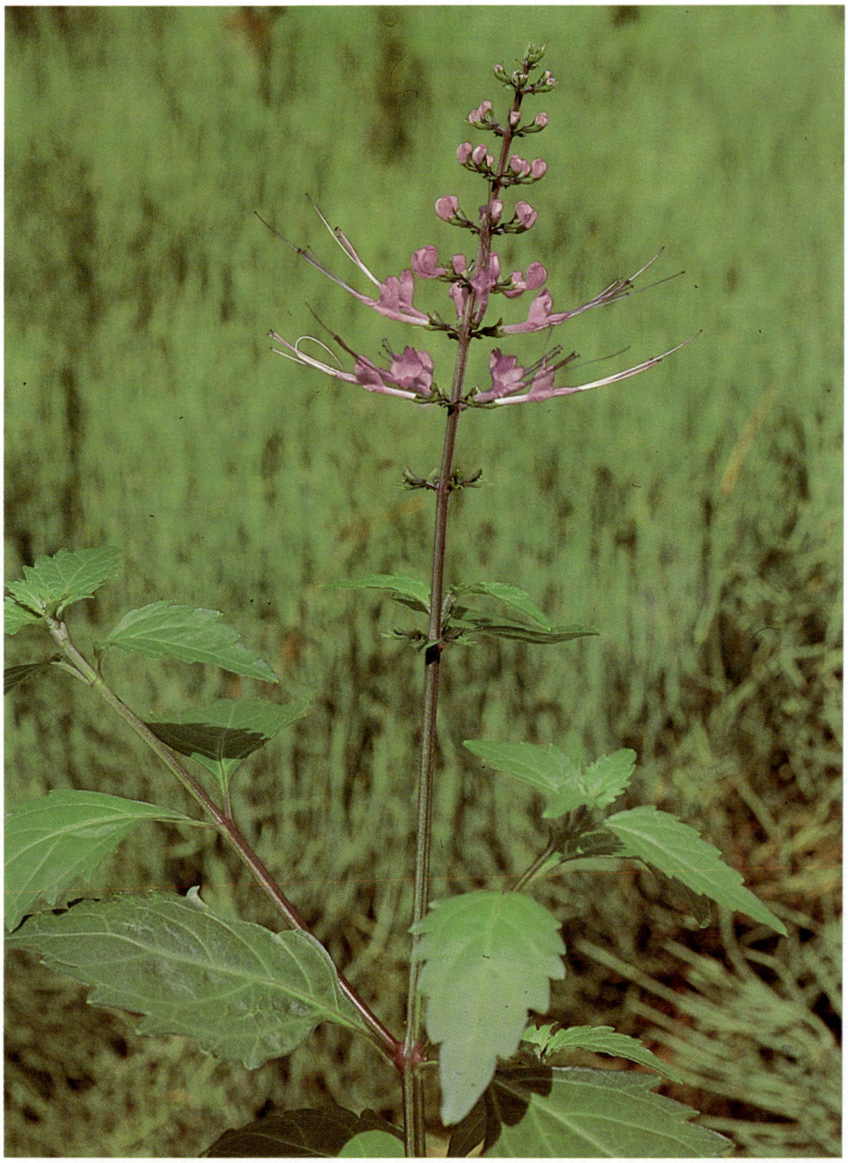

422 Katzenbart mit Blütenstand und gegenständig angeordneten Blättern

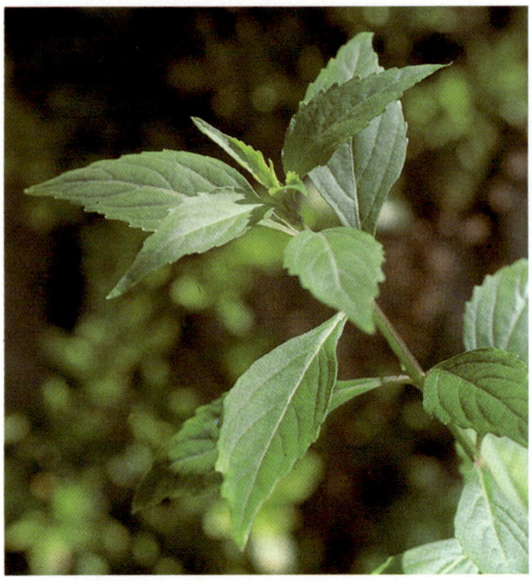

423 Keilförmig verschmälerte Blätter

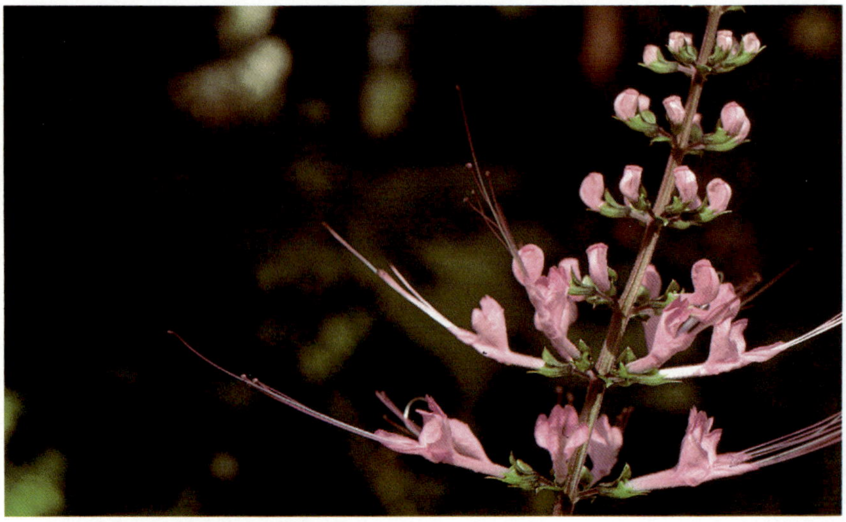

424 Geöffnete Blüten mit langen Staubblättern

Droge

Orthosiphonis folium = Orthosiphonblätter, Indischer Nierentee
Bestehend aus den kurz vor der Blütezeit geernteten, getrockneten Laubblättern und Stengelspitzen von Orthosiphon aristatus (Blume) Miq. (Syn. O. stamineus Benth., O. spicatus {Thunb.} Baker).

Hauptinhaltsstoffe

Flavonoide

Ätherisches Öl

Kaliumsalze

Wirkungen und Indikationen

Diuretisch (aquaretisch), schwach spasmolytisch. Zur Durchspülung bei bakteriellen und entzündlichen Erkrankungen der ableitenden Harnwege, Nierengriess.

Dosierung / Teezubereitung

2–3 g (2–3 Teelöffel) auf eine Tasse mit kochendem Wasser übergiessen und ziehen lassen; 3–4mal täglich 1 Tasse trinken. Auch in Fertigarzneimitteln enthalten.

Nebenwirkungen

Keine bekannt.

Kontraindikationen

Keine Durchspülungstherapie bei Ödemen infolge eingeschränkter Herz- oder Nierentätigkeit.

Interaktionen

Keine bekannt.

Historisches

Der indische Nierentee wurde zur Behandlung von Gicht, Blasen- und Nierenleiden und Hypertonie empfohlen.

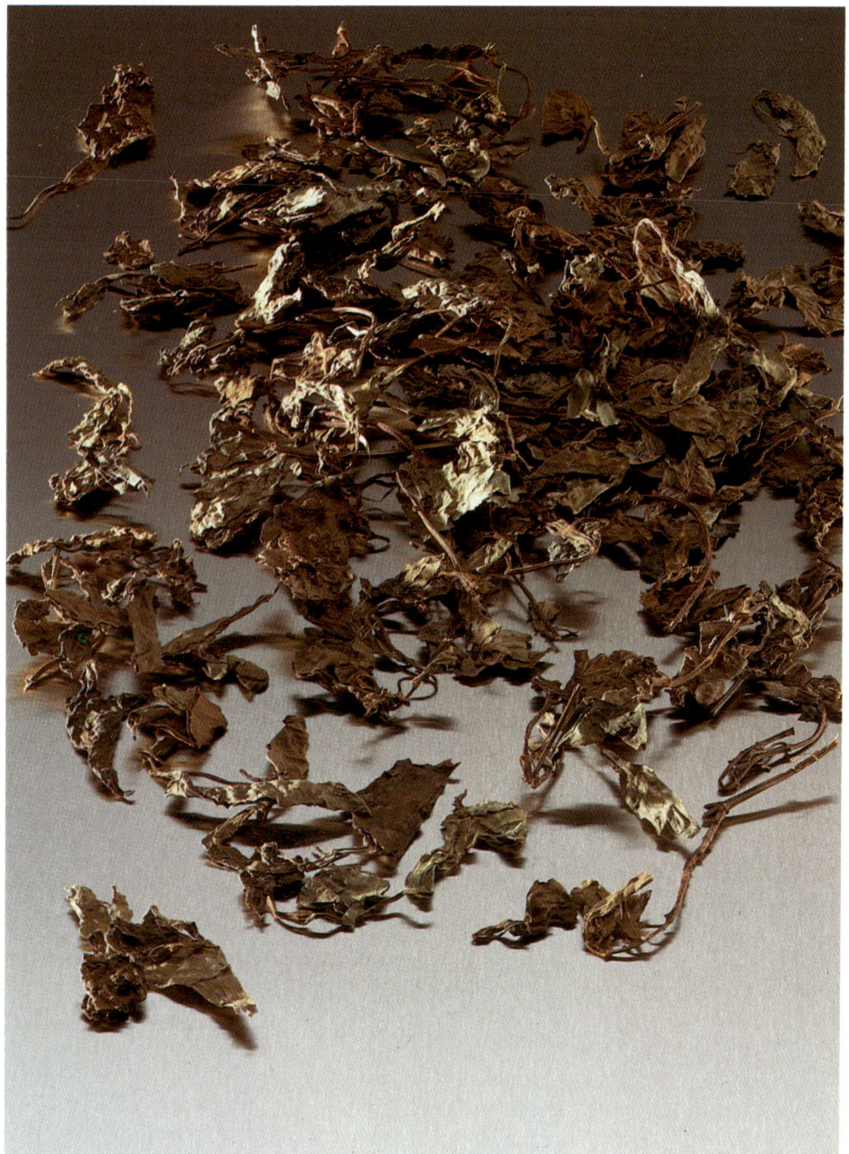

425 Orthosiphonis folium – Orthosiphonblätter

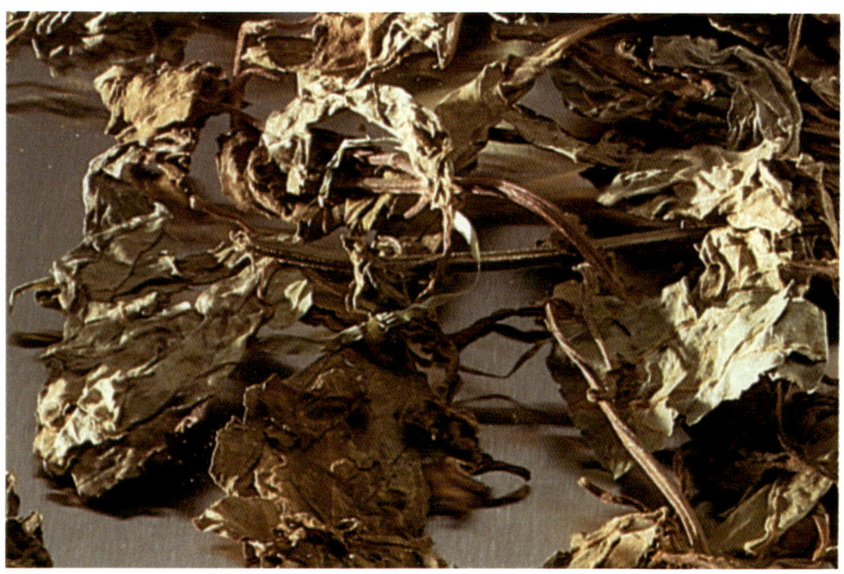

426 Blattadern und Blattstiele violett überlaufen; Stengelteile vierkantig ►

Verbreitung

Östliches Nordamerika

Merkmale

Unverzweigte Pflanze 20–60 cm hoch.

Blätter 2–4, auf einem einzigen Wirtel, geteilt; Teilblätter 3–7, meistens aber 5 und diese lang gestielt.

Blüten in einer Dolde; Griffel meist 2.

Frucht im Reifezustand hellrot, ca. 1 cm im Durchmesser.

Blütezeit: Juni bis Juli

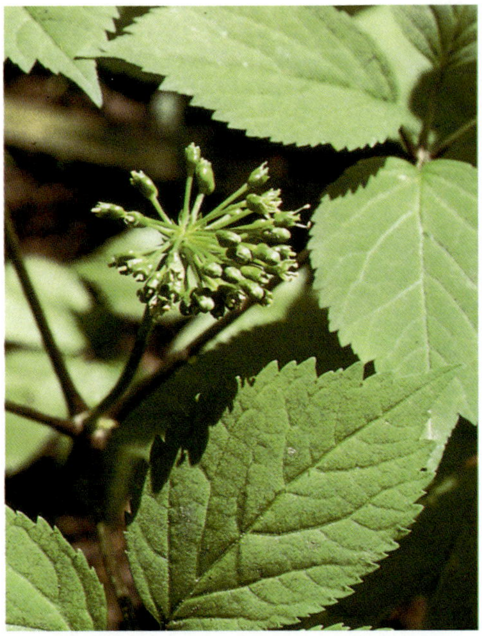

427 Blütenstand mit gestielten Blüten

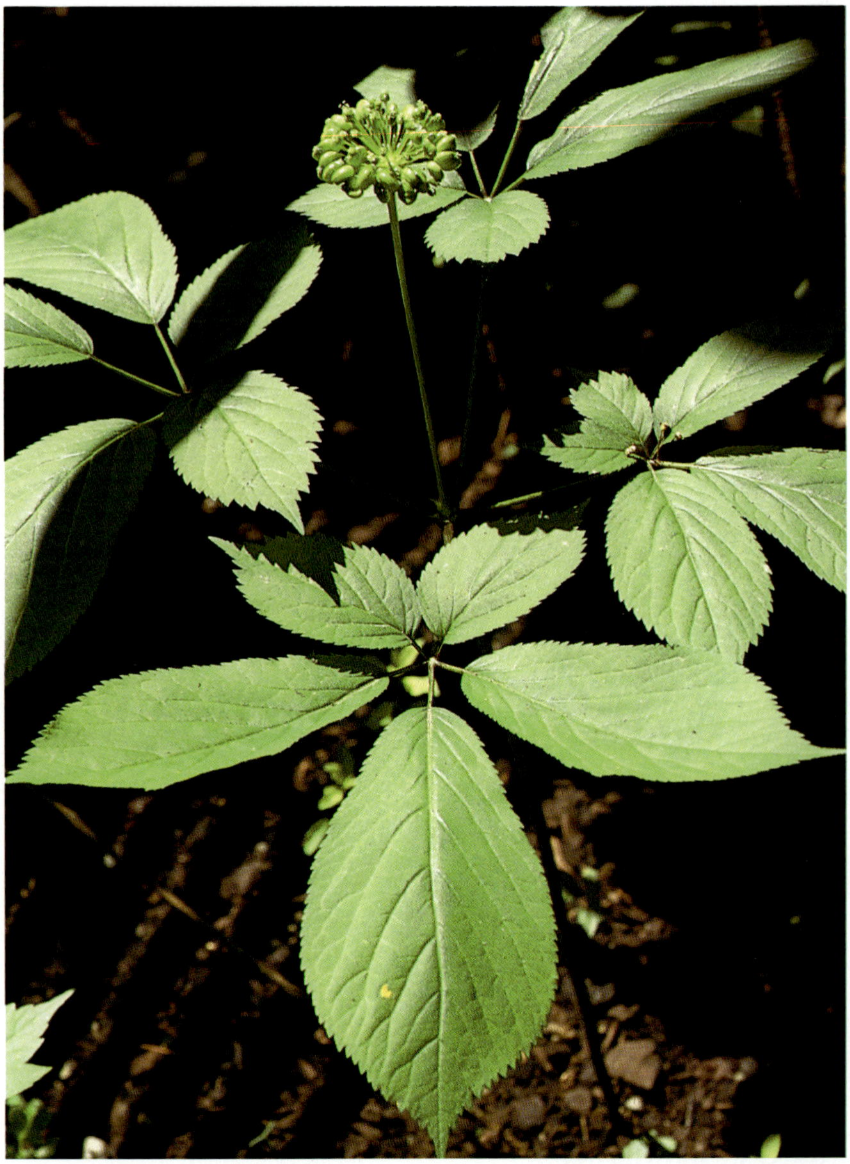

428 Fünfteiliges Laubblatt

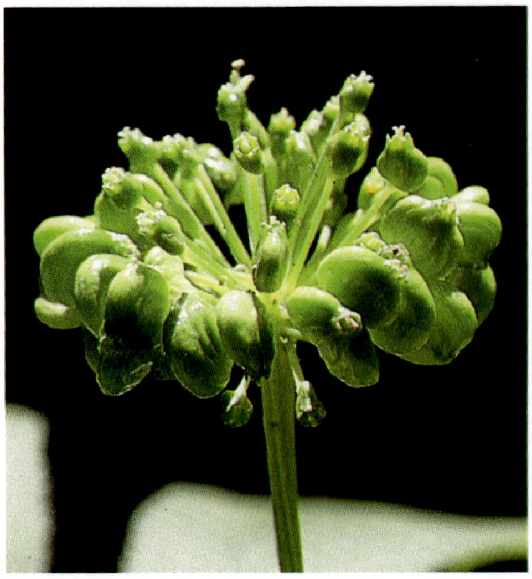

429 Dolde mit jungen Früchten

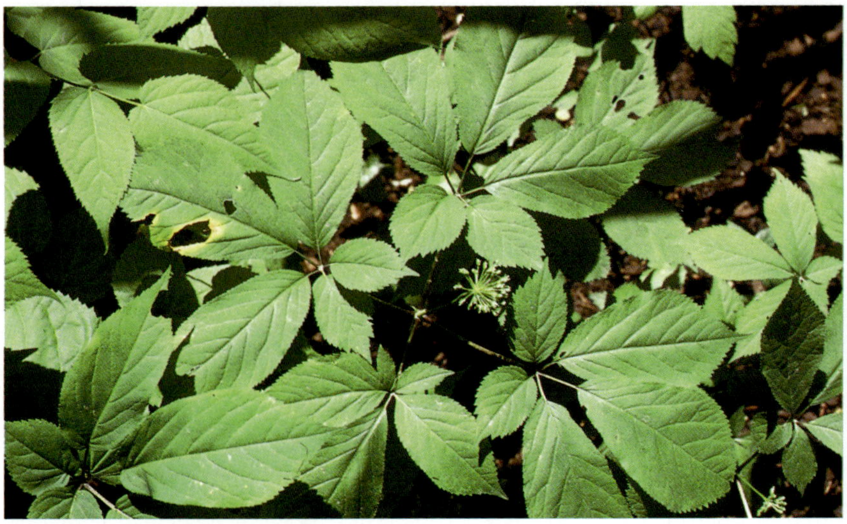

430 Pflanze mit vier Laubblättern in einem Wirtel

Droge

Ginseng radix = Ginsengwurzel
Bestehend aus der getrockneten Wurzel von Panax ginseng C.A. Meyer, mit einem Gehalt von mindestens 2,0% Gesamtginsenosiden, berechnet als Ginsenosid Rg1. Pharmazeutisch wird auch P. quinquefolium L. genutzt.

Hauptinhaltsstoffe

Saponine (z.B. Ginsenoside)

Ätherisches Öl

Wirkungen und Indikationen

Steigerung des Reaktions- und Leistungsvermögens (adaptogene Wirkung), immunstimulierend. Als Tonikum zur Stärkung und Kräftigung bei Müdigkeits- und Schwächegefühl, nachlassender Leistungs- und Konzentrationsfähigkeit sowie in der Rekonvaleszenz.

Dosierung / Teezubereitung

3 g (1 Teelöffel) auf eine Tasse mit kochendem Wasser übergiessen und ziehen lassen; 3–4 Wochen lang 1–3mal täglich 1 Tasse trinken.

Sollte vorzugsweise in Form von kontrollierten Fertigarzneimitteln verwendet werden.

Nebenwirkungen

Nach langer Anwendung hoher Dosen, Durchfall, Hautausschläge, Schlaflosigkeit, Nervosität, Bluthochdruck. Bei Frauen in der Menopause, Schwellungen und Spannungen in den Brüsten (Ginseng abuse syndrom).

Kontraindikationen

Keine bekannt.

Interaktionen

Keine bekannt.

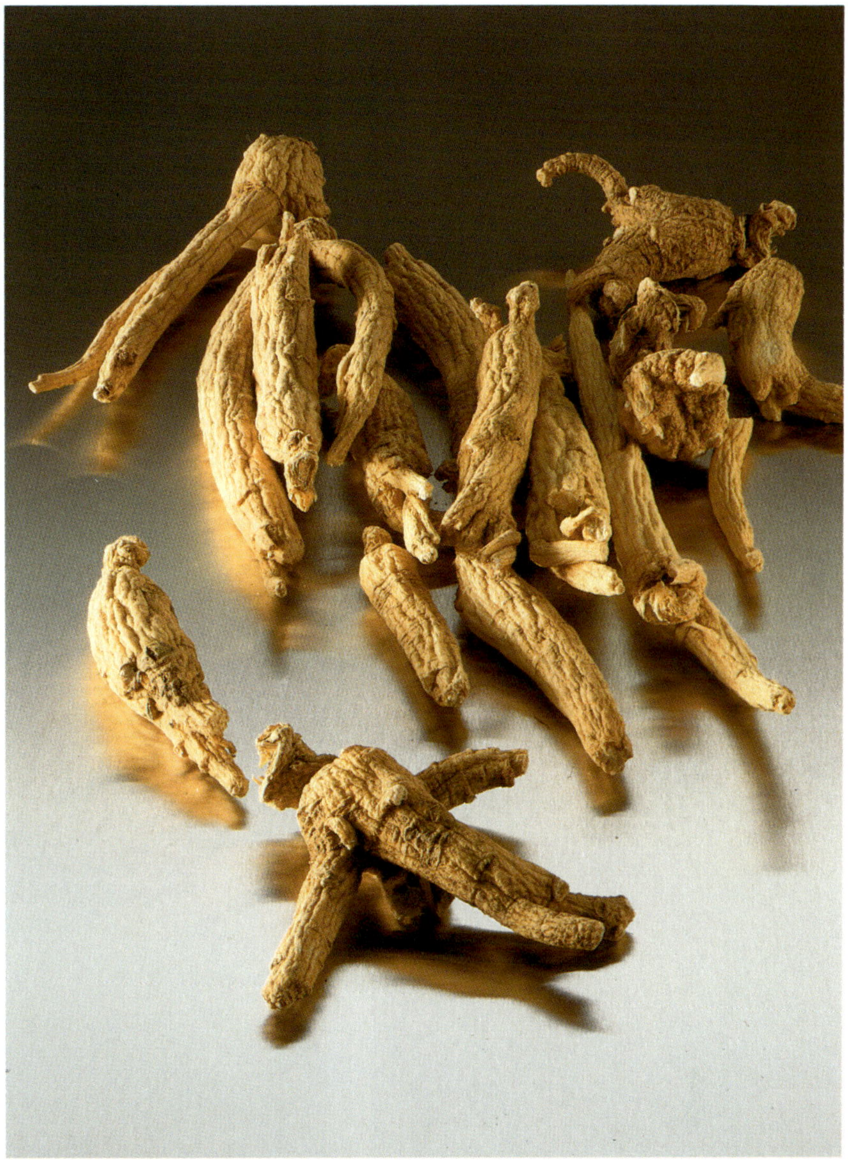

431 Ginseng radix – Ginsengwurzel

Historisches

Die Ginsengwurzel spielt seit langer Zeit in der chinesischen Medizin eine wichtige Rolle und gilt als Universalmittel, Aphrodisiakum und als Lebenselixier. Im 18. Jahrhundert wurden sowohl der amerikanische wie auch der chinesische Ginseng in Europa bekannt, hatte jedoch bis Mitte des 20. Jahrh. keine grosse Bedeutung.

Papaver somniferum L.

Papaveraceae

Verbreitung

Ursprüngliche Herkunft nicht bekannt; als Kulturpflanze weltweit, vor allem in Südosteuropa, Kleinasien und Südostasien angebaut und verwildert.

Merkmale

Einjährige Pflanze 30–150 cm hoch.

Blätter blaugrün bereift, kahl; die oberen Blätter stengelumfassend.

Kronblätter lila, rot oder weiss; Narbe mit 5–12 Narbenstrahlen.

Blütezeit: Mai bis Juli

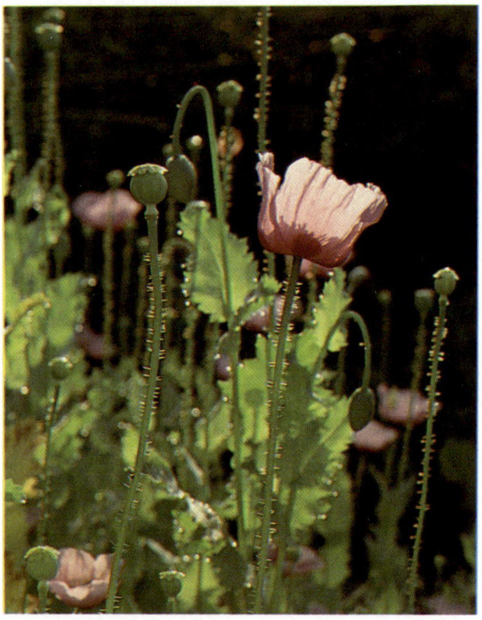

432 Mohnbestand

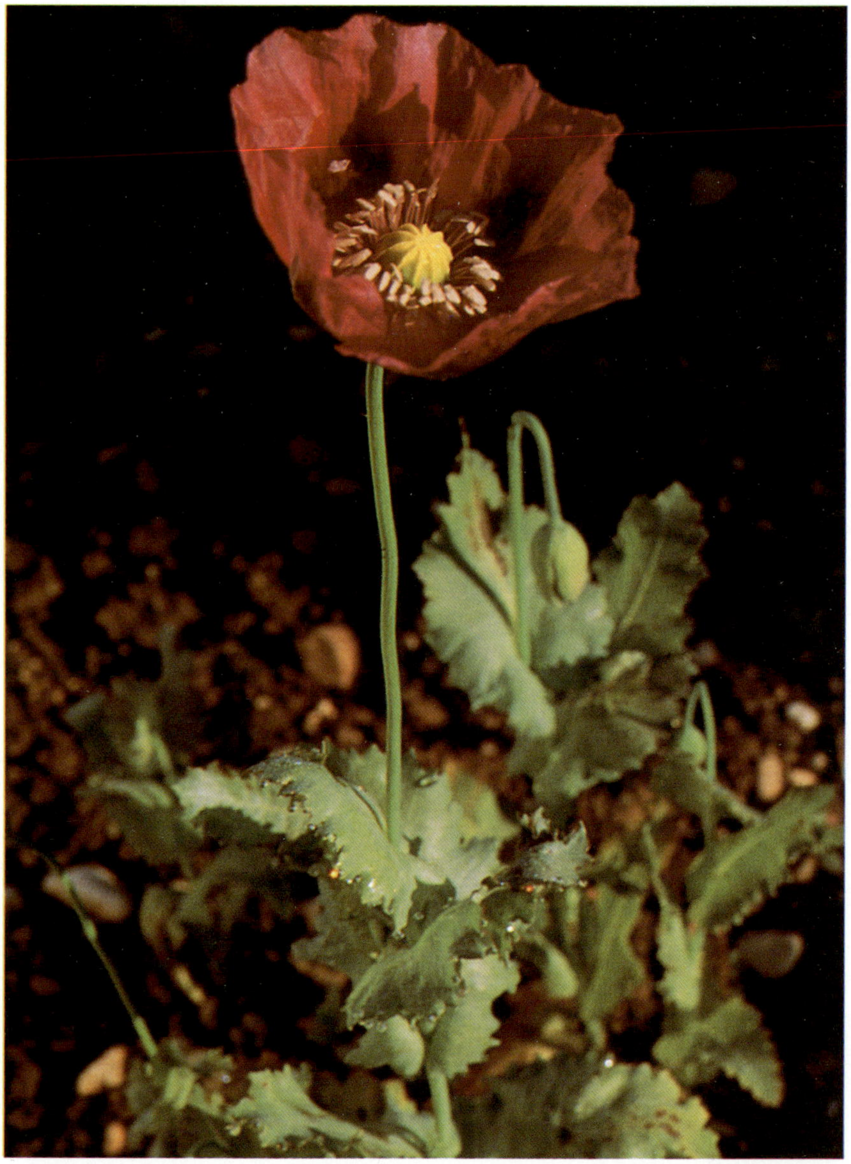

433 Am Blühtrieb stengelumfassendes Laubblatt

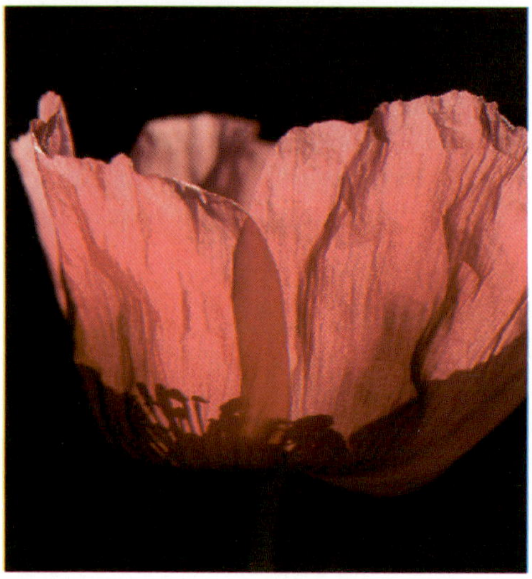

434 Rote Kronblätter

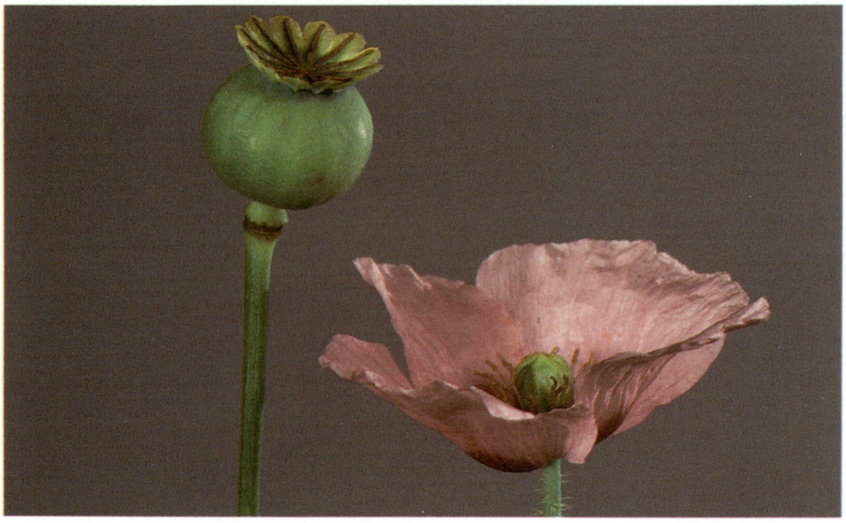

435 Unreife Kapsel und Blüte

Droge

Opium = Opium
Bestehend aus dem aus angeschnittenen, unreifen Früchten von Papaver somniferum L. gewonnenen, an der Luft getrockneten Milchsaft. Er enthält mindestens 10,0% Morphin, mindestens 1,0% Codein und mindestens 1,0% Papaverin, berechnet auf die getrocknete Droge.

Hauptinhaltsstoffe

Alkaloide (z.B. Morphin, Codein, Papaverin, Noscapin).

Wirkungen und Indikationen

Analgetisch, obstipierend, antitussiv. Als Opiumtinktur bei unstillbarer Diarrhöe.

Dosierung

Opiumtinktur.

Opiumalkaloide in Fertigarzneimitteln enthalten.

Historisches

Der Schlafmohn ist eine der bedeutendsten Arzneipflanzen. Seit mindestens 1000 v.Ch. wird daraus Opium gewonnen, um als Heil- oder Rausch- und Zaubermittel verwendet zu werden. In der indianischen und chinesischen Heilkunde war er ein beliebtes Aphrodisiakum. Daneben verwendete man das Opium, die Samen, die Kapseln, die Blüten und das Mekonium, welches durch Auspressen der Kapseln gewonnen wurde, vor allem als schlafbringende und schmerzstillende Mittel. Zusätzlich dienten die verschiedenen Mohnpräparate der Behandlung von Brust- und Lungenkrankheiten. Magenaffektionen und äusserlich als Kataplasma bei Geschwulsten. Opiumextrakte waren in Theriak und Laudanum (Gemisch mit herzstärkenden Mitteln) enthalten.

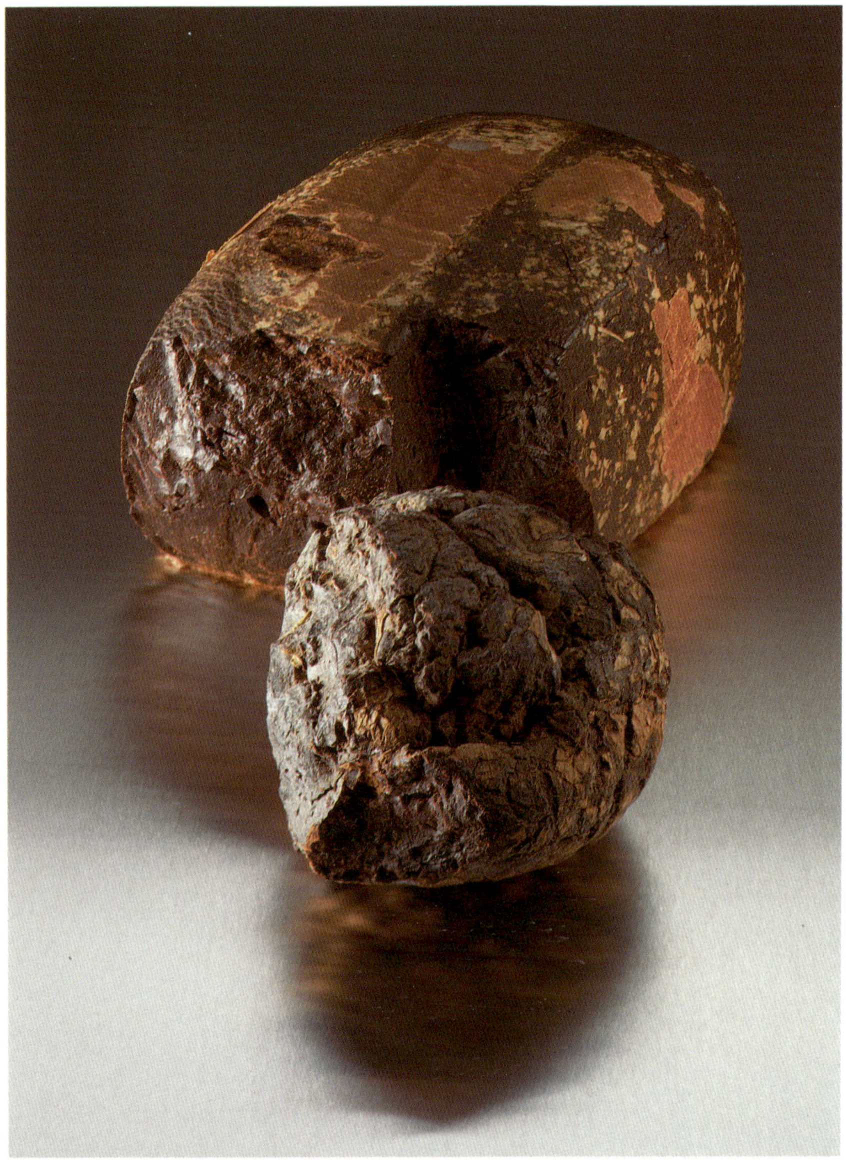

436 Opium

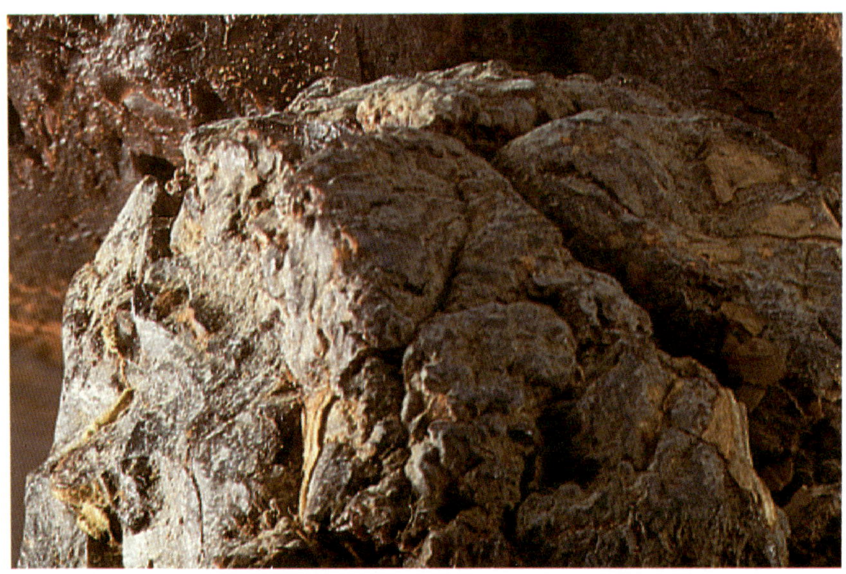

437 Dunkelbraune, verschieden geformte Stücke; Aussenfläche z.T. mit Mohnblatt oder Papierfragmenten ►

Passiflora incarnata L.

Passifloraceae

Verbreitung

Südöstliche Vereinigte Staaten, Bermudas; im tropischen Asien eingeführt.

Merkmale

Kletternde oder kriechende Pflanze bis 8 m lang.

Blatt 3–5lappig, fein gezähnt, mit 2 Blattstieldrüsen.

Blüte 4–6 cm im Durchmesser; Hochblätter 3, drüsig, 0,5–1 cm lang.

Frucht eine eiförmige Beere, zur Reife gelblich.

Blütezeit: Juni bis August

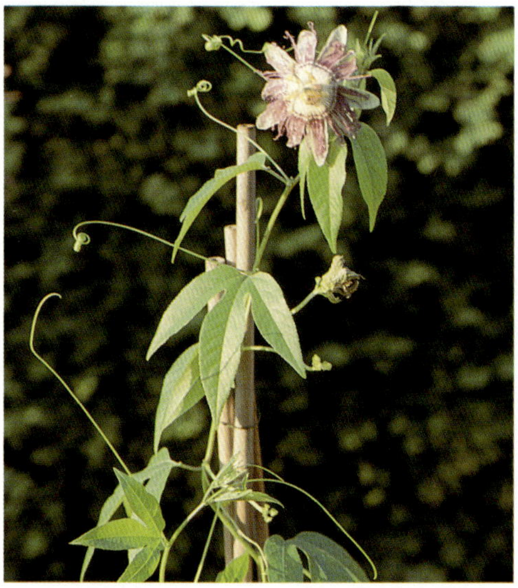

438 Kletternde Passionsblume

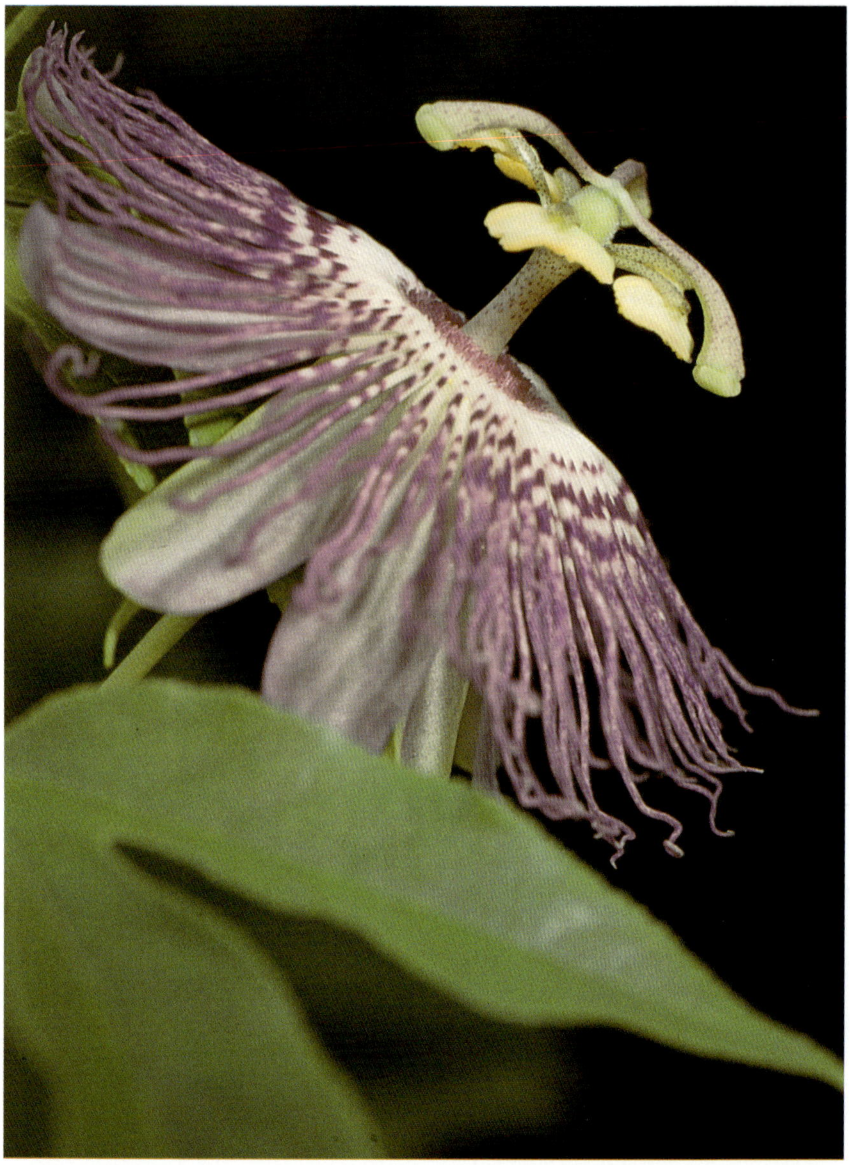

439 Einzelblüte mit strahligen Fadenkränzen der Nebenkrone

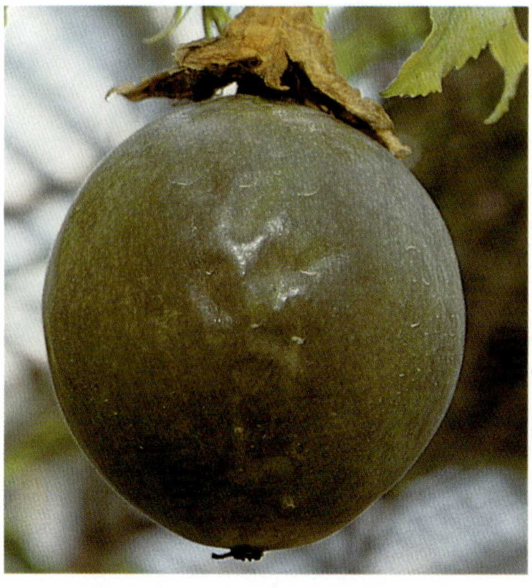

440 Frucht von Passiflora edulis Sims

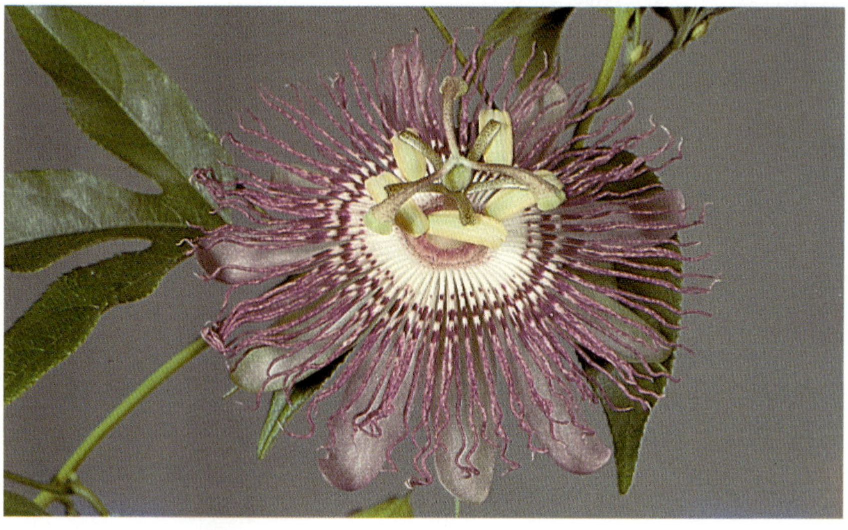

441 Geöffnete Blüte

Fleischfarbige Passionsblume

Droge

Passiflorae herba = Passionsblumenkraut
Bestehend aus den getrockneten, blüten- oder früchtetragenden, oberirdischen Teilen von Passiflora incarnata L. Sie enthalten mindestens 0,3% Flavonoide, berechnet als Hyperosid.

Hauptinhaltsstoffe

Flavonoide (z.B. Vitexin)

Maltol

Cumarine

Ätherisches Öl

Harmanalkaloide (je nach Drogensorte)

Wirkungen und Indikationen

Motilitätshemmend.

Bei nervösen Unruhezuständen.

Dosierung / Teezubereitung

2 g (1 Teelöffel) auf eine Tasse mit kochendem Wasser übergiessen und ziehen lassen.

2–4mal täglich 1 Tasse trinken.

Auch in Fertigarzneimitteln enthalten.

Nebenwirkungen

Keine bekannt.

Kontraindikationen

Keine bekannt.

Interaktionen

Keine bekannt.

Historisches

Die Passionsblume wurde als Sedativum mit schmerzstillender und schlaffördernder Wirkung eingesetzt. Die Indianer verwendeten zur Behandlung der Epilepsie die Blüten und die früchtetragenden Krautspitzen.
Volksmedizin: bei Nervosität und Schlaflosigkeit.

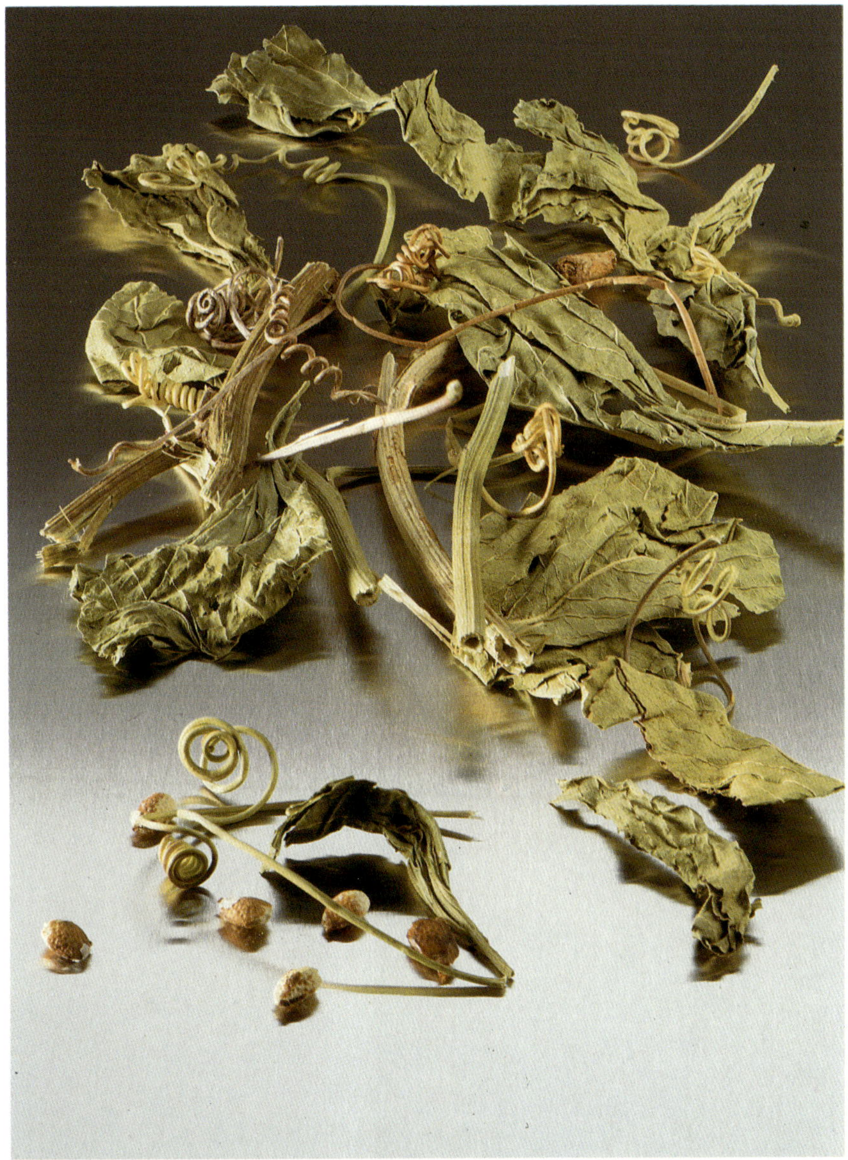

442 Passiflorae herba – Passionsblumenkraut

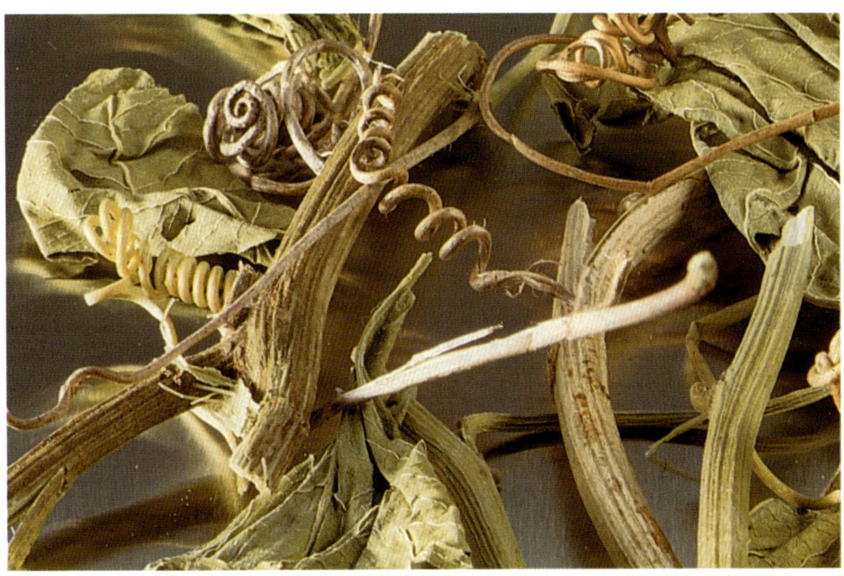

443 Laubblatt mit Festhaltevorrichtung ►

Verbreitung

Ganz Europa, Nord- und Westasien; in Nordamerika eingeschleppt.

Merkmale

Staude 30–60 cm hoch; Fruchtstand bis 100 cm.

Blätter im Sommer sehr gross (bis 60 cm im Durchmesser), unterseits grauwollig, am Grunde der Spreite bis an die Seitenadern ausgeschnitten.

Die Pflanze zeichnet sich durch einen ausgeprägten Geschlechts-Dimorphismus aus.

Blütezeit: März bis April

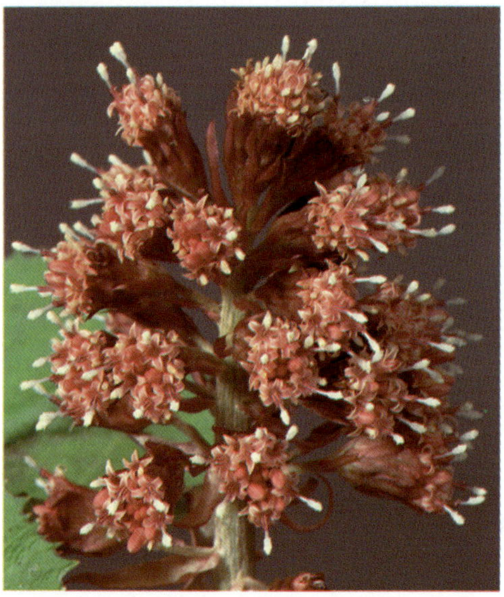

444 Blütenstand

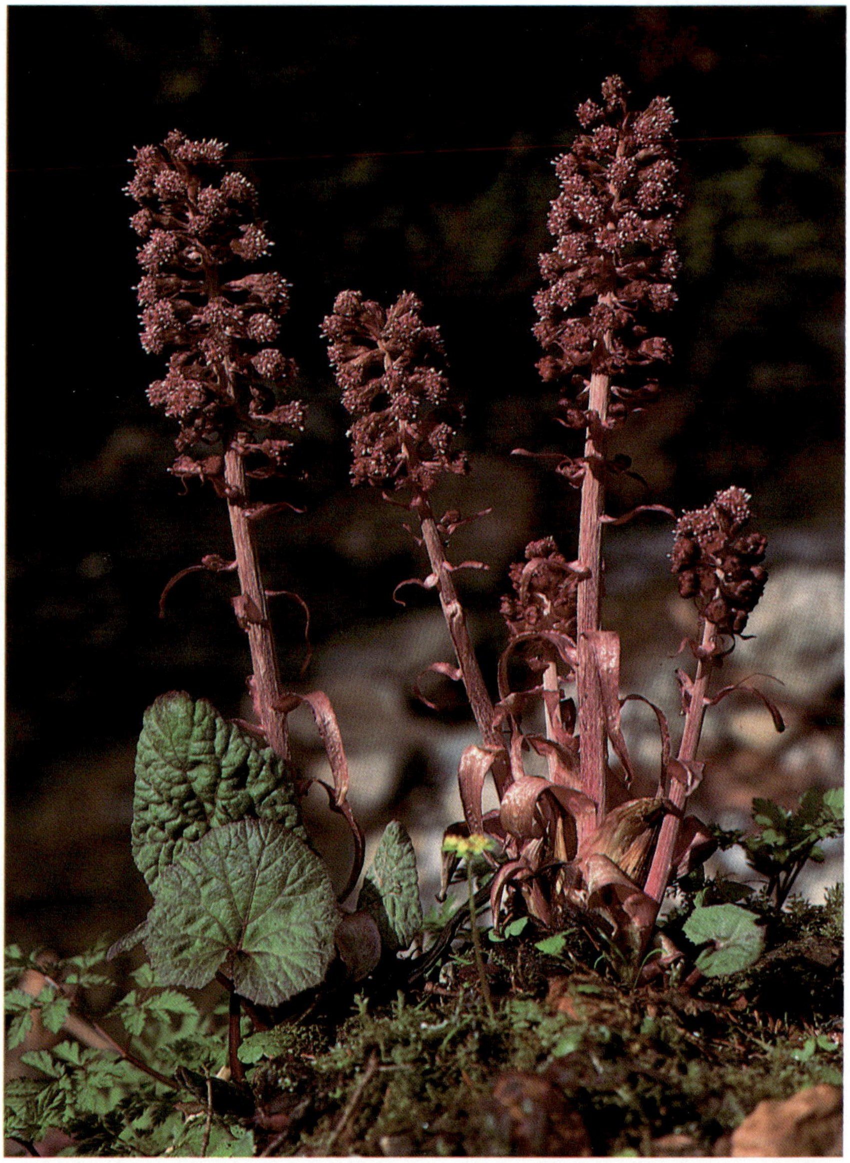

445 Blühende Pflanzen im Frühling

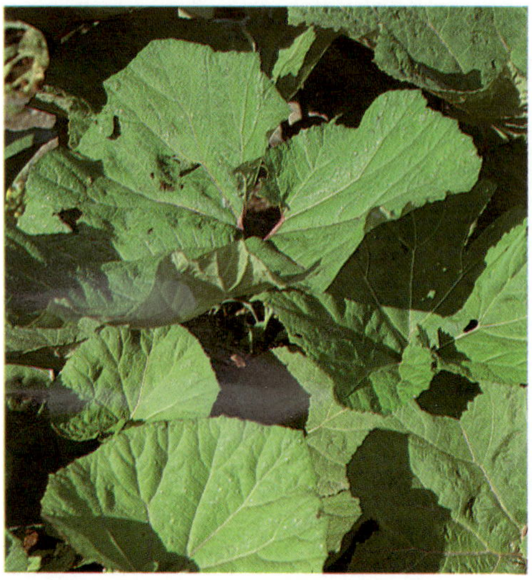

446 Grosse Sommerblätter

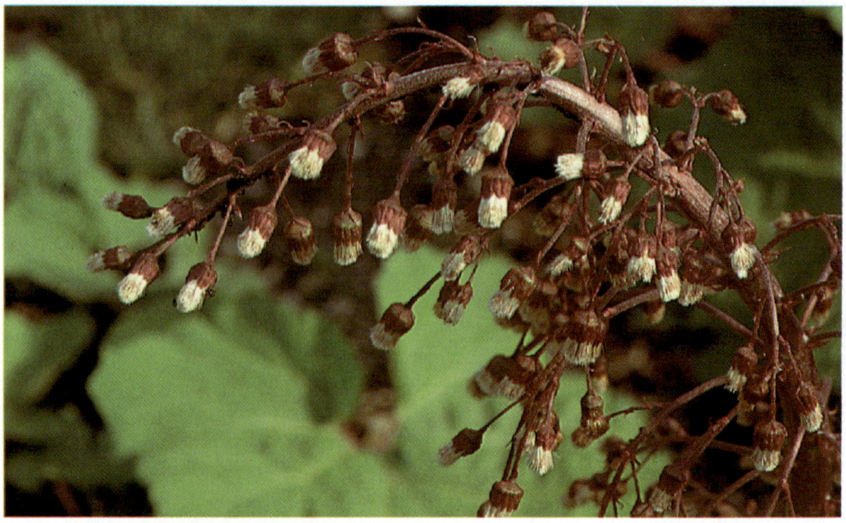

447 Fruchtstand nach der Blühzeit auswachsend

Droge

Petasitidis rhizoma = Pestwurzrhizom
Bestehend aus den getrockneten unterirdischen Teilen von Petasites hybridus (L.) G.M.Sch.

Hauptinhaltsstoffe

Sesquiterpene (z.B. Petasine)

Flavonoide

Pyrrolizidin-Alkaloide

Wirkungen und Indikationen

Spasmolytisch.

Zur unterstützenden Behandlung krampfartiger Schmerzen, z.B. im Bereich der ableitenden Harnwege.

Dosierung

Tagesdosis: Zubereitungen entsprechend 4,5–7 g Droge. Die Tagesdosis darf nicht mehr als 1 µg Pyrrolizidinalkaloide mit 1,2 ungesättigtem Necingerüst einschliesslich ihrer N-Oxide enthalten. Die Droge soll nicht länger als 4–6 Wochen angewandt werden. Fertigarzneimittel, welche eine Tagesdosis von weniger als 0,1 µg Pyrrolizidinalkaloide garantieren, unterliegen keiner Beschränkung in der Anwendungsdauer und sind der Droge vorzuziehen.

Nebenwirkungen

In therapeutischen Dosen keine bekannt.

Kontraindikationen

Schwangerschaft, Stillzeit (wenn die Tagesdosis der Pyrrolizidinalkaloide nicht weniger als 0,1 µg beträgt)

Interaktionen

Keine bekannt.

Historisches

Man verwendete feingestossene Pestwurzblätter als Umschläge gegen bösartige und krebsige Geschwüre, später setzte man auch das Wurzelpulver als Wundheilmittel ein. Dazu gesellten sich die Anwendungen als Diaphoretikum, Pestmittel, Mittel gegen Ohnmacht und Brustkrankheiten.
Volksmedizin: als Kühlmittel auf Bienen- und Wespenstiche. Bei Erkrankungen der Atmungsorgane, Asthma, Dysmenorrhöe, als Schmerzmittel sowie zur Behandlung von Krebs.

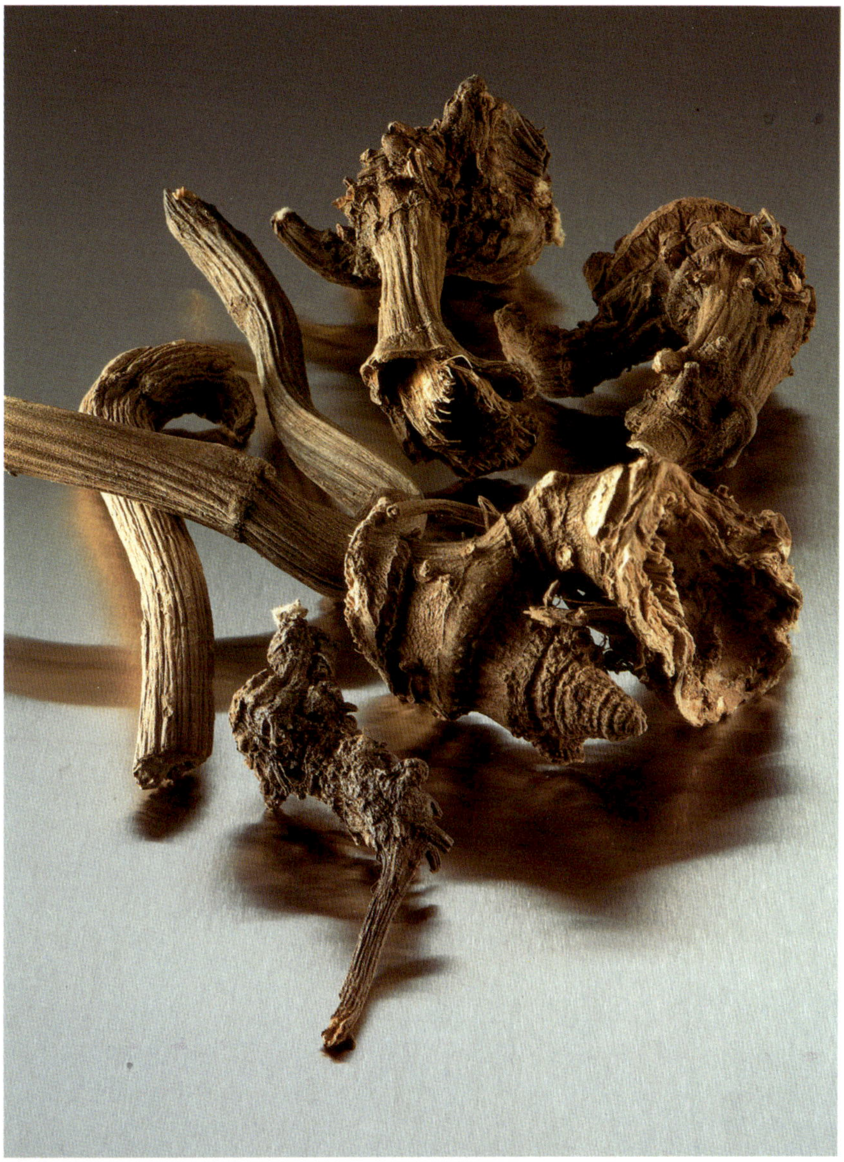

448 Petasitidis rhizoma – Pestwurzrhizom

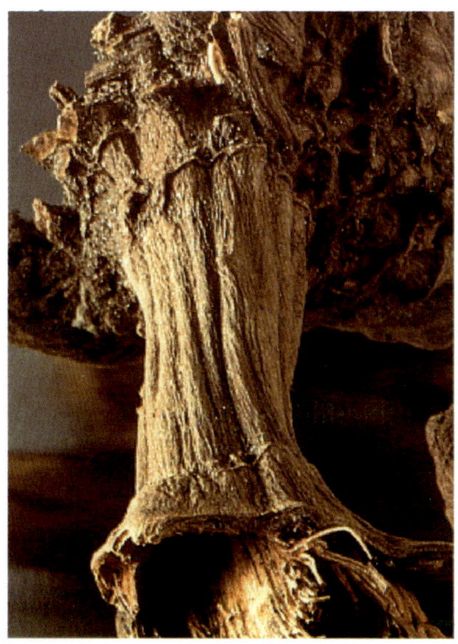

449 Rhizom mit Ausläuferresten ►

Peumus boldus Mol.

Monimiaceae

Verbreitung

Chile

Merkmale

Strauch oder kleiner Baum, bis 20 m hoch.

Immergrüne Blätter gegenständig, kurzgestielt, ledrig und rauh; Blattfläche mit kleinen, hügelförmigen Erhöhungen.

Pflanze zweihäusig; Blütenstände zu 5–12 Blüten, 10–12 Perigonblätter in 2–3 Reihen angeordnet.

Frucht eine eiförmige Steinfrucht.

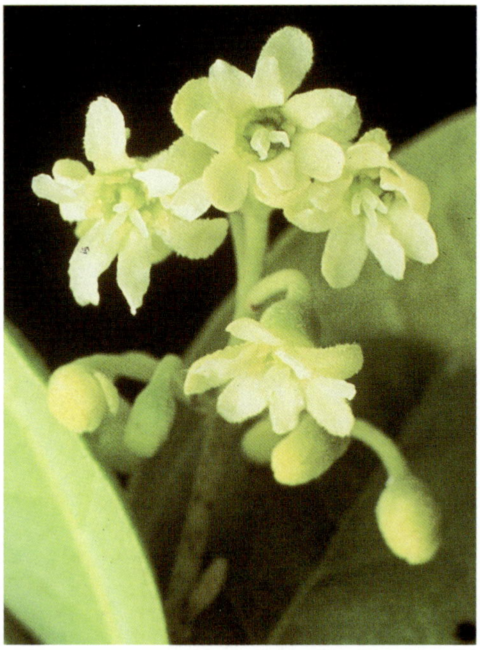

450 Blütenstand

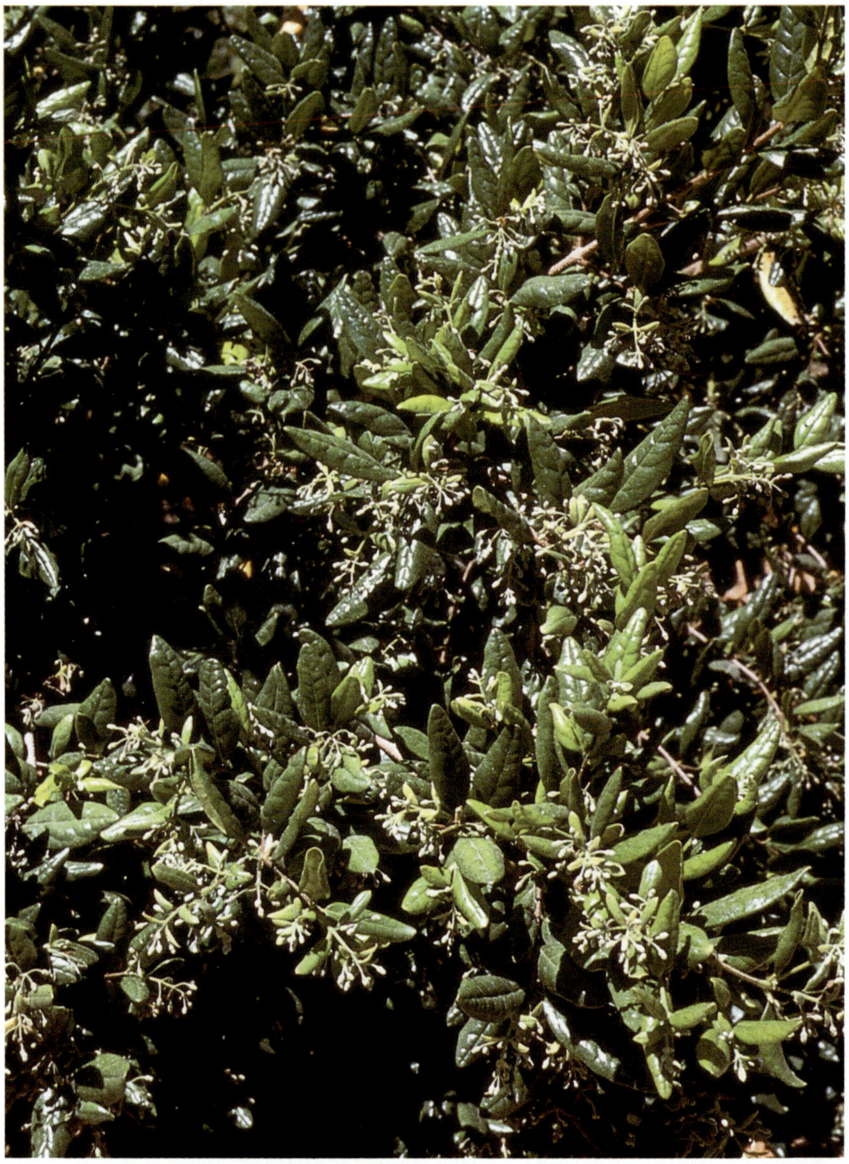

451 Strauch kurz vor dem Aufblühen

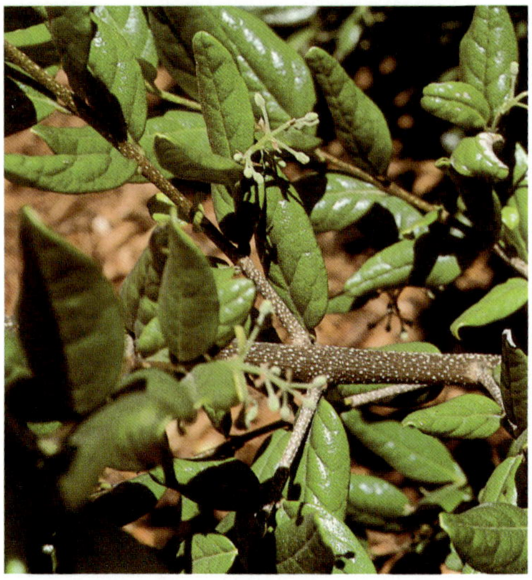

452 Rinde rauh, im Alter rissig werdend

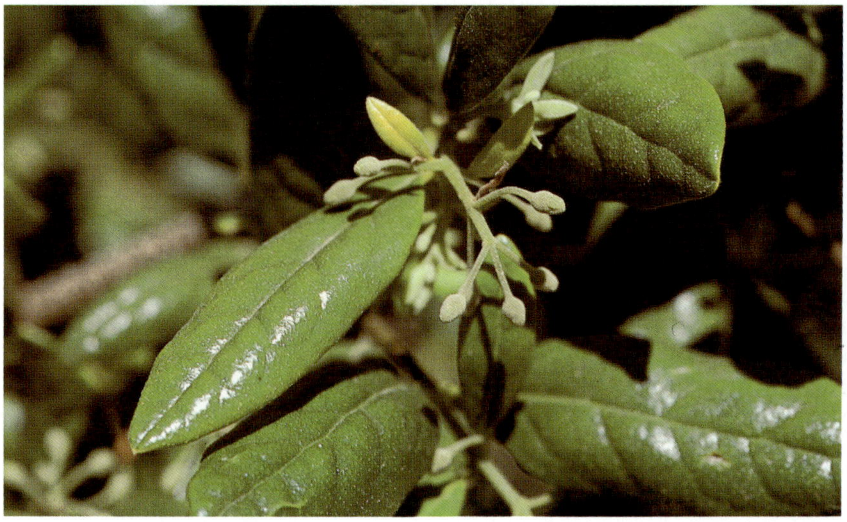

453 Rauhe Blätter und Blütenknospen

Droge

Boldo folium = Boldoblätter
Bestehend aus den getrockneten Laubblättern von Peumus boldus Mol. Sie weisen einen Gehalt an ätherischem Öl von mindestens 2% (V/m) und an Gesamtalkaloiden von mindestens 0,1% (m/m), berechnet als Boldin auf. Der Gehalt an Boldin muss mindestens 1/5 der Gesamtalkaloide betragen.

Hauptinhaltsstoffe

Alkaloide (z.B. Boldin)

Flavonoide

Ätherisches Öl

Wirkungen und Indikationen

Spasmolytisch, choleretisch, Steigerung der Magensaftsekretion. Bei leichten krampfartigen Magen-Darm-Störungen, dyspeptischen Beschwerden.

Dosierung / Teezubereitung

1–2 g (ca. 1 Teelöffel) auf eine Tasse mit kochendem Wasser übergiessen und ziehen lassen; 2–3mal täglich 1 Tasse trinken. Auch in Fertigarzneimitteln enthalten.

Nebenwirkungen

Keine bekannt.

Kontraindikationen

Verschluss der Gallenwege, schwere Lebererkrankungen.

Interaktionen

Keine bekannt.

Historisches

Der Boldo wurde in Chile als Digestivum, Karminativum und Diaphoretikum benutzt. Beim Volk galt er als Syphilis- und Lebermittel.
Volksmedizin: als wassertreibendes, appetit- und magensaftförderndes Mittel, als Beruhigungsmittel. In Chile auch gegen Würmer.

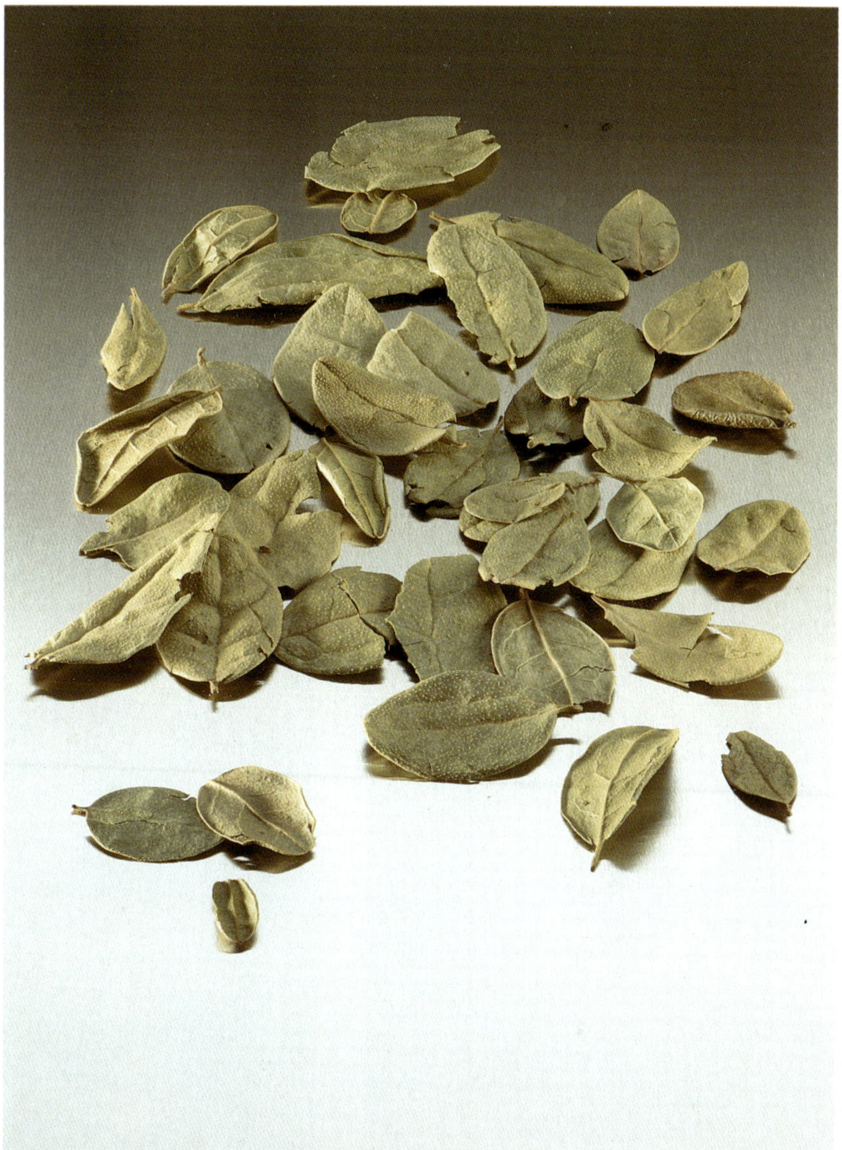

454 Boldo folium – Boldoblätter

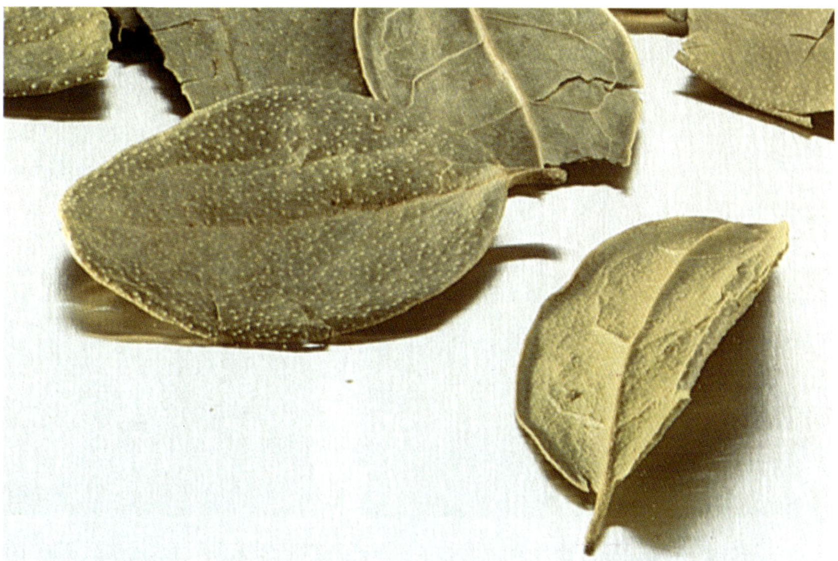

455 Blattoberseite mit hellen Höckern ►

Phaseolus vulgaris L.

Fabaceae (Papilionaceae)

Verbreitung

Ursprung Mittel- und Südamerika; vermutlich die Kulturform der südamerikanischen Ph. aborigineus; als Gemüsepflanze weltweit kultiviert.

Merkmale

Niedrig-buschige (Buschbohnen) oder windende (Stangenbohnen) Pflanze, 50–300 cm hoch.

Blätter 3teilig.

Blütenstand kürzer als die Stengelblätter; Blüten weiss, rosa oder violett; Schiffchen eingerollt.

Hülse 10–20 cm lang, glatt.

Blütezeit: Juli bis August

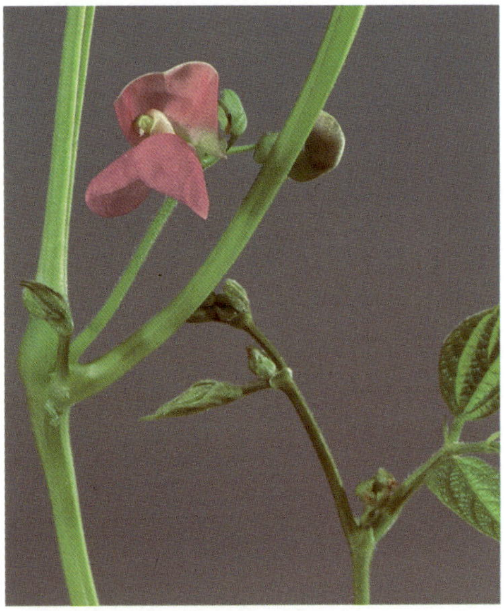

456 Rosa gefärbte Blüte

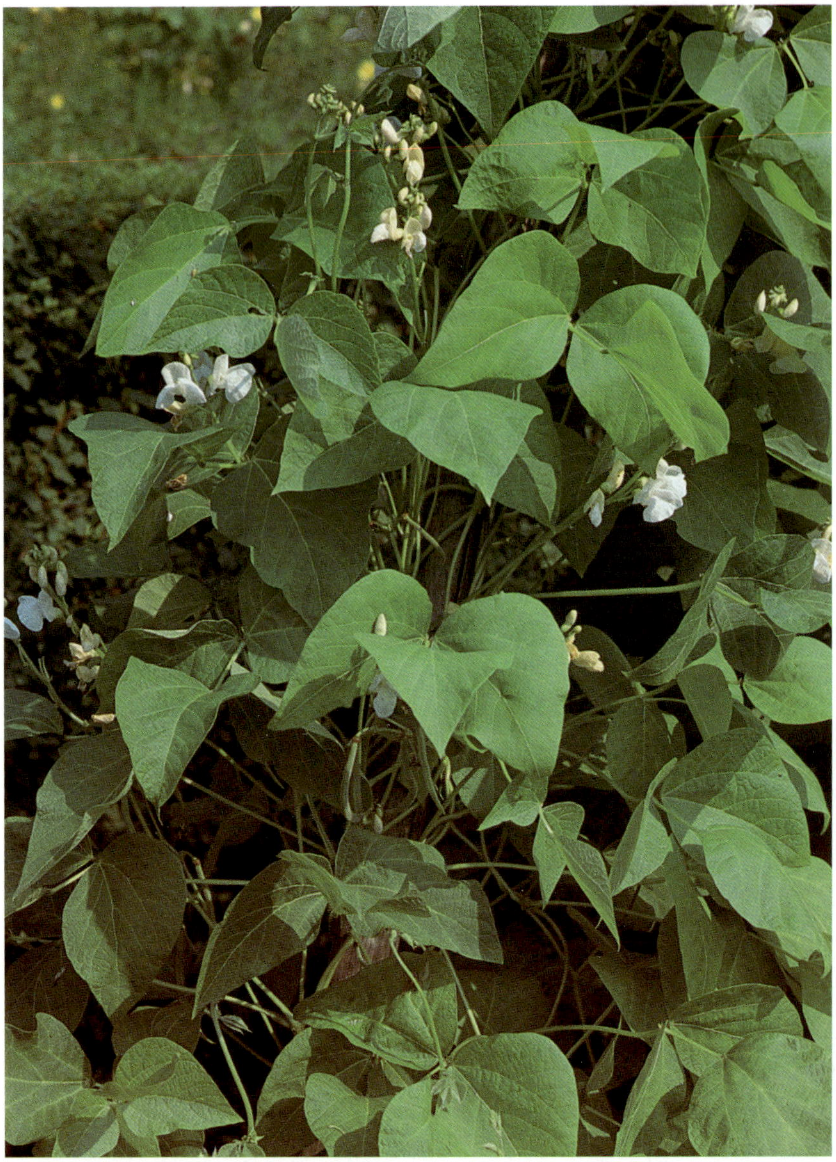

457 Weissblühende Stangenbohnen

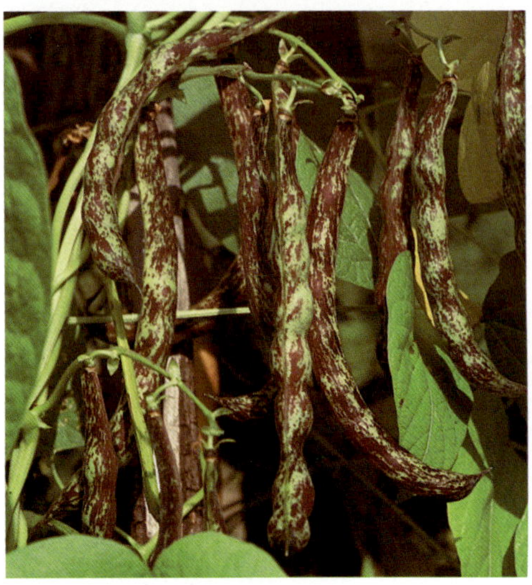

458 Dunkelrot gefleckte Hülsen

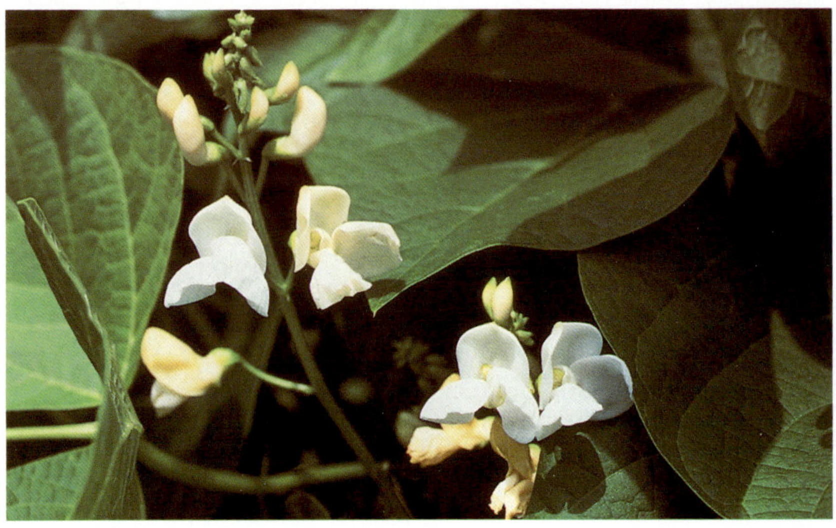

459 Blütenstand (weisse Variante)

Droge

Phaseoli fructus sine semine = Samenfreie Gartenbohnenhülsen, Bohnenschalen
Bestehend aus den getrockneten, von den Samen befreiten Hülsen von Phaseolus vulgaris L.

Hauptinhaltsstoffe

Flavonoide

Phaseolin

Wirkungen und Indikationen

Schwach diuretisch (aquaretisch).

Zur unterstützenden Behandlung dysurischer Beschwerden.

Dosierung / Teezubereitung

5 g (1 1/2 – 2 Esslöffel) auf eine Tasse mit kochendem Wasser übergiessen und ziehen lassen; 1 – 3mal täglich 1 Tasse trinken.

Auch in Fertigarzneimitteln enthalten.

Nebenwirkungen

Keine bekannt.

Kontraindikationen

Keine Durchspülungstherapie bei Ödemen infolge eingeschränkter Herz- oder Nierentätigkeit.

Interaktionen

Keine bekannt.

Historisches

Die ältesten Samenfunde von Bohnenpflanzen stammen aus peruanischen Gräbern. Die Bohne ist eine uralte Kulturpflanze Südamerikas und diente vor allem als Nahrungsmittel. Später benutzte man in Europa das Mehl der Gartenbohne nebenbei als Schminkmittel sowie zu Umschlägen und in Form von Aufgüssen bei Blasen- und Nierenleiden, Gicht und Rheumatismus. Die Bohne galt im Volksglauben als erotisches Symbol.
Volksmedizin: als harntreibendes Mittel. Als schwach wirksames Mittel bei Zuckerkrankheit.

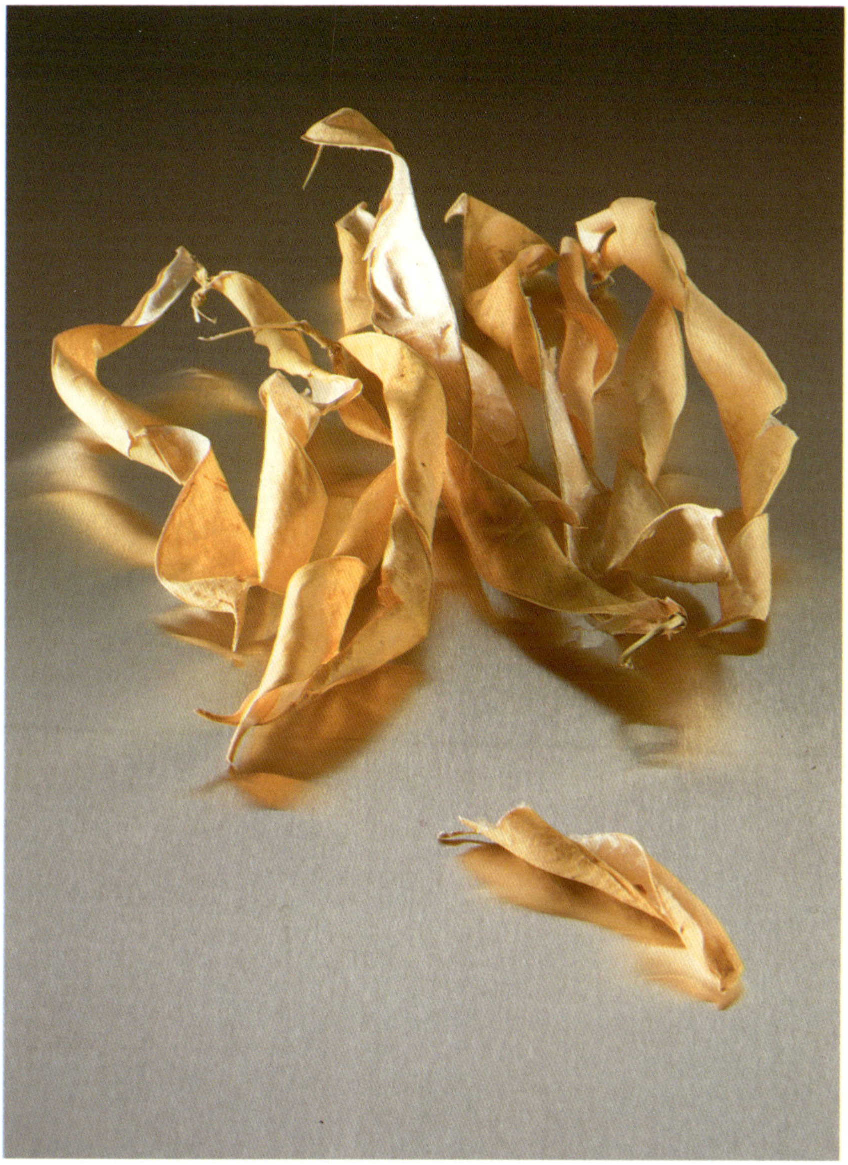

460 Phaseoli fructus sine semine – Samenfreie Gartenbohnenhülsen

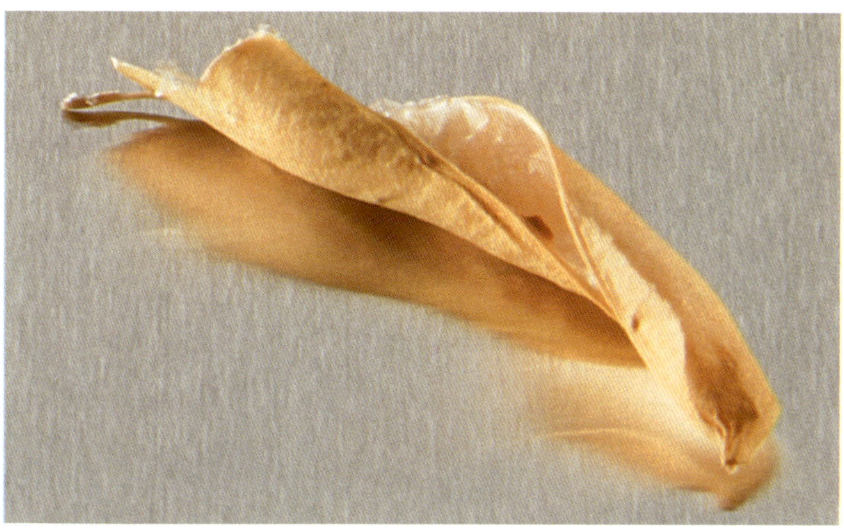

461 Innenseite der Hülse mit weisslich glänzenden Häutchen

Pilocarpus pennatifolius Lem.

Rutaceae

Verbreitung

Südliches Brasilien und Paraguay.

Merkmale

1–3 m hoher Strauch mit heller Rinde.

Blätter unpaarig gefiedert mit 3, 5 oder 7 ledrigen Teilblättern; diese oberseits kahl, auf den unterseits deutlich hervortretenden Adern kurz behaart.

Kelch mit kurzen, breitabgerundeten Lappen; Krone ledrig mit ausgeprägter Mittelrippe.

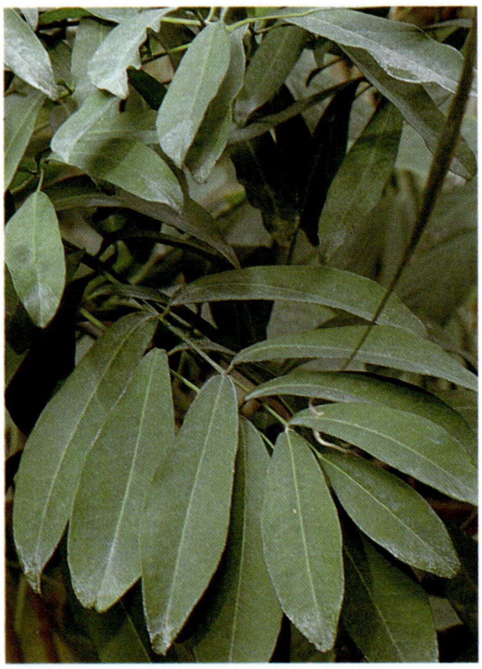

462 Unpaarig gefiedertes Laubblatt

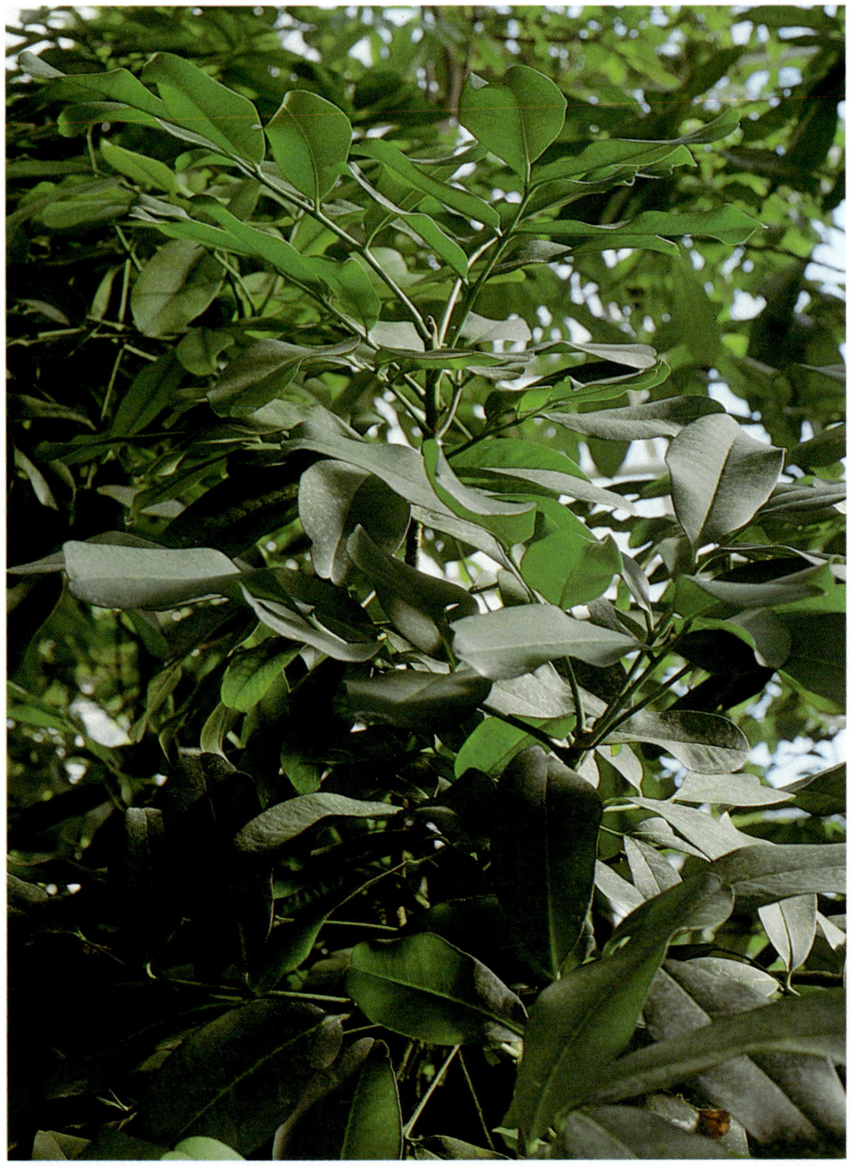

463 3 m hoher Pilocarpus-Strauch

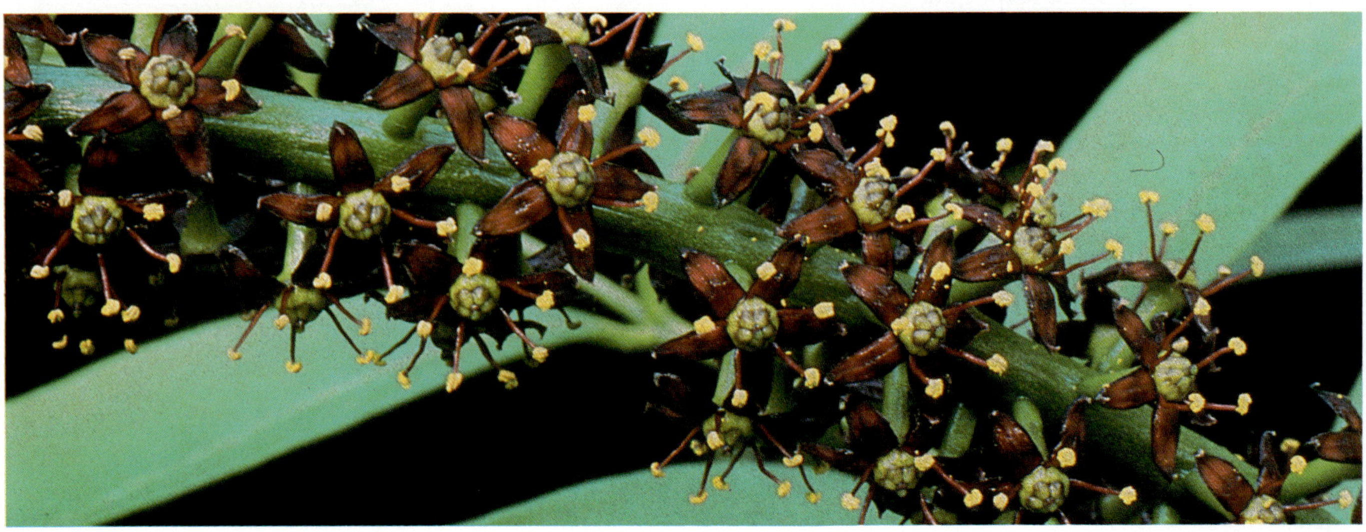

464 Blütenstand

Droge

Jaborandi folium = Jaborandiblätter
Bestehend aus den getrockneten Fiederblättchen von Pilocarpus jaborandi Holmes, P. microphyllus Stapf, Pilocarpus pennatifolius Lem. und/oder von Pilocarpus racemosus Vahl.

Hauptinhaltsstoffe

Alkaloide (z.B. Pilocarpin)

Wirkungen und Indikationen

Parasympathomimetisch.
Pilocarpin lokal bei Glakom zur Verringerung des intraokularen Druckes.

Dosierung

Pilocarpin in Fertigarzneimitteln (Augentropfen) enthalten.

Nebenwirkungen

Siehe Fertigarzneimittelinformation.

Kontraindikationen

Siehe Fertigarzneimittelinformation.

Interaktionen

Siehe Fertigarzneimittelinformation.

Historisches

Der brasilianische Jaborandi wurde innerlich als schweiss- und speicheltreibendes Mittel eingesetzt. Ferner bei Nierenkrankheiten, Herzkrankheiten und Ödemen. Äusserlich diente er in Form von Kopfwässern zur Förderung des Haarwuchses. In der Augenheilkunde verwendete man ihn zur Verengung der Pupillen.

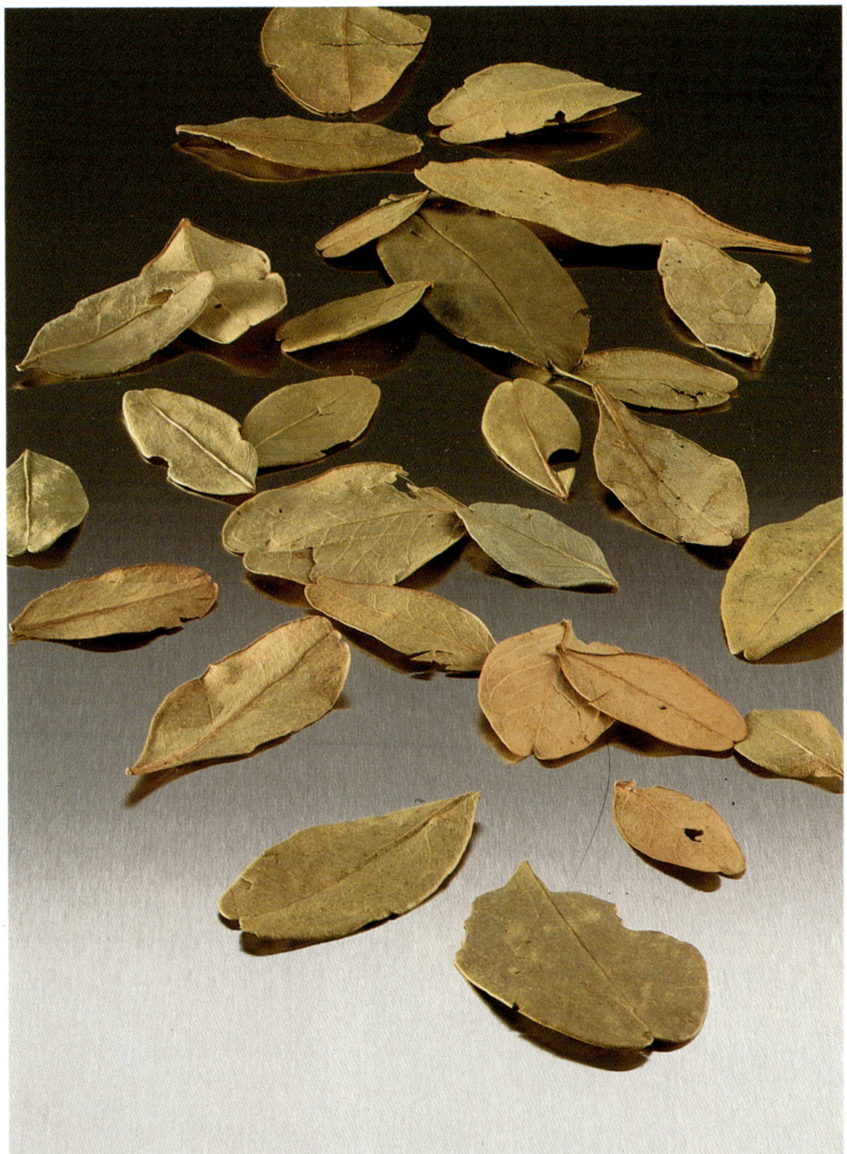

465 Jaborandi folium – Jaborandiblätter

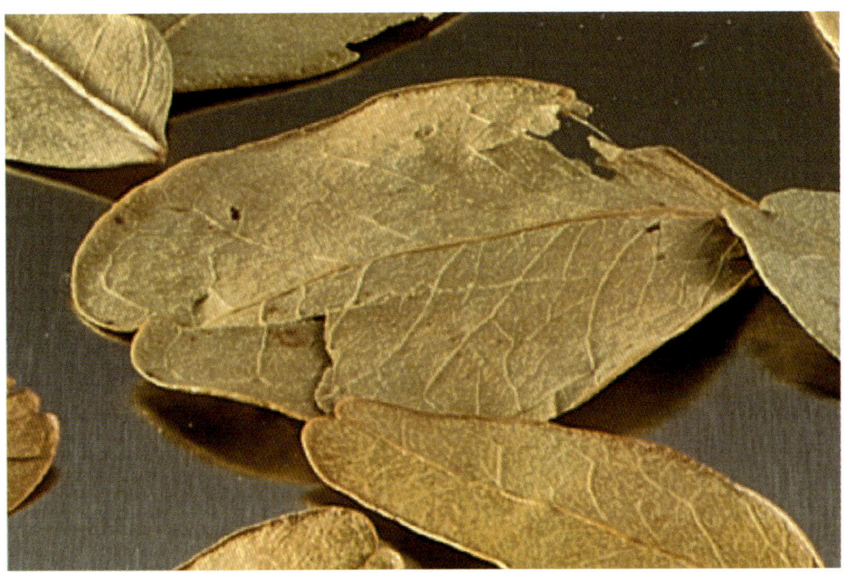

466 Blatt an der Spitze eingeschnitten; Blattrand leicht verdickt und etwas nach unten gebogen ►

Verbreitung

Ursprüngliche Heimat vermutlich im Orient; in verschiedenen Erdteilen kultiviert und selten verwildert.

Merkmale

Pflanze mit Anisgeruch, Stengel aufrecht, 20–50 cm hoch, rund, gerillt.

Grundständige Blätter ungeteilt; Stengelblätter nach oben hin zunehmend feiner zerteilt. Blütendolde locker, 7 bis 15strahlig.

Früchte birnenförmig, 3–5 mm lang.

Blütezeit: Juli bis August

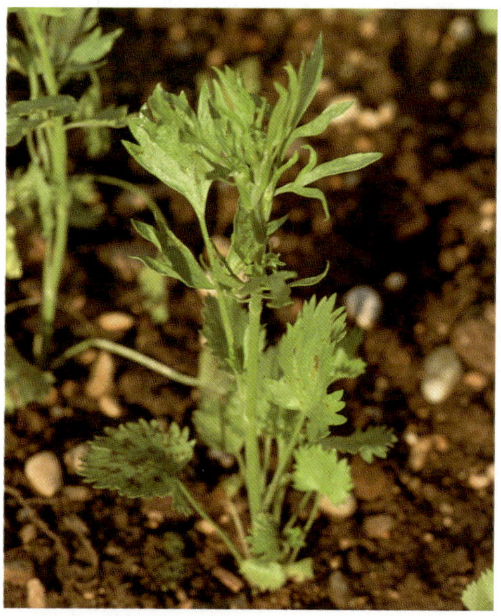

467 Junges Aniskraut

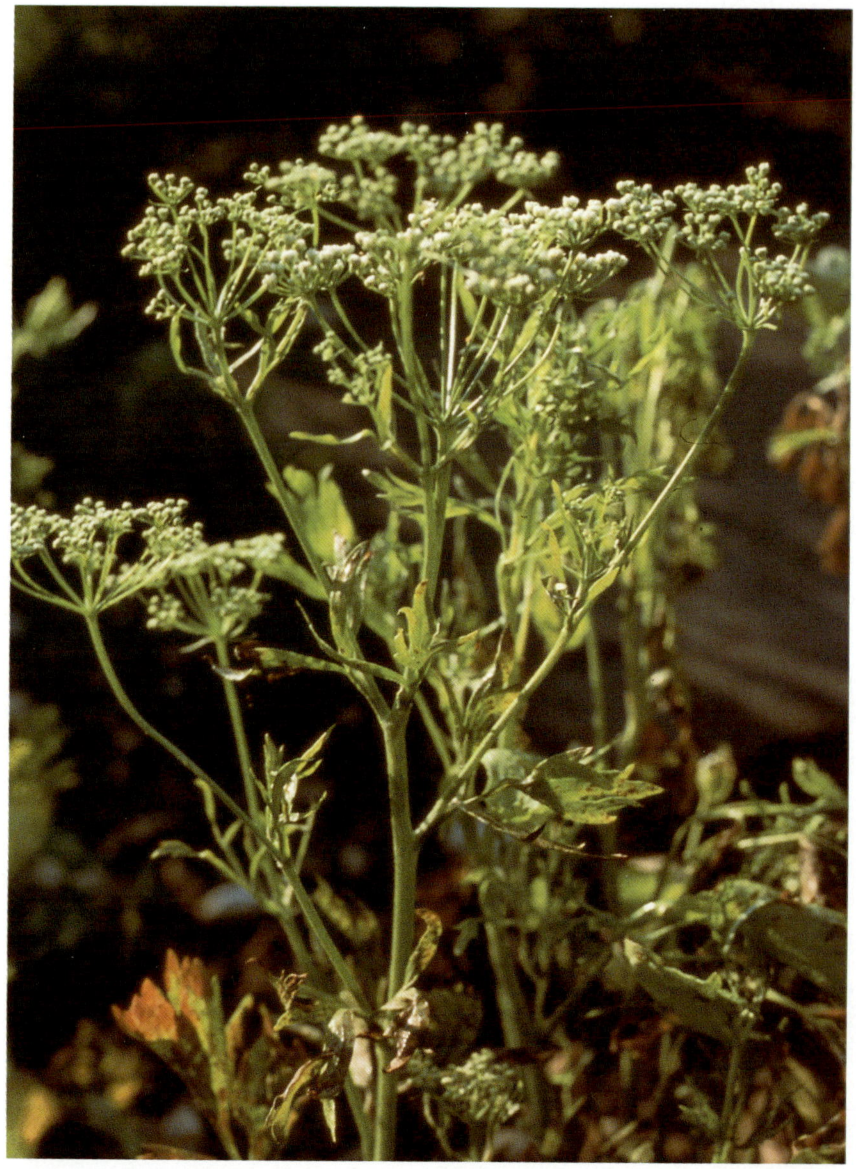

468 Blühende Pflanze

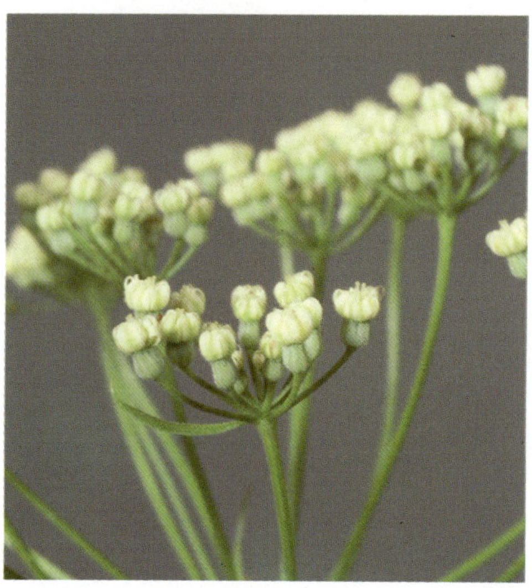

469 Einzelne Döldchen

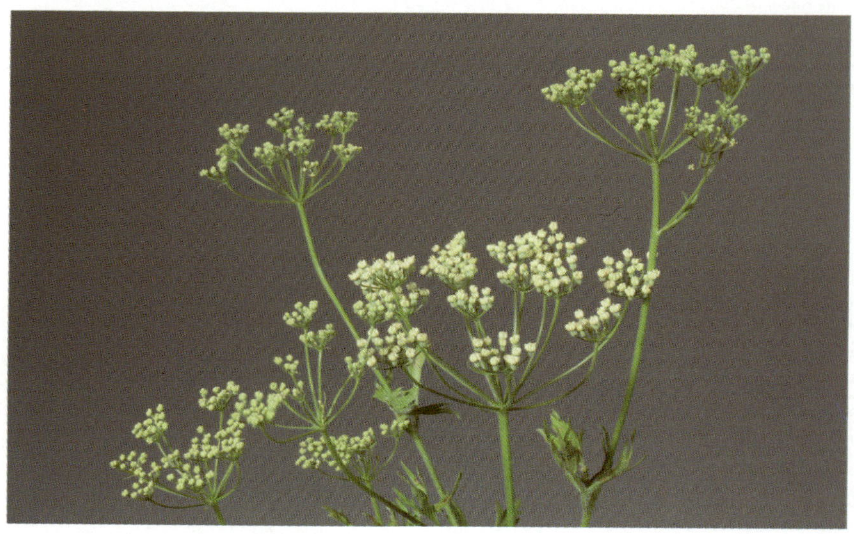

470 Zusammengesetzte Dolden

Droge

Anisi fructus = Anisfrüchte

Bestehend aus den getrockneten Früchten von Pimpinella anisum L., mit einem Gehalt von mindestens 2,0% (V/m) ätherischem Öl.

Hauptinhaltsstoffe

Ätherisches Öl (z.B. Anethol)

Wirkungen und Indikationen

Expektorierend, schwach spasmolytisch, antibakteriell.

Innerlich bei dyspeptischen Beschwerden.

Innerlich und äusserlich bei Katarrhen der Luftwege.

Dosierung / Teezubereitung

1 g (1/2 Teelöffel) frisch zerstossene Früchte mit kochendem Wasser übergiessen und ziehen lassen; 3mal täglich 1 Tasse trinken.

Auch in Fertigarzneimitteln enthalten.

Nebenwirkungen

Gelegentlich allergische Reaktionen der Haut, der Atemwege und des Gastrointestinaltraktes.

Kontraindikationen

Allergie gegen Anis und Anethol.

Interaktionen

Keine bekannt.

Historisches

Der Anis galt als wirksam bei Wassersucht, Biss giftiger Tiere, Blähungen, Durchfall und weissem Fluss. Man sagte ihm die Milchabsonderung fördernde sowie zum Beischlaf reizende Eigenschaften nach.
Den Rauch von angezündetem Anis verwendete man um Kopfschmerzen zu lindern. Fein zerriebener Anis mit Rosenöl vermischt benutzte man als Ohrentropfen gegen Ohrenreissen. Im Volksglauben bleibt jung und potent, wer sich mit einer Abkochung aus Anissamen wäscht.
Volksmedizin: als auswurfförderndes, blähungstreibendes und milchabsonderndes Mittel. Als Aphrodisiakum.

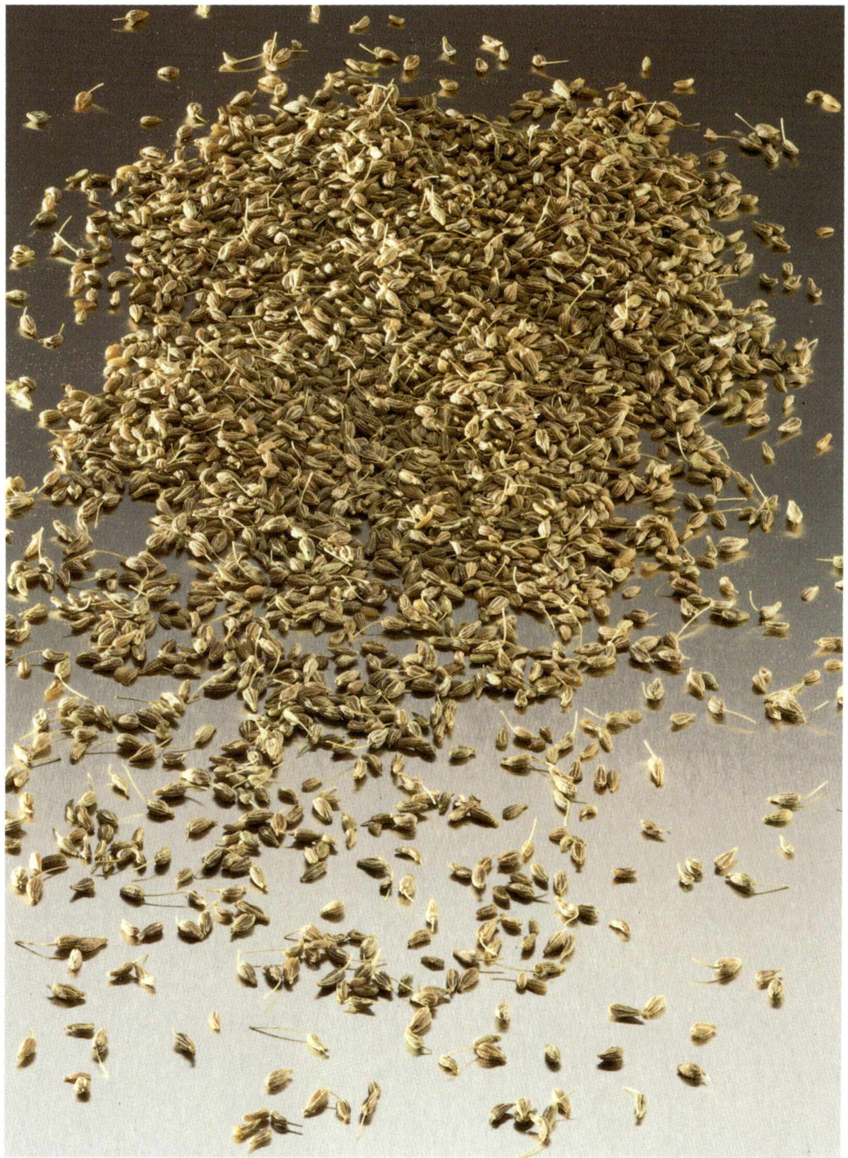

471 Anisi fructus – Anisfrüchte

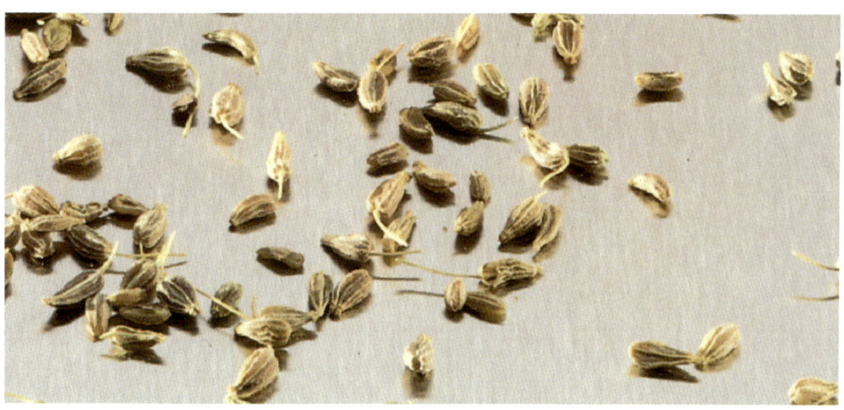

472 Früchte birnenförmig, häufig Doppelachänen

Verbreitung

Weite Teile Europas, West- und Zentralasien.

Merkmale

Stengel stielrund, kantig oder fein gerillt, 20–60 cm hoch.

Grundständige Blätter einfach gefiedert, Teilblätter gezähnt, am Grunde keilförmig verschmälert.

Blüten weiss, selten rötlich, Griffel nach dem Abblühen kürzer als die junge Frucht.

Grosse Formenvielfalt.

Blütezeit: Juni bis Oktober

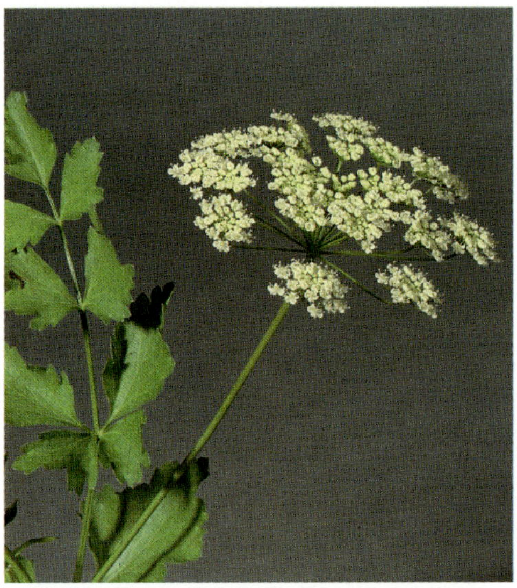

473 Gefiedertes Blatt und Blütenstand

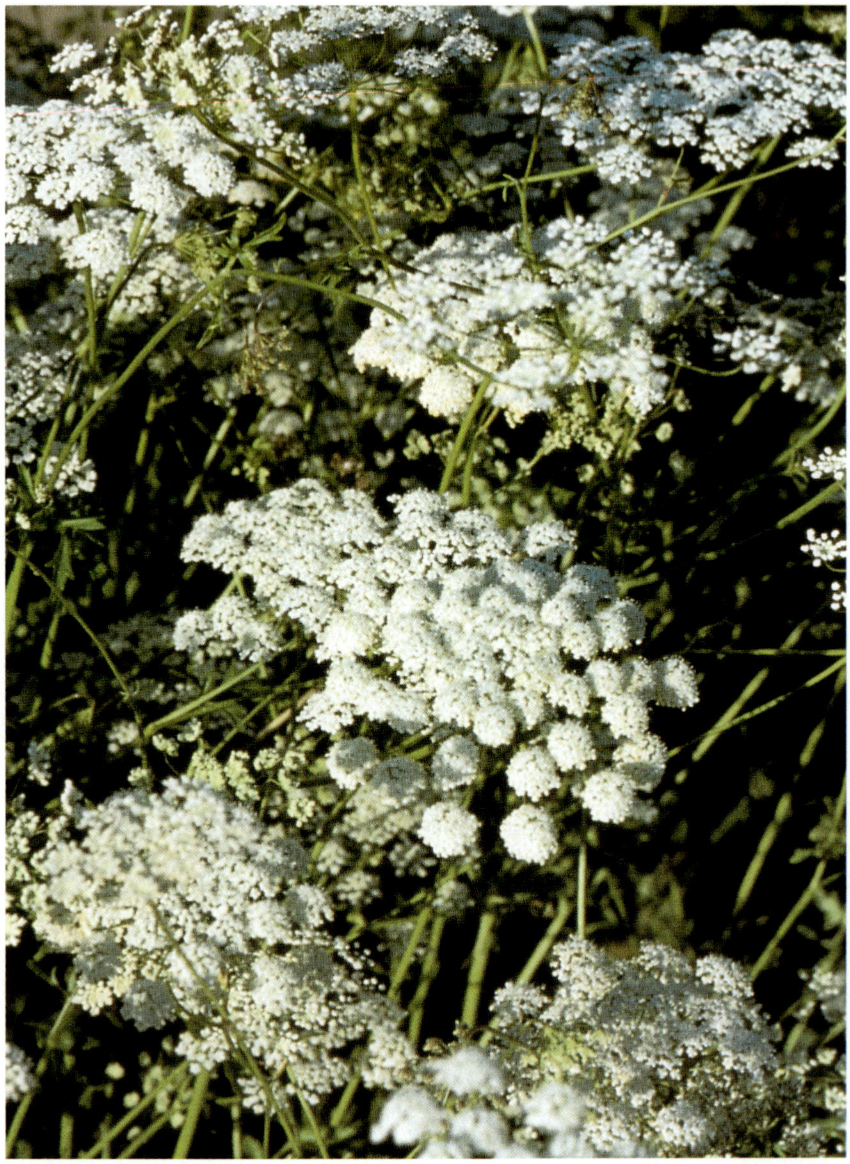

474 Zusammengesetzte Dolden

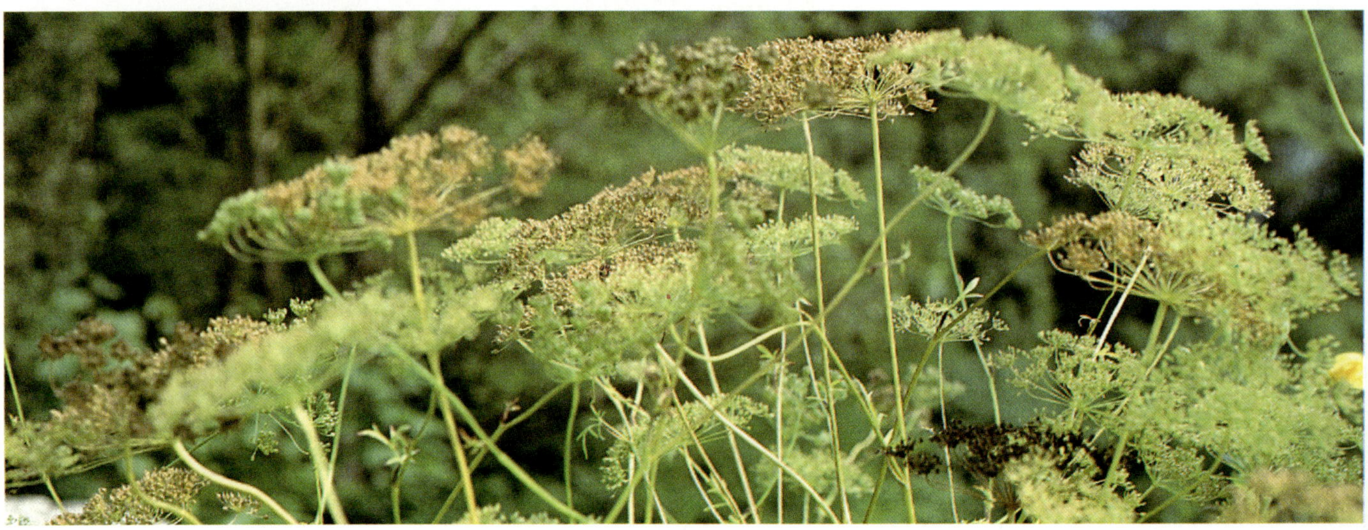

475 Fruchtende Pflanzen

Droge

Pimpinellae radix = Bibernellwurzel

Bestehend aus dem getrockneten Rhizom und den Wurzeln von Pimpinella major (L.) Hudson oder von P. saxifraga L.

Hauptinhaltsstoffe

Ätherisches Öl

Cumarine

Saponine

Wirkungen und Indikationen

Expektorierend.

Bei Katarrhen der Luftwege.

Dosierung / Teezubereitung

1–3 g (1/2–1 1/2 Teelöffel) auf eine Tasse mit kochendem Wasser übergiessen und ziehen lassen oder kalt ansetzen und aufkochen lassen.

3–4mal täglich 1 Tasse trinken oder als Gurgelwasser verwenden.

Auch in Fertigarzneimitteln enthalten.

Nebenwirkungen

Keine bekannt.

Kontraindikationen

Keine bekannt.

Interaktionen

Keine bekannt.

Historisches

Die Bibernelle galt als ein die Verdauung und die Sekretionen der Schleimhäute der Respirationsorgane förderndes Mittel. Sie wurde auch als Kaumittel gegen Zungenlähmung eingesetzt. Innerlich und in Gurgelwässern verwendete man sie bei Heiserkeit und Entzündungen im Mund- und Rachenbereich. Unter "Bibernelle" oder "Pimpinelle" wird z.T. im Volksmund auch der kleine Wiesenknopf (Sanguisorba minor Scop.) bezeichnet.

Volksmedizin: als appetit-, verdauungsförderndes und wassertreibendes Mittel.

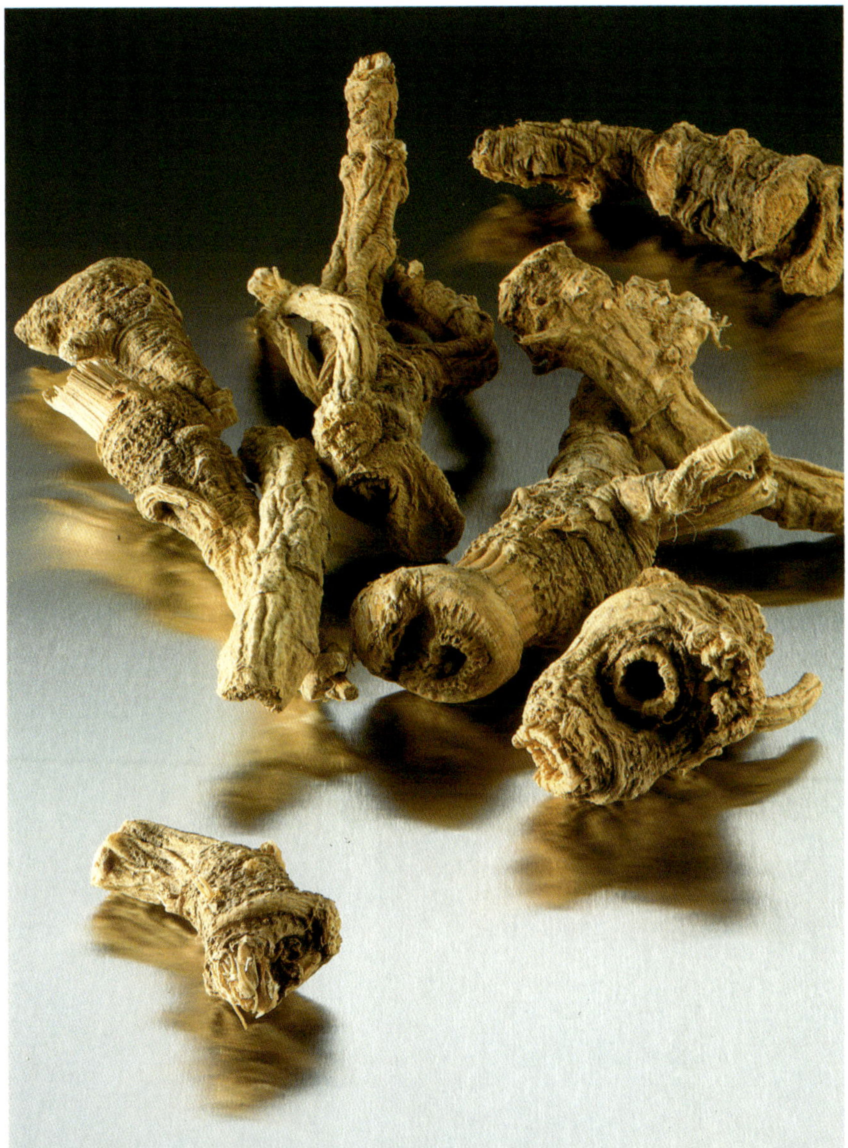

476 Pimpinellae radix – Bibernellwurzel

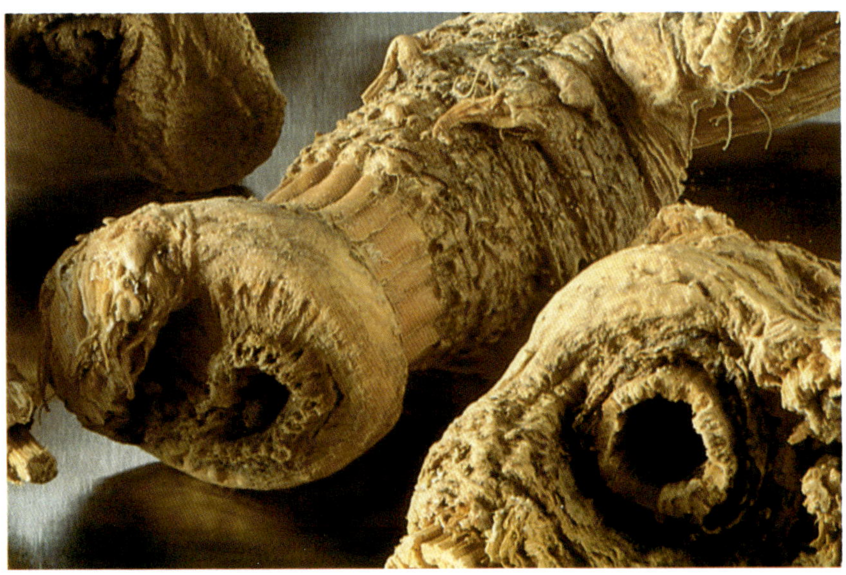

477 Längsrunzelige sowie quergeringelte Wurzeloberfläche ►

Verbreitung

Mittel- und Südeuropa.

Merkmale

Niederliegender oder aufrechter Strauch oder bis 20 m hoher Baum; Rinde graubraun bis schwarzbraun.

Nadeln zu 2, 3–7 cm lang, beiderseits dunkelgrün.

Zapfen fast sitzend und nie zurückgebogen. Schuppenschild graubraun, glänzend; Nabel meist schwarz umrandet.

Blütezeit: Juni bis Juli

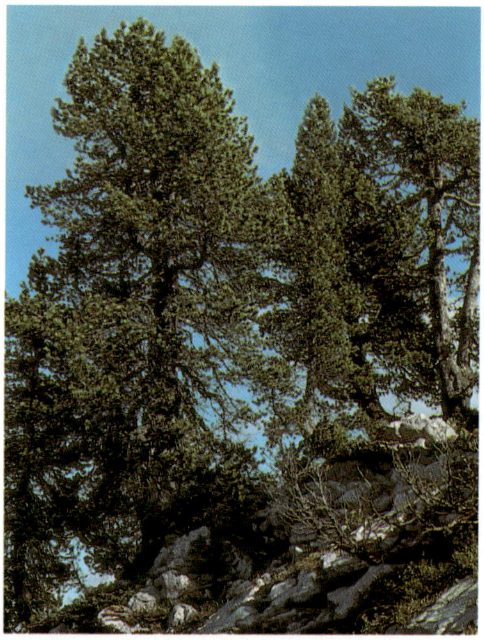

478 Baumförmige Bergföhren

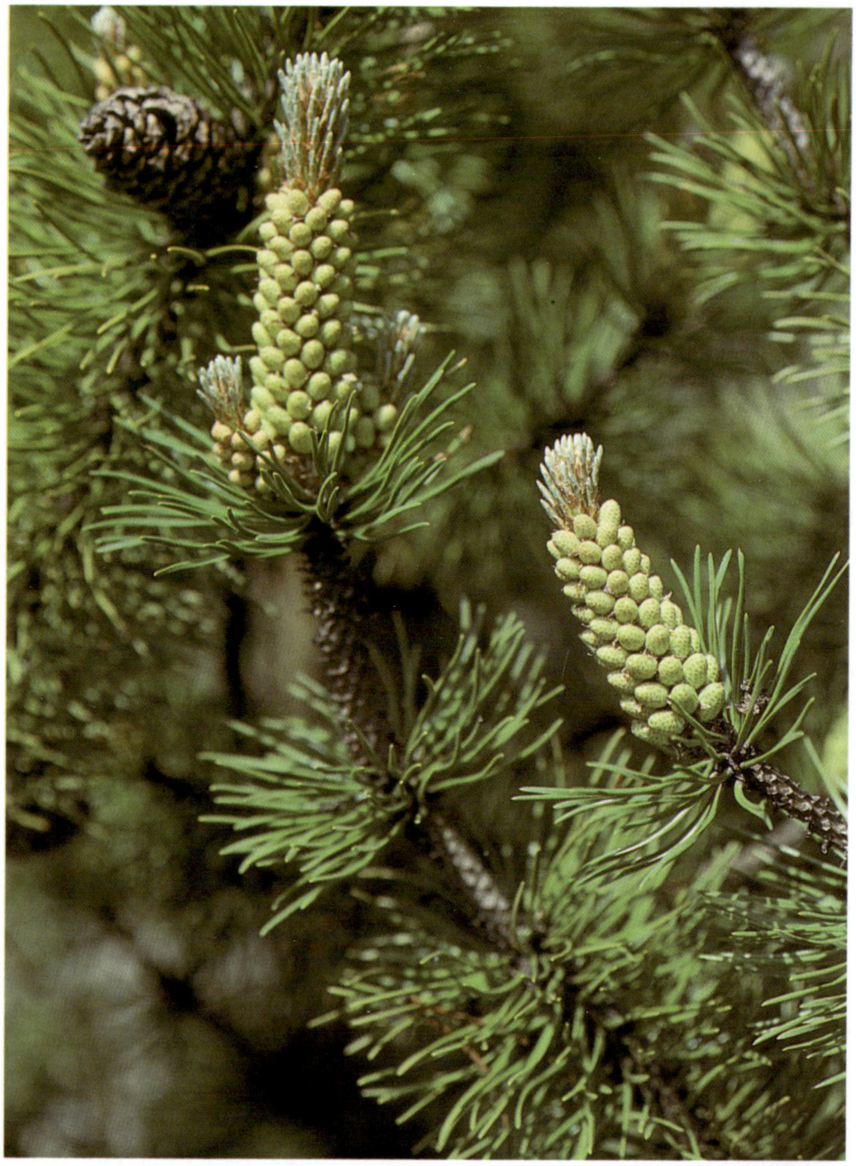

479 Unreife männliche Blütenstände

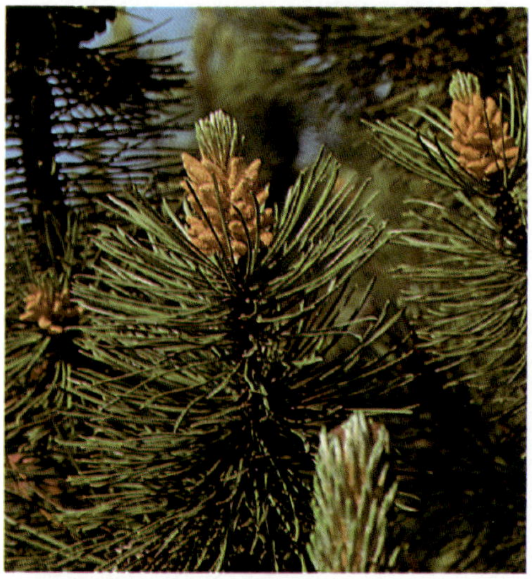

480 Verblühte männliche Blütenstände

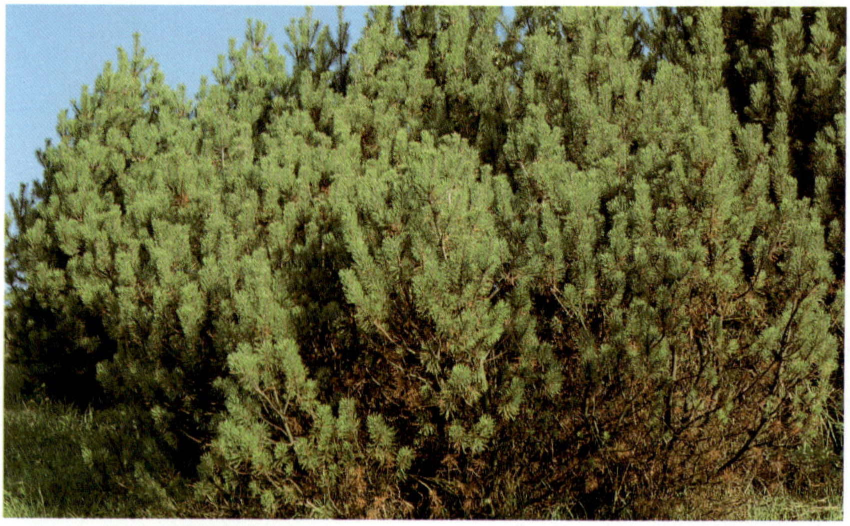

481 Strauchförmige Bergföhren

Droge

Pini pumilionis aetheroleum = Latschenkiefernöl

Bestehend aus dem aus den frischen Nadeln, Zweigspitzen und Ästen von Pinus mugo Turra durch Wasserdampfdestillation gewonnenen und mit einem geeigneten Antioxydans konservierten ätherischen Öl.

Hauptinhaltsstoffe

Ätherisches Öl (z.B. Phellandren, Bronylacetat, Pinen)

Wirkungen und Indikationen

Sekretolytisch, hyperämisierend, antiseptisch.

Äusserlich und innerlich bei katarrhalischen Erkrankungen der Luftwege. Äusserlich bei rheumatischen und neuralgischen Beschwerden.

Dosierung / Teezubereitung

Hauptsächlich in Fertigarzneimitteln enthalten.

Nebenwirkungen

Haut- und Schleimhautreizungen, Verstärkung von Bronchospasmen.

Kontraindikationen

Asthma bronchiale, Keuchhusten.

Interaktionen

Keine bekannt.

Historisches

Die ätherischen Öle der Nadeln und Zweige verschiedener Koniferen wurden in Inhalations- und Zerstäubungsmitteln gegen Erkrankungen der Atmungsorgane und als Bestandteil von Einreibemitteln gegen Nervenschmerzen und rheumatische Erkrankungen eingesetzt. Sie dienten der Herstellung von Tannenduftessenzen und waren in Badetabletten und in Desinfektionsmitteln enthalten.
Volksmedizin: als Inhalation, bei Katarrhen der Luftwege. Als Badezusatz bei Nervenschwachen, Hautkranken.

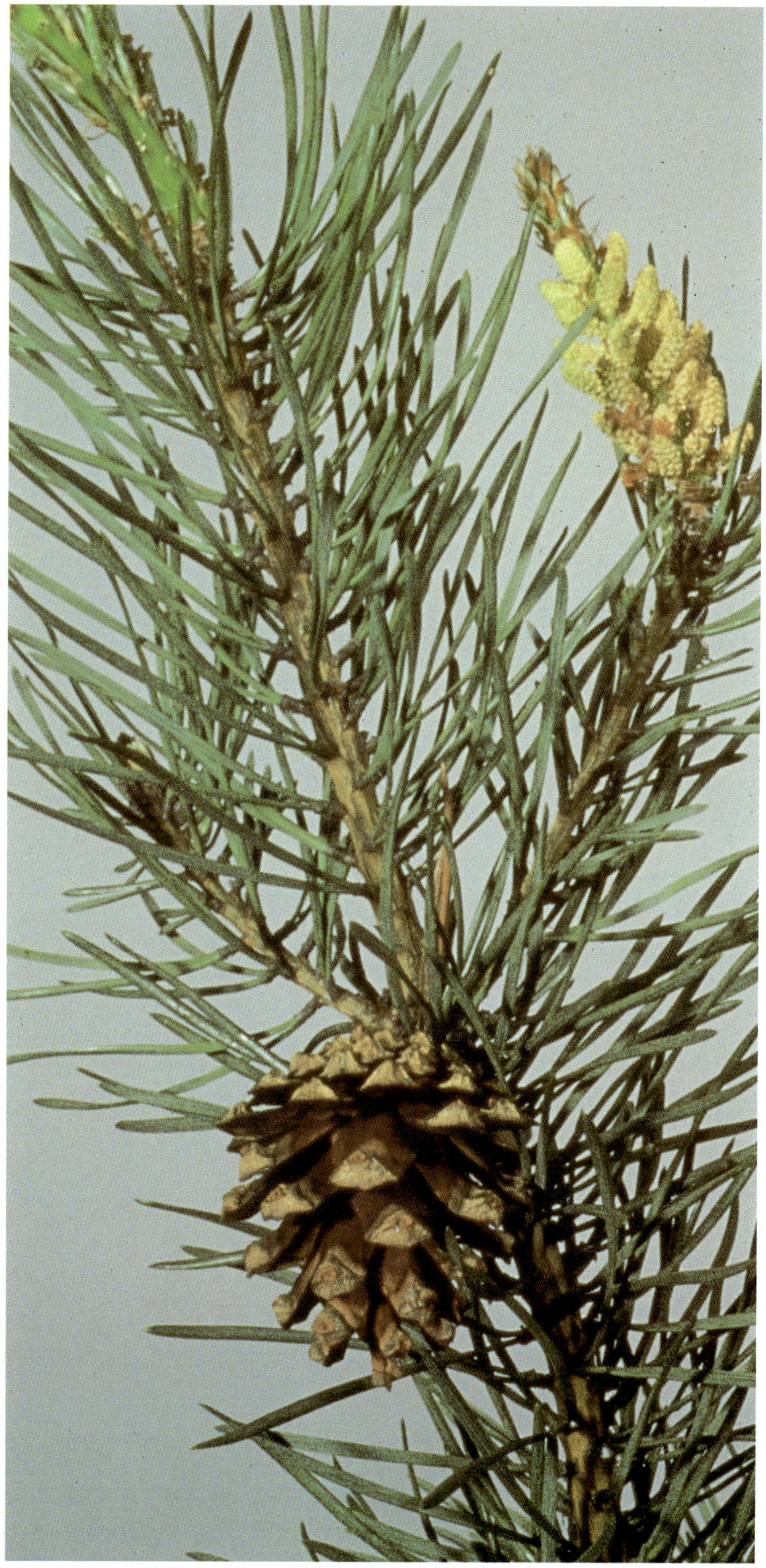

482 Reifer Zapfen und männlicher Blütenstand

Verbreitung

Europa, Sibirien; in Nordamerika gepflanzt.

Merkmale

Bis 40 m hoher Baum; Krone kegelförmig, im Alter oft schirmförmig; Rinde mindestens oberwärts rostrot.

Nadeln zu 2, 4–7 cm lang, auf der Innenseite bläulichgrün.

Zapfen deutlich gestielt, im 1. Jahr zurückgebogen; Schuppenschild graubraun, matt; Nabel nicht schwarz umrandet.

Blütezeit: Mai

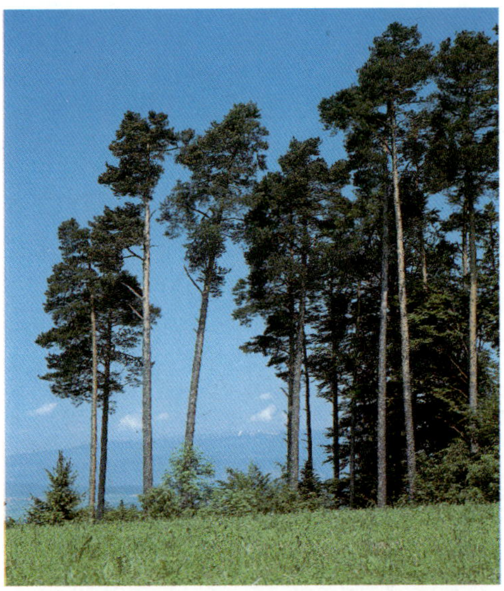

483 Föhren mit hochangesetzten Kronen

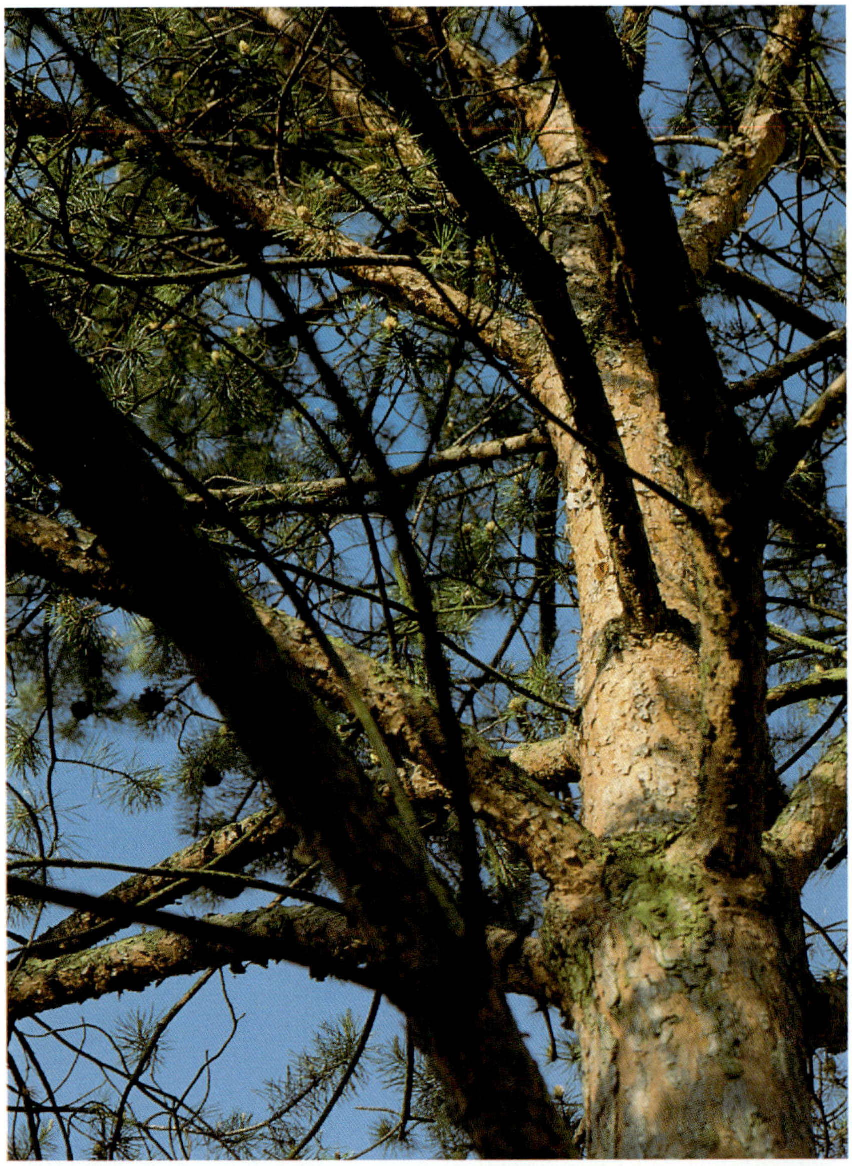

484 Rinde im oberen Bereich des Baumes rostrot gefärbt

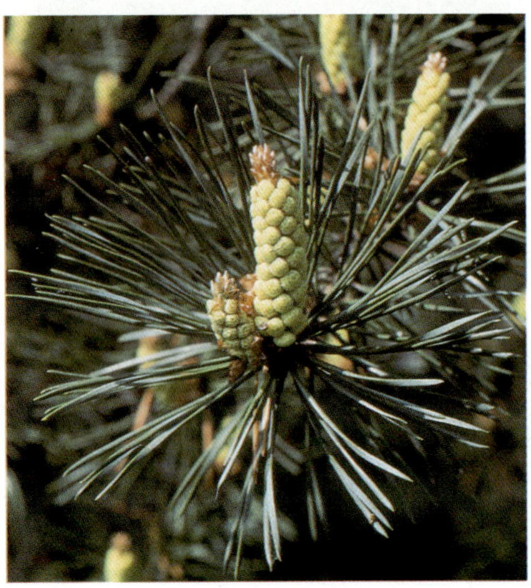

485 Unreife männliche Blütenstände

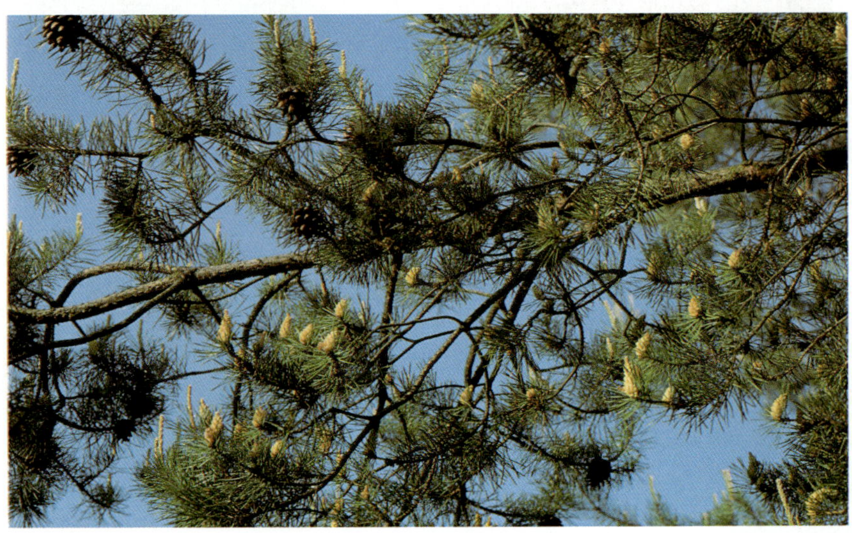

486 Ast mit zahlreichen männlichen Blütenständen und alten Zapfen

Droge

Terebinthinae aetheroleum medicinale = Medizinal-Terpentinöl
Bestehend aus dem ätherischen Öl aus dem Terpentin von Pinus-Arten z.B. Pinus sylvestris L., P. palustris Miller, P. pinaster Ait., gewonnen durch Wasserdampfdestillation und Rektifikation. Es ist mit einem geeigneten Antioxidans konserviert.

Hauptinhaltsstoffe

Ätherisches Öl (z.B. Pinene)

Wirkungen und Indikationen

Hyperämisierend, antiseptisch, Verminderung der Bronchialsekretion. Äusserlich und innerlich bei chronischen Erkrankungen der Bronchien mit starker Sekretion. Äusserlich bei rheumatischen und neuralgischen Beschwerden.

Dosierung

Hauptsächlich in Fertigarzneimitteln enthalten.

Äusserlich: 10–50prozentig.

Nebenwirkungen

Bei äusserlicher, grossflächiger Anwendung Vergiftungserscheinungen (Nieren-, ZNS-Schäden), Allergien.

Kontraindikationen

Überempfindlichkeit gegenüber ätherischen Ölen.

Bei Inhalationen: akute Entzündungen der Atmungsorgane.

Interaktionen

Keine bekannt.

Historisches

Terpentinöl wurde äusserlich in Inhalationen und Einreibungen bei Erkältungskrankheiten eingesetzt. Innerlich diente es der Behandlung von Gonorrhöe, Bronchitis, Blasenkatarrh, Gallensteinen und Phosphorvergiftungen.

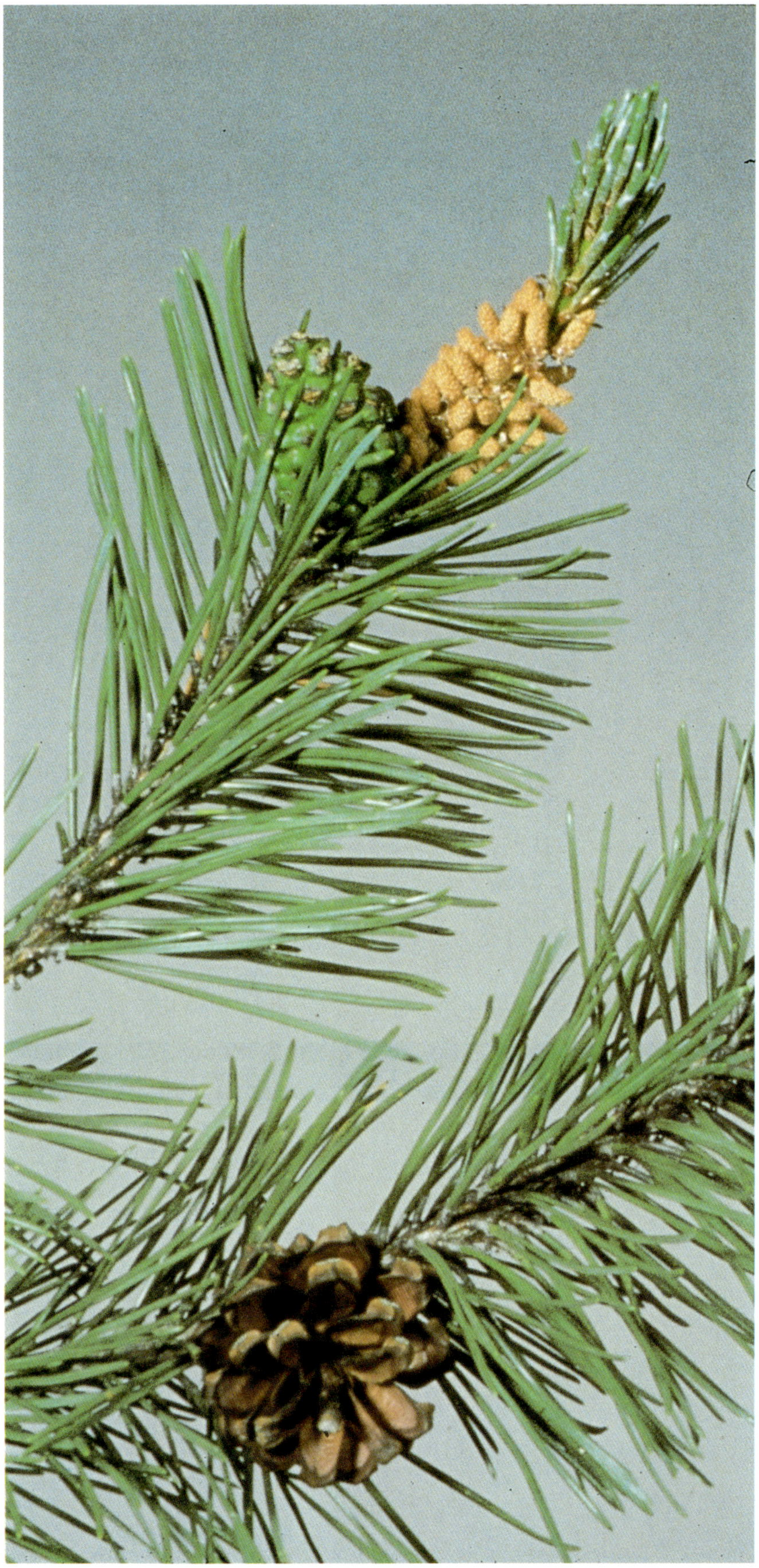

487 Einjähriger (grün) und zweijähriger Zapfen sowie männliche Blüten

Verbreitung

Genaue Herkunft unbekannt; auf vielen pazifischen Inseln und in Neuguinea kultiviert.

Merkmale

Bis 2 m hoher Strauch; in Kultur bis 4 m.

Blätter rund bis eiförmig, zugespitzt, an der Basis tief herzförmig, ausser den spärlich behaarten Adern beidseitig kahl; 3 zentrale Adern die Blattspitze erreichend.

Pflanze zweihäusig; die Ähre dem Blatt gegenüberliegend.

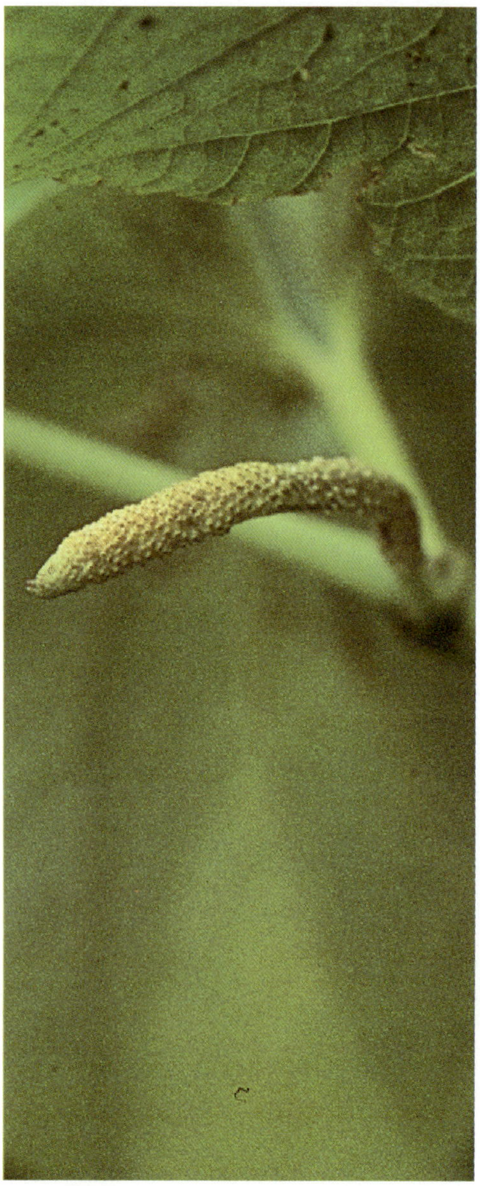

488 In Ähre unscheinbare, kleine Blüten

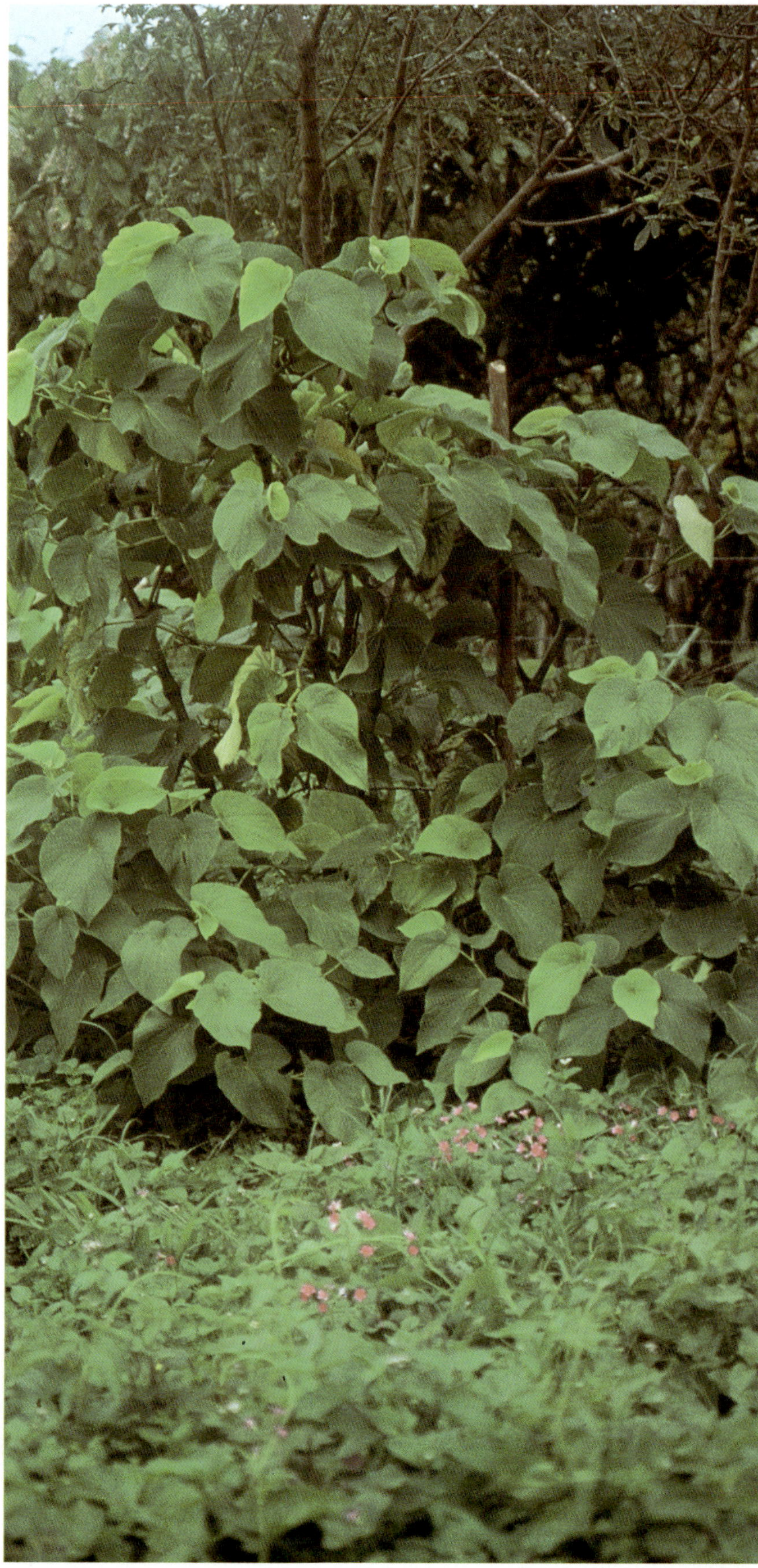

489 Rausch-Pfeffer Strauch

Droge

Kava-Kava rhizoma = Kawa-Kawa-Rhizom (Syn. Piperis methystici rhizoma)
Bestehend aus dem getrockneten Rhizom von Piper methysticum G. Forst.

Hauptinhaltsstoffe

Kawapyrone (z.B. Kawain)

Flavonoide

Wirkungen und Indikationen

Zentral muskelrelaxierend, spasmolytisch, antikonvulsiv, anxiolytisch, tranquilisierend. Bei nervösen Angst-, Spannungs- und Unruhezuständen. Schlafinduktion bei Einschlafschwierigkeiten infolge geistiger oder körperlicher Überanstrengung.

Dosierung / Teezubereitung

In Fertigarzneimitteln enthalten.

Nebenwirkungen

Bei exzessivem Gebrauch über längeren Zeitraum Ataxie, Appetitlosigkeit, Diarrhöe, Hautläsionen, Gelbfärbung der Haut.

Beeinträchtigung des Reaktionsvermögens.

Kontraindikationen

Schwangerschaft, Stillzeit, endogene Depressionen.

Interaktionen

Alkohol, Barbiturate, Psychopharmaka.

Historisches

Aus der Wurzel des Kava-Pfeffers bereiten Eingeborene von Polynesien und Neuguinea ein Getränk mit entspannender und leicht euphorisierender Wirkung. Das harzhaltige Extrakt aus den Wurzeln wurde als Diaphoretikum bei Bronchitis, Katarrhen und besonders bei Gonorrhöe eingesetzt.

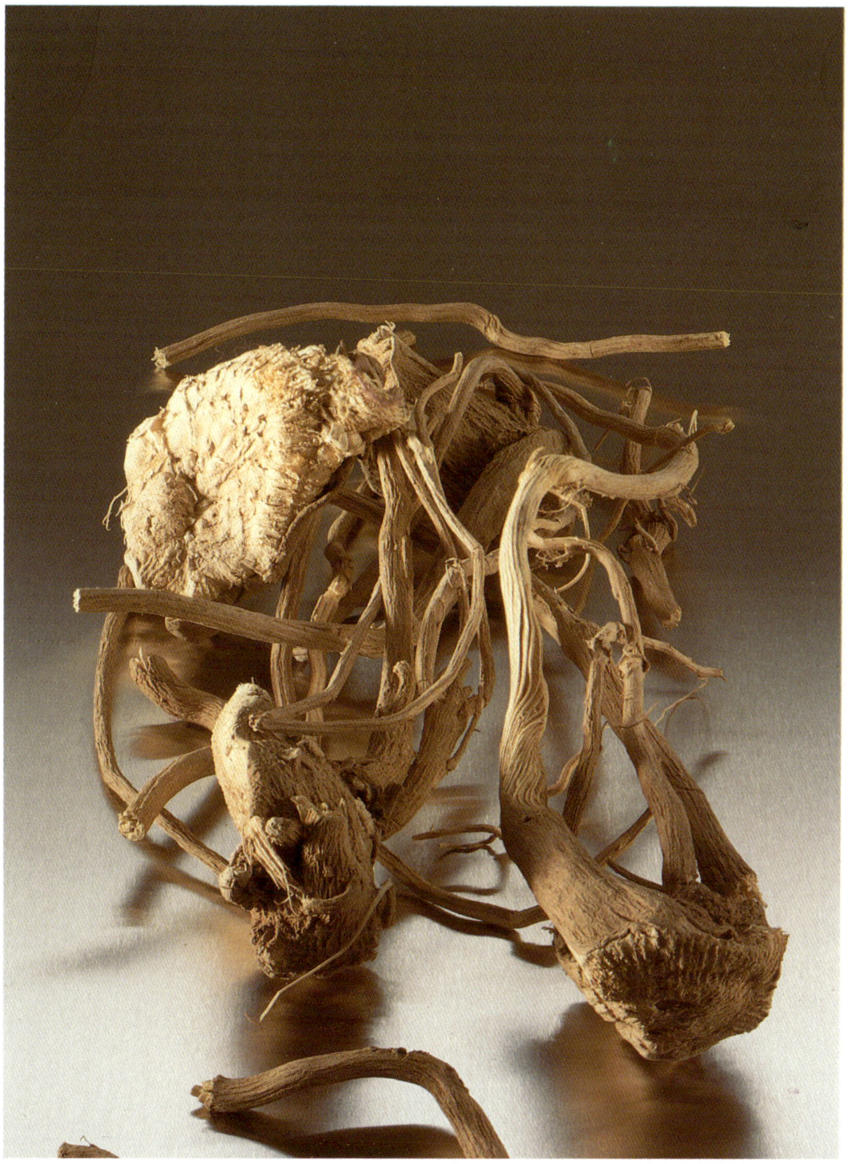

490 Kava-Kava rhizoma – Kawa-Kawa Rhizom

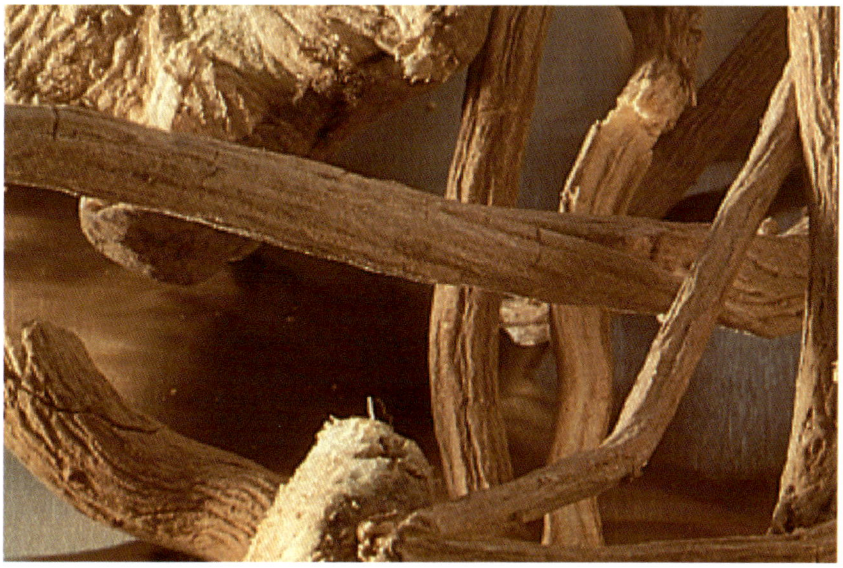

491 Rhizome aussen hellgraubraun, innen gelblichweiss ►

Plantago lanceolata L.

Plantaginaceae

Verbreitung

Europa, West- und Zentralasien.

Merkmale

Ährenstiel 10–40 cm hoch und gefurcht.

Alle Blätter grundständig, paralleladerig, 3–12mal so lang wie breit.

Krone 2–4 mm lang, kahl, mit bräunlichen Kronzipfeln.

Pflanze sehr vielgestaltig.

Blütezeit: April bis September

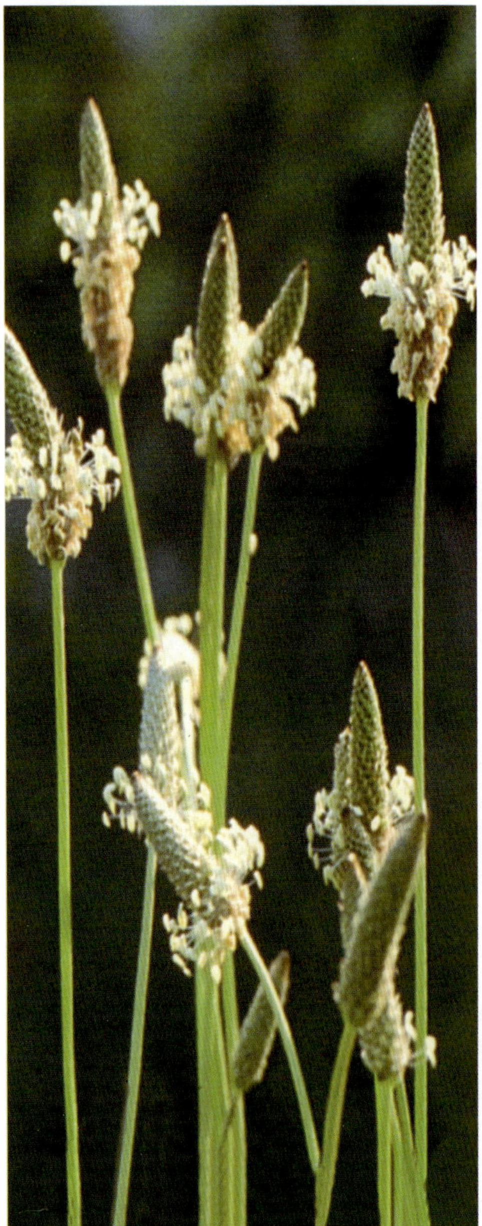

492 Langgestielte Ähren

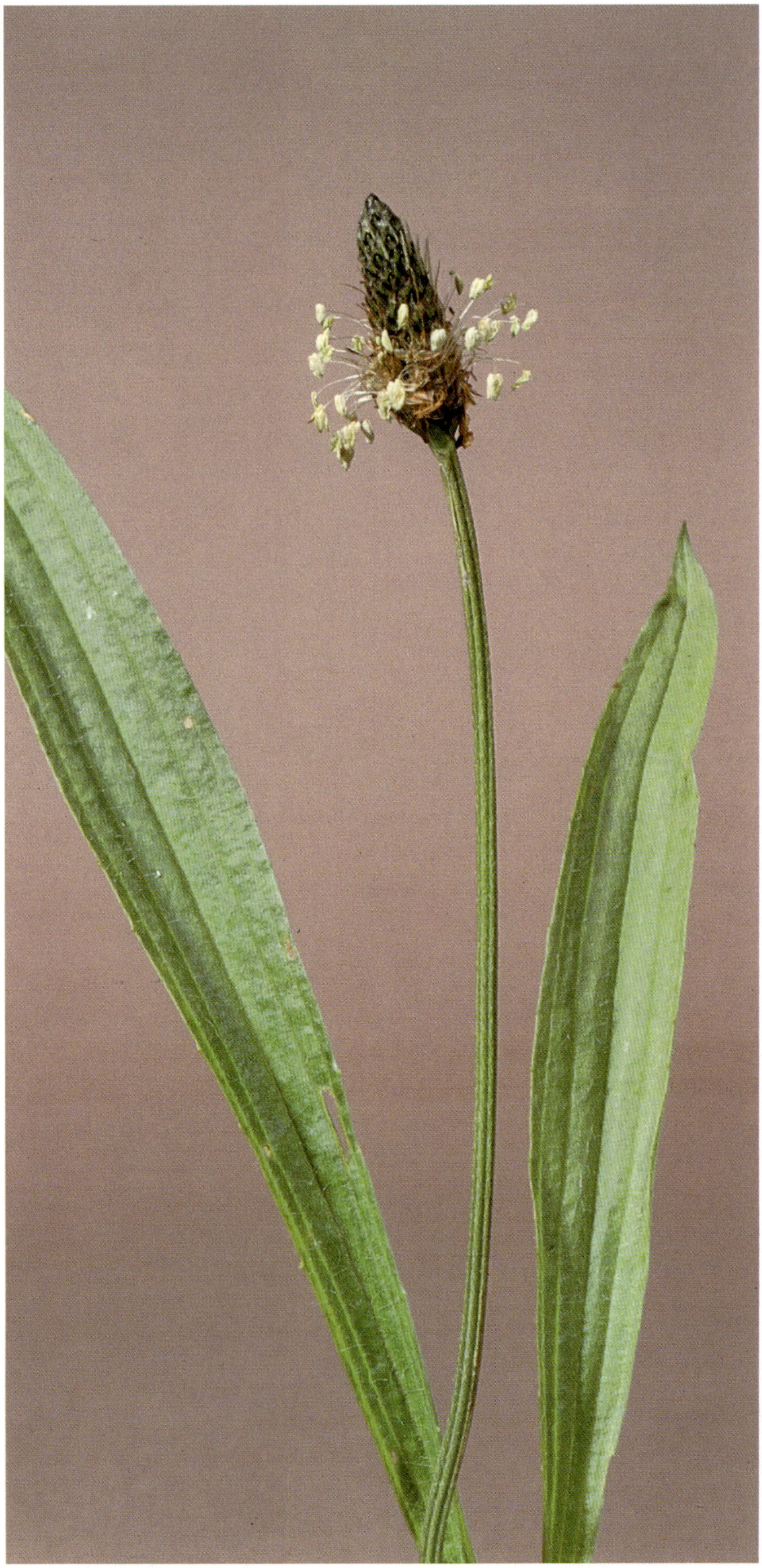

493 Ähre mit zahlreichen Blüten und paralleladerigen Blättern

Droge

Plantaginis folium = Spitzwegerichblätter
Bestehend aus den getrockneten Blättern von Plantago lanceolata L.

Hauptinhaltsstoffe

Schleimstoffe

Iridoidglykoside (z.B. Aucubin)

Gerbstoffe

Wirkungen und Indikationen

Reizmildernd, adstringierend, antibakteriell.

Innerlich:
Bei Katarrhen der Luftwege, entzündlichen Veränderungen der Mund- und Rachenschleimhaut.

Äusserlich:
Bei entzündlichen Veränderungen der Haut.

Dosierung / Teezubereitung

2 g (3 Teelöffel) auf eine Tasse mit kochendem Wasser übergiessen und ziehen lassen.

3mal täglich 1 Tasse trinken.

Auch in Fertigarzneimitteln enthalten.

Nebenwirkungen

Keine bekannt.

Kontraindikationen

Keine bekannt.

Interaktionen

Keine bekannt.

Historisches

Die Spitzwegerichblätter benutzte man zur Hemmung von Blutflüssen, bei Geschwüren, Karbunkeln, Hundebissen, Brandwunden, Drüsenschwellungen, gegen Dysenterie und Magenkrankheiten. Das gekochte Kraut wurde gegen Bleichsucht, Epilepsie und Asthma eingesetzt, der Saft der Blätter gegen Geschwüre im Mund, bei Fisteln, Augen- und Ohrenleiden und als Zäpfchen gegen Gebärmutterkrämpfe. Die gekochte Wurzel verwendete man gegen Zahnschmerzen, Blasen- und Milzgeschwüre und gegen das viertägige Fieber.
Volksmedizin: als blutstillendes Mittel. Bei Ohrenleiden, Halsschmerzen; Press-Saft des frischen Krautes äusserlich als wundheilendes und entzündungshemmendes Mittel.

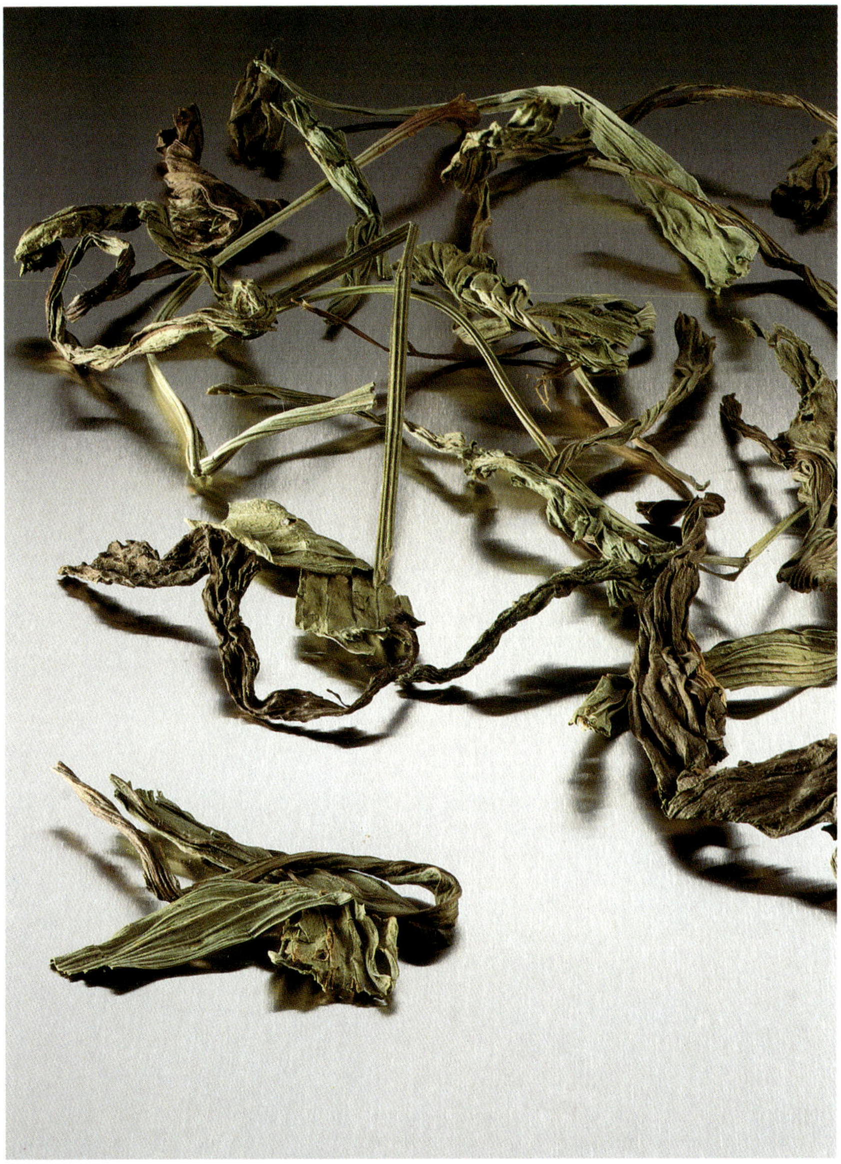

494 Plantaginis folium – Spitzwegerichblätter

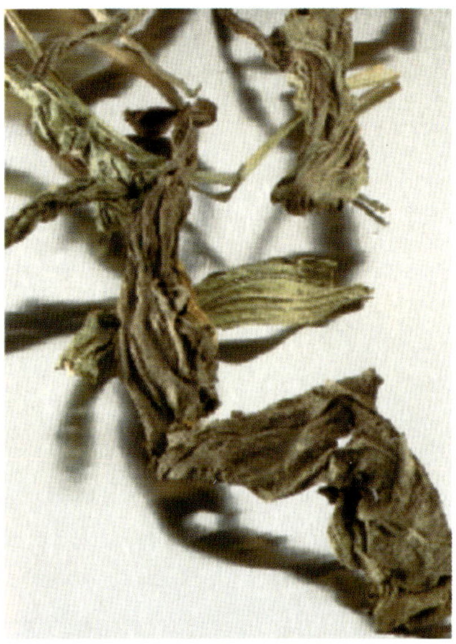

495 Blätter mit unterseits deutlich hervortretenden Adern ►

Plantago ovata Forsk.

Plantaginaceae

Verbreitung

Kanarische Inseln, Südostspanien, Nordafrika, Südwestasien; in Indien, Brasilien und in den südlichen USA kultiviert.

Merkmale

Mehrjährige Pflanze mit einer oder wenigen basalen Rosetten.

Blätter alle grundständig, lineal bis lineal-lanzettlich, 2,5–12 cm lang und nur 1–8 mm breit; mehr oder weniger wollig behaart.

Blütenstände die Blätter wenig überragend; Blütenähre 0,5–3,5 cm lang, dicht; Deck- und Kronblätter fast rund bis eiförmig; Kelchblätter fast frei, bis zur Spitze gekielt.

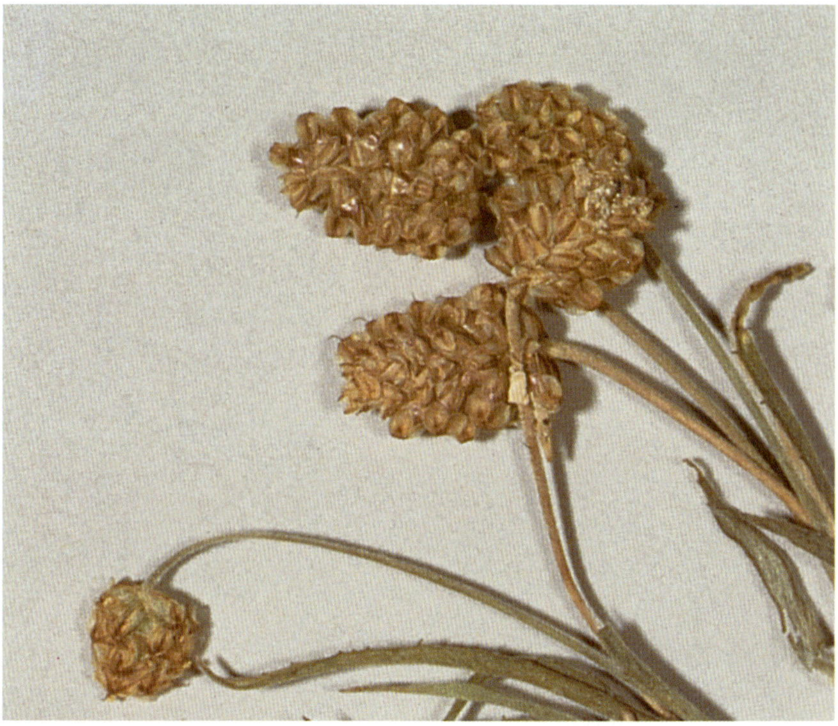

496 Herbarmaterial: Verblühte Ähren

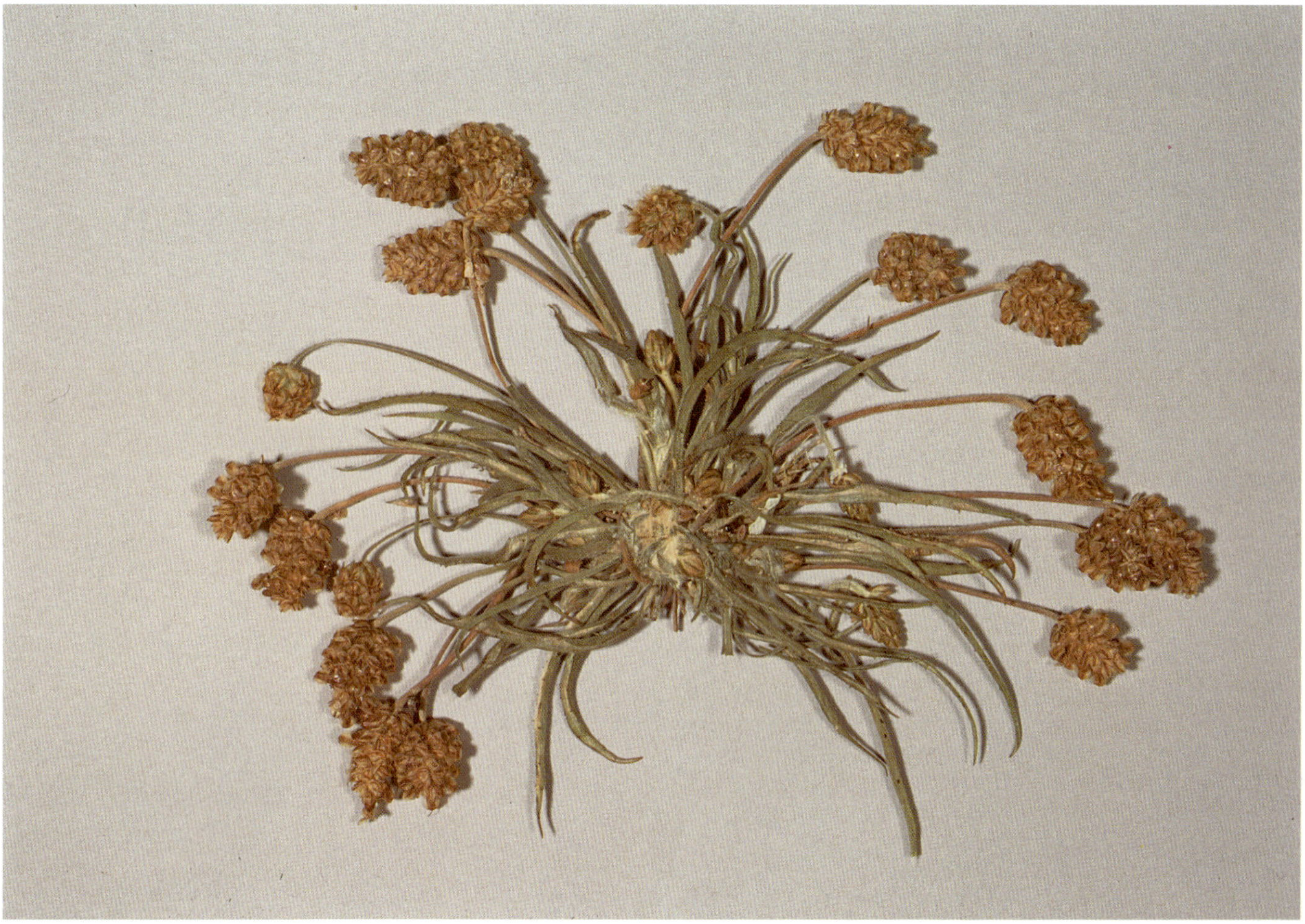

497 Herbarmaterial: Ausgewachsene Pflanze mit zahlreichen Ähren

Droge

Plantaginis ovatae semen = Indische Flohsamen
Bestehend aus reifen, trockenen Samen von Plantago ovata Forsk. (Syn. P. ispaghula Roxburgh).

Plantaginis ovatae testa = Indische Flohsamenschalen
Bestehend aus den trockenen Samenschalen.

Hauptinhaltsstoffe

Schleimstoffe

Wirkungen und Indikationen

Als Quellstoff laxierend oder antidiarrhöisch. Senkung des Serumcholesterolspiegels.

Bei habitueller Obstipation, Erkrankungen, bei denen eine erleichterte Darmentleerung mit weichem Stuhl erwünscht ist, z.B. bei Analfissuren, Hämorrhoiden, nach rektal-analen operativen Eingriffen und in der Schwangerschaft.

Zur unterstützenden Therapie bei Durchfällen, Colon irritabile.

Wirkungseintritt: 12 Stunden bis 3 Tage.

Dosierung / Teezubereitung

Samendroge:
6–20 g (1–2 Teelöffel) mit etwas Wasser vorquellen, einnehmen mit Nachtrinken von mindestens 1–2 Glas Wasser.

Samenschalendroge:
2–10 g mit etwas Wasser vorquellen, einnehmen mit Nachtrinken von mindestens 1–2 Glas Wasser.

Einnahme morgens und/oder abends.

Auch in Fertigarzneimitteln enthalten.

Nebenwirkungen

Selten allergische Reaktionen.

Kontraindikationen

Stenosen des Magen-Darm-Traktes, Ileus, schwer einstellbarer Diabetes mellitus.

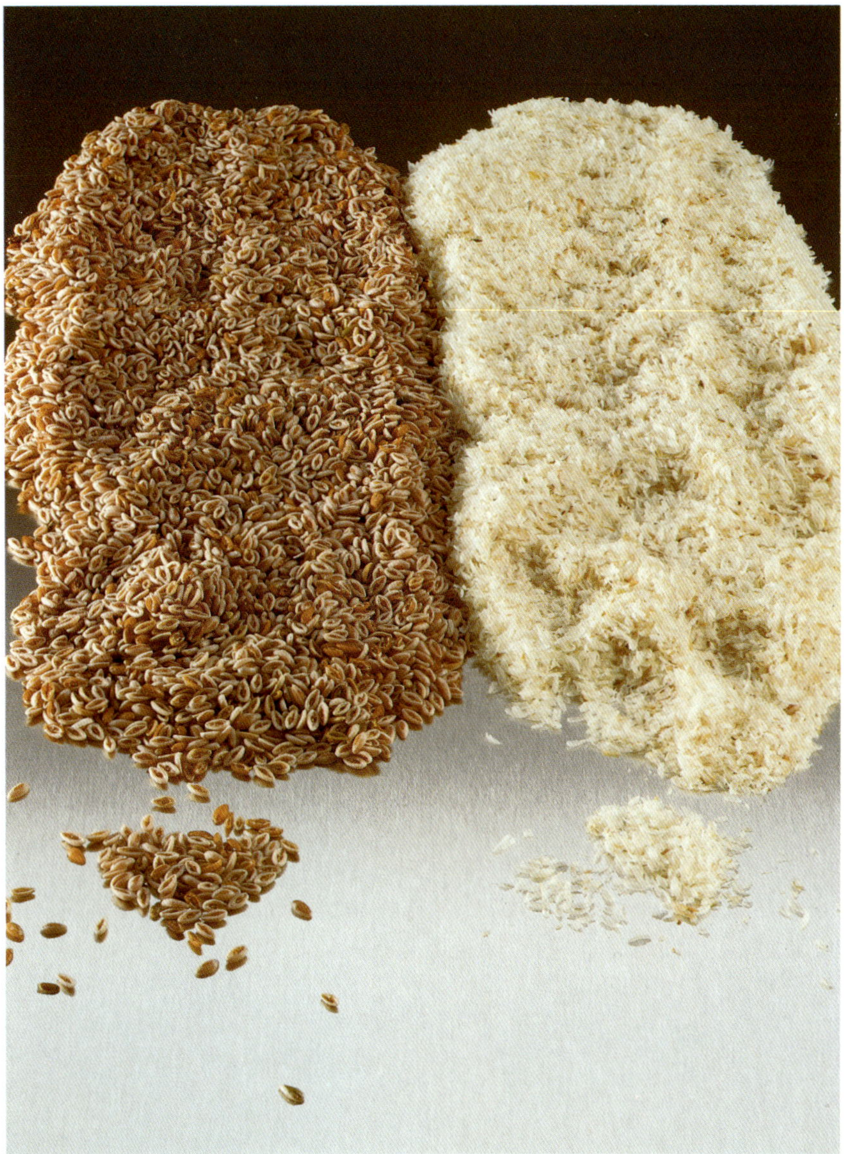

498 Plantaginis ovatae semen und testa – Flohsamen/Schalen

Interaktionen

Verzögerung der Resorption gleichzeitig verabreichter Medikamente.

Historisches

Die indischen Flohsamen dienten in Ostindien und Persien zur Herstellung eines Schleimes, der innerlich und äusserlich bei entzündlichen Leiden, ferner als Schönheitsmittel und zur Stärkung von Geweben verwendet wurden. **Volksmedizin:** gegen Verstopfung.

Plantago afra L.

Plantaginaceae

Verbreitung

Südeuropa

Merkmale

Einjährige Pflanze, bis 50 cm hoch, selten bis 80 cm.

Blätter gegenständig, ganzrandig; Deckblätter im Blütenstand alle gleich geformt, ohne seitliche Adern und 3,5–8 mm lang.

Blütezeit: Mai bis August

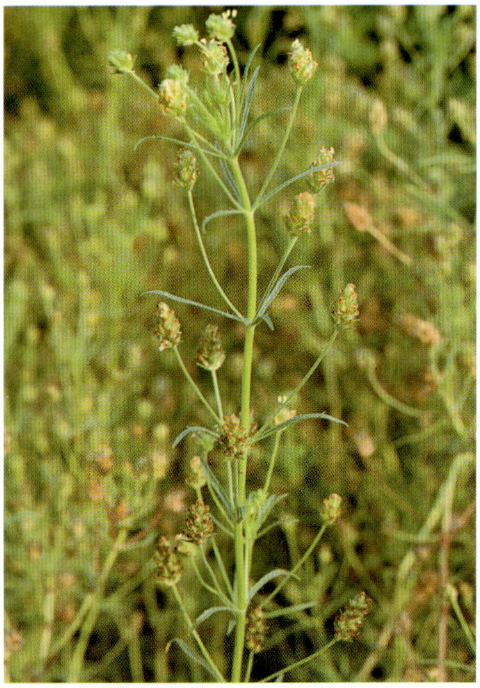

499 Zahlreiche gestielte Ähren

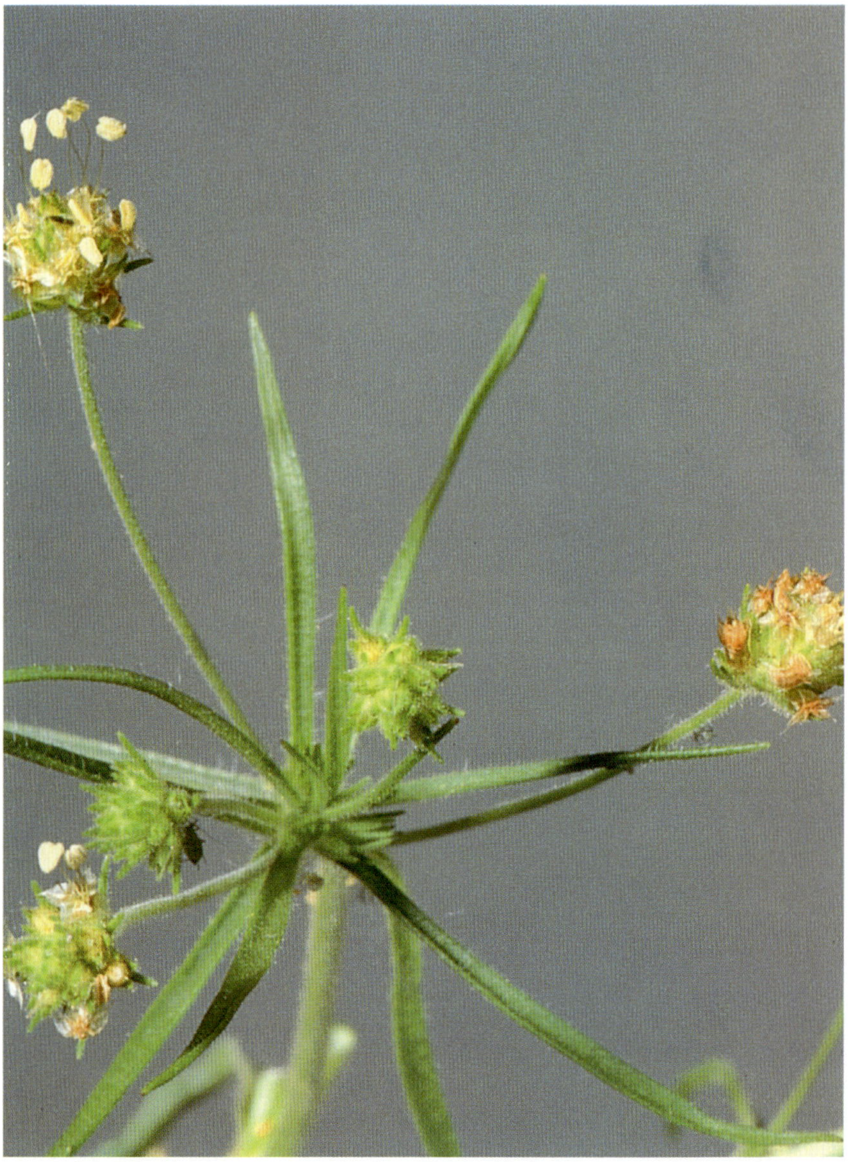

500 Endabschnitt einer Flohsamen-Wegerich Pflanze

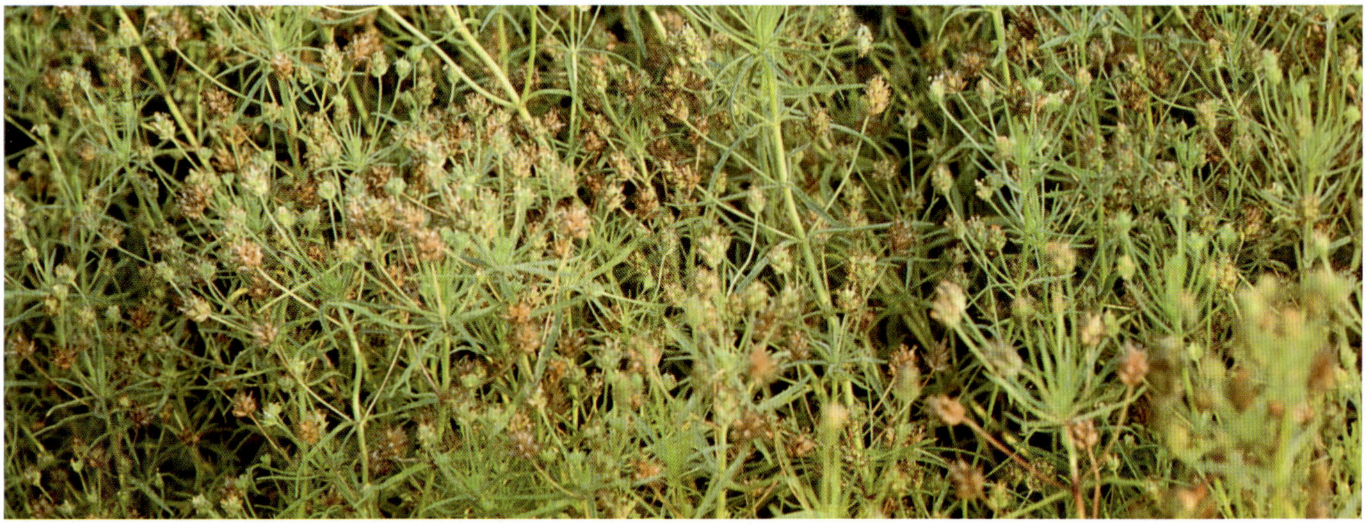

501 Zahlreiche Pflanzen wachsen dicht gedrängt nebeneinander

Droge

Psylli semen = Flohsamen
Bestehend aus den reifen, trockenen Samen von Plantago afra L. (Syn. P. psyllium L.) und von P. arenaria Wadst. & Kit. (Syn. P. indica L.).

Hauptinhaltsstoffe

Schleimstoffe

Wirkungen und Indikationen

Laxierend, schleimhautschützend.

Bei habitueller Obstipation, Colon irritabile.

Wirkungseintritt: 12 Stunden bis 3 Tage.

Dosierung / Teezubereitung

5–15 g (1–2 Teelöffel) mit etwas Wasser vorquellen, einnehmen mit Nachtrinken von mindestens 1–2 Glas Wasser.

Einnahme morgens und/oder abends.

Auch in Fertigarzneimitteln enthalten.

Nebenwirkungen

Selten allergische Reaktionen.

Kontraindikationen

Stenosen des Magen-Darm-Traktes, Ileus.

Interaktionen

Verzögerung der Resorption gleichzeitig verabreichter Medikamente.

Historisches

Den Flohsamen benutzte man zu Umschlägen bei Gicht, Geschwülsten, Ödemen, Verrenkungen, Kopfleiden und mit Essig zusammen in Kataplasmen bei Darm- und Nabelbrüchen. Er galt, mit Fett zerstossen, als wirksam gegen Geschwüre. Bei Ohrenfluss verwendete man den mit Honig vermischten Saft.

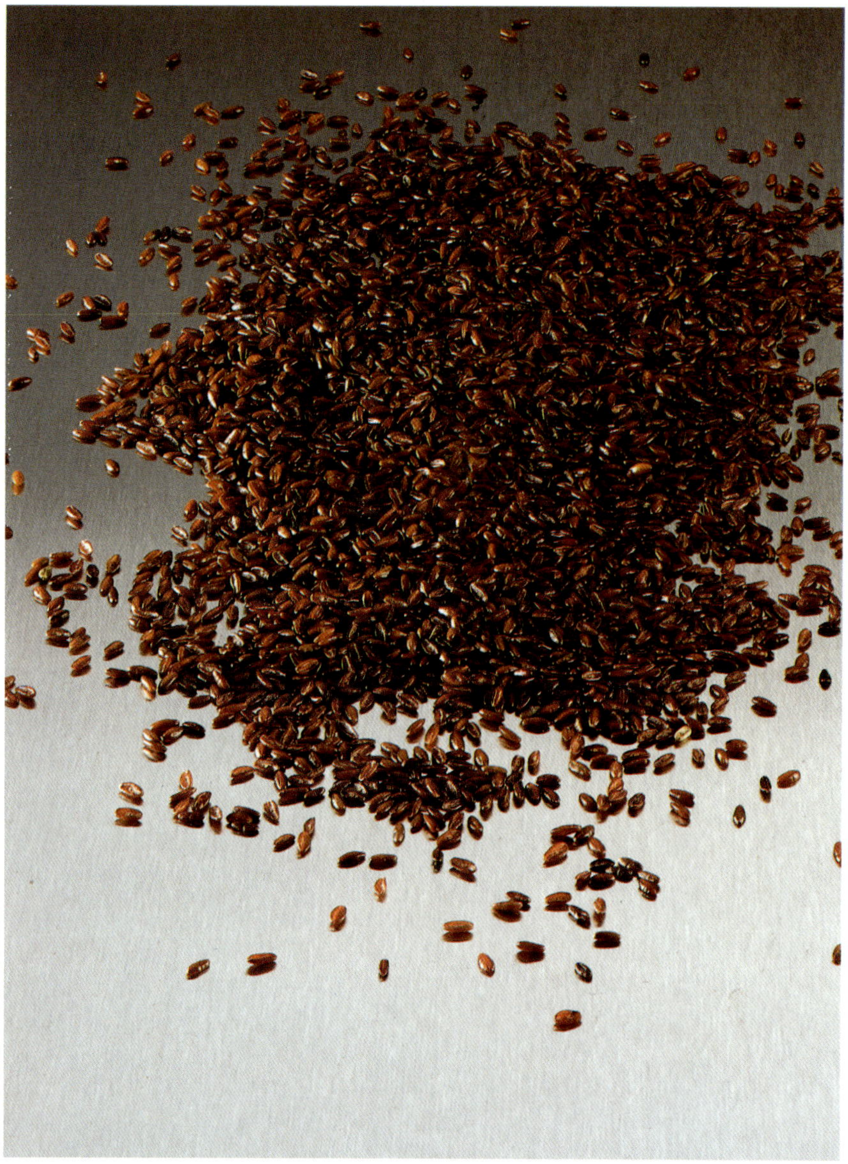

502 Psylli semen – Flohsamen

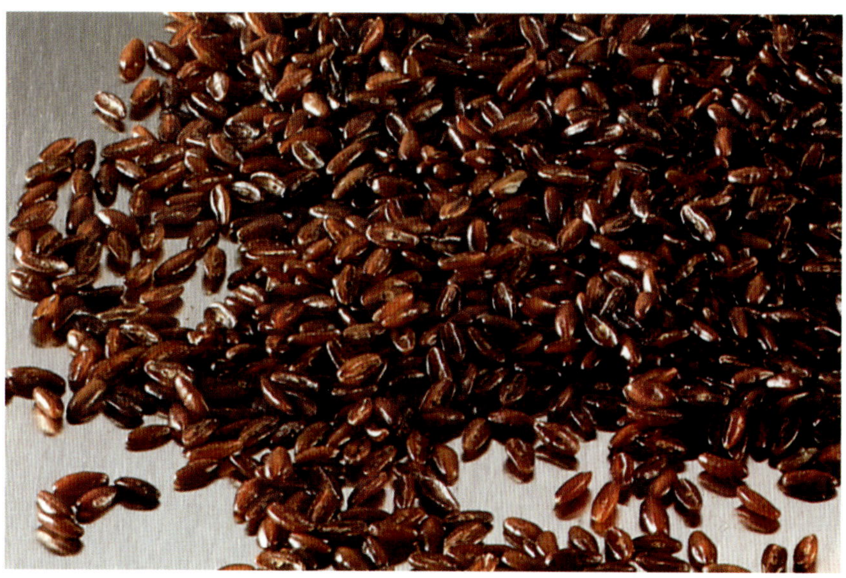

503 Reife Flohsamen ►

Podophyllum peltatum L. — Berberidaceae

Verbreitung

Östliches Nordamerika

Merkmale

Pflanze 30–50 cm hoch, am Sprossende zwei Blätter.

Blätter bis 30 cm im Durchmesser, lang gestielt, tief 5–7lappig.

Einzelne Blüte in der Blattgabel; 6 bis 9 Kronblätter; 12–18 Staubblätter.

Frucht gelblich.

Blütezeit: Mai

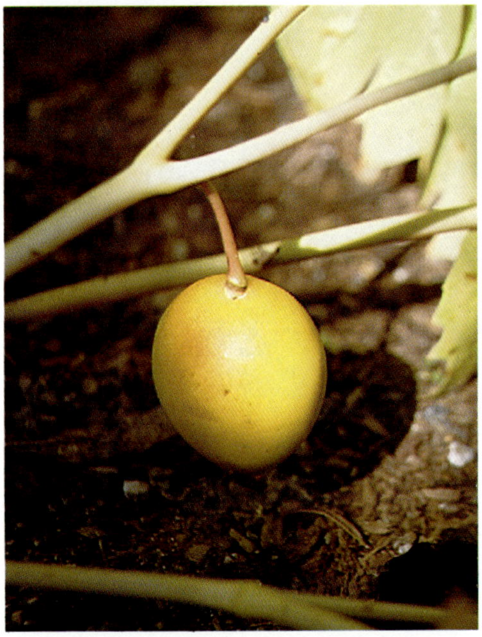

504 Langgestielte, gelbliche Frucht

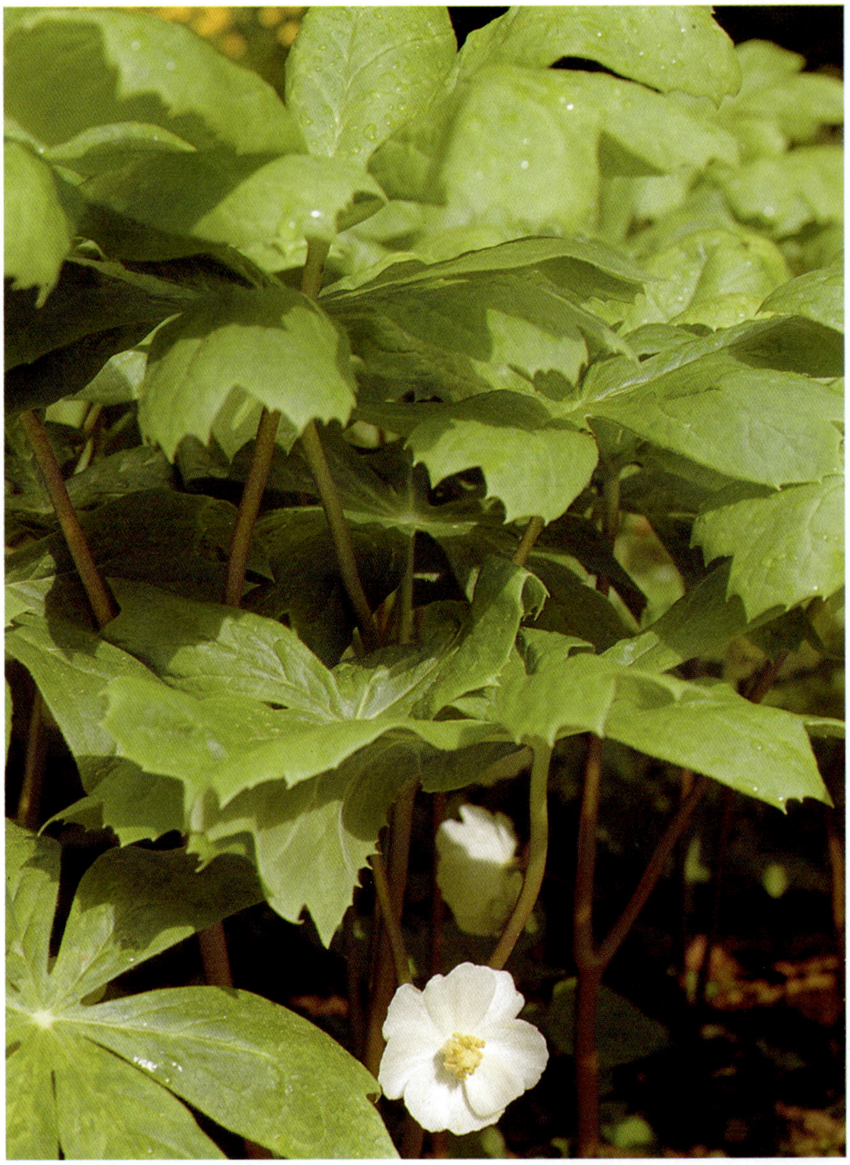

505 Blüte in einer Blattgabel

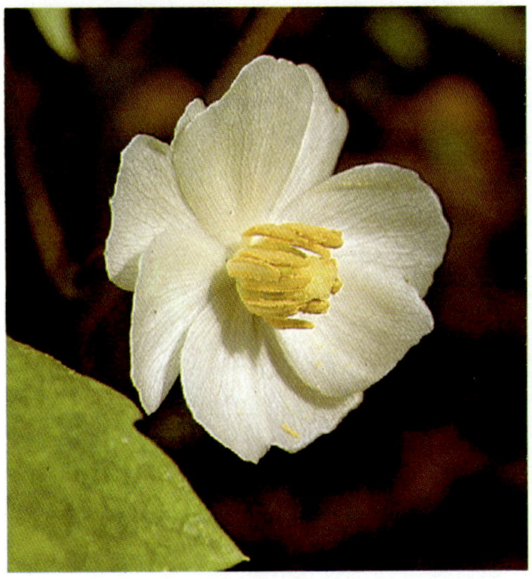

506 Einzelblüte mit freien Kronblättern

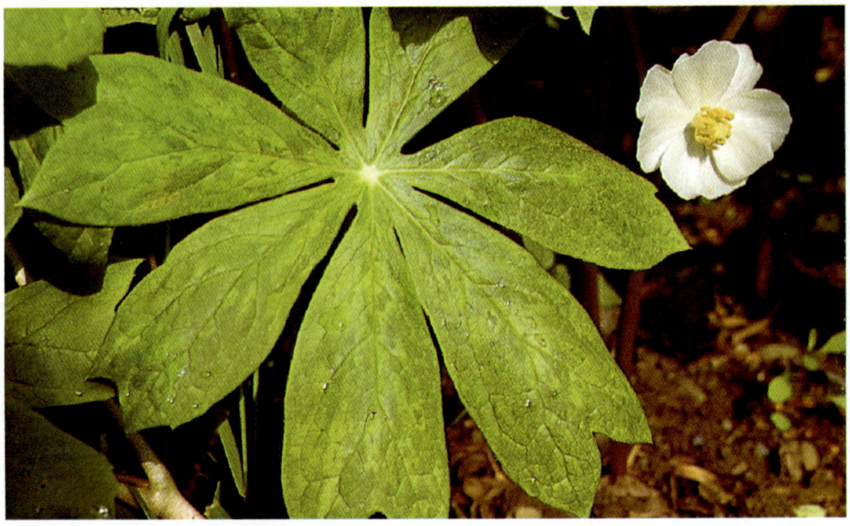

507 Laubblatt mit 7 ausgeprägten Lappen

Droge

Podophylli peltati rhizoma = Podophyllumrhizom
Bestehend aus dem getrockneten Rhizom mit den daranhängenden Wurzeln von Podophyllum peltatum L.

Hauptinhaltsstoffe

Podophyllotoxin

Wirkungen und Indikationen

Antimitotisch (Podophyllotoxin).

Als Zytostatika werden partialsynthetisch abgewandelte Podophyllotoxine eingesetzt. Äusserlich zur Entfernung von spitzen Kondylomen (Droge).

Dosierung

Podophyllotoxin-Derivate in Fertigarzneimitteln enthalten.

Nebenwirkungen

Siehe Fertigarzneimittel-Information.

Kontraindikationen

Siehe Fertigarzneimittel-Information.

Interaktionen

Siehe Fertigarzneimittel-Information.

Historisches

Die Indianer verwendeten die Wurzel und das daraus gewonnene Harz des Fussblattes oder Maiapfels bei Leberkrankheiten, Herzklopfen, gegen Darmparasiten und für Abtreibungen. Im europäischen Raum wurden sowohl die Wurzel, wie auch das Harz vor allem als Abführmittel benutzt. Heute spielt sie im nordamerikanischen Voodoo-Glauben als Liebeszauber und Amulett eine wichtige Rolle.

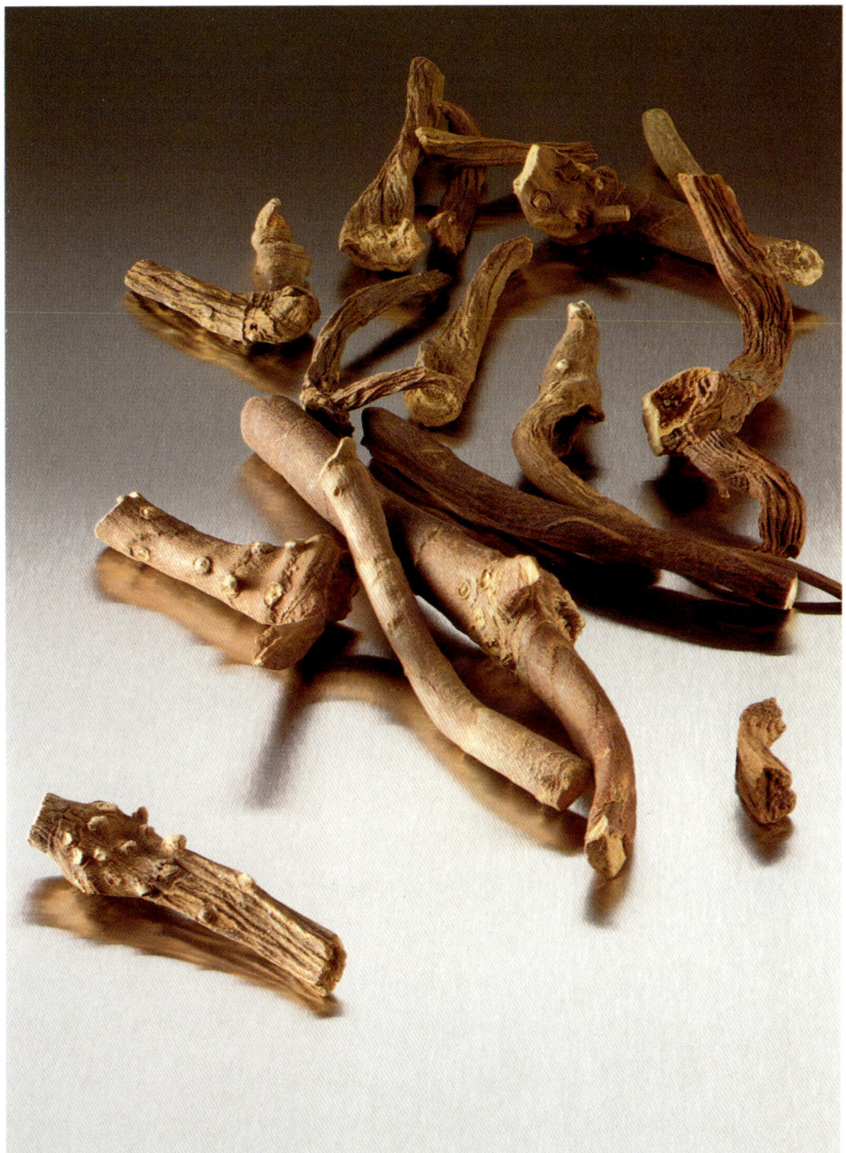

508 Podophylli peltati rhizoma – Podophyllumrhizom

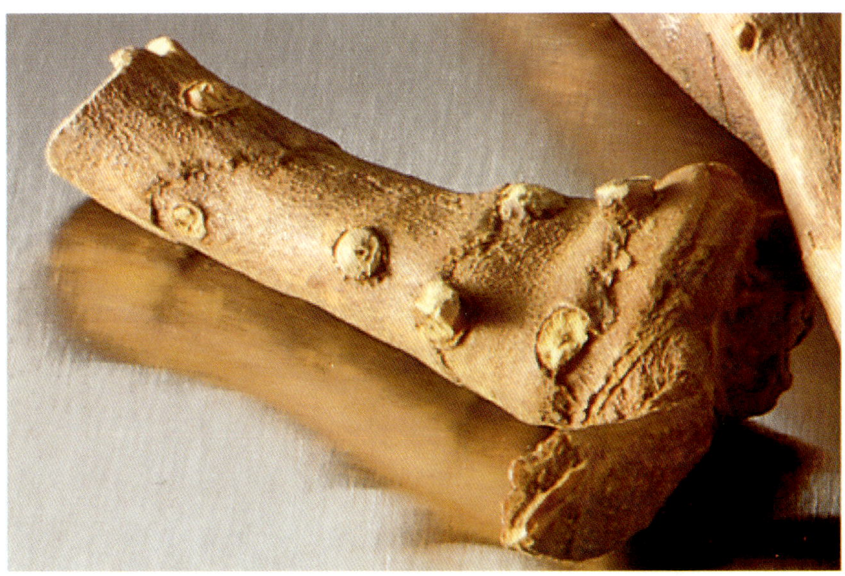

509 Rhizom mit Abbruchsnarben ►

Polygala senega L.

Polygalaceae

Verbreitung

Östliches und zentrales Nordamerika.

Merkmale

10–50 cm hohe Pflanze; aus einem Wurzelstock gewöhnlich mehrere Stengel aufsteigend.

Blätter wechselständig; Stengelblätter mindestens 5 mm breit; untere Blätter reduziert.

Blütenstand dicht und vielblütig; Blüten weiss; die beiden seitlichen Flügel (Kelchblätter) die Krone überragend.

Blütezeit: Mai bis Juli

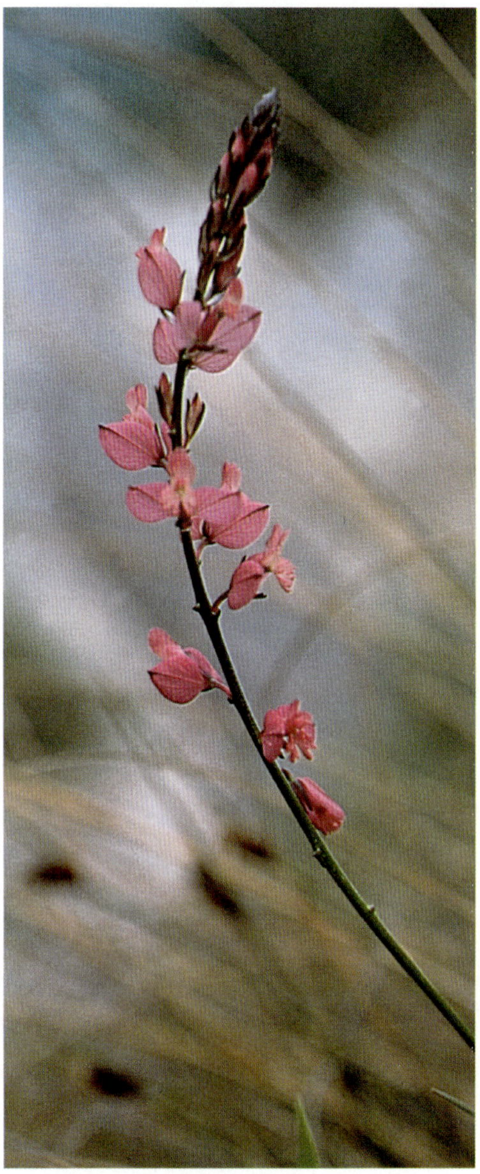

510 Polygala spp.

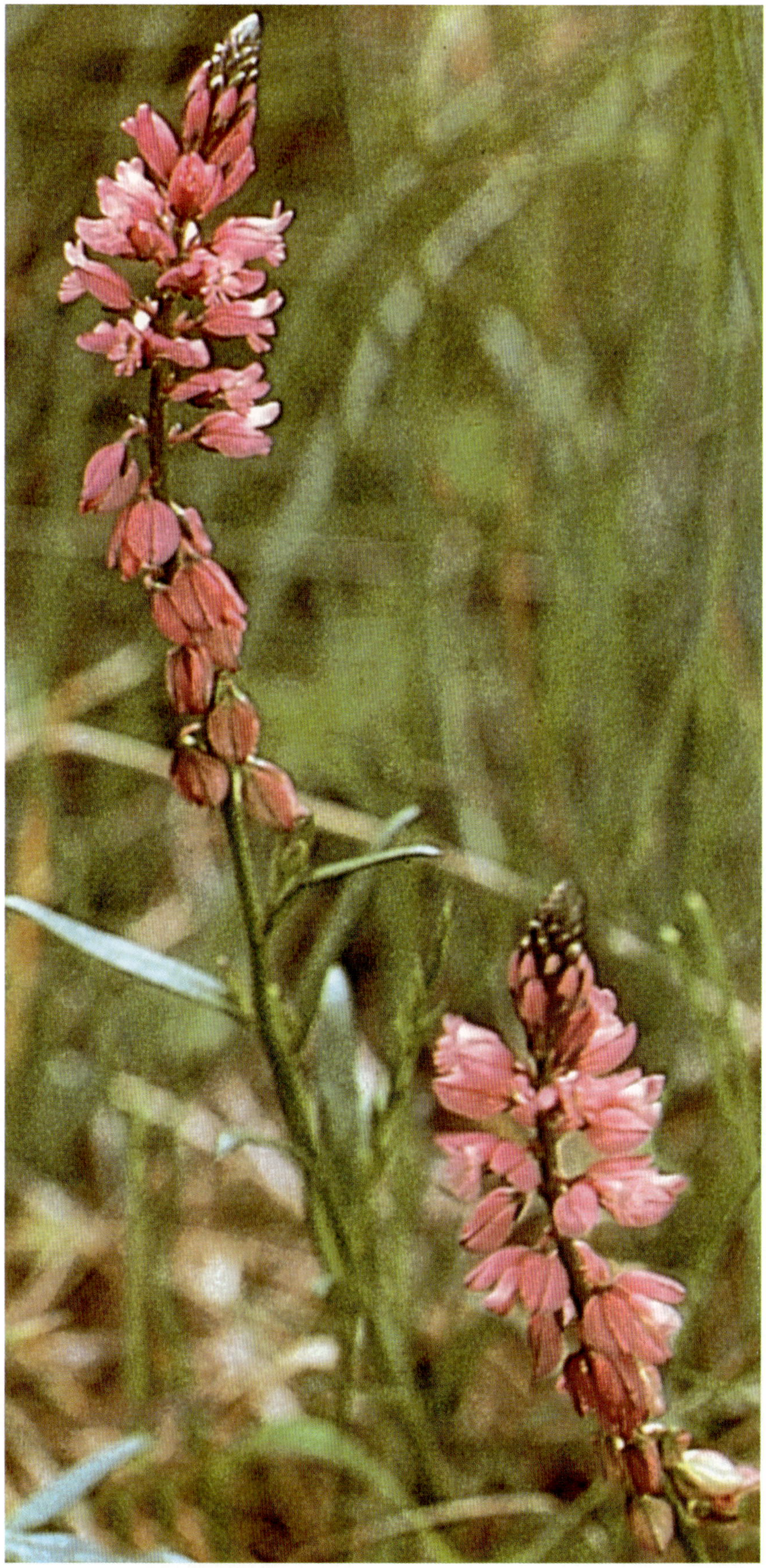

511 Polygala spp.: Rötlich blühende Art

Droge

Polygalae radix = Senegawurzel
Bestehend aus den getrockneten Wurzeln mit Wurzelkopf von Polygala senega L. und/oder anderer verwandter Arten.

Hauptinhaltsstoffe

Saponine (z.B. Senegin)

Wirkungen und Indikationen

Sekretolytisch, expektorierend.

Bei Katarrhen der Luftwege.

Dosierung / Teezubereitung

0,5 g auf 1 Tasse kalt ansetzen und aufkochen lassen.

3–6mal täglich 1 Tasse trinken.

Auch in Fertigarzneimitteln enthalten.

Nebenwirkungen

Bei längerer Anwendung Magen-Darm-Reizungen.

Kontraindikationen

Keine bekannt.

Interaktionen

Keine bekannt.

Historisches

Die Senegawurzel, eine alte Arzneipflanze nordamerikanischer Indianer, wurde als Mittel gegen Lungenkrankheiten, später als Mittel gegen Schlangenbiss und Fieber in die Medizin eingeführt.

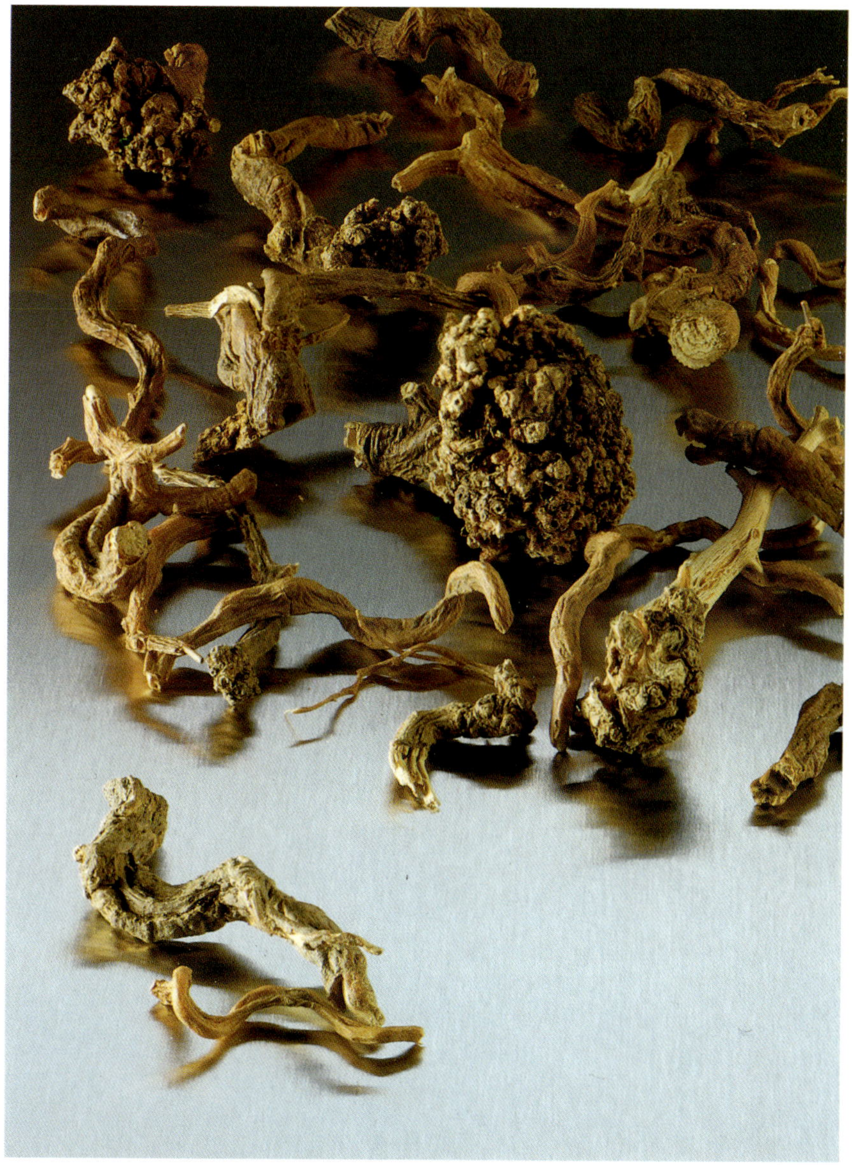

512 Polygalae radix – Senegawurzel

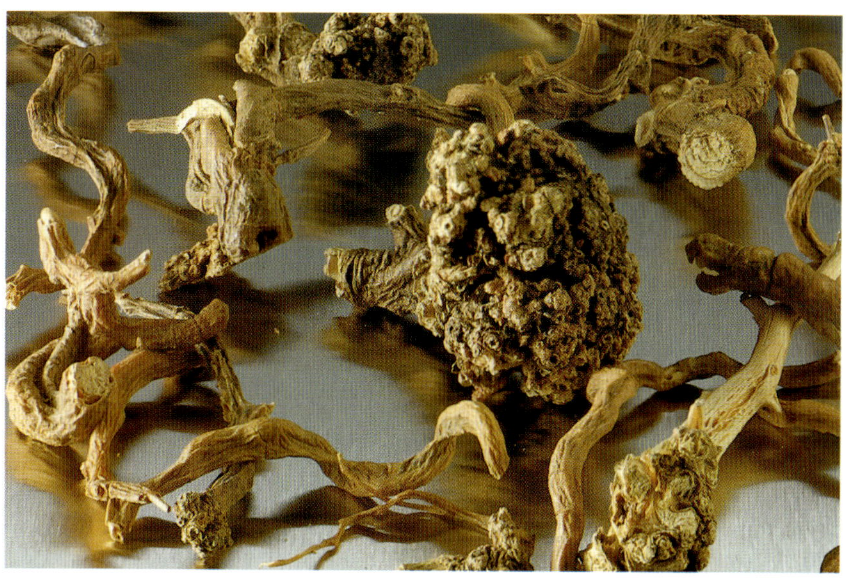

513 Wurzeln mit Wurzelkopf ►

Polygonum aviculare L.

Polygonaceae

Verbreitung

Gemässigte und subtropische Gebiete der ganzen Erde; meist durch den Menschen verschleppt.

Merkmale

Junge Sprosse aufsteigend, später niederliegend, bis 1 m lang, verzweigt.

Blätter vielgestaltig, an den Haupttrieben meist grösser als an den Seitentrieben.

Blüten grünlich bis rötlich, 1–3 in den Blattwinkeln.

Blütezeit: Juni bis Oktober

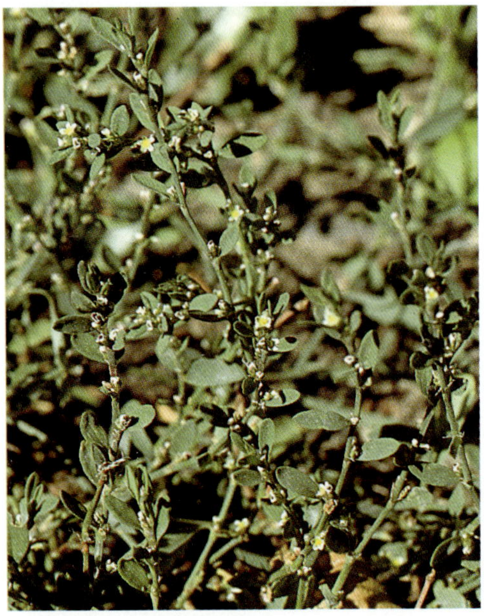

514 Aufsteigende Sprosse

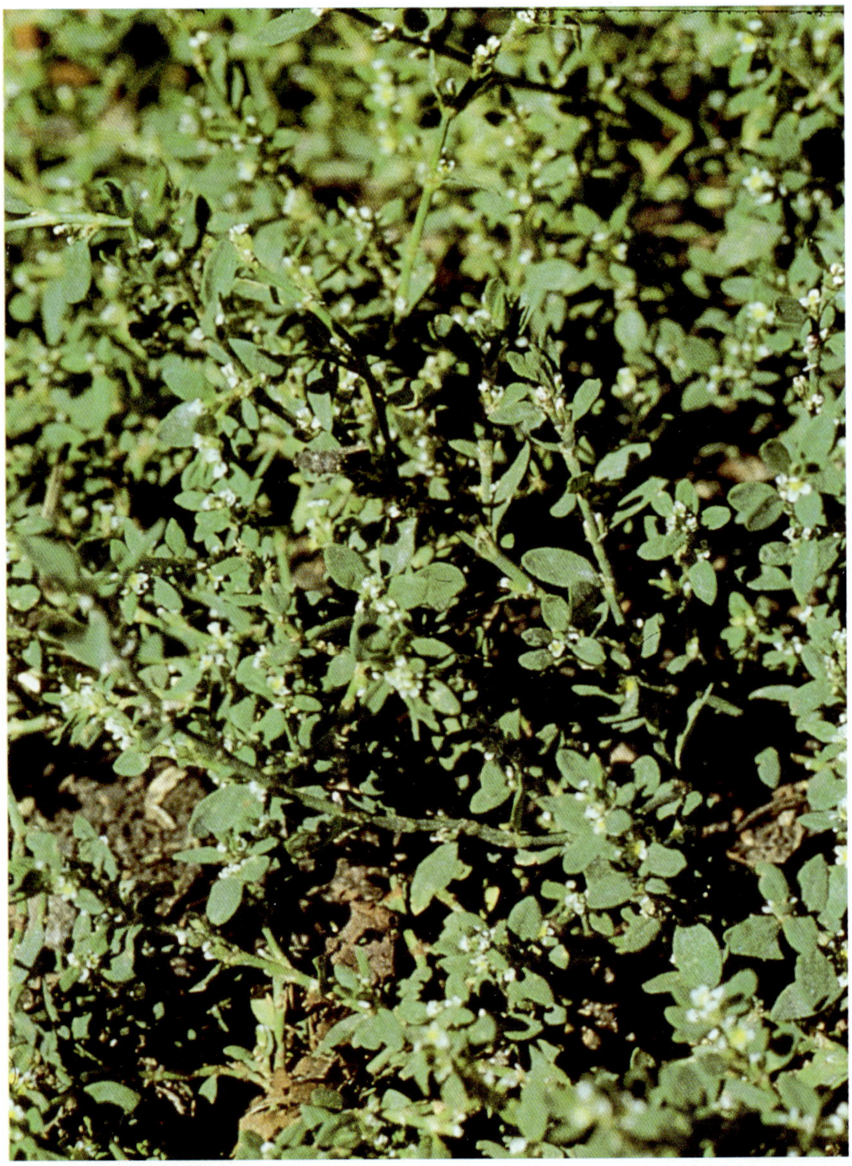

515 Bodenbedeckende Wuchsform

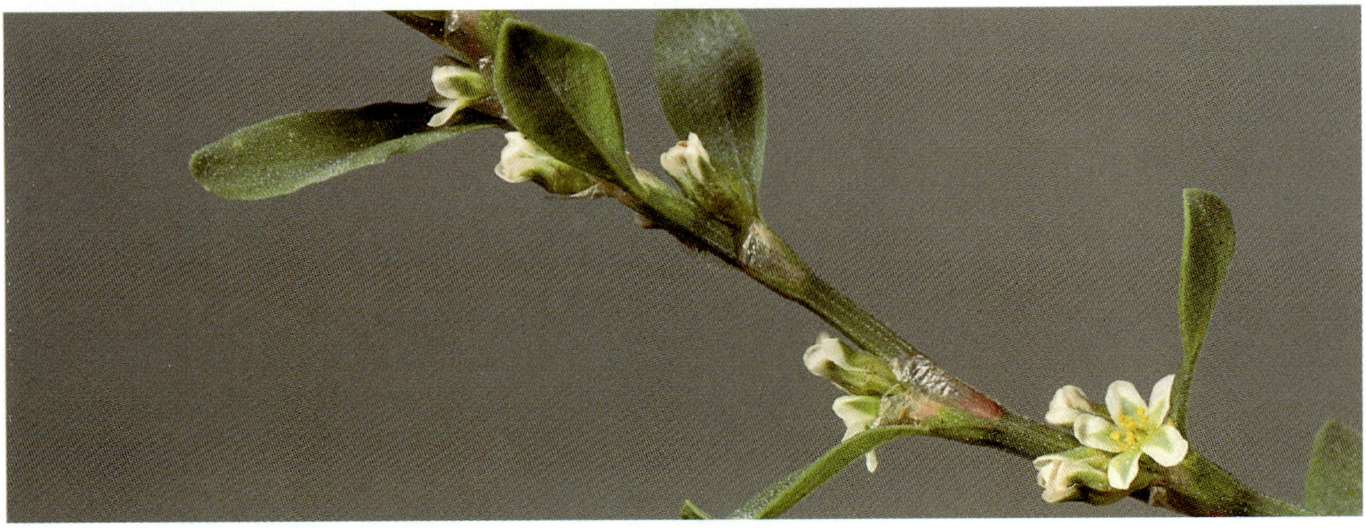

516 Blüten in den Achseln der Laubblätter

Droge

Polygoni avicularis herba = Vogelknöterichkraut
Bestehend aus dem mit den Wurzeln gesammelten und getrockneten Kraut von Polygonum aviculare L.

Hauptinhaltsstoffe

Gerbstoffe

Kieselsäure

Wirkungen und Indikationen

Adstringierend.

Bei leichten Katarrhen der Luftwege, entzündlichen Veränderungen der Mund- und Rachenschleimhaut.

Dosierung

Hauptsächlich Bestandteil von Bronchialteemischungen.

Nebenwirkungen

Keine bekannt.

Kontraindikationen

Keine bekannt.

Interaktionen

Keine bekannt.

Historisches

Die Vogelknöterichblätter mit den Früchten dienten als Kataplasma gegen Ödeme und Verhärtungen. Man benutzte sie ausserdem in getrockneter, gepulverter Form als Pfefferersatz. Der Saft galt als Wundheilmittel, und das frische Kraut benutzte man zur Vertreibung von Flöhen. Innerlich wurden sie als harntreibendes Mittel, Antiscorbuticum und Antirheumaticum verwendet.
Volksmedizin: bei Husten, Bronchialkatarrh und Lungenkrankheiten. Als wassertreibendes und blutstillendes Mittel.

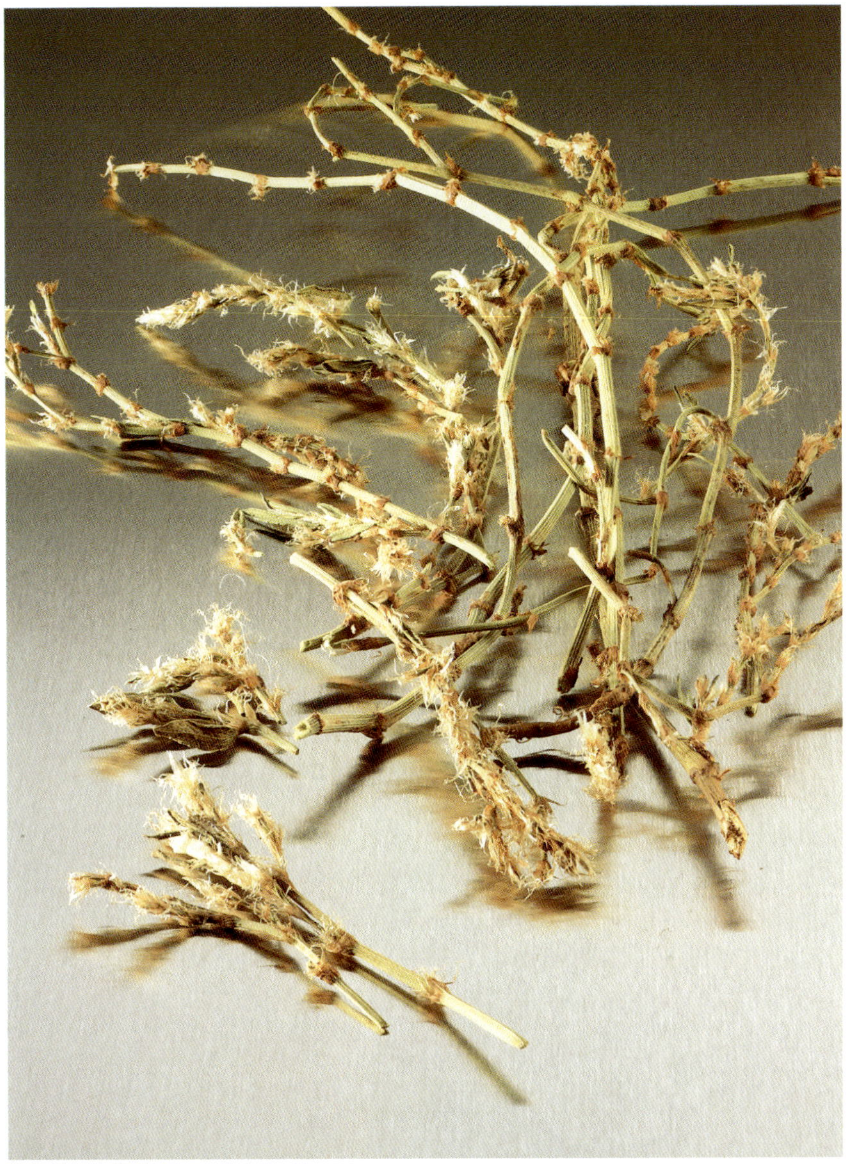

517 Polygoni avicularis herba – Vogelknöterichkraut

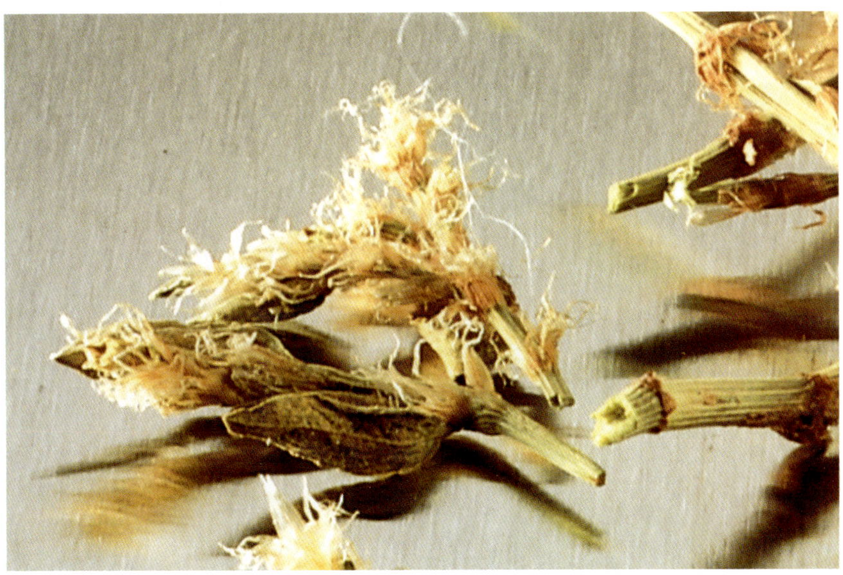

518 Silberweisse, borstig aufgeschlitzte und am Grund braune Ochrea; Stengel längsgestreift ►

Potentilla erecta (L.) Räuschel

Rosaceae

Verbreitung

Ganz Europa, Sibirien, Nordwestafrika; Vorkommen an der nördlichen Atlantikküste Nordamerikas vermutlich durch Einschleppung.

Merkmale

Pflanze 15–60 cm, niederliegend bis aufsteigend.

Grundständige Blätter 3zählig, zur Blütezeit meist abgestorben; Stengelblätter meist 5zählig und fingerförmig.

Blüte meist 4zählig, einzeln in den Blattwinkeln.

Blütezeit: Juni bis September

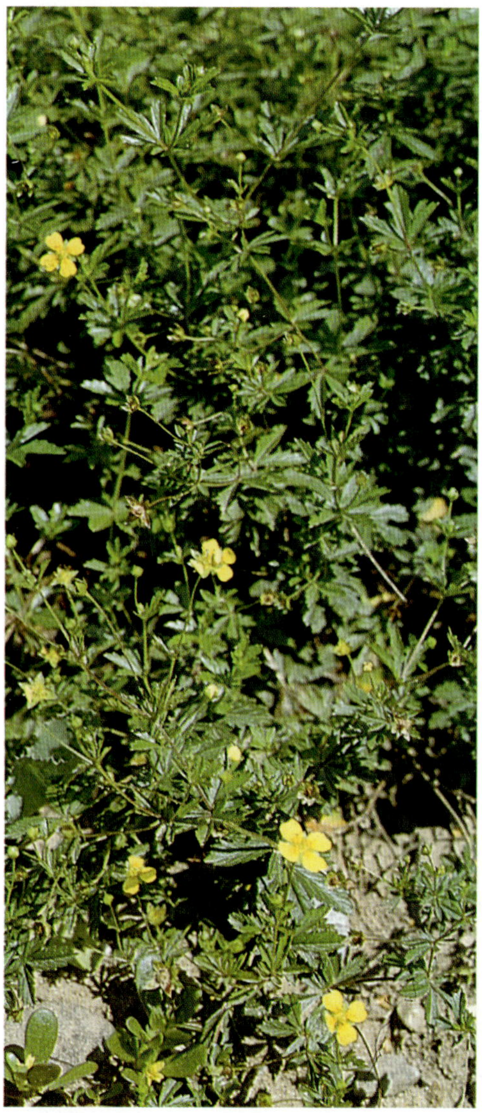

519 Aufsteigend wachsender Tormentill

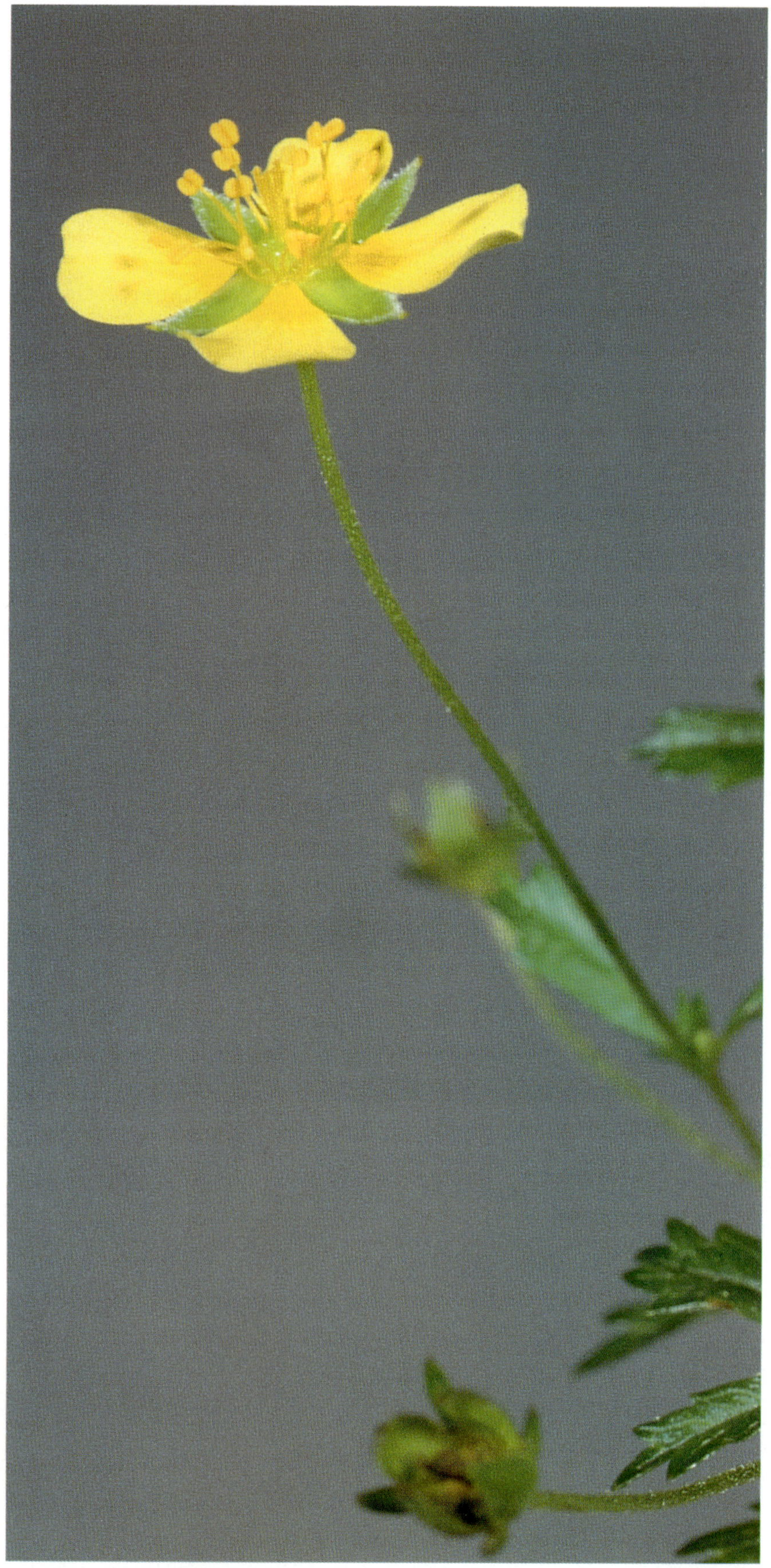

520 Langgestielte Blüte mit 4 Kelch- und Kronblättern

Droge

Tormentillae rhizoma = Tormentillrhizom
Bestehend aus dem von den Wurzeln befreiten, getrockneten Rhizom von Potentilla erecta (L.) Räuschel.

Hauptinhaltsstoffe

Gerbstoffe

Wirkungen und Indikationen

Adstringierend.

Bei unspezifischen, akuten Durchfallerkrankungen.

Bei leichten Schleimhautentzündungen im Mund- und Rachenraum.

Dosierung / Teezubereitung

2–3 g (1/2 Teelöffel) auf eine Tasse kalt ansetzen und aufkochen lassen.

2–3mal täglich 1 Tasse trinken.

Auch in Fertigarzneimitteln enthalten.

Nebenwirkungen

Bei empfindlichen Patienten Magenbeschwerden.

Kontraindikationen

Keine bekannt.

Interaktionen

Keine bekannt.

Historisches

Die Tormentillwurzel wurde gegen Zahnschmerzen, Mundfäule, Dysenterie, Gicht, Ischias, Leber- und Lungenleiden und in Form von Umschlägen bei Geschwüren eingesetzt. Die Blätter wurden bei Fieber, Epilepsie, Gelbsucht und zu Umschlägen bei Wunden benutzt. Die Pflanze diente auch dem Blutstillen. Mittelfeines Pflanzenpulver wurde als ein vorzügliches Zahnpulver angepriesen. **Volksmedizin:** gegen Durchfall, Zahnfleischerkrankungen.

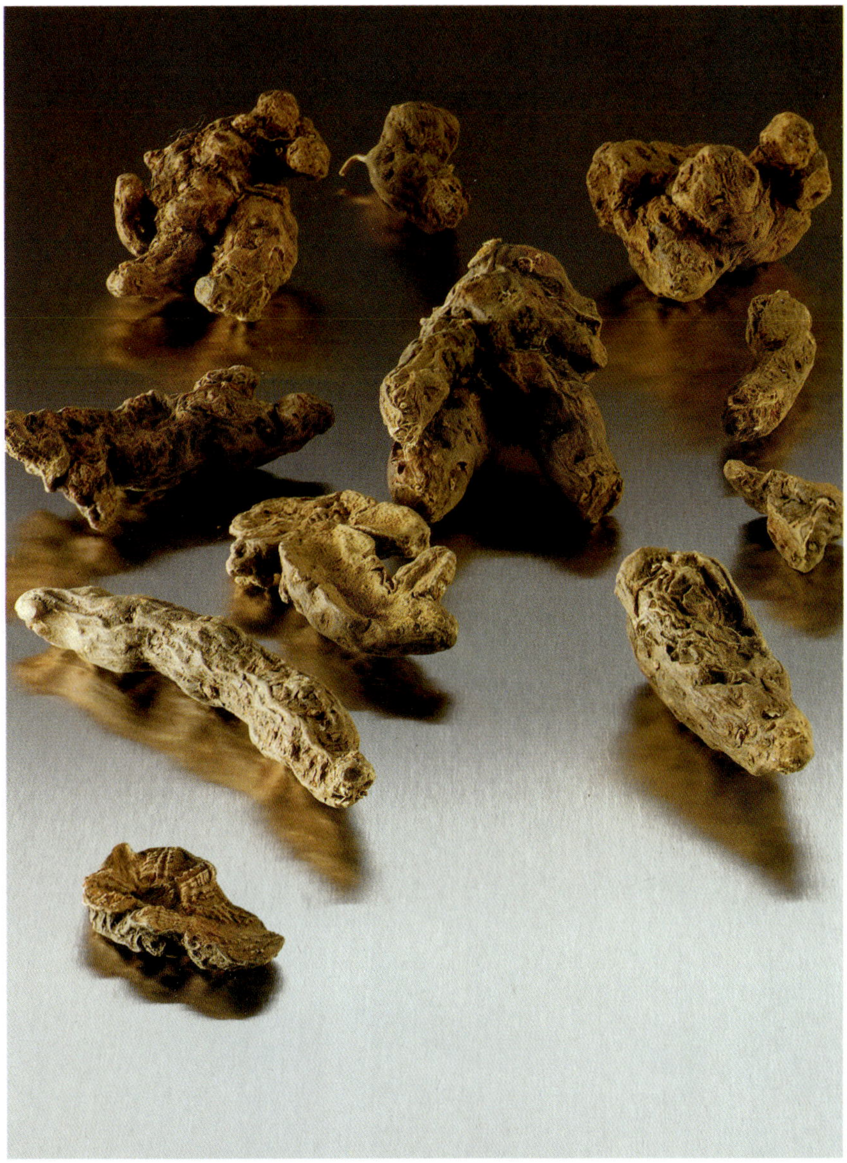

521 Tormentillae rhizoma – Tormentillrhizom

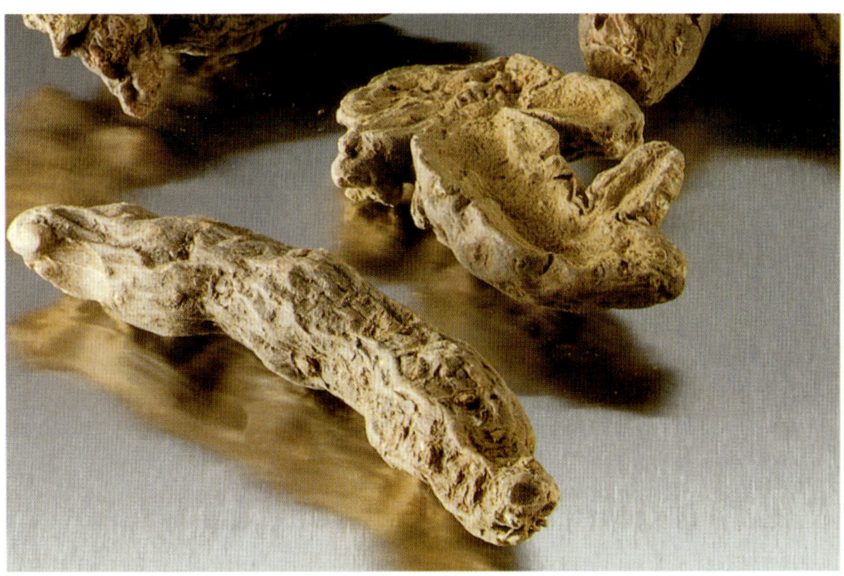

522 Von den Wurzeln befreite Rhizome ►

Verbreitung

In ganz Mitteleuropa.

Merkmale

Blütenstengel blattlos, 10–25 cm hoch.

Blätter eine grundständige Blattrosette bildend, behaart, runzelig und in der Jugend am Rande zurückgerollt.

Blüten in einer vielblütigen meist einseitswendigen Dolde; Kelch aufgeblasen, 8–16 mm lang; Krone goldgelb, wohlriechend.

Blütezeit: April bis Mai

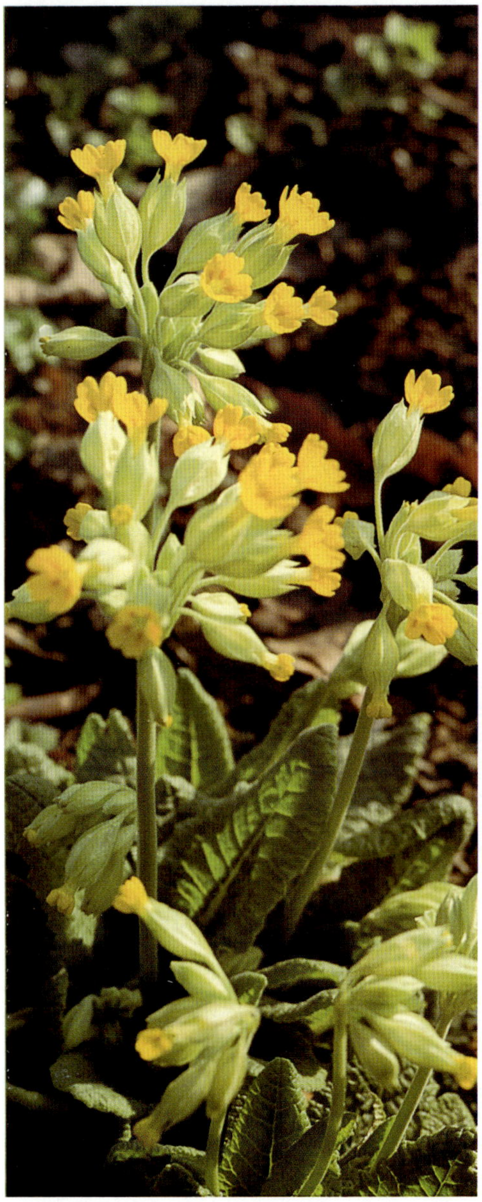

523 Blattlose Blütenstengel

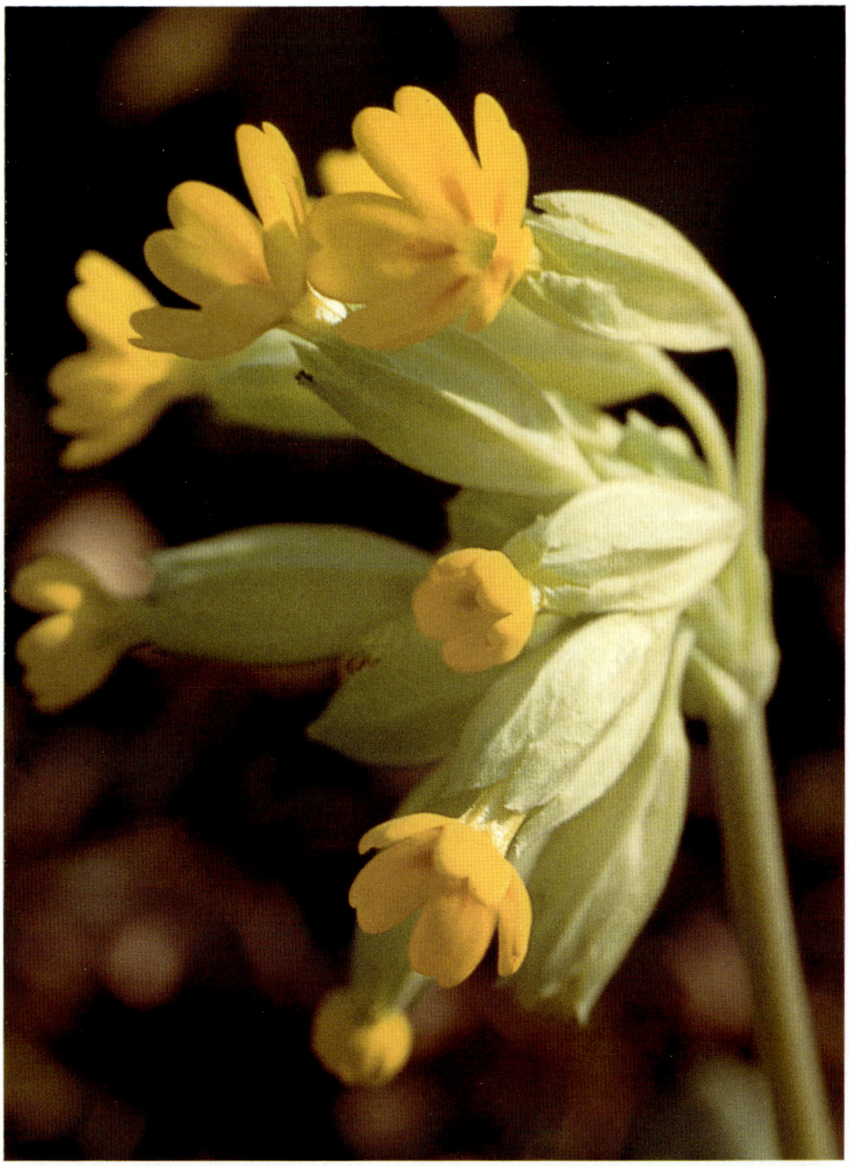

524 Einseitswendige Dolde mit zahlreichen goldgelben Blüten

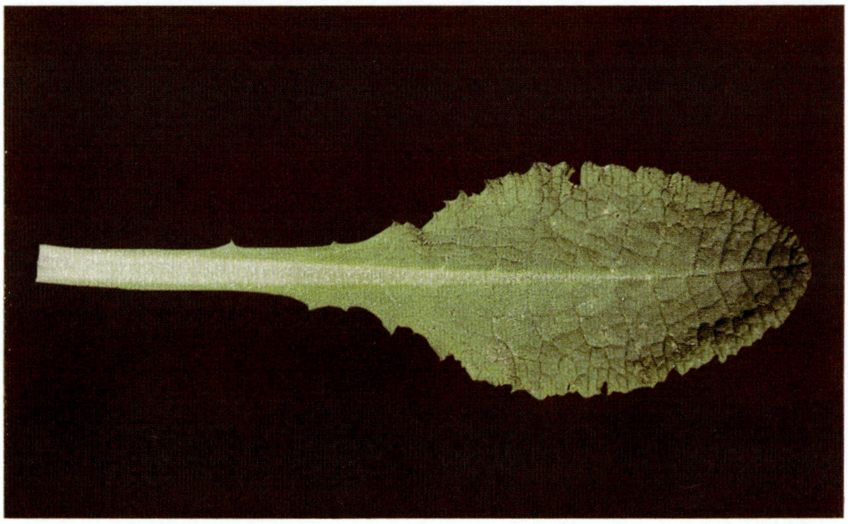

525 Runzelige und keilförmig zusammenlaufende Blätter

Droge

Primulae flos = Schlüsselblumenblüten
Bestehend aus den getrockneten, ganzen Blüten mit Kelch von Primula veris L. und/ oder P. elatior (L.) Hill.

Primulae radix = Schlüsselblumenwurzeln
Bestehend aus den getrockneten, unterirdischen Organen.

Hauptinhaltsstoffe

Blütendroge:
Saponine

Flavonoide

Wurzeldroge:
Saponine

Wirkungen und Indikationen

Sekretolytisch, expektorierend.

Bei Katarrhen der Luftwege.

Dosierung / Teezubereitung

2 g (1 1/2 Teelöffel) Blütendroge auf eine Tasse mit kochendem Wasser übergiessen und ziehen lassen, oder 0,2–0,5 g Wurzeldroge auf eine Tasse kalt ansetzen und aufkochen lassen.

1- bis mehrmals täglich 1 Tasse trinken.

Auch in Fertigarzneimitteln enthalten.

Nebenwirkungen

Vereinzelt Magenbeschwerden und Übelkeit.

Kontraindikationen

Blütendroge bei bekannter Allergie gegen Primeln nicht verwenden.

Interaktionen

Keine bekannt.

Historisches

Die Schlüsselblume wurde eingesetzt gegen ein weites Spektrum von Beschwerden und Krankheiten: bei Ohnmacht und Schwächezuständen, bei Herzbeschwerden, Kopfschmerzen, Husten, bei Rheuma, Gicht, als Nervinum und Antiepileptikum und vieles mehr. Durch Gärung mit Zuckersaft und Zitrone wurde aus den Blüten Wein hergestellt.
Volksmedizin: als Hustenmittel, bei Kopfschmerzen, Neuralgien, Asthma, Gicht u.a.m.

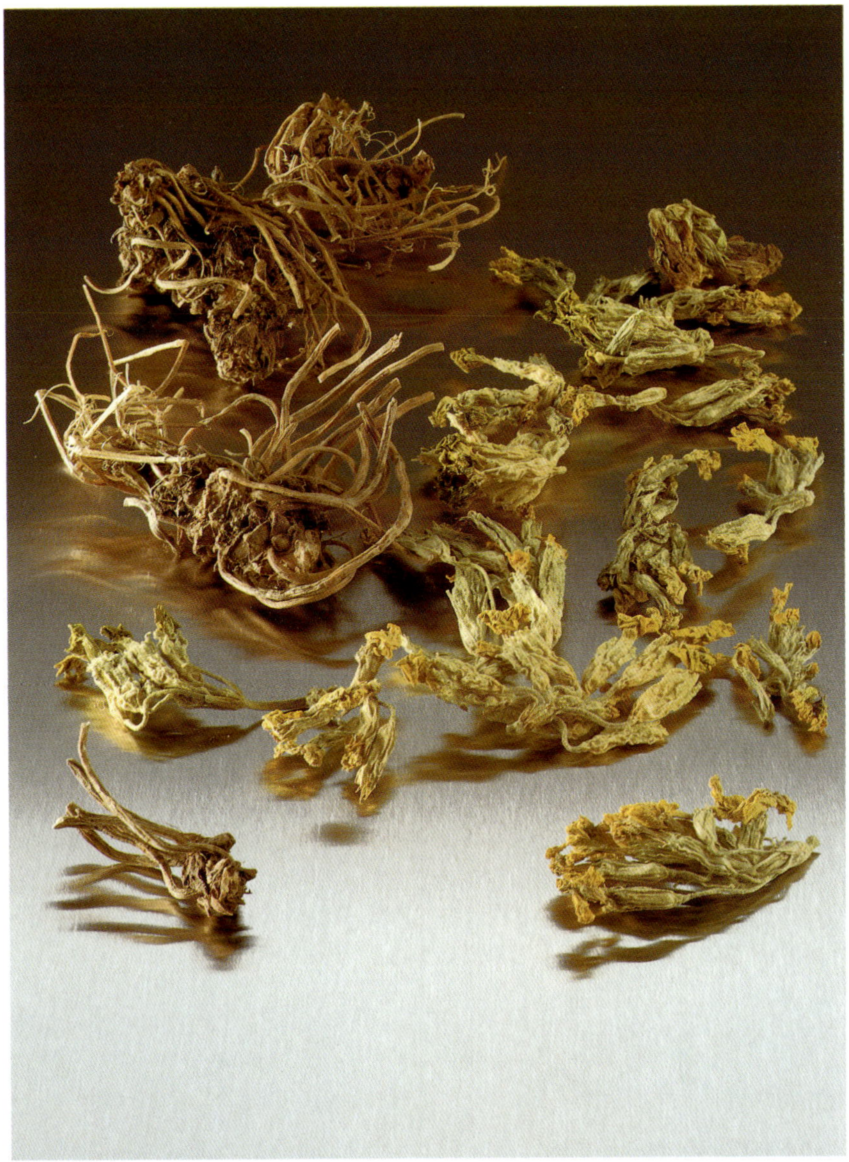

526 Primulae flos und P. radix – Schlüsselblumenblüten und -Wurzeln

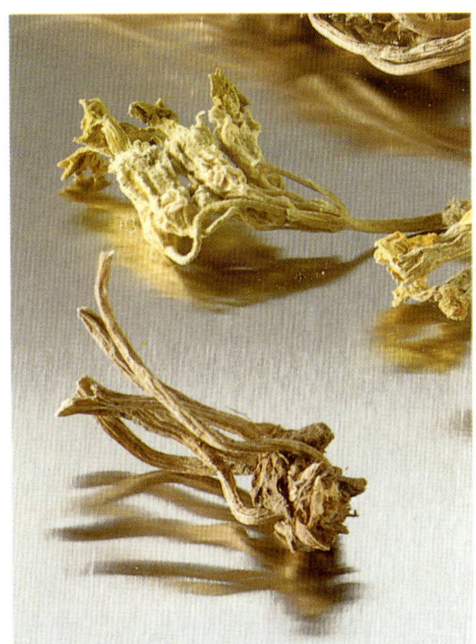

527 Blütenstand und Wurzeln ►

Quassia amara L.

Verbreitung

Mittelamerika, nördliches Südamerika; in den Tropen vielfach kultiviert und gelegentlich verwildert.

Merkmale

Kleiner Baum oder Strauch, 2–3 m hoch.

Blätter 15–40 cm lang mit gewöhnlich 5 Teilblättern, diese sitzend; Blattstiel und Blattspindel geflügelt.

Blütenstände 10–25 cm; Kronblätter meist 3–5 cm lang; die Staubblätter aus der Krone herausragend.

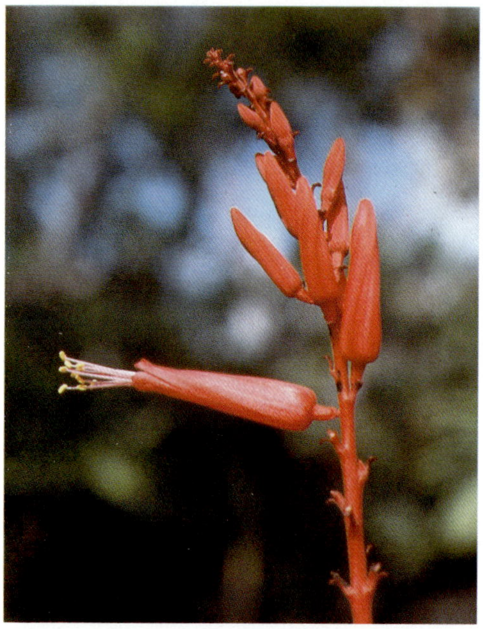

528 Blüte mit sichtbaren Staubblättern

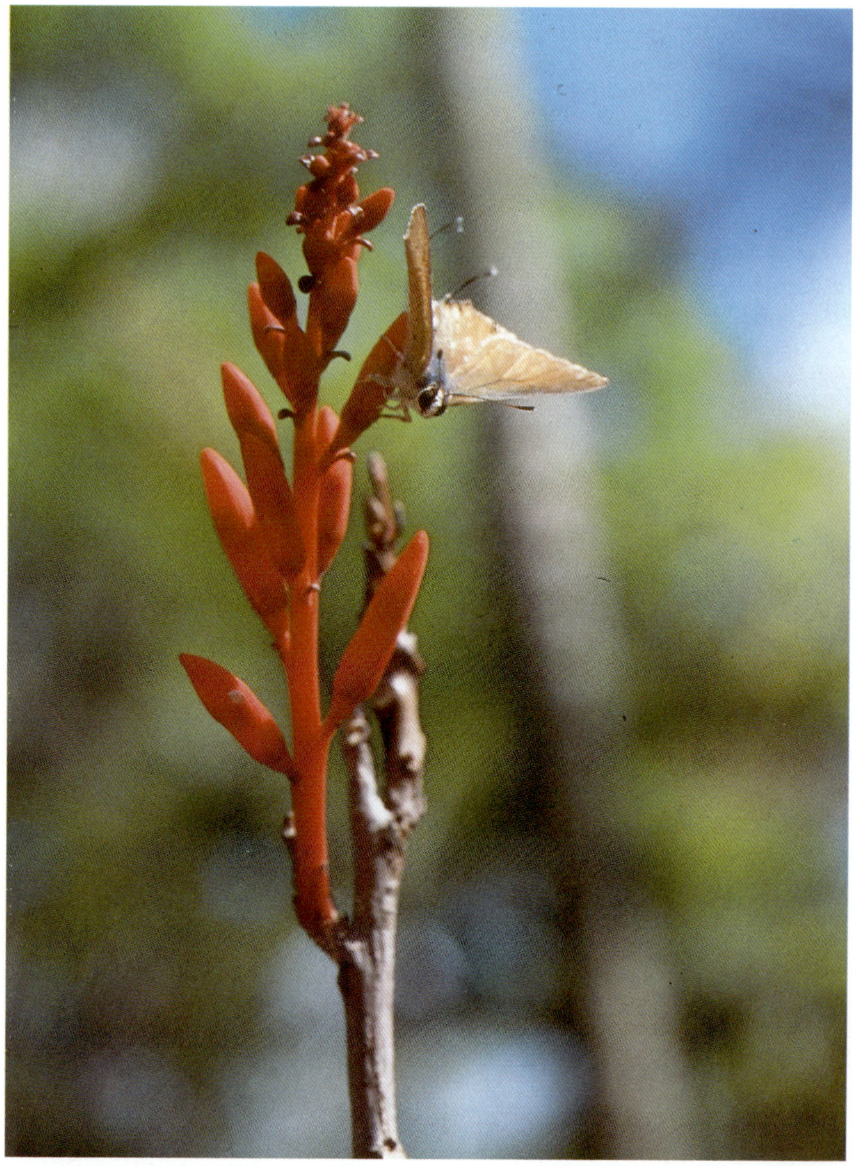

529 Blütenstand mit geschlossenen Blüten

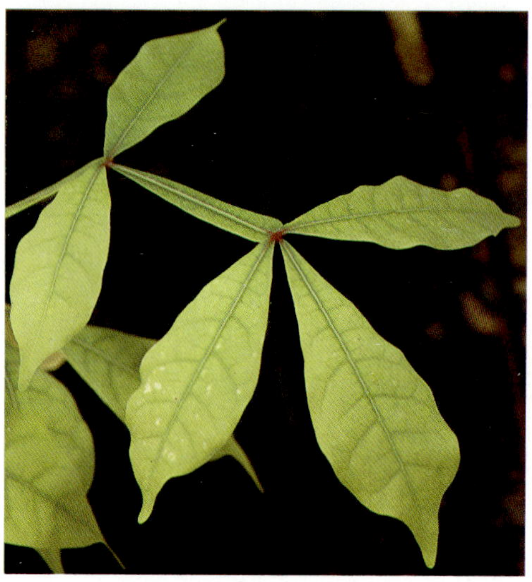

530 Unpaarig gefiedertes Laubblatt

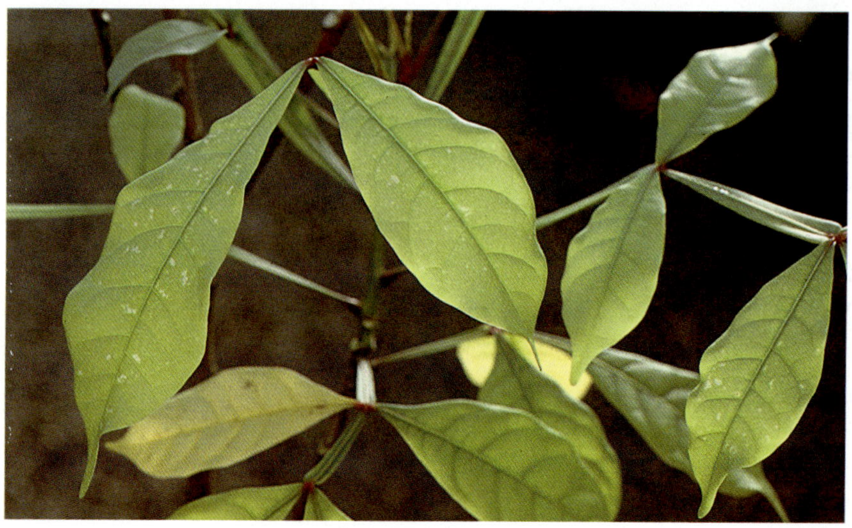

531 Teilblätter und geflügelte Blattspindel

Droge

Quassiae lignum = Bitterholz
Bestehend aus den durch Raspeln gewonnenen Holzstücken der Stämme und Äste von Quassia amara L. und Picrasma excelsa (Swartz) Planch.

Hauptinhaltsstoffe

Bitterstoffe (z.B. Quassin)

Wirkungen und Indikationen

Anregung der Speichel- und Magensaftsekretion.

Verstärkung der Kontraktilität der glatten Muskulatur.

Bei Appetitlosigkeit, dyspeptischen Beschwerden.

Dosierung / Teezubereitung

0,5 g feingeschnittene Droge auf eine Tasse mit kochendem Wasser übergiessen und 10–15 Minuten ziehen lassen.

Eine Tasse vor den Mahlzeiten trinken.

Auch in Fertigarzneimitteln enthalten.

Nebenwirkungen

In höheren Dosen Magenschleimhautreizungen, Erbrechen.

Kontraindikationen

Schwangerschaft.

Historisches

Das Bitterholz wurde zur Behandlung von Fieber, als Ersatz für Chinarinde eingesetzt. Es diente der Herstellung eines Klistiers gegen Spulwürmer sowie der Zubereitung eines bitteren Tonikums. Der Aufguss des Holzes wurde mit Zucker versetzt und als Fliegengift verwendet.

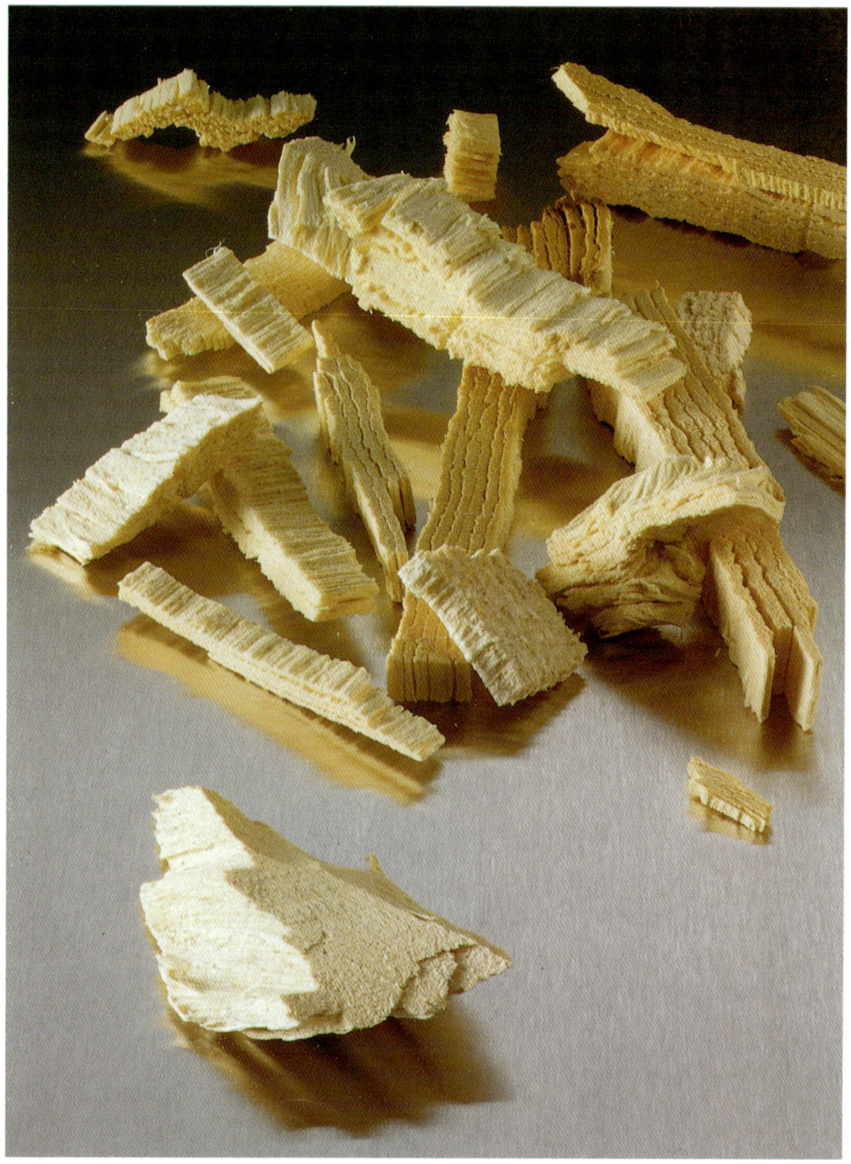

532 Quassiae lignum – Bitterholz

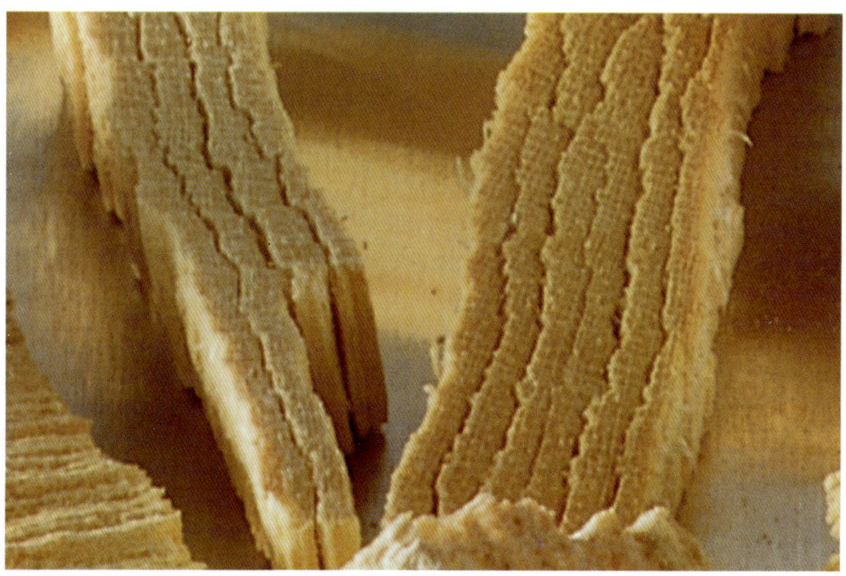

533 Leicht spaltbare Holzstücke ►

Quercus robur L.

Fagaceae

Verbreitung

Ganz Europa

Merkmale

Knorriger Baum, bis 50 m hoch; Rinde rissig.

Blätter kurz gestielt (höchstens 0,7 cm), am Grunde meist gebuchtet (sogenannte Öhrchen), unterseits ziemlich kahl.

Fruchtstand lang gestielt.

Blütezeit: April bis Mai

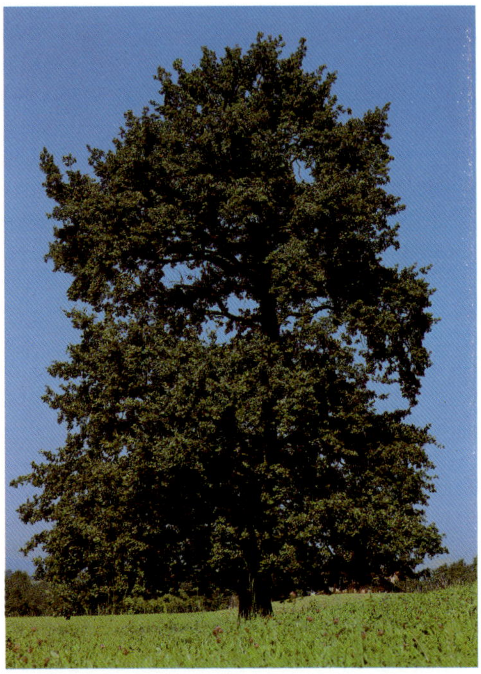

534 Stieleiche mit 35 m Wuchshöhe

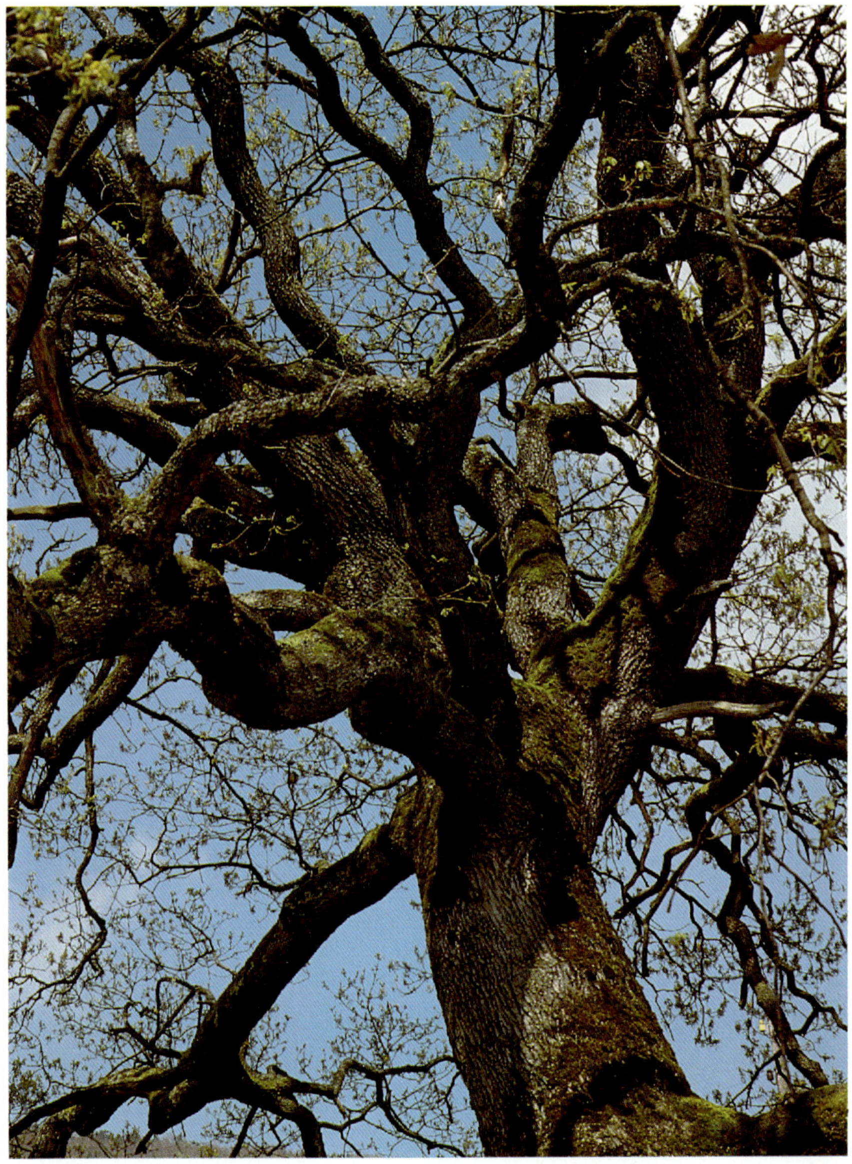

535 Knorriges Astwerk

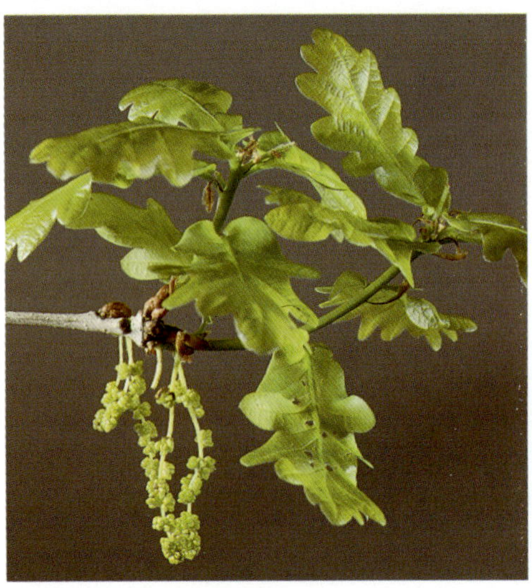

536 Männliche Kätzchen

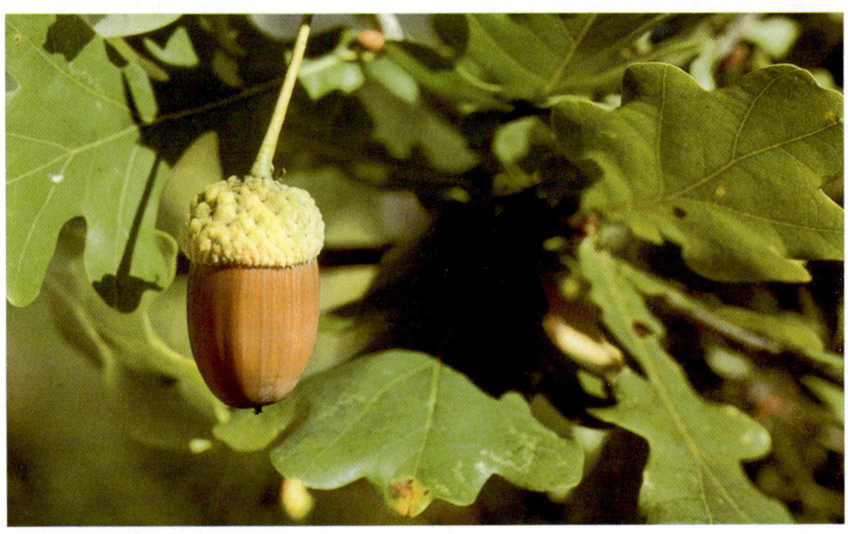

537 Lang gestielte Frucht (daher der Name Stieleiche)

Droge

Quercus cortex = Eichenrinde
Bestehend aus der getrockneten Rinde von Stockausschlägen, jungen Ästen und Zweigen von Quercus robur L., Q. petraea (Matt.) Liebl. und Q. pubescens Willd. Sie enthält mindestens 12,0 % Gerbstoff.

Hauptinhaltsstoffe

Gerbstoffe

Flavonoide

Wirkungen und Indikationen

Adstringierend, entzündungshemmend, virustatisch.

Äusserlich:
Entzündliche Hauterkrankungen. Lokale Behandlung leichter Entzündungen im Mund-, Rachen-, Genital- und Analbereich.

Innerlich:
Unspezifische, akute Durchfallerkrankungen.

Dosierung

Spülungen, Umschläge, Gurgellösung: 20 g Droge auf 1 l Wasser.

Voll- und Teilbäder: 5 g Droge auf 1 l Wasser.

Innerlich: Tagesdosis 3 g Droge. Nicht länger als 2–3 Wochen anwenden.

Auch in Fertigarzneimitteln enthalten.

Nebenwirkungen

Keine bekannt.

Kontraindikationen

Grossflächige Hautschäden.

Interaktionen

Innere Anwendung:
Die Resorption von Alkaloiden und anderen basischen Arzneistoffen kann verringert werden.

Historisches

Von der Eiche verwendete man Rinde, die Blätter und die Eicheln als adstringierende Mittel zur Behandlung von Wunden, Entzündungen, gegen Magenleiden, Dysenterie, Blutspeien und als Gurgelmittel. Die Wurzelrinde wurde zum Schwärzen der Haare benutzt. Als Kaffee-Ersatz diente der Eicheltee aus reifen gerösteten Eicheln.
Volksmedizin: bei nässenden Hautausschlägen, Bindehautentzündungen. Als Gurgelmittel gegen Angina und Rachenkatarrh. Den Tee aus gemahlenen Eicheln hat man gegen Durchfall verwendet.

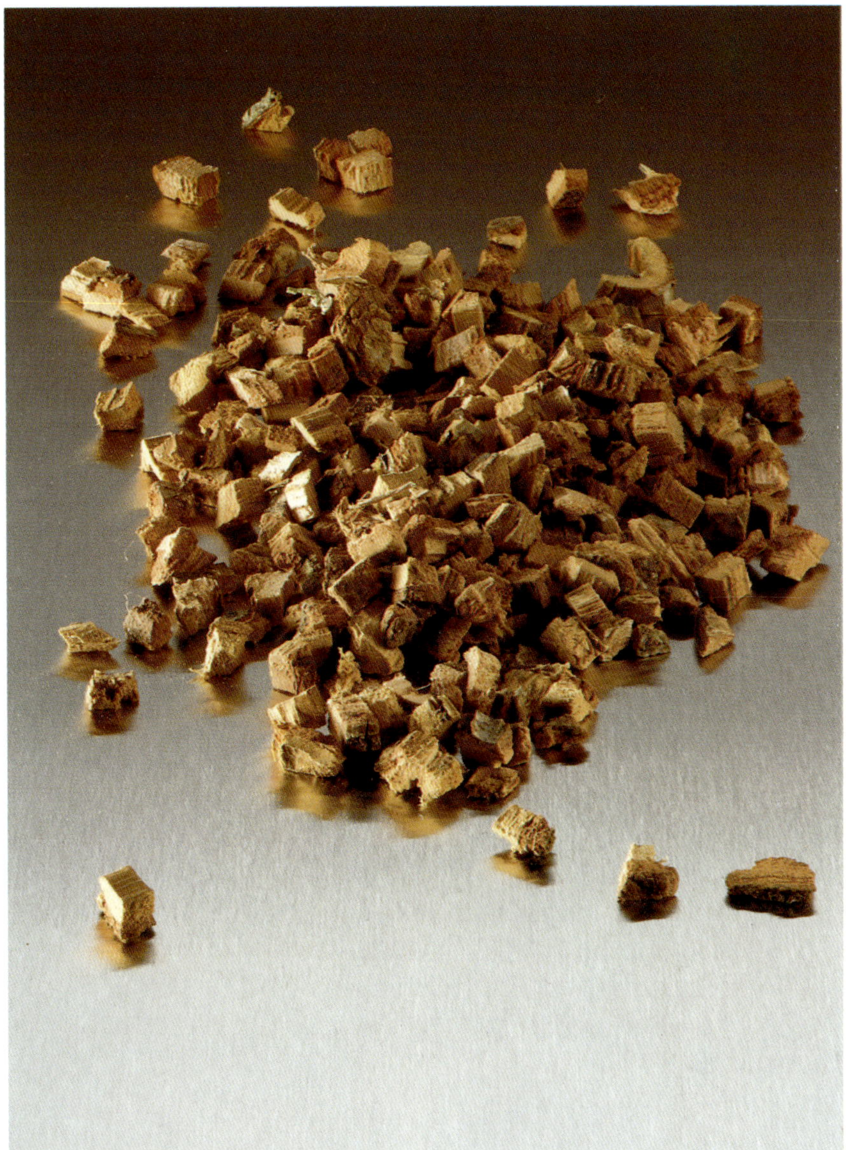

538 Quercus cortex – Eichenrinde

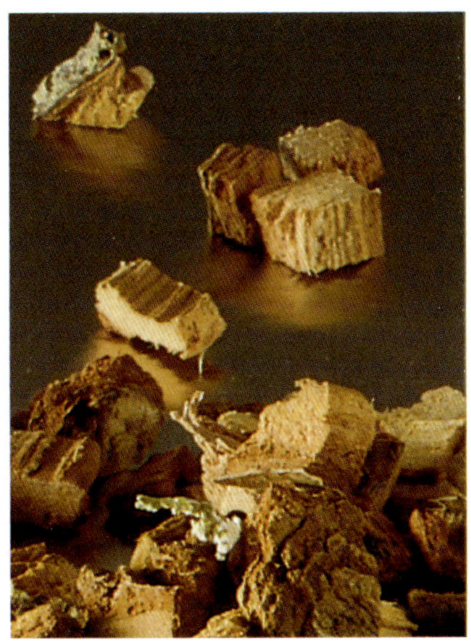

539 Rinde aussen graubraun, innen braunrot ►

Quillaja saponaria Mol.

Verbreitung

Chile; in Kalifornien und Südeuropa kultiviert.

Merkmale

Immergrünes Hartlaubgehölz, bis 10 m hoch.

Blätter wechselständig, kurz gestielt, ganzrandig oder leicht gezähnt.

Blüten weiss, mit auffälliger 5lappiger Scheibe; Kelch und Krone 5zählig und alternierend; Staubblätter 10, auf zwei Kreisen verteilt, die äusseren an der Scheibe angewachsen.

5 sternförmig angeordnete und klappig aufspringende Balgfrüchte.

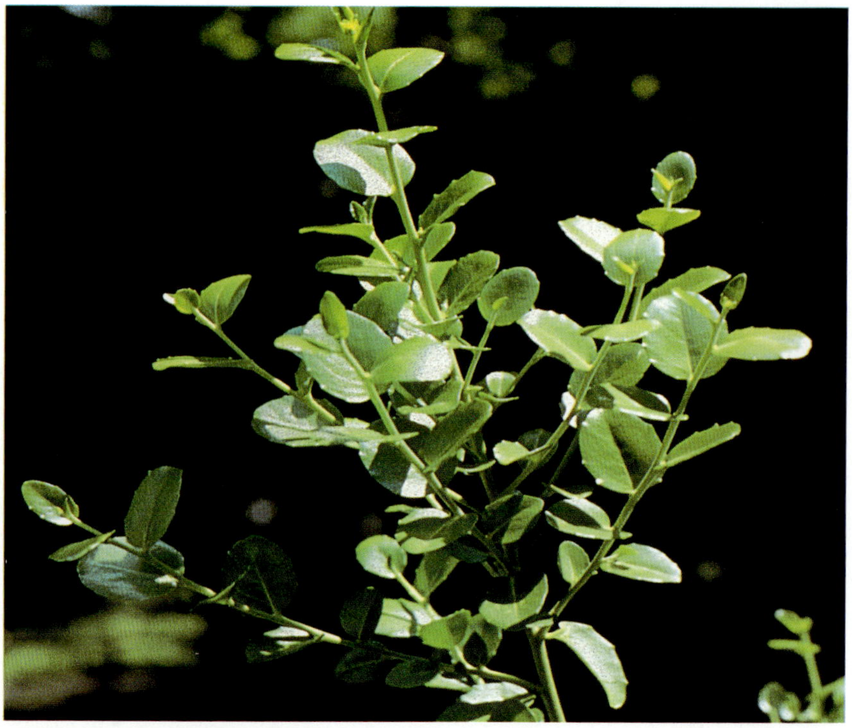

540 Neue Triebe mit zahlreichen leicht gezähnten Blättern

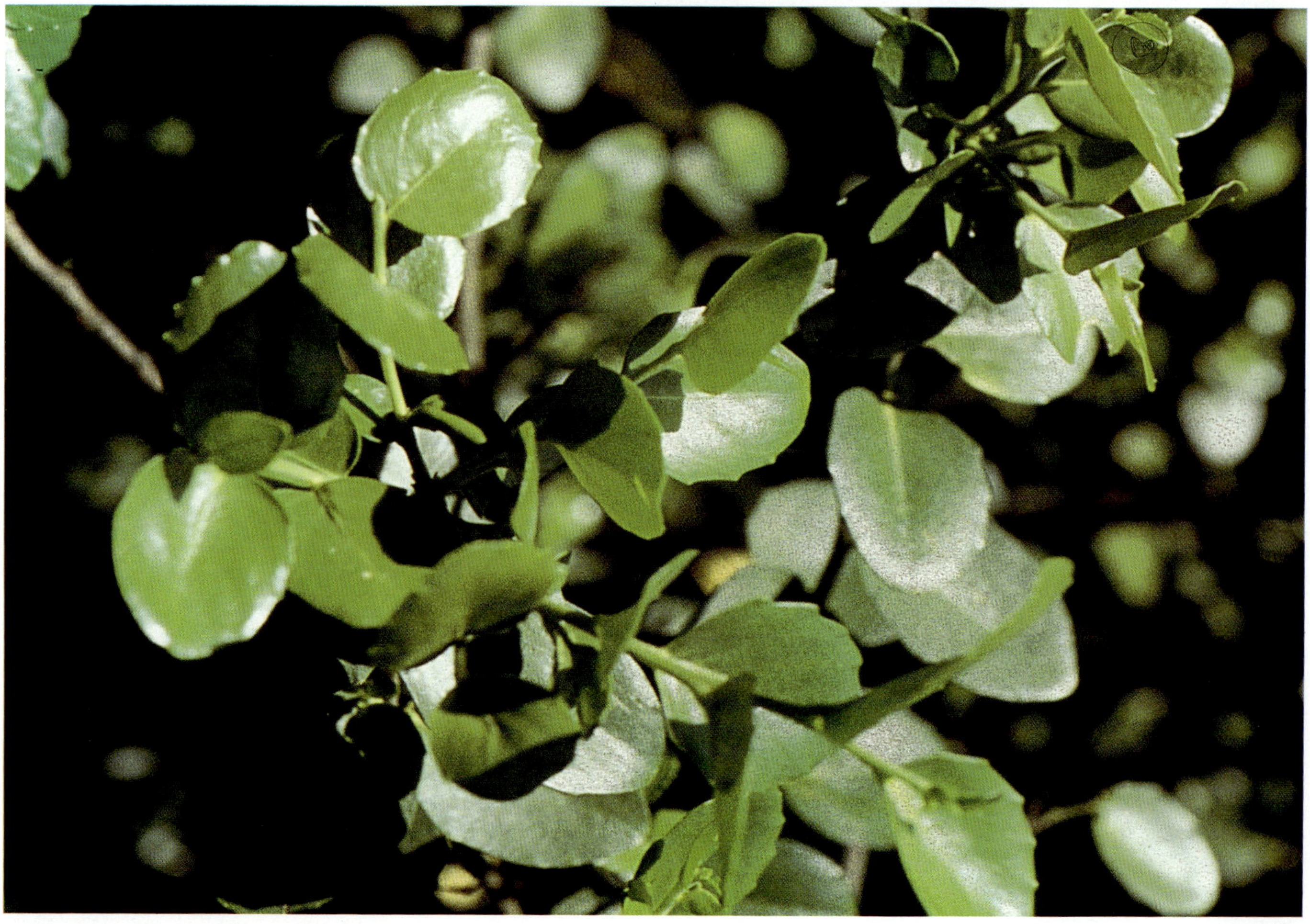

541 Zweig mit neuen Trieben

Droge

Quillajae cortex = Seifenrinde, Panamaholz
Bestehend aus der getrockneten, von Kork und Aussenrinde weitgehend befreiten Rinde von Stämmen und Ästen von Quillaja saponaria Molina, mit einer hämolytischen Wirksamkeit von mindestens 8 Ph.Helv.-Einheiten je Gramm.

Hauptinhaltsstoffe

Saponine

Gerbstoffe

Wirkungen und Indikationen

Expektorierend.

Bei Katarrhen der Atemwege.

Dosierung

0,2 g auf 1 Tasse mit kaltem Wasser ansetzen und aufkochen lassen.

Auch in Fertigarzneimitteln enthalten.

Nebenwirkungen

Keine bekannt.

Historisches

Die Seifenrinde wurde äusserlich zum Waschen der Haare und des Körpers bei übelriechendem Schweiss und Ekzemen benutzt. Innerlich verwendete man das Dekokt als Expektorans.

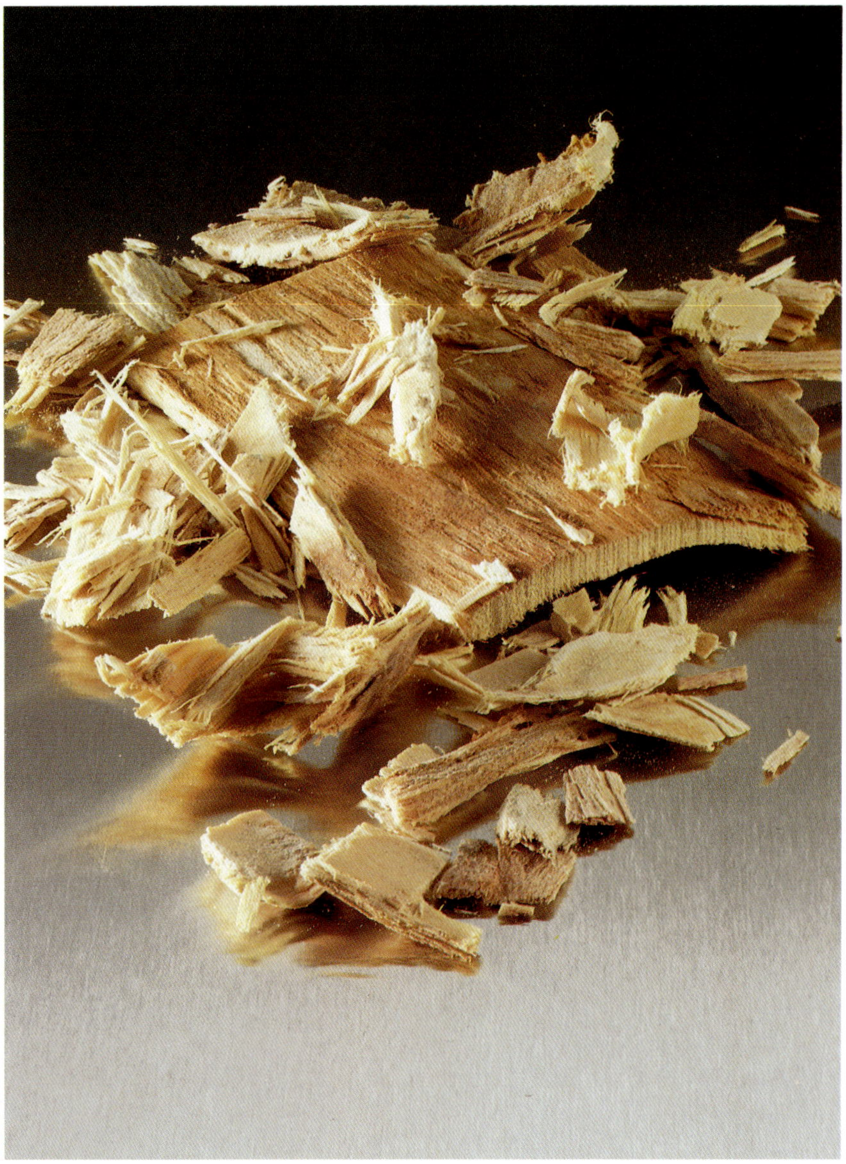

542 Quillajae cortex – Seifenrinde, Panamaholz

543 Gelblichweisse Rinde, befreit von Kork und Aussenrinde ►

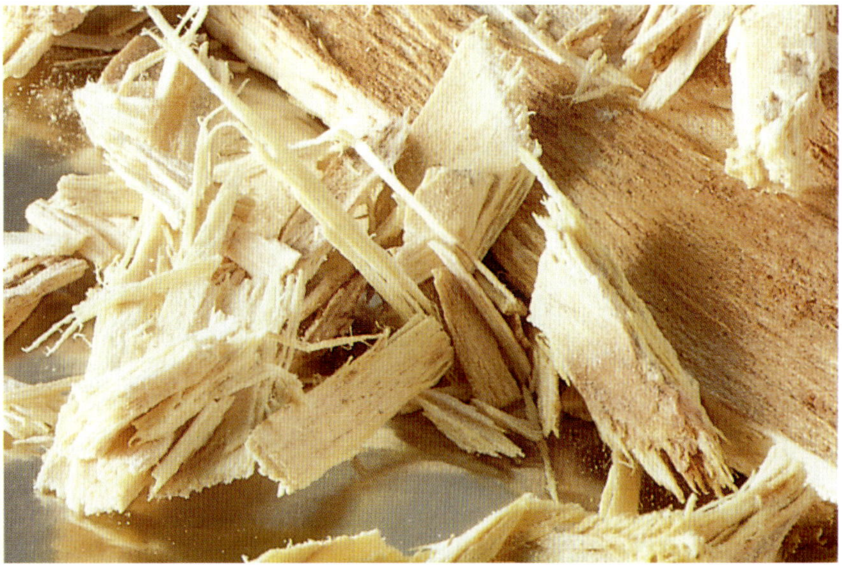

Rauvolfia vomitoria Afzel.

Apocynaceae

Verbreitung

Tropisches Afrika

Merkmale

Bis 15 m hoher Strauch oder kleiner Baum.

Blätter wirtelig; Blattende in eine Spitze auslaufend; Blattfläche glänzend grün.

Blütenstand bis 12 cm lang, mehrfach verzweigt, die letzte Verzweigung mit 3 Blüten.

Frucht eine rote Steinfrucht.

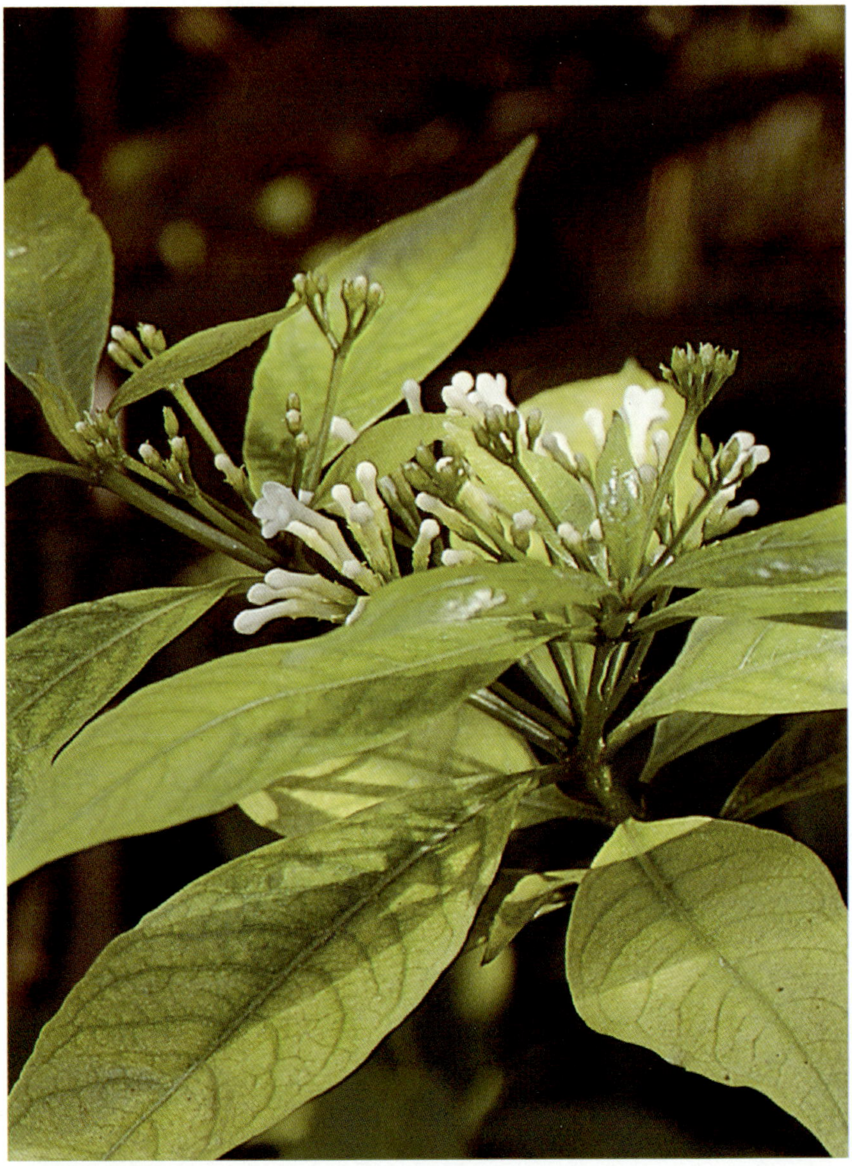

545 Laubblätter schmal oval, ganzrandig und zugespitzt

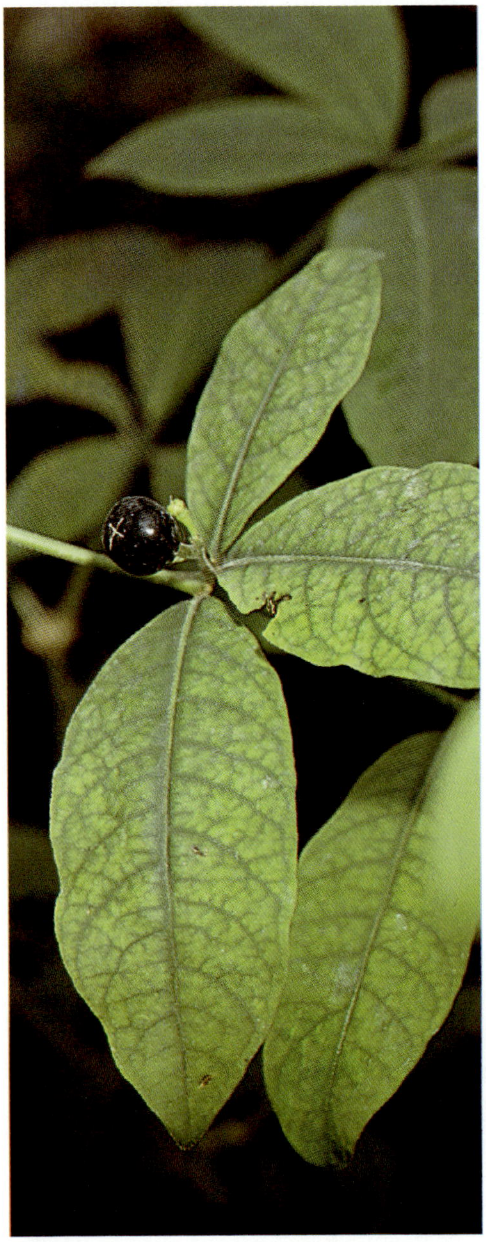

544 Frucht von R. cf. tetraphýlla

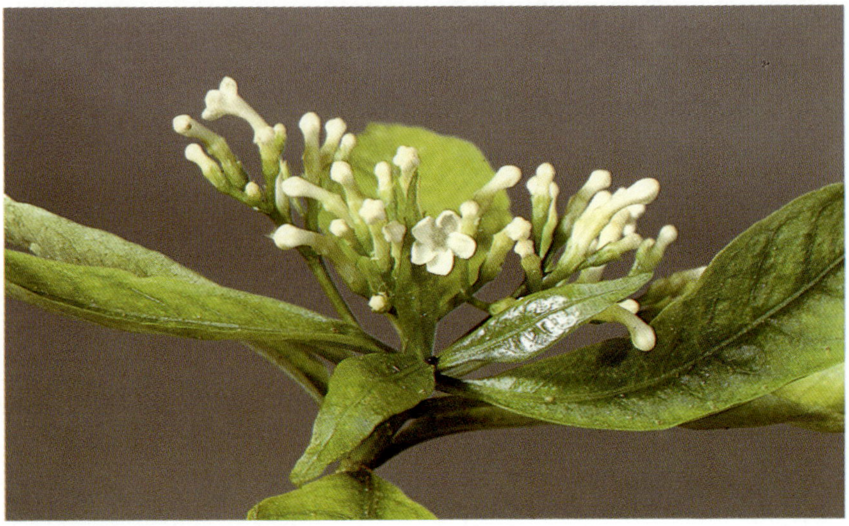

546 Mehrfach verzweigter Blütenstand

Droge

Rauvolfiae radix = Rauwolfiawurzel
Bestehend aus den getrockneten Wurzeln von Rauvolfia serpentina (L.) Bentham. Zur Gewinnung von Reserpin, Ajmalin, Raubasin und Serpentin werden auch R. vomitoria Afzel. und R. tetraphylla L. verwendet.

Hauptinhaltsstoffe

Indolalkaloide (z.B. Reserpin)

Wirkungen und Indikationen

Sympatholytisch.

Bei essentieller Hypertonie.

Dosierung

Sollte nur in Form von kontrollierten Fertigarzneimitteln verwendet werden.

Nebenwirkungen

Siehe Produktinformation.

Kontraindikationen

Siehe Produktinformation.

Interaktionen

Siehe Produktinformation.

Historisches

In der indischen Volksmedizin wurde die Schlangenwurzel gegen Schlangenbisse, Insektenstiche, Fieber, Würmer, Dysenterie, hohen Blutdruck und als Antiepileptikum und Beruhigungsmittel verwendet. Die Alkaloide und deren Wirkungen wurden um 1950 entdeckt und machten die Schlangenwurzel weltbekannt.

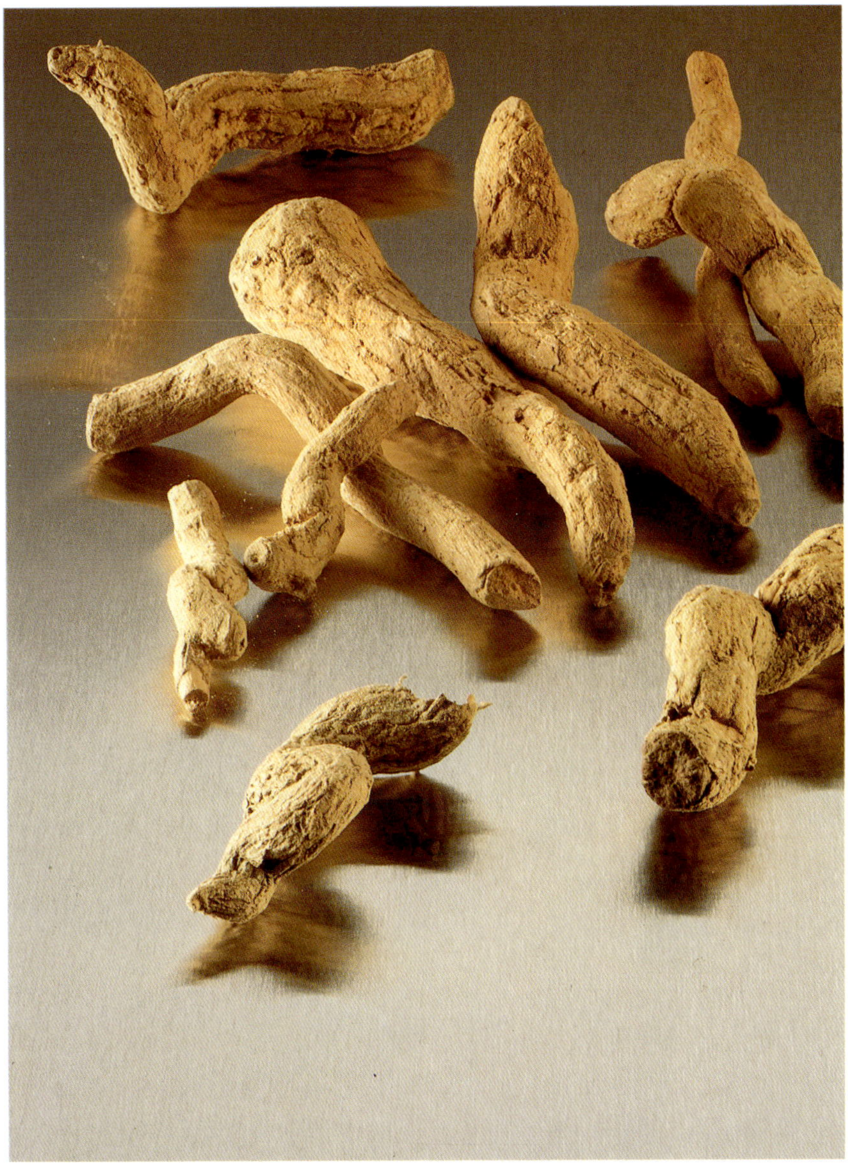

547 Rauvolfiae radix – Rauwolfiawurzel

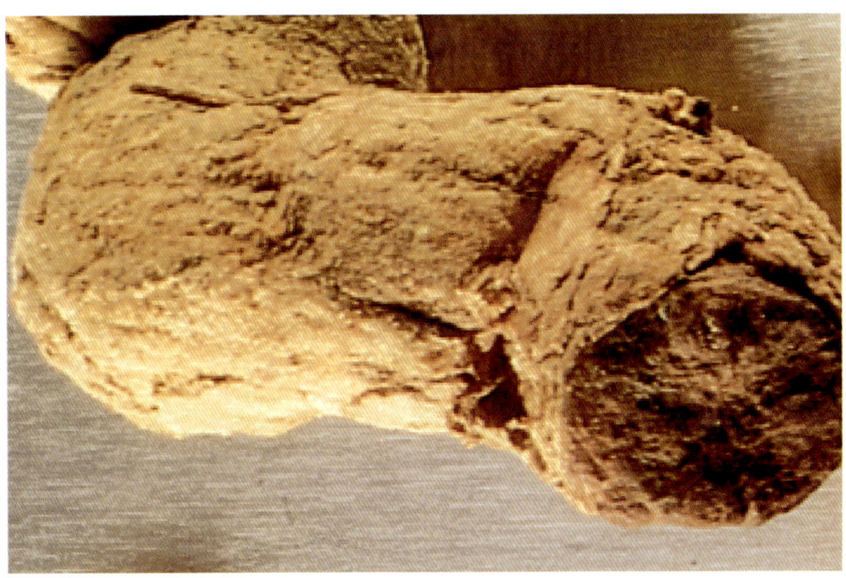

548 Wurzelstück gewunden und gedreht mit rauher, runzeliger Oberfläche ►

Verbreitung

Westliches Nordamerika

Merkmale

Kleiner Baum, bis 12 m hoch; Rinde dunkel, oft mit crèmefarbigen Streifen.

Blattrand fein gezähnelt und leicht gewellt; Blattadern auf der Unterseite auffällig hervortretend.

Griffel geteilt, Narben 2–3lappig.

Frucht 8–14 mm im Durchmesser.

Blütezeit: Mai bis Juni

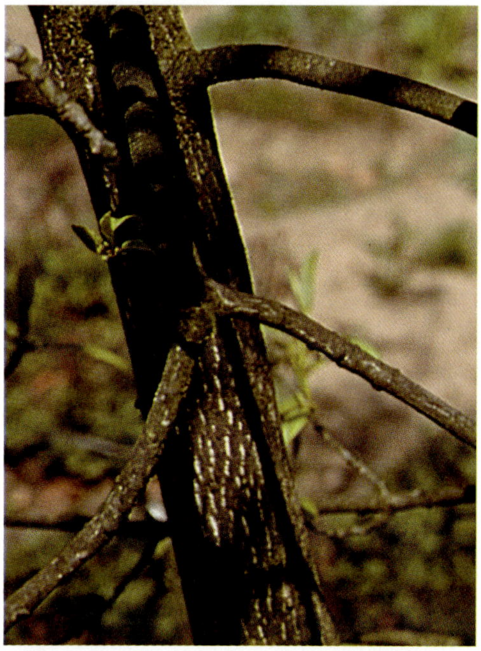

549 Rinde mit crèmefarbigen Streifen

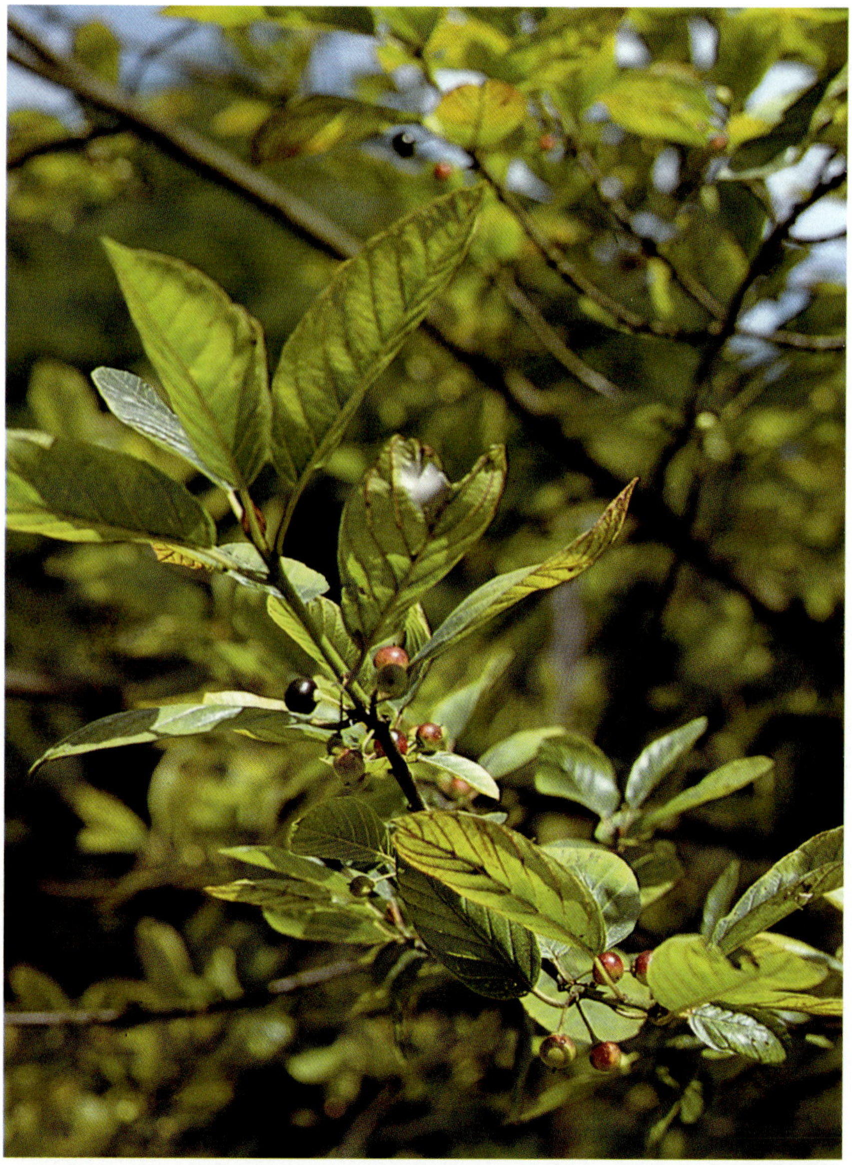

550 Zweig mit unterschiedlich reifen Früchten

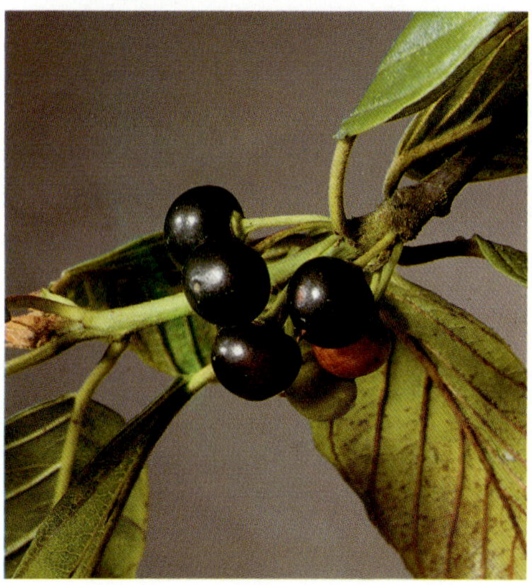

551 Reifende und reife Beeren

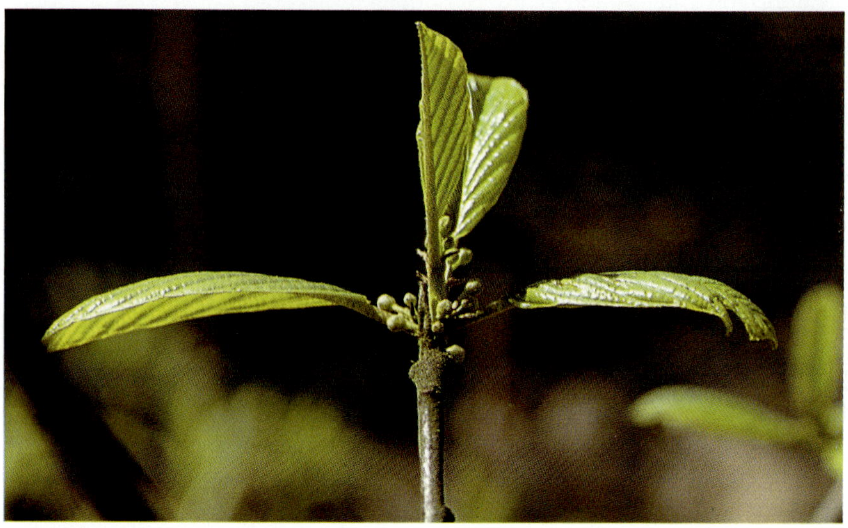

552 Triebspitze mit Blütenknospen

Droge

Rhamni purshiani cortex = Cascararinde, amerikanische Faulbaumrinde

Bestehend aus der getrockneten Rinde von Rhamnus purshianus DC. (Syn. Frangula purshiana (DC.) A. Gray ex J.G. Cooper). Sie enthält mindestens 8,0% Hydroxyanthracen-Glykoside, von denen mindestens 60% Cascaroside sind, beide berechnet als Cascarosid A.

Hauptinhaltsstoffe

Anthrachinonderivate (z.B. Cascaroside)

Wirkungen und Indikationen

Laxierend.

Bei Erkrankungen, bei denen eine leichte Defäkation mit weichem Stuhl erwünscht ist, z.B. Analfissuren, Hämorrhoiden, nach rektal-analen operativen Eingriffen, Obstipation.
Wirkungseintritt: nach 6–10 Stunden.

Dosierung / Teezubereitung

2 g (ca. 1 Teelöffel) auf eine Tasse mit kochendem Wasser übergiessen und ziehen lassen. Sollte vorzugsweise in Form von kontrollierten Fertigarzneimitteln verwendet werden. Keine Langzeitanwendung.

Nebenwirkungen

Eine harmlose Rotfärbung des Urins ist möglich.

Bei chronischem Gebrauch/Missbrauch Elektrolytverluste, vor allem Kalium.

Kontraindikationen

Ileus jeder Genese, Schwangerschaft, Stillzeit.

Interaktionen

Bei chronischem Gebrauch/Missbrauch durch Kaliummangel Verstärkung der Herzglykosidwirkung möglich.

Historisches

Die Rinde des amerikanischen Faulbaums wurde vermutlich seit langem von den spanisch-mexikanischen Ansiedlern in Amerika unter dem Namen Cascara Sagrada als Abführmittel benutzt. Sie wurde nach Mitte des 19. Jahrhunderts in den amerikanischen Arzneischatz eingeführt und gelangte danach auch nach Europa.
Volksmedizin: als Abführmittel verwendet.

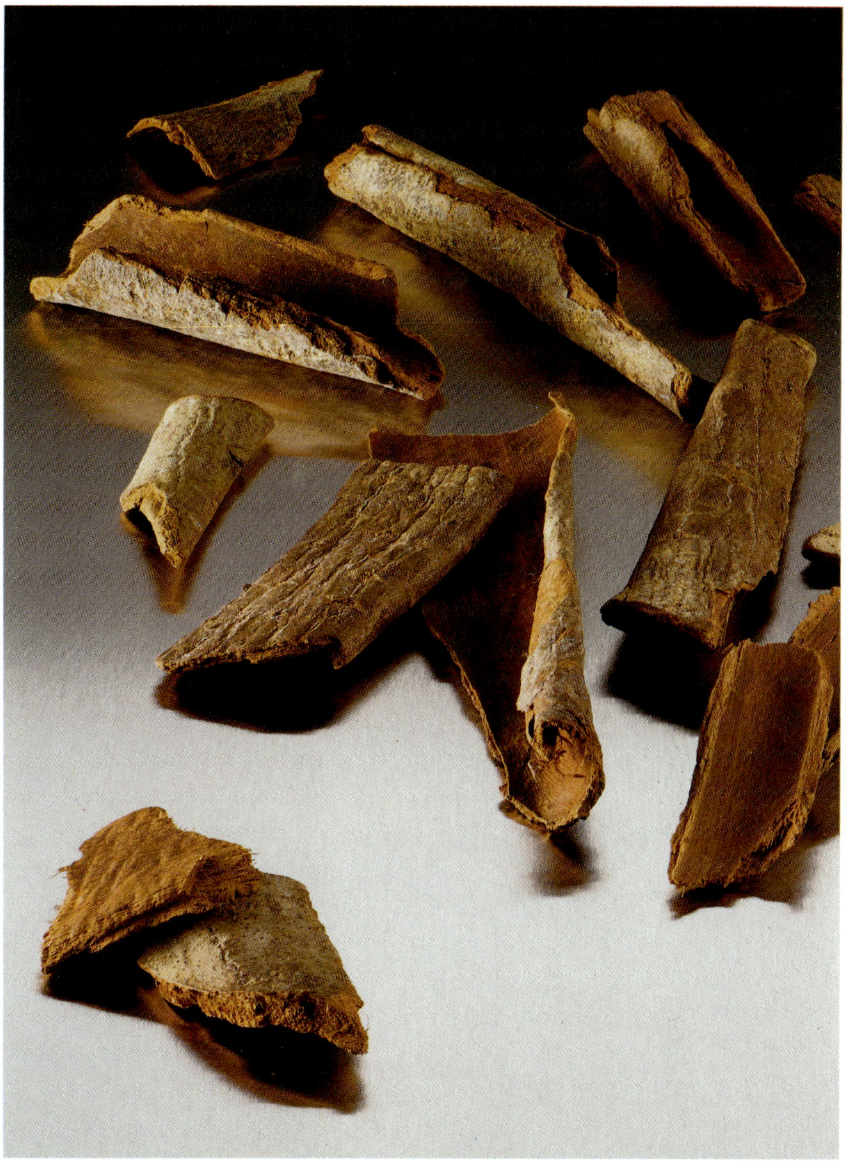

553 Rhamni purshiani cortex – Cascararinde

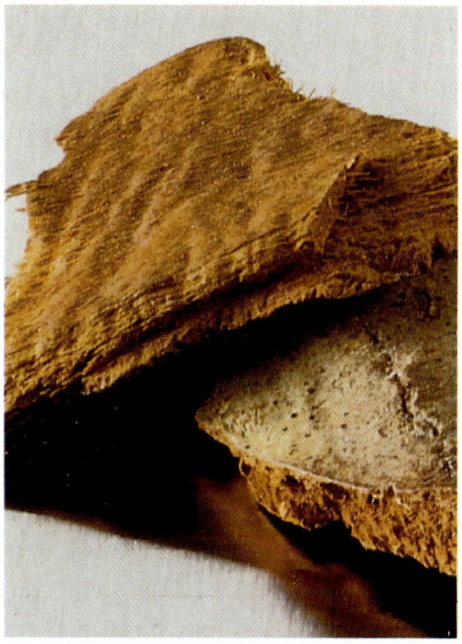

554 Aussenseite: Grau bis graubraun
Innenseite: Gelbbraun bis schwarzbraun ►

Verbreitung

In den Gebirgen Süd- und Westchinas (Tibet); dort und in der ehemaligen UdSSR kultiviert, in Europa gelegentlich.

Merkmale

Kräftige Pflanze mit 8–12 kg schweren Wurzeln; Blühtrieb bis 2 m hoch.

Blätter handförmig gelappt; Abschnitte ungeteilt bis fiederspaltig.

Blütenstand verzweigt, vielblütig; Blütenhülle 6zählig.

Frucht geflügelt, 7–10 mm lang, breit gerundet.

Blütezeit: Mai bis Juni

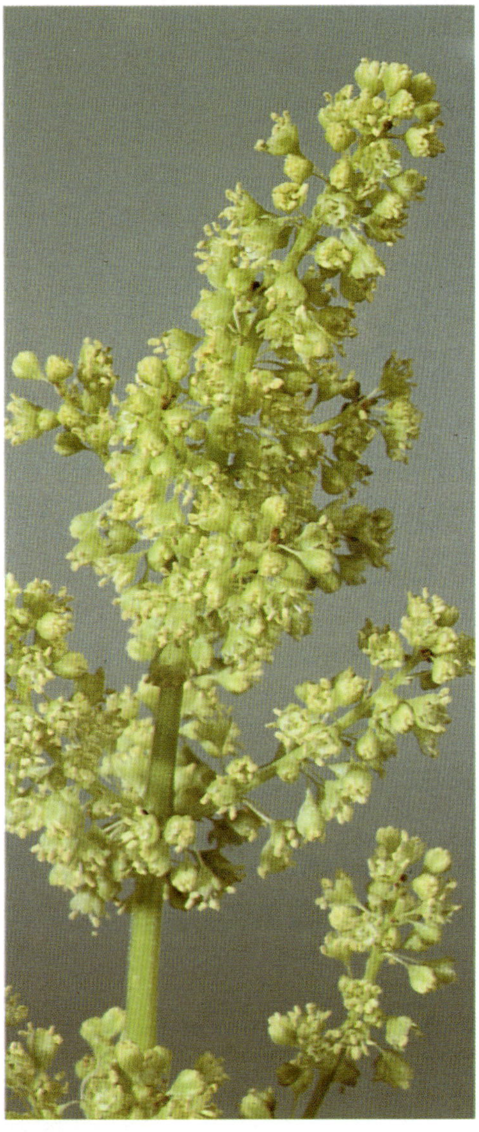

555 Blütenstand von R. rhabarbarum L.

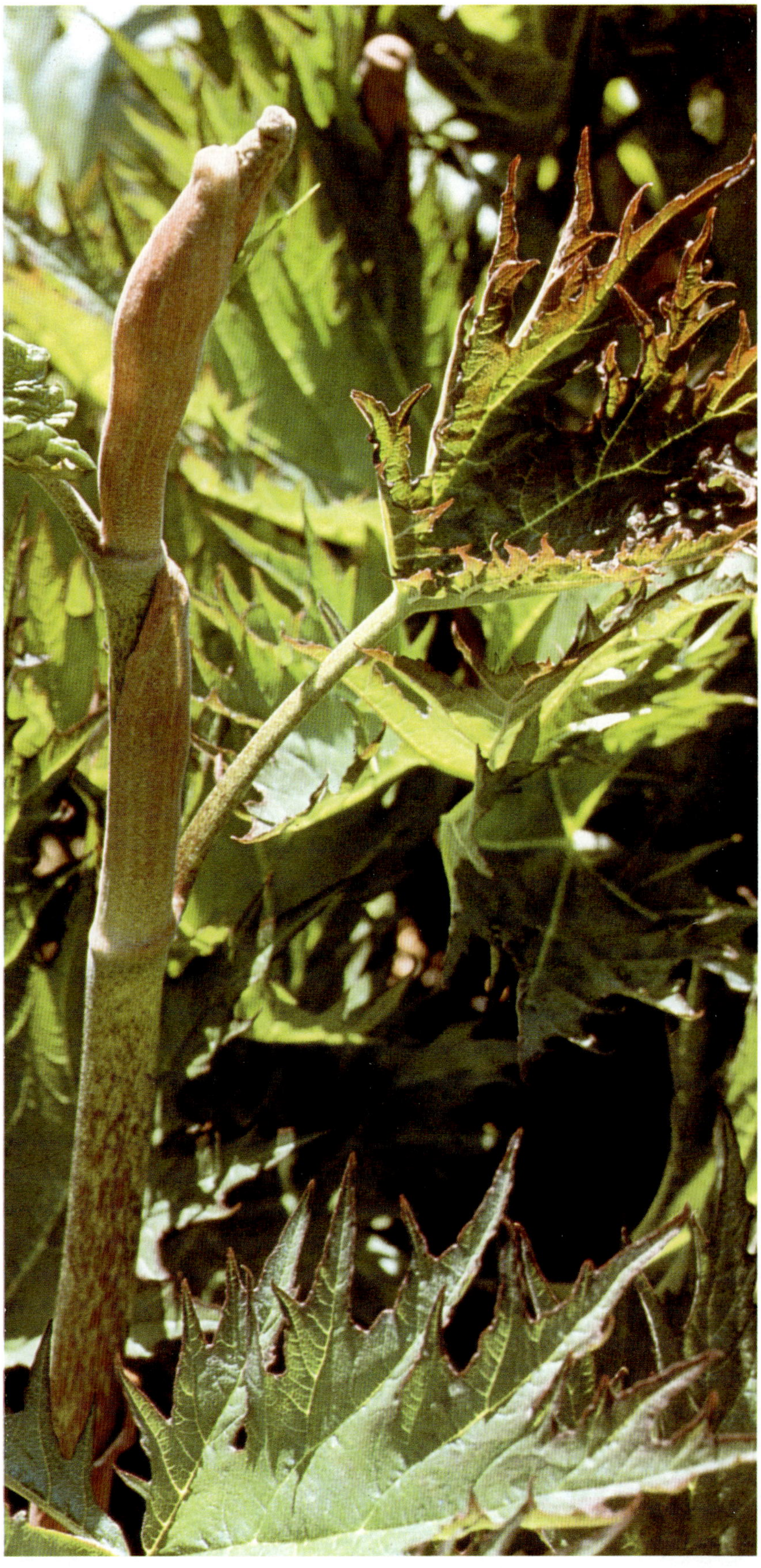

556 Kräftiger Trieb: Blätter wechselständig angeordet

Droge

Rhei radix = Rhabarberwurzel
Bestehend aus den getrockneten unterirdischen Teilen von Rheum palmatum L. oder Rheum officinale Baillon oder aus Hybriden der beiden Arten oder aus deren Mischung. Die unterirdischen Teile sind meist geteilt; sie sind vom Stengel und weitgehend von der Aussenrinde mit den Wurzelfasern befreit. Die Droge enthält mindestens 2,5% Hydroxyanthracenderivate, berechnet als Rhein.

Hauptinhaltsstoffe

Anthrachinonderivate

Gerbstoffe

Flavonoide

Wirkungen und Indikationen

Laxierend.

Bei Obstipation und allen Erkrankungen, bei denen eine leichte Defäkation mit weichem Stuhl erwünscht ist, z.B. Analfissuren, Hämorrhoiden, nach rektalanalen operativen Eingriffen.

Wirkungseintritt:
nach 8–10 Stunden.

Als Gerbstoffdroge bei Magen- und Darmkatarrhen in 10fach geringerer Dosierung.

Dosierung / Teezubereitung

Als Laxans:
1–2 g (1/2–1 gestrichener Teelöffel) auf eine Tasse mit kochendem Wasser übergiessen und ziehen lassen; morgens und/oder abends 1 Tasse trinken.

Sollte vorzugsweise nur in Form von kontrollierten Fertigarzneimitteln verwendet werden.

Keine Langzeitanwendung.

Nebenwirkungen

Harmlose Rotfärbung des Urins ist möglich. Bei chronischem Gebrauch/Missbrauch: Elektrolytverluste, vor allem Kalium.

Kontraindikationen

Ileus jeder Genese, Schwangerschaft, Stillzeit.

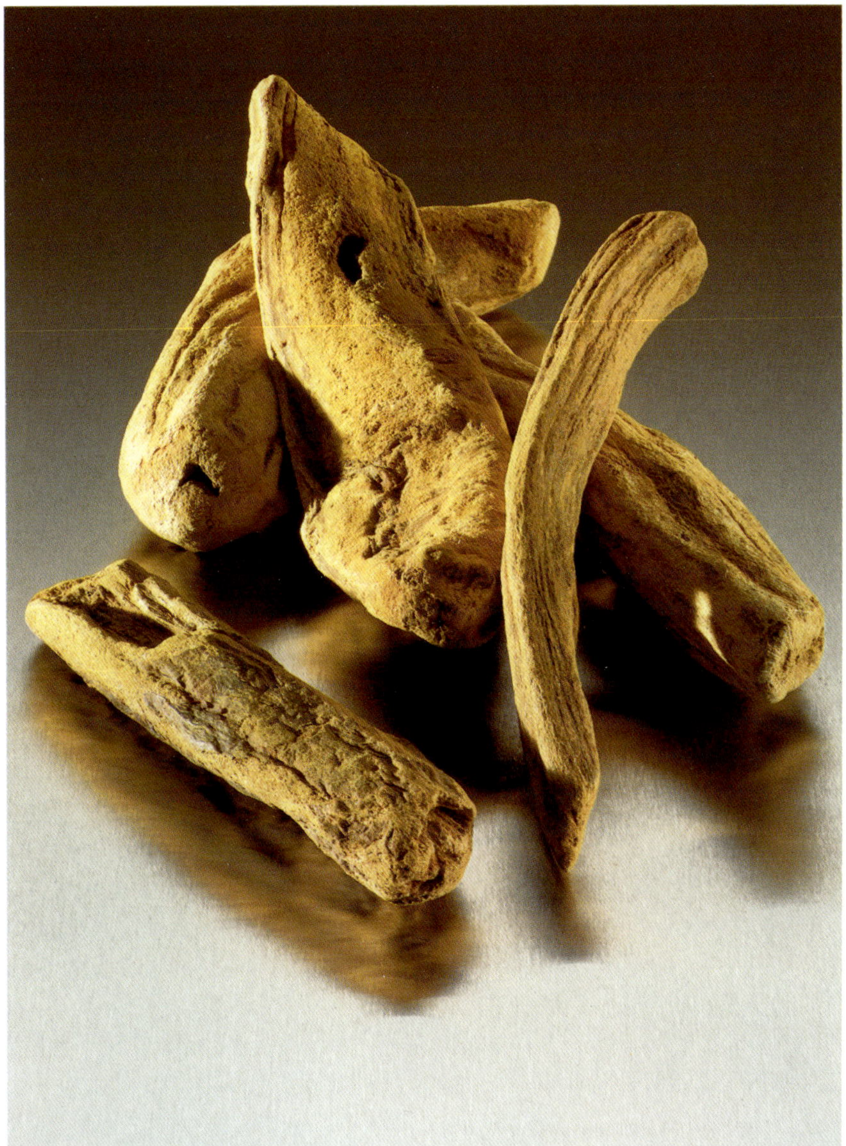

557 Rhei radix – Rhabarberwurzel

Interaktionen

Bei chronischem Gebrauch/Missbrauch ist durch Kaliummangel eine Verstärkung der Herzglykosidwirkung möglich.

Historisches

Der chinesische Rhabarber, der schon Jahrtausende vor Christus in China benutzt wurde, war im antiken Kulturkreis wahrscheinlich nicht bekannt. Er wurde erst durch die Araber eingeführt und gehörte zu den sehr teuren Drogen. Anwendungsgebiete waren Appetitmangel, Darm- und Magenkatarrh, Leber- und Milzleiden und Verstopfung.
Volksmedizin: als Abführmittel, appetitanregendes und verdauungsförderndes Mittel, Bittermittel.

Verbreitung

Ursprung vermutlich in Ostafrika; heute weltweit in tropischen und subtropischen Gebieten als Ölpflanze angebaut; im Mittelmeerraum und anderen Gebieten auch als Zierpflanze kultiviert.

Merkmale

In den Tropen mehrjähriger, 10–12 m hoher Baum mit verholztem Stamm; in gemässigten Zonen ein einjähriges Kraut mit 1–3 m Höhe.

Blattspreite bis 1 m breit, 5–11lappig.

Blütenstände an der Basis die männlichen Blüten mit gelben Staubblättern und an der Spitze die weiblichen mit roten Narben.

Frucht eine Kapsel mit 3 marmorierten Samen.

Blütezeit: August bis Oktober

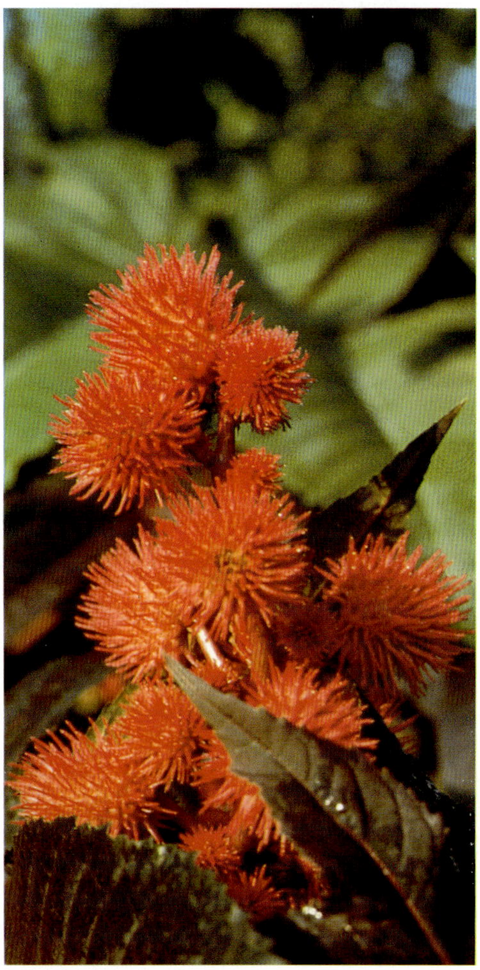

558 Junger Fruchtstand

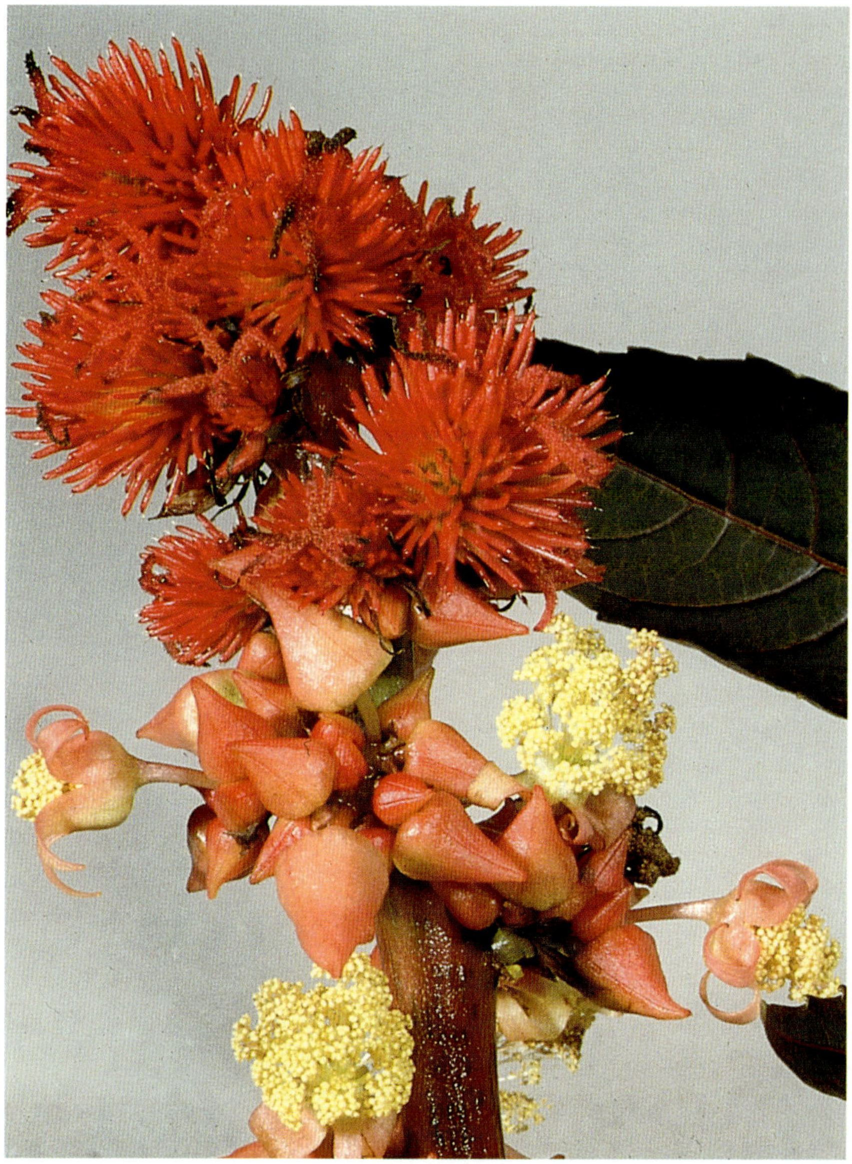

559 Blütenstand: Männliche Blüten an der Basis

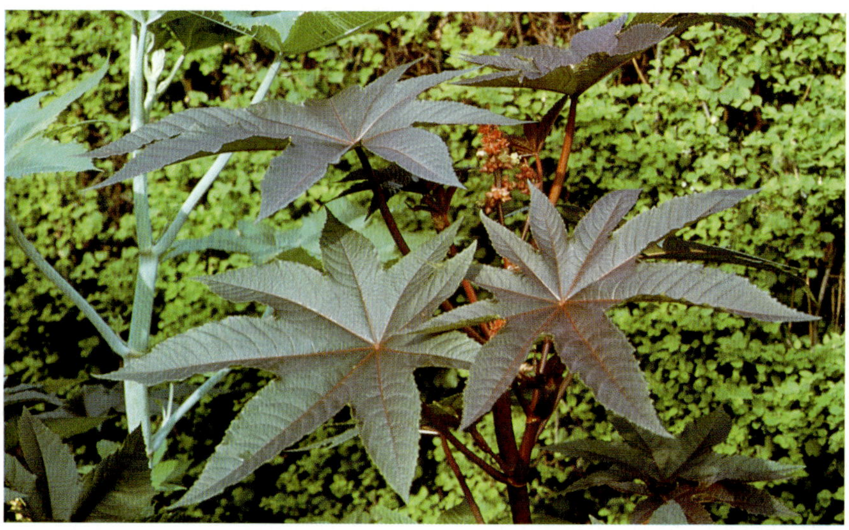

560 Ältere Blätter (Sommerzustand) mit viellappigen Blattspreiten

Droge

Cynosbati fructus = Hagebutten (Syn. Rosae pseudofructus)
Bestehend aus den reifen, getrockneten Achsenbechern samt den darin sitzenden Früchtchen von geeigneten Arten der Gattung Rosa L., besonders von Rosa canina und Rosa pendulina L.

Hauptinhaltsstoffe

Ascorbinsäure
Gerbstoffe
Fruchtsäuren
Carotinoide
Pektine

Wirkungen und Indikationen

Unterstützung der Therapie bei Vitamin-C-Mangel (Frischdroge).

Dosierung / Teezubereitung

2–2,5 g (ca. 1 Teelöffel) zerkleinerte Droge auf 1 Tasse mit kochendem Wasser übergiessen und ziehen lassen.

Nebenwirkungen

Keine bekannt.

Kontraindikationen

Keine bekannt.

Interaktionen

Keine bekannt.

Historisches

Aus frischen Rosen wurde Saft gewonnen und getrocknet als Augenmittel angewandt. Die Blätter in Wein dienten der Bekämpfung von Schmerzen. Medizinisch verwendet wurden ausserdem die Blüten, die Fruchtknoten, das Rosenöl, aber auch Zubereitungen wie Rosenessig, -saft, -zucker, -sirup, -honig, -konfekt, -wasser und Rosensalbe. Die Wurzelrinde der Hundsrose war ein bekanntes Mittel beim Biss toller Hunde. Die Hagebutten galten als wassertreibendes Mittel und halfen gegen Sodbrennen. **Volksmedizin:** Hagebutten als mild abführendes und wassertreibendes Mittel. Hagebuttenkerne als wassertreibendes Mittel bei Nieren- und Blasenerkrankungen, Steinleiden, Gicht, Rheuma und Ischias.

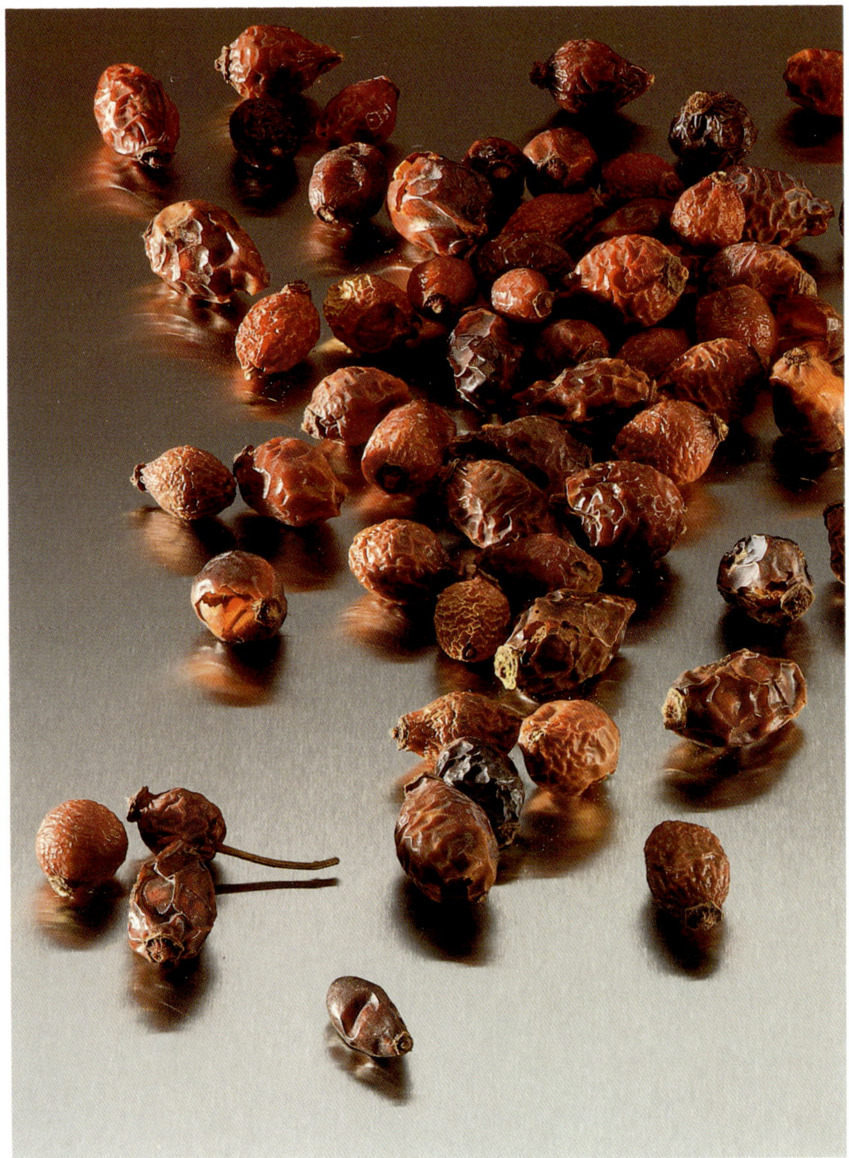

565 Cynosbati fructus – Hagebutten

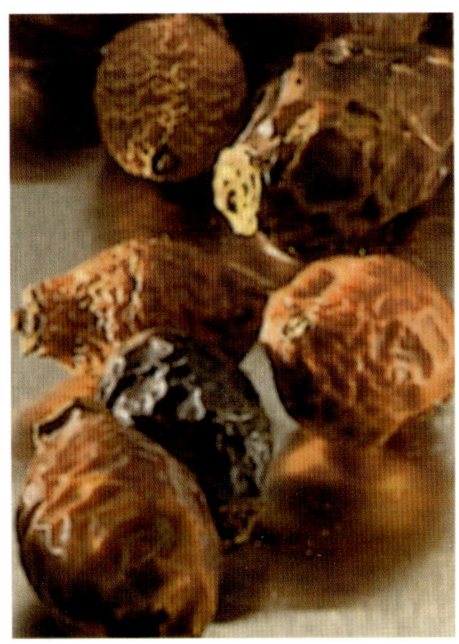

566 Reife und getrocknete Achsenbecher ►

Rosmarinus officinalis L.

Lamiaceae (Labiatae)

Verbreitung

Mittelmeergebiet; nach Norden verschleppt.

Merkmale

Reich verzweigter Strauch, 30–150 cm hoch, aromatisch riechend.

Immergrünes Blatt nach unten eingerollt, oberseits kahl, unterseits weissfilzig.

Blüte bläulich bis lila, selten weiss, mit 2 lang herausragenden Staubblättern.

Blütezeit: März bis Oktober

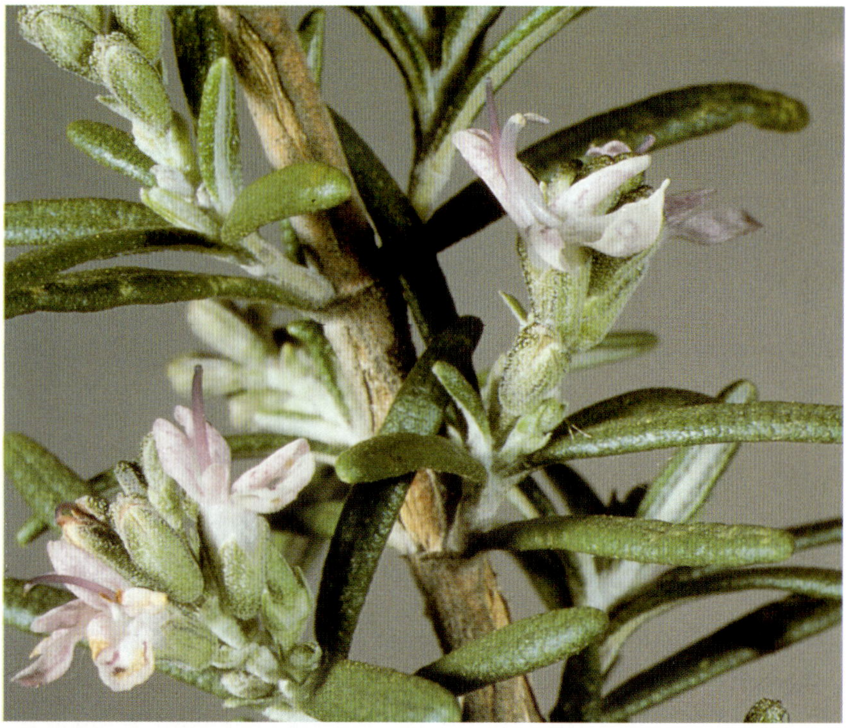

567 Verholzter Zweig mit lila gefärbten Einzelblüten

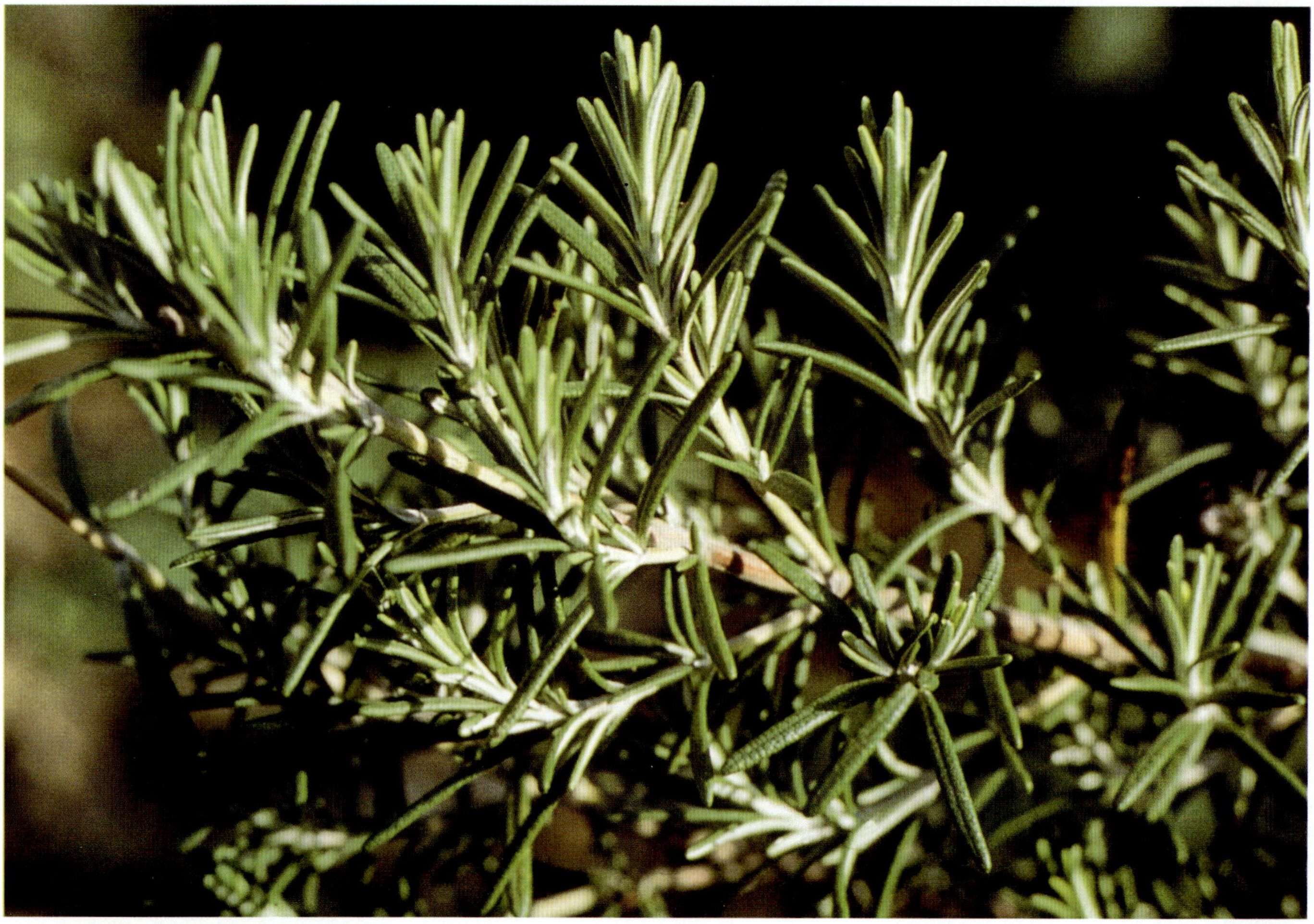

568 Letztjähriger Zweig mit diesjährigen reich beblätterten Trieben

Rosmarin

Droge

Rosmarini folium = Rosmarinblätter
Bestehend aus den während und nach der Blüte gesammelten frischen oder getrockneten Laubblättern von Rosmarinus officinalis L.

Hauptinhaltsstoffe

Ätherisches Öl

Gerbstoffe

Bitterstoffe

Wirkungen und Indikationen

Innerlich:
Spasmolytisch. Bei dyspeptischen Beschwerden.
Äusserlich:
Hautreizend, durchblutungsfördernd. Bei Kreislauflabilität, zur unterstützenden Behandlung rheumatischer Erkrankungen.

Dosierung / Teezubereitung

Innerlich:
2 g (1 Teelöffel) auf eine Tasse mit kochendem Wasser übergiessen und ziehen lassen.

2–3mal täglich 1 Tasse trinken.

Äusserlich:
50 g Droge auf ein Vollbad.

Auch in Fertigarzneimitteln enthalten.

Nebenwirkungen

Keine bekannt.

Kontraindikationen

Keine bekannt.

Interaktionen

Keine bekannt.

Historisches

Der Rosmarin galt als Arzneimittel gegen Gelbsucht, fand daneben auch Verwendung bei Atembeschwerden, Lungenleiden, Verschleimung, schlechter Verdauung, Vergiftungen, Leibschmerzen u.a.m. Rosmarinblütenzucker oder gebranntes Wasser benutzte man innerlich und äusserlich bei Ohnmacht, Zittern und Schwindel.
Volksmedizin: zu Umschlägen bei schlecht heilenden Wunden, bei Ekzemen und als Insektenvertilgungsmittel.

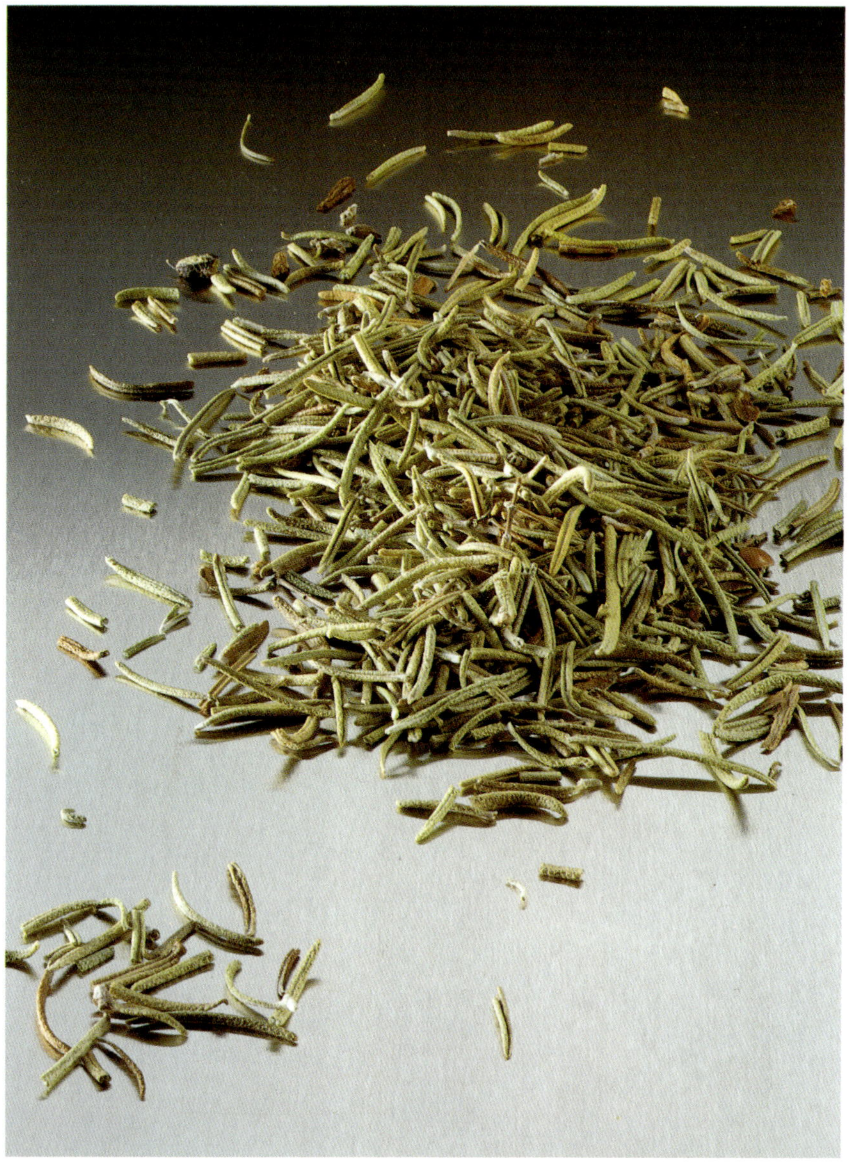

569 Rosmarini folium – Rosmarinblätter

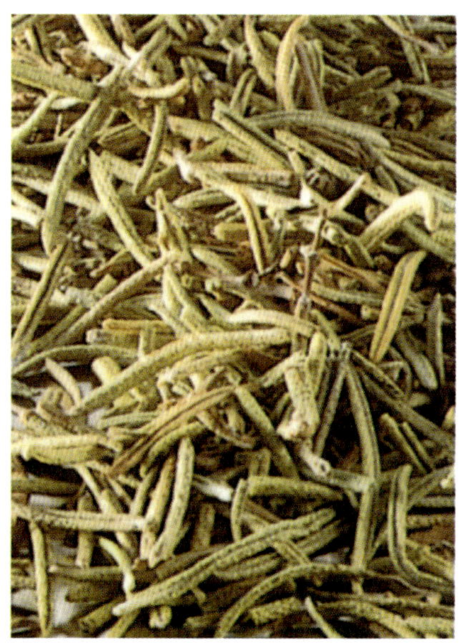

570 Meist schwach gekrümmte Rosmarinblätter ►

Rubus fruticosus agg.

Rosaceae

Verbreitung

In der nördlichen Hemisphäre weit verbreitet; auch kultiviert.

Merkmale

Stacheliger Strauch mit aufrechten, bogigen oder liegenden Sprossen; an den Sprossspitzen bewurzelnd.

Blätter 3, 5(oder 7)zählig; Blattstiel und Adern stachelig.

Reife Sammelfrucht glänzend schwarz.

Blütezeit: Juni bis August

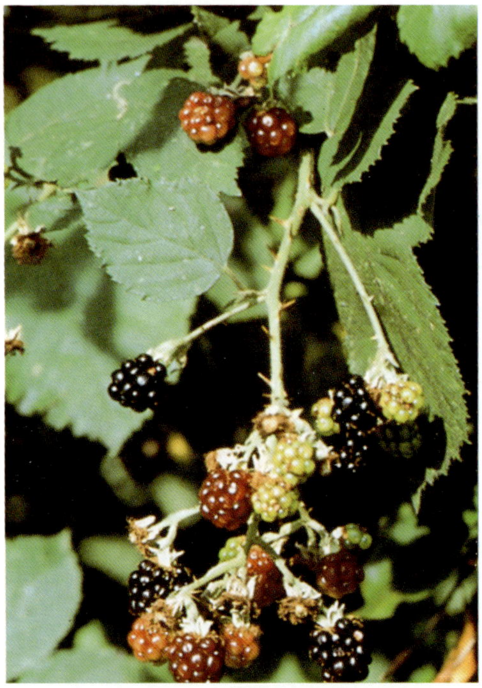

571 Reife und unreife Sammelfrüchte

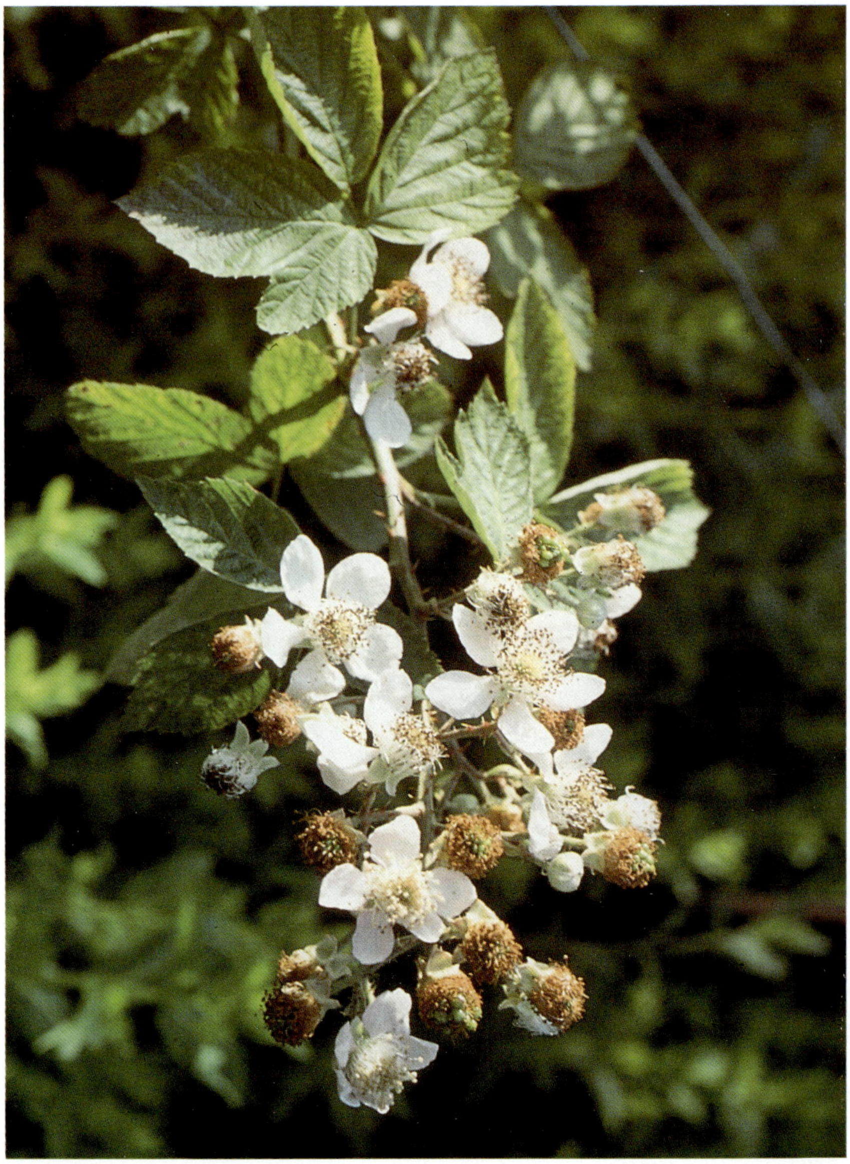

572 Hängender Blütenstand

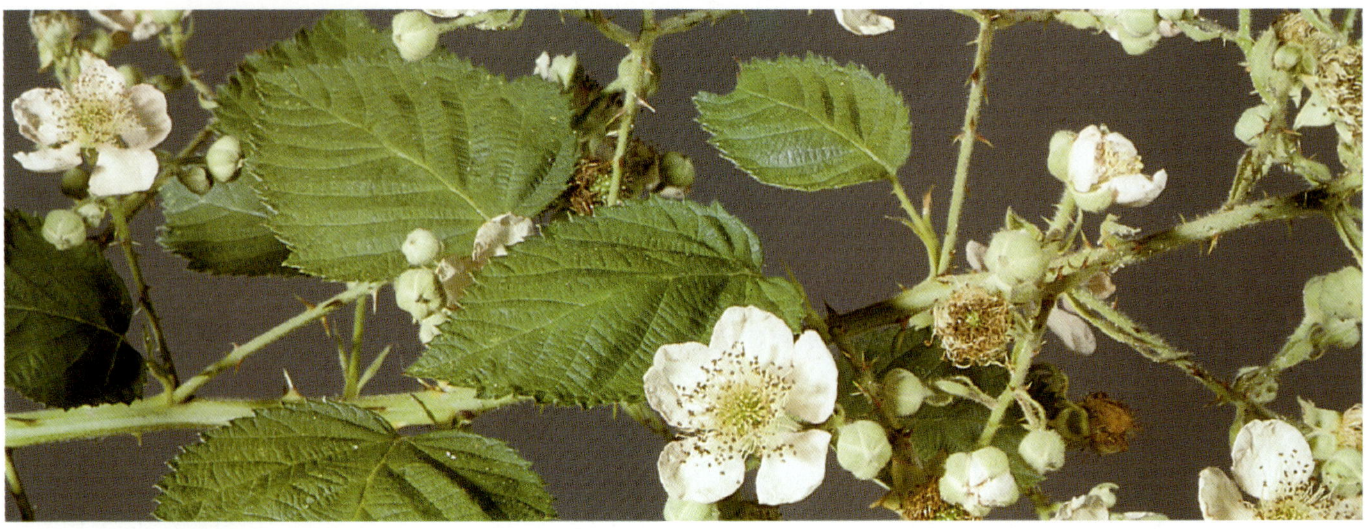

573 Blüten mit 5 Kronblättern, vielen Staubblättern und Fruchtknoten

Brombeere

Droge

Rubi fruticosi folium = Brombeerblätter

Bestehend aus den getrockneten Laubblättern von Rubus fruticosus agg.

Hauptinhaltsstoffe

Gerbstoffe (z.B. Gallotannine)

Organische Säuren

Flavonoide

Wirkungen und Indikationen

Adstringierend.

Bei unspezifischen Durchfallerkrankungen. Bei leichten Entzündungen der Mund- und Rachenschleimhaut.

Dosierung / Teezubereitung

1,5 g (2 Teelöffel) auf eine Tasse mit kochendem Wasser übergiessen und ziehen lassen; 3mal täglich 1 Tasse trinken.

Auch in Fertigarzneimitteln enthalten.

Nebenwirkungen

Keine bekannt.

Kontraindikationen

Keine bekannt.

Interaktionen

Keine bekannt.

Historisches

Die Brombeere galt als Adstringens, Exsiccans und Haarfärbemittel. Man benutzte die Zweigspitzen gegen Durchfall, "Fluss der Frauen" und die Blätter gegen Zahnfleischprobleme, Geschwüre, Grind, Hämorrhoiden und als Umschlag bei Magen- und Herzkrankheiten. Ähnlich verwendete man den ausgepressten Saft aus Stengeln, Blättern und Früchten. Im Mittelalter war die Brombeere Bestandteil des sehr geschätzten Getränkes "Moratum", einer Zubereitung aus Brombeeren, Honig, Wein und Gewürzen. **Volksmedizin:** innerlich gegen Durchfall. Als Gurgelmittel bei Entzündungen im Mund- und Rachenbereich. Äusserlich zerstossene frische Blätter zum Heilen offener Wunden, Ausschlägen und Eissen.

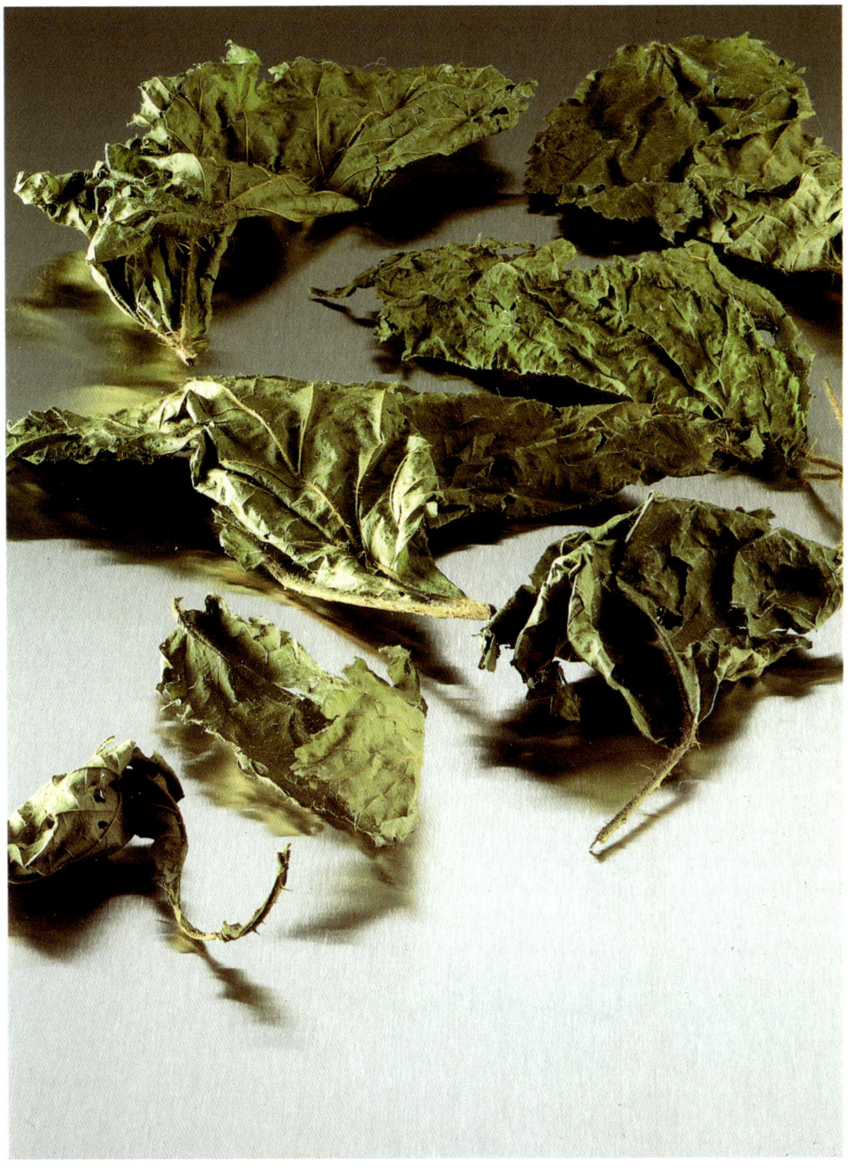

574 Rubi fruticosi folium – Brombeerblätter

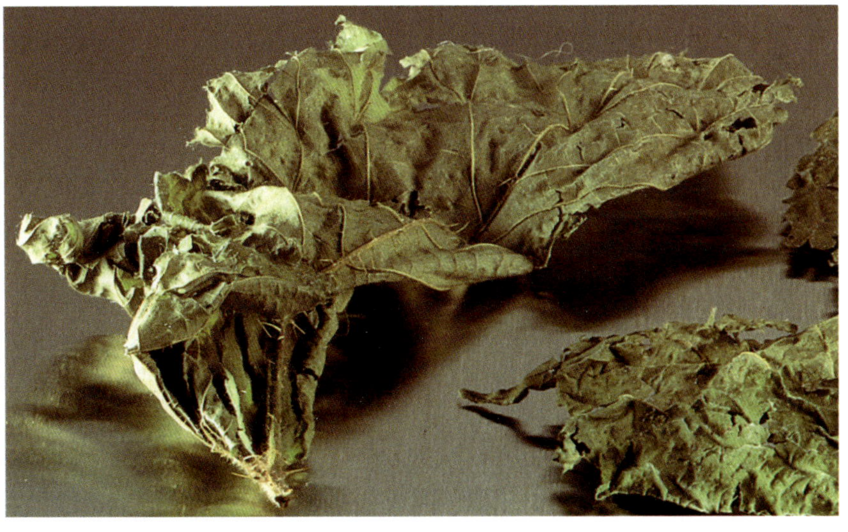

575 Blattunterseite: Mitteladern mit Stacheln

Ruscus aculeatus L.

Liliaceae (Asparagaceae)

Verbreitung

Mittelmeergebiet und Westeuropa.

Merkmale

30–100 cm hoher, immergrüner Strauch.

Blätter (eigentlich Seitensprosse) derb und stachelspitzig.

Blüten einzeln oder zu wenigen.

Frucht eine kugelige, rote Beere.

Blütezeit: März bis April

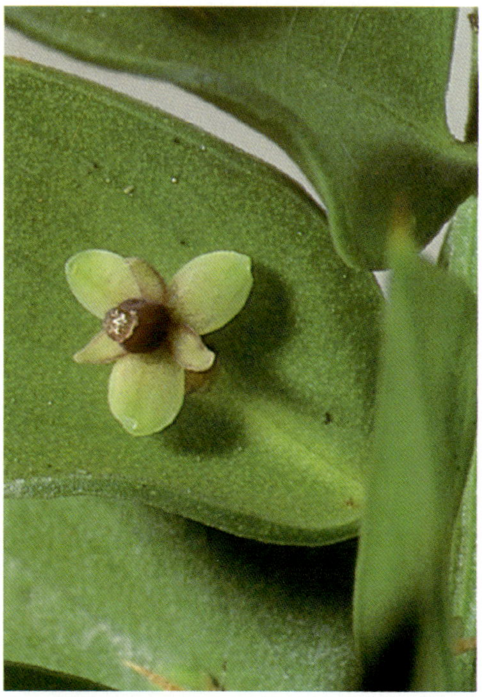

576 Einzelblüte

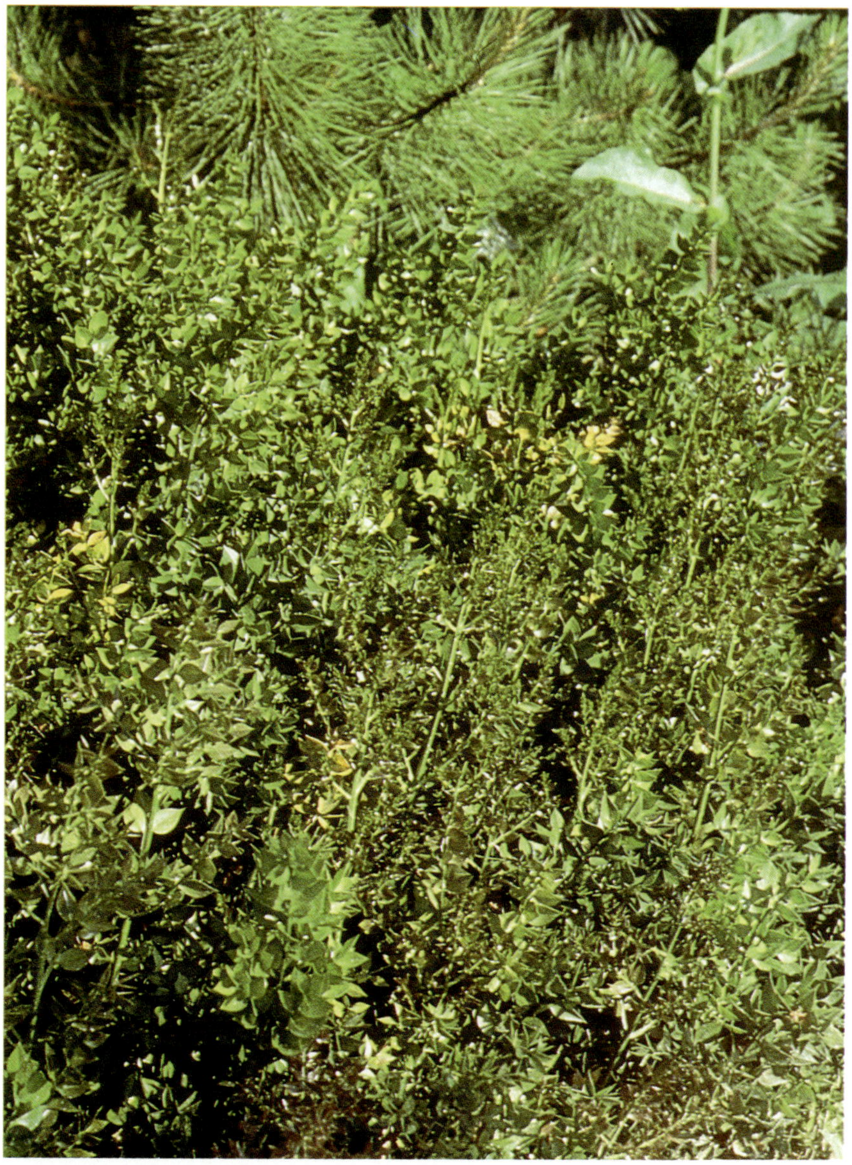

577 Mäusedornstrauch unter einer Föhre wachsend

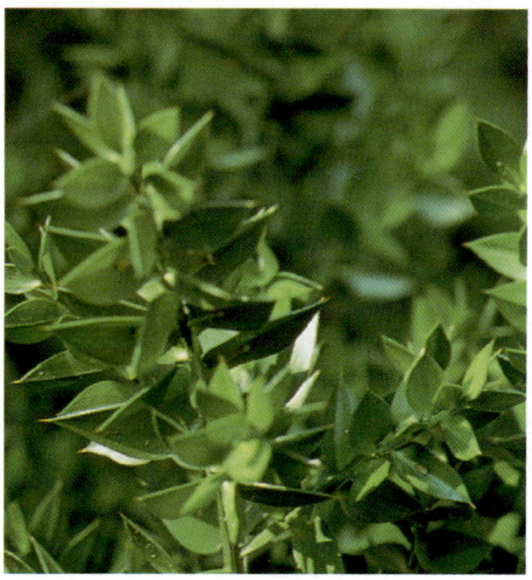

578 Blattartige Seitensprosse

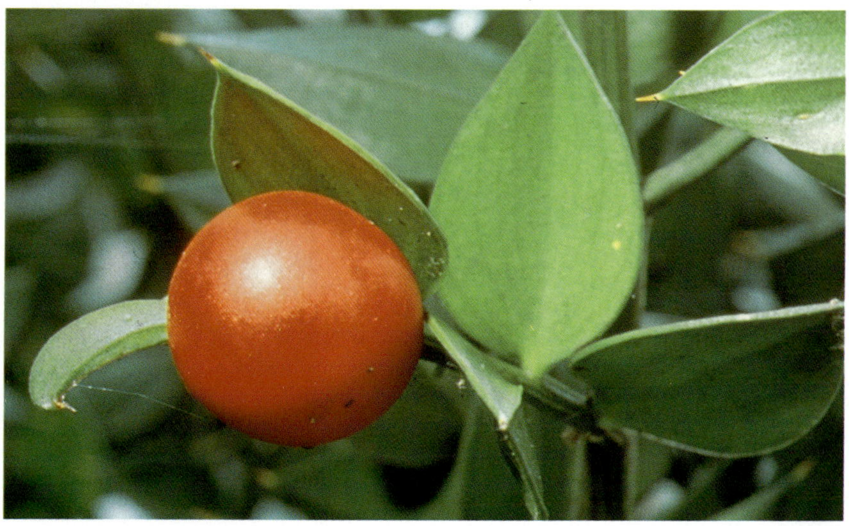

579 Reife Frucht

Droge

Rusci aculeati radix = Stechmyrtenwurzel, Mäusedornwurzel
Bestehend aus den getrockneten Rhizomteilen mit den anhängenden Wurzelteilen von Ruscus aculeatus L.

Hauptinhaltsstoffe

Saponine (z.B. Ruscin)

Wirkungen und Indikationen

Antiphlogistisch, venentonisierend. Bei Venenleiden, Hämorrhoiden.

Dosierung

Sollte nur in Form von kontrollierten Fertigarzneimitteln verwendet werden.

Nebenwirkungen

Siehe Fertigarzneimittel-Information.

Kontraindikationen

Siehe Fertigarzneimittel-Information.

Interaktionen

Siehe Fertigarzneimittel-Information.

Historisches

Von der Stechmyrte benutzte man die Blätter, die Frucht und die Wurzel gegen Blasensteine, Gelbsucht, Harnzwang, Kopfschmerzen, zur Förderung der Menses und als Diuretikum. Die Wurzel galt als blutreinigendes Mittel. Junge Sprösslinge gebrauchte man als harntreibendes Mittel. Aus den Beeren bereitete man einen Gelee und aus den Samen einen Kaffee-Ersatz. Die jungen Sprossen wurden als Gemüse wie Spargeln genossen, und die Zweige wurden auf die Speisen gelegt und sollten Mäuse vertreiben.

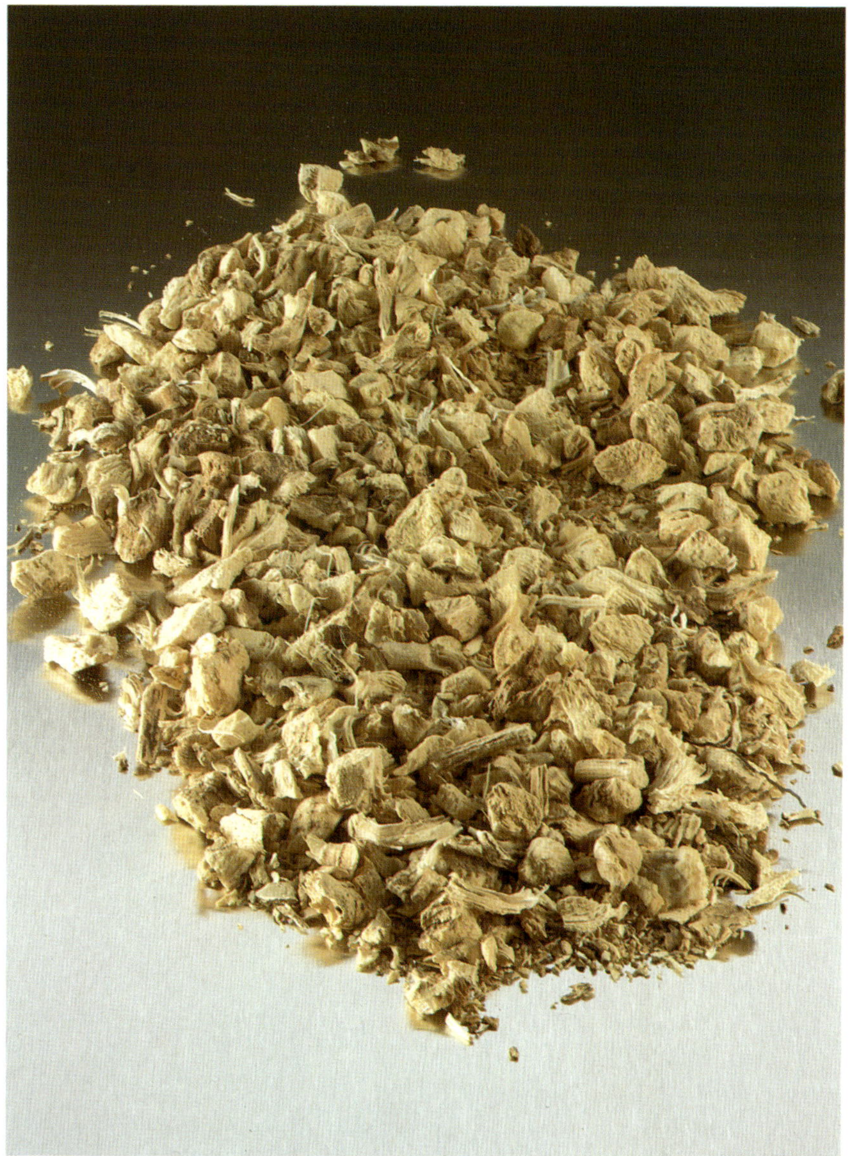

580 Rusci aculeati radix – Mäusedornwurzel

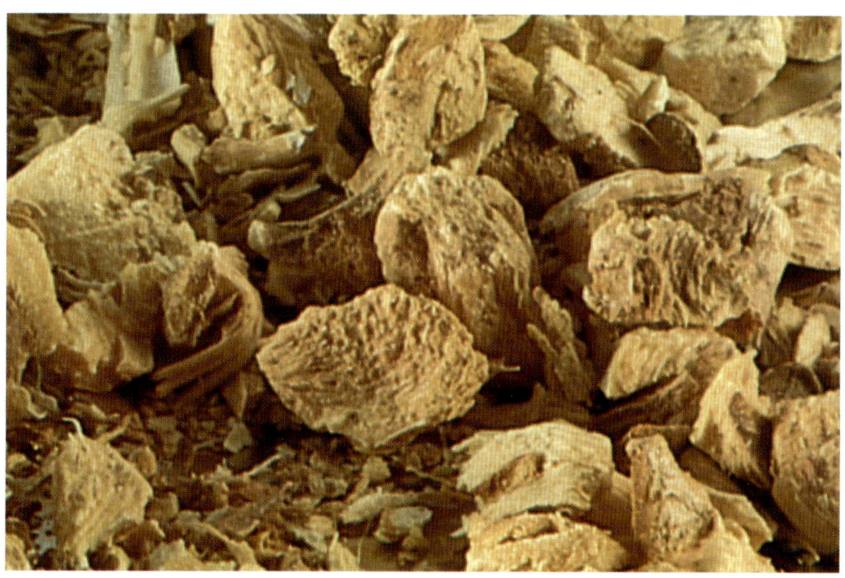

581 Blassbräunliche Rhizom- und Wurzelstücke ►

Salix alba L.

Salicaceae

Verbreitung

Mittel- und Südeuropa, Nordafrika, Westasien; in Nordamerika gepflanzt und verwildert.

Merkmale

Strauch oder bis 20 m hoher Baum; Zweige gelbbraun bis rotbraun.

Sommerblätter 5–9 cm lang, 4–6mal so lang wie breit, grösste Breite etwa in der Mitte, beiderseits behaart, unterseits silberglänzend, am Rande fein gesägt; Frühjahrsblätter anders gestaltet.

Pflanze zweihäusig.

Blütenstände erscheinen gleichzeitig mit den Blättern.

Blütezeit: April bis Mai

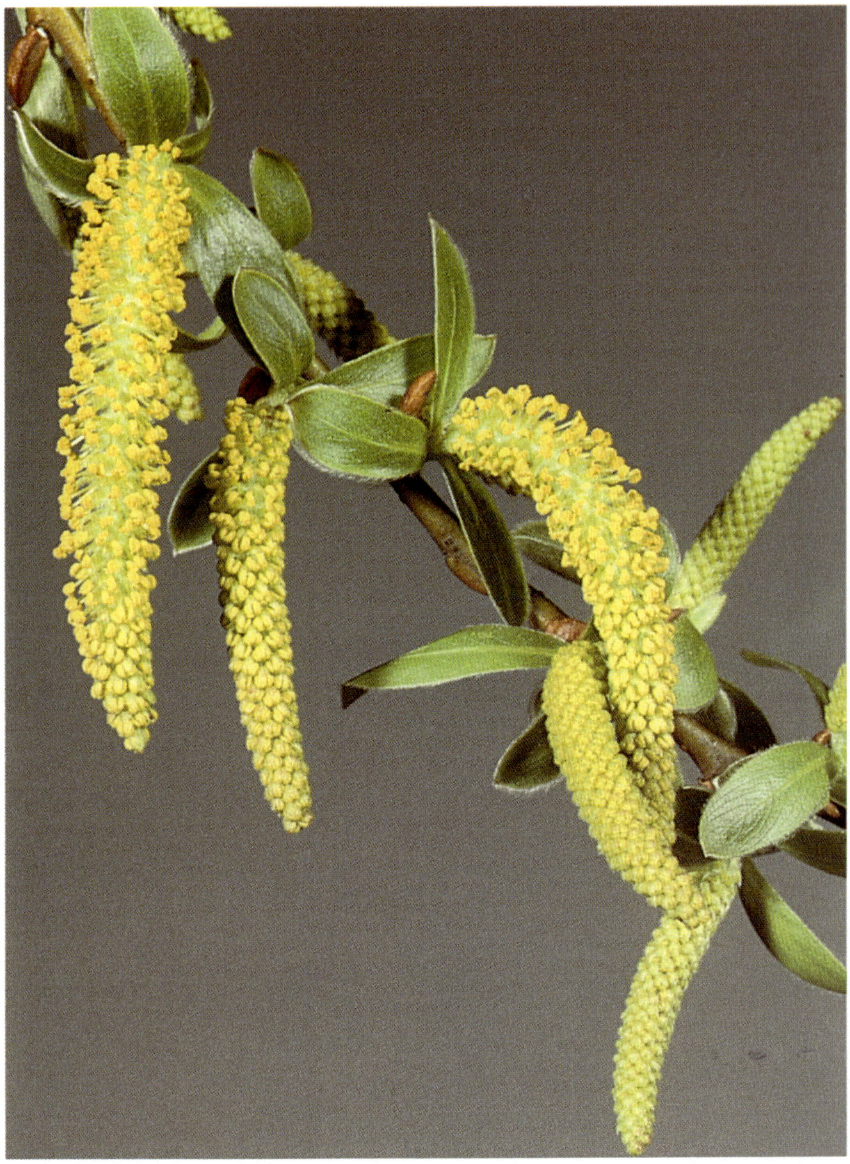

583 Zweig mit männlichen Kätzchen

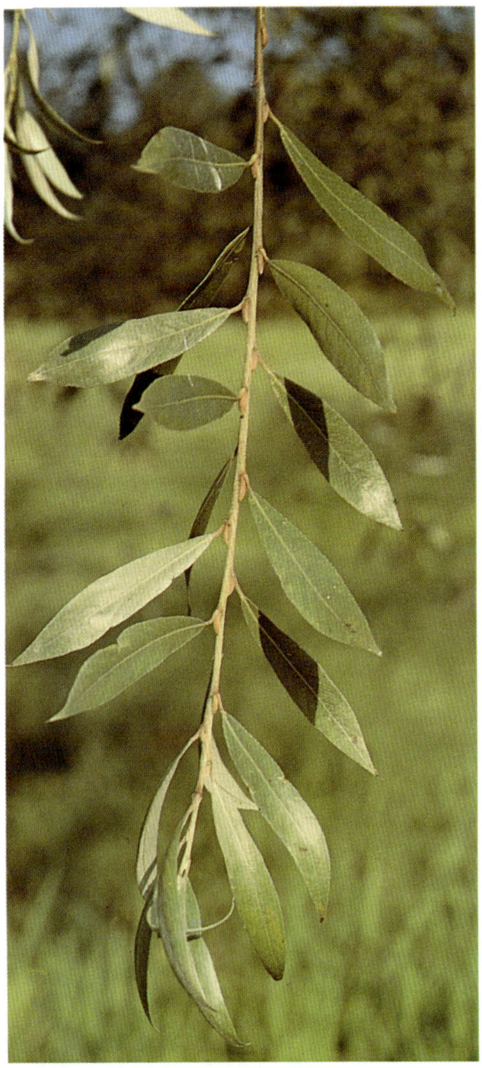

582 Zweig im Nachsommer

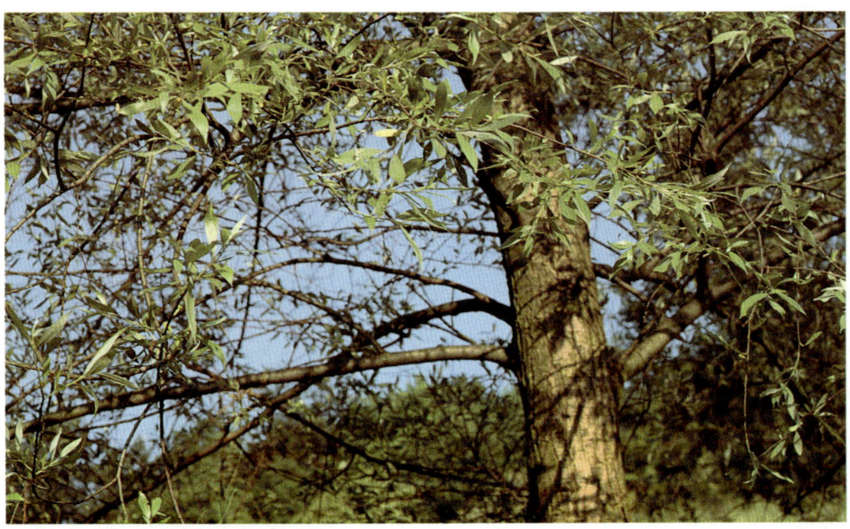

584 Silberweide im Sommer

Droge

Salicis cortex = Weidenrinde
Bestehend aus den zu Beginn des Frühjahrs von jungen, kräftigen, 2–3jährigen Zweigen gesammelten und getrockneten Rinden von Salix-Arten mit hohem Salicin-Gehalt (z.B. Salix purpurea L.).

Hauptinhaltsstoffe

Phenolglykoside (z.B. Salicin)

Gerbstoffe

Flavonoide

Wirkungen und Indikationen

Antipyretisch, antiphlogistisch, analgetisch.

Bei fieberhaften Erkrankungen, rheumatischen Beschwerden und Kopfschmerzen.

Dosierung / Teezubereitung

2–3 g (1–2 Teelöffel) gepulverte Rinde auf 1 Tasse kalt ansetzen und aufkochen lassen.

3–5mal täglich 1 Tasse trinken.

Auch in Fertigarzneimitteln enthalten.

Nebenwirkungen

Allergische Reaktionen bei Überempfindlichkeit gegenüber Salicylaten. Selten gastrointestinale Beschwerden.

Kontraindikationen

Keine bekannt.

Interaktionen

Keine bekannt.

Historisches

Die Weide war der Baum der Hexen und Geister und hatte in vielen Ländern den Ruf, Unfruchtbarkeit und Impotenz zu bewirken. Zur Empfängnisverhütung wurden zerriebene Blätter mit Wasser eingenommen, gegen Darmverschlingung wurden sie mit Pfeffer und Wein gemischt. Bei Ohrenschmerzen verwendete man den Saft von Blättern und Rinden mit Rosenöl vermischt.

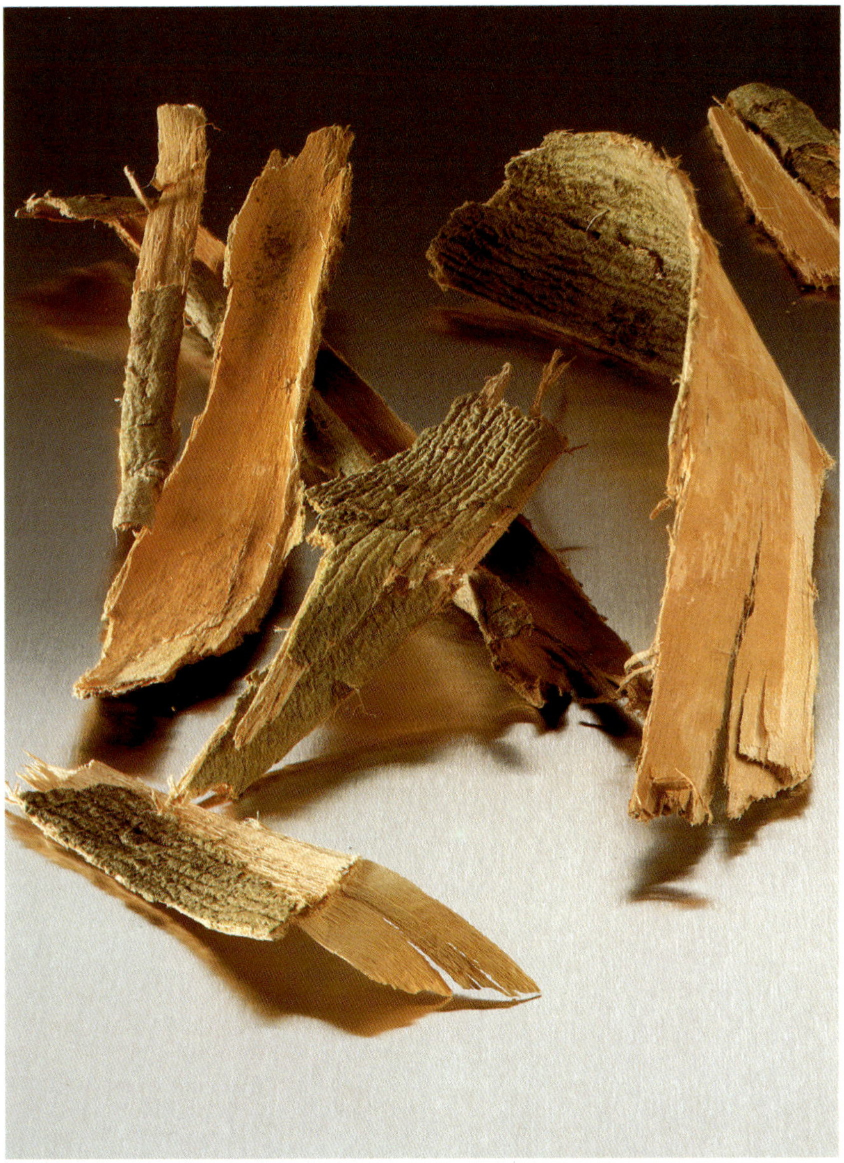

585 Salicis cortex – Weidenrinde

Volksmedizin: gegen Fieber, Rheuma. Als Kopfwaschmittel gegen Schuppen. Auflagen von frischen, zerquetschten Blättern auf Schnitt-, Biss- und Stichwunden.

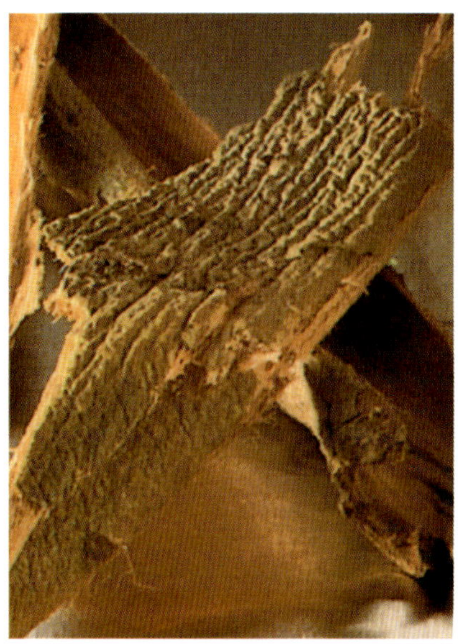

586 Längsgestreifte Rinde ►

Salvia officinalis L.

Lamiaceae (Labiatae)

Verbreitung

Südeuropa; in Mitteleuropa an wärmeren Orten kultiviert oder verwildert.

Merkmale

Am Grunde verholzter Halbstrauch, 50–100 cm hoch, aromatisch.

Blätter graufilzig, dicklich, runzlig.

Blüte mit 1,7–3 cm langer Krone, violett, selten rosa oder weiss; Staubblätter 2.

Blütezeit: Mai bis Juli

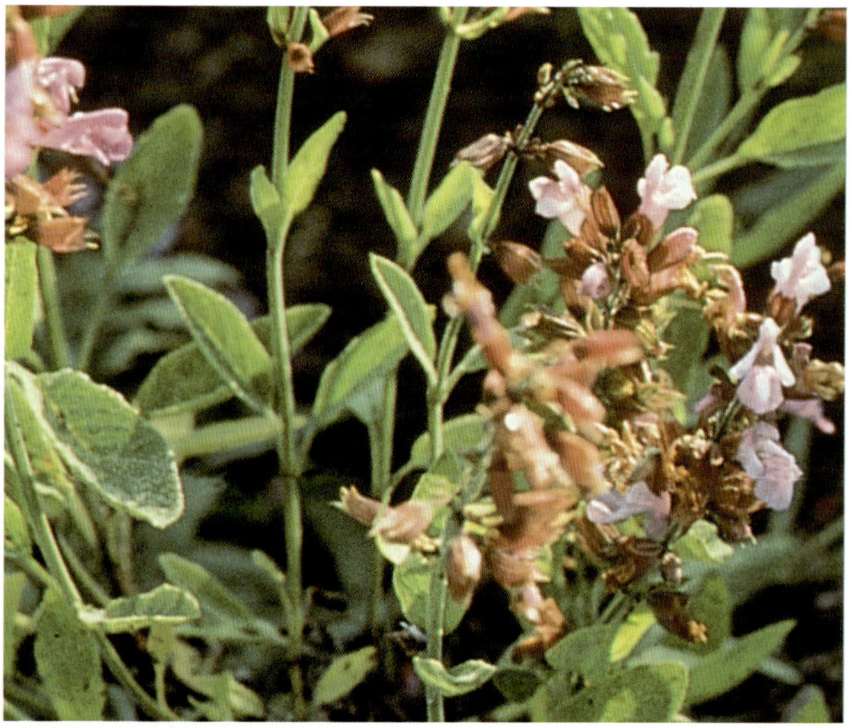

587 Gartensalbei in Kultur

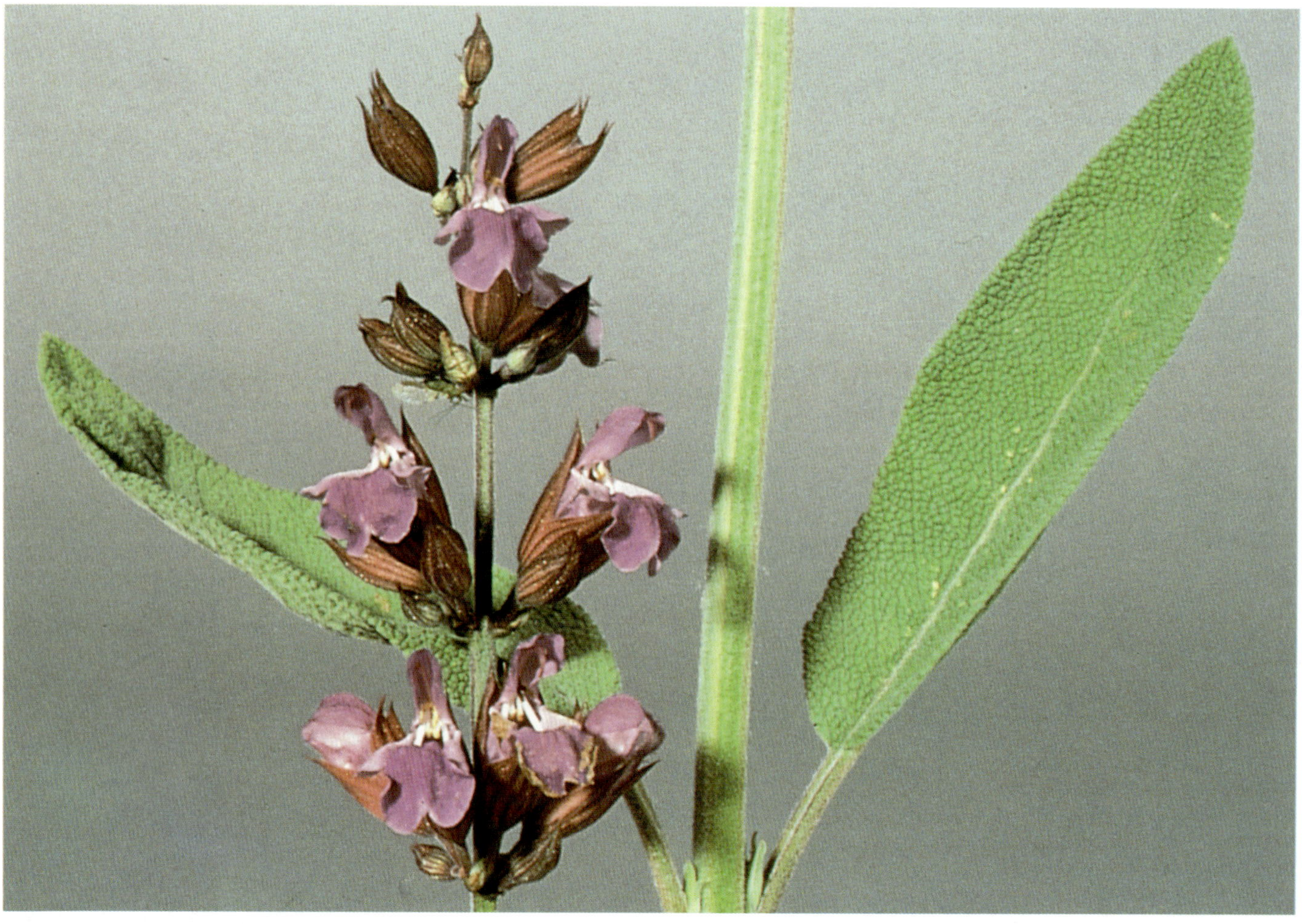

588 Blütenstand und gegenständig angeordnete Laubblätter

Droge

Salviae folium = Salbeiblätter
Bestehend aus den getrockneten Laubblättern von Salvia officinalis L., mit einem Gehalt von mindestens 1,5% (V/m) ätherischem Öl.

Hauptinhaltsstoffe

Ätherisches Öl (z.B. Thujon)

Gerbstoffe

Bitterstoffe

Triterpene

Steroide

Flavonoide

Wirkungen und Indikationen

Antibakteriell, fungistatisch, virustatisch, adstringierend, sekretionsfördernd, schweisshemmend.

Äusserlich bei Entzündungen der Mund- und Rachenschleimhaut.

Innerlich bei dyspeptischen Beschwerden, vermehrter Schweissproduktion.

Dosierung / Teezubereitung

Innerlich:
1–1,5 g (1 Teelöffel) auf 1 Tasse mit kochendem Wasser übergiessen und ziehen lassen.

4mal täglich 1 Tasse trinken.

Zum Gurgeln und Spülen:
2,5 g (2 Teelöffel) auf 1 Tasse mit kochendem Wasser übergiessen und ziehen lassen.

Auch in Fertigarzneimitteln enthalten.

Nebenwirkungen

Bei Überdosierung und längerandauernder Einnahme von alkoholischen Extrakten und des reinen ätherischen Öls können epileptiforme Krämpfe, Tachykardie, Hitzegefühl und Schwindelgefühl auftreten (Wirkung des Thujons).

Kontraindikationen

Während der Schwangerschaft sollen das ätherische Öl und alkoholische Extrakte nicht eingenommen werden.

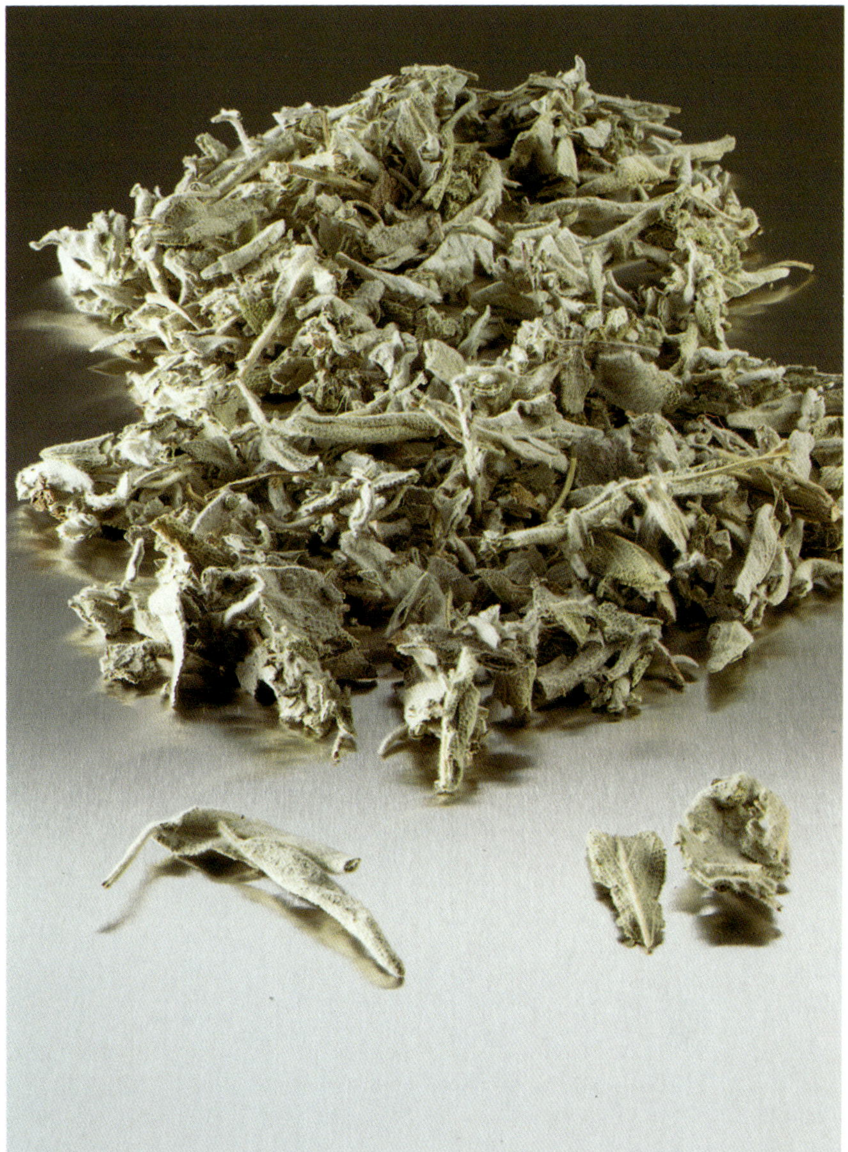

589 Salviae folium – Salbeiblätter

Interaktionen

Keine bekannt.

Historisches

Neben den Blättern wurden in früheren Zeiten auch die Blüten und Samen des Salbeis für arzneiliche Zwecke eingesetzt. Man verwendete Salbeiwein u.a. gegen Gift, Husten, Seitenstechen, bei Leber- und Gebärmutterleiden, gegen Hautausschläge und zu Dampfbädern.
Volksmedizin: zur Erleichterung des Abstillens (milchsekretionshemmend), zur Blutzuckersenkung, zur Menstruationsförderung.

Salvia triloba L. fil.

Lamiaceae (Labiatae)

Verbreitung

Im Mittelmeerraum von Sizilien bis Kreta.

Merkmale

Bis 120 cm hoher Halbstrauch.

Spross anliegend weiss behaart.

Blätter einfach oder meist mit 1–2 Paaren seitlicher Lappen. Ausser den seitlichen Lappen sieht diese Art der Salvia officinalis sehr ähnlich.

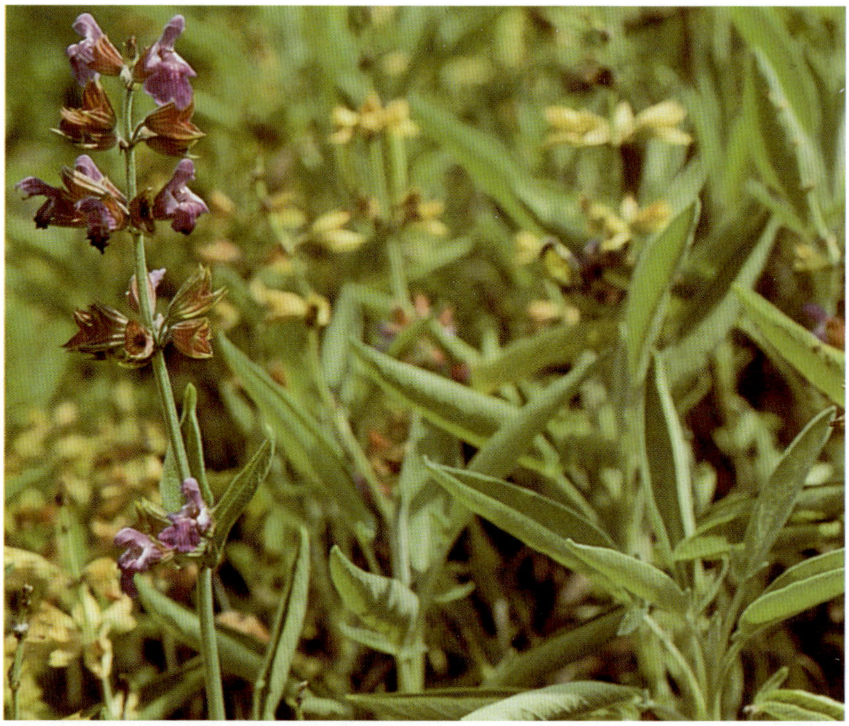

590 Blütenstand der dreilappigen Salbei

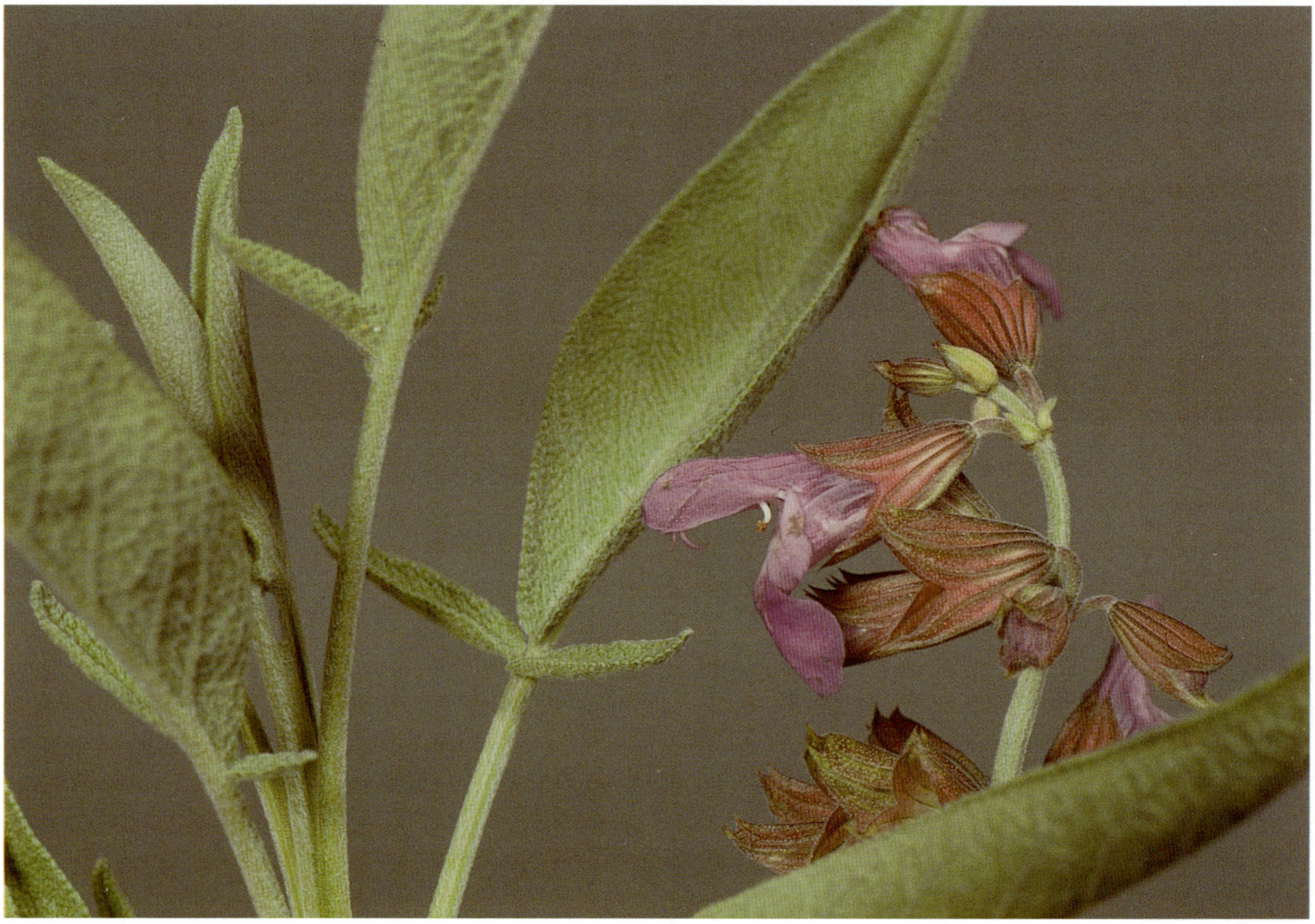

591 Mittelviolette Blüten und Laubblätter mit seitlichen Lappen

Droge

Salviae trilobae folium = Dreilappige Salbeiblätter
Bestehend aus den getrockneten Laubblättern von Salvia triloba L. fil., mit einem Gehalt von mindestens 1,8% (V/m) ätherischem Öl.

Hauptinhaltsstoffe

Ätherisches Öl

Gerbstoffe

Triterpene

Flavonoide

Wirkungen und Indikationen

Antibakteriell, fungistatisch, virustatisch, adstringierend, sekretionsfördernd.

Äusserlich bei Entzündungen der Mund- und Rachenschleimhaut.

Innerlich bei dyspeptischen Beschwerden.

Dosierung / Teezubereitung

Innerlich:
3 g (ca. 2 Teelöffel) auf 1 Tasse mit kochendem Wasser übergiessen und ziehen lassen.

Auch in Fertigarzneimitteln enthalten.

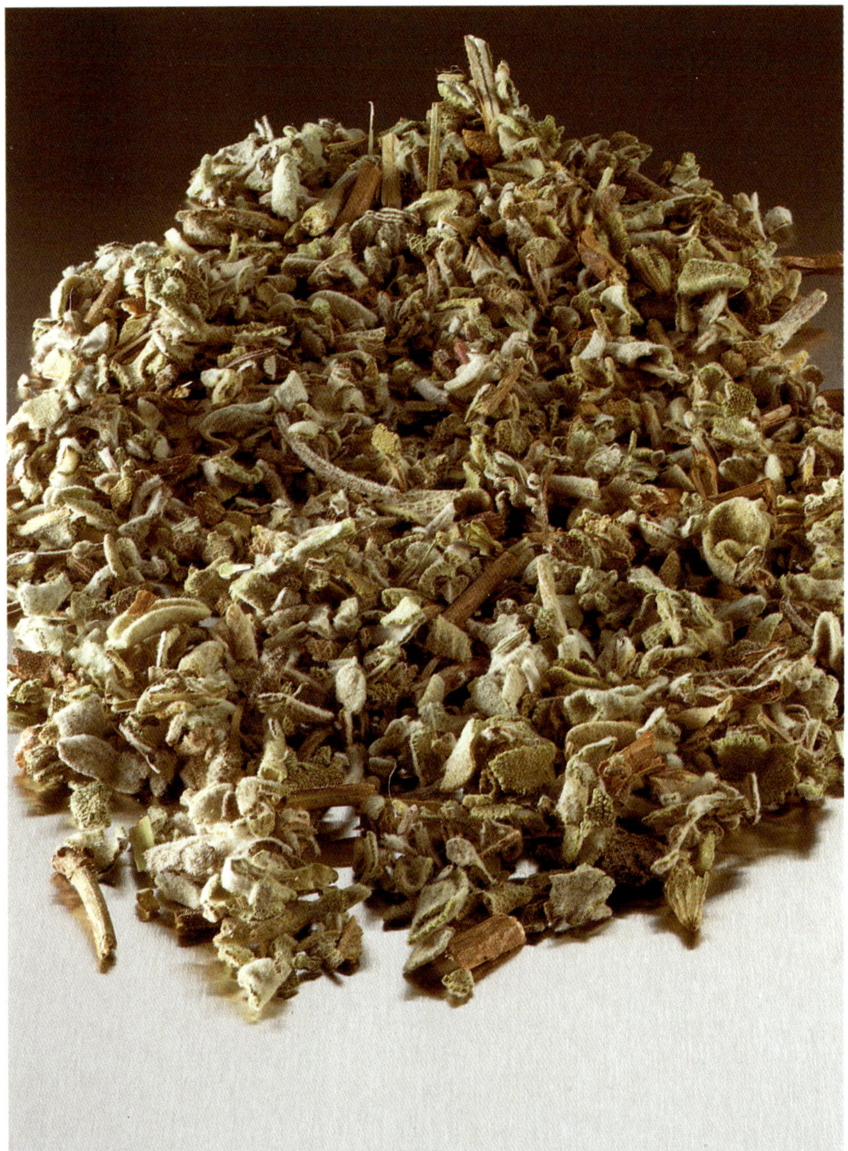

592 Salviae trilobae folium – Dreilappige Salbeiblätter

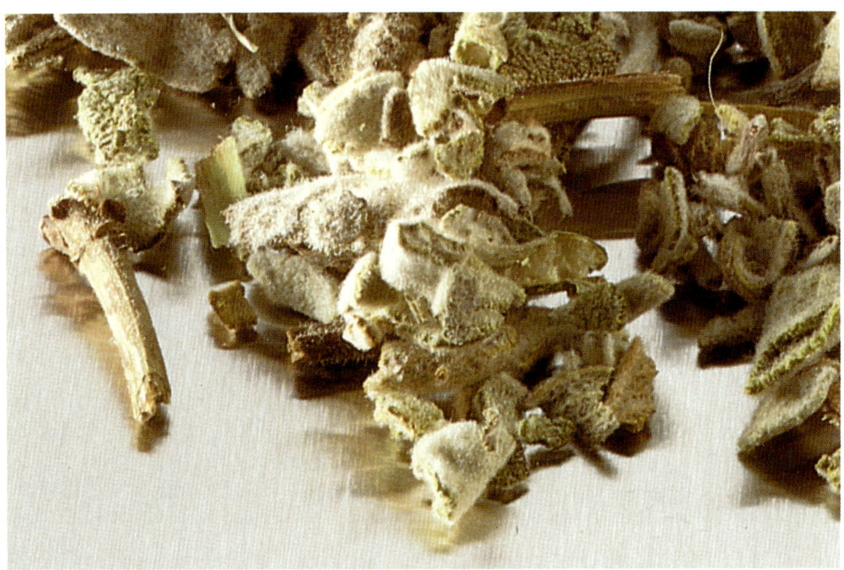

593 Blattspreiten und Blattstiele ►

Verbreitung

Ganz Europa

Merkmale

Strauch oder kleiner Baum bis 7 m hoch.

Blätter meist mit 5 lanzettlichen Teilblättern; Nebenblätter warzenartig oder fehlend.

Blüten in flachen, doldenartigen Rispen.

Reifer Fruchtstand überhängend mit kugeligen, schwarzen Früchten.

Blütezeit: Mai bis Juni

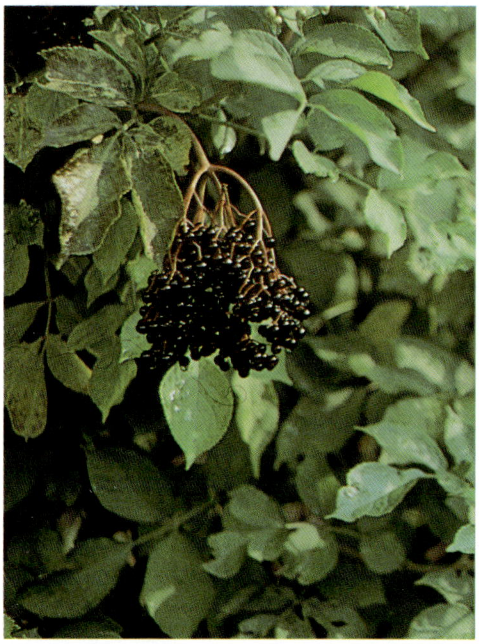

594 Fruchtstand

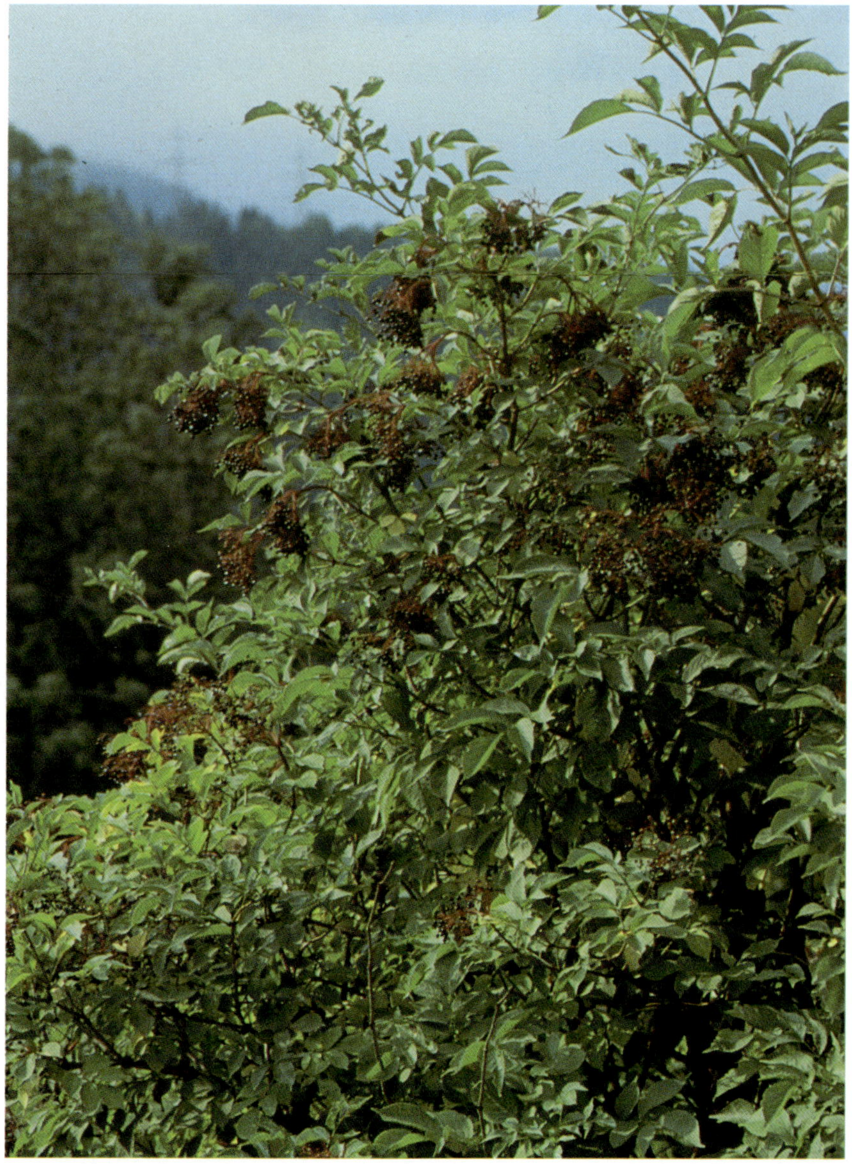

595 Reich fruchtender Holunderstrauch

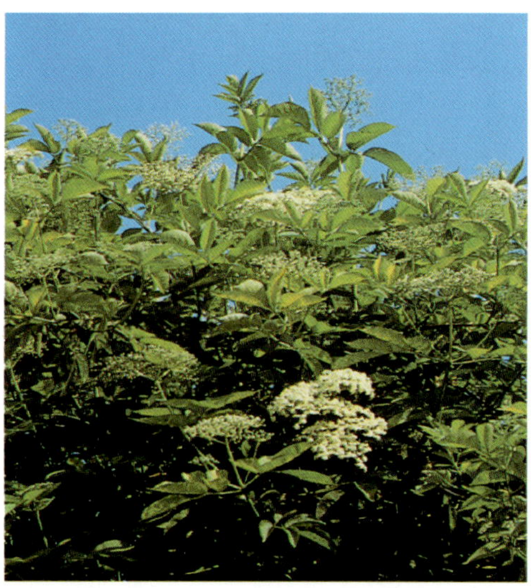

596 Stark duftende Blütenstände

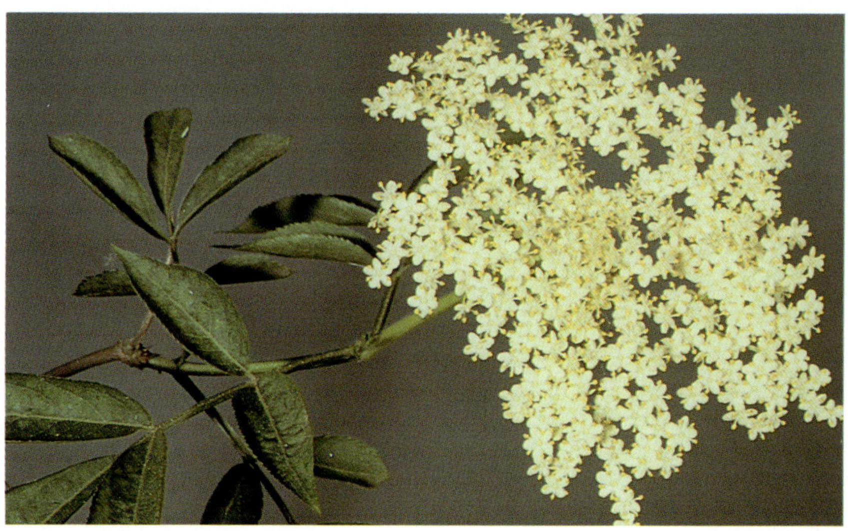

597 Blütenstand mit zahlreichen gelblichweissen Blüten

Droge

Sambuci flos = Holunderblüten
Bestehend aus den getrockneten Blüten von Sambucus nigra L., mit einem Gehalt von mindestens 0,70% Flavonoiden, berechnet als Isoquercitrin.

Hauptinhaltsstoffe

Flavonoide

Phenolische Carbonsäuren

Triterpene

Schleimstoffe

Wirkungen und Indikationen

Schweisstreibend, Vermehrung der Bronchialsekretion.

Für Schwitzkuren bei Erkältungskrankheiten.

Dosierung / Teezubereitung

Ca. 2,5 g (2 Teelöffel) auf eine Tasse mit kochendem Wasser übergiessen und abseihen; mehrmals täglich 1–2 Tassen möglichst heiss trinken. Auch in Fertigarzneimitteln enthalten.

Nebenwirkungen

Keine bekannt.

Kontraindikationen

Keine bekannt.

Interaktionen

Keine bekannt.

Historisches

Die Wurzel des Holunders wurde in Wein gekocht und zur Behandlung von Wassersüchtigen und Schlangenbissen verwendet. Äusserlich benutzte man die Blätter zur Herstellung von Umschlägen bei Entzündungen, Verbrennungen, Hundebiss und Geschwüren. Die Blüten wurden zur Vermehrung der Milch, zur Linderung von Schmerzen und als schweisstreibendes Mittel eingesetzt. Die Holunderbeeren verwendete man als Diuretikum und Antidiarrhoikum. Die Rinde wurde gegen Gelbsucht, Wassersucht und als menstruationsförderndes Mittel eingesetzt.
Volksmedizin: bei Erkältungen, zu Gurgelwässern.

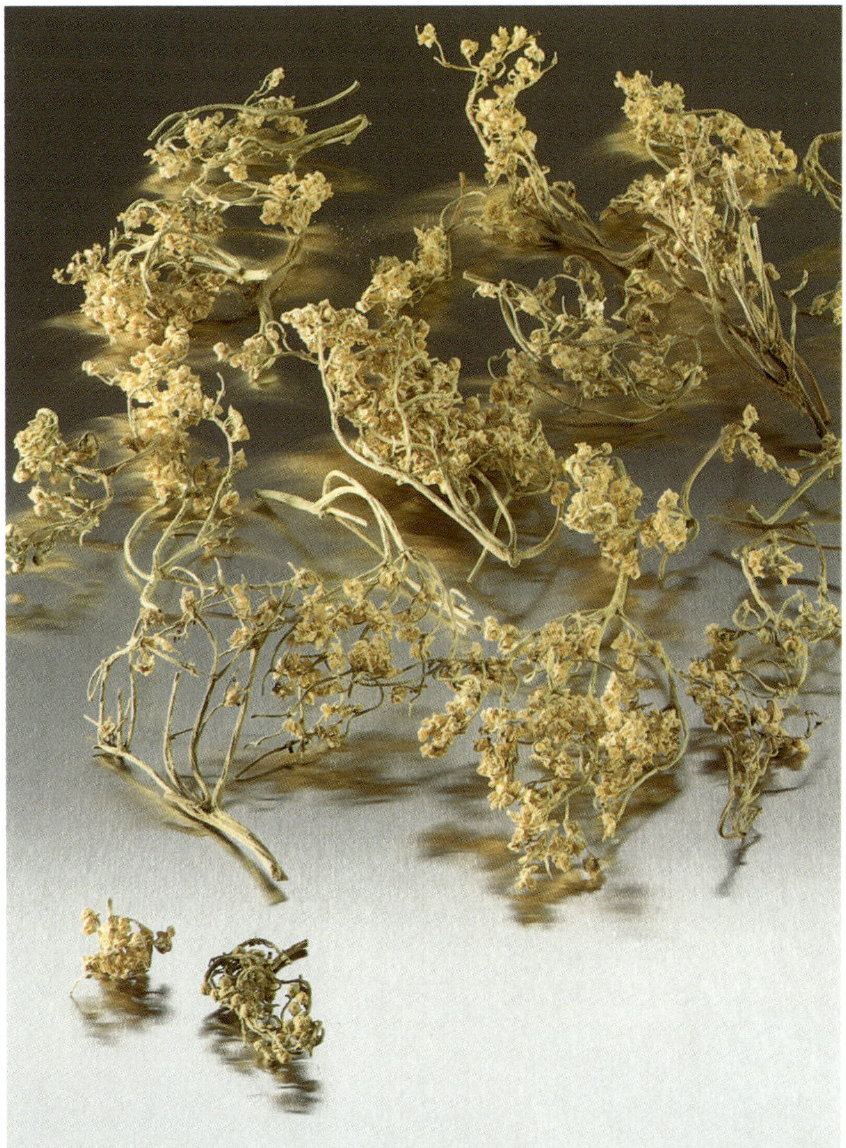

598 Sambuci flos – Holunderblüten

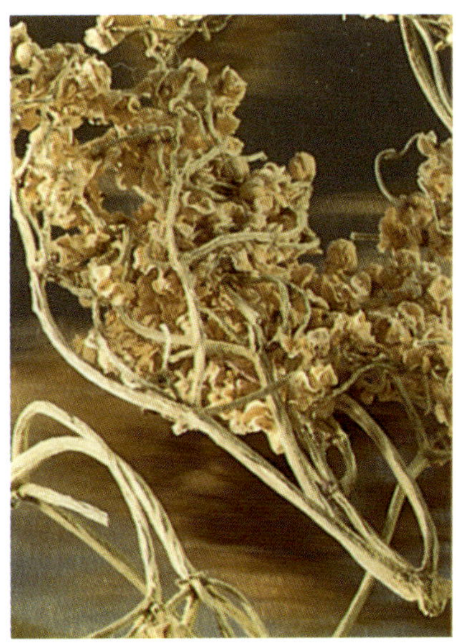

599 Ganze Trugdolde. Im Handel meist als Einzelblüten ohne Blütenstandsachsen ►

Verbreitung

Ganz Europa und Westasien; eingeschleppt in Nordamerika und Japan.

Merkmale

Pflanze 30–70 cm hoch, aufrecht.

Blätter lanzettlich, bis 15 cm lang.

Kelch ungefähr 2 cm lang, röhrenförmig verwachsen, fast oder ganz kahl; Krone rosa bis weiss, am Schlundeingang mit gabeliger Schuppe; Griffel meist zwei.

Blütezeit: Juni bis September

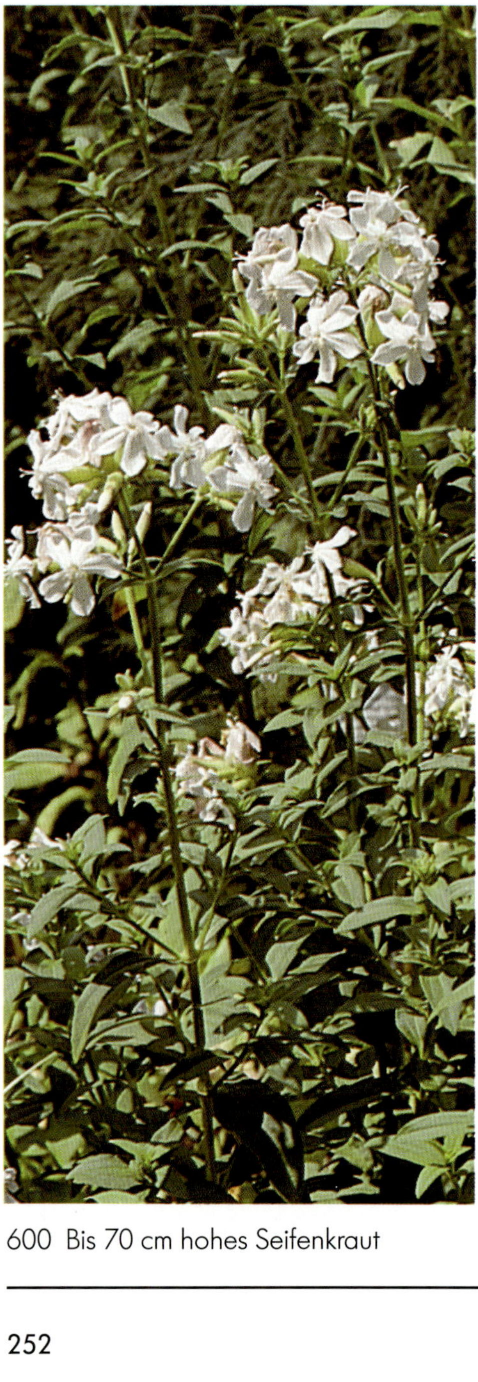

600 Bis 70 cm hohes Seifenkraut

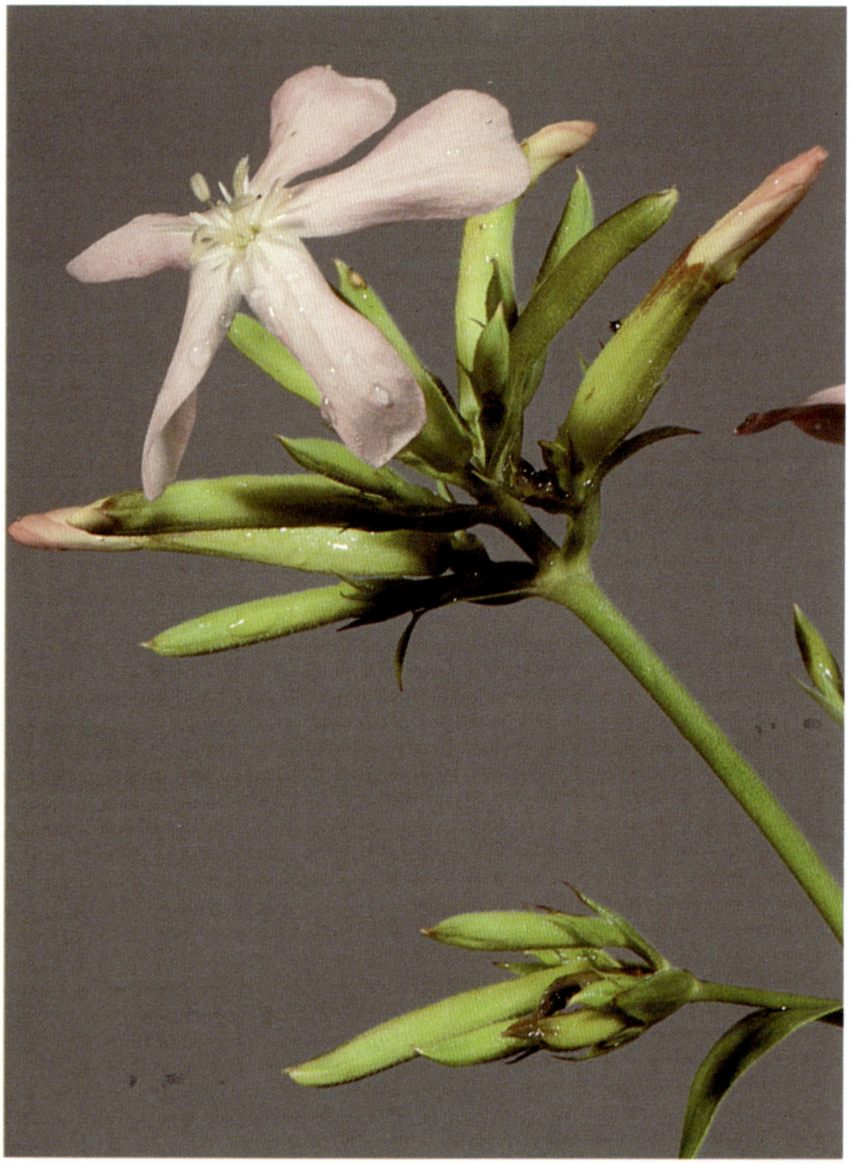

601 Junger Blütenstand

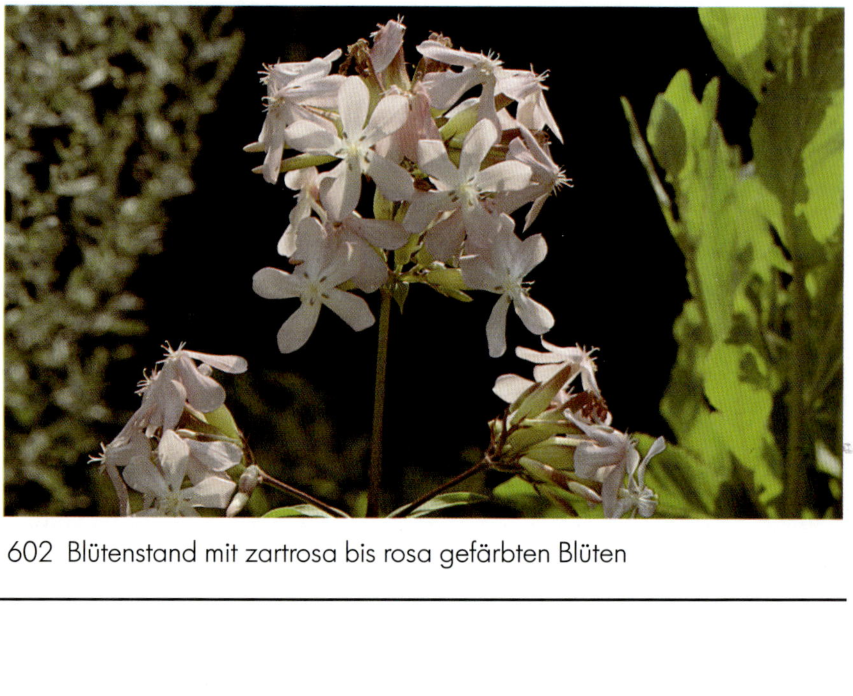

602 Blütenstand mit zartrosa bis rosa gefärbten Blüten

Droge

Saponariae rubrae radix =
Rote Seifenwurzel
Bestehend aus den getrockneten Wurzeln, Rhizomen und Ausläufern von Saponaria officinalis L.

Hauptinhaltsstoffe

Saponine

Wirkungen und Indikationen

Expektorierend, in hoher Dosierung cytotoxisch.

Bei Katarrhen der Luftwege.

Dosierung / Teezubereitung

0,4 g auf 1 Tasse kalt ansetzen und aufkochen lassen.

3–4mal täglich 1 Tasse trinken.

Auch in Fertigarzneimitteln enthalten.

Nebenwirkungen

In seltenen Fällen Magenreizungen.

Kontraindikationen

Keine bekannt.

Interaktionen

Keine bekannt.

Historisches

Die Wäscher benutzten das Seifenkraut zum Reinigen der Wolle. Daneben wurde die Wurzel medizinisch eingesetzt. Sie galt als harn- und steintreibend, milzerweichend und menstruationsfördernd. Zusätzlich fand sie Verwendung bei Leberleiden, Husten, Orthopnöe, Gelbsucht und als Abortivum. Äusserlich war sie Bestandteil von Augentropfen und von Umschlägen gegen Aussatz und Geschwüre.
Volksmedizin: die Wurzel bei Hautkrankheiten, rheumatischen Beschwerden.

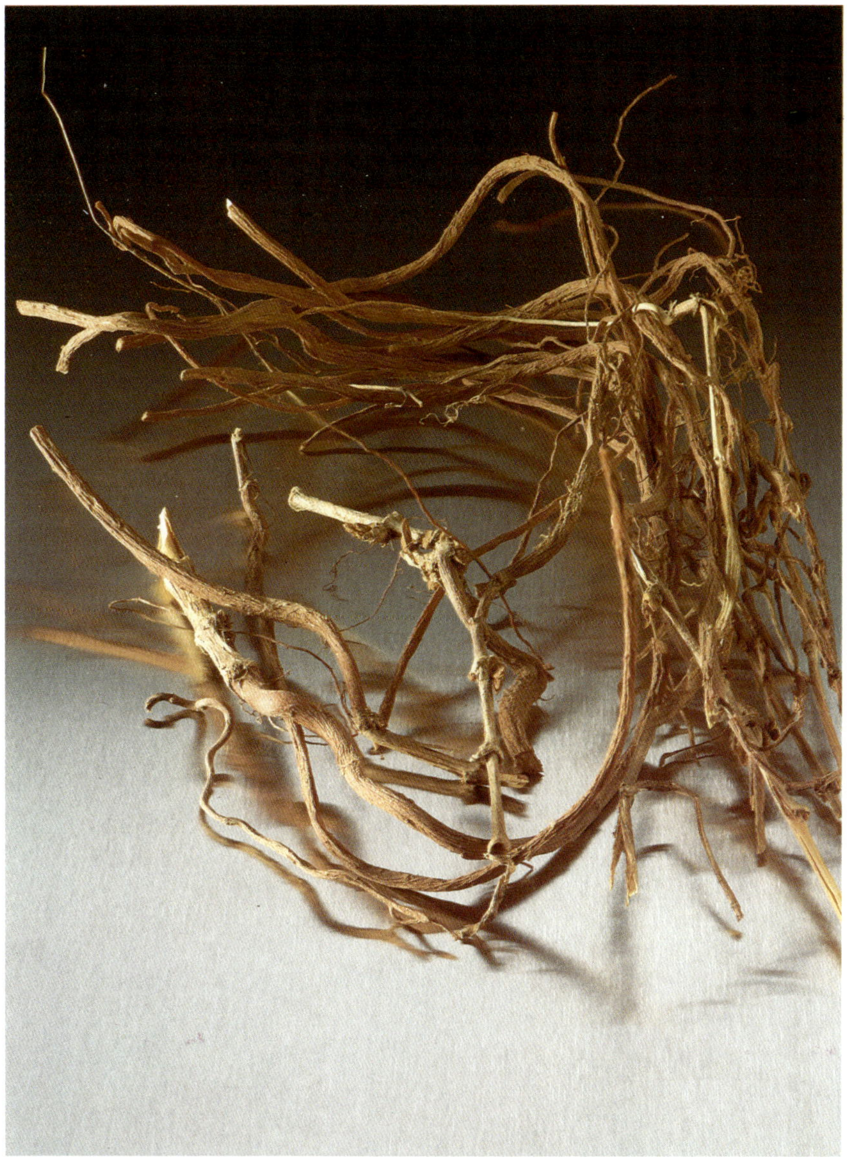

603 Saponariae rubrae radix – Rote Seifenwurzel

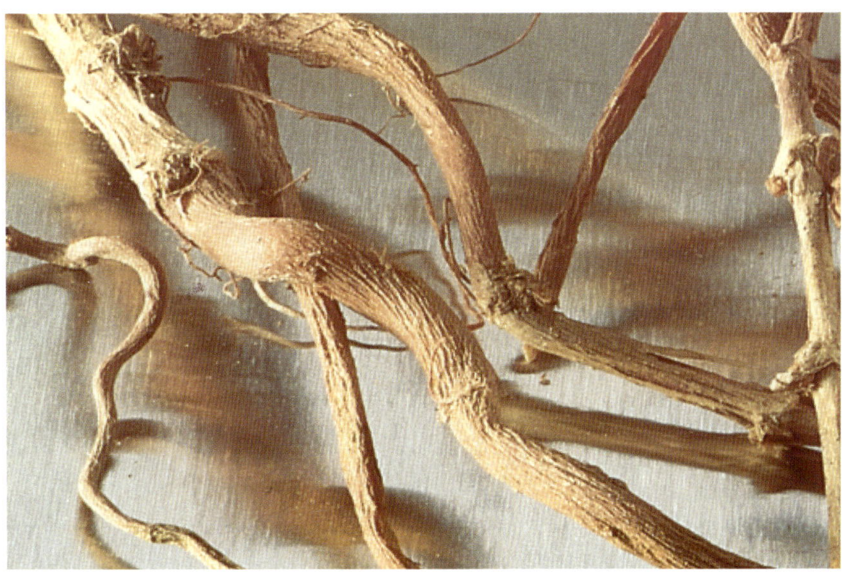

604 Längsgerillte Seifenwurzeln ►

Serenoa repens (Bartr.) Small — Arecaceae (Palmae)

Verbreitung

Südosten der Vereinigten Staaten.

Merkmale

Fächerpalme von meist kriechender Wuchsform, selten aufrecht.

Blattsegmente mit Doppelspitzen, aber nicht bis zur Mitte eingeschnitten; Blattstiele am Rand mit feinen Zähnen besetzt.

Blütenstand ästig, bogig aufrecht, ungefähr gleich lang wie die Blätter.

Früchte elliptisch bis eiförmig, tief dunkelblau bis schwarz.

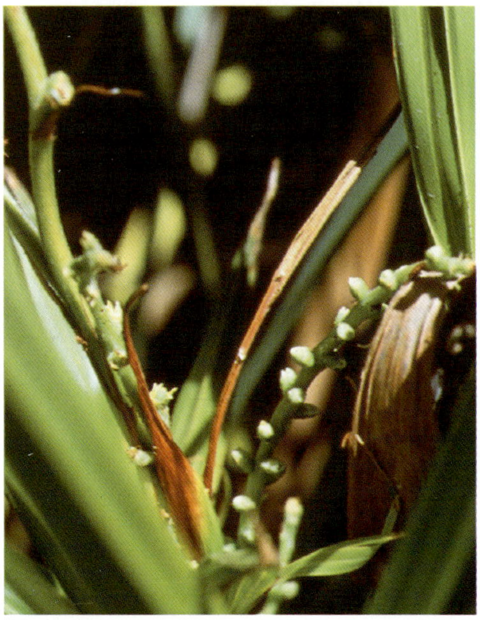

605 Blütenstand

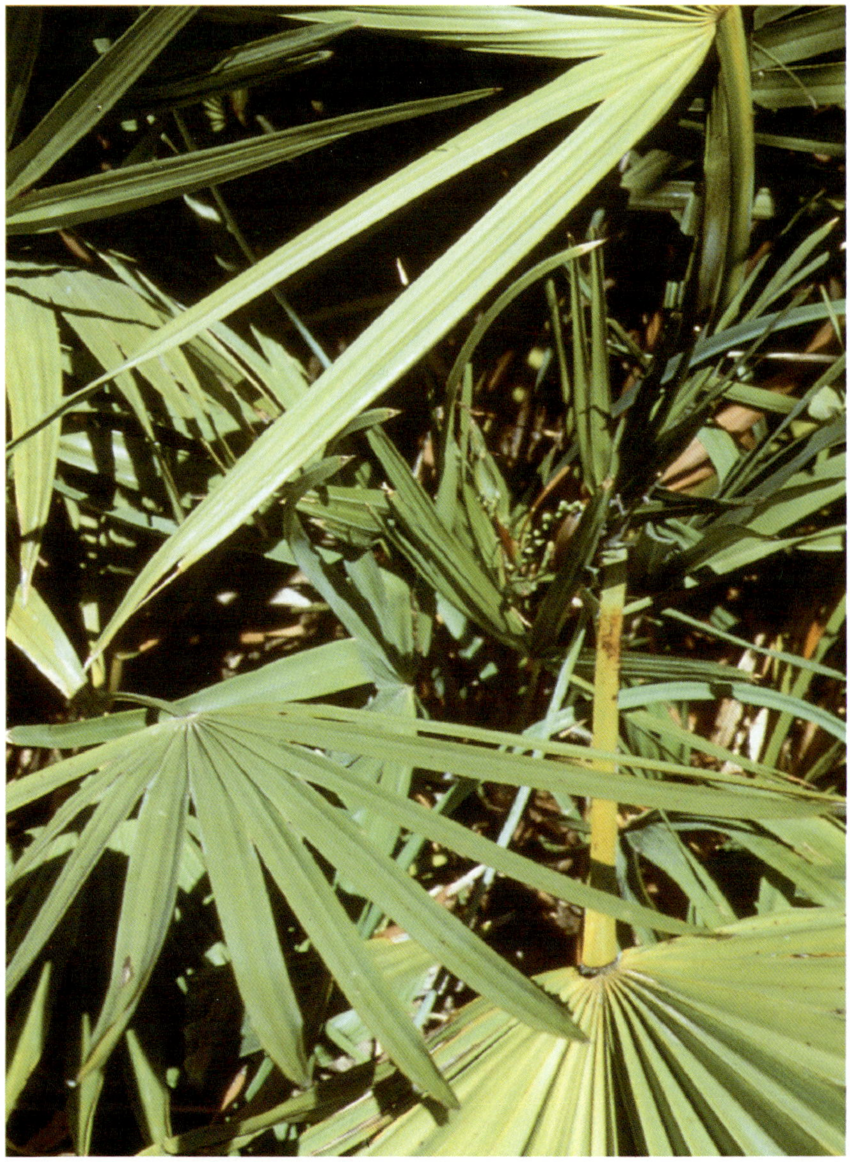

606 Kriechende Wuchsform

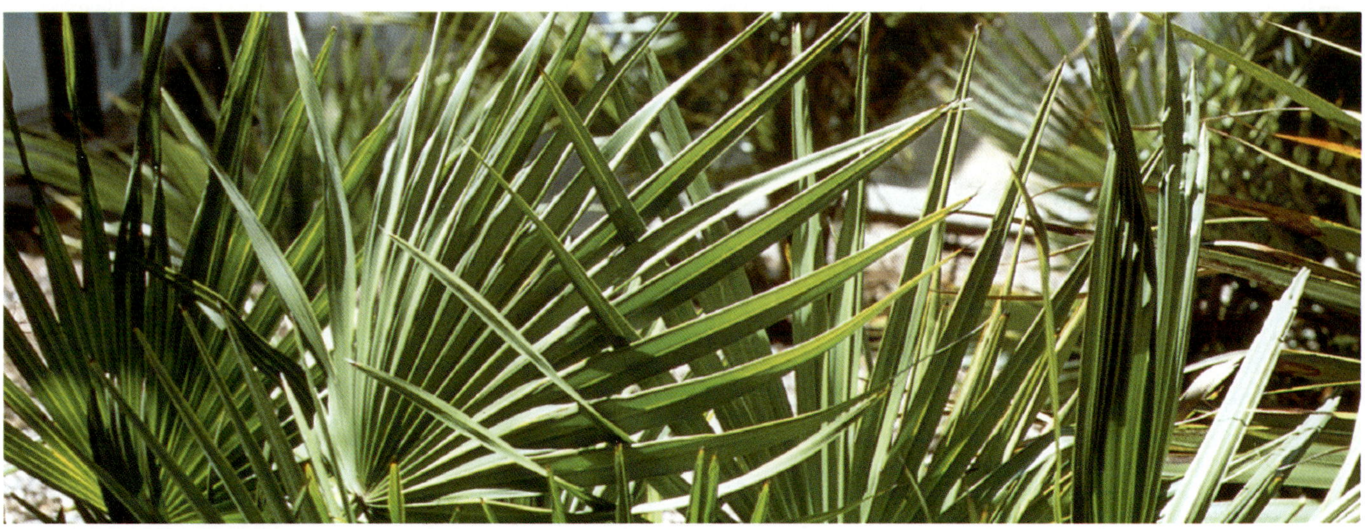

607 Laubblätter fächerförmig

Droge

Sabal fructus = Sägepalmenfrüchte
Bestehend aus den reifen, getrockneten Früchten von Serenoa repens (Bartr.) Small (Syn. Sabal serrulata {Michaux} Nutt. ex Schultes).

Hauptinhaltsstoffe

Phytosterine

Gerbstoffe

Polysaccharide

Wirkungen und Indikationen

Antiandrogen (Hexan-Extrakt), antiexsudativ (wässriger Extrakt).

Bei Miktionsbeschwerden, bei benigner Prostatahyperplasie, Stadium I und II.

Dosierung

Hauptsächlich in Fertigarzneimitteln enthalten.

Nebenwirkungen

Selten Magenbeschwerden.

Kontraindikationen

Keine bekannt.

Interaktionen

Keine bekannt.

Historisches

Die Sägepalmenfrüchte wurden als Diuretikum und Sedativum verwendet.

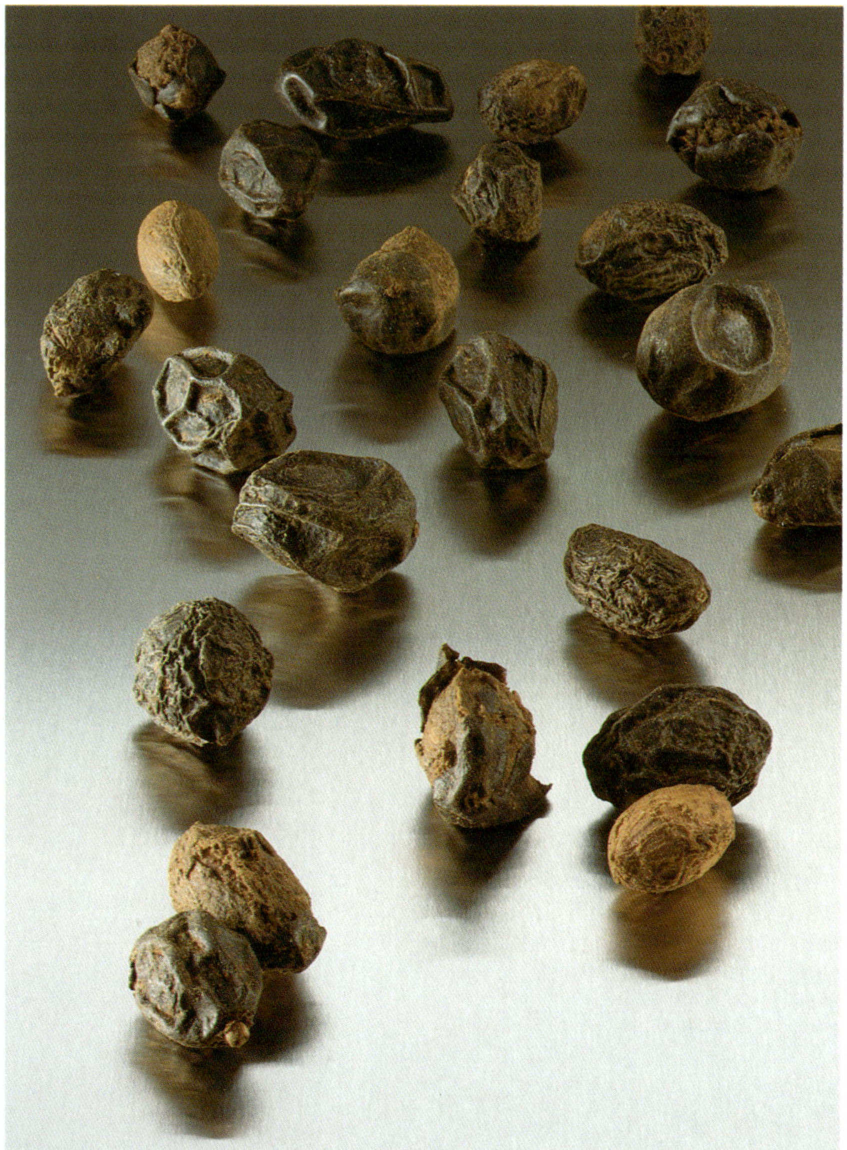

608 Sabal fructus – Sägepalmenfrüchte

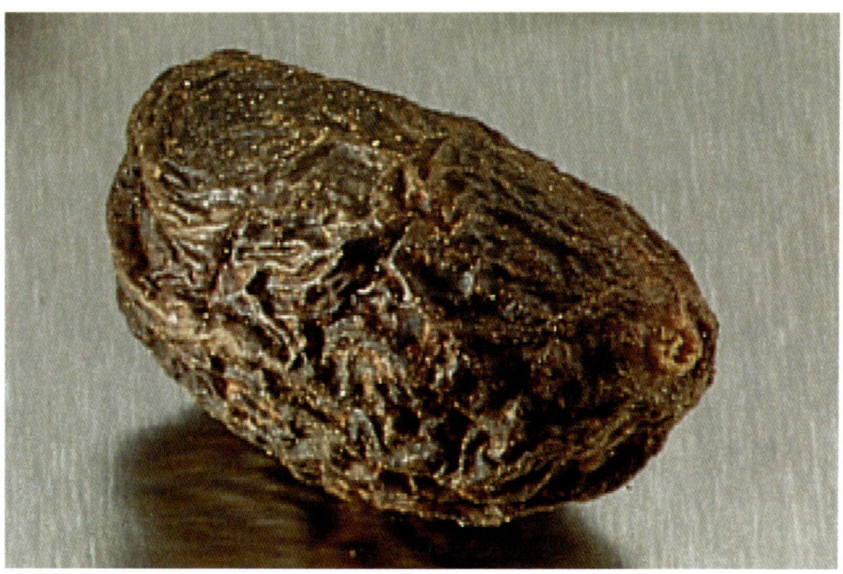

609 Rundliche bis eiförmige, durch Austrocknen grobfaltige Frucht ►

Silybum marianum (L.) Gaertner

Asteraceae (Compositae)

Verbreitung

Ganzer Mittelmeerraum; eingeschleppt in Mitteleuropa, Amerika und Australien.

Merkmale

Stengel 60–150 cm hoch.

Blätter kahl, stachelig gezähnt, die oberen stengelumfassend.

Blütenköpfe 4–5 cm lang; Hüllblätter in einen langen Stachel auslaufend.

Blütezeit: Juli bis September

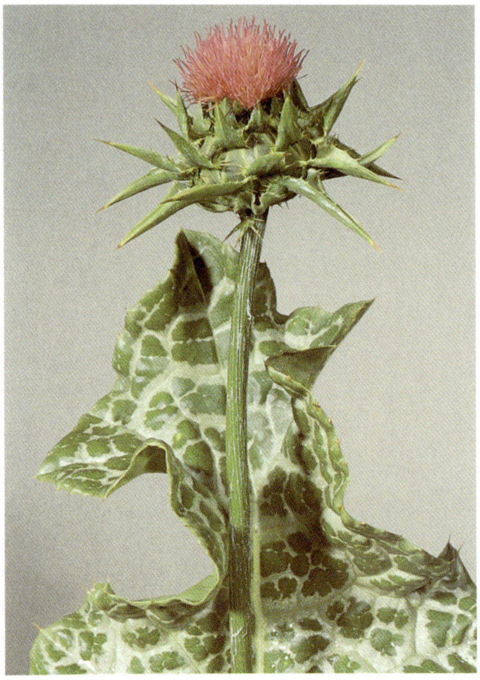

610 Blütenkopf und Blattspitze

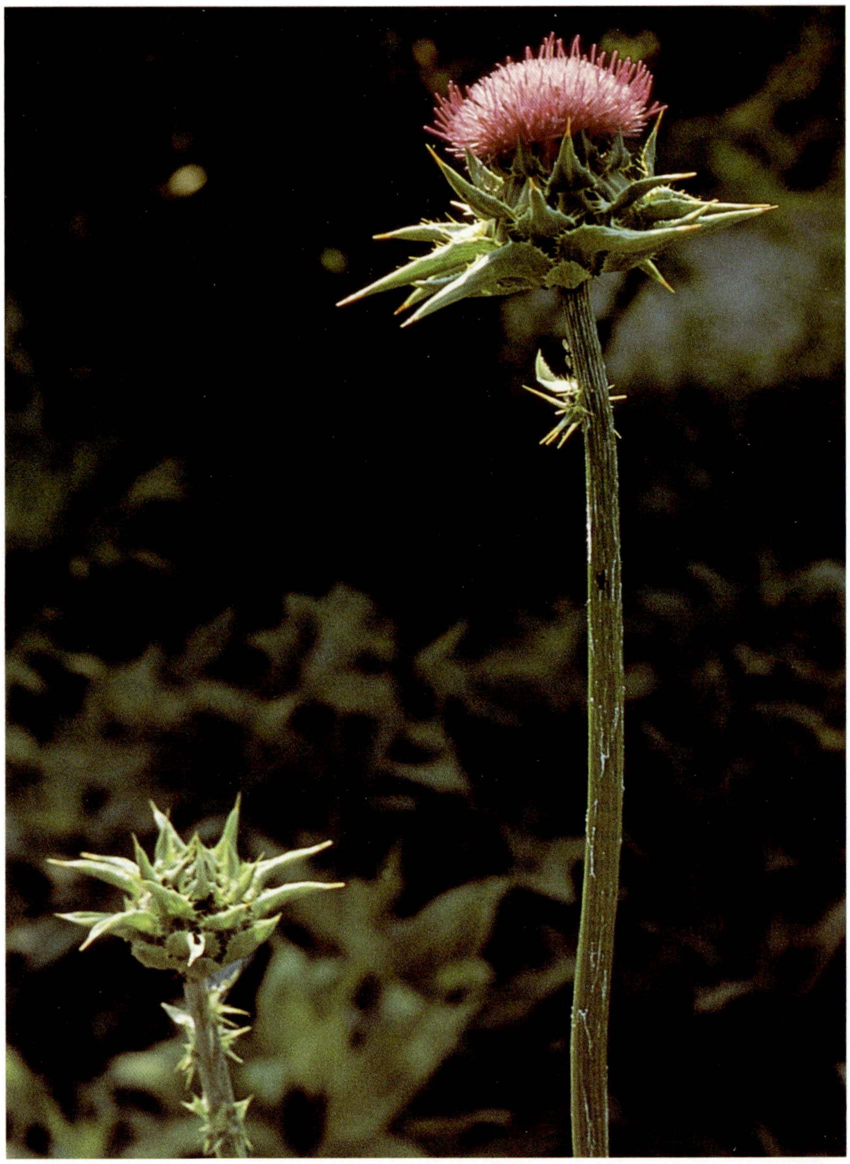

611 Geschlossener und geöffneter Blütenkopf

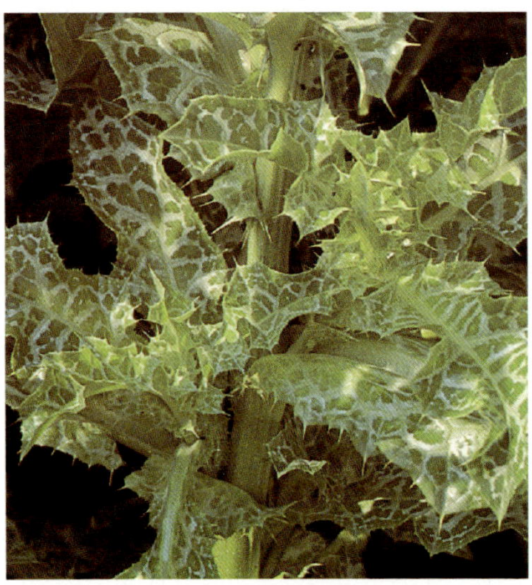

612 Laubblätter stachelig gezähnt

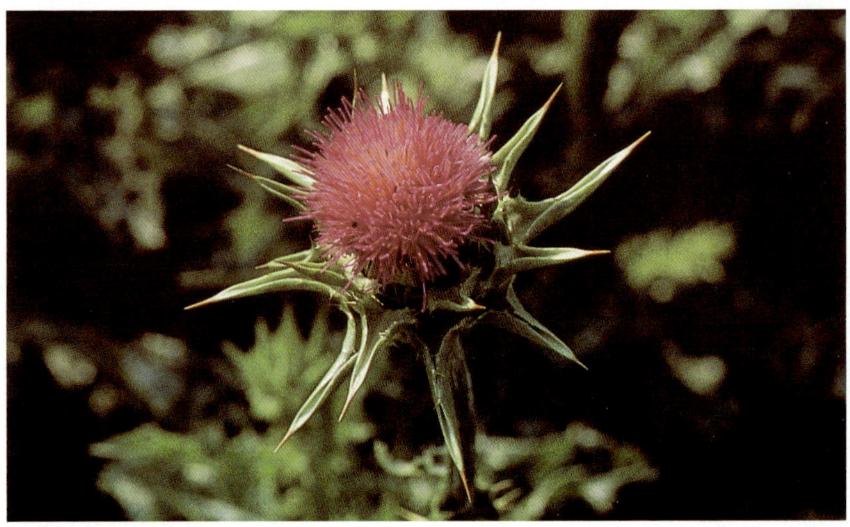

613 Hüllblätter mit langen Stacheln

Droge

Cardui mariae fructus = Mariendistelfrüchte
Bestehend aus den reifen, vom Pappus befreiten Früchten von Silybum marianum (L.) Gaertner.

Hauptinhaltsstoffe

Flavonoide (z.B. Silibinin)

Phytosterine

Wirkungen und Indikationen

Antihepatotoxisch, cholagog.

Bei toxischen Leberschäden. Zur unterstützenden Behandlung bei chronisch-entzündlichen Lebererkrankungen und Leberzirrhose.

Bei dyspeptischen Beschwerden.

Dosierung / Teezubereitung

Bei dyspeptischen Beschwerden: ca. 5 g (1 Teelöffel) zerquetschte Früchte auf eine Tasse mit kochendem Wasser übergiessen und 10–15 Minuten ziehen lassen; 3mal täglich 1 Tasse trinken. Bei den anderen Indikationen: Sollte vorzugsweise in Form von kontrollierten Fertigarzneimitteln verwendet werden.

Nebenwirkungen

In höherer Dosierung vereinzelt leicht laxierende Wirkung.

Kontraindikationen

Keine bekannt.

Interaktionen

Keine bekannt.

Historisches

Ursprünglich wurde die Mariendistel mit Met zusammen als Brechmittel verwendet. Später verwendete man das Destillat aus Blättern oder Samen gegen Seitenstechen, Pest, Gift, Fieber und in Form von Umschlägen bei Lebererkrankungen und Ohnmacht.
Volksmedizin: als Lebermittel.

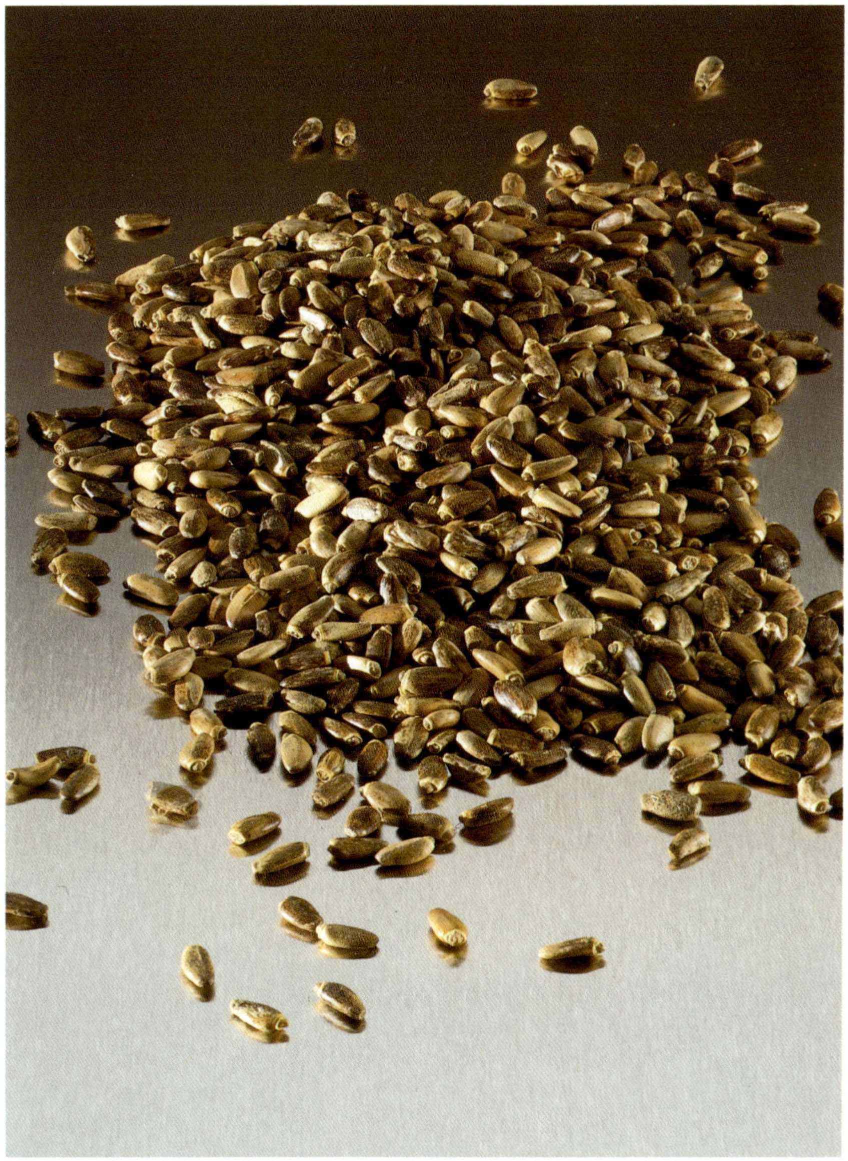

614 Cardui mariae fructus – Mariendistelfrüchte

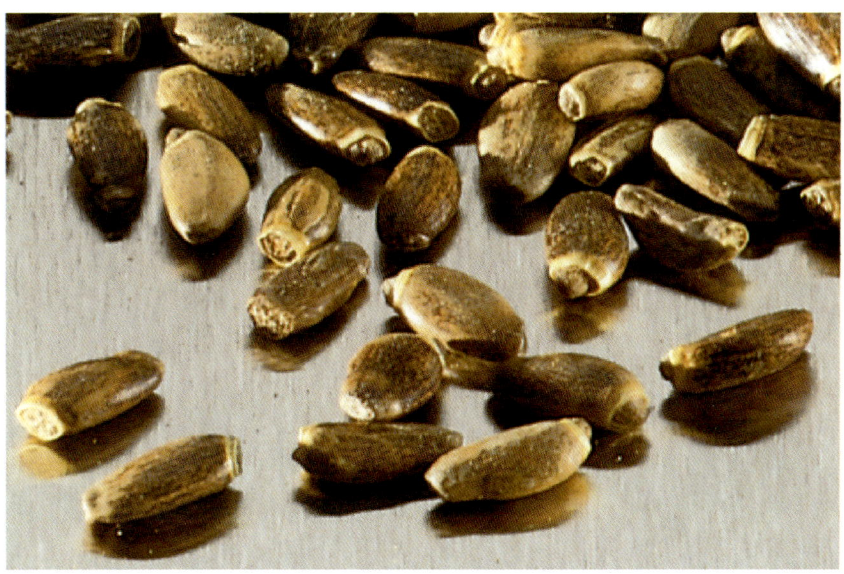

615 Früchte mit vorspringendem Rand ►

Verbreitung

Europa, Sibirien, Nordamerika.

Merkmale

Pflanze 20–120 cm hoch, Stengel gerillt.

Blätter samt geflügeltem Stiel 3–4mal so lang wie breit.

Blütenköpfchen in allseitswendigen Trauben oder Rispen, 10–15 mm im Durchmesser, mit 5–12 Zungenblüten.

Früchte 3–4 mm lang.

Blütezeit: Juli bis Oktober

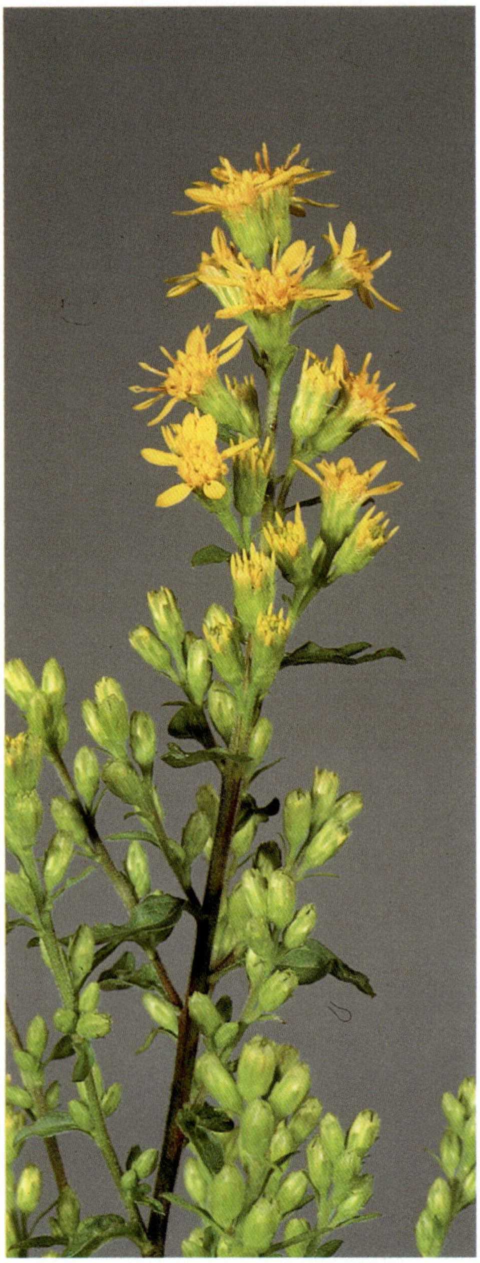

616 Köpfchen mit Zungen- und Röhrenbl.

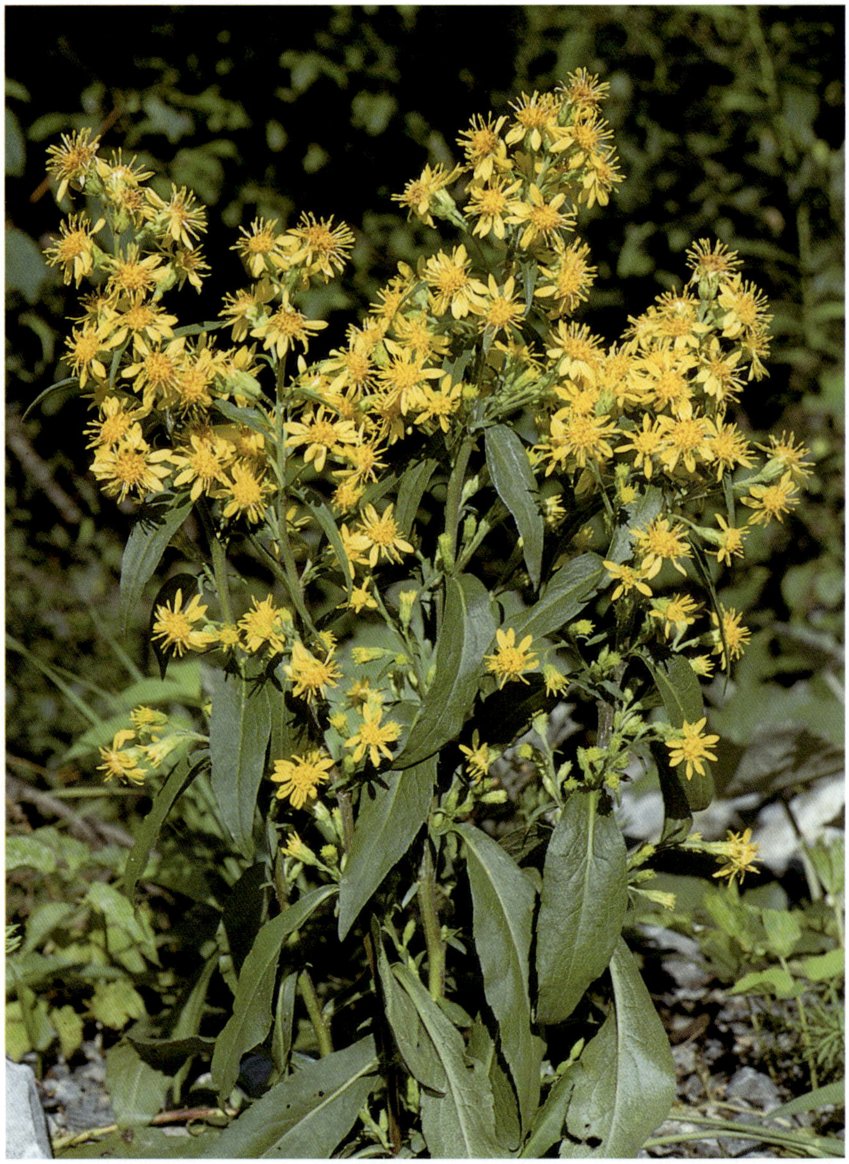

617 Viele Blütenköpfchen und lanzettliche, schwach gezähnte Blätter

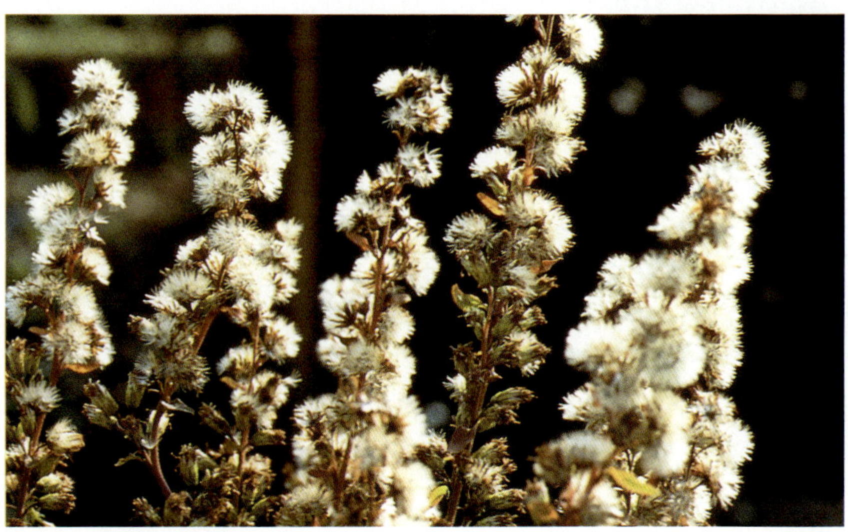

618 Fruchtende Pflanzen: Früchte mit Flughaaren

Droge

Solidaginis virgaureae herba (Syn. Virgaureae herba) = Echtes Goldrutenkraut
Bestehend aus den während der Blüte gesammelten und schonend getrockneten oberirdischen Teilen von Solidago virgaurea L.

Solidaginis herba = Goldrutenkraut
Bestehend aus den während der Blüte gesammelten und schonend getrockneten oberirdischen Teilen von Solidago gigantea Aiton, S. canadensis L. und deren Hybriden.

Hauptinhaltsstoffe

Flavonoide

Saponine

Phenolglykoside

Wirkungen und Indikationen

Diuretisch (aquaretisch), schwach spasmolytisch, antiphlogistisch. Zur Durchspülung bei entzündlichen Erkrankungen der ableitenden Harnwege, Harnsteinen und Nierengriess. Prophylaktisch gegen Harnsteine und Nierengriess.

Dosierung / Teezubereitung

2–3 g (1–1 1/2 Teelöffel) auf eine Tasse mit kochendem Wasser übergiessen und ziehen lassen oder kalt ansetzen und aufkochen lassen.

3–4mal täglich 1 Tasse trinken.

Auch in Fertigarzneimitteln enthalten.

Nebenwirkungen

Keine bekannt.

Kontraindikationen

Keine Durchspülungstherapie bei Ödemen infolge eingeschränkter Herz- oder Nierentätigkeit.

Interaktionen

Keine bekannt.

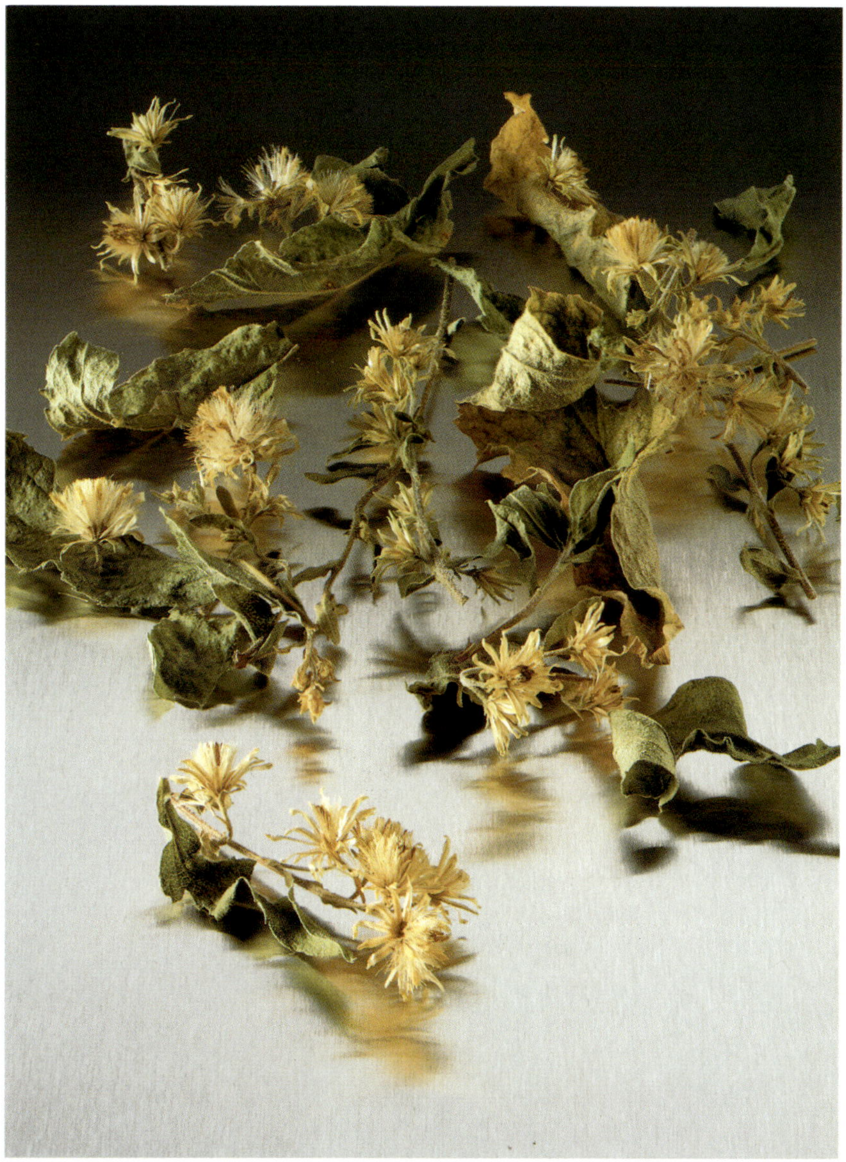

619 Solidaginis virgaureae herba – Echtes Goldrutenkraut

Historisches

Die Goldrute wurde im 16. Jahrhundert "heydnisch Wundkraut" genannt und galt vor allem als berühmtes Wundheilmittel. Wahrscheinlich benutzte man sie auch als Diuretikum und gegen Nierensteine.
Volksmedizin: als "Blutreinigungsmittel" bei Gicht, Rheuma, Arthritis, Ekzemen und anderen Hauterkrankungen.
Äusserlich als Adstringens bei Entzündungen der Mund- und Rachenschleimhaut, bei schlecht heilenden Wunden.

Styrax benzoin Dryand.

Verbreitung

Malaysia, Sumatra, Java; in weiteren Ländern Südostasiens kultiviert.

Merkmale

8–30 m hoher Baum.

Blätter länglich eiförmig, zugespitzt, 8–13 cm lang, unterseits dicht weisshaarig. Blütenstände end- und seitenständig, reichblütig; Kronlappen 9–12, aussen silberweiss und innen rotbraun. Frucht zusammengedrückt kugelig, 2–3 cm im Durchmesser; Samen matt braun.

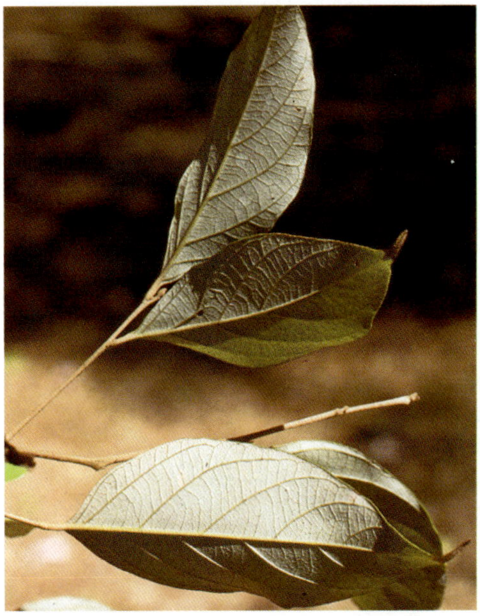

620 Weisshaarige Blattunterseiten

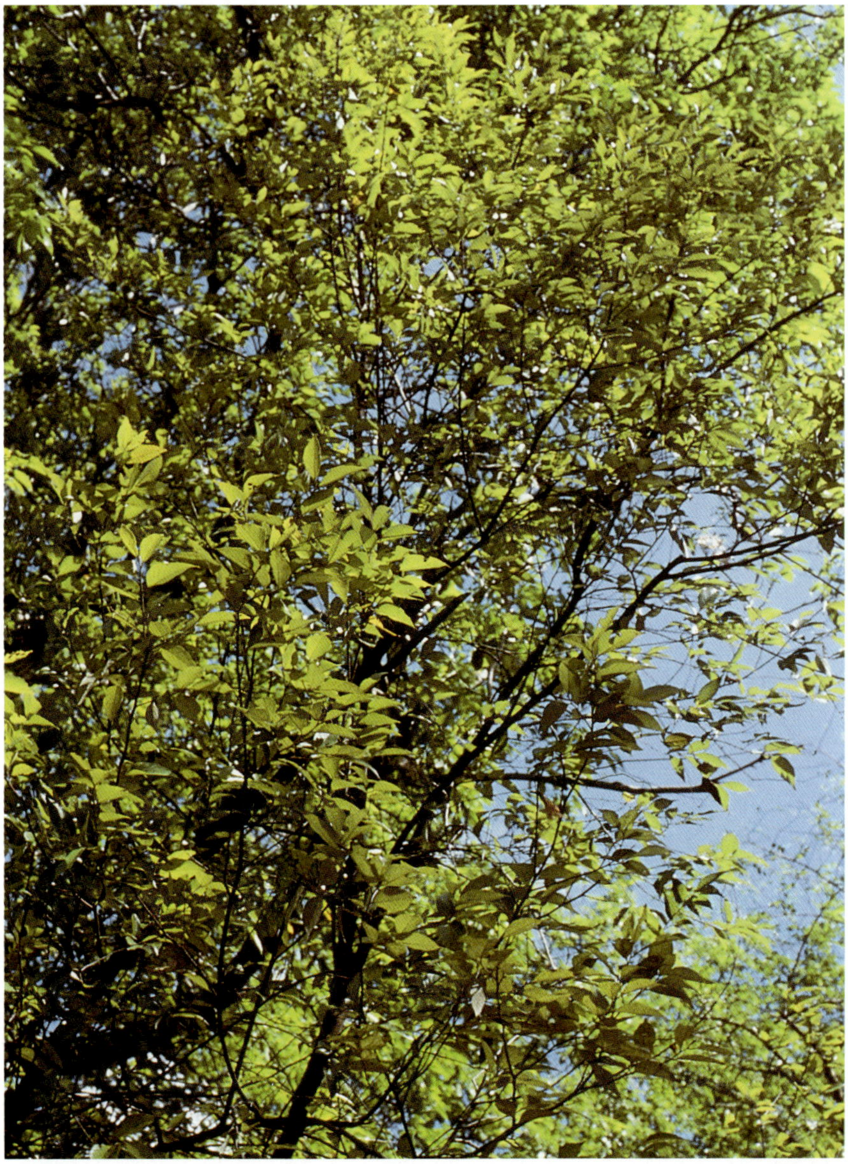

621 Bis 30 m hoch wachsender Benzoebaum

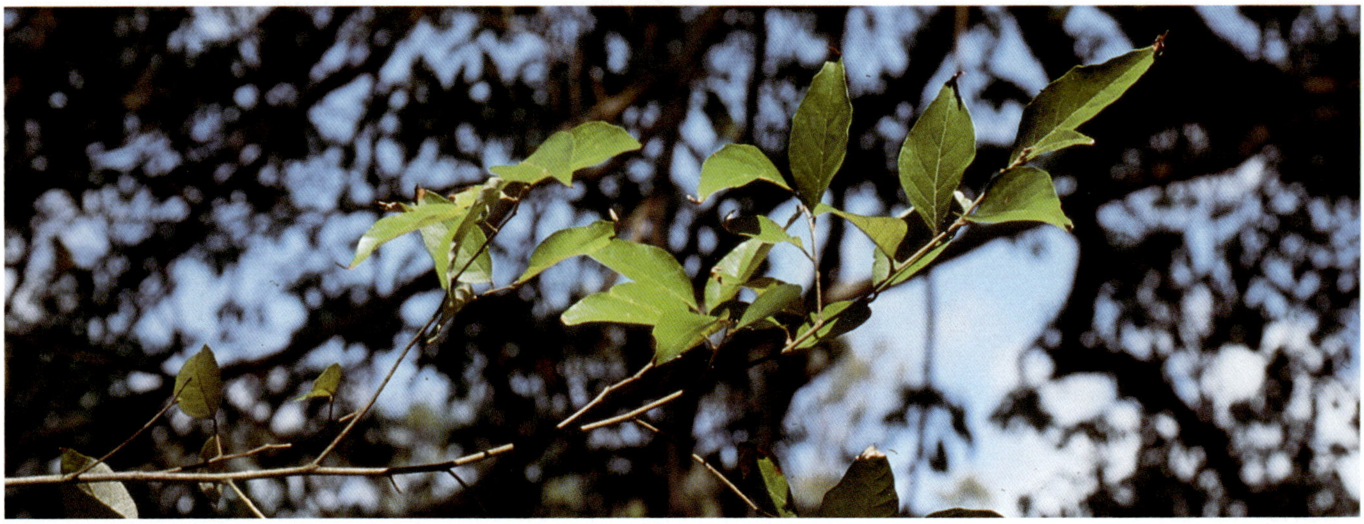

622 Zweig des Sumatra – Benzoebaumes

Droge

Benzoe tonkinensis = Benzoe (Siam Benzoe)

Bestehend aus dem nach dem Einschneiden und Klopfen der Rinde des Stammes von Styrax tonkinensis (Pierre) Craib gebildeten und am Baum erhärteten, harzartigen Exkret. Es enthält mindestens 20% freie oder gebundene Säuren, bestimmt als Benzoesäure und berechnet auf die getrocknete Droge. Aus Styrax benzoin Dryander wird Sumatra Benzoe gewonnen.

Hauptinhaltsstoffe

Coniferylbenzoat

Benzoesäure

Siaresinolsäure

Vanillin

Wirkungen und Indikationen

Antiphlogistisch, expektorierend, antimikrobiell.

Äusserlich zur Behandlung von Hautschäden und Entzündungen der Mundschleimhaut.

Dosierung

Hauptsächlich in Fertigarzneimitteln enthalten.

Nebenwirkungen

Selten Kontaktdermatitis.

Kontraindikationen

Siehe Produktinformation.

Interaktionen

Siehe Produktinformation.

Historisches

Benzoe wurde zuerst als eine Art Weihrauch oder Myrrhe angesehen und vom 15. Jahrhundert an als Kostbarkeit regelmässig gehandelt. Sie war oft Bestandteil von Räucherpulvern und -kerzen. Später zog man sie zur Behandlung von Lungenkrankheiten und Zahnschmerzen heran. Äusserlich wurde Benzoe als mildes Antiseptikum und Desinfiziens in Form einer Tinktur zur Wundbehandlung, als Krätzemittel, zu Waschungen bei Sommersprossen und als Zusatz zu Zahn- und Mundwässern verwendet.

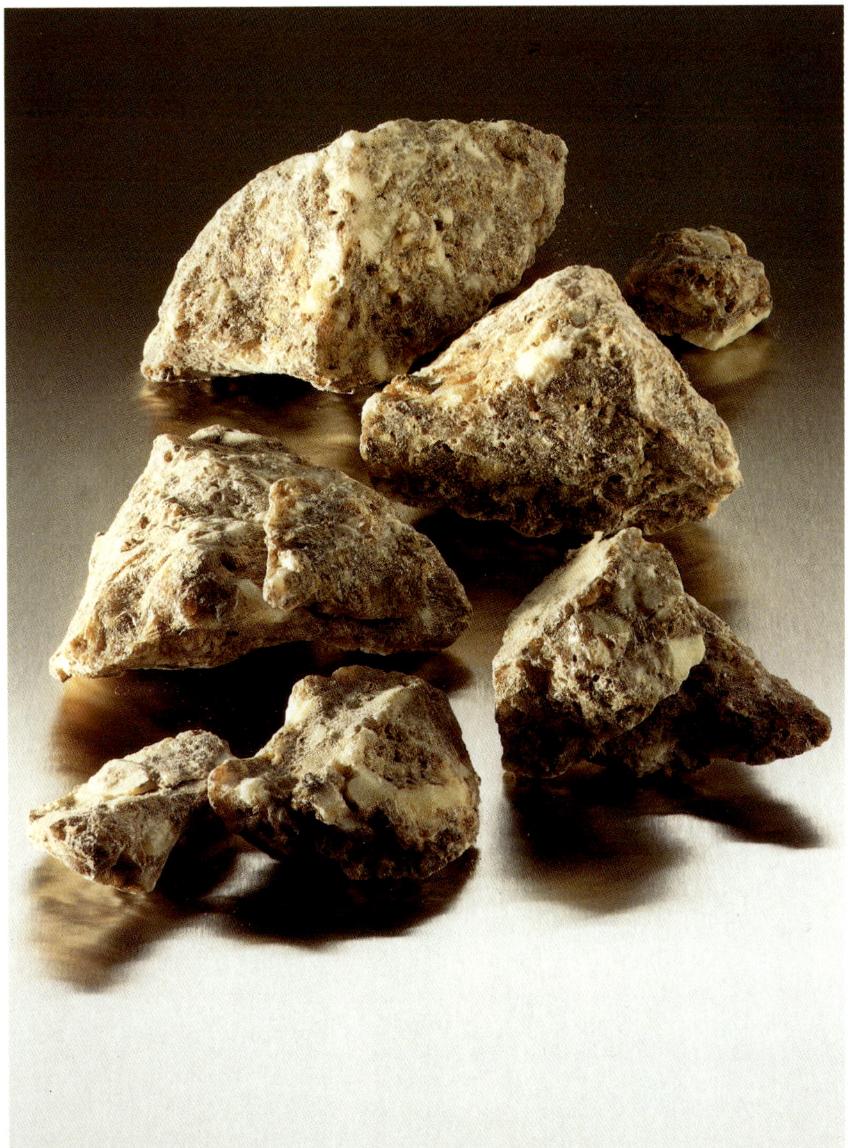

623 Benzoe tonkinensis – Benzoe

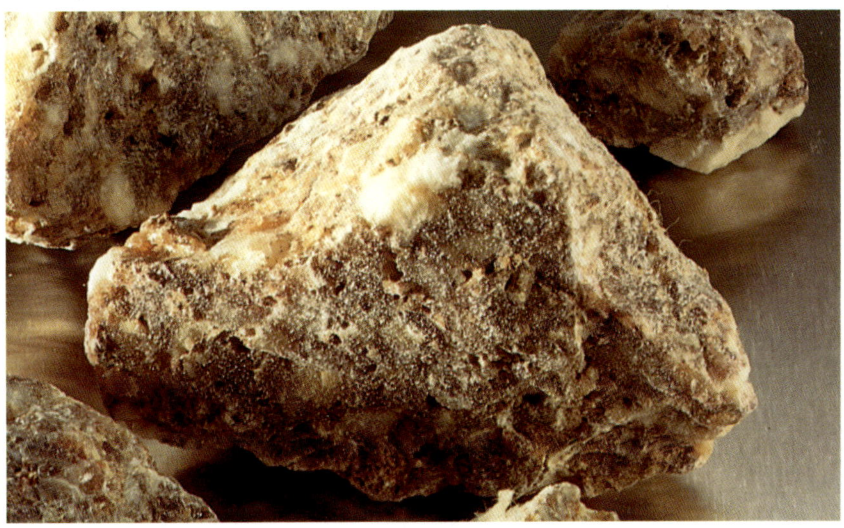

624 Harzartige Exkretstücke gelblichweiss bis rötlichbraun

Symphytum officinale L.

Boraginaceae

Verbreitung

Europa und West- bis Zentralasien.

Merkmale

Pflanze 30–150 cm hoch, rauhhaarig.

Blätter 4–6mal so lang wie breit; Blattstiel mit Flügel, die dem Stengel entlang bis zum unteren Blatt herablaufen.

Krone rotviolett oder gelblichweiss; zwischen den Staubblättern mit spitzen Schlundschuppen, die nicht aus der Kronröhre herausragen.

Blütezeit: Mai bis August

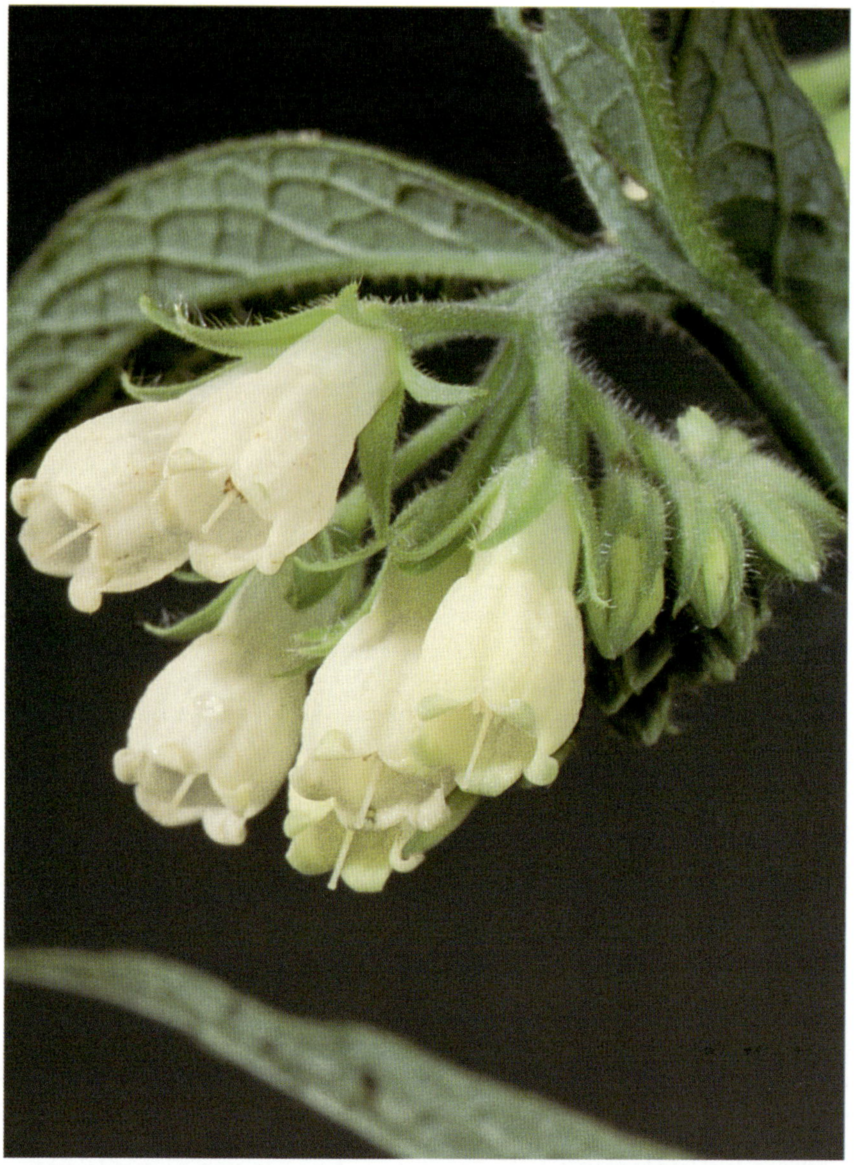

626 Nickender Blütenstand: Die je 5 Kelchblätter dicht behaart

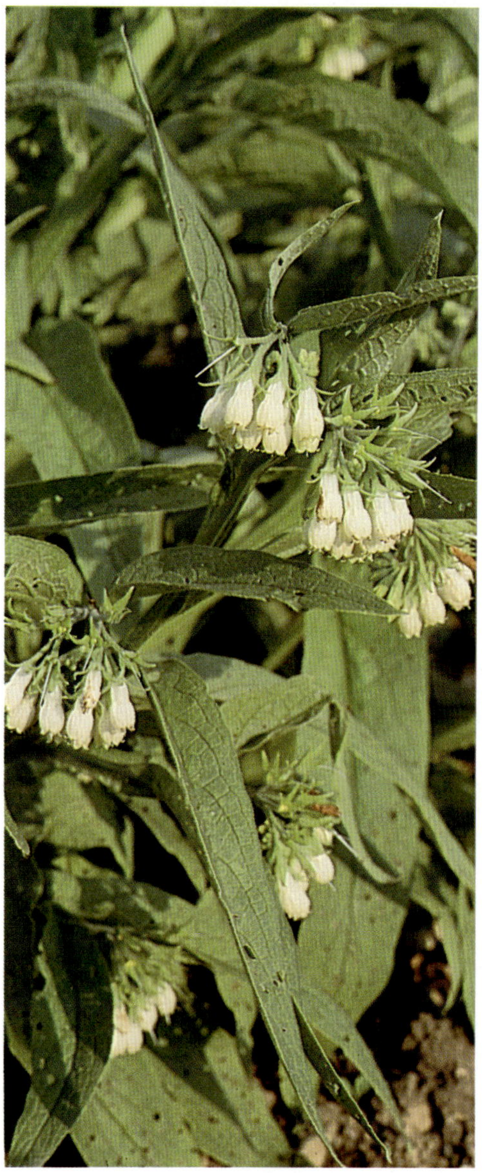

625 Gelblichweiss blühende Wallwurz

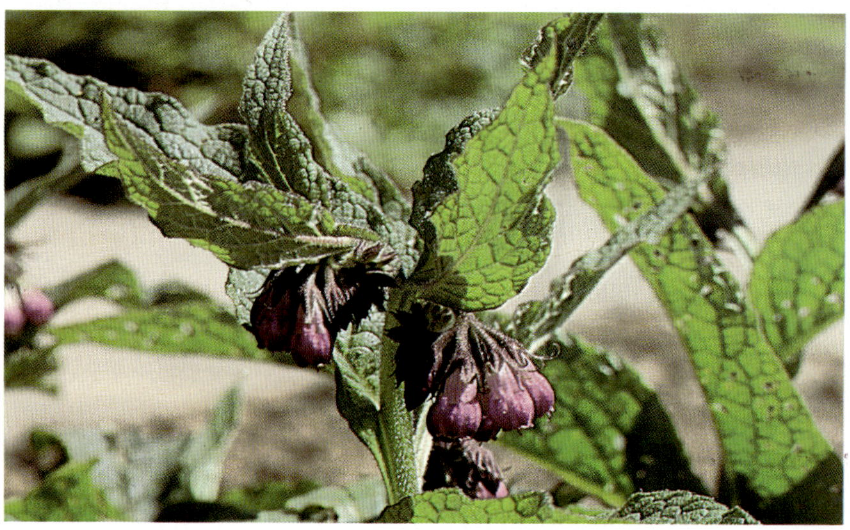

627 Rote Blütenstände und deutlich geflügelte Blätter

Gemeine Wallwurz

Droge

Symphyti radix = Beinwellwurzel
Bestehend aus dem frischen oder getrockneten Rhizom samt Wurzeln von Symphytum officinale L.

Symphyti herba = Beinwellkraut
Bestehend aus den frischen oder getrockneten oberirdischen Teilen.

Symphyti folium = Beinwellblätter
Bestehend aus den frischen oder getrockneten Laubblättern.

Hauptinhaltsstoffe

Allantoin

Gerbstoffe

Schleimstoffe

Pyrrolizidinalkaloide

Wirkungen und Indikationen

Granulationsfördernd, antiphlogistisch, adstringierend, antimitotisch, Förderung der Kallusbildung.

Bei Prellungen, Zerrungen, Verstauchungen.

Dosierung

Äusserlich:
Drogenbrei, oder 10% Dekokt. Die Anwendung darf nur auf intakter Haut erfolgen. Die pro Tag applizierte Dosis darf nicht mehr als 100 µg Pyrrolizidinalkaloide mit 1,2-ungesättigtem Necingerüst einschliesslich ihrer N-Oxide enthalten.

Nicht länger als 4–6 Wochen pro Jahr anwenden. Keine zeitliche Beschränkung bei einer Tagesdosis von weniger als 10 µg Pyrrolizidinalkaloiden.

Auch in Fertigarzneimitteln enthalten.

Nebenwirkungen

Keine bekannt.

Kontraindikationen

Schwangerschaft, Stillzeit.

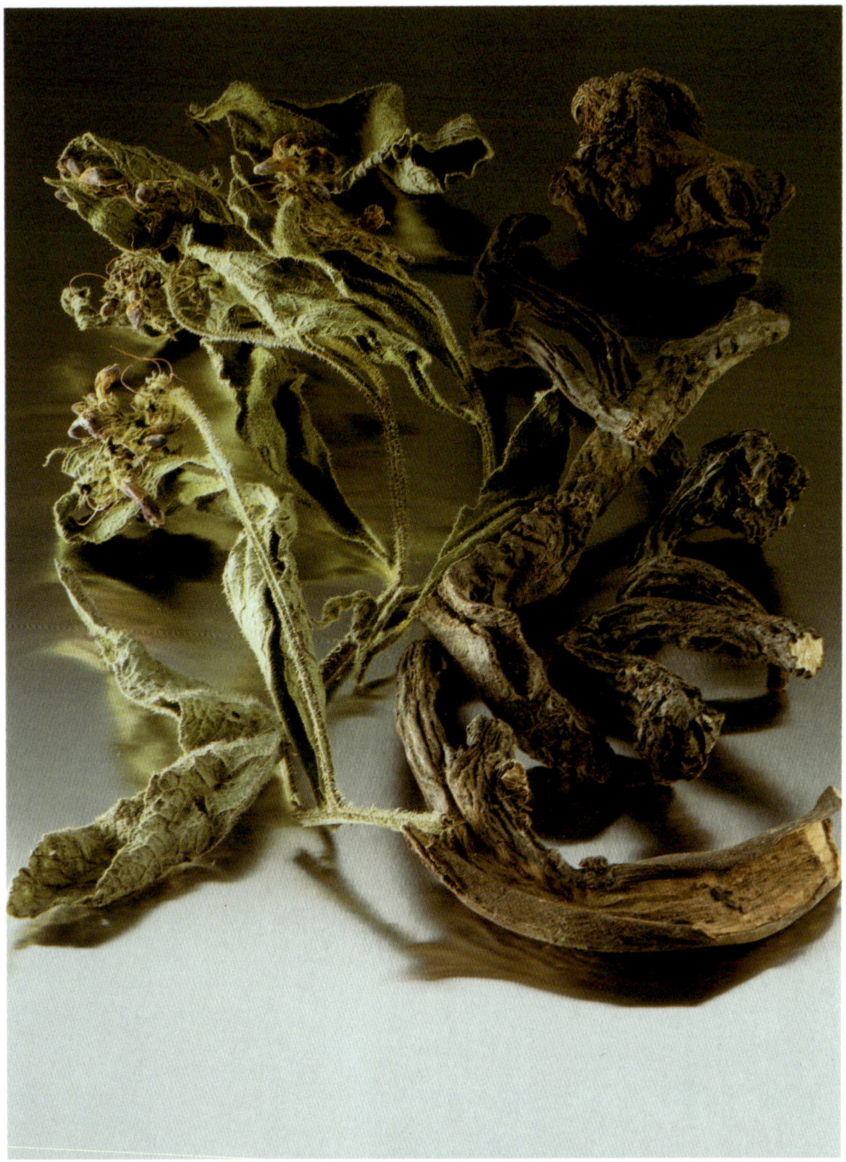

628 Symphyti radix, S. herba, S. folium – Beinwellwurzel, -kraut, -blätter

Interaktionen

Keine bekannt.

Historisches

Aus der Beinwellwurzel wurden Wundtränke und Bruchpflaster hergestellt. Daneben war sie ein Volksmittel gegen Krankheiten der Atmungsorgane und Bestandteil von Mund- und Gurgelwässern.
Volksmedizin: zur Heilung von Wunden, Brüchen, Geschwüren, Quetschungen. Bei Gicht, neuralgischen Schmerzen, Magen- und Darmkrebs, Rheuma, Bronchitis, Brustfellentzündung, Durchfall.

Syzygium aromaticum (L.) Merr. & Perry

Verbreitung

Ursprungszentrum westlich von Neuguinea auf den Molukken; heute in weiteren Teilen der Tropen kultiviert.

Merkmale

Bis 14 m hoher Baum von zylindrischem Habitus; Stamm schon in Bodennähe verzweigt.

Blätter gegenständig; Blattstiel 2–3 cm lang mit verdickter, rötlicher Basis; junge Blätter rötlich.

Blütenstände endständig, 3–20blütig; Blütenknospen 1,3–2 cm lang; Blüte 4zählig.

Frucht eine dunkelrote Steinfrucht.

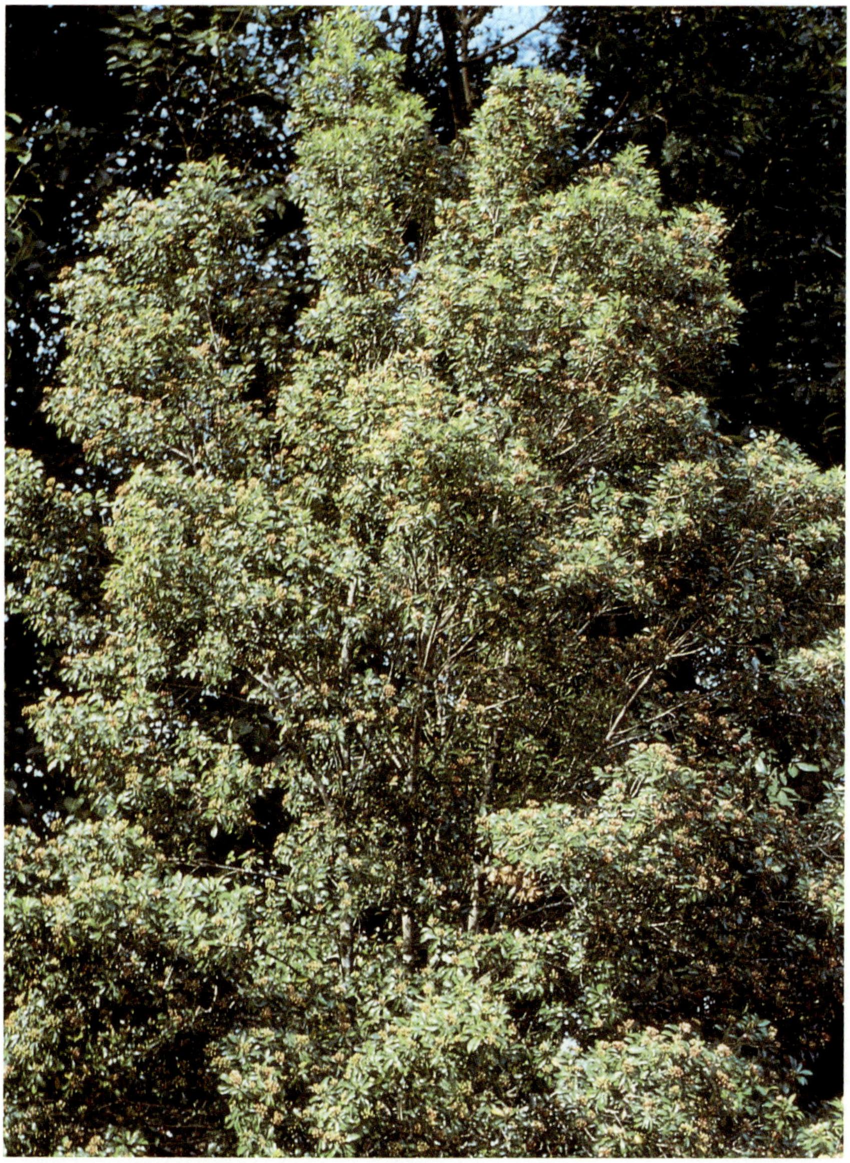

630 Gewürznelkenbaum in voller Blüte

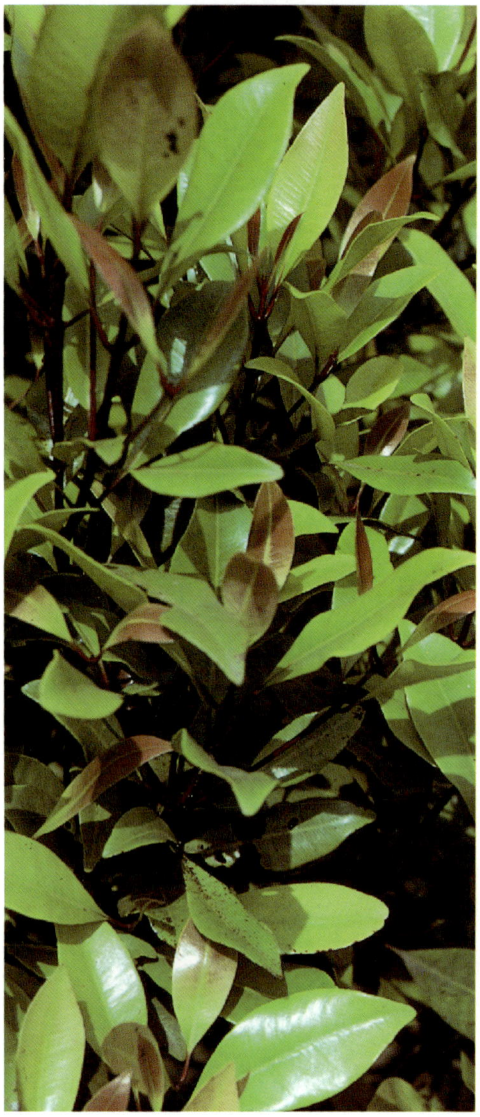

629 Laubblätter mit roten Stielen

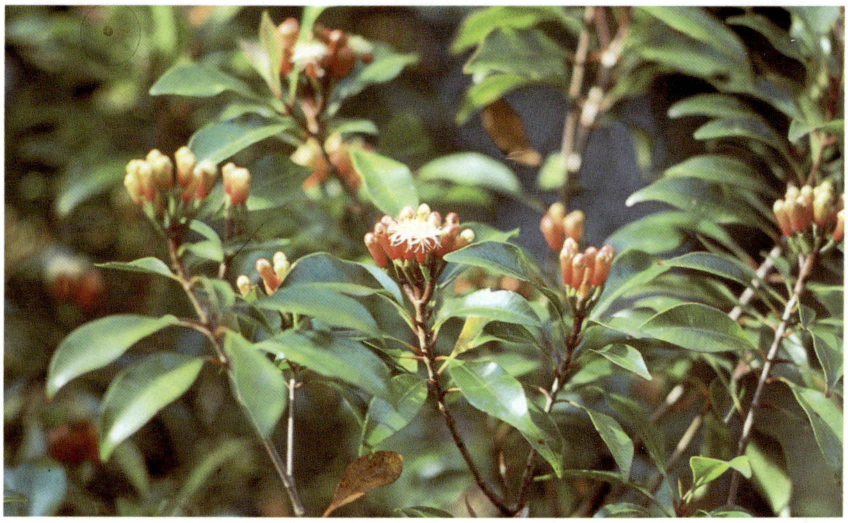

631 Geöffnete Blüte und zahlreiche Blütenknospen

Droge

Caryophylli flos = Gewürznelke

Bestehend aus den Blütenknospen von Syzygium aromaticum (L.) Merr. & Perry, die so lange getrocknet wurden, bis sie rötlichbraun geworden sind. Sie enthalten mindestens 15,0% (V/m) ätherisches Öl.

Hauptinhaltsstoffe

Ätherisches Öl (z.B. Eugenol)

Wirkungen und Indikationen

Antimikrobiell, lokalanästhetisch, spasmolytisch, antiviral.

Bei entzündlichen Veränderungen der Mund- und Rachenschleimhaut. Zur lokalen Schmerzstillung in der Zahnheilkunde. Als Gewürz.

Dosierung

Hauptsächlich in Fertigarzneimitteln enthalten.

Nebenwirkungen

Nelkenöl ist in konzentrierter Form gewebereizend.

Kontraindikationen

Keine bekannt.

Interaktionen

Keine bekannt.

Historisches

Die Gewürznelke gehört seit dem 13. Jahrhundert zum eisernen Bestandteil des Arzneischatzes, wurde aber bereits vorher als Gewürz und Arzneimittel eingesetzt. Sie diente der Behandlung von Ohnmachten, Zahnschmerzen, Hirnkrankheiten, Appetitlosigkeit, Verdauungsbeschwerden und Herzklopfen.

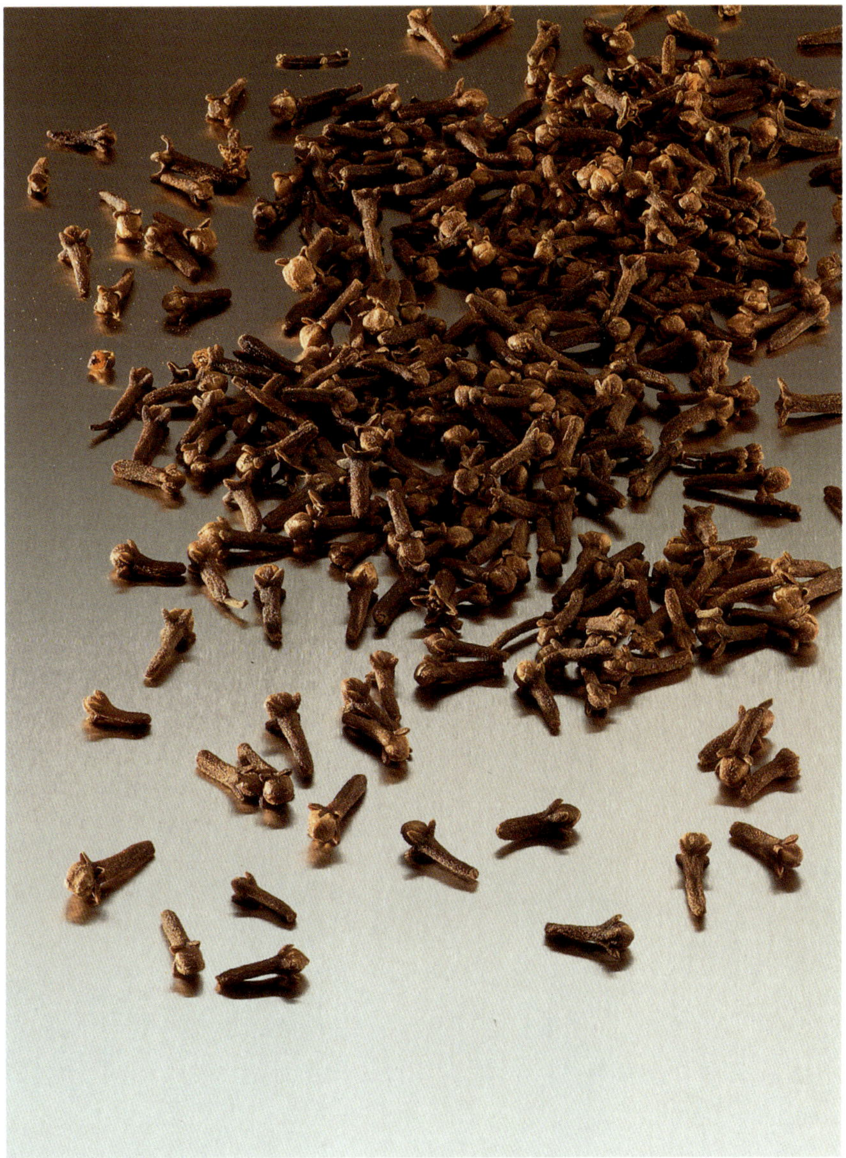

632 Caryophylli flos – Gewürznelke

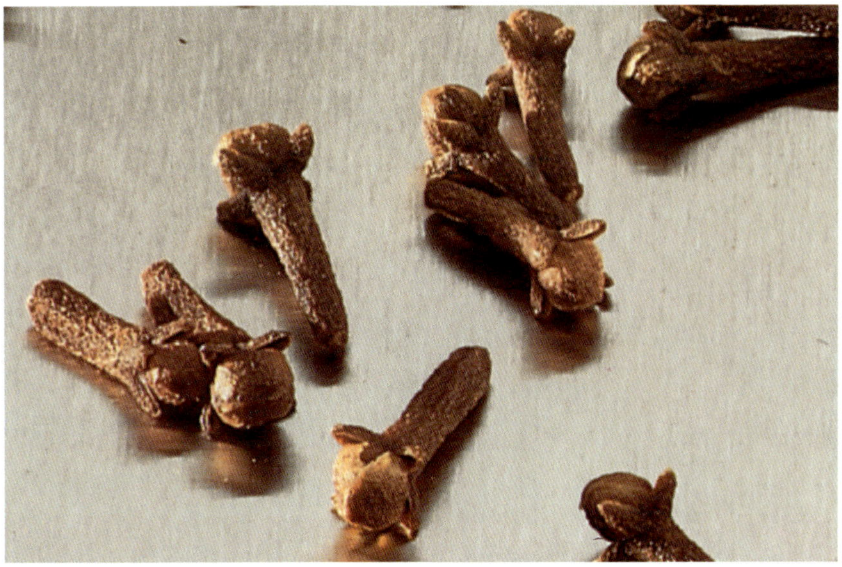

633 Blütenknospen mit 4 abstehenden Kelchzipfeln ►

Tanacetum parthenium (L.) Schultz-Bip. Asteraceae (Compositae)

Verbreitung

Östlicher Mittelmeerraum; im übrigen Europa und in Nordamerika verwildert.

Merkmale

Pflanze 30–60 cm hoch, im oberen Teil verzweigt, mit kamillenartigem Geruch.

Alle Blätter gestielt, gefiedert, mit jederseits 3–6 stumpfen Abschnitten.

Blütenköpfe im Durchmesser 1,5–2 cm, in lockeren Doldentrauben oder Rispen.

Blütezeit: Juni bis August

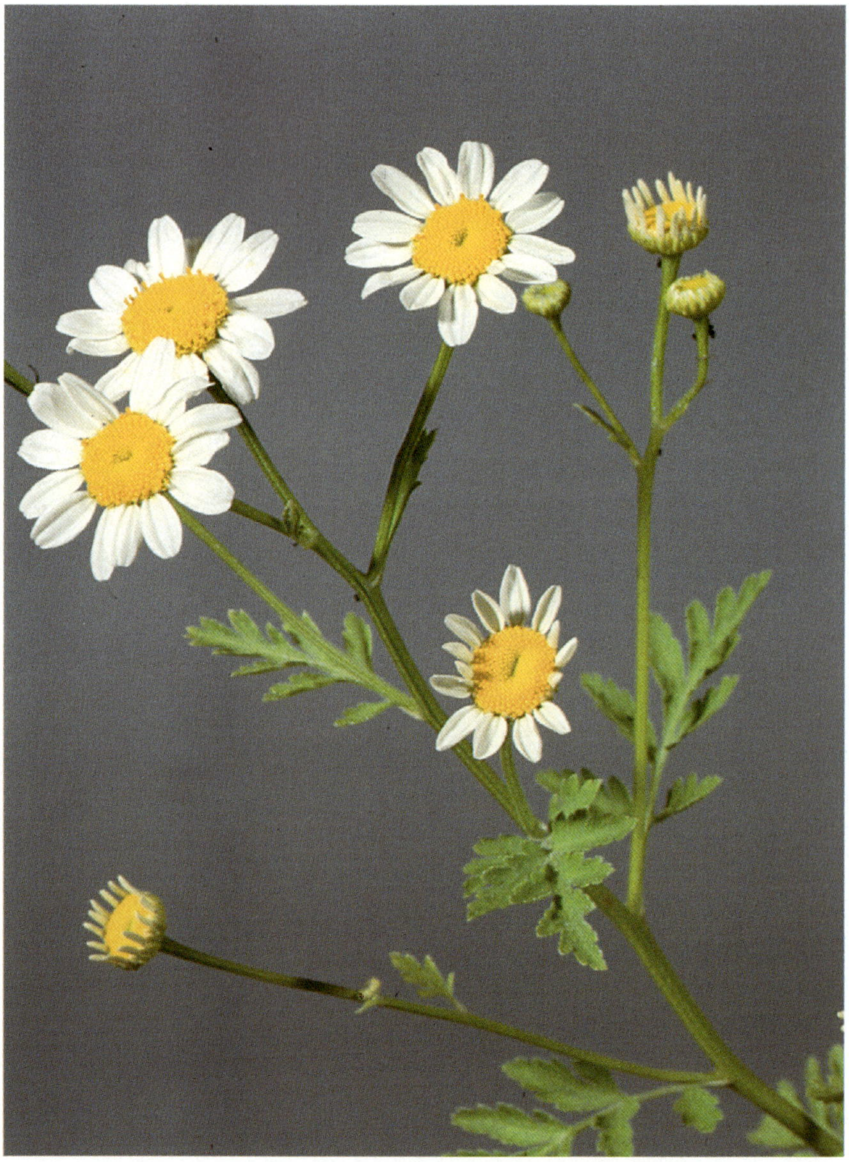

635 Lockere Doldentraube mit verschiedenaltrigen Blütenköpfchen

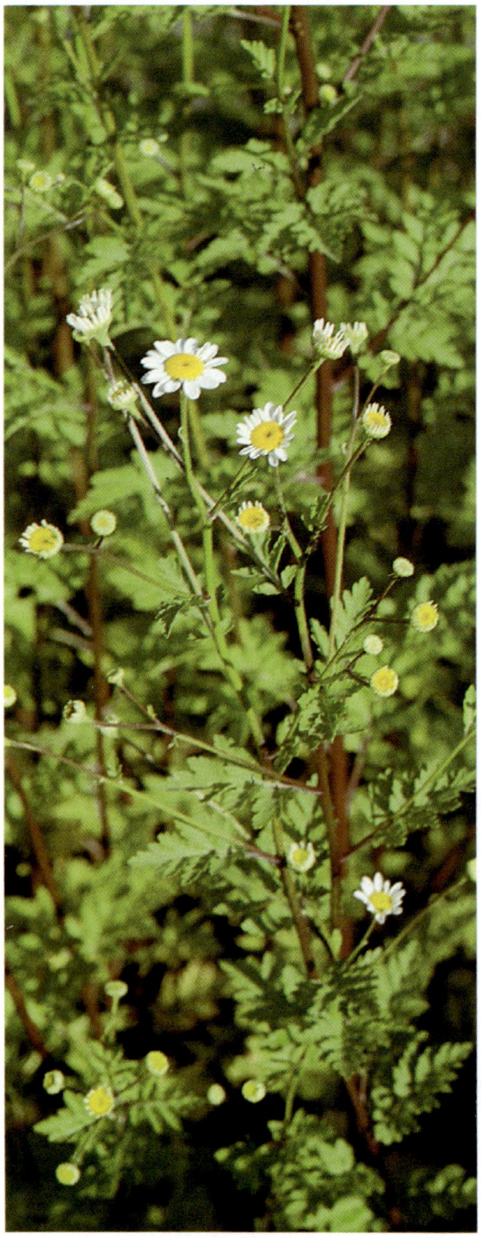

634 Aufblühendes Mutterkraut

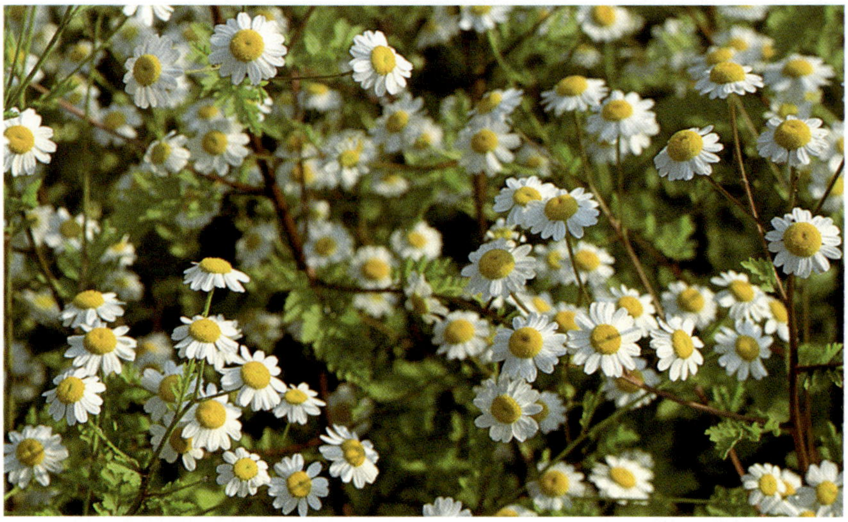

636 Reicher Mutterkraut-Bestand

Droge

Parthenii herba = Mutterkraut
Bestehend aus den getrockneten Blättern und Blütenständen von Tanacetum parthenium (L.) Schultz-Bip. (Syn. Chrysanthemum parthenium {L.} Bernh.).

Hauptinhaltsstoffe

Ätherisches Öl (z.B. Parthenolid)

Flavonoide

Steroide

Wirkungen und Indikationen

Hemmung der Serotoninsekretion aus Thrombozyten, Hemmung der Histaminsekretion, antiphlogistisch, antithrombotisch. Zur Migräneprophylaxe.

Dosierung

In Fertigarzneimitteln enthalten.

Nebenwirkungen

Allergische Reaktionen.

Kontraindikationen

Schwangerschaft, Überempfindlichkeit auf Pflanzen aus der Familie der Asteraceae.

Historisches

Das Mutterkraut wurde bis ins ausgehende 19. Jahrhundert in der Volksmedizin bei Frauenleiden (daher der Name), Verdauungsstörungen und äusserlich bei Schwellungen und Quetschungen eingesetzt. In England finden die grünen Blätter, roh gegessen, seit längerer Zeit als Migränemittel Verwendung.

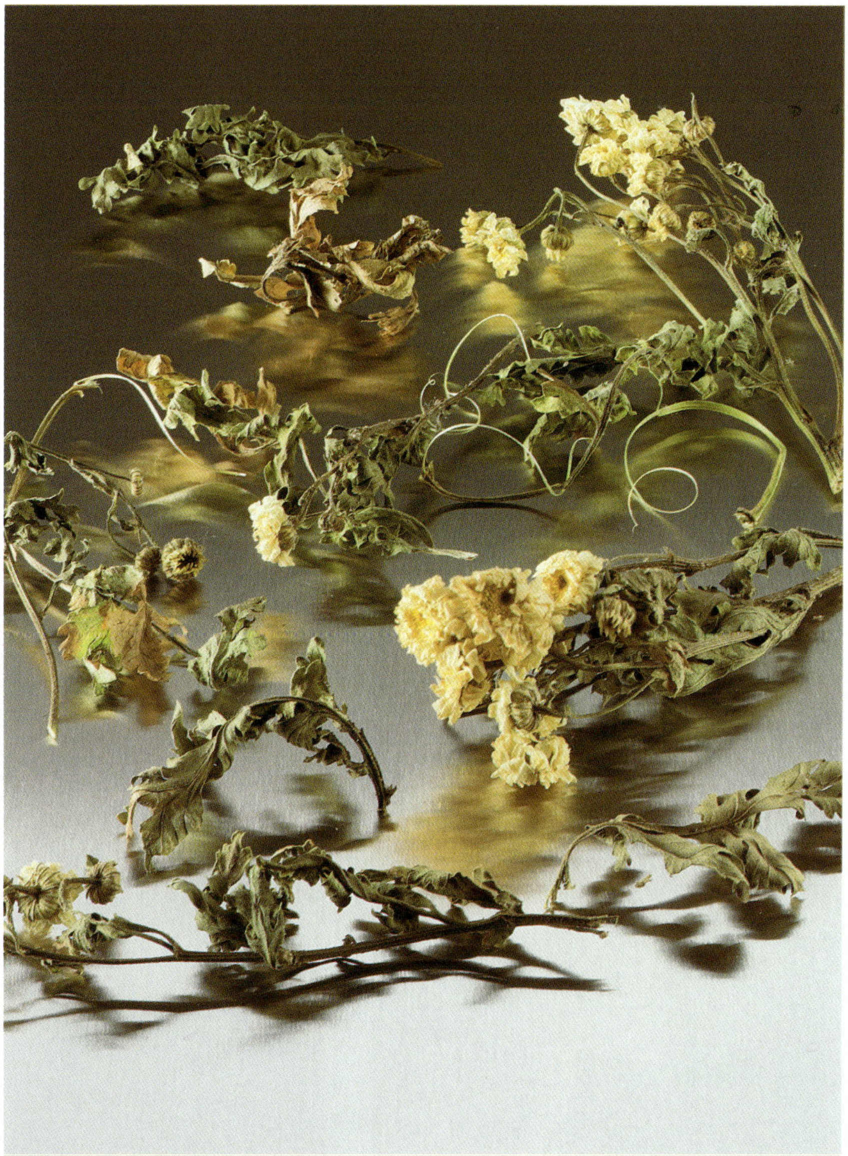

637 Parthenii herba – Mutterkraut

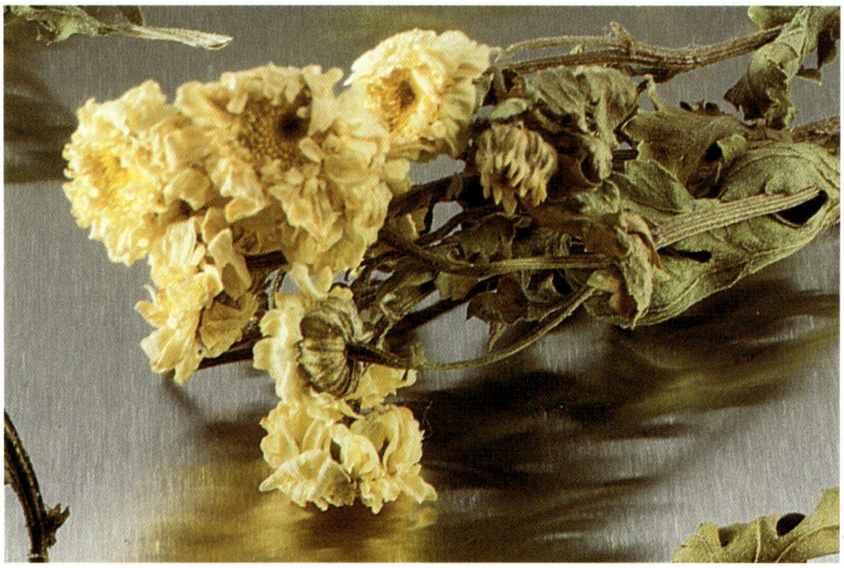

638 Gerillte Stengel, langgestielte Blüten ►

Verbreitung

Heute weltweit verbreitet.

Merkmale

Stengel mit einem Blütenkopf, hohl, 5–30 cm hoch, enthält Milchsaft.

Blattrosetten einzeln, Blätter vielgestaltig, doch meist tief geteilt, 2–8mal so lang wie breit.

Hüllblätter des Blütenkorbes während der Blütezeit 1,4–2 cm lang.

Pflanze sehr formenreich.

Blütezeit: April bis Mai, gelegentlich nochmals September bis Oktober

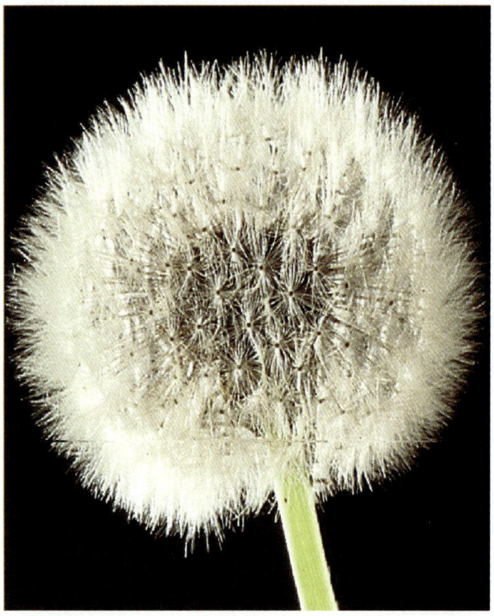

639 Früchte mit Flughaaren

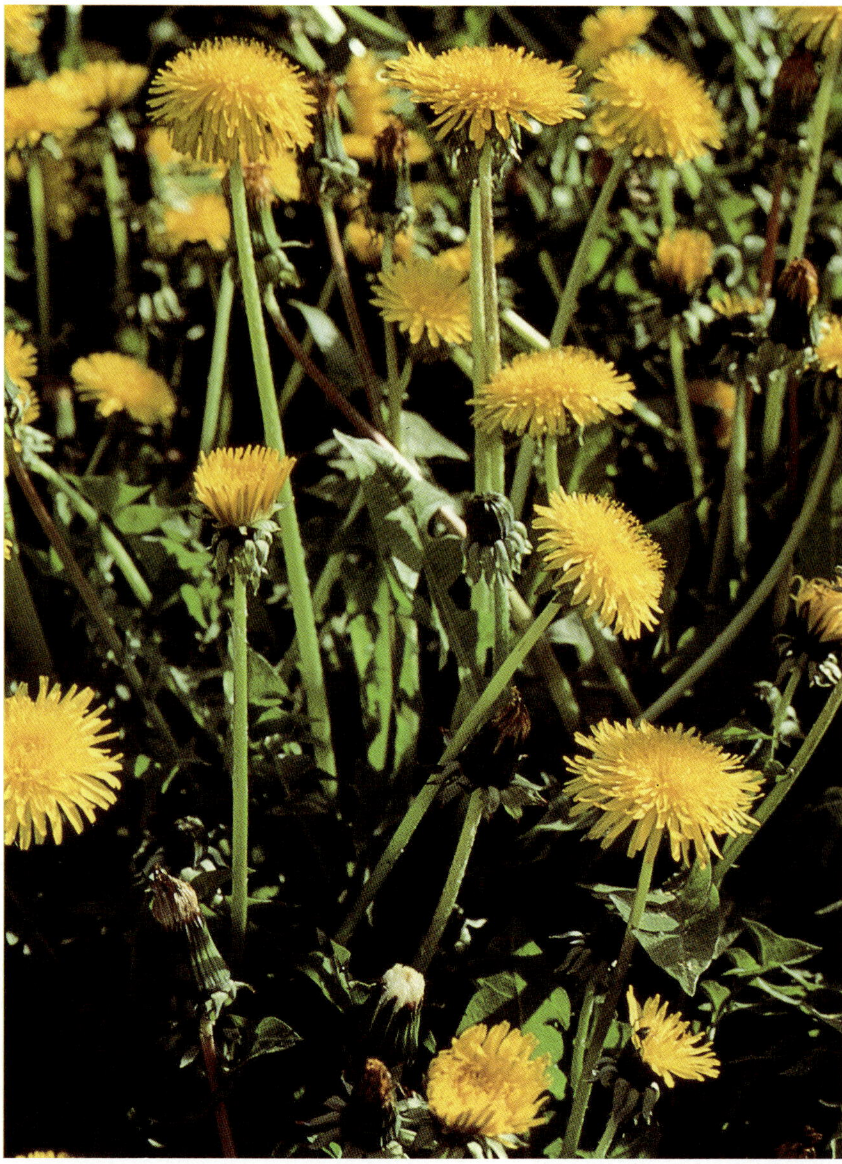

640 Löwenzahn in einer Fettmatte

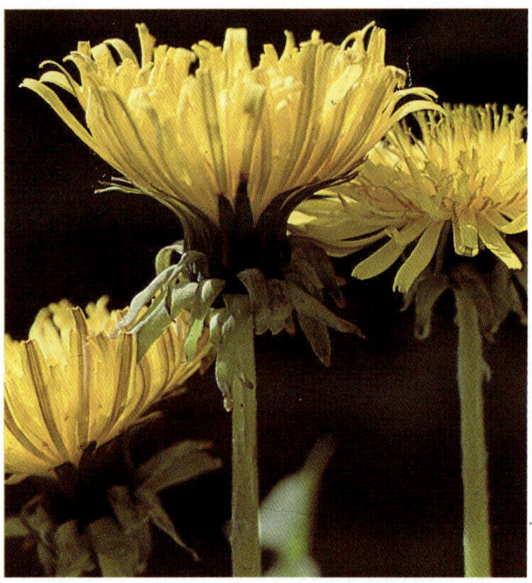

641 Blütenkörbchen

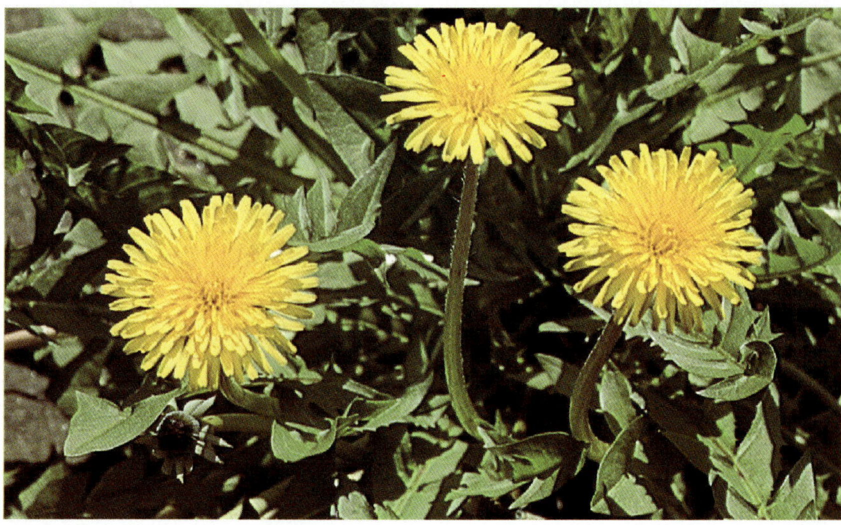

642 Blattrosette mit Blütenköpfchen

Droge

Taraxaci radix cum herba = Löwenzahnwurzel mit -kraut
Bestehend aus der zur Blütezeit gesammelten Pflanze von Taraxacum officinale Weber.

Hauptinhaltsstoffe

Bitterstoffe

Triterpene

Phytosterine

Wirkungen und Indikationen

Choleretisch, diuretisch (aquaretisch), appetitanregend.

Bei Störungen des Gallenflusses. Zur Anregung der Diurese. Bei Appetitlosigkeit und dyspeptischen Beschwerden.

Dosierung / Teezubereitung

3–4 g (2 1/2–3 1/2 Teelöffel) auf eine Tasse kalt ansetzen und aufkochen lassen.

Auch in Fertigarzneimitteln enthalten.

Nebenwirkungen

Selten superazide Magenbeschwerden.

Kontraindikationen

Verschluss der Gallenwege, Gallenblasenempyem, Ileus.

Keine Durchspülungstherapie bei Ödemen infolge eingeschränkter Herz- oder Nierentätigkeit.

Interaktionen

Keine bekannt.

Historisches

Den Saft des Löwenzahns verwendete man wahrscheinlich ursprünglich als Stomachikum, das Kraut zu Pflastern und Umschlägen, das Destillat zur Hautpflege, das gebrannte Wasser gegen Fieber und Husten und die Wurzel als Amulett gegen Augenleiden. Später benutzte man den Löwenzahn zur Behandlung der kranken Gebärmutter und sagte ihm starke wassertreibende Wirkung nach.
Volksmedizin: als "Blutreinigungsmittel", mildes Abführmittel. Bei Gicht, rheumatischen Erkrankungen, Ekzemen und anderen Hauterkrankungen.

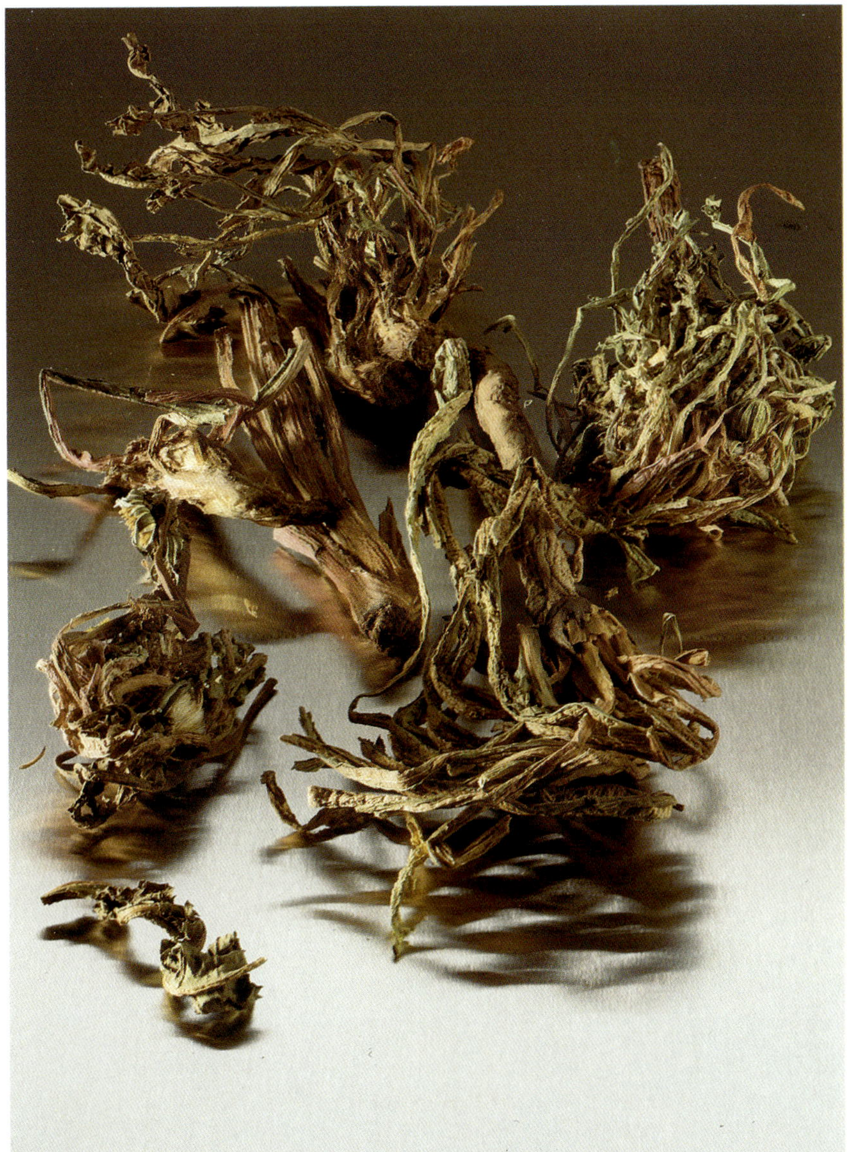

643 Taraxaci radix cum herba – Löwenzahnwurzel mit -kraut

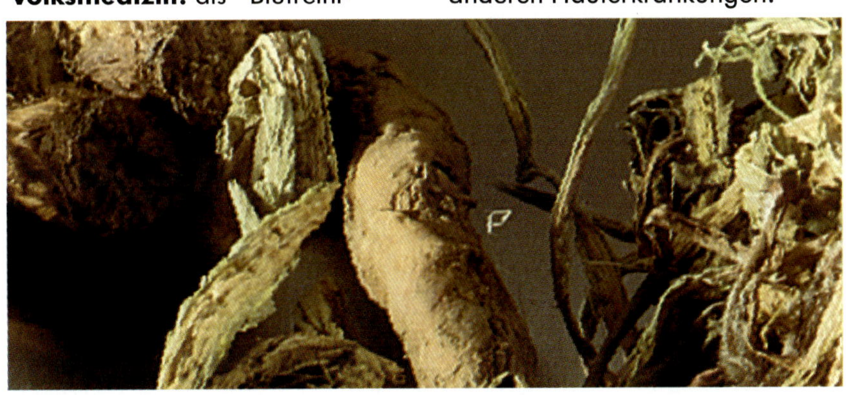

644 Wurzeln graubraun bis braunschwarz

Verbreitung

Europa und Asien; in Nordamerika verwildert.

Merkmale

Pflanze 5–30 cm hoch; Zweige bogig aufsteigend oder kriechend.

Blätter unterseits nicht weissfilzig, am Rande flach oder schwach umgebogen, bis 7 mm breit.

Kelch 2lippig; Krone rosa bis purpurn; Staubbeutel aus dem Schlund hervorragend und oben auseinandertretend.

T. serpyllum ist eine Artengruppe und wird in mehrere Kleinarten unterteilt.

Blütezeit: Mai bis Oktober

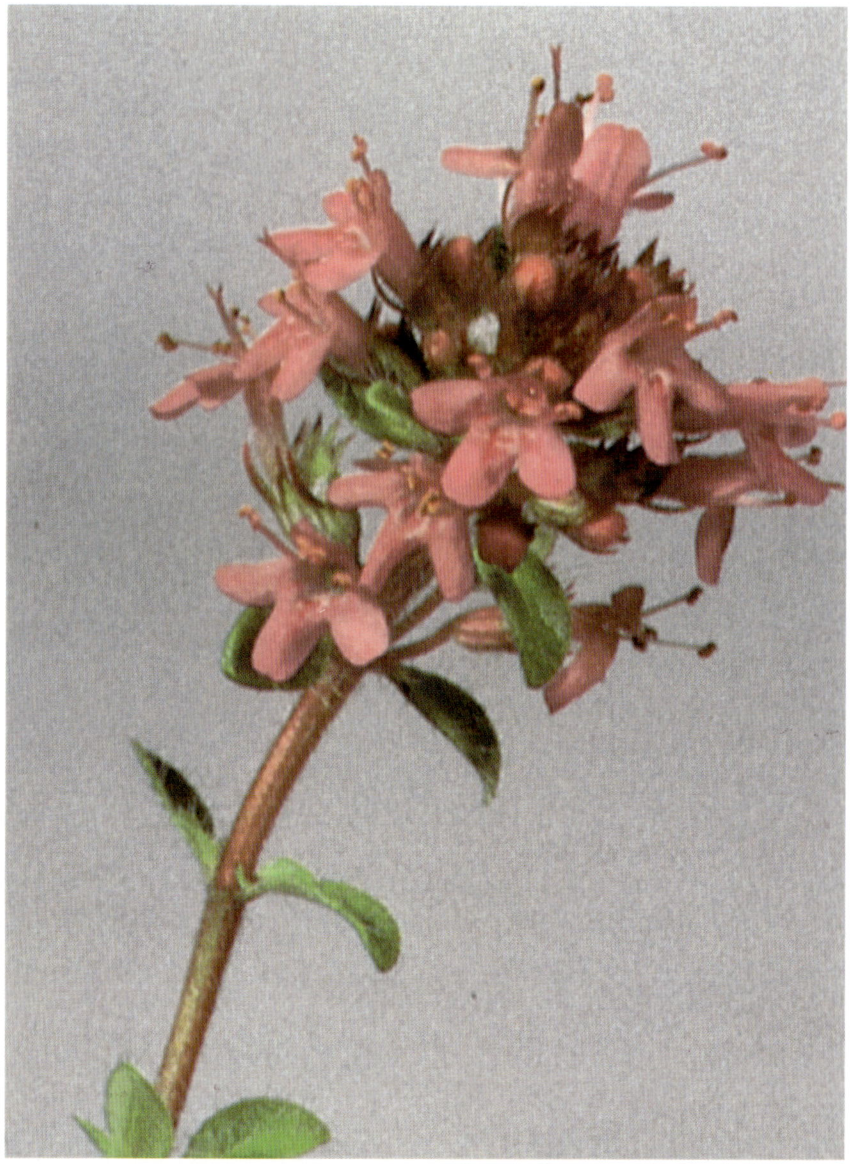

646 Blüten am Ende des bogigen Stengels gehäuft

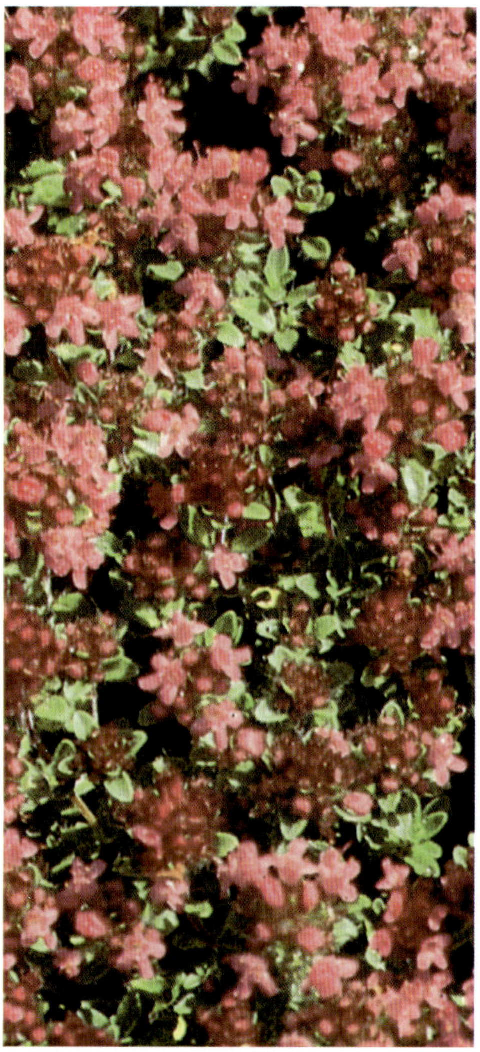

645 Purpurn gefärbter Thymian

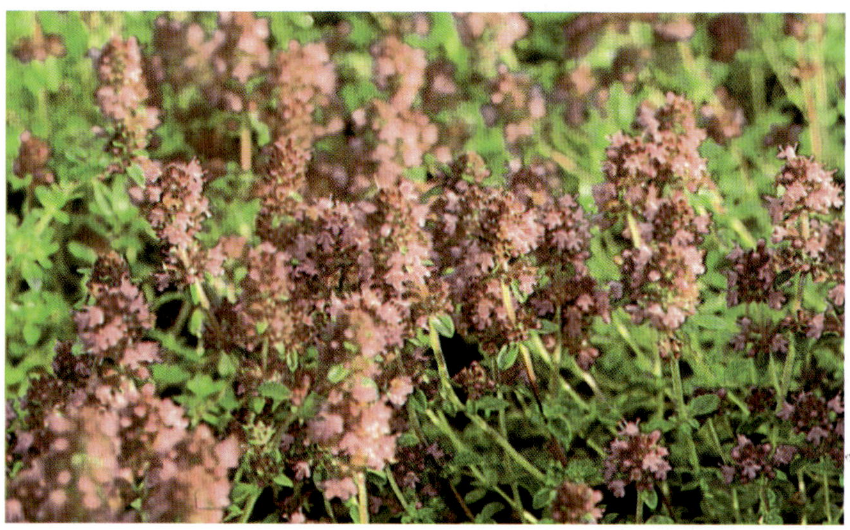

647 Bogig aufsteigender Feld-Thymian mit rosa gefärbten Blüten

Feld-Thymian

Lippenblütler

Droge

Serpylli herba = Quendelkraut
Bestehend aus den getrockneten, blühenden, oberirdischen Sprossen von Thymus serpyllum L.

Hauptinhaltsstoffe

Ätherisches Öl (z.B. Carvacrol, Thymol)

Wirkungen und Indikationen

Antimikrobiell, spasmolytisch.

Bei Katarrhen der Luftwege.

Dosierung / Teezubereitung

1,5–2 g (1–1 1/2 Teelöffel) auf 1 Tasse mit kochendem Wasser übergiessen und ziehen lassen.

3mal täglich 1 Tasse trinken.

Auch in Fertigarzneimitteln enthalten.

Nebenwirkungen

Keine bekannt.

Kontraindikationen

Keine bekannt.

Interaktionen

Keine bekannt.

Historisches

Der Feld-Thymian oder Quendel wurde früher zur Behandlung von Kopfschmerzen, Krämpfen, Leberschwellungen, Blutbrechen, Gliederverkrümmungen, Lethargie und Hirnwut u.a.m. herangezogen. Er wurde als Beigabe zum Strohsack verwendet, um schädliche Erdstrahlen zu beseitigen. Dadurch sollten Krankheiten geheilt und Geburten erleichtert werden.
Volksmedizin: als appetit-, verdauungsförderndes und blähungstreibendes Mittel. Auswurffördernd bei Husten. Bei Blasen- und Nierenerkrankungen. Äusserlich zu Einreibungen bei rheumatischen Beschwerden, Verstauchungen, als Desinfektionsmittel.

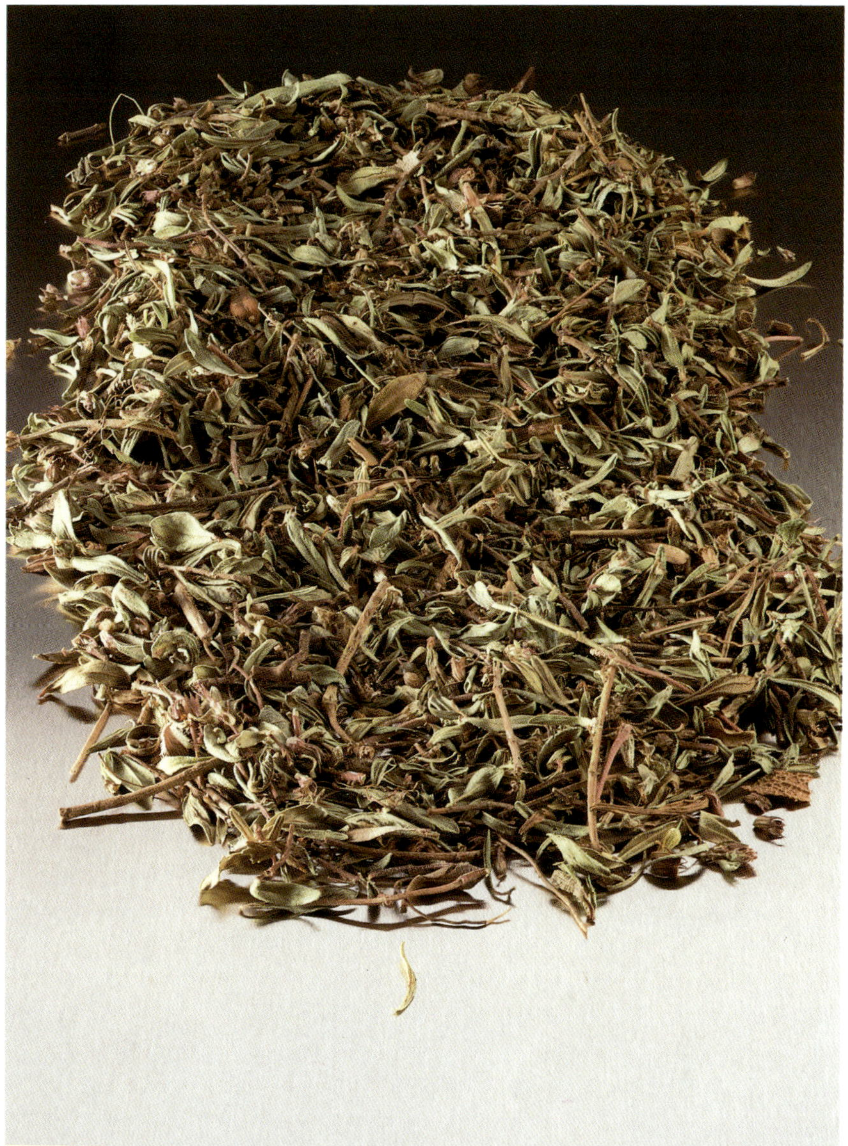

648 Serpylli herba – Quendelkraut

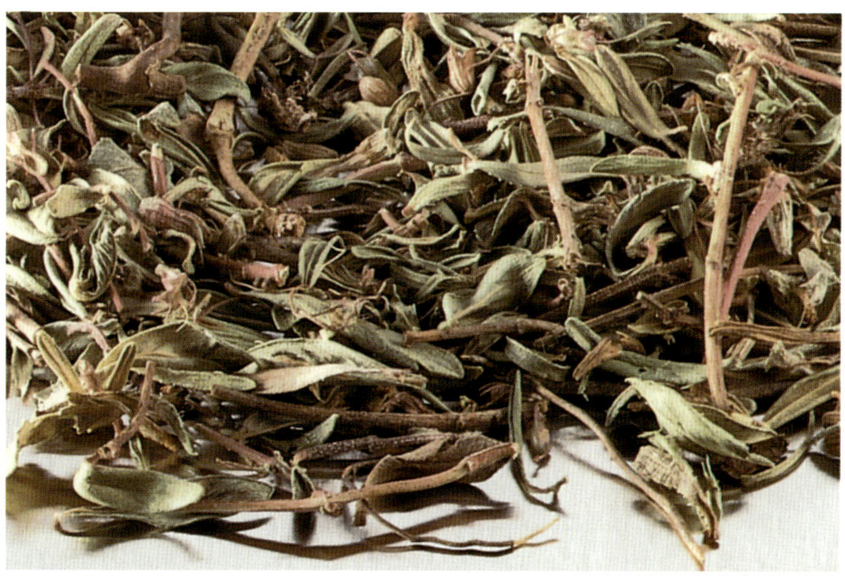

649 Blätter grün, schmal oval; Stengel braun ►

Thymus vulgaris L. Lamiaceae (Labiatae)

Verbreitung

Südeuropa; anderswo kultiviert.

Merkmale

Zwergstrauch, 10–30 cm hoch; Stengel und die Äste im unteren Teil verholzt.

Blätter unterseits weissfilzig behaart und Blattrand nach unten eingerollt.

Kelch 2lippig; Krone lila bis rosa; Staubbeutel aus dem Schlund hervorragend und oben auseinandertretend.

Blütezeit: Mai bis Oktober

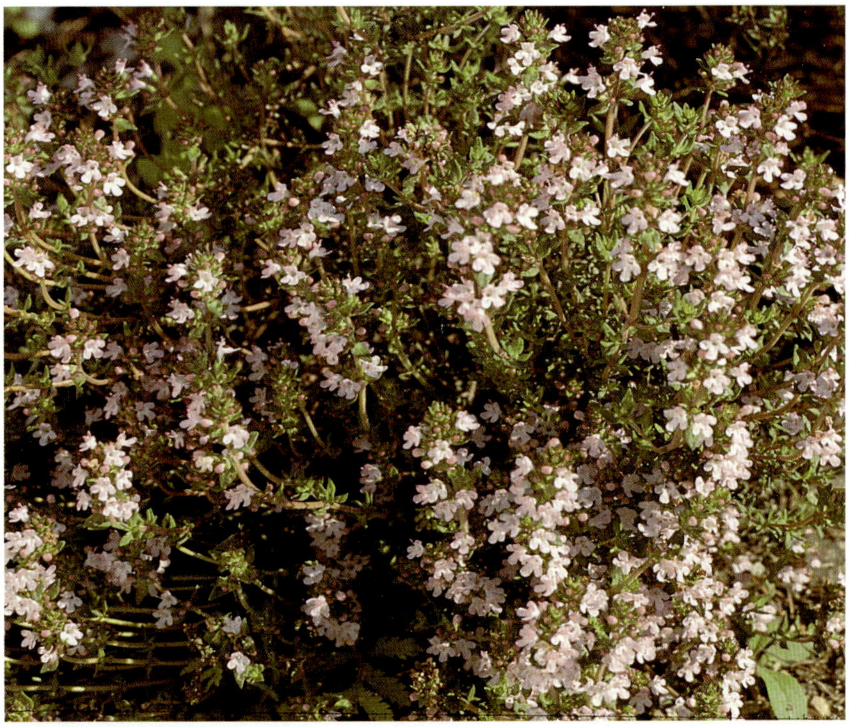

650 Zwergstrauch mit hellrosa gefärbten Blüten

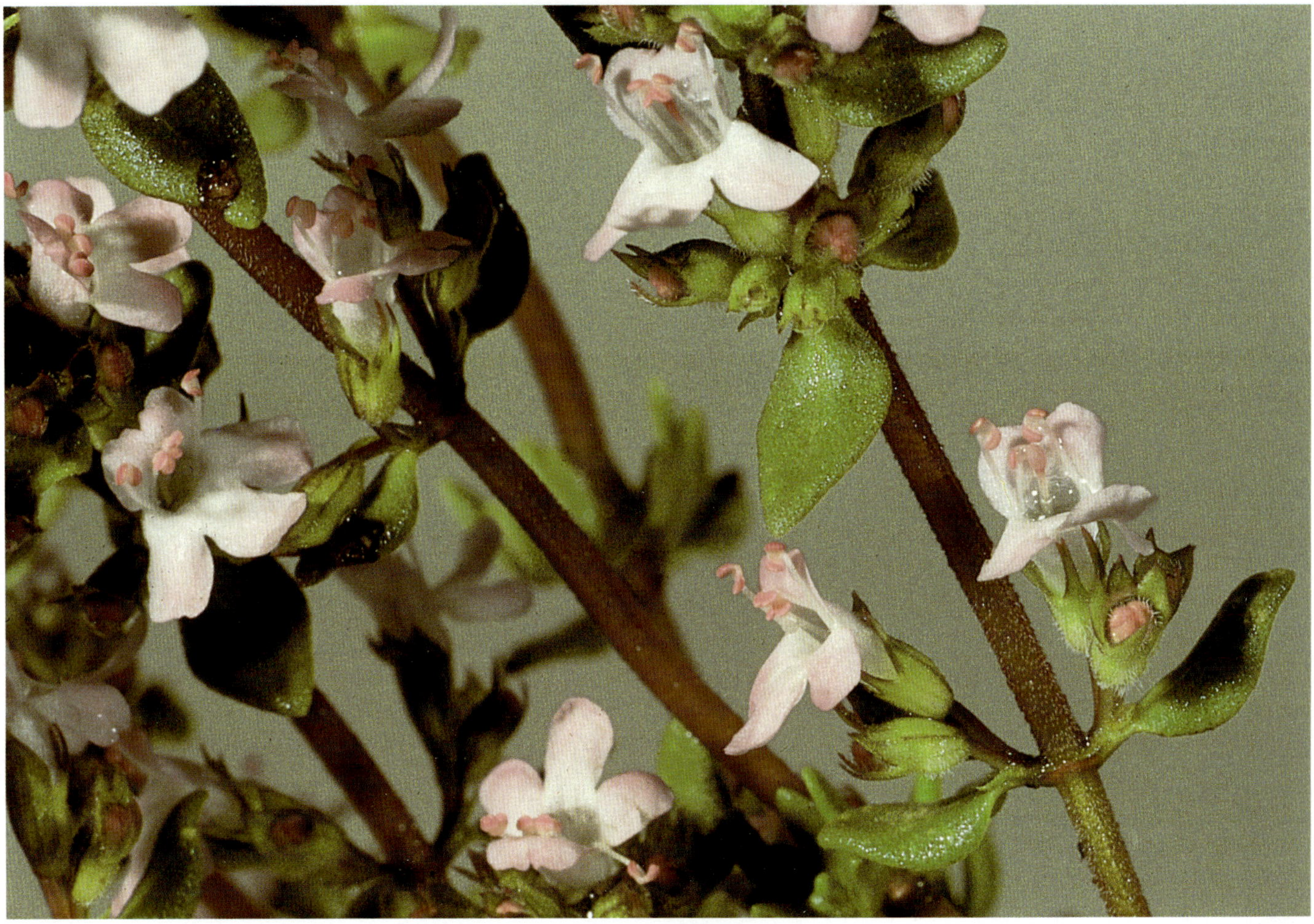

651 Weiss bis hellrosa gefärbte Blüten mit aus dem Schlund hervorragenden Staubbeuteln

Droge

Thymi herba = Thymiankraut
Bestehend aus den getrockneten Laubblättern, Blüten und Stengelspitzen von Thymus vulgaris L., von T. zygis L. oder von beiden Arten. Die Droge enthält mindestens 1,5% (V/m) ätherisches Öl und mindestens 0,5% (m/m) wasserdampfflüchtige Phenole, berechnet als Thymol.

Hauptinhaltsstoffe

Ätherisches Öl (z.B. Thymol, Carvacrol)

Gerbstoffe

Flavonoide

Wirkungen und Indikationen

Bronchospasmolytisch, expektorierend, antibakteriell.

Bei Katarrhen der Luftwege.

Äusserlich als antibakterielles und desodorierendes Mittel bei Entzündungen des Mund- und Rachenraumes und als hyperämisierendes Mittel in Einreibungen und Badezusätzen.

Dosierung / Teezubereitung

1–2 g (1–2 Teelöffel) auf 1 Tasse mit kochendem Wasser übergiessen und ziehen lassen.

Mehrmals täglich 1 Tasse trinken.

Umschläge: 5prozentiger Aufguss.

Auch in Fertigarzneimitteln enthalten.

Nebenwirkungen

Keine bekannt.

Bei Anwendung von reinem Thymol können Leibschmerzen und Kollaps auftreten.

Kontraindikationen

Keine bekannt.

Thymol bei Enterokolitis, Herzinsuffizienz, Schwangerschaft.

Interaktionen

Keine bekannt.

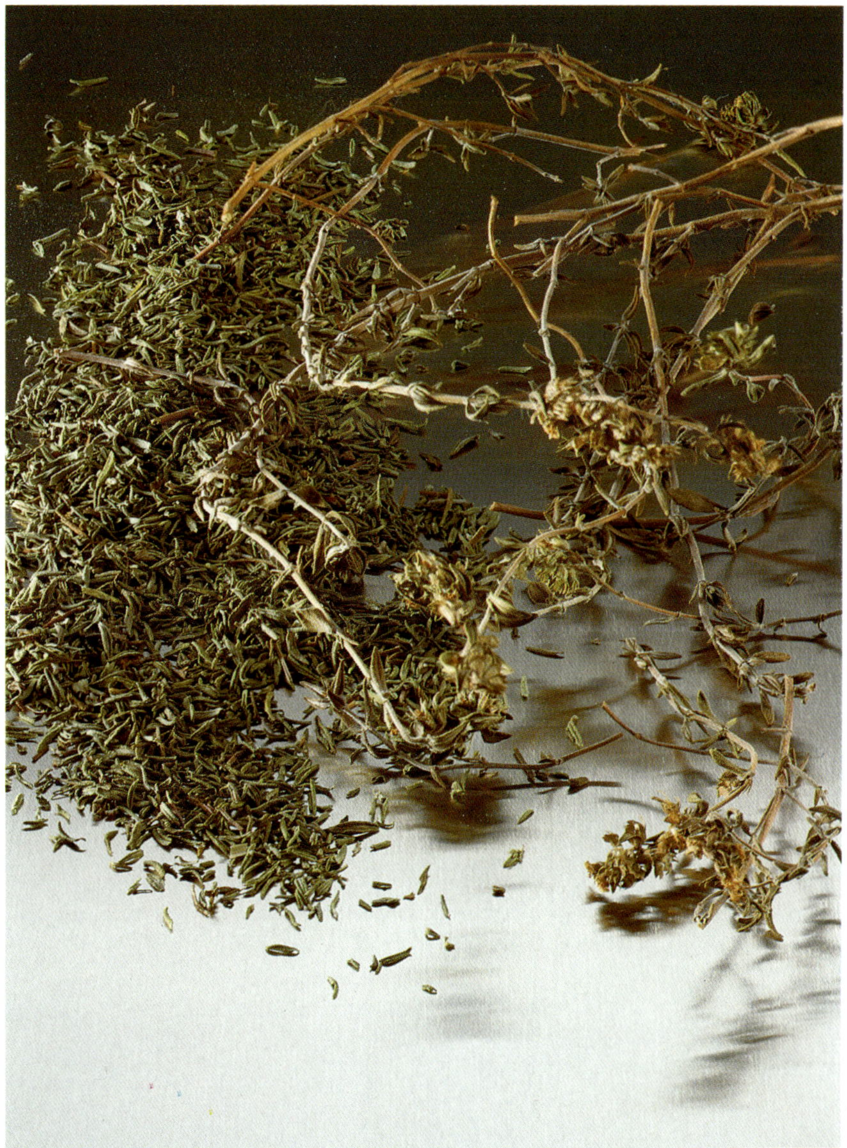

652 Thymi herba – Thymiankraut

Historisches

Der Thymian stand im Ruf empfängnisverhütend und abtreibend zu wirken. Weiter wurde er innerlich angewandt bei Katarrhen, Appetitmangel, als Diuretikum und Nervinum und äusserlich bei kalten Geschwulsten, blauen Augen, Zipperleinsschmerzen u.a.m.
Volksmedizin: als appetitförderndes, verdauungsförderndes, blähungstreibendes und wassertreibendes Mittel. Als Harndesinfiziens und Wurmmittel.

Verbreitung

Mittel- und Südeuropa.

Merkmale

Bis 40 m hoher Baum.

Blätter weich, unterseits gleichfarbig oder etwas heller grün als oberseits, die Adernwinkel der Unterseite mit weisslichen Bärtchen. Flügelförmiges Hochblatt als Stiel des Blütenstandes; dieser 3 bis 6blütig.

Frucht mit 4–5 hervortretenden Längsrippen.

Blütezeit: Juni

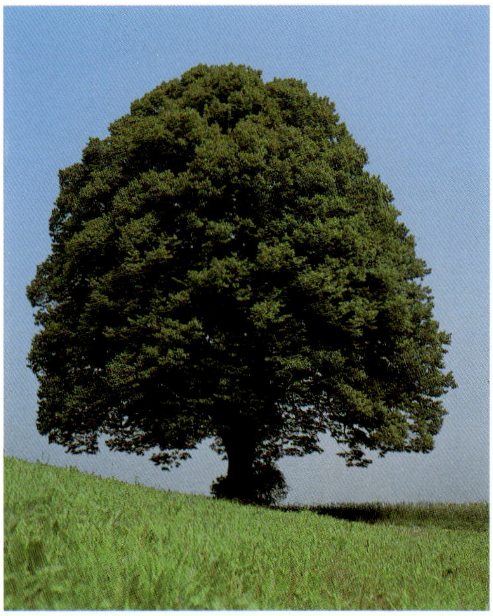

653 Jüngere Sommerlinde

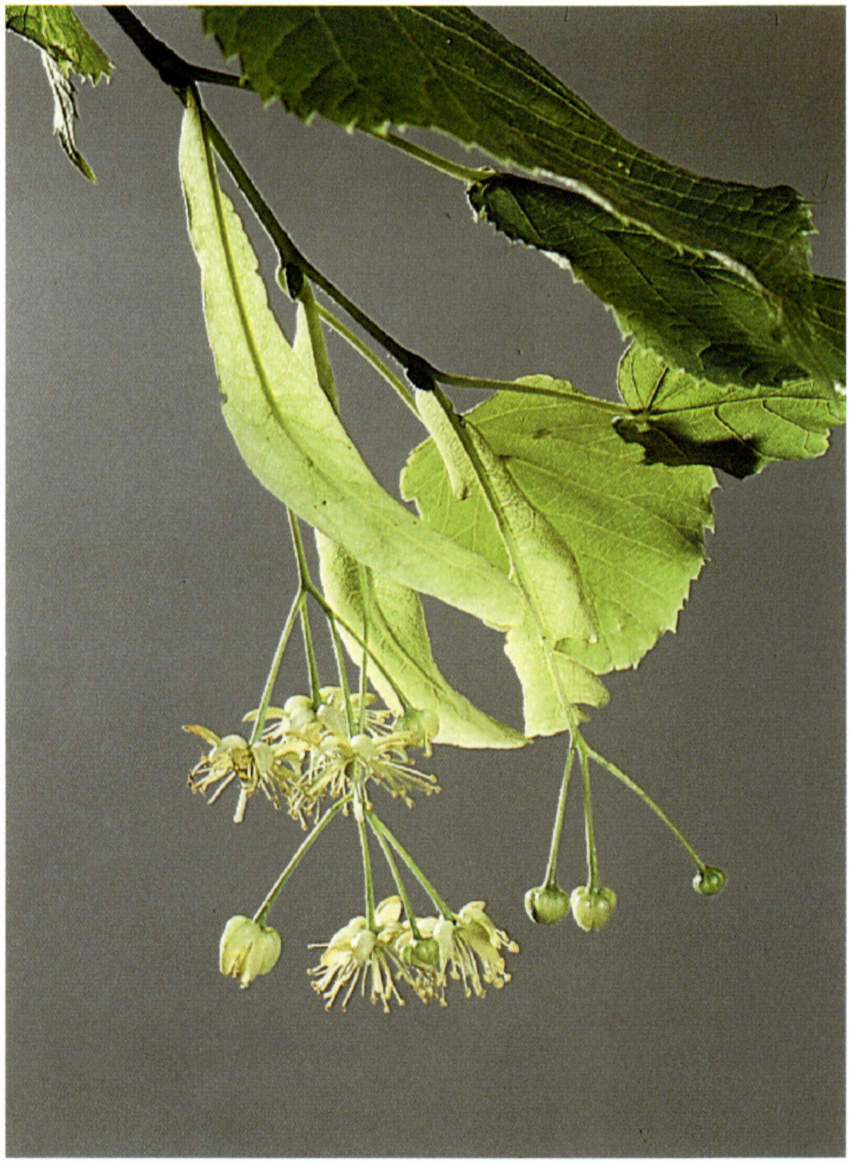

654 Blütenstände mit flügelförmigem Hochblatt

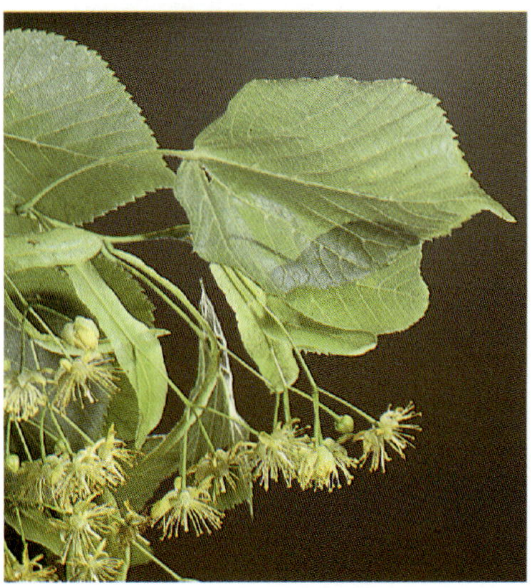

655 Laubblätter mit weisslichen Bärtchen

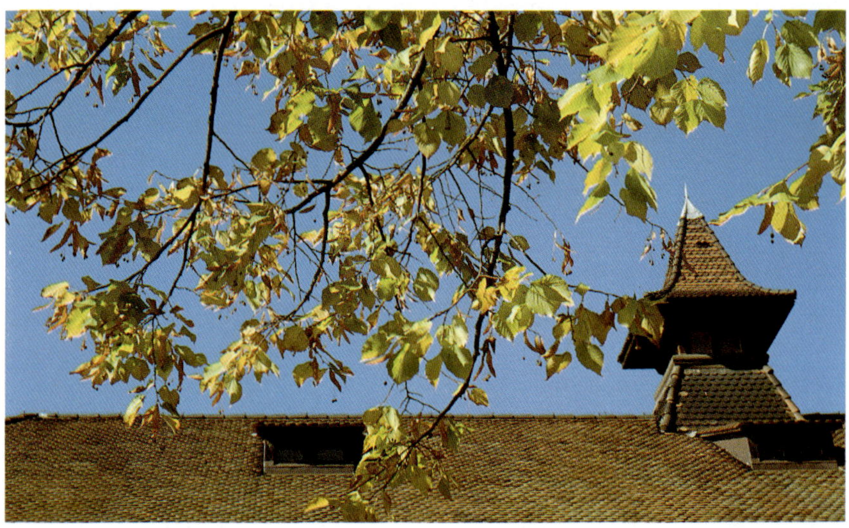

656 Lindenzweige im Botanischen Garten Brüglingen

Droge

Tiliae flos = Lindenblüten
Bestehend aus den getrockneten Blütenständen von Tilia cordata Miller und Tilia platyphyllos Scop.

Hauptinhaltsstoffe

Schleimstoffe

Gerbstoffe

Wirkungen und Indikationen

Diaphoretisch, reizlindernd.

Bei Erkältungs- und Infektionskrankheiten.

Dosierung / Teezubereitung

2 g (ca. 1 Teelöffel) auf eine Tasse mit kochendem Wasser übergiessen und ziehen lassen.

Auch in Fertigarzneimitteln enthalten.

Historisches

Die Lindenblüten benutzte man gegen Schwindel und Epilepsie, die Blätter und Rinde innerlich als wassertreibendes und menstruationsförderndes Mittel, äusserlich zu Umschlägen und die Samen gegen Nasenbluten.
Volksmedizin: als wassertreibendes, krampflösendes, appetit- und verdauungsförderndes Beruhigungsmittel. Lindensplintholz als Rheumamittel.

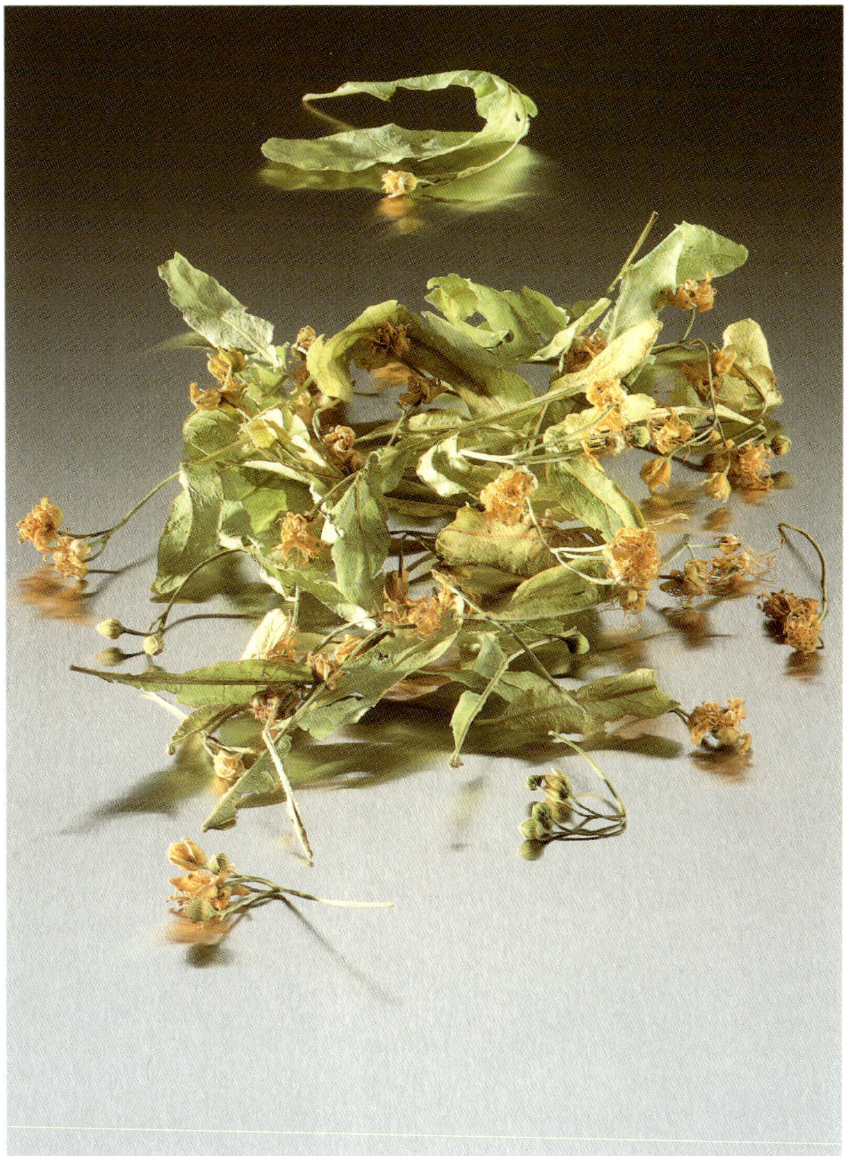

657 Tiliae flos – Lindenblüten

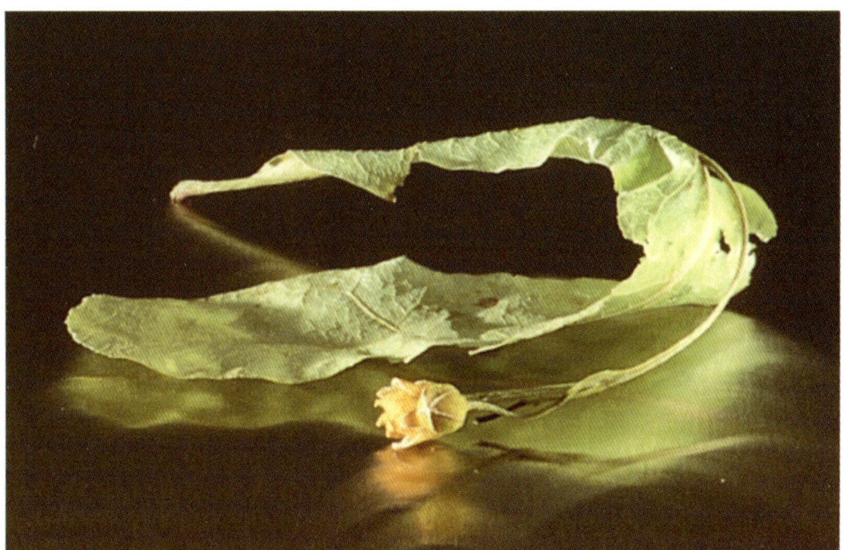

658 Netzaderiges Hochblatt mit Blütenstandsachse bis zur Mitte verwachsen ►

Verbreitung

Heimat Südwestasien; heute als Kulturpflanze weit verbreitet.

Merkmale

Aufrechter Stengel 10–50 cm hoch.

Blätter 3zählig; Teilblätter gezähnelt, 2–5 cm lang.

Blüten zu 1–2 in den Blattachseln, fast sitzend.

Frucht abstehend, flach, 8–14 cm lang.

Blütezeit: April bis Juli

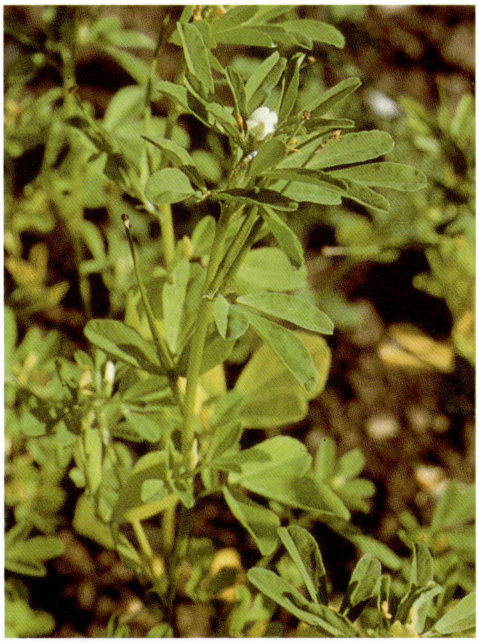

659 Pflanze mit weisslicher Endblüte

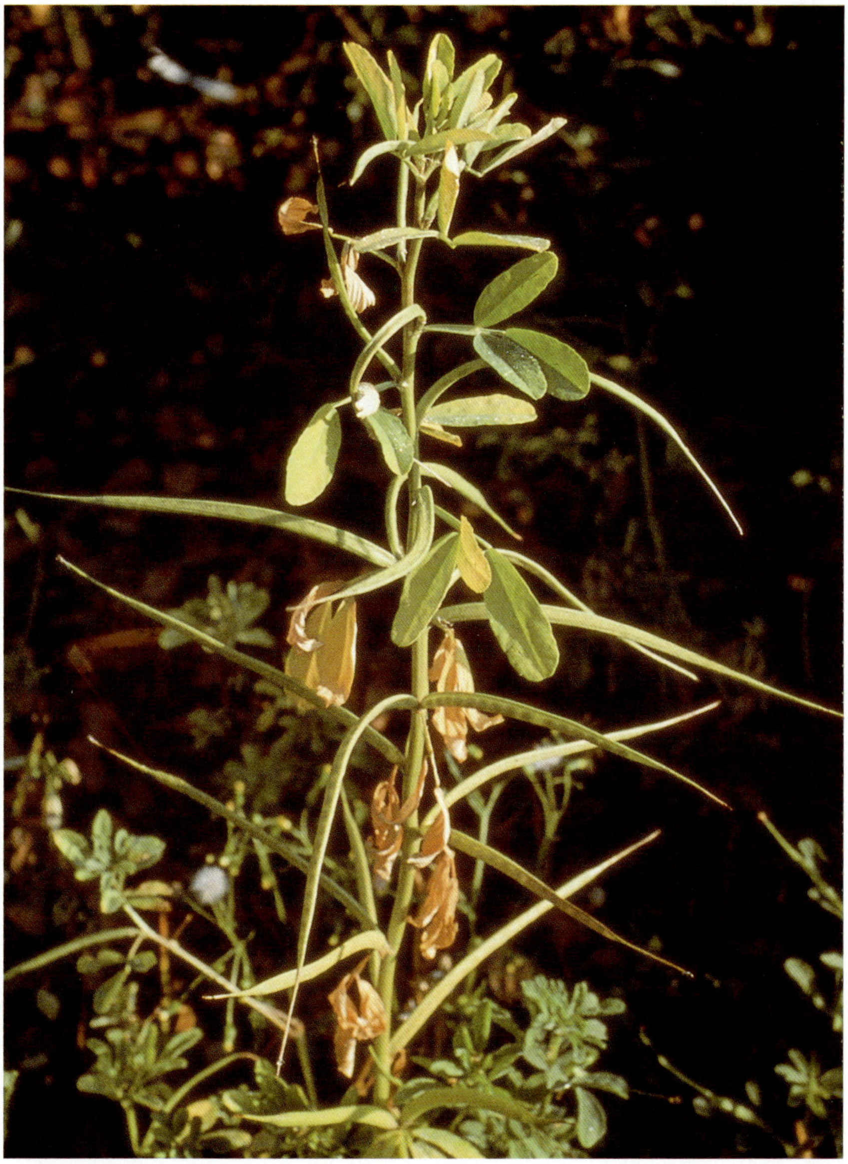

660 Fruchtende Pflanze

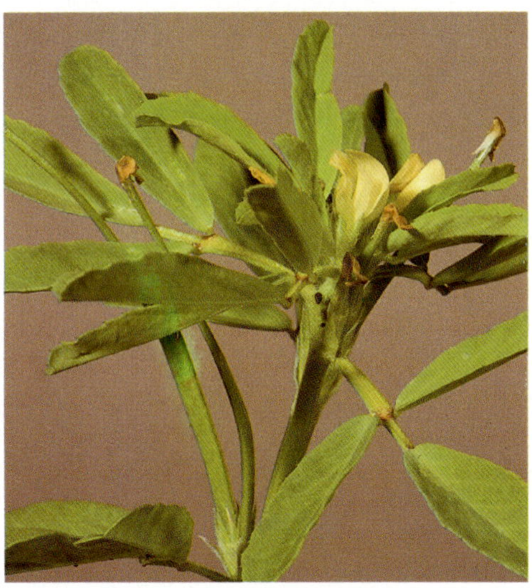

661 Blüten in den Blattachseln

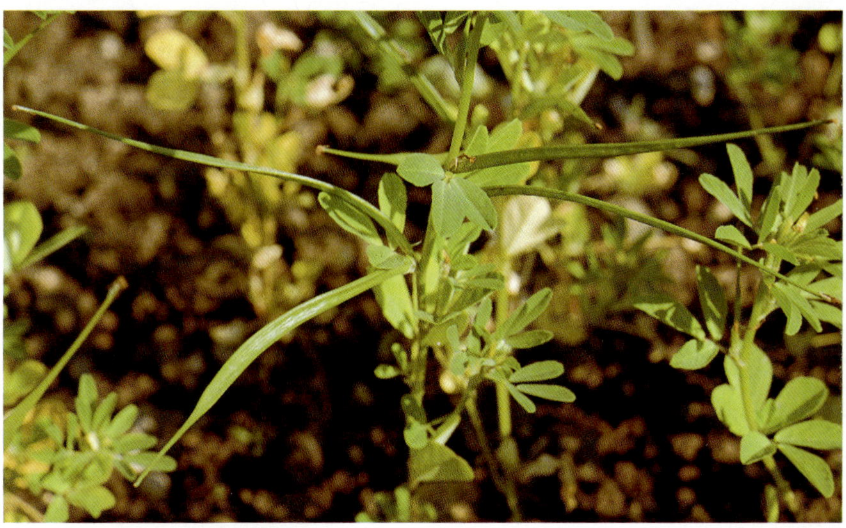

662 Abstehende Hülsen

Griechischer Bockshornklee

Droge

Foenugraeci semen = Bockshornkleesamen
Bestehend aus den reifen, trockenen Samen von Trigonella foenum-graecum L.

Hauptinhaltsstoffe

Schleimstoffe

Bitterstoffe

Saponine

Flavonoide

Wirkungen und Indikationen

Äusserlich:
Als Breiumschlag bei lokalen Entzündungen.
Innerlich:
Bei Appetitlosigkeit.

Dosierung

Äusserlich:
Ca. 100 g gepulverte Samen mit heissem Wasser anrühren oder zu Brei kochen; so heiss wie möglich anwenden.

Umschlag 3–4mal täglich erneuern.

Auch in Fertigarzneimitteln enthalten.

Nebenwirkungen

Bei äusserlicher Anwendung Hautreaktionen.

Kontraindikationen

Keine bekannt.

Interaktionen

Keine bekannt.

Historisches

Die ursprüngliche Heimat des griechischen Bockshornklees ist wahrscheinlich Indien. Von dort verbreitete er sich nach Westen und diente vor allem als Futterpflanze. Medizinisch angewandt wurde er in Form von Umschlägen bei inneren und äusseren Geschwüren, zur Beseitigung von Haaren, Schopf, Narben und Stuhlzwang und als Sitzbad bei Frauenleiden. Das Pulver auf den Kopf gestreut, sollte die Läuse vertreiben. Benutzt wird er heute noch bei der Herstellung von Vanilleextrakten.
Volksmedizin: innerlich als aufweichendes Mittel bei Katarrhen. Das Pulver esslöffelweise als stärkendes Mittel. Zur Blutzuckersenkung und Milchförderung.

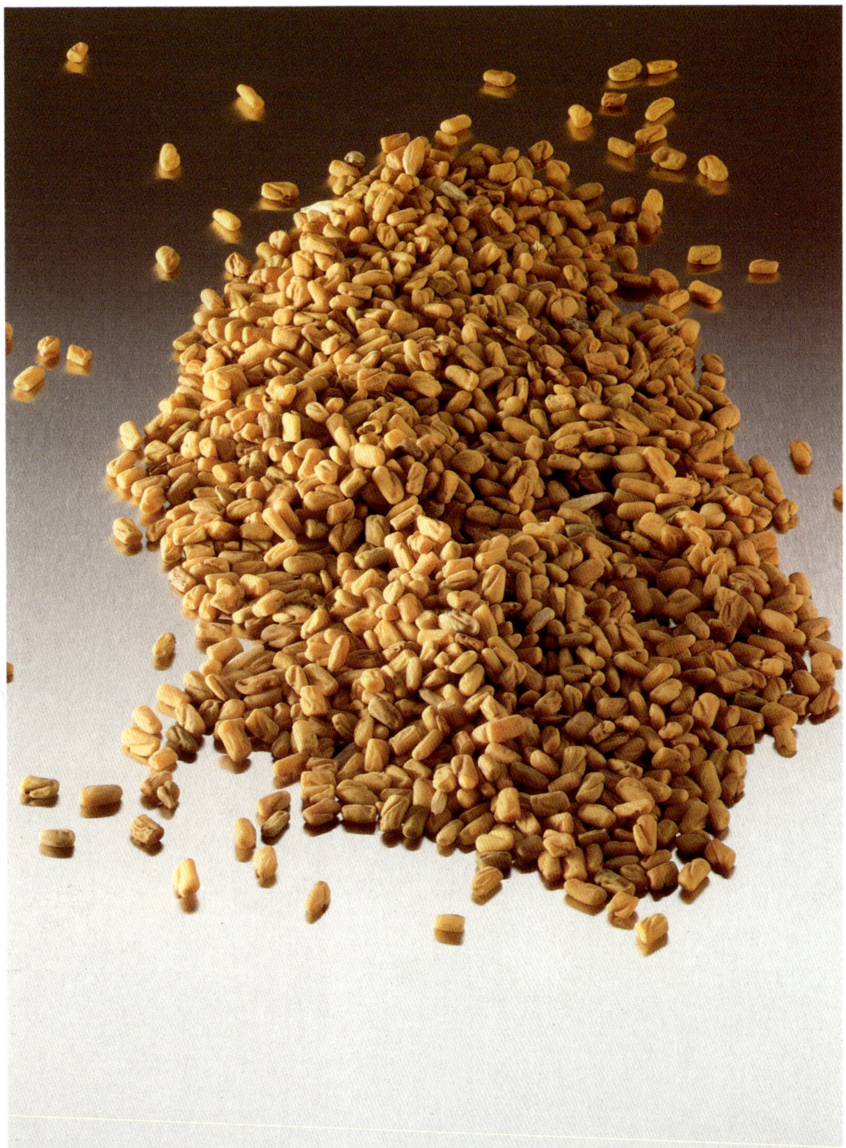

663 Foenugraeci semen – Bockshornkleesamen

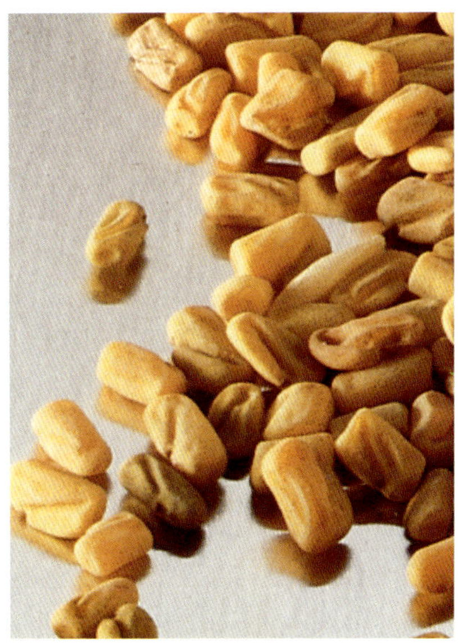

664 Rhomben- oder rautenförmige Samen mit Furche ►

Verbreitung

Europa und Westasien; in Nordamerika eingeschleppt.

Merkmale

Stengel nur mit einem Blütenkopf, 5 bis 15 cm, zur Fruchtzeit bis 30 cm hoch werdend.

Stengelblätter schuppenförmig; grundständige Blätter erst nach der Blüte erscheinend, gross und unterseits weissfilzig.

Blütenköpfe bis 3 cm im Durchmesser.

Blütezeit: März bis April

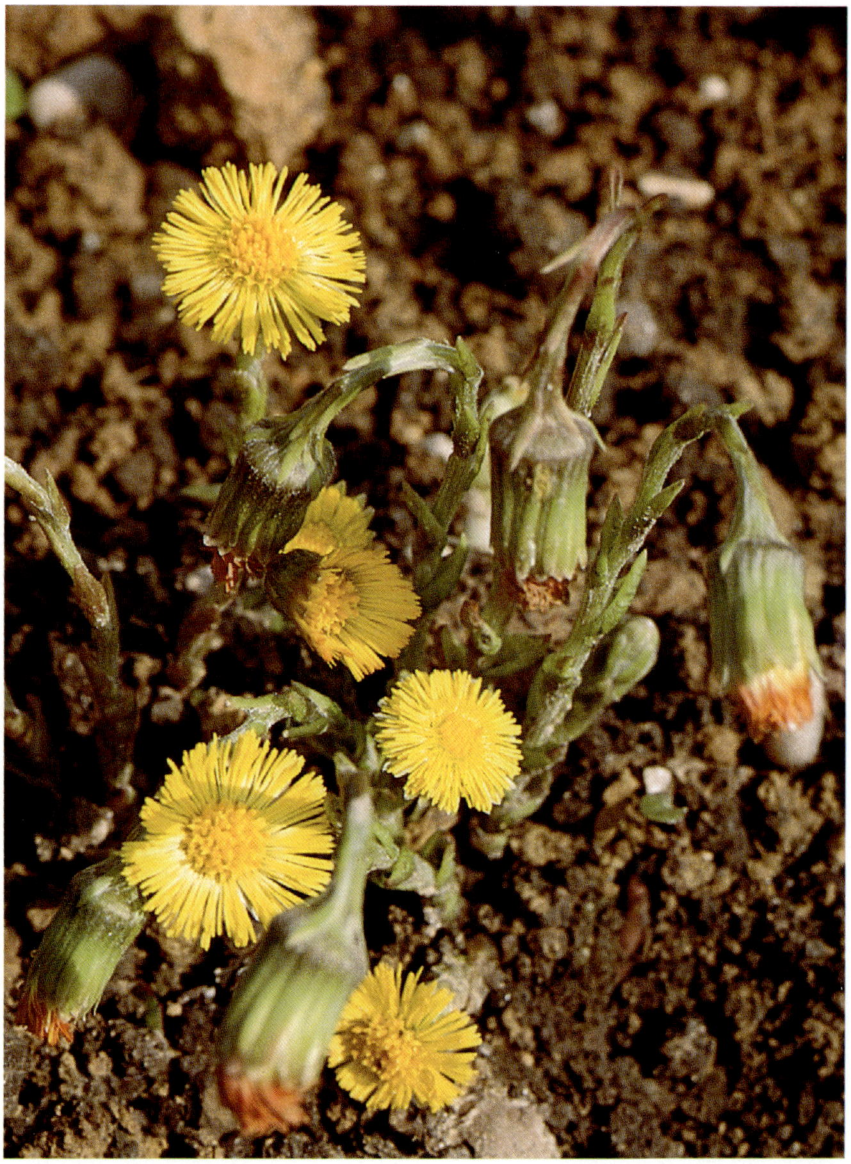

666 Blühende Pflanzen mit schuppenförmigen Stengelblättern

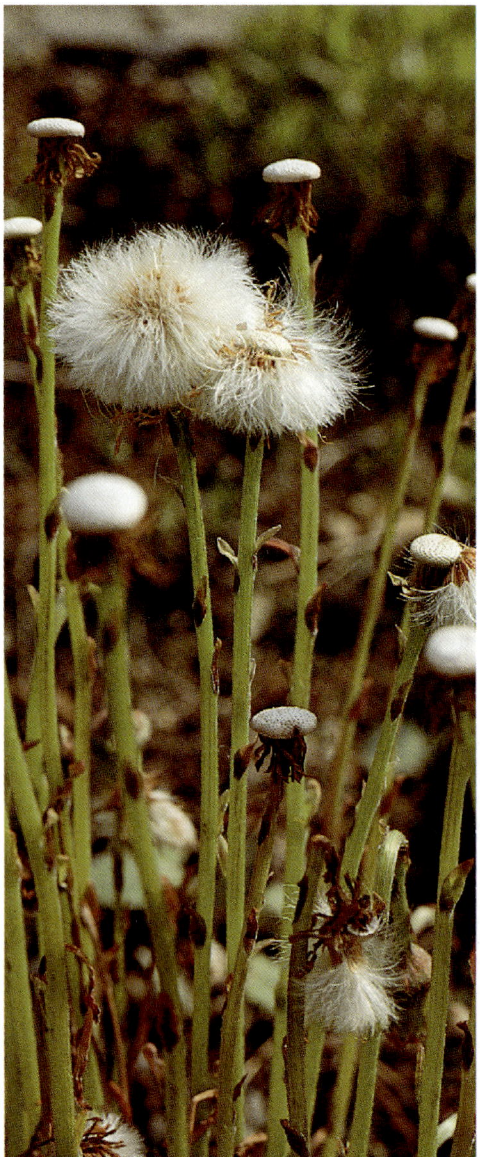

665 Fruchtstände: Früchte mit Pappus

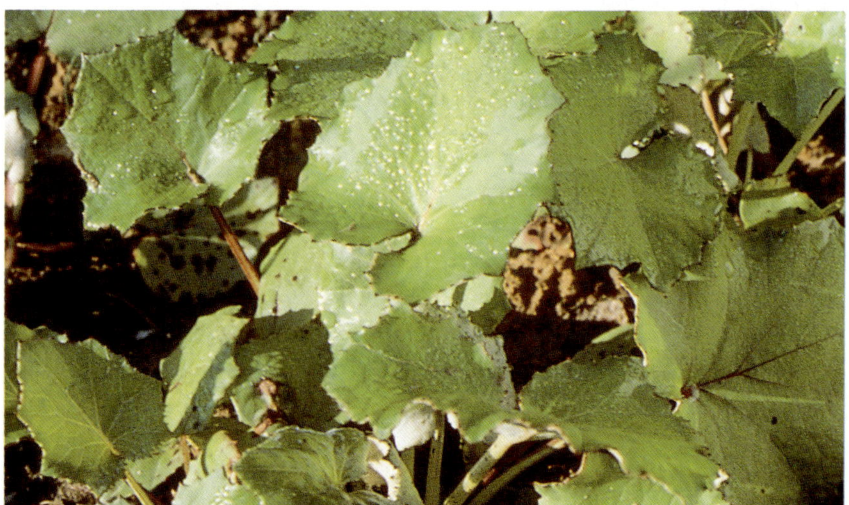

667 Grosse, grundständige Laubblätter

Droge

Farfarae folium = Huflattichblätter
Bestehend aus den frischen oder getrockneten Laubblättern von Tussilago farfara L.

Ph.Helv. VII:
Farfarae flos = Huflattichblüte

Hauptinhaltsstoffe

Schleimstoffe

Gerbstoffe

Flavonoide

Pyrrolizidin-Alkaloide

Wirkungen und Indikationen

Reizlindernd, entzündungshemmend.

Bei Katarrhen der Atemwege mit Husten und Heiserkeit, sowie Entzündungen der Mund- und Rachenschleimhaut.

Dosierung / Teezubereitung

1,5–2,5 g (1–2 Teelöffel) auf eine Tasse mit kochendem Wasser übergiessen und ziehen lassen.
Tagesdosis: 4,5–6 g Droge (max. 10 µg Pyrrolizidinalkaloide). Für Pyrrolizidinalkaloide mit einem 1,2-ungesättigten Necingerüst und deren N-Oxide wurden tierexperimentell kanzerogene und hepatotoxische Wirkungen nachgewiesen. Im Sinne einer Vorsichtsmassnahme sollte die Droge deshalb nicht länger als 4–6 Wochen pro Jahr therapeutisch eingesetzt werden. Auf die Anwendung von Blütenständen, Kraut und Wurzeln sollte verzichtet werden.

Nebenwirkungen

Keine bekannt.

Kontraindikationen

Schwangerschaft, Stillzeit.

Interaktionen

Keine bekannt.

Historisches

Der Huflattich war in der Antike gut bekannt. Die Blätter wurden in Form von Umschlägen bei Entzündungen, zur Räucherung bei Husten, zur Öffnung von Abszessen in der Brust und die Wurzel als Trank zur Austreibung des toten Embryos eingesetzt. Später kamen die Anwendungen bei Leber- und Magenbeschwerden, gegen Fieber, Kopfschmerzen, Hämorrhoiden und Verbrennungen dazu.
Volksmedizin: Hustenmittel.

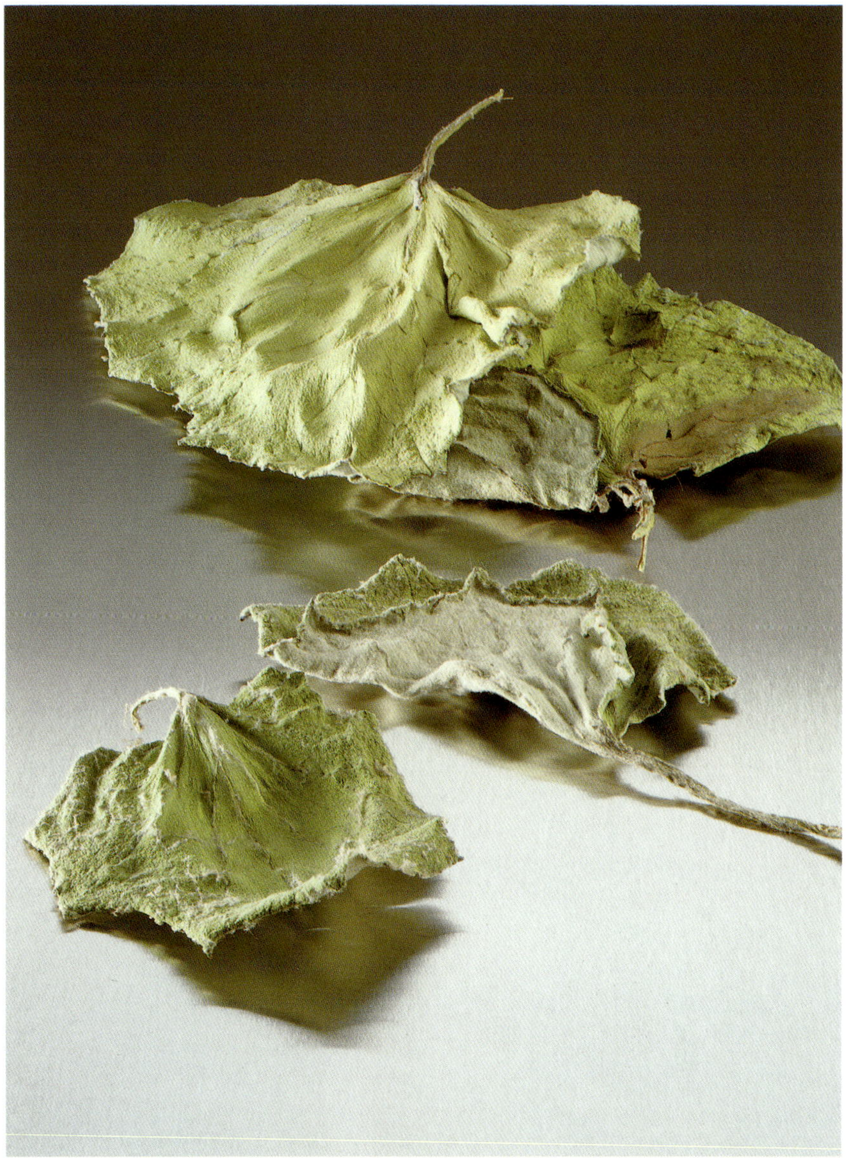

668 Farfarae folium – Huflattichblätter

Urginea maritima (L.) Baker Liliaceae (Hyacinthaceae)

Verbreitung

Mittelmeergebiet; vor allem in Portugal.

Merkmale

50–150 cm hohe Zwiebelpflanze; Stengel oft rot überlaufen; Zwiebel bis 20 cm im Durchmesser mit braunroten Häuten.

Blätter 3–10 cm breit, zur Blütezeit meist verwelkt.

Blütenstand eine reichblütige Traube mit mehr als 50 Blüten; Blütenstiele 1–3 cm lang.

Blütezeit: Juli bis August

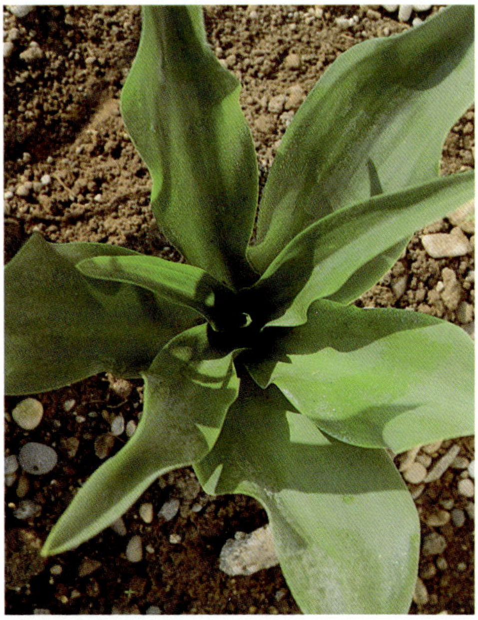

669 Blattrosette

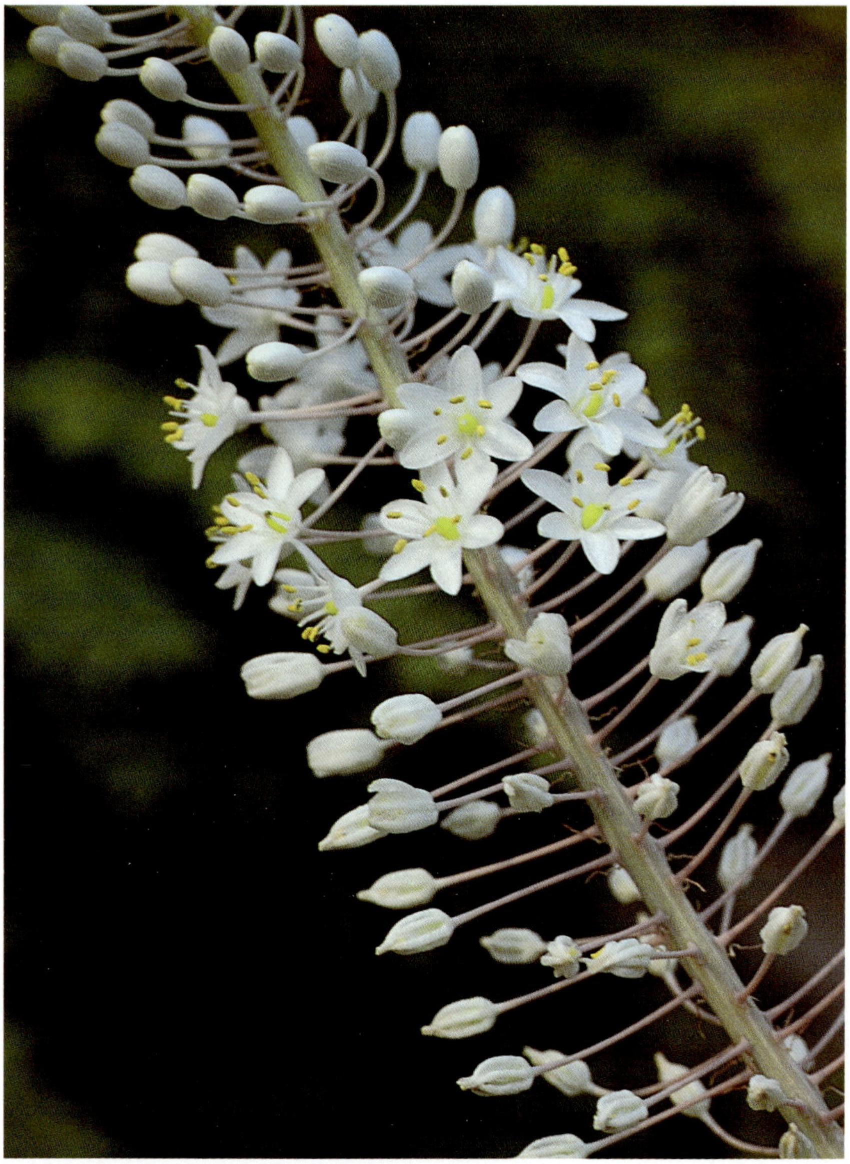

670 Blühfolge von unten nach oben

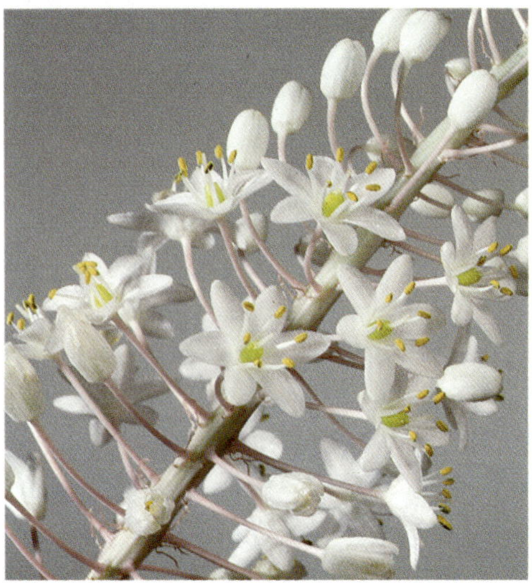

671 Einzelne Blüten

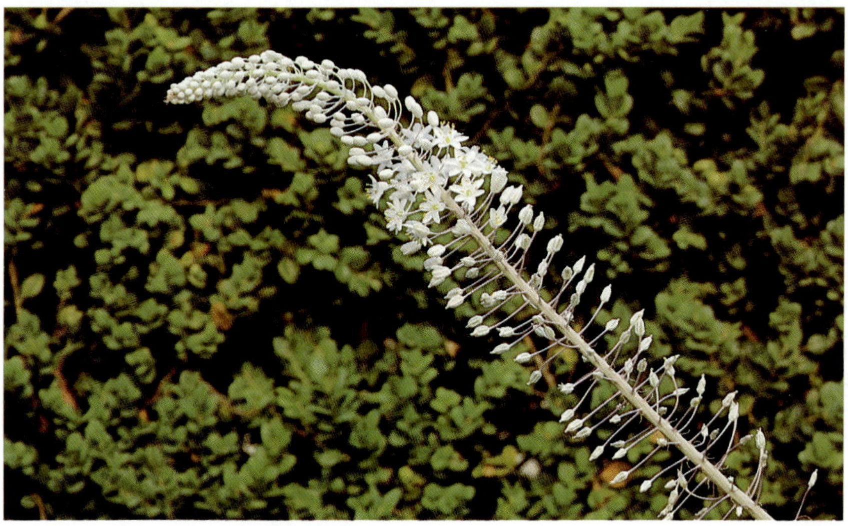

672 Langgestreckte, reichblütige Traube

Droge

Scillae bulbus = Meerzwiebel
Bestehend aus den geschnittenen, mittleren, getrockneten Blättern der weisszwiebeligen Rasse von Urginea maritima (L.) Baker.

Hauptinhaltsstoffe

Herzglykoside (Bufadienolide)

Flavonoide

Wirkungen und Indikationen

Positiv inotrop, negativ chronotrop, negativ dromotrop, positiv bathmotrop.

Bei leichten Formen von Herzinsuffizienz.

Dosierung

Sollte nur in Form von kontrollierten Fertigarzneimitteln verwendet werden. In der Rezeptur ist ein standardisierter Trockenextrakt einzusetzen.

Nebenwirkungen

Übelkeit, Erbrechen, Magenbeschwerden, Durchfall, unregelmässiger Puls.

Kontraindikationen

Digitalisintoxikation, Hyperkalzämie, Kaliummangelzustände, Bradykardien, ventrikuläre Tachykardien.

Vorsicht ist geboten bei Erregungsleitungsstörungen und bei intravenöser Kalziumtherapie.

Interaktionen

Chinidin, Kalzium, Saluretika, Laxantien, Glukokortikoide.

Historisches

Die Meerzwiebel gehört seit der Antike zum Arzneimittelschatz. Innerlich wurde sie vor allem als Expektorans und Diuretikum und äusserlich zur Behandlung von Warzen, Frostbeulen, Brandwunden und Rissen an den Füssen verwendet. Aus der Meerzwiebel stellte man Wein, Öl und Essig her. Der Essig sollte Würmer vertreiben, mit Sauerhonig zusammen u.a. gegen Hüftschmerzen helfen und äusserlich angewandt gegen wackelnde Zähne und Mundgeruch wirken. Die Meerzwiebel war Bestandteil von Ratten- und Mäusegift.

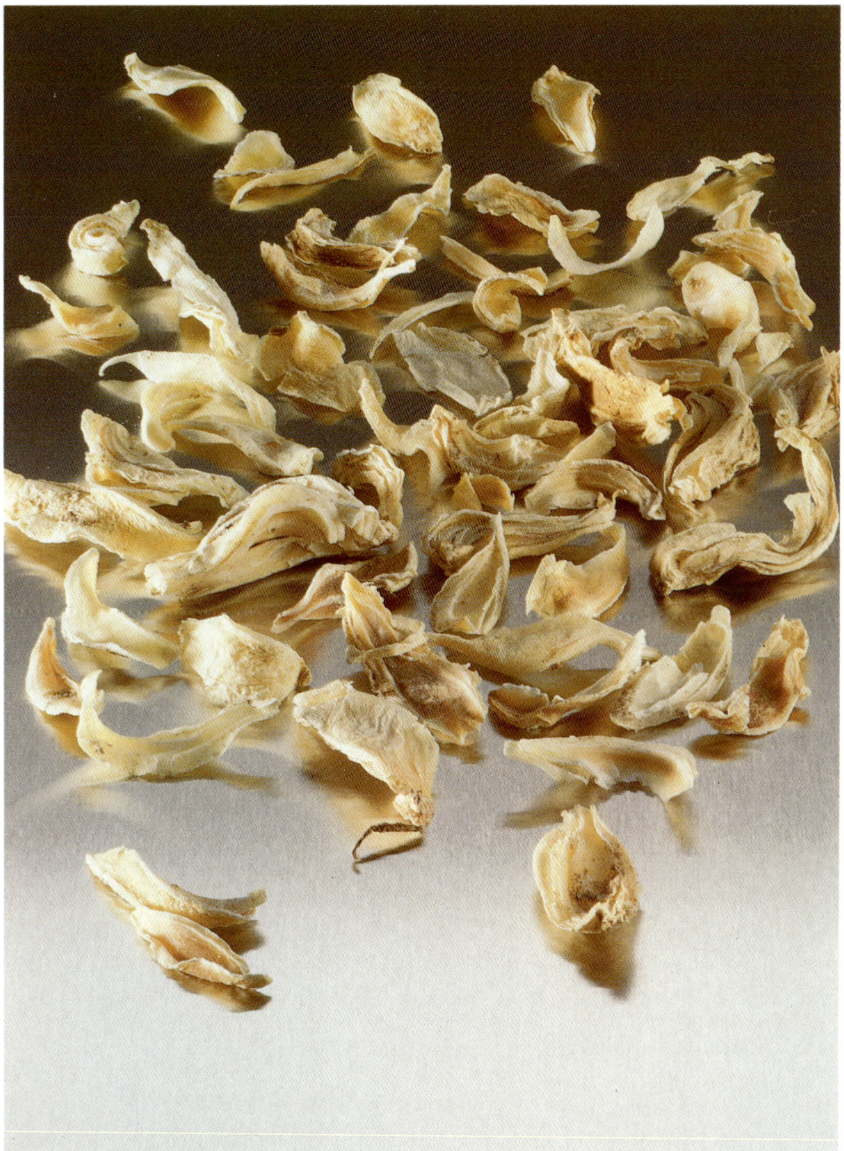

673 Scillae bulbus – Meerzwiebel

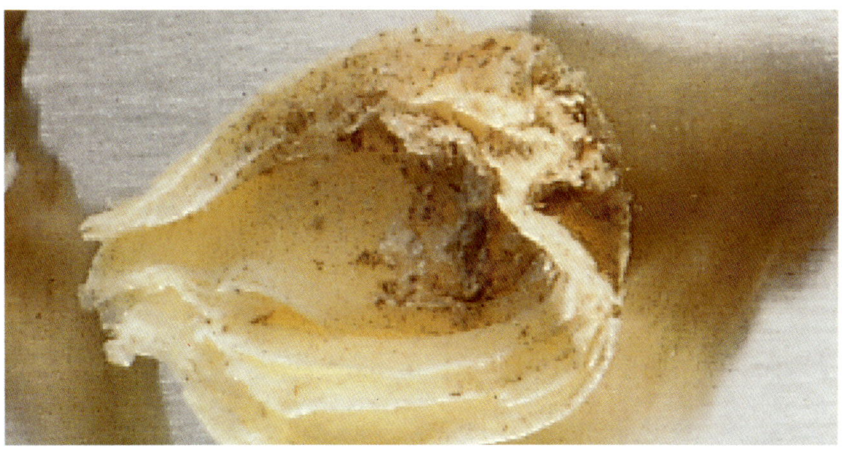

674 Aufgeschnittene Zwiebelschuppen

Urtica dioica L. Urticaceae

Verbreitung

Ausser in tropischen und arktischen Gebieten weltweit verbreitet.

Merkmale

Ausdauernde, 50–150 cm hohe Pflanze mit Brennhaaren und vierkantigem Stengel.

Blätter dunkelgrün, meist über 5 cm lang.

Pflanze zweihäusig; die Blütenstände länger als die benachbarten Blattstiele.

Blütezeit: Juni bis September

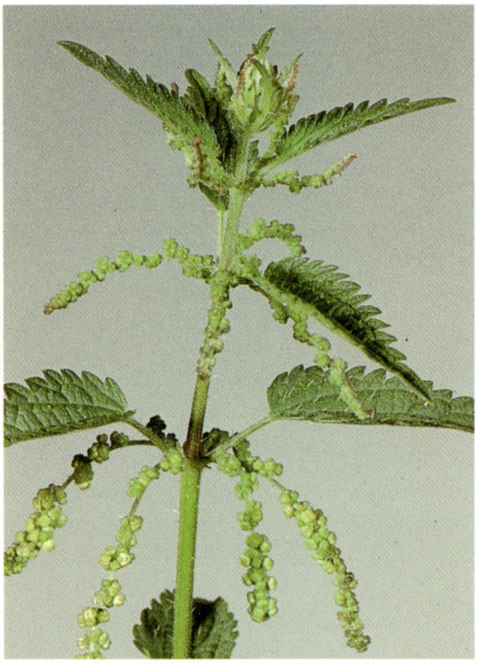

675 Junge Blütenstände

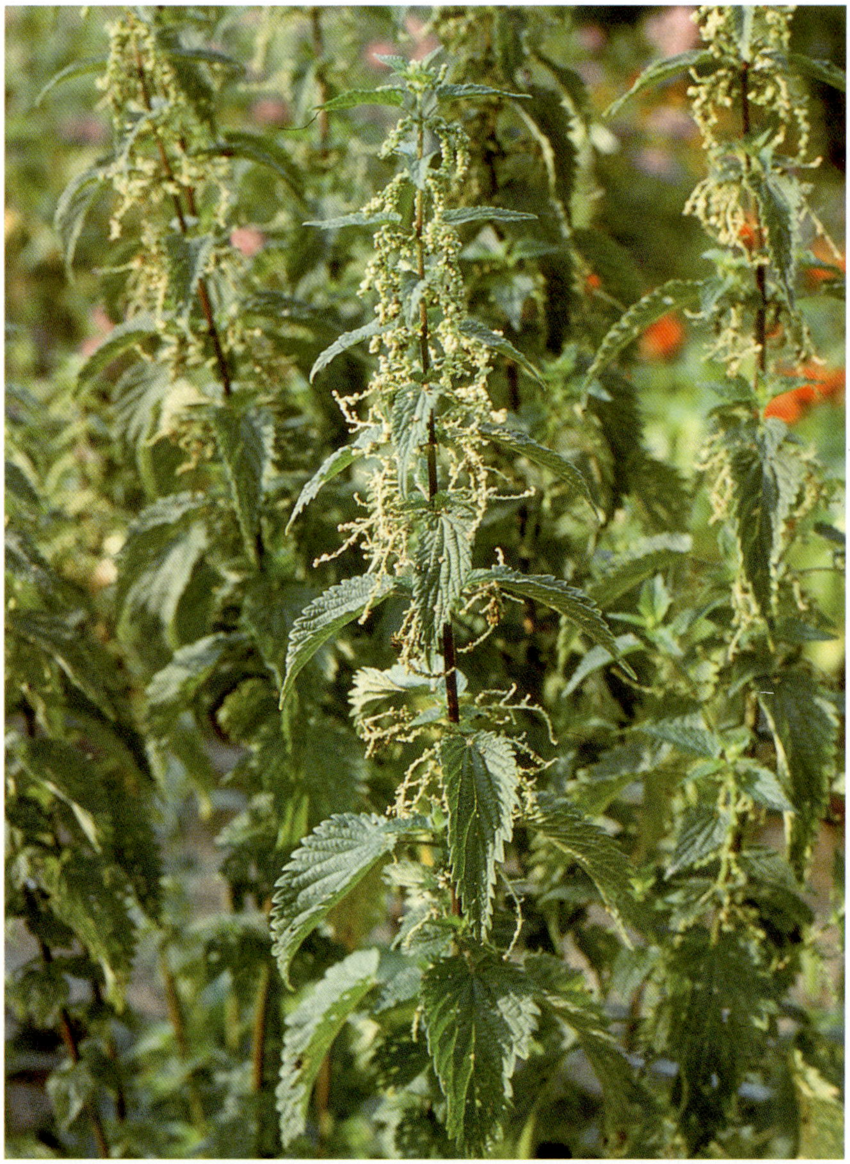

676 Gruppe von dicht beisammen wachsenden Brennesseln

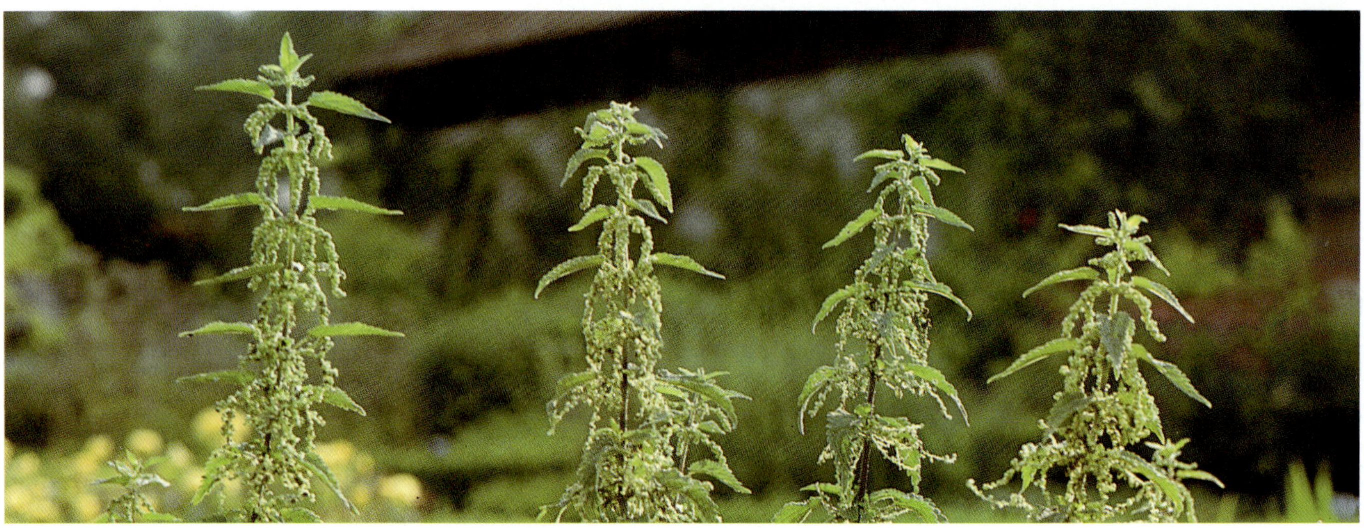

677 Blütenstände in den Blattachseln entspringend

Droge

Urticae radix = Brennesselwurzel
Bestehend aus den unterirdischen Teilen von Urtica dioica L., Urtica urens L. und/oder deren Hybriden.

Urticae herba = Brennesselkraut
Bestehend aus den während der Blüte gesammelten frischen oder getrockneten oberirdischen Teilen.

Urticae folium = Brennesselblätter
Bestehend aus den während der Blüte gesammelten frischen oder getrockneten Blättern.

Hauptinhaltsstoffe

Blatt- und Krautdroge:
Mineralsalze (v.a. Kalzium- und Kaliumsalze)
Kieselsäure

Wurzeldroge:
Phytosterine (z.B. Sitosterin)
Cumarine (z.B. Scopoletin)

Wirkungen und Indikationen

Blatt- und Krautdroge:
Innerlich zur Durchspülung bei entzündlichen Erkrankungen der ableitenden Harnwege und bei Nierengriess zur Vorbeugung und Behandlung.

Innerlich und äusserlich zur unterstützenden Behandlung rheumatischer Beschwerden.

Wurzeldroge:
Bei Miktionsbeschwerden bei Prostataadenom Stadium I und II.

Dosierung / Teezubereitung

Blatt- und Krautdroge:
1,5 g (2 Teelöffel) auf eine Tasse mit kochendem Wasser übergiessen und ziehen lassen; 5–8mal täglich 1 Tasse trinken.

Wurzeldroge:
1,5 g (1 Teelöffel) auf eine Tasse mit kochendem Wasser übergiessen und ziehen lassen; 3–4mal täglich 1 Tasse trinken.

Auch in Fertigarzneimitteln enthalten.

Nebenwirkungen

Wurzeldroge:
Leichte Magen-Darm-Beschwerden.

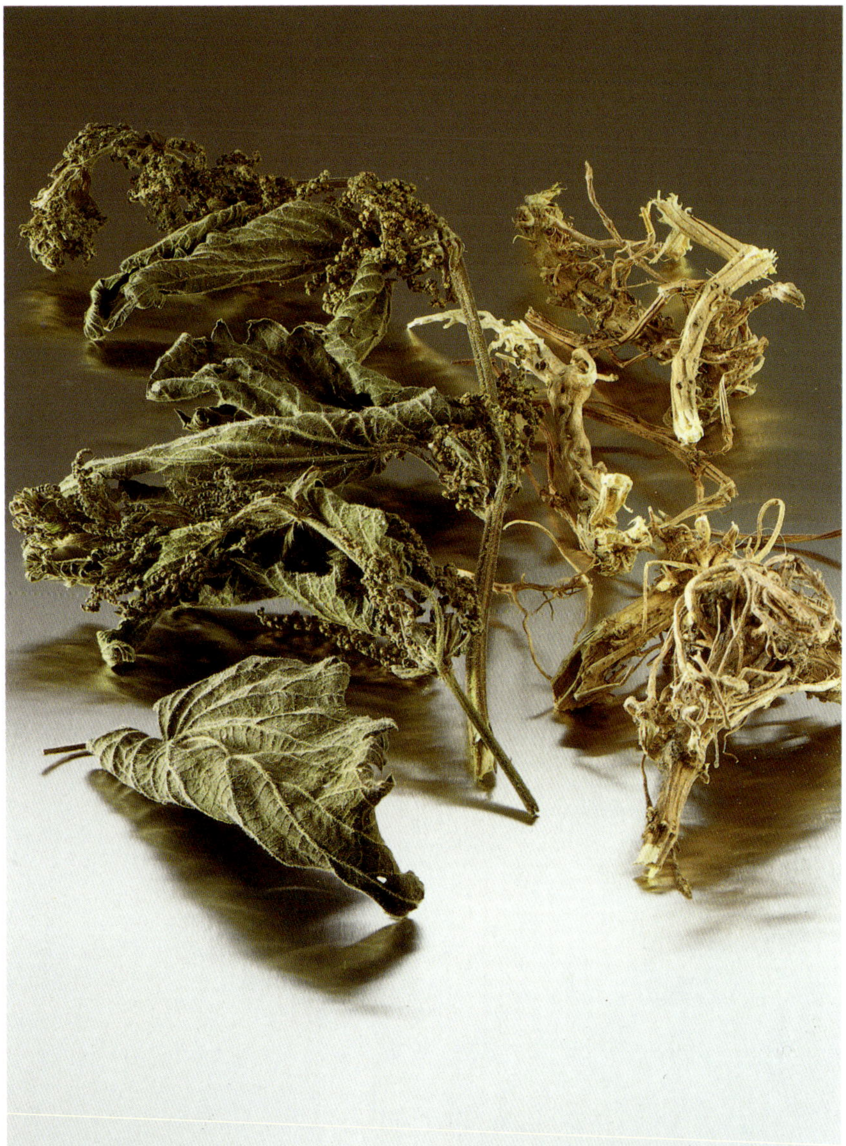

678 Urticae radix, herba und folium – Brennesselwurzel, -kraut, -blätter

Kontraindikationen

Blatt- und Krautdroge:
Keine Durchspülungstherapie bei Ödemen infolge eingeschränkter Herz- oder Nierentätigkeit.

Interaktionen

Keine bekannt.

Historisches

Die Brennessel hatte in früheren Zeiten eine grosse Anzahl von Anwendungsmöglichkeiten. Wie z.B. bei Nasenbluten, Hundebiss, Geschwüren sowie Lungen- und Brustfellentzündungen.
Bekannt ist auch die Peitschung (Urticatio) mit frischen Brennesselblättern bei rheumatisch oder paralytisch gelähmten Gliedern.
Volksmedizin: innerlich als "blutstillendes" Mittel, als Bestandteil von "antidiabetischen" Tees, zur Förderung der Wundheilung, bei Gallenwegserkrankungen, äusserlich zur Pflege der Kopfhaut und Haare, gegen Kopfschuppen und zu fetten Haaren.

Verbreitung

Fast ganz Europa; westliches Sibirien und Kleinasien.

Merkmale

Sommergrüner Strauch, bis 50 cm hoch; junge Zweige grün und kantig.

Blätter zugespitzt und fein gezähnelt.

Blüten einzeln in den Blattachseln, krugförmig.

Frucht beerenartig; Fruchtfleisch und Saft dunkel.

Blütezeit: April bis Juni

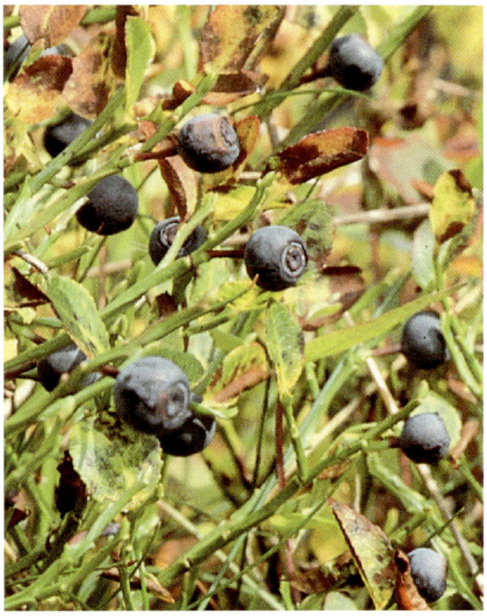

679 Fruchtende Pflanzen

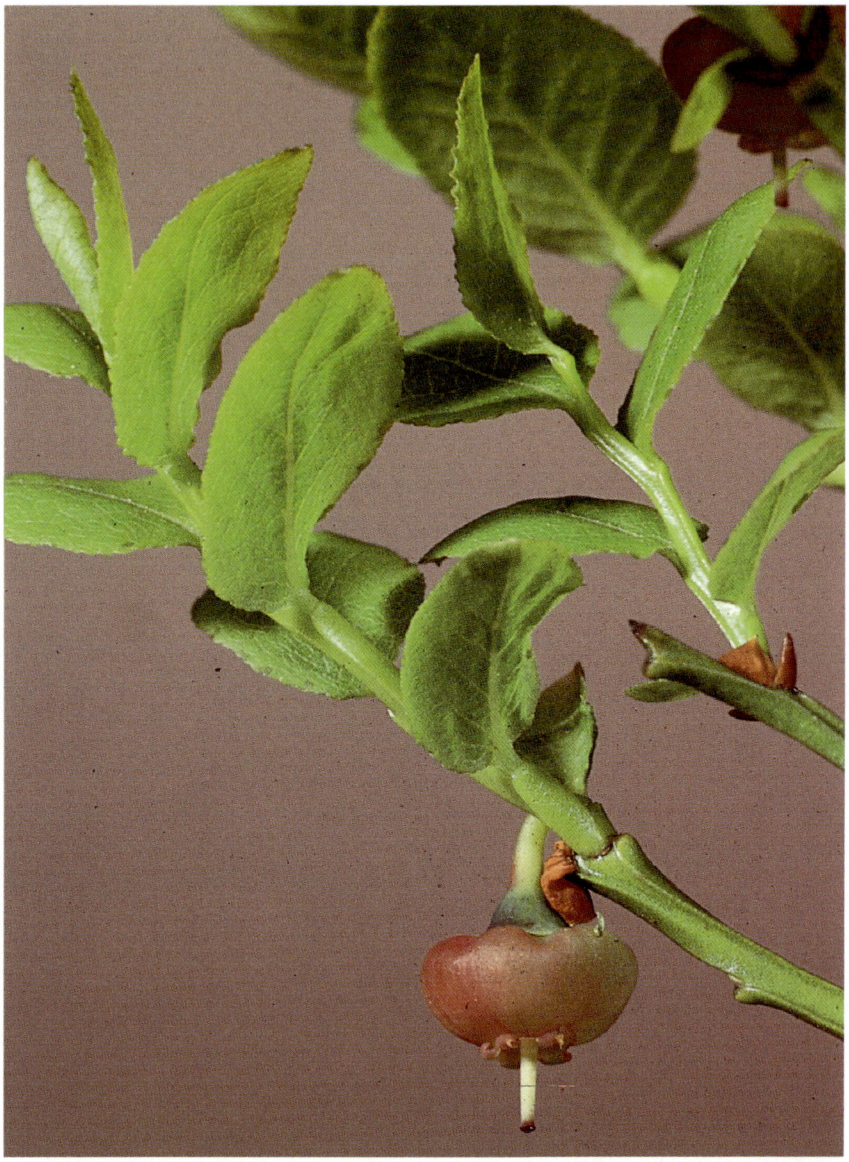

680 Hängende Blüte an einem jungen, kantigen Zweig

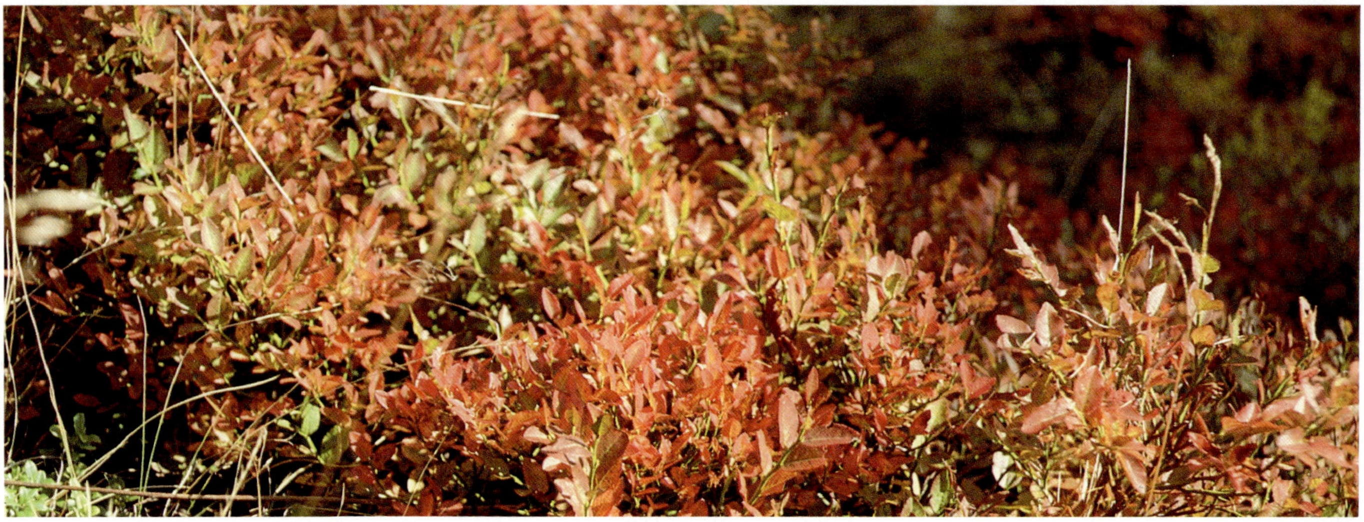

681 Heidelbeerzwergsträucher im Herbst

Heidelbeere

Droge

Myrtilli fructus = Heidelbeeren
Bestehend aus den reifen, getrockneten Früchten von Vaccinium myrtillus L., mit einem Gehalt von mindestens 1,5% Gerbstoff.

Hauptinhaltsstoffe

Gerbstoffe

Anthocyane

Flavonoide

Wirkungen und Indikationen

Adstringierend.

Bei unspezifischen akuten Durchfallerkrankungen. Zur lokalen Therapie leichter Entzündungen der Mund- und Rachenschleimhaut.

Dosierung / Teezubereitung

Innerlich:
5–10 g (1 Teelöffel–1 Esslöffel) zerquetschte Droge auf 1 Tasse kalt ansetzen und aufkochen lassen; 4–6mal täglich 1 Tasse oder 2–6mal täglich 1 Esslöffel Droge kauen.

Äusserlich:
10% Dekokt.

Auch in Fertigarzneimitteln enthalten.

Nebenwirkungen

Keine bekannt.

Kontraindikationen

Keine bekannt.

Interaktionen

Keine bekannt.

Historisches

Die getrockneten Heidelbeeren wurden gegen Fieber und Durchfall empfohlen. Ihren Saft verwendete man zum Färben des künstlichen Rotweines u.a.m.
Volksmedizin: gegen Durchfall, Blasenleiden, Husten, Mundfäule und Madenwürmer. Als blutzuckersenkendes Mittel.

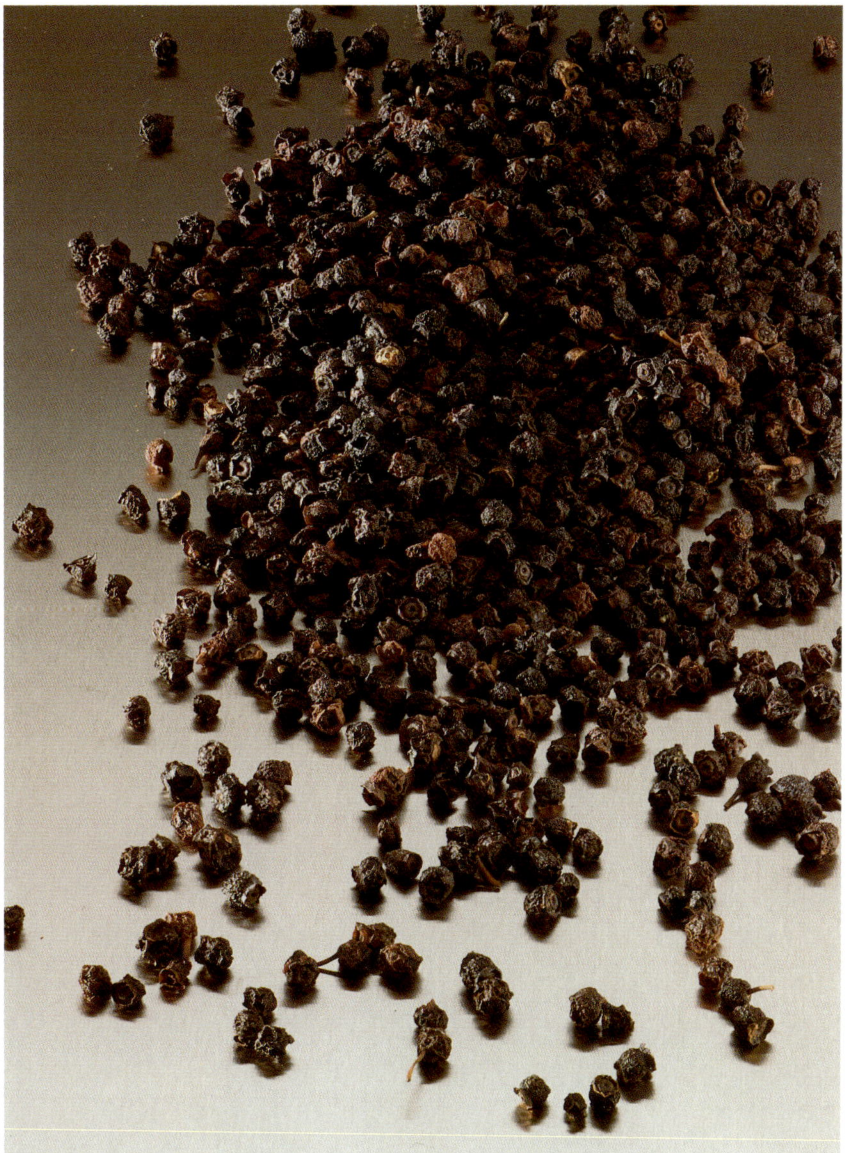

682 Myrtilli fructus – Heidelbeeren

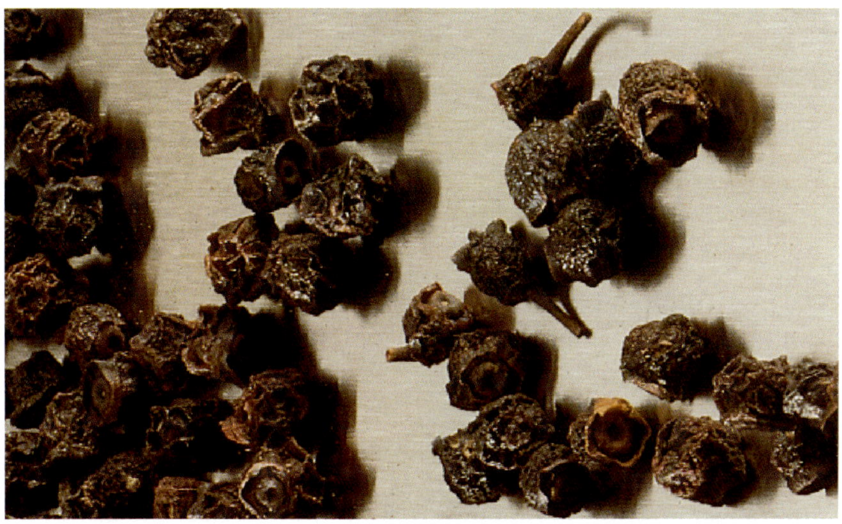

683 Beerenfrüchte mit Stiel- und Kelchresten

Valeriana officinalis L.

Verbreitung

Europa, Asien; im östlichen Nordamerika verschleppt.

Merkmale

Stengel 30–150 cm hoch, erst oberhalb (im Blütenstand) verzweigt (mit einer zentralen Achse und 2 seitlichen Trieben).

Auch die grundständigen Blätter gefiedert; 3–14 Teilblattpaare; Stengelblätter gegenständig.

Blütenstände vielblütig, hellrosa bis weiss.

Valeriana officinalis ist eine formenreiche Artengruppe.

Blütezeit: Mai bis August

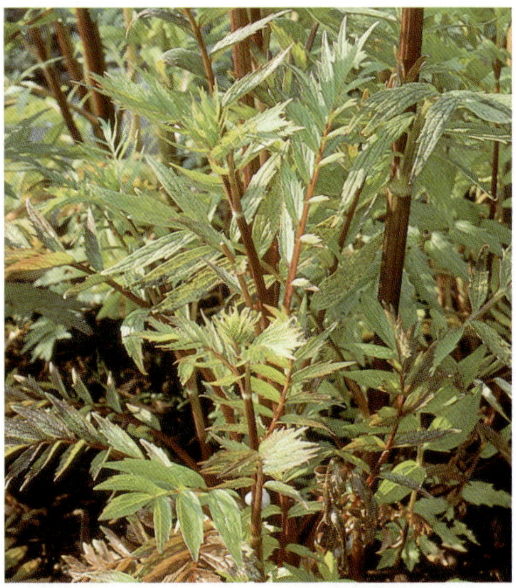

684 Unpaarig gefiederte Laubblätter

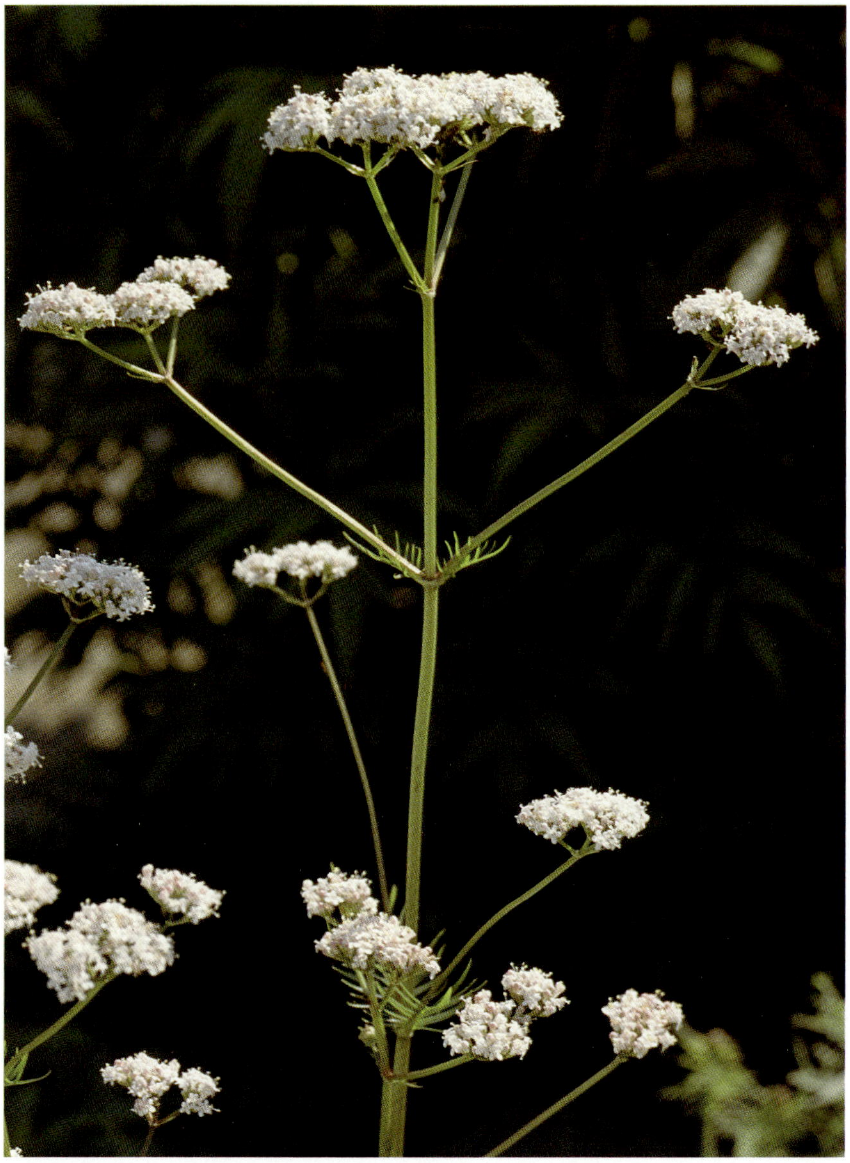

685 Typische Verzweigung im Blütenstand

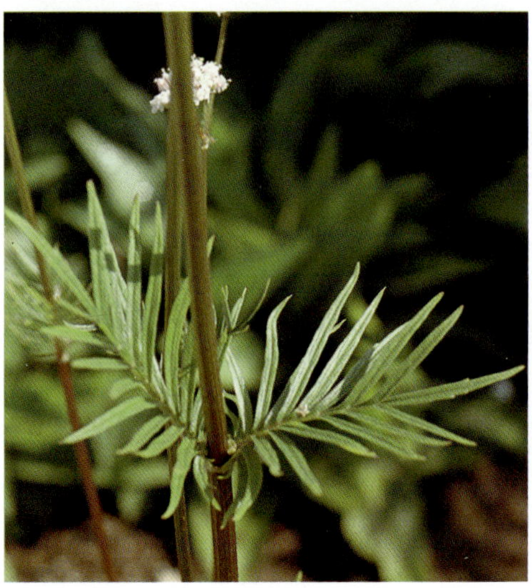

686 Blätter gegenständig angeordnet

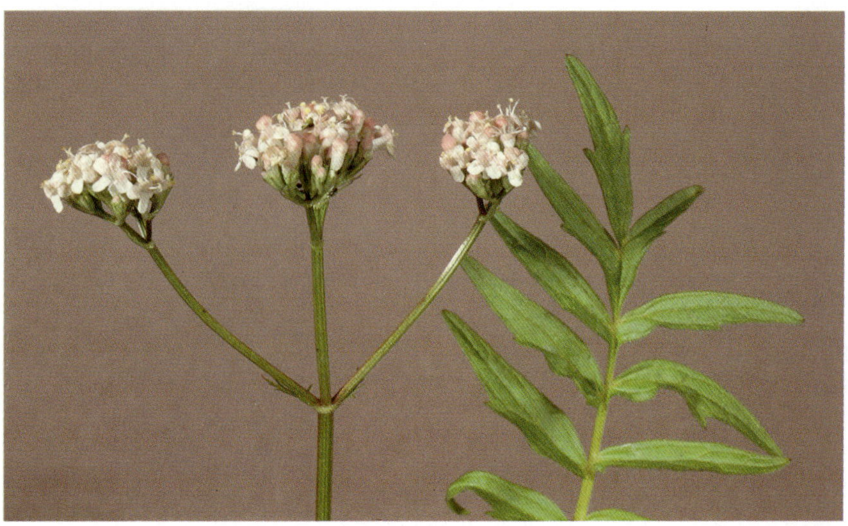

687 Blütenstand und oberer Teil eines Laubblattes

Echter Baldrian, Gebräuchlicher Baldrian

Droge

Valerianae radix = Baldrianwurzel
Bestehend aus den unterirdischen, unterhalb 40 Grad C sorgfältig getrockneten Organen (Rhizom, Wurzeln, Ausläufer) von Valeriana officinalis L. Die Droge enthält mindestens 0,5% (V/m) ätherisches Öl.

Hauptinhaltsstoffe

Ätherisches Öl

Valerensäurederivate

In den klassischen Darreichungsformen (Infus, Extrakt, Tinktur) sind die thermo- und chemolabilen genuinen Valepotriate nicht mehr enthalten.

Wirkungen und Indikationen

Beruhigend.

Bei nervösen Unruhezuständen. Zur Förderung der Schlafbereitschaft.

Dosierung / Teezubereitung

Ca. 3 g (1 Teelöffel) auf 1 Tasse mit kochendem Wasser übergiessen und ziehen lassen; 1- bis mehrmals täglich 1 Tasse trinken.

Auch in Fertigarzneimitteln enthalten.

Nebenwirkungen

Keine bekannt.

Kontraindikationen

Keine bekannt.

Interaktionen

Keine bekannt.

Historisches

Verwendet wurde der Baldrian gegen Seitenstechen, zur Förderung des Monatsflusses, als Zusatz zu Gegengiften und als Diuretikum. Im Laufe der Zeit gesellten sich auch die Anwendungsgebiete Pest, Husten, Atembeschwerden, Kopfschmerzen und anderes mehr dazu. Baldrianwein aus Blüten oder Wurzeln verwendete man als Augenmittel, bei Wunden und Hämorrhoiden. Zuletzt wurde der Baldrian als vorzügliches Mittel zur Behandlung von Krämpfen, Hysterie und Fallsucht angepriesen.

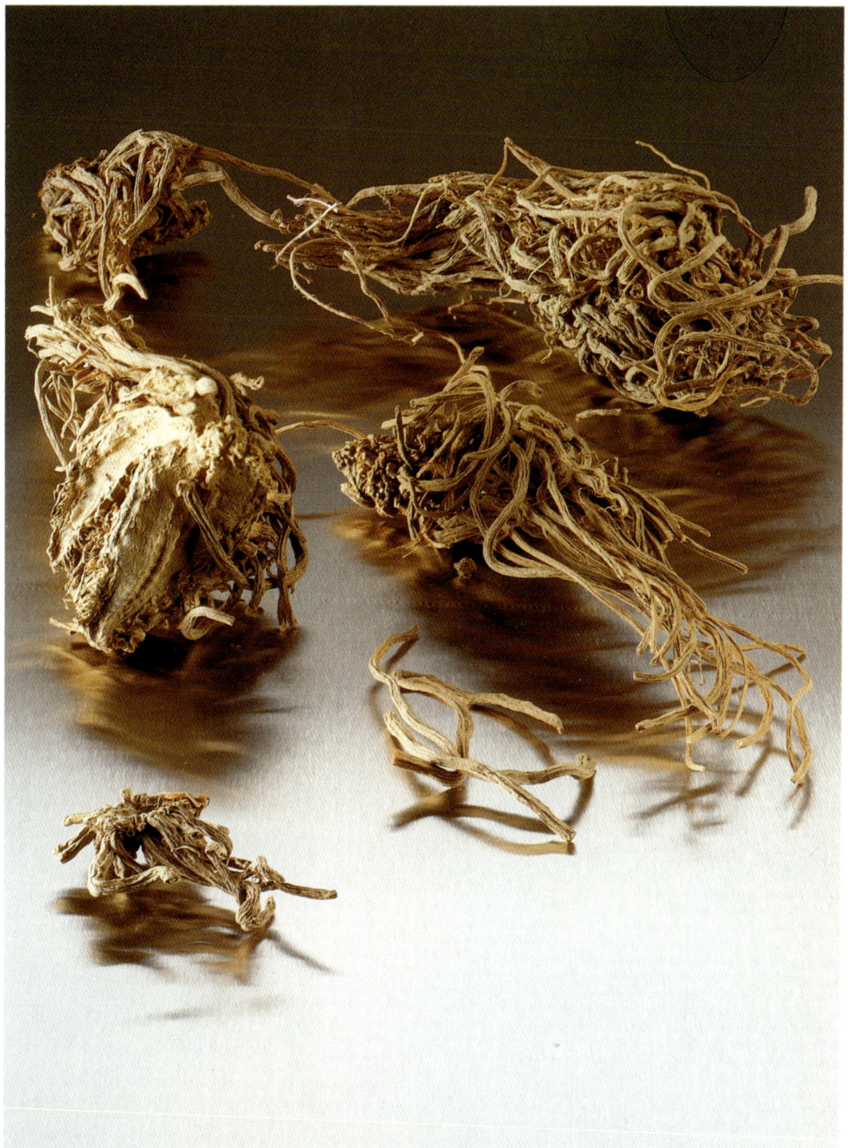

688 Valerianae radix – Baldrianwurzel

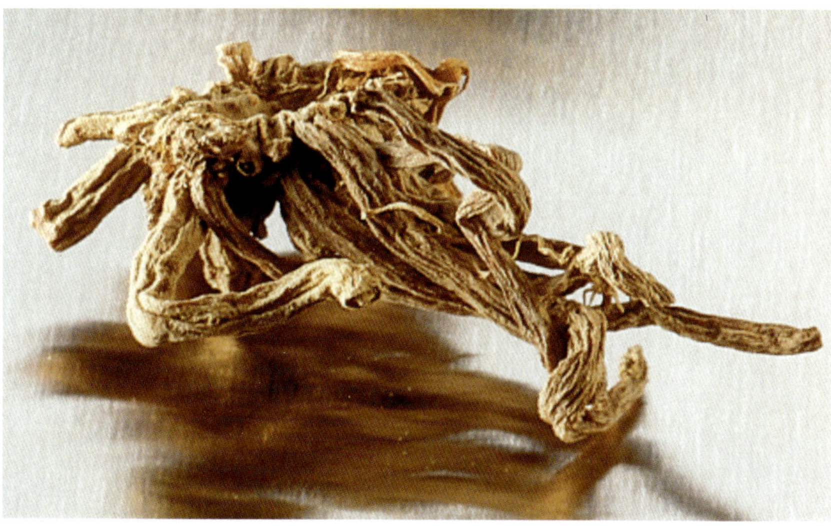

689 Grob längsrunzelige Wurzeln

Verbascum densiflorum Bertol.

Verbreitung

Europa und Westasien.

Merkmale

Filzig behaarte Pflanze, 50–200 cm hoch.

Wollfilzige Blätter am Stengel bis zum nächsten Blatt oder weiter herablaufend.

Blüte 3–5 cm im Durchmesser; 2 längere und 3 kürzere Staubblätter.

Blütezeit: Juni bis August

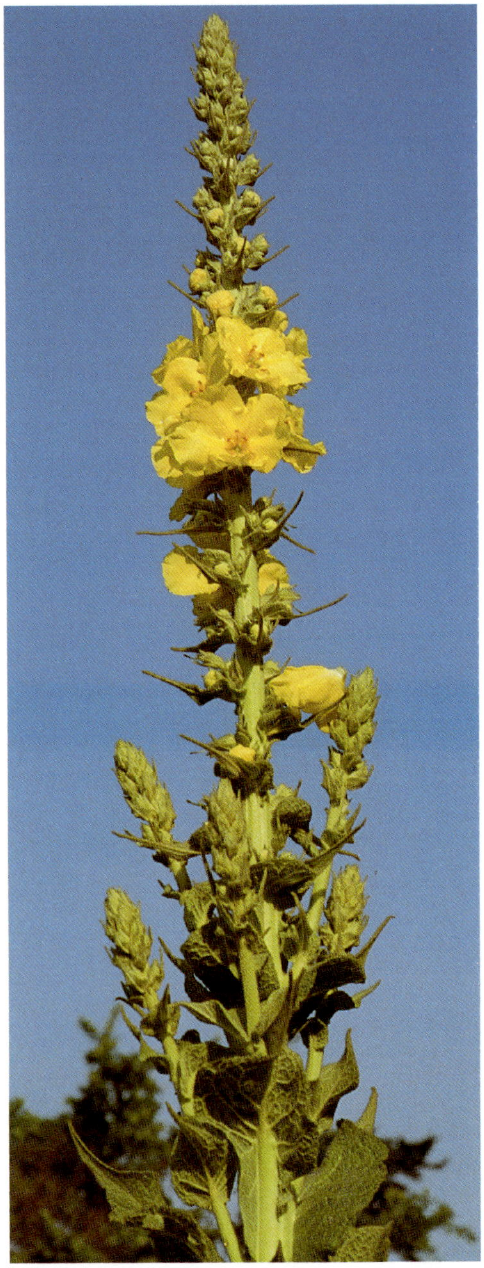

690 2 m hohe Königskerze

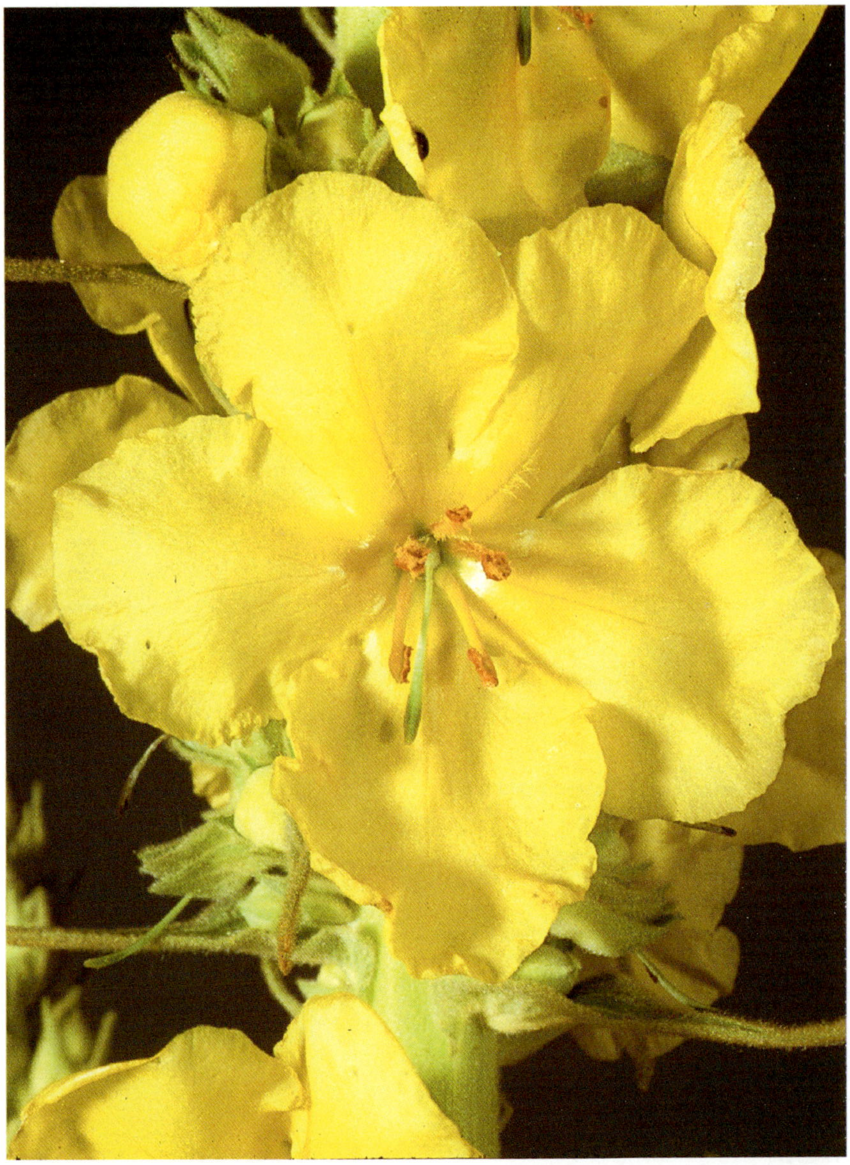

691 Geöffnete Blüte mit dunkelgelben Staubbeuteln und grünem Griffel

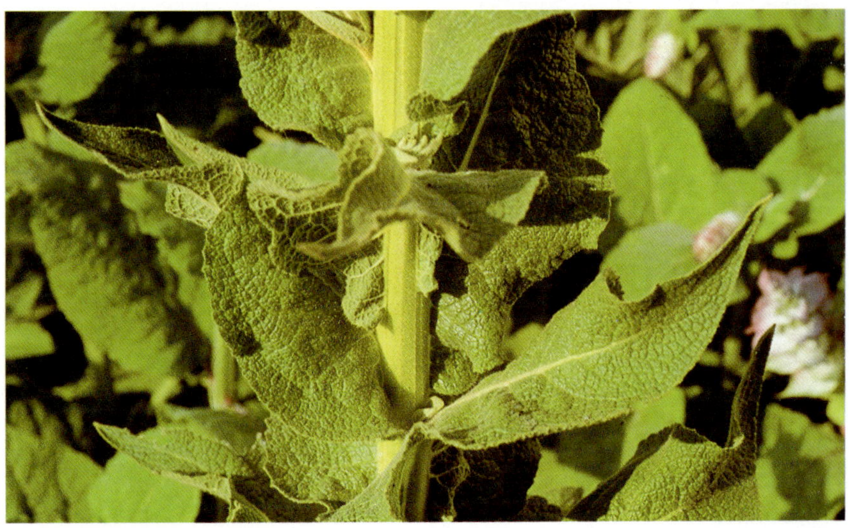

692 Am Stengel herablaufende Laubblätter

Droge

Verbasci flos = Wollblumenblüten
Bestehend aus der getrockneten Krone samt Staubblättern von Verbascum phlomoides L. und V. densiflorum Bertol.

Hauptinhaltsstoffe

Schleimstoffe

Iridoide

Saponine

Flavonoide

Wirkungen und Indikationen

Expektorierend, reizmildernd. Bei Katarrhen der Luftwege.

Dosierung / Teezubereitung

Innerlich:
1,5–2 g (3–4 Teelöffel) auf 1 Tasse mit kochendem Wasser übergiessen und ziehen lassen; 2mal täglich 1 Tasse trinken.

Auch in Fertigarzneimitteln enthalten.

Nebenwirkungen

Keine bekannt.

Kontraindikationen

Keine bekannt.

Interaktionen

Keine bekannt.

Historisches

Die Wurzel des Wollkrauts verwendete man ursprünglich gegen Durchfall, innere Rupturen, Krämpfe, Quetschungen, chronischen Husten und zum Mundspülen bei Zahnschmerzen. Die Blätter benutzte man als Kataplasma gegen Ödeme, Augenentzündungen, Geschwüre, Skorpionbisse und als Umschlag gegen Verbrennungen. Die Blüten wurden später unter anderem in süsser Milch gekocht und in Säckchen bei Hämorrhoidalschmerzen aufgelegt.
Volksmedizin: als Hustenmittel, wassertreibendes Mittel. Gegen rheumatische Erkrankungen. Äusserlich zur Wundbehandlung.

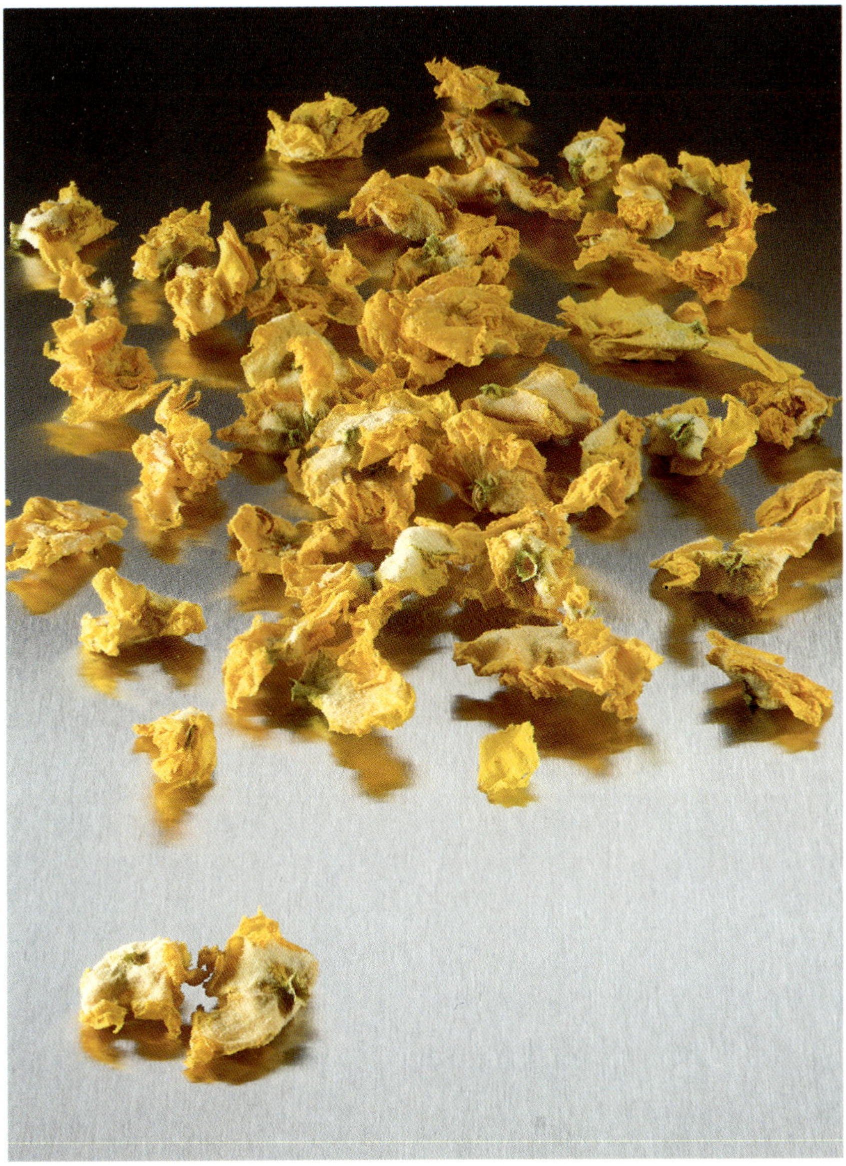

693 Verbasci flos – Wollblumenblüten

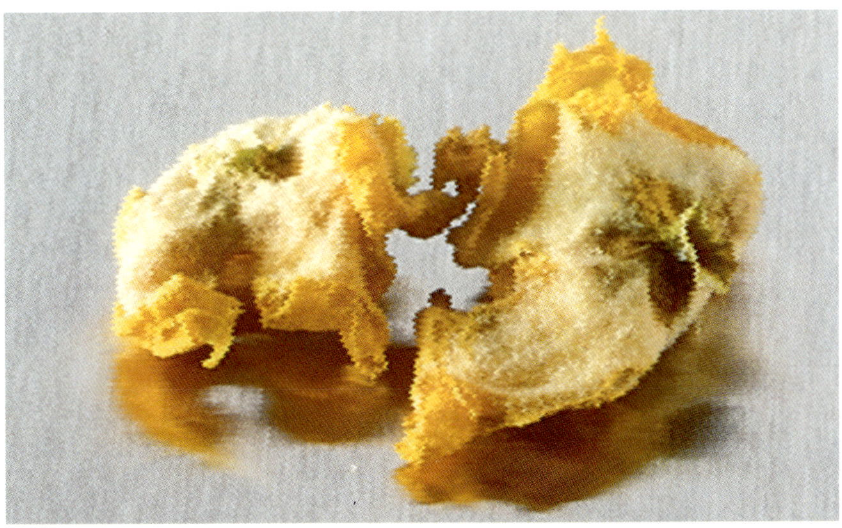

694 Radförmige Krone auf Aussenseite wollig behaart

Verbreitung

Gemässigte Zonen Europas und Asiens.

Merkmale

Pflanze 2–30 cm hoch.

Blätter mit halb bis fast so langen Nebenblättern wie die Laubblätter.

Kronblätter violett, gelb oder weiss, einfarbig oder gescheckt.

Diese Art ist formenreich und kommt in vielen Unterarten und Varietäten vor.

Blütezeit: Mai bis Oktober

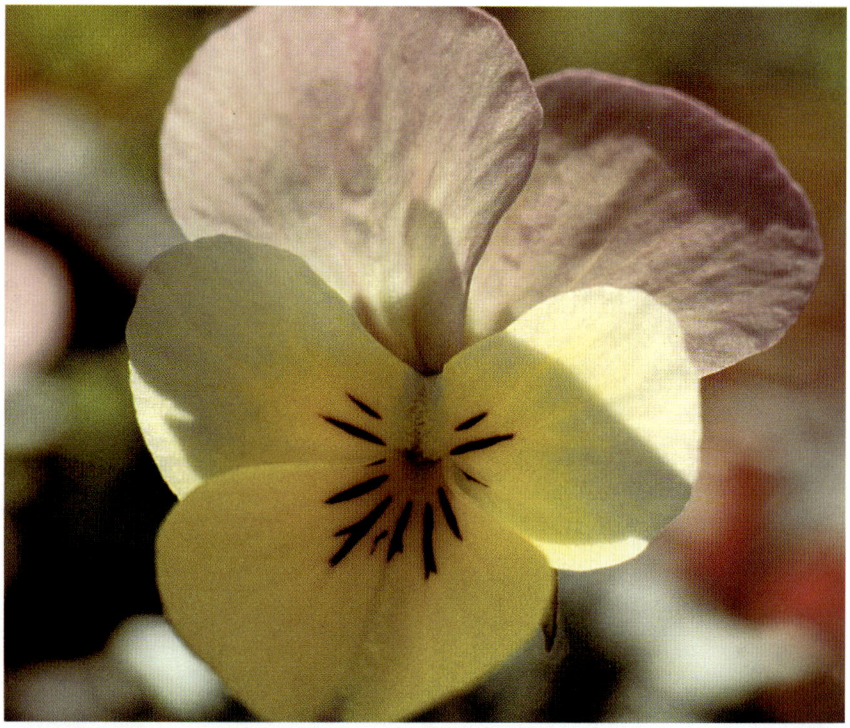

695 Kronblätter hellviolett und gelblich gefärbt

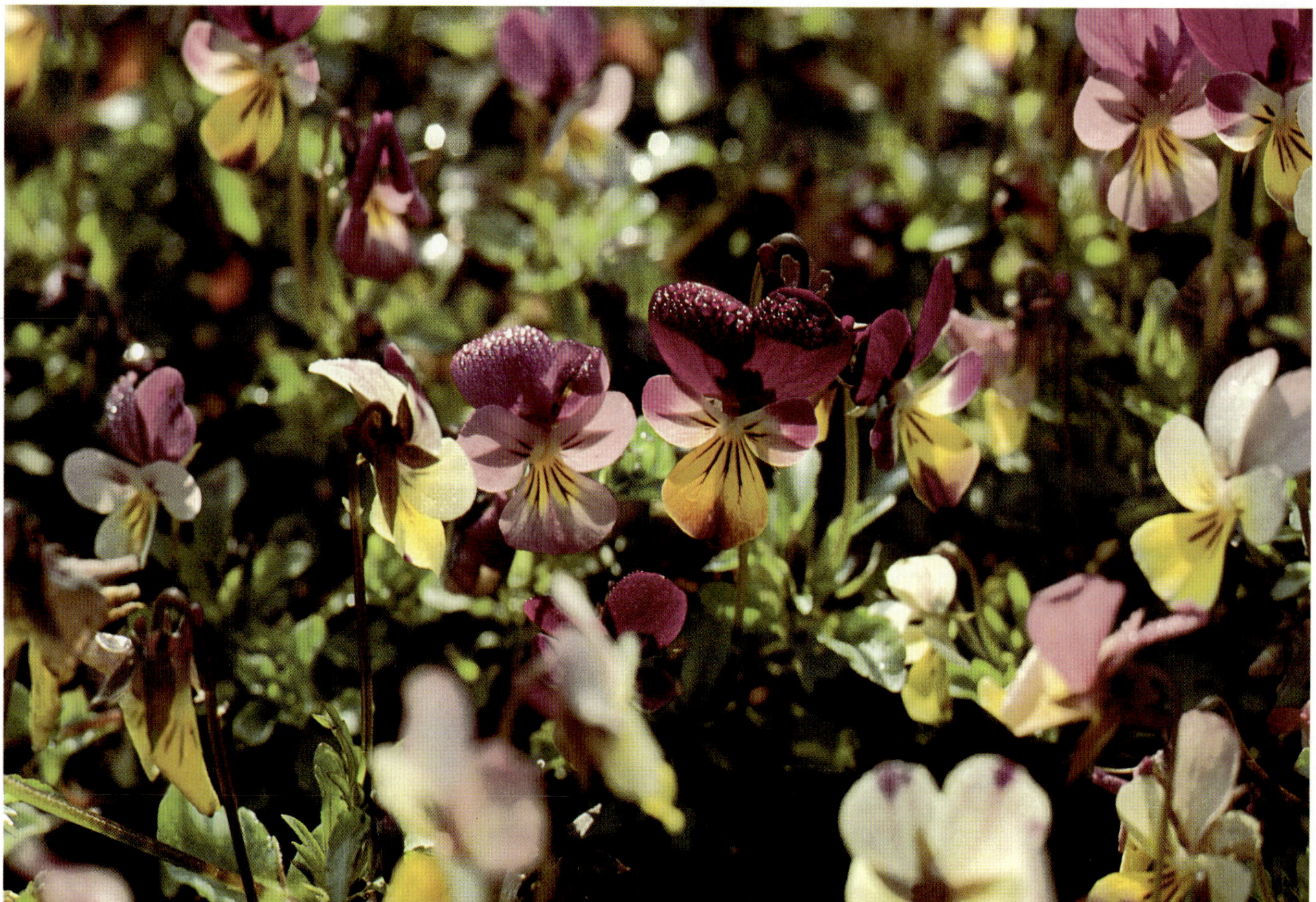

696 Reicher Bestand mit verschiedenfarbigen Blüten

Droge

Violae tricoloris herba = Stiefmütterchenkraut
Bestehend aus den zur Blütezeit gesammelten, getrockneten, oberirdischen Teilen von Viola tricolor L.

Hauptinhaltsstoffe

Flavonoide

Salicylsäurederivate

Schleimstoffe

Gerbstoffe

Wirkungen und Indikationen

Äusserlich bei leichten seborrhoischen Hauterkrankungen, Milchschorf der Kinder.

Dosierung / Teezubereitung

1,5 g (1 Teelöffel) auf 1 Tasse mit kochendem Wasser übergiessen und ziehen lassen.

3mal täglich anwenden.

Auch in Fertigarzneimitteln enthalten.

Nebenwirkungen

Keine bekannt.

Kontraindikationen

Keine bekannt.

Interaktionen

Keine bekannt.

Historisches

Ursprünglich fand das Stiefmütterchen Anwendung bei Fieber, Leibschmerzen der Kinder, Lungenkrankheiten, später Epilepsie und zur Reinigung von Wunden.
Volksmedizin: als "Blutreinigungsmittel" bei Rheuma, Gicht und Arteriosklerose. Bei Katarrhen der Luftwege. Zum Gurgeln bei Halsentzündungen und bei fiebrigen Erkältungen.

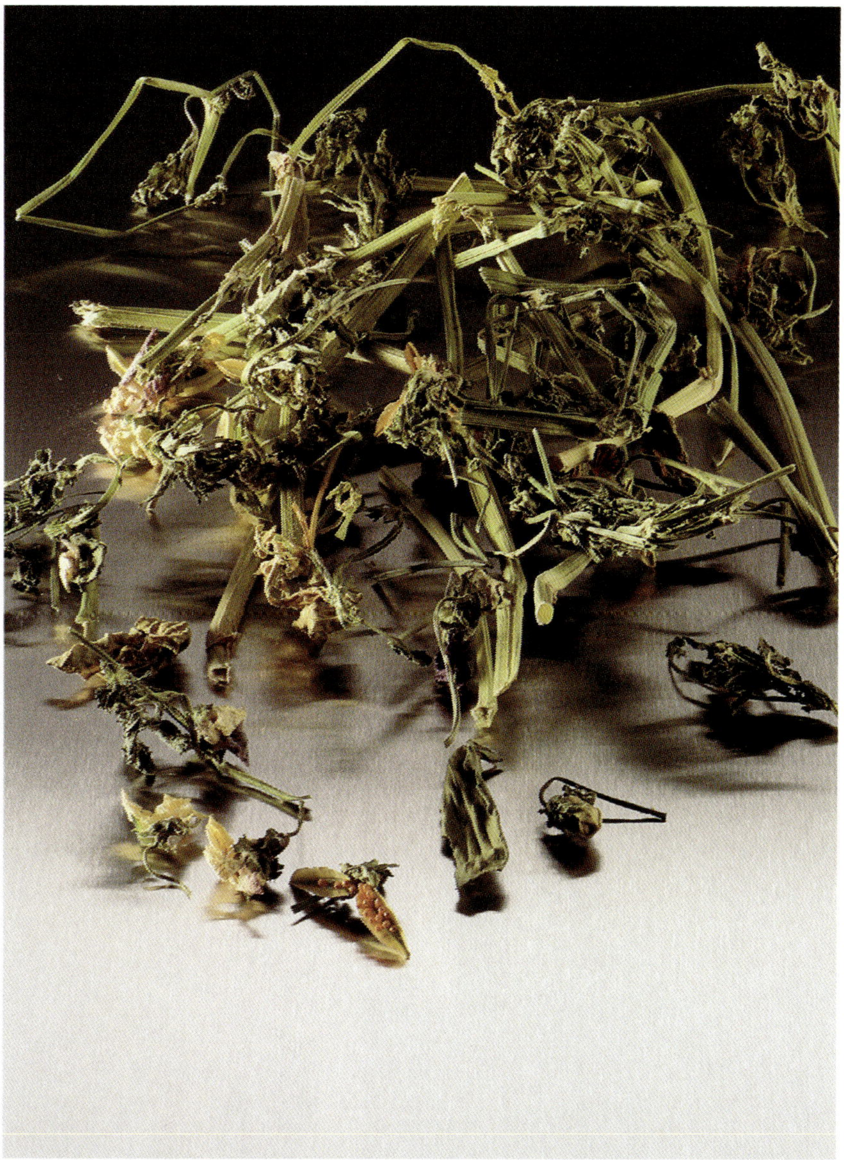

697 Violae tricoloris herba – Stiefmütterchenkraut

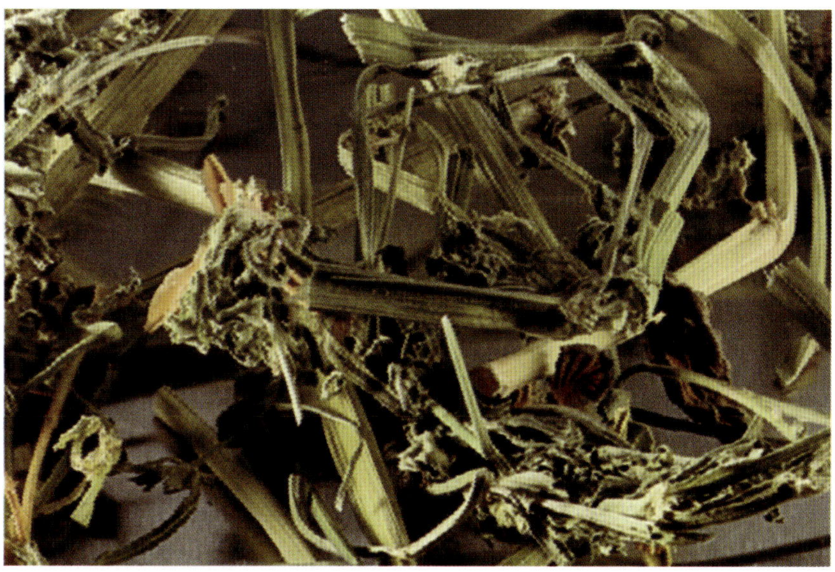

698 Blätter und deutlich kantige Stengel ►

Verbreitung

Fast ganz Europa, Nordafrika; ostwärts durch das südliche Asien bis Japan.

Merkmale

Halbparasitischer Strauch, bis 1 m im Durchmesser; Blätter immergrün, dick und lederig.

Pflanze zweihäusig; Blütenstände 3 bis 5blütig, unscheinbar.

Die Mistel parasitiert auf Laub- und Nadelhölzern, dringt mit einem sogenannten Haustorium in die Wirtspflanze ein und profitiert vom Wasser des Wirtes und von den guten Lichtverhältnissen.

Blütezeit: Februar bis Mai

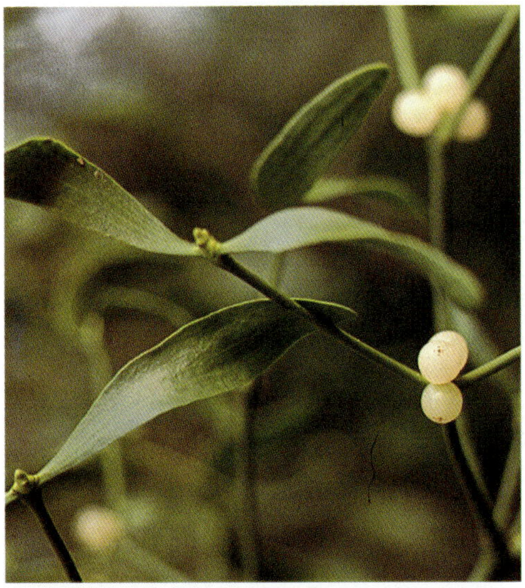

699 Blätter gegenständig angeordnet

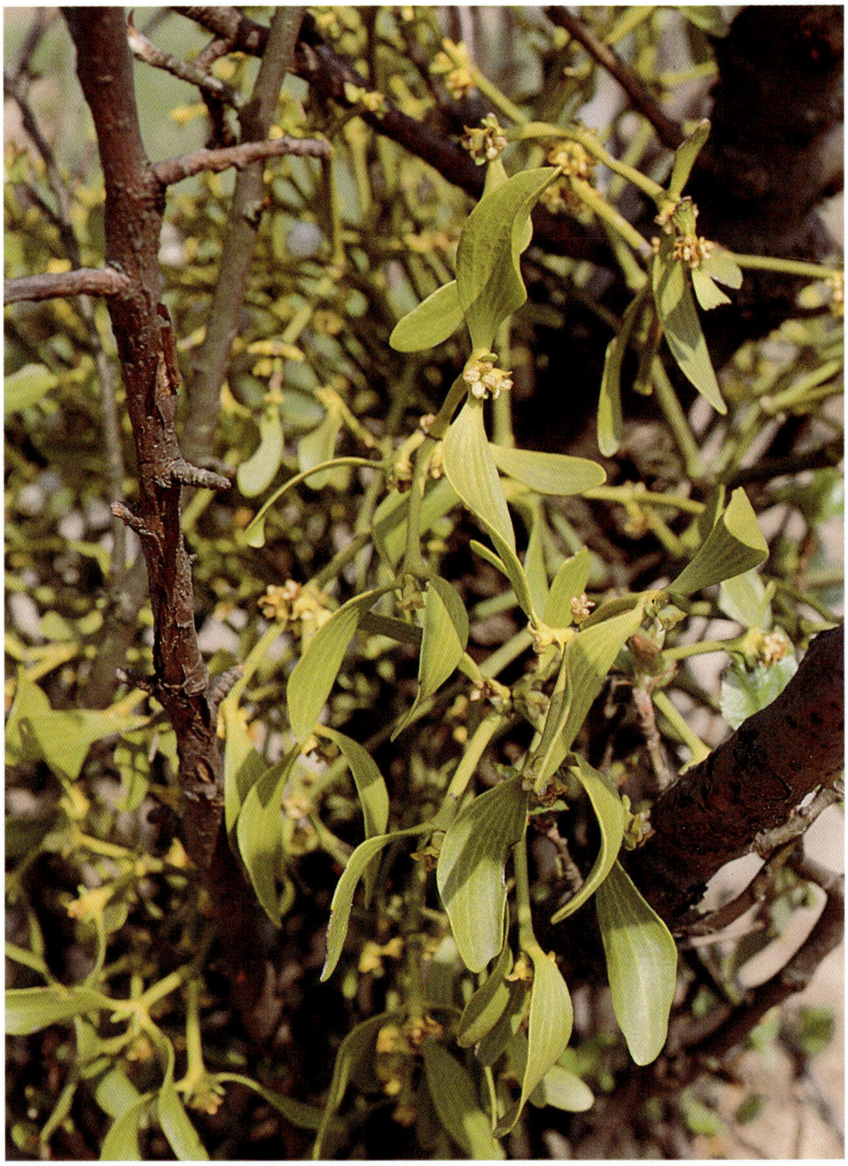

700 Mistel auf einem Apfelbaum

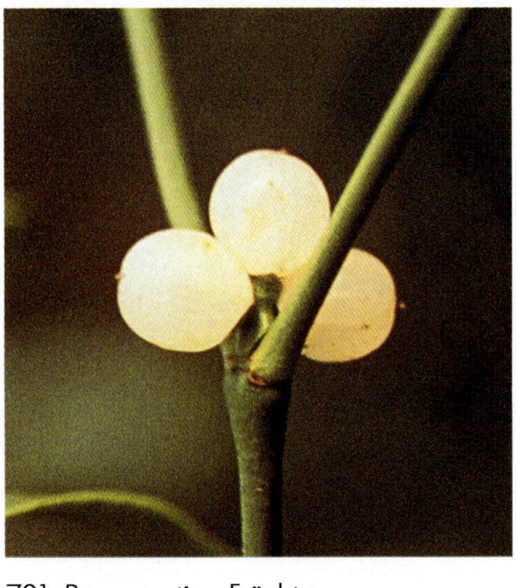

701 Beerenartige Früchte

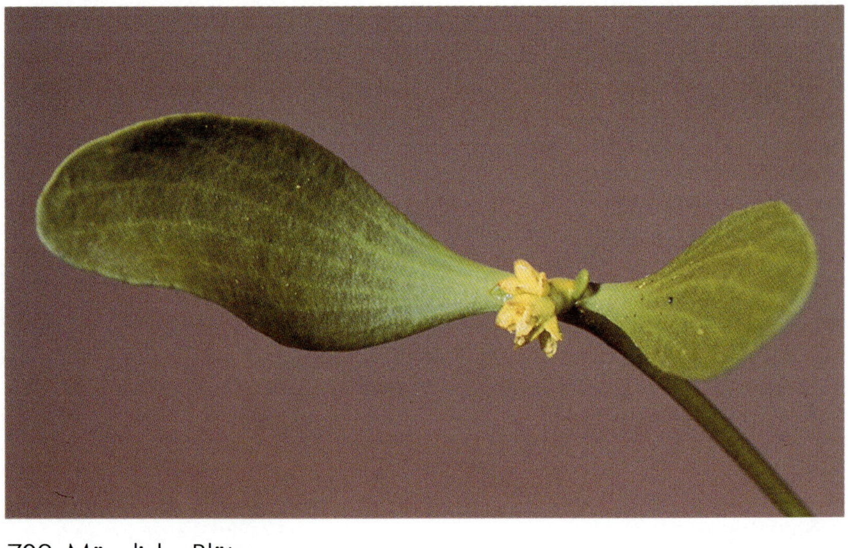

702 Männliche Blüten

Mistel

Droge

Visci albi herba = Mistelkraut
Bestehend aus den frischen oder getrockneten jüngeren Zweigen mit Blättern, Blüten und Früchten von Viscum album L.

Hauptinhaltsstoffe

Lectine

Polypeptide (z.B. Viscotoxine)

Flavonoide

Lignane

Biogene Amine

Wirkungen und Indikationen

Zytostatisch, immunstimulierend, blutdrucksenkend, nekrotisierend (intracutane Injektion). Palliativtherapie bei Tumorerkrankungen. Zur unspezifischen Reiztherapie bei degenerativ-entzündlichen Gelenkerkrankungen.

Dosierung

Sollte vorzugsweise in Form von kontrollierten Fertigarzneimitteln verwendet werden.

Nebenwirkungen

Bei parenteraler Anwendung: Schüttelfrost, Fieber, Kopfschmerzen, pektanginöse Beschwerden, orthostatische Kreislaufstörungen, allergische Reaktionen.

Kontraindikationen

Eiweiss-Überempfindlichkeit, chronisch-progrediente Infektionen (z.B. Tbc).

Interaktionen

Keine bekannt.

Historisches

Die Mistel war eine berühmte magische Pflanze. Als Amulett getragen sollte sie gegen Unheil schützen und Glück bringen. Zaubertränke aus Misteln wurden getrunken, um Kraft, Mut und Unbesiegbarkeit zu erreichen. Aus den Beeren wurde Vogelleim hergestellt, und sie dienten der Mästung und als Aphrodisiakum des Rindviehs.

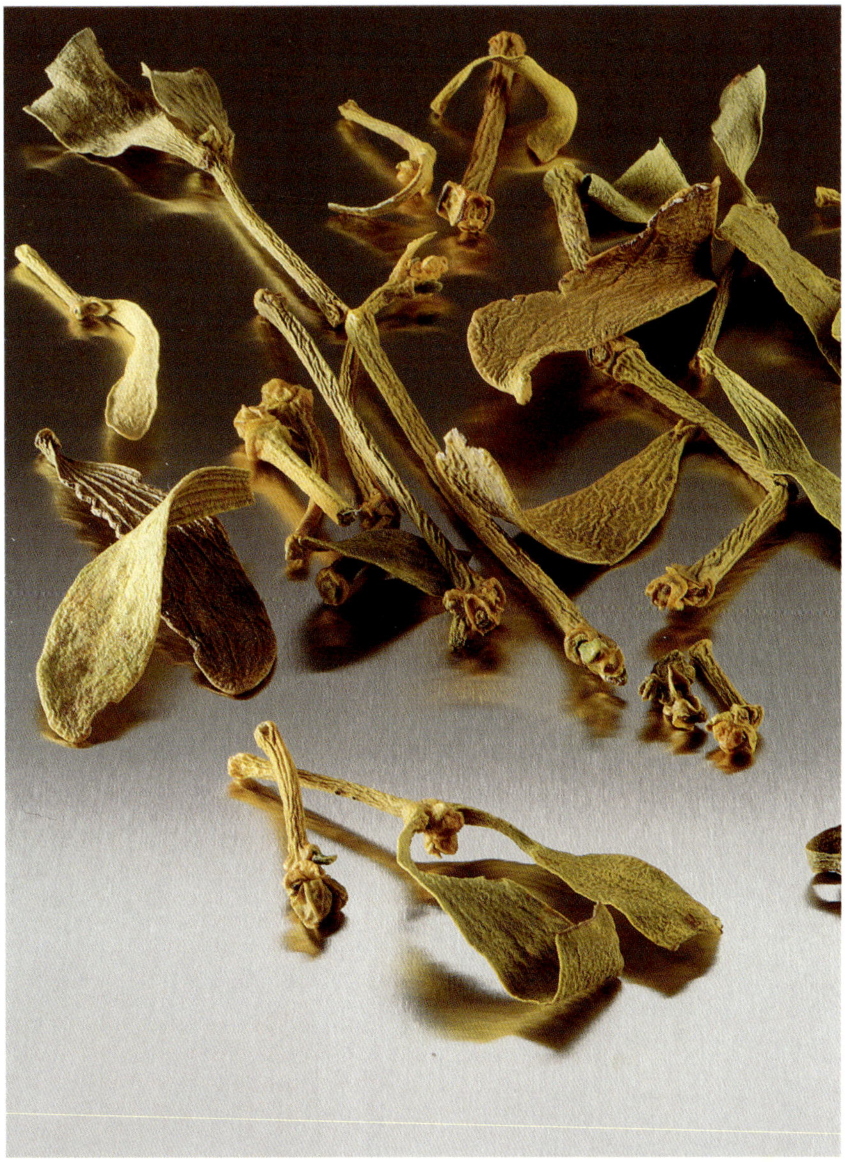

703 Visci albi herba – Mistelkraut

Beim Menschen wurde die Pflanze zur Behandlung von Epilepsie, Arthritis, Katarrhen, Menstruationsstörungen, Arteriosklerose und als Diuretikum herangezogen.
Volksmedizin: Misteltee gegen Bluthochdruck, Krebs, Schwindelanfälle, Gelenkserkrankungen und Ausbleiben der Regel.

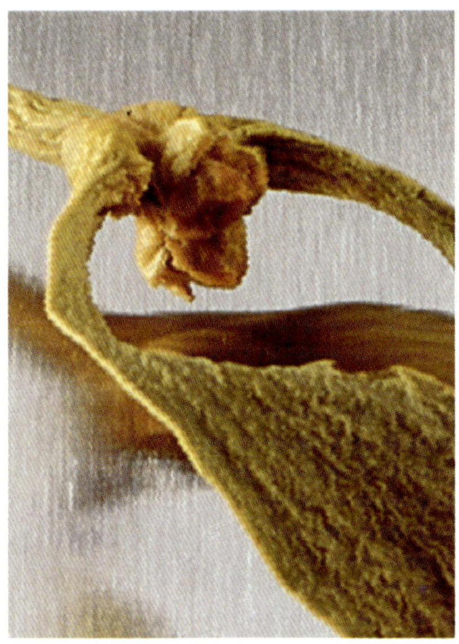

704 Blütenstand in den Achseln zweier gegenständig angeordneter, lederiger und gelbgrüner Laubblätter ►

Zingiber officinale Roscoe

Verbreitung

Ursprünglich pazifische Inseln; heute überall in den Tropen angebaut.

Merkmale

Pflanze mit kräftigem Rhizom, unterteilt in knollenförmige Abschnitte; Laubsprosse bis 1 m hoch.

Blätter lineal-lanzettlich, bis 20 cm lang.

Blütenstand auf besonderen Sprossen, ungefähr 30 cm hoch; Deckblätter verdickt, grün, am oberen Rand etwas heller; Blüten hellgelb, die Lippe purpurn, hell punktiert.

Blütezeit: März bis April

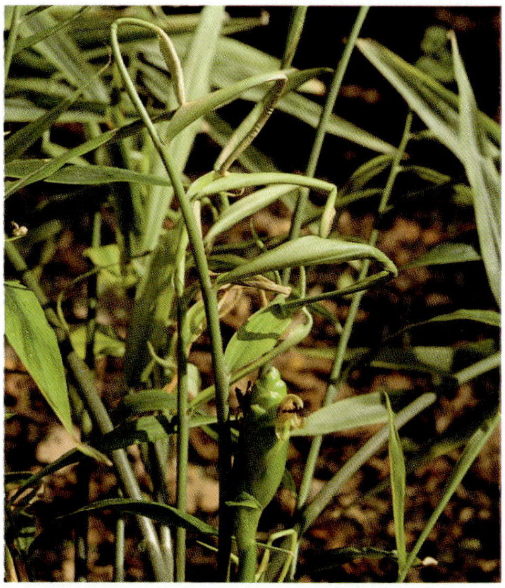

705 Blütenstand auf speziellem Spross

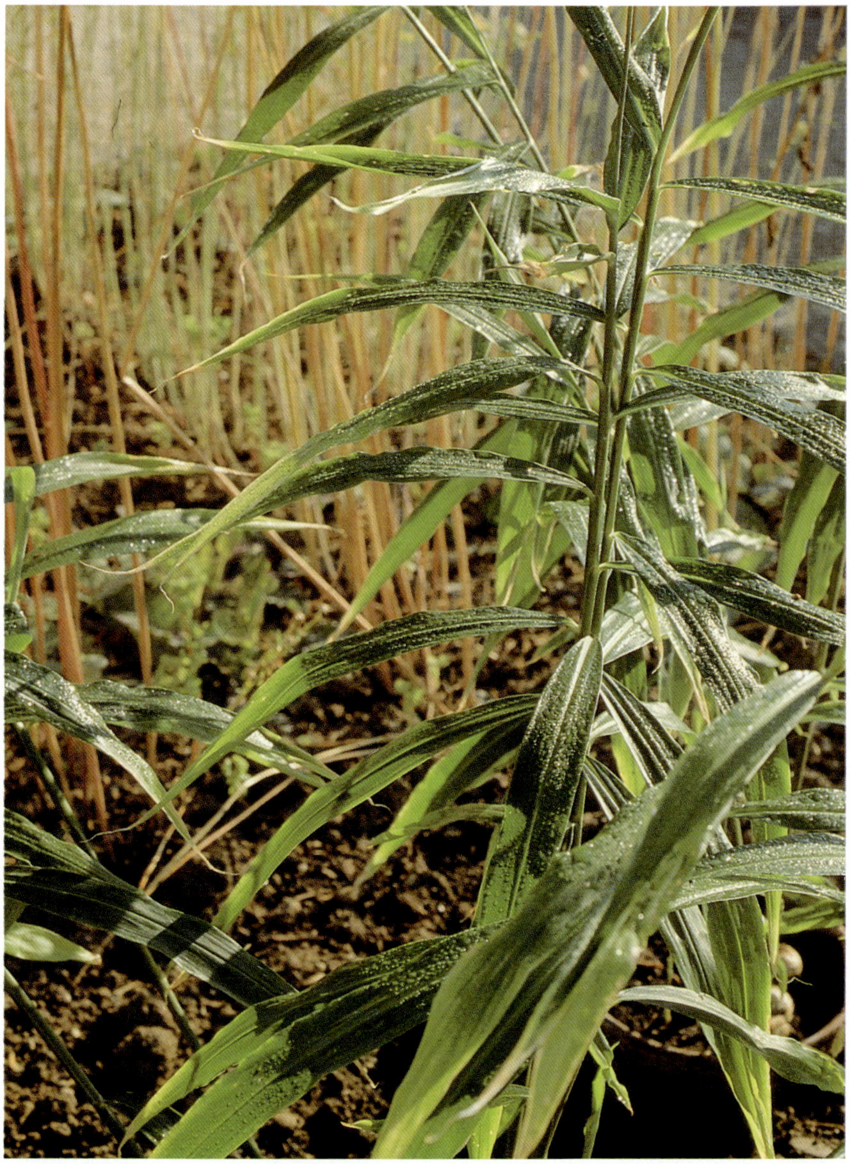

706 Laubsprosse mit lineal-lanzettlichen Blättern

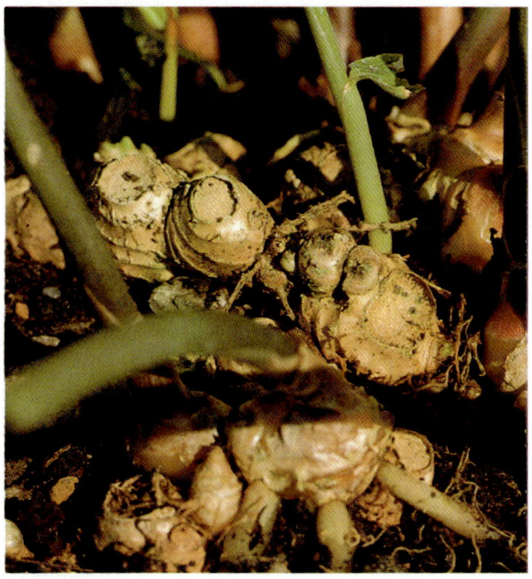

707 Knolliges Rhizom

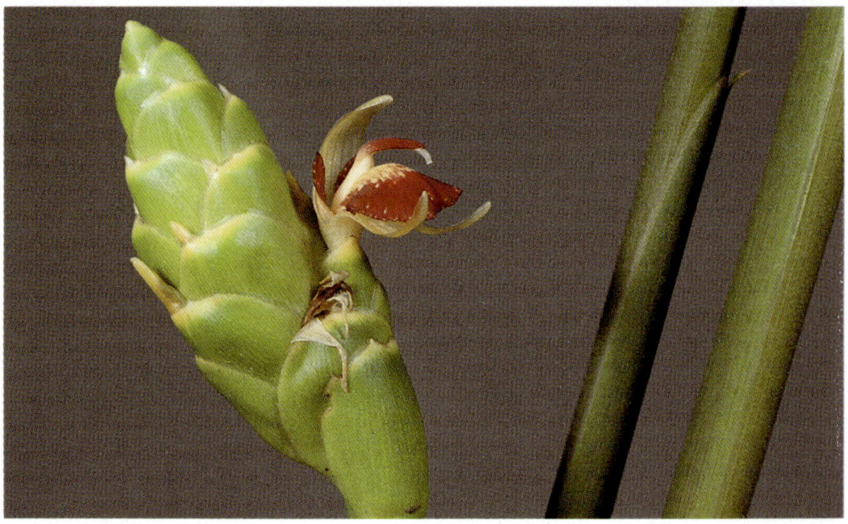

708 Blütenstand mit einer offenen Blüte

Droge

Zingiberis rhizoma = Ingwerrhizom
Bestehend aus dem ungeschälten oder aus dem nur an den breiten Seiten oder ganz vom Kork befreiten, getrockneten Rhizom von Zingiber officinale Roscoe. Die Droge enthält mindestens 1,7% (V/m) ätherisches Öl.

Hauptinhaltsstoffe

Ätherisches Öl

Scharfstoffe

Wirkungen und Indikationen

Förderung der Speichel- und Magensaftsekretion.

Anregung der Darmperistaltik, cholagog, antiemetisch.

Bei Appetitlosigkeit , dyspeptischen Beschwerden.

Zur Verhütung der Symptome der Reisekrankheit.

Dosierung / Teezubereitung

Dyspeptische Beschwerden:
0,5–1 g auf 1 Tasse mit kochendem Wasser übergiessen und ziehen lassen; 1 Tasse vor den Mahlzeiten trinken.

Reisekrankheit:
Sollte vorzugsweise in Form von kontrollierten Fertigarzneimitteln verwendet werden.

Nebenwirkungen

Keine bekannt.

Kontraindikationen

Keine Anwendung bei Schwangerschaftserbrechen.

Interaktionen

Keine bekannt.

Historisches

Der Ingwer wird in Indien und China seit frühester Zeit als Gewürz, Medizin und Aphrodisiakum genutzt. Er gilt auch in der islamischen Welt als Aphrodisiakum. Im Westen wurde er gegen Magen-Darm-Beschwerden, Verdunkelungen der Pupille, Durchfall, in Mund- und Gurgelwässern und Zahntinkturen verwendet.
Volksmedizin: als blähungstreibendes, auswurfförderndes und zusammenziehendes Mittel. Von Fischern der karibischen Inseln zur Verhütung der Seekrankheit seit Jahrhunderten gebraucht.

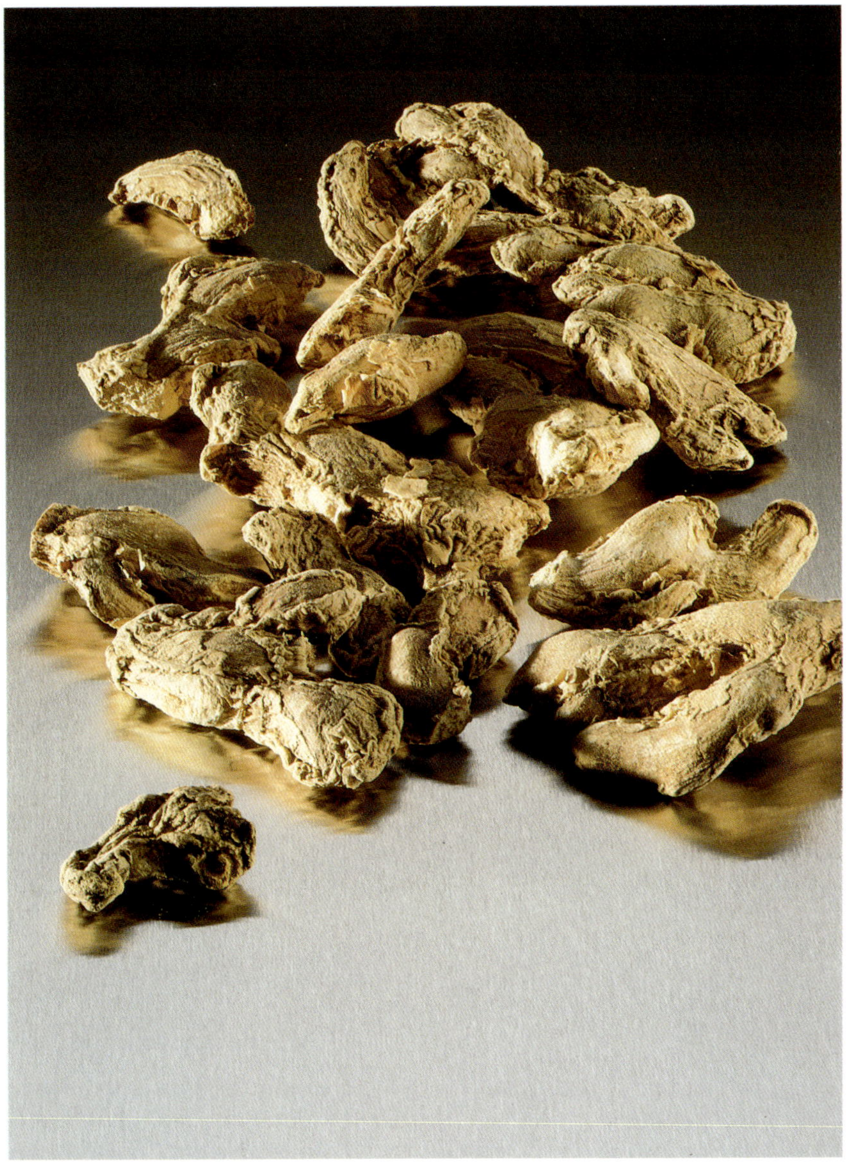

709 Zingiberis rhizoma – Ingwerrhizom

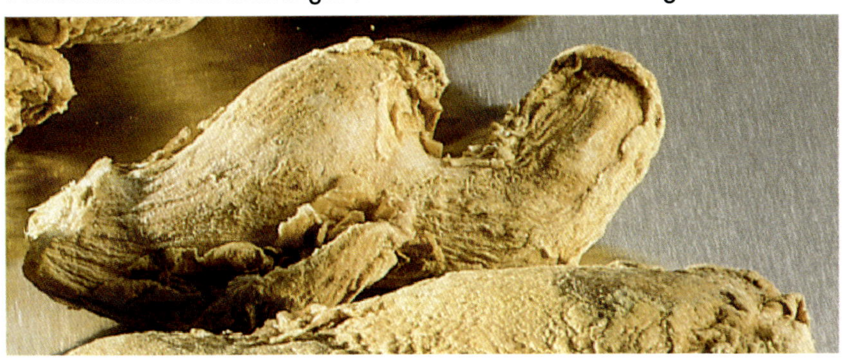

710 Breite Seiten geschält, schmale Seiten mit Korkresten

2. Therapeutische Gruppen bei Arzneipflanzen

2.1. Herz-, Kreislaufkrankheit:

Kardiotonika

Adonis vernalis (Frühlings-Adonis)	14
Crataegus monogyna (Eingriffliger Weissdorn)	88
Digitalis lanata (Wolliger Fingerhut)	98
Digitalis purpurea (Roter Fingerhut)	100
Urginea maritima (Meerzwiebel)	280

Antiarrhythmika

Crataegus monogyna (Eingriffliger Weissdorn)	88
Digitalis lanata (Wolliger Fingerhut)	98
Digitalis purpurea (Roter Fingerhut)	100

Koronarmittel

Ammi visnaga (Zahnstocher-Ammei)	32
Crataegus monogyna (Eingriffliger Weissdorn)	88

Antihypertonika

Rauvolfia vomitoria (Rauwolfia)	228

Antihypotonika

Lavandula angustifolia (Lavendel)	154

Durchblutungsfördernde Mittel

Ginkgo biloba (Ginkgo)	124

Venenmittel / Vasoprotektiva

Aesculus hippocastanum (Rosskastanie)	16
Arnica montana (Arnika)	40
Hamamelis virginiana (Virginische Zaubernuss)	128
Melilotus officinalis (Gebräuchlicher Honigklee)	168
Ruscus aculeatus (Mäusedorn)	242

Hämorrhoidenmittel

Hamamelis virginiana (Virginische Zaubernuss)	128
Melilotus officinalis (Gebräuchlicher Honigklee)	168
Ruscus aculeatus (Mäusedorn)	242

Arteriosklerose-Prophylaktika

Allium sativum (Knoblauch)	24

2.2. Erkrankungen der Atemwege:

Antiasthmatika / Bronchospasmolytika

Ammi visnaga (Zahnstocher-Ammei)	32
Asarum europaeum (Haselwurz)	44
Ephedra hervetica (Schweizer Meerträubchen)	106

Hustenmittel / Expektorantien

Althaea officinalis (Eibisch)	30
Asarum europaeum (Haselwurz)	44
Cephaelis ipecacuanha (Brechwurz)	64
Cetraria islandica (Isländisches Moos)	66
Chamaemelum nobile (Römische Kamille)	68
Drosera rotundifolia (Rundblättriger Sonnentau)	102
Ephedra helvetica (Schweizer Meerträubchen)	106
Eucalyptus globulus (Eukalyptus)	112
Foeniculum vulgare (Fenchel)	116

2.2. Erkrankungen der Atemwege:

Galeopsis segetum (Gelber Hohlzahn)	120
Glycyrrhiza glabra (Süssholz)	126
Hedera helix (Efeu)	132
Illicium verum (Sternanis)	144
Lamium album (Weisse Taubnessel)	150
Larix decidua (Lärche)	152
Malva sylvestris (Wilde Malve)	160
Marrubium vulgare (Andorn)	162
Matricaria recutita (Echte Kamille)	166
Mentha piperita (Pfeffer-Minze)	172
Myroxylon balsamum (Balsambaum)	176
Pimpinella anisum (Anis)	196
Pimpinella saxifraga (Kleine Bibernelle)	198
Pinus mugo (Berg-Föhre)	200
Pinus sylvestris (Wald-Föhre)	202
Plantago lanceolata (Spitz-Wegerich)	206
Polygala senega (Polygala senega–Wegerich)	214
Polygonum aviculare (Vogel-Knöterich)	216
Primula veris (Frühlings-Schlüsselblume)	220
Quillaja saponaria (Seifenrindenbaum)	226
Saponaria officinalis (Gebräuchliches Seifenkraut)	252
Thymus serpyllum (Feld-Thymian)	270
Thymus vulgaris (Echter Thymian)	272
Tussilago farfara (Huflattich)	278
Verbascum densiflorum (Grossblütige Königskerze)	288

Mund- und Rachentherapeutika

Agrimonia eupatoria (Gemeiner Odermennig)	18
Althaea officinalis (Eibisch)	30
Arnica montana (Arnika)	40
Calendula officinalis (Garten-Ringelblume)	54
Cetraria islandica (Isländisches Moos)	66
Chamaemelum nobile (Römische Kamille)	68
Commiphora molmol (Myrrhebaum)	86
Krameria lappacea (Echte Ratanhia)	148
Lamium album (Weisse Taubnessel)	150
Malva sylvestris (Wilde Malve)	160
Matricaria recutita (Echte Kamille)	166
Mentha piperita (Pfeffer-Minze)	172
Plantago lanceolata (Spitz-Wegerich)	206
Polygonum aviculare (Vogel-Knöterich)	216
Potentilla erecta (Gemeiner Tormentill)	218
Quercus robur (Stiel-Eiche)	224
Rubus fruticosus (Brombeere)	240
Salvia officinalis (Garten-Salbei)	246
Salvia triloba (Dreilappiger Salbei)	248
Styrax tonkinensis (Siam-Benzoe)	261
Syzygium aromaticum (Gewürznelkenbaum)	264
Thymus vulgaris (Echter Thymian)	272
Tussilago farfara (Huflattich)	278
Vaccinium myrtillus (Heidelbeere)	284

Grippemittel

Echinacea purpurea (Sonnenhut)	104
Panax ginseng (Ginseng)	183

	Salix alba (Silber-Weide)	244
	Sambucus nigra (Schwarzer Holunder)	250
	Tilia platyphyllos (Sommer-Linde)	274
	Immunstimulantien	
	Echinacea purpurea (Sonnenhut)	104
2.3. Gastrointestinale Störungen:	**Appetitanregende Mittel**	
	Achillea millefolium (Gemeine Schafgarbe)	10
	Acorus calamus (Kalmus)	12
	Alpinia officinarum (Galgant)	28
	Angelica archangelica (Engelwurz)	36
	Artemisia absinthium (Wermut)	42
	Capsicum annuum (Paprika)	56
	Centaurium erythraea (Echtes Tausendgüldenkraut)	62
	Cetraria islandica (Isländisches Moos)	66
	Cinchona pubescens (Chinarindenbaum)	74
	Cinnamomum verum (Zimtbaum)	76
	Citrus aurantium (Bitter-Orange)	78
	Cnicus benedictus (Benediktenkraut)	80
	Gentiana lutea (Gelber Enzian)	122
	Harpagophytum procumbens (Südafrikanische Teufelskralle)	130
	Marrubium vulgare (Andorn)	162
	Marsdenia cundurango (Condurango)	164
	Menyanthes trifoliata (Fieberklee)	174
	Quassia amara (Surinam-Bitterholz)	222
	Taraxacum officinale (Pfaffenröhrlein)	268
	Trigonella foenum-graecum (Griechischer Bockshornklee)	276
	Zingiber officinale (Ingwer)	294
	Mittel gegen dyspeptische Beschwerden / Karminativa	
	Achillea millefolium (Gemeine Schafgarbe)	10
	Acorus calamus (Kalmus)	12
	Alpinia officinarum (Galgant)	28
	Ananas comosus (Ananas)	34
	Angelica archangelica (Engelwurz)	36
	Artemisia absinthium (Wermut)	42
	Capsicum annuum (Paprika)	56
	Carum carvi (Kümmel)	58
	Centaurium erythraea (Echtes Tausendgüldenkraut)	62
	Cinchona pubescens (Chinarindenbaum)	74
	Cinnamomum verum (Zimtbaum)	76
	Citrus aurantium (Bitter-Orange)	78
	Cnicus benedictus (Benediktenkraut)	80
	Curcuma xanthorriza (Gelbwurzel)	93
	Cynara scolymus (Artischocke)	94
	Foeniculum vulgare (Fenchel)	116
	Gentiana lutea (Gelber Enzian)	122
	Harpagophytum procumbens (Südafrikanische Teufelskralle)	130
	Helichrysum arenarium (Sand-Strohblume)	134
	Hypericum perforatum (Gemeines Johanniskraut)	140
	Illicium verum (Sternanis)	144
	Juniperus communis (Gemeiner Wacholder)	146
	Lavandula angustifolia (Lavendel)	154

2.3. Gastrointestinale Störungen:

Marrubium vulgare (Andorn)	162
Melissa officinalis (Melisse)	170
Menyanthes trifoliata (Fieberklee)	174
Peumus boldus (Boldo)	190
Pimpinella anisum (Anis)	196
Quassia amara (Surinam-Bitterholz)	222
Rosmarinus officinalis (Rosmarin)	238
Salvia officinalis (Garten-Salbei)	246
Salvia triloba (Dreilappiger Salbei)	248
Silybum marianum (Mariendistel)	256
Taraxacum officinale (Pfaffenröhrlein)	268
Zingiber officinale (Ingwer)	294

Gastritis- und Ulkusmittel

Althaea officinalis (Eibisch)	30
Chamaemelum nobile (Römische Kamille)	68
Glycyrrhiza glabra (Süssholz)	126
Linum usitatissimum (Flachs)	158
Matricaria recutita (Echte Kamille)	166
Rheum palmatum (Medizinal-Rhabarber)	232

Leber- und Gallentherapeutika

Achillea millefolium (Gemeine Schafgarbe)	10
Artemisia absinthium (Wermut)	42
Curcuma xanthorrhiza (Gelbwurzel)	93
Cynara scolymus (Artischocke)	94
Helichrysum arenarium (Sand-Strohblume)	134
Illicium verum (Sternanis)	144
Marrubium vulgare (Andorn)	162
Mentha piperita (Pfeffer-Minze)	172
Peumus boldus (Boldo)	190
Silybum marianum (Mariendistel)	256
Taraxacum officinale (Pfaffenröhrlein)	268
Zingiber officinale (Ingwer)	294

Antidiarrhoika

Agrimonia eupatoria (Gemeiner Odermennig)	18
Alchemilla vulgaris (Gemeiner Frauenmantel)	22
Papaver somniferum (Schlaf-Mohn)	184
Potentilla erecta (Gemeiner Tormentill)	218
Quercus robur (Stiel-Eiche)	224
Rubus fruticosus (Brombeere)	240
Vaccinium myrtillus (Heidelbeere)	284

Laxantien

Aloe ferox (Kap-Aloe)	26
Astragalus gummifer (Tragant)	46
Cassia senna (Senna)	60
Ficus carica (Feigenbaum)	114
Frangula alnus (Faulbaum)	118
Linum usitatissimum (Flachs)	158
Plantago afra (Flohsamen-Wegerich)	210
Plantago ovata (Wegerich – Plantago ovata)	208
Rhamnus purshianus (Amerikanischer Faulbaum)	230
Rheum palmatum (Medizinal-Rhabarber)	232

2.3. Gastrointestinale Störungen:	Ricinus communis (Rizinus)	234
	Antiemetika / Antivertiginosa	
	Zingiber officinale (Ingwer)	294
	Emetika	
	Cephaelis ipecacuanha (Brechwurz)	64
	Spasmolytika	
	Atropa belladonna (Tollkirsche)	48
	Carum carvi (Kümmel)	58
	Chamaemelum nobile (Römische Kamille)	68
	Chelidonium majus (Schöllkraut)	70
	Hyoscyamus niger (Schwarzes Bilsenkraut)	138
	Matricaria recutita (Echte Kamille)	166
	Mentha piperita (Pfeffer-Minze)	172
	Petasites hybridus (Pestwurz)	188
	Peumus boldus (Boldo)	190
	Geschmackskorrigens / Gewürz	
	Cinnamomum verum (Zimtbaum)	76
	Citrus aurantium (Bitter-Orange)	78
	Mentha piperita (Pfeffer-Minze)	172
2.4. Harnwegserkrankungen:	**Mittel zur Harnwegsdesinfektion**	
	Arcostaphylos uva-ursi (Immergrüne Bärentraube)	38
	Diuretika / Aquaretika	
	Agropyron repens (Kriechende Quecke)	20
	Betula pendula (Hänge-Birke)	50
	Equisetum arvense (Acker-Schachtelhalm)	110
	Juniperus communis (Gemeiner Wacholder)	146
	Levisticum officinale (Liebstöckel)	156
	Ononis spinosa (Dornige Hauhechel)	178
	Orthosiphon aristatus (Katzenbart)	180
	Phaseolus vulgaris (Garten-Bohne)	192
	Solidago virgaurea (Echte Goldrute)	258
	Taraxacum officinale (Pfaffenröhrlein)	268
	Urtica dioica (Grosse Brennessel)	282
	Urolithiasismittel	
	Agropyron repens (Kriechende Quecke)	20
	Ammi visnaga (Zahnstocher-Ammei)	32
	Betula pendula (Hänge-Birke)	50
	Equisetum arvense (Acker-Schachtelhalm)	110
	Ononis spinosa (Dornige Hauhechel)	178
	Orthosiphon aristatus (Katzenbart)	180
	Solidago virgaurea (Echte Goldrute)	258
	Urtica dioica (Grosse Brennessel)	282
	Miktionsbeeinflussende Mittel (Prostatamittel)	
	Cucurbita pepo (Garten-Kürbis)	90
	Epilobium parviflorum (Kleinblütiges Weidenröschen)	108
	Serenoa repens (Sägezahnpalme)	254
	Urtica dioica (Grosse Brennessel)	282

2.4. Harnwegs-erkrankungen:	**Spasmolytika**	
	Petasites hybridus (Gemeine Pestwurz)	188
2.5. Schlafstörungen, psychische Befindlichkeits-störungen:	**Sedativa / Tranquillantien**	
	Humulus lupulus (Hopfen)	136
	Hypericum perforatum (Gemeines Johanniskraut)	140
	Lavandula angustifolia (Lavendel)	154
	Melissa offininalis (Melisse)	170
	Passiflora incarnata (Fleischfarbige Passionsblume)	186
	Piper methysticum (Rauschpfeffer)	204
	Valeriana officinalis (Gebräuchlicher Baldrian)	286
	Tonika / Roborantien / Psychoanaleptika	
	Cola nitida (Cola)	82
	Ginkgo biloba (Ginkgo)	124
	Ilex paraguariensis (Matebaum)	142
	Panax ginseng (Ginseng)	183
	Antidepressiva	
	Hypericum perforatum (Gemeines Johanniskraut)	140
2.6. Schmerz / Entzündung:	**Analgetika / Antirheumatika**	
	Arnica montana (Arnika)	40
	Betula pendula (Hänge-Birke)	50
	Capsicum annuum (Paprika)	56
	Larix decidua (Lärche)	152
	Mentha piperita (Pfeffer-Minze)	172
	Pinus mugo (Berg-Föhre)	200
	Pinus sylvestris (Wald-Föhre)	202
	Rosmarinus officinalis (Rosmarin)	238
	Salix purpurea (Weide)	245
	Syzygium aromaticum (Gewürznelkenbaum)	264
	Urtica dioica (Grosse Brennessel)	282
	Viscum album (Mistel)	292
	Migränemittel	
	Tanacetum parthenium (Mutterkraut)	266
2.7. Stoffwechsel-krankheiten:	**Arteriosklerose-Prophylaktika**	
	Allium sativum (Knoblauch)	24
	Gichtmittel	
	Colchicum autumnale (Herbstzeitlose)	84
2.8. Frauen-krankheiten:	**Mittel gegen Menstruationsbeschwerden und klimakterische Beschwerden**	
	Cimicifuga racemosa (Amerikanisches Wanzenkraut)	72
	Mittel gegen Fluor albus	
	Lamium album (Weisse Taubnessel)	150
2.9. Tumor-erkrankungen:	Viscum album (Mistel)	292

2.10. Traumatische Ödeme, Hämatome, Muskelprellungen, Distorsionen:	Aesculus hippocastanum (Rosskastanie)	16
	Ananas comosus (Ananas)	34
	Arnica montana (Arnika)	40
	Equisetum arvense (Acker-Schachtelhalm)	110
	Hypericum perforatum (Gemeines Johanniskraut)	140
	Melilotus officinalis (Gebräuchlicher Honigklee)	168
	Symphytum officinale (Gemeine Wallwurz)	262
2.11. Haut- und Schleimhaut-erkrankungen:	**Mittel gegen Entzündungen**	
	Achillea millefolium (Gemeine Schafgarbe)	10
	Agrimonia eupatoria (Gemeiner Odermennig)	18
	Chamaemelum nobile (Römische Kamille)	68
	Hamamelis virginiana (Virginische Zaubernuss)	128
	Lamium album (Weisse Taubnessel)	150
	Linum usitatissimum (Flachs)	158
	Matricaria recutita (Echte Kamille)	166
	Plantago lanceolata (Spitz-Wegerich)	206
	Quercus robur (Stiel-Eiche)	224
	Styrax tonkinensis (Siam-Benzoe)	261
	Trigonella foenum-graecum (Griechischer Bockshornklee)	276
	Viola tricolor (Feld-Stiefmütterchen)	290
	Wundheilmittel	
	Achillea millefolium (Gemeine Schafgarbe)	10
	Calendula officinalis (Garten-Ringelblume)	54
	Echinacea purpurea (Sonnenhut)	104
	Hamamelis virginiana (Virginische Zaubernuss)	128
	Hypericum perforatum (Gemeines Johanniskraut)	140
	Myroxylon balsamum (Balsambaum)	176
	Mittel gegen Insektenstiche	
	Arnica montana (Arnika)	40
	Mittel gegen Condylomata acuminata	
	Podophyllum peltatum (Amerikanischer Maiapfel)	212
	Antihidrotika	
	Salvia officinalis (Garten-Salbei)	246
Persönliche Notizen:		

Persönliche Notizen:

3. Botanische Gärten

In den verzeichneten Botanischen Gärten entstanden die meisten Fotografien:

Basel, Schweiz	Botanischer Garten in Brüglingen
Basel, Schweiz	Botanischer Garten der Universität Basel
Berkeley CA, USA	University of California Botanical Garden
Bern, Schweiz	Botanischer Garten der Universität Bern
Bern, Schweiz	Arzneipflanzengarten «Zehendermätteli», Pharmazeutisches Institut der Universität Bern
Göttingen, Deutschland	Alter Botanischer Garten der Universität Göttingen
Graz, Österreich	Botanischer Garten der Karl-Franzens-Universität Graz
Hamburg, Deutschland	Institut für Allgemeine Botanik und Botanischer Garten
München, Deutschland	Botanischer Garten München
Pamplemousses, Mauritius	Sir Seewoosagur Ramgoolam Botanical Garden
San Francisco CA, USA	The Strybing Arboretum and Botanical Garden
Saratoga CA, USA	Villa Montalvo Arboretum
Tübingen, Deutschland	Botanischer Garten der Universität Tübingen
Vancouver BC, Canada	Botanical Garden, The University of British Columbia
Witzenhausen, Deutschland	Gewächshaus für tropische Nutzpflanzen, Gesamthochschule Kassel
Zürich, Schweiz	Botanischer Garten der Universität Zürich

4. Botanische Abkürzungen

sp.	species, Art; z.B. Cassia sp., eine unbestimmte Art der Gattung Cassia
spp.	species, mehrere Arten
agg.	aggregatum, Aggregat; morphologisch ähnliche Kleinarten werden oft zu Aggregaten zusammengefasst, die Abkürzung agg. tritt dann an Stelle des Autorennamens.
cf.	confer, vergleiche; mit dieser Bezeichnung will der Autor zum Ausdruck bringen, dass es sich wahrscheinlich um die beschriebene Art handelt, bei der Bestimmung haben sich aber gewisse Unsicherheiten ergeben.
aff.	affinis, angrenzend; diese Abkürzung gibt an, dass es sich bei der abgebildeten Pflanze um die angegebene Art handeln kann, aber ebensogut nicht, dann aber um eine nah verwandte Art.

5. Literaturverzeichnis

Binz A., Heitz Ch. — Schul- und Exkursionsflora der Schweiz
Schwabe und Co. AG, Basel 1986

Braun H., Frohne D. — Heilpflanzenlexikon für Ärzte und Apotheker
Gustav Fischer Verlag, Stuttgart, New York 1987

Brücher H. — Useful Plants of Neotropical Origin
Springer-Verlag, Berlin, Heidelberg, New York 1989

Brücher H. — Tropische Nutzpflanzen
Springer-Verlag, Berlin, Heidelberg, New York 1977

Diener H. — Fachlexikon abc, Arzneipflanzen und Drogen
Verlag Harri Deutsch, Thun, Frankfurt a.M. 1986

Engler A. — Das Pflanzenreich
Verlag von Wilhelm Engelmann, Leipzig 1900 ff.

Engler A. & Prantl K. — Die natürlichen Pflanzenfamilien
Verlag von Wilhelm Engelmann, Leipzig 1900 ff.

Fintelmann V., Menssen H.G., Siegers C-P. — Phytotherapie Manual
Hippokrates Verlag, Stuttgart 1989

Forth W., Henschler D., Rummel W. — Pharmakologie und Toxikologie
B.I. – Wissenschaftsverlag Mannheim, Wien, Zürich 1987

Frohne D., Jensen U. — Systematik des Pflanzenreichs
Gustav Fischer Verlag Stuttgart, New York 1985

Frohne D., Pfänder H.J. — Giftpflanzen
Wissenschaftliche Verlagsgesellschaft, Stuttgart 1987

Gleason H. — The New Britton and Brown, Illustrated Flora of the Northeastern US/adj. CDN
Hafner Publishing Co., New York, London 1963, 3 Bde.

Haerkötter G. & M. — Hexenfurz und Teufelsdreck: Liebes-, Heil- und Giftkräuter
Eichborn Verlag, Frankfurt a.M. 1987

Hänsel R., Haas H. — Therapie und Phytopharmaka
Springer-Verlag, Berlin, Heidelberg u.s.w. 1983

Hegi G. — Illustrierte Flora von Mitteleuropa
Lehmanns Verlag, München 1906–1930, 13 Bde.

Hess H.E., Landolt E., Hirzel R. — Flora der Schweiz
Birkhäuser Verlag, Basel, Boston, Stuttgart 1976–1980, 3 Bde.

Kommission E des Deutschen Bundesgesundheitsamtes — Aufbereitungsmonographien für Arzneimittel der phytotherapeut. Therapierichtung
Deutscher Bundesanzeiger 1984 ff, Publikationen in unregelmässiger Folge (erfasst bis 27. Februar 1991)

Künzle J., Weiss R.F. — Das grosse Kräuterheilbuch
Walter Verlag, Olten, Freiburg i.B. 1974

5. Literaturverzeichnis

Madaus G. — Lehrbuch der biologischen Heilmittel
Georg Olms Verlag, Hildesheim, New York, 1976, Reprint

Mansfeld R. — Verzeichnis landwirtschaftlicher und gärtnerischer Kulturpflanzen
Springer-Verlag, Berlin, Heidelberg, New York 1986

Pharmacopoea Helvetica — Editio septima
Eidg. Drucksachen- und Materialzentrale, Bern 1987, deutsche Ausgabe

Purseglove J.W. — Tropical Crops. Dicotyledons
Longman, London 1974

Rätsch Ch. — Lexikon der Zauberpflanzen aus ethnologischer Sicht
Akademische Druck- und Verlagsanstalt, Graz 1988

Rimpler H. — Pharmazeutische Biologie II, Biogene Arzneistoffe
Georg Thieme Verlag, Stuttgart, New York 1990

Schneider G. — Pharmazeutische Biologie
B.I. – Wissenschaftsverlag, Mannheim, Wien, Zürich 1985

Schneider W. — Lexikon zur Arzneimittelgeschichte, Pflanzliche Drogen
Govi-Verlag GmbH, Frankfurt a.M. 1974, Band V, Teile 1–3

Schönfelder P. & I. — Der Kosmos Heilpflanzenführer
Kosmos, Stuttgart 1988

Schöpf H. — Zauberkräuter
Akademische Druck- und Verlagsanstalt, Graz 1986

Steinegger E., Hänsel R. — Lehrbuch der Pharmakognosie und Phytopharmazie
Springer-Verlag, Berlin, Heidelberg usw. 1988

Tschirch A. — Handbuch der Pharmakognosie
Verlag von Chr. Herm. Tauchnitz, Leipzig 1909

Tutin T.G. et al. — Flora Europaea
University Press, Cambridge 1964–1980, 5 Bde.

Vogel A. — Der kleine Doktor
Verlag A. Vogel, Teufen 1981

Wagner H. — Pharmazeutische Biologie und ihre Inhaltsstoffe
Gustav Fischer Verlag, Stuttgart, New York 1988, Band 2

Waser P.G., Steinbach C. — Praktische Pharmakotherapie
Schwabe & Co. AG Verlag, Basel, Stuttgart 1987

Weiss R.F. — Lehrbuch der Phytotherapie
Hippokrates Verlag, Stuttgart 1985

Wichtl. M. — Teedrogen
Wissenschaftliche Verlagsgesellschaft, Stuttgart 1989

6.1. Verzeichnis der lateinischen Namen

A

6.1. Verzeichnis der lateinischen Namen

A

B

C

6.1. Verzeichnis der lateinischen Namen

C

6.1. Verzeichnis der lateinischen Namen

6.1. Verzeichnis der lateinischen Namen

F

G

H

6.1. Verzeichnis der lateinischen Namen

6.1. Verzeichnis der lateinischen Namen

M

O

P

6.1. Verzeichnis der lateinischen Namen

P

6.1. Verzeichnis der lateinischen Namen

6.1. Verzeichnis der lateinischen Namen

S

T

6.1. Verzeichnis der lateinischen Namen

6.2. Verzeichnis der deutschen Namen

A

B

6.2. Verzeichnis der deutschen Namen

B

C

D

E

6.2. Verzeichnis der deutschen Namen

E

F

6.2. Verzeichnis der deutschen Namen

6.2. Verzeichnis der deutschen Namen

6.2. Verzeichnis der deutschen Namen

6.2. Verzeichnis der deutschen Namen

L

M

6.2. Verzeichnis der deutschen Namen

6.2. Verzeichnis der deutschen Namen

6.2. Verzeichnis der deutschen Namen

S

6.2. Verzeichnis der deutschen Namen

S

T

V

W

6.2. Verzeichnis der deutschen Namen

Persönliche Notizen

Persönliche Notizen

Persönliche Notizen